甘肃省肿瘤医院中西医结合肿瘤防治特色丛书

常见肿瘤诊疗方案

中西医结合

夏小军 主编

甘肃科学技术出版社

图书在版编目(CIP)数据

中西医结合常见肿瘤诊疗方案 / 夏小军主编. -- 兰州：甘肃科学技术出版社，2021.2（2021.9重印）
ISBN 978-7-5424-2809-7

Ⅰ. ①中… Ⅱ. ① 夏… Ⅲ. ①肿瘤 — 中西医结合疗法
Ⅳ. ①R730.59

中国版本图书馆CIP数据核字(2021)第031627号

中西医结合常见肿瘤诊疗方案

夏小军　主编

责任编辑　刘　钊
封面设计　雷们起

出　版　甘肃科学技术出版社
社　址　兰州市读者大道568号　730030
网　址　www.gskejipress.com
电　话　0931-8125103(编辑部)　0931-8773237(发行部)
京东官方旗舰店　https://mall.jd.com/index-655807.html

发　行　甘肃科学技术出版社　　　印　刷　三河市华东印刷有限公司
开　本　787毫米×1092毫米 1/16　印　张　44.75　插　页　2　字　数　880千
版　次　2021年3月第1版
印　次　2021年9月第2次印刷
印　数　1501~2250
书　号　ISBN 978-7-5424-2809-7　定　价　128.00元

甘肃省肿瘤医院中西医结合肿瘤防治特色丛书编委会

主　编　夏小军

编　委　（以姓氏笔画为序）

万　强	王玉洁	包晓玲	冯永笑	甘晓霞
安跟会	汤　君	迟　婷	张　熙	张丑丑
张小钰	张太峰	张桂琼	李雪松	单金姝
周江红	段　赟	姜晓燕	赵　辉	夏小军
郭炳涛	鲁维德	敬战萍	雷旭东	潘东升
穆轶乾	薛文翰	魏世鸿		

中西医结合常见肿瘤诊疗方案
编 委 会

总　前　言 | *General Preface*

　　中医药是中国独特的卫生资源和民族瑰宝,数千年来为中华民族的繁衍昌盛做出了卓绝的贡献。当前,中共中央、国务院印发《"健康中国 2030"规划纲要》和《中医药发展战略规划纲要(2016—2030 年)》,提出了一系列振兴中医药发展、服务健康中国建设的任务和举措,把中医药发展上升为国家战略。中国首部《中国的中医药》白皮书发布,凸显出党和政府对发展中医药事业的重视。第十二届全国人大常委会第二十五次会议审议通过了《中华人民共和国中医药法》,明确提出"中医药事业是我国医药卫生事业的重要组成部分"。 中医药发展站在新的历史起点上,迎来了天时、地利、人和的大好时机。

　　甘肃是欠发达地区,自然条件差、经济总量少、人均收入低,在这种情况下,甘肃省卫生和计划生育委员会充分利用其良好的中医药人文底蕴和产业基础,创新性提出"用最简单的方法解决最基础的问题,用尽可能少的费用维护居民健康,走中医特色的医改之路"。 同时,推进健康促进模式改革,充分发挥"治未病"在疾病防治中的主导作用,关口前移,减少病人。制订出台《甘肃省中医药健康服务发展规划(2016—2020 年)》,为今后一段时间全省中医药事业的发展指明了航向。

　　甘肃省肿瘤医院、甘肃省医学科学研究院建院 40 多年来,以科学化、信息化、精细化、规范化的现代医院管理手段,坚持"预防与治疗并重、临床与科研并重、中医与西医并重"的办院理念,紧紧抓住国家及甘肃省支持发展中医药的战略机遇,积极探索中西医相互补充、相互支持的肿瘤综合防治体系:以提高临床疗效为目标,将中西医融合,优势互补,协作攻关,形成独具特色的肿瘤中西医结合诊疗方案;以提高患者生存质量为切入点,探索中医诊疗技术与肿瘤康复医学相融合,开发具有中医特色的肿瘤康复技术与产品;以促进未来健康为着眼点,开展中医治未病健康工程,制定并推广养生保健实施方案,防"癌"于未然。通过多年探索与实践,充分发挥中医药在提高肿瘤患者临床疗效、减轻毒副反应、改善生活质量、降低医疗费用、控制恶性肿瘤复发与转移等方面取得了较大成效,积累了诸多行之有效的经验,取得了多项成果,得到了社会各界的关注和人民群众的认可,有效地促进了中西医结合防治肿瘤事业的发展,也为健康甘肃建设做出了新的更大的贡献。

为进一步巩固中西医结合肿瘤防治体系所取得的成果,为普及推广应用打下坚实的基础,在编者的倡导下,经相关专家学者反复研究论证,成立了甘肃省肿瘤医院中西医结合肿瘤防治特色丛书编辑委员会,以"科学性、专业性、实用性、可读性"为指导思想,确定编写大纲、编写体例、编写细则,历时三载,几易其稿,终于面世。

本丛书是一部规模较大的中西医结合系列专著,分为《中西医结合肿瘤特色医疗》《中西医结合常见肿瘤诊疗方案》和《肿瘤中西医结合护理》三册。《中西医结合肿瘤特色医疗》内容涵盖肿瘤放、化疗不良反应的中西医结合治疗,肿瘤的综合康复、心理康复、四季养生、单方验方、抗肿瘤中成药、中药食疗药膳、足浴、外治、膏方等针对肿瘤的中医、中西医结合特色医疗。《中西医结合常见肿瘤诊疗方案》汲取甘肃省肿瘤医院历代中西医结合专家临床经验,对临床常见27种肿瘤的中西医病因、病机及诊断治疗等进行了详细论述,形成了较为完整的常见恶性肿瘤的中西医结合诊疗方案。《肿瘤中西医结合护理》对肿瘤放、化疗的中医护理及不同肿瘤的中医护理操作技术的基本知识、基本技能和注意事项等内容进行了详细的介绍。编委们结合多年临床经验,寻找中西医结合在肿瘤防治中的优势及新途径,总结梳理出诸多具体方法、方药,以期为中西医结合肿瘤防治事业添砖加瓦,也为推动中西医结合工作做出积极的贡献。附录部分对两院的基本情况、发展现状和核心价值观也做了详细介绍,对宣传医院文化特色,弘扬人文精神,传承医院文化也起到了积极的作用。

在丛书的编写和出版过程中,得到了甘肃省卫生健康委员会、甘肃省中医药管理局、甘肃省肿瘤医院、甘肃省医学科学研究院各级领导、中医及中西医结合专家学者们的重视、支持和配合,各位编委本着对中医药及中西医结合事业的热爱和执着之心,利用业余时间,不辞劳苦,认真编撰,付出了极大的努力,流下了辛勤的汗水。在此,谨向他们致以真挚的谢意!由于编者学术和临床水平有限,丛书中难免存在瑕疵疏漏,诚望医界同道批评指正、不吝赐教,以助其更臻完善。

夏小军

2018 年 4 月

前 言 | *preface*

　　最新统计资料表明,中国恶性肿瘤的发病率和死亡率不仅较高,而且呈逐年上升的趋势。因此,对恶性肿瘤的防治仍是世界医学界的难题之一,也是摆在我们广大医务工作者面前的一道新课题。可喜的是,现代医学对恶性肿瘤的治疗手段日新月异,中医药治疗恶性肿瘤也具有悠久的历史,中西医结合医学是中国独特的医学体系,可以融汇两种医学理念与技能,为患者提供更加优化的个体化治疗方案。特别是近五十年,中国逐步摸索出中医药与手术、放疗、化疗、免疫治疗等相结合的防治规律,用之临床可有效提高恶性肿瘤的防治效果。

　　近年来,甘肃省肿瘤医院始终坚持"中西医融合并重"的肿瘤防治方针,以中医药理论为指导,与现代医学治疗技术和手段有机结合,辨证论治,最大限度地发挥中医整体治疗优势,在改善患者生活质量、提高机体机能、减轻毒副反应、延长生存期等方面积累了丰富的临床经验。为进一步推动恶性肿瘤中西医结合诊疗模式"精准化"发展,规范中西医结合诊疗行为,由夏小军教授牵头,组织院内相关中医、西医及中西医结合专家,编写"甘肃省肿瘤医院中西医结合肿瘤防治特色丛书"之一《中西医结合常见肿瘤诊疗方案》,目的是为中西医结合肿瘤防治体系建设提供理论指导。

　　该套方案参照相关疾病的西医最新指南推荐方案,结合甘肃省肿瘤医院首席专家裴正学教授及夏小军教授、薛文翰教授、张太峰主任医师等甘肃省名中医治疗肿瘤临床经验和国内外大宗文献报道，将中医学经典著作对各种肿瘤的论述与临床应用相结合，探索源流，汇通古今，论述了中西两种医学对肿瘤的认识。同时，结合临床经验，辨证分型，阐明中西医病因、病机，做到理、法、方、药统一，从中医中药、针灸、按摩导引、心理疏导、预防等全方位进行阐述，体现了中西医结合全方位防治肿瘤的理念。全书包括食管癌、胃癌、大肠癌、肝癌、胆囊癌、胰腺癌、肺癌、纵膈肿瘤、宫颈癌、卵巢癌、子宫内膜癌、乳腺癌、鼻咽癌、甲状腺癌、前列腺癌、膀胱癌、肾癌、肾上腺皮质肿瘤、骨癌、恶性黑色素瘤、脑瘤、口腔肿瘤、急性白血病、慢性髓系白血病、多发性骨髓瘤、骨髓增生异常综合征及恶性淋巴瘤等常见的 27 个病种的中西医结合诊疗方案，将手术、化疗、放疗、靶向治疗、中医中药等贯穿肿瘤治疗全过程，各疗法整体协同，优势互补，整合治疗，做到肿瘤治疗的规范化、个体化的统一，将中医整体观念和辨证论治思想在肿瘤防治中具体化。全书内容新颖、专业、科学、实用，既可作为多种常见肿瘤的中西医结合诊疗参考方案，又可单独成册，独成体系，有效指导临床实践。

编　者

2018 年 4 月

目 录 | *Contents*

第一章
食管癌

食管癌是发生在食管上皮组织的恶性肿瘤,占所有恶性肿瘤的 2%。全世界每年约有 20 万人死于食管癌。发病情况在不同国家相差悬殊,即使在同一国家的不同地方或不同民族之间也存在明显差异。中国是食管癌高发区,在各种恶性肿瘤的死亡率中,以食管癌居首位的有豫、苏、赣、冀、陕、皖、川、鄂和北京 9 个省、市,年平均死亡率为 15.59/10 万,其中以云南省最低(1.05/10 万),河南省最高(32.22/10 万),两者相差 31 倍。发病年龄多在 40 岁以上,男性多于女性。近年来 40 岁以下发病者有增长趋势。

食管癌属中医"噎膈""翻胃""胃反"范畴。《素问·阴阳别论》曰:"三阳结,谓之膈。"《医贯·噎膈论》曰:"三阳者,大肠、小肠、膀胱也。结,谓结热。大肠主津,小肠主液。大肠热结则津涸,小肠热结则液燥。膀胱为州都之官,津液藏焉,膀胱热结则津液竭。然而三阳何以致热结?皆肾之病也。肾水既干,阳火偏胜,熬煎津液,三阳热结,则前后闭涩。下既不通,必反于上,直犯清道,上冲吸门喉咽,所以噎食不下也。"《素问·通评虚实论》曰:"膈塞闭绝,上下不通,则暴忧之病也。"《素问·风论》曰:"胃风之状,颈多汗,恶风,食饮不下,膈塞不通,腹善满,失衣则䐜胀,食寒则泄,诊形瘦而腹大。"《伤寒论·辨脉法》曰:"食卒不下,气填于膈上也。"《金匮要略·呕吐哕下利》曰:"诸呕吐,谷不得下者,小半夏汤主之。"《景岳全书·杂证·噎膈》曰:"噎膈一证,必以忧愁思虑、积劳积郁或酒色过度而成。"《丹溪心法·翻胃》曰:"噎膈乃翻胃之渐……年高者不治,粪如羊屎者,断不可治,大肠无血故也。"又曰:"膈、噎、胃反之病,得之七情六淫,遂有火热上炎之化,多升少降,津液不布,积而为痰为饮,积成甚热,血液衰耗,胃脘干槁,其槁在上,近咽之下,水饮可行,食物难入,入亦不多,名之曰噎嗝。"《证治准绳·噎》曰:"噎谓饮食入咽而阻滞不通,梗涩难下,有下者,有不得下者,有吐者,有不得吐者,故别之门⋯⋯噎病喉中如有肉块,食不下用昆布二两"。《诸病源候论·噎候》曰:"此由肺气冷而不理,津液涩少而不能传行饮食,故饮食入则噎塞不通,故谓之食噎,胸内痛,食不下,是故噎也。"又曰:"营卫俱虚,血气不足,停水积饮,在胃脘即藏冷,藏冷则脾不磨而宿食不化,其气逆而成反胃。王冰曰:"食不得入是有火,食入反出是无火。"《医宗金鉴·杂病心法要诀》曰:"三阳结热伤津液,干枯贲出魄不通,贲门不纳为噎膈,出门不放翻胃成,二证留连传导隘,魄门应自涩于行,胸痛便硬如羊粪,吐沫呕血命难生。"

第一节　病因病理

一、西医病因病理

食管癌的确切病因不明, 研究表明环境和某些致癌物质是重要的致病因素,如亚硝胺类化合物和真菌毒素(20%)含量与患病率呈正相关;食管损伤(20%)如腐蚀性食管灼伤和狭窄,食管的慢性炎症,溃疡,或慢性刺激;营养不良和微量元素缺乏(20%);遗传因素(10%)等。

食管癌病理特征:

1.早期食管癌(按肉眼或内镜所见):分为隐伏型(充血型)、糜烂型、斑块型和乳头型。其中斑块型最多见,癌细胞分化较好;糜烂型次之,癌细胞分化较差;隐伏型是食管癌最早期的表现,多为原位癌;乳头型病变较晚,但癌细胞分化一般较好。

2.中晚期食管癌(按病理形态):一般情况下,食管上、中段癌绝大多数为鳞状细胞癌,食管下段癌则多为腺癌。

(1)髓质型(Medullarytype):占 56.7%~58.5%。常有较明显外侵,手术切除率较低,外科治疗预后较差,放射治疗效果中等,复发率也高。

(2)蕈伞型(Fungatingtype):占 17%~18.4%。往往外侵不明显,因而有较高的手术切除率,放射敏感度较高,放射治疗效果较好。

(3)溃疡型(Ulcerativetype):占 11%~13.2%。溃疡型食管癌较少见。

(4)缩窄型(Constritivetype):占 8.5%~9.5%。这一类型食管癌较少见,病变虽较短,但外侵较严重,放射治疗症状改善较差。

(5)腔内型((Intralumirialtype):占 2.9%~5%。常无明显外侵,因此手术切除率很高。

二、中医病因病机

(一)病因

忧思郁怒,情志不遂,七情郁结,引起气机郁滞,气不布津,津液聚而为痰,痰气交阻食管而成。或嗜酒无度,恣食辛香燥热等物,损伤脾胃,造成气滞食凝,积聚成块;或年高衰老,正气亏虚,正不胜邪,瘤邪乘虚侵入而成。

(二)病机

1.气滞血瘀:情志失调,忧思郁怒,或饱食不节、寒热不适,引起血行不畅,痰湿不化,痰凝交结,积聚而成。

2.正虚热毒:先天禀赋不足,或年高衰老,阴阳不和,水火失调,正不胜邪,毒邪乘虚侵入而成;嗜酒无度,喜好肥甘,酿成痰浊,痰凝食管,结成肿块;误服辛燥之物,俱令津血亏虚,相火渐炽,日久成毒,灼伤食管而成。亦如《景岳全书·噎膈》所言:"噎膈一证,必以忧愁思虑,积劳积郁,或酒色过度,损伤而成。"清代医家徐灵胎在评《临证指南医案·噎膈》时指出:"噎膈之证,必有瘀血、顽痰、逆气,阻隔胃气。"

第二节　临床表现

一、主要症状

(一)食管癌早期

1.咽下哽噎感最多见,可自行消失和复发,不影响进食。

2.胸骨后和剑突下疼痛较多见。吞咽食物时胸骨后或剑突下疼痛,其性质可呈烧灼样、针刺样或牵拉样,以咽下粗糙、灼热或吞咽刺激性食物为著。初期呈间歇性,当癌肿侵及附近组织或有穿透时,就可有剧烈而持续的疼痛。疼痛部位常不完全与食管内病变部位一致。疼痛多可被解痉剂暂时缓解。

3.食物滞留感染和异物感,咽下食物或饮水时,有食物下行缓慢并滞留的感觉,以及胸骨后紧缩感或食物黏附于食管壁等感觉,食毕消失。症状发生的部位多与食管内病变部位一致。

4.咽喉部干燥和紧缩感,咽下干燥粗糙食物尤为明显,此症状的发生也常与病人的情绪波动有关。

(二)食管癌中晚期

1.进行性咽下困难是绝大多数患者就诊时的主要症状,但却是本病的较晚期表现。

2.食物反流常在咽下困难加重时出现,反流量不大。

3.其他症状:癌肿压迫喉返神经可致声音嘶哑;侵犯膈神经可引起呃逆或膈神经麻痹;压迫气管或支气管可出现气急和干咳;侵蚀主动脉则可产生致命性出血。

二、体征

1.大多数食管癌病人无明显相关阳性体征。

2.临床诊断为食管癌的病人近期出现头痛、恶心或其他神经系统症状和体征,骨痛,肝肿大,皮下结节,颈部淋巴结肿大等提示远处转移的可能。

三、并发症

(一)带状疱疹

食道癌患者的带状疱疹发病率为常人的 2 倍多,年老体弱的食管癌患者常常可伴发此症,有些往往是癌肿的前驱症状。

(二)皮肌炎

皮肌炎患者食管癌发病机会比一般人高 5~7 倍,尤其是 40 岁以上男性更易罹患。因此在有皮肌炎者特别是年龄在 40 岁以上者应高度警惕食管癌的发生。

(三)瘙痒病、痒疹

可能皮肤对非特异性毒素(包括癌毒素)或过敏源(包括致癌物质)的反应。瘙痒可能为痒疹。在 40 岁以上有进行性瘙痒者,应考虑是否有恶性消化道肿瘤。

(四)Bown 病

多见于 40 岁以上的食管癌患者,偶有皮肤或黏膜上一处或几处界限明显的鳞屑样结痂皮损,相似于牛皮癣或湿疹,称之为 Bown 病。

(五)黑棘皮病

又称黑色素角化病。临床上分良性、恶性。恶性黑棘皮病大多伴有体内消化道腺癌,以食管癌为常见。黑棘皮病常在癌肿确诊前出现,是诊断食管癌的早期线索。这种皮肤病有一定的特性,皮肤逐渐呈淡棕褐色,出现乳头肥大或乳头状瘤,发生瘙痒性色素沉着的软而柔和的疣状病变,皮肤褶皱处角化过度,常对称发生于身体皱缝处(如腋窝、颈、会阴、生殖器、股内侧、脐和肛周),黏膜与手脚背亦可受累,且随食管癌加重而进行性加剧,有时肿瘤病消除后皮肤变化即消退,但食管癌复发时又会再出现。

(六)红皮病或剥脱性皮炎

食管癌伴发红皮病者表现为全身皮肤普遍潮红、脱屑。

第三节 实验室及其他检查

一、血液生化检查

对于食管癌,目前无特异性血液生化检查。食管癌病人血清碱性磷酸酶或血钙升高考虑骨转移的可能,血清碱性磷酸酶、谷草转氨酶、乳酸脱氢酶或胆红素升高考虑肝转移的可能。

二、肿瘤标志物检查

血清肿瘤标志物具有检测方便、微创等特点,目前应用于食管癌检测和早期诊断的血清标志物尚不成熟。用于食管癌辅助诊断的标志物有组织多肽抗原(tissue polypeptide antigen, TPA)、细胞角质素片段19(cytokeratin fragment, cyfra21-1)、癌胚抗原(carcinoembryonic antigen, CEA)等。临床报道较多的为cyfra21-1,阳性率达45%。多用于食管癌的辅助诊断、预后判断和放疗敏感性的预测。

三、影像学检查

(一)食管造影检查

是可疑食管癌患者影像诊断的首选,进一步仍需细胞学或组织病理学确诊。

(二)CT检查

胸部CT检查目前主要用于食管癌临床分期和术后随访。关于临床分期,CT判断T分级的准确性达58%左右,判断淋巴结转移的准确性达54%左右,判断远端部位如肝、肺等处转移的准确性达37%~66%。

(三)B超或彩超检查

主要用于发现腹部重要器官及腹腔淋巴结有无转移,有时也用于颈部淋巴结的检查。

(四)其他

如MRI和PET-CT,目前均不作为常规应用。有条件的三级医院,建议在适应证较明确的情况下,开展相关检查项目。同胸部CT相比,MRI和PET-CT有助于鉴别放化疗后肿瘤未控和瘢痕组织。PET-CT检查较胸部CT能发现更多的远处转移。在常规检查阴性的患者中,PET-CT可以发现15%~20%的患者存在远处转移。

四、病理学检查

(一)细胞组织病理学检查

1.食管拉网细胞学检查:是高发区高危人群筛查食管癌的首选方法,对于阳性病例,仍需行纤维食管镜检查进一步定性和定位。食管拉网脱落细胞学检查方法简便,受检者痛苦小,假阳性率低,是在高发区进行大面积普查的切实可行的方法。缺点是:超声内镜敏感性差,仅44%~46%;脱落细胞学检查存在高血压病、食管静脉曲张、严重的心肺疾患等禁忌证;在中晚期病例中阳性率下降,主要是由于网套不能通过狭窄的肿瘤段。

2.纤维食管镜检查:是食管癌诊断中最重要的手段之一,对于食管癌的定性定位诊断和手术方案的选择有重要的作用。对拟行手术治疗的患者为必需的常规检查项目。

3. 超声内镜:有条件的医院应积极开展食管超声内镜(endoscopic ultrasound, EUS),以利于治疗前分期,比较治疗效果。文献表明,EUS判断T分级的准确性达85%左右,判断淋巴结转移的准确性达75%左右,优于CT检查。

4.色素内镜:主要用于高发区高危人群食管癌的筛查,有碘染色法、亚甲蓝染色法。碘染色内镜诊断早期食管癌和(或)食管不典型增生的敏感性较高。

(二)细胞组织学基因突变检查

1.HPV的参与和p53基因的突变可能在食管癌的发生、发展中起重要作用,对p53基因突变的检测有助于诊断及预后的判断,食管癌中p53基因的突变与临床放化疗的病理学反应有关,检测其突变有助于筛选需要进行放化疗的病人。

2.p16基因是一种抑癌基因,研究发现p16基因的突变与淋巴转移及远处转移有关。

3.EGFR的突变是食管腺癌中的早期事件。

4.Haras基因突变是食管癌组织的一种标志物。而Kras的突变与吸烟饮酒等是食管鳞癌发病的高危险因素。

第四节　诊断与鉴别诊断

一、诊断

(一)西医诊断

参照《卫生部关于食管癌标准化诊治指南(2011版)》。

1.诊断依据

(1)高危因素:食管癌高发区,年龄在45岁以上,有肿瘤家族史或有食管癌的癌前疾病或癌前病变者是食管癌的高危人群。

（2）症状：吞咽食物时有哽噎感、异物感、胸骨后疼痛，或明显的吞咽困难等，考虑有食管癌的可能，应进一步检查。吞咽食物时有哽噎感、异物感、胸骨后疼痛一般是早期食管癌的症状，而出现明显的吞咽困难一般提示食管病变为进展期。临床诊断为食管癌的病人出现胸痛、咳嗽、发热等，应考虑有食管穿孔的可能。

（3）体征：大多数食管癌病人无明显相关阳性体征。临床诊断为食管癌的病人近期出现头痛、恶心或其他神经系统症状和体征，骨痛，肝肿大，皮下结节，颈部淋巴结肿大等提示远处转移的可能。

（4）辅助检查

①血液生化检查：对于食管癌，目前无特异性血液生化检查。食管癌病人血液碱性磷酸酶或血钙升高考虑骨转移的可能，血液碱性磷酸酶、谷草转氨酶、乳酸脱氢酶或胆红素升高考虑肝转移的可能。

②肿瘤标志物检查：血清肿瘤标志物具有检测方便、微创等特点，目前应用于食管癌检测和早期诊断的血清标志物尚不成熟。用于食管癌辅助诊断的标志物有组织多肽抗原（tissue polypeptide antigen, TPA）、细胞角质素片段 19（cytokeratin fragment, cyfra21-1）、癌胚抗原（carcinoembryonic antigen, CEA）等。临床报道较多的为 cyfra21-1，阳性率达 45%。多用于食管癌的辅助诊断、预后判断和放疗敏感性的预测。

③影像学检查：食管造影检查：是可疑食管癌患者影像诊断的首选，进一步仍需细胞学或组织病理学确诊。CT 检查：胸部 CT 检查目前主要用于食管癌临床分期和术后随访。关于临床分期，CT 判断 T 分级的准确性在 58% 左右，判断淋巴结转移的准确性在 54% 左右，判断远隔部位如肝、肺等处转移的准确性在 37%~66%。B 超或彩超检查：主要用于发现腹部重要器官及腹腔淋巴结有无转移，有时也用于颈部淋巴结的检查。其他：如 MRI 和 PET-CT，目前均不作为常规应用。有条件的三级医院，建议在适应证明确的情况下，开展相关检查项目。同胸部 CT 相比，MRI 和 PET-CT 有助于鉴别放化疗后肿瘤未控和瘢痕组织。PET-CT 检查较胸部 CT 能发现更多的远处转移。在常规检查阴性的患者中，PET-CT 可以发现 15%~20% 的患者存在远处转移。

④食管拉网细胞学检查：是高发区高危人群筛查食管癌的首选方法，对于阳性病例，仍需行纤维食管镜检查进一步定性和定位。食管拉网脱落细胞学检查方法简便，受检者痛苦小，假阳性率低，中国实践证明是在高发区进行大面积普查的切实可行的方法。缺点是：敏感性差，仅 44%~46%；脱落细胞学检查存在高血压病、食管静脉曲张、严重的心肺疾患等禁忌证；在中晚期病例中阳性率下降，主要是由于网套不

能通过狭窄的肿瘤段。

⑤纤维食管镜检查：是食管癌诊断中最重要的手段之一，对于食管癌的定性定位诊断和手术方案的选择有重要的作用。对拟行手术治疗的患者为必需的常规检查项目。有条件的医院应积极开展食管超声内镜（endoscopic ultrasound, EUS），以利于治疗前分期，比较治疗效果。文献表明，EUS判断T分级的准确性85%左右，判断淋巴结转移的准确性75%左右，优于CT检查。

⑥色素内镜：主要用于高发区高危人群食管癌的筛查，有碘染色法、亚甲蓝染色法。碘染色内镜诊断早期食管癌和（或）食管不典型增生的敏感性较高。

2.病理诊断：根据临床症状、体征及影像学检查，经细胞学或组织病理学检查，符合下列之一者可诊断为食管癌。

（1）纤维食管镜检查刷片细胞学或活检阳性。

（2）临床诊断为食管癌，食管外病变（锁骨上淋巴结、皮肤结节）经活检或细胞学检查明确诊断者。

（二）食管癌的分类和分期

1.食管癌的分段

（1）颈段食管：上起下咽，下达胸廓入口即胸骨上切迹水平。周围毗邻气管、颈血管鞘和脊椎。内镜下测量距上切牙15~20cm。

（2）胸上段食管：上起胸廓入口，下至奇静脉弓下缘（即肺门水平之上）。其前面被气管、主动脉弓的三个分支及头臂静脉包围，后面毗邻脊椎。内镜下测量距上切牙20~25cm。

（3）胸中段食管：上起奇静脉弓下缘，下至下肺静脉下缘（即肺门水平之间）。其前方夹在两肺门之间，左侧与胸降主动脉为邻，后方毗邻脊椎，右侧游离直接与胸膜相贴。内镜下测量距上切牙25~30cm。

（4）胸下段食管：上起自下肺静脉下缘，下至胃（即肺门水平之下）。内镜下测量距上切牙30~40cm。

2.食管癌的分类

（1）食管癌的大体分型

早期食管癌：包括隐伏型、糜烂型、斑块型和乳头型。

中晚期食管癌：包括髓质型、蕈伞型、溃疡型、缩窄型和腔内型。

（2）WHO食管癌组织学分类：

为了便于将起源于远端食管和贲门部的肿瘤进行分类，国际抗癌联盟（UICC）建议如下：如肿瘤超过 50% 累及食管，分类为食管癌，反之分类为胃癌；如果根据肿瘤大小进行分类有困难，则根据病理类型进行分类。即病理类型为鳞状细胞癌、小细胞癌和未分化癌，分类为食管癌；如病理类型为腺癌和印戒细胞癌，分类为胃癌。

3.食管癌的分期

（1）治疗前分期：目前主要应用 CT 和 EUS 进行分期。

（2）治疗后分期：目前食管癌的分期采用国际抗癌联盟（UICC）和美国癌症联合会（AJCC）公布的 2009 年食管癌国际分期。见表 1-1、表 1-2、表 1-3。

原发肿瘤(T)

Tx　原发肿瘤不能确定；

T0　无原发肿瘤证据；

Tis　重度不典型增生；

T1　肿瘤侵犯黏膜固有层、黏膜肌层或黏膜下层；

T1a　肿瘤侵犯黏膜固有层或黏膜肌层；

T1b　肿瘤侵犯黏膜下层；

T2　肿瘤侵犯食管肌层；

T3　肿瘤侵犯食管纤维膜；

T4　肿瘤侵犯食管周围结构；

T4a　肿瘤侵犯胸膜、心包或膈肌（可手术切除）；

T4b　肿瘤侵犯其他邻近结构如主动脉、椎体、气管等（不能手术切除）。

区域淋巴结(N)

Nx　区域淋巴结转移不能确定；

N0　无区域淋巴结转移；

N1　1~2 枚区域淋巴结转移；

N2　3~6 枚区域淋巴结转移；

N3　≥7 枚区域淋巴结转移。

注：必须将转移淋巴结数目与清扫淋巴结总数一并记录。

远处转移(M)

M0　无远处转移；

M1　有远处转移。

肿瘤分化程度(G)

Gx　分化程度不能确定——按 G1 分期；

G1 高分化癌;

G2 中分化癌;

G3 低分化癌;

G4 未分化癌——按 G3 分期。

表 1-1 食管癌 TNM 分期(UICC 2009)

分期	TNM		
IA	T1	N0	M0
IB	T2	N0	M0
IA	T3	N0	M0
IIB	T1-2	N1	M0
	T4a	N0	M0
IIIA	T3	N1	M0
	T1-2	N2	M0
IIIB	T3	N2	M0
	T4a	N1-2	M0
IIIC	T4b	任何 N0	M0
	任何 T	N3	M0
IV	任何 T	任何 N	M1

表 1-2 食管鳞状细胞癌 TNM 分期(AJCC 2009)

分期	TNM	组织学分级	部位
IA	T1, N0, M0	高分化	任何部位
IB	T1, N0, M0	中-低分化	任何部位
	T2-3, N0, M0	高分化	下段食管
IIA	T2-3, N0, M0	高分化	上、中段食管
	T2-3, N0, M0	中-低分化	下段食管
IIB	T2-3, N0, M0	中-低分化	上、中段食管
	T1-2, N1, M0	任何分化	任何部位
	T4a, N0, M0	任何分化	任何部位
IIIA	T3, N1, M0	任何分化	任何部位
	T1-2, N2, M0	任何分化	任何部位

续表 1-2

分期	TNM	组织学分级	部位
IIIB	T3, N2, M0	任何分化	任何部位
	T4a, N1-2, M0	任何分化	任何部位
IIIC	T4b, 任何 N0, M0	任何分化	任何部位
	任何 T, 3N, M0	任何分化	任何部位
IV	任何 T,任何 N, M1	任何分化	任何部位

表 1-3 食管胃连接部癌 TNM 分期（AJCC2009）

分期	TNM	组织学分级
IA	T1, N0, M0	高-中分化
IB	T1, N0, M0 T2, N0, M0	低分化 高-中分化
IIA	T2, N0, M0	低分化
IIB	T3, N0, M0 T1-2, N1, M0	任何分化 任何分化
IIIA	T4a, N0, M0 T3, N1, M0 T1-2, N2, M0	任何分化 任何分化 任何分化
IIIB	T3, N2, M0	任何分化
IIIC	T4a, N1-2, M0 T4b, 任何 N0, M0 任何 T, 3N, M0	任何分化 任何分化
IV	任何 T,任何 N, M1	任何分化

（三）中医症候诊断

参照《中华人民共和国中医药行业标准病证诊断疗效标准 ZYT001》。

1.心脾劳伤

【辨证要点】吞咽困难,身热,消瘦,脉虚弱。

【主症】饮食减少或吞咽困难,或咽中如有物梗,身热消瘦,气短乏力,心悸健忘,口燥咽干,咳喘吐黏液痰,舌质红,脉虚弱。

2.肝脾荣损

【辨证要点】吞咽困难,大便秘结,舌质青紫。

【主症】吞咽困难或咽喉气阻,饮食不下,大便结如羊粪,呕吐痰涎,两胁胀痛如刺,腹胀腹满,午后潮热,肌肤甲错,面色晦暗或㿠白,小便不利,女子闭经,阴道瘙痒,舌质青紫,脉涩。

3.气阴亏损

【辨证要点】水浆难入,神烦颧红,舌红无苔。

【主症】水浆难入,面色无华或黑色素沉着,或面有褐色斑,或大小便不通,或口渴喜呕、鼻衄,四肢逆冷,或神烦气粗,五心烦热,口干咽燥而颧红,心悸气短,疲乏无力,头晕汗出,精神差,女子月经不调,男子遗精早泄,舌质红,少苔,脉细数无力。

二、鉴别诊断

(一)西医鉴别诊断

1.食管贲门失弛缓症:多见于年轻女性,病程长,症状时轻时重。食管钡餐检查可见食管下端呈光滑的漏斗型狭窄,应用解痉剂时可使之扩张。

2.食管结核:它是特异性炎症的一种,临床上罕见。病变轻者可无症状,如呈增殖性变或形成结核瘤,则可导致不同程度的阻塞感或吞咽困难,甚至疼痛。

3.食管炎:主要由于外伤或病菌感染引起。当食管发炎时食管壁充血和水肿,黏膜可出现坏死、糜烂,甚至出现溃疡。

4.食管憩室:可以发生在食管的任何部位,较常见的为牵引性憩室,初期多无症状,以后可表现不同程度的吞咽困难及反流,于饮水时可闻"含漱"声响,有胸闷或胸骨后灼痛、烧心或进食后异物感等症状。

(二)中医鉴别诊断

1.反胃:两者均有食入复出的症状,因此需要鉴别。反胃为胃之下口障碍,幽门不放,食停胃中,多系阳虚有寒,症状特点是饮食能顺利下咽入胃中,食停胃中,经久复出,朝食暮吐,暮食朝吐,宿谷不化,食后或吐前胃脘胀满,吐后转舒,吐出物量较多,常伴胃脘疼痛;噎膈为食管、贲门狭窄,贲门不纳,症状特点是饮食咽下过程中梗塞不顺,初起并无呕吐,后期格拒时出现呕吐,呕吐与进食时间关系密切,食停食管,并未入胃,吐出量较小,多伴胸膈疼痛。

2.梅核气:梅核气属郁病中的一种症型,主要表现为自觉咽中如有物梗塞,咯之不出,咽之不下,噎膈有时也伴有咽中梗塞不舒的症状,故二者应进行鉴别。梅核气虽有咽中梗塞感,但此感觉多出现在情志不舒或注意力集中于咽部时,进食顺利而无梗塞感,多发于年轻女性;噎膈的梗塞部位在食管,梗塞出现在进食过程中,多呈进行性加重,甚则饮食不下或食入即吐,多发于老年男性。

第五节 治 疗

一、中西医结合思路

(一)中西医结合的基本认识

中医认为,食管的生理位置与上焦功能有关,也与食管的归属脏腑中焦脾胃功能丝丝入扣,而且食管癌之发病常常是水火相煎,阴阳互伐。因此,临床只要抓住食管癌伤血耗津基本病理,紧扣"火热炎上之化","肾有生水之渐"之病机,在治疗中既要遵循基本辨证分型,又要注重其并发症的辨证施治,特别是并发症的治疗,常常成为治疗食管癌的关键所在,所谓"留得一份津液,必得一份生机"。中西医结合治疗食管癌的原则也是首选手术,放疗及化疗,而控制西医治疗后的复发和转移是影响疗效的关键。中医药以其独特的优势在食管癌治疗,特别是防治食管癌术后转移及放、化疗后的不良反应方面可以发挥不可替代的作用。所以,在中医基本辨证分型的同时,结合西医的检查情况及治疗手段,严格控制放、化疗适应证,以减轻患者的消化道反应及骨髓抑制,保护正气。我们认为食管癌放疗为主,一般行 4 周期化疗,反对过度治疗,后期服用中医药治疗,可减少患者化疗反应及次数,从而减少患者痛苦及治疗费用,做到事半功倍。

(二)中西医结合的创新思路

中国是食管癌高发区,甘肃省肿瘤医院张太峰主任医师从事肿瘤临床工作 30余年,总结前人经验提出以下观点。

1.病因病机:"阴阳"是"本","六淫"是"标"。重视忧思伤脾,气不布津,痰气交阻食管之病因。其病理机制:情志失调,忧思郁怒,或饱食不节、寒热不适,引起血行不畅,痰湿不化,痰凝交结,积聚而成。或先天禀赋不足,或高年衰老,阴阳不和,水火失调,正不胜邪,毒邪乘虚侵入而成。

2.治疗原则及理论依据:未病则"调阴阳以护其脾肾之根本,断桥梁以防其六淫之标间;已病则"急则治其标,缓则治其本"或"标本兼顾",因人因时因地而宜,资生汤加味主之;黄芪建中汤加味亦主之;六味地黄加味亦主之。《素问·阴阳别论》曰:"二阳之病发心脾,有不得隐曲,在女子不月,其传为风消……传为息贲者,死不治。"《医学衷中参西录》曰:"人之脾胃属土,即一身之坤也,故亦能资生一身。盖心为神明之府,心有隐曲,思不得遂,心神拂郁,心血亦遂不能濡润脾土,以成过思伤脾之病。

脾伤不能助胃消食,变化津液,以溉五脏,在男子已隐受其病,在女子有不月之显症,久则传为风消、息贲……"用资生汤治疗。

二、西医治疗

(一)手术治疗

1.手术适应证:UICC/AJCC 分期(2002)中的 0－Ⅱ期,Ⅲ期中的 T3N1M0,侵及心包、胸膜和膈肌的 T4 病变,ⅣA 期中远端食管癌病变伴可切除的腹腔淋巴结(淋巴结未累及腹腔动脉干、主动脉或其他大血管),即 UICC 分期(2009)0－ⅢB 期和部分ⅢC 期(T4a, N1-2, M0)。食管癌放疗后复发,无远处转移,一般情况能耐受手术者。

2.手术禁忌证:UICC/AJCC 分期(2002)中 T4 病变,侵犯心脏、大血管、气管和邻近器官如肝、胰腺、肺和脾等;ⅣA 期中不可切除的腹腔淋巴结转移,累及腹腔干动脉、主动脉等;以及有远处转移食管癌患者;即 UICC 分期(2009)Ⅳ期和部分ⅢC 期(T4b, 任何 N, M0)。心肺功能差或合并其他重要器官系统严重疾病,不能耐受手术者。

(二)放射治疗

食管癌放疗包括根治性放疗、同步放化疗、姑息性放疗、术前和术后放疗等。

1.原则:应在外科、放疗科、肿瘤内科共同研究和(或)讨论后决定食管癌患者的治疗方案。除急诊情况外,应在治疗前完成必要的辅助检查和全面的治疗计划。对于可能治愈的患者,治疗休息期间也应予以细心的监测和积极的支持治疗。术后放疗设计应参考患者手术病理报告和手术记录。同步放化疗时剂量为 50~50.4Gy(1.8~2Gy/d)。单纯放疗国内习惯使用剂量为 60~70Gy/6~7 周。

2.治疗效果:放射治疗的疗效评价参照 WHO 实体瘤疗效评价标准或 RECIST 疗效评价标准。

3.防护:采用常规的放疗技术,应注意对肺、肾、肺、心脏和脊髓的保护,以避免对它们的严重放射性损伤。急性放射性肺损伤及急性食管炎参照 RTOG 分级标准。

4.三维适形放疗技术(3DCRT):是目前较先进的放疗技术。如条件允许可用于食管癌患者,并用 CT 机来进行放疗计划的设计,确认和实施。

(三)化学治疗

食管癌化疗分为姑息性化疗、新辅助化疗(术前)、辅助化疗(术后)。

1.原则:必须掌握临床适应证;必须强调治疗方案的规范化和个体化。

2.治疗效果:化学治疗的疗效评价参照 WHO 实体瘤疗效评价标准或 RECIST 疗效评价标准。

3.常用方案

(1)食管鳞癌:DDP+5Fu(顺铂加氟尿嘧啶)是最常用的化疗方案,其他可选择的有:

DDP+irinotecan(顺铂加伊立替康)

DDP+ TXT(顺铂加多西紫杉醇)

DDP+ PTX(顺铂加紫杉醇)

Oxaliplatin+5Fu(奥沙利铂加氟尿嘧啶)

(2)食管腺癌:ECF 方案(表阿霉素加顺铂加氟尿嘧啶)

4.早期食管癌及癌前病变治疗原则

(1)轻度和中度不典型增生:中度不典型病变可采用氩离子束凝固术(APC)治疗、内镜下黏膜切除术(EMR)等。轻度不典型增生可随诊。

(2)重度不典型增生/原位癌和黏膜内癌:重度不典型增生可采用 EMR 处理;原位癌及黏膜内癌必须采用 EMR 或内镜下黏膜剥离术(ESD),条件不具备者,可转上级医院。

5.食管癌分期治疗模式:食管癌的治疗仍是以手术为主的综合治疗。对食管癌的治疗应在分期后由外科、放射治疗科、化疗科等多科会诊后提出治疗方案。以下采用的是 UICC/AJCC 分期(2002),并结合 UICC 分期(2009)。

(1)Ⅰ期(T1N0M0)即 UICC 分期(2009)ⅠA 期:首选手术治疗。如心肺功能差或不愿手术者,可行根治性放疗。完全性切除的Ⅰ期食管癌,术后不行辅助放疗或化疗。内镜下黏膜切除仅限于黏膜癌,而黏膜下癌应该行标准食管癌切除术。

(2)Ⅱ期(T2-3N0M0、T1-2N1M0)即 UICC 分期(2009)ⅠB 期、Ⅱ期和部分ⅢA 期:首选手术治疗。如心肺功能差或不愿手术者,可行根治性放疗。完全性切除的 T2-3N0M0 食管鳞癌,术后不行辅助放疗或化疗;对于完全性切除的 T1-2N1M0 食管鳞癌,术后行辅助放疗可提高 5 年生存率,不推荐术后化疗。对于完全性切除的 T2N0M0 食管腺癌,术后不行辅助放疗或化疗;对于完全性切除的 T3N0M0 和 T1-2N1M0 食管腺癌,可以选择含氟尿嘧啶方案的术后放化疗。对于 R1、R2 的病人,选择含氟尿嘧啶方案的术后放化疗。

(3)Ⅲ期(T3N1M0、T4N0-1M0)即 UICC 分期(2009)ⅢA 期、ⅢB 期和部分ⅢC 期:对于 T3N1M0 和部分 T4N0-1M0(侵及心包、膈肌和胸膜)病人,目前仍首选手术治疗,有条件的医院可以开展新辅助放化疗的研究。

与单纯手术相比较,术前化疗的价值未定,术前放疗并不能改善生存率。但是对于术前检查发现肿瘤外侵明显,外科手术不易彻底切除的食管癌,通过术前放疗可以增加切除率。对于以上Ⅲ期患者,术后行辅助放疗可能提高5年生存率。对于完全性切除的食管鳞癌,不推荐术后化疗。对于完全性切除的食管腺癌,可以选择含氟嘧啶方案的术后辅助放化疗。对于R1、R2的病人,选择含氟尿嘧啶方案的术后放化疗。对于不能手术的Ⅲ期患者,目前的标准治疗是同步放化疗。

(4)Ⅳ期(任何T,任何N, M1a、任何T,任何N, M1b)即UICC分期(2009)部分ⅢC期和Ⅳ期:以姑息治疗为主要手段,对于一般状况较好者(ECOG评分≤2或Karnofsky评分≥60%),可加用化疗,治疗目的为延长生命,提高生活质量。姑息治疗主要包括内镜治疗(包括食管扩张、食管支架等治疗)和止痛对症治疗。

6.靶向治疗:B.E.Phillps等研究了Her2阳性的食管腺癌和食管胃连接处(EGJ)癌的临床病理特征和治疗结果,除肿瘤分化程度外,Her2阳性和阴性食管癌和EGJ腺癌患者在临床病理特征和治疗结果方面无差异。目前在食管腺癌的Her2的最大研究中,H.H.Yoon发现Her2阳性率为17%,其表达与扩增有高度一致性。在IHC2+肿瘤,15%可见扩增。与乳腺癌相比,Her2阳性状态与不良预后无关。Her2表达/扩增在转移性胃癌和非转移性食管腺癌的一致性也提示曲妥珠单抗治疗在食管腺癌的价值。D.Iison等报道了索拉非尼在食管和食管胃连接处癌的Ⅱ期临床试验,观察到食管癌应用索拉非尼治疗的完全反应及疾病稳定效果显著。靶向MET的克唑替尼(crizotinib)治疗胃食管腺癌的最小致死剂量亚组已确立。

三、中医治疗

食管癌的中医辨证施治相对复杂,描述其治疗方法用"千差万别"四个字也不为过。这不但与食管的生理位置上焦功能有关,也与食管的归属脏腑中焦脾胃功能丝丝入扣,而且食管癌之发病常常是水火相煎,阴阳互伐。正如《丹溪心法》所云:"噎膈,内伤者十之八九,惟男子年高者多发,久必伤血耗津,血络瘀阻,症状层出不穷,变化多端。"亦如《内经》所云:"积聚、留饮、痞膈、中满湿积、霍乱吐下、癥瘕坚硬、腹满,皆太阴湿土,乃脾胃之气,积聚之根也。"斯疾乃五脏六腑阴阳变化兴衰之制也,亢则害,承则制,极则反矣。血不流而滞,故内凝而乃瘕也。"因此临床只要抓住食管癌伤血耗津基本病理,紧扣"火热炎上之化"及"肾有生水之渐"之病机,在治疗中既要遵循基本辨证分型,又要注重其并发症的辨证施治,特别是并发症的治疗,常常成为治疗食管癌的关键所在,亦即所谓"留得一份津液,必得一份生机"。

(一)辨证论治

1.心脾劳伤

【辨证要点】吞咽困难,身热,消瘦,脉虚弱。

【主症】饮食减少或吞咽困难,或咽中如有物梗,身热消瘦,气短乏力,心悸健忘,口燥咽干,咳喘吐黏液痰,舌质红,脉虚弱。

【辨证】心阴暗耗,脾胃失养。

【病机分析】《素问·阴阳别论》曰:"二阳之病发心脾,有不得隐曲,在女为不月,其传为风消,其传为息贲者,死不治。"心病血不流,脾病食不化,风胜真气消,心脾受伤,精血虚少,气力衰乏,日益消矣。故《医学衷中参西录》曰:"人之脾胃属土,即一身之坤也,故亦能资生一身。盖心为神明之府,心有隐曲,思不得遂,心神拂郁,心血亦遂不能濡润脾土,以成过思伤脾之病。脾伤不能助胃消食,变化津液,以溉五脏,在男子已隐受其病,在女子有不月之显症,久则传为风消、息贲。症见吞咽困难,身热消瘦,脉虚弱。病者必淡泊寡欲,以养其心,补助其脾胃,使饮食渐渐加多,身体自渐可复原,用资生汤治疗。"

【治法】养心安神,资生化源。

【方药】资生汤加味(《医学衷中参西录》)。

生山药 30g、玄参 15g、白术 15g、生地 15g、鸡内金 10g、牛蒡子 10g、党参 10g、生龙牡各 15g、三棱 10g、莪术 10g。

【方药分析】心脾拂郁,心血不得畅通而伤脾,脾与胃一气贯通,脾伤则不能助胃纳谷消食。故健脾为其核心,脾健则能统血而养心,血统则生化资也。本方中山药为君,以滋胃之阴,胃阴充足自能纳食。而白术、鸡内金健脾之阳,脾土健壮,自能助胃,且鸡内金化积消食,健脾助胃,一举两得,二药为臣,相得益彰。玄参、生地、党参养阴补气,以退上焦之浮热,且可通肾气行相火以归元。三棱、莪术、生龙牡以入阴分而行气活血,祛瘀软坚。牛蒡子体滑气香,引药上行,能润肺利肺,与玄参、山药相伍止咳定喘以安肺脏,为使药。全方健脾滋阴,以资脾胃化源而助脾气,使脾能生血统血,而达到养心安神之功。

【加减】气虚自汗者,加当归 10g、黄芪 30g 以补气建中;妇人月经不调者,加丹参 10g、当归 10g 祛瘀生新;喘咳甚者配山萸肉 10g、五味子 10g,补肾纳气定喘;心悸失眠多梦者加生龙牡至 20g、茯神 10g,以安神定志;若肌肤甲错,面不华色者,加桃仁 10g、红花 10g,活血行气,助三棱、莪术破瘀血。

【适应证及主治】本方适用于治疗肺结核、肺心病、慢性肾炎、肾结核、胃肠功能紊乱及妇人癥症等。主治因阴虚产生的一切慢性消耗性疾病之发热者。

2.肝脾虚损

【辨证要点】吞咽困难,大便秘结,舌质青紫。

【主症】吞咽困难或咽喉气阻,饮食不下,大便结如羊粪,呕吐痰涎,两胁胀痛如刺,腹胀腹满,午后潮热,肌肤甲错,面色晦暗或㿠白,小便不利,女子闭经,阴道瘙痒,舌质青紫,脉涩。

【辨证】肝脾虚损,气血迟滞。

【病机分析】心为生血之源,肝为藏血之脏,脾为统血之经。心境不畅,肝失调达,脾失斡旋,气阻血瘀,痞满自生,五志不和,俱从火化,火燥真阴,血海渐涸,海竭源枯,化机衰惫,津液不归正化,凝滞生瘀生痰。若空窍为之阻塞则饮食不下或吞咽困难,或呕吐痰涎,荣损肠道失润则大便燥结如羊粪,荣卫血瘀,经脉失荣则肌肤甲错,女子闭经,阴道瘙痒。痰热伤阴,潮热骨蒸,大肉陷脱。《金匮要略》曰:"五劳虚极羸瘦,腹满不能食,食伤、忧伤、饮伤、房室伤、饥伤、劳伤、经络营卫气伤,内有干血,肌肤甲错,两目黯黑。缓中补虚,大黄䗪虫丸主之。"

【治法】缓中补虚,活血化瘀。

【方药】八珍汤(《正体类要》)合大黄䗪虫丸(《金匮要略》)加减。

党参 6g、白术 3g、茯苓 6g、甘草 3g、阿胶 6g(烊化)、生地 10g、当归身 6g、赤白芍各 6g、生大黄 10g、黄芪 10g、木香 3g、陈皮 6g、桃仁 10g、杏仁 10g。

【方药分析】《黄帝内经》曰:"治病必求于本。"本证瘀由虚起,先劳而后成瘀,故仲景言缓中补虚。方中四君四物虽是治本之药,但遵补中益气之法,有"轻以取实"之义,且病源虚损,但标证突出,虚不受补,故八珍汤缓中补虚,斡旋中洲,益气养血。本方中大黄下瘀血,破积聚而消瘀血,推陈出新,调中化食,畅和气机而和血脉为君药,蛰虫化瘀血,破血闭,攻坚积,配大黄为臣。方中诸药逐瘀破积为佐使,而生地、白芍、甘草、阿胶、杏仁、桃仁等药借八珍汤之力生血益气,缓中补虚,祛瘀生新,以达到治疗目的。黄酒性温,用之有行散通络、活血祛瘀之功效。

【加减】若气短喘息者,肺气伤,而肾命不纳,方中加桔梗 6g、山萸肉 10g,以收敛气分之耗散,山萸肉补少火以培先天之气;若寒热往来,咽干或神昏健忘者,加麦芽 10g、黄芩 6g、干姜 6g、人参加至 10g,以助脾阳而升胃气,则寒热自清,头脑为之清爽;胁下撑胀或兼疼者,加生龙牡各 10g、当归 6g、桂枝 10g,治胸中大气下陷,又兼气分郁结,经络瘀阻者,桂枝通络配当归以活血,龙牡重而升中有降,以达调和之义;若胸胁胀满,不能饮食者,加桂枝 6g、白术 6g、厚朴 6g,以培脾舒肝,脾主升清则运津液上达,胃主降浊,运糟粕下行,柴胡,桂枝为舒肝之妙品;身疼,腰困者,加丹参 10g、当归 6g、制乳没各 3g,以活血行气止痛,助方中黄芪补元气以通行气血,《本经》云:白术、甘草可利腰脐间血,以缓急止痛。

【适应证及主治】本方现代研究具有扩张周围血管、调血液微循环、镇静镇痛、抗炎、解除平滑肌痉挛的作用,可治疗循环系统之大动脉炎、血栓性脉管炎、脑血栓形成、心力衰竭、雷诺氏病等。对消化系统之肝硬化腹水、胃痉挛、慢性肝炎及多发性神经根炎、男子前列腺肥大、精索静脉曲张、附睾炎、妇女之慢性盆腔炎、痛经、闭经等病症有较好的疗效。主治食管胃癌、中晚期肝癌患者失去手术机会者。

3.气阴亏损

【辨证要点】水浆难入,神烦颧红,舌红无苔。

【主症】水浆难入,面色无华或黑色素沉着,或面有褐色斑,或大小便不通,或口渴喜饮、鼻衄,四肢逆冷,或神烦气粗,五心烦热,口干咽燥而颧红。心悸气短,疲乏无力,头晕汗出,精神差,女子月经不调,男子遗精早泄,舌质红少苔,脉细数无力。

【辨证】气阴亏损,脏气逆乱。

【病机分析】《内经》曰:"劳则气耗。""阴虚生内热,阳虚生外寒"。久病伤阴,营血大伤,阴阳离绝,五脏气争。若心气争则火炎上而神烦不静,精神内愆;肝气争则肝阳上亢而发眩晕,甚则血动。脾为生化之源,脾气争则湿郁痰生,胃弱难消,故水聚不入而痰湿上泛,必喘息气粗不得卧。肺气争若伏邪不尽,寒热不消则消渴久病,津液内耗,二便失司而水道不通,治节失焉。肾气争则水火不清,变症丛生。然土为金之母,金为主气之宫,故肺气受伤者,必先求助于脾家。水为木之母,故肝血受伤者,必由借资于肾脏。夫人之虚,非气即血,血为阴之仓廪,五脏六腑莫能外焉。脾肾安和,则百体受调,一有虚伤则千疴竞起。神而明之,存乎医心,故中药治疗此证不外三法:一是扶脾保肺,以固气阴,生脉散证;二是壮水之主,以制阳光,六味地黄汤证;三是益气之源,以消阴翳,金匮肾气汤证。具体如下。

(1)生脉散

【方药】生脉散(《丹溪心法》)。

人参 15g、西洋参 15g、麦门冬 20g、五味子 10g。

【辨证要点】基本症型辨证要点加上少气懒言,目昏面白,舌红,脉虚。

【辨证】气阴两伤,脾肺虚损。

【治法】益气生津,敛阴固脱。

【方药分析】方中人参、西洋参性凉,即大补脾肺之气,又生津液为君。麦门冬甘寒,养阴清热,润肺生津,与人参相合,气阴双补为臣。五味子为佐,收敛肺气而固脱。方中一补一润一敛,既补气阴之虚,又敛气阴之散,使气复津生,脉气得充,故曰"生脉"。西洋参气阴双补,加之为妙。

【适应证及主治】本方常用于治疗冠心病、心绞痛、心律不齐、心梗及心肌炎、肺心病、肺结核、慢性支气管炎及各种休克。现代研究表明:生脉散(或饮)具有增加心肌细胞对抗阿霉素及丝裂霉素的心肌毒性,进而改善心功能等作用,能稳定血压,对失血性休克有升压作用。临床上为气阴两虚证的常用方,治疗食管癌无手术机会者。

(2)六味地黄汤

【方药】六味地黄汤(《小儿药证直诀》)加味。生熟地各 30g、山药 10g、山萸肉 20g、石斛 15g、牡丹皮 15g、茯苓 10g、泽泻 10g。

【辨证要点】吞咽困难或咽喉气阻,呕吐痰涎,或食入即吐,口渴不欲饮,舌如芒刺。

【辨证】真阴受耗,胃热不降。

【病机分析】盖胃为肾之关,肾水耗,不能上润脾胃,则胃中之火沸腾,涌而上行,火不能藏,则双目红痛如肿,水不能润则食入即吐。但此证时躁时静,一时而欲饮水,及至水到又不欲饮,强饮之又十分宽快,此乃上假热而下真寒也。

【治法】补肾阴,降胃火。

【方药分析】本症型乃真寒假热之症,理应宜六味地黄汤内加附片 3g、肉桂 3g,煎汤与饮,始合病机。以益火之源以消阴翳,而今只用六味地黄汤者何为? 盖肾虽寒而胃正热,温肾之药,热性发作,肾不及救,而反助胃之邪火。六味地黄汤虽经胃中,不致相犯胃火,假道灭虢,不平胃而胃自平矣,所谓壮水之主,以制阳光。

【加减】渴欲微饮者,加附片 3g、肉桂 3g,引火归元;口渴甚而咽干者加麦门冬 10g、天花粉 10g,以养阴润燥;大吐而咳者加麦门冬 15g、五味子 10g、人参须 6g,以生脉养阴,敛肺降火;大便秘结者加生大黄 10g、芒硝 15g、甘草 10g、附片 6g,以急救其阴,调胃承气;胃中火旺,吐且见血者加知母 20g、黄柏 10g,以壮水之主,以制阳光。

【适应证及主治】食管癌化疗后,吞咽困难或咽喉气阻,饮食不下,大便结如羊粪,呕吐痰涎,或呕吐剧烈,双目红痛如肿,口渴不欲饮水,食入即吐,时躁时静,舌无苔而有芒刺,脉数细。

(3)金匮肾气丸

【方药】金匮肾气丸(《金匮要略》)加味。生熟地各 15g、山药 15g、山萸肉 15g、泽泻 10g、牡丹皮 10g、茯苓 10g、桂枝 6g、炮附片 3g、枸杞 15g、仙灵脾 6g、海藻 10g。

【辨证要点】四肢逆冷,小便不利,腰痛,脉沉细。

【主症】四肢逆冷,或神烦气粗,五心烦热,口干咽燥而颧红。心悸气短,疲乏无力,头晕汗出,精神差,女子月经不调,男子遗精早泄,小便不利,或点滴不出,或小便失禁,或尿时眩晕,伴头昏耳鸣,胸闷气短,苔白,脉沉细。

【辨证】心肾不交,水火失济。

【病机分析】《伤寒论》曰:"虚劳腰痛,少腹拘急,小便不利者,八味肾气丸主之。""夫短气有微饮,当从小便去之,苓桂术甘汤主之;肾气丸亦主之。"又云"问曰:妇人病,饮食如故,烦热不得卧,而反倚息者,何也? 师曰:此名转胞,不得溺也,以胞系了戾,故致此病,但利小便则愈,宜肾气丸主之。"肾为十二经脉之根,五脏六腑之本,呼吸之门,三焦之源泉,内孕元阴元阳,为人身之太极,太极动而见阳,静而体阴。阳为光明者使,与心火相求,阴则上济心火,故君安神明。此证肾气因术后,放、化疗而亏损,先伤肾阴,必及命门之火,命门火微,水火失济,心肾不交。肾阳虚则膀胱气化失司,小便不利,腰痛,少腹拘急。胞系者属三焦,源泉不足,心主失明,胆气失正,故胞系失约,盗取膀胱气化,致尿液潴留,小便点滴不出,在妇人名曰转胞;在男子则名消渴,小便反多,以饮一斗,小便一斗,病机相同,肾气丸主之。

【治法】补阴助阳,交通心肾。

【方药分析】方中生熟地养血填精为君,配山药、山萸肉滋阴以济阳,辅以少量桂枝、附子温补肾中之阳,意在微微生火,使肾阴得化而令肾气徐徐而生,阴阳互根,所谓"少火生气"。正如张景岳所说:"善补阳者,必于阴中求阳,阳得阴助则生化无穷。"牡丹皮泄炎上之虚火而制温补太过,配生地以荣阴血。泽泻利湿渗浊,与茯苓相合而利水道,且泽泻制地黄之滋腻,而茯苓助山药以健脾。山萸肉补肾敛肝,配牡丹皮使命火寓静。枸杞、仙灵脾养心而引心火下济肾阳。加海藻者本为仲景利小便之法,海藻咸能润下,寒能泻热利水,善使湿热之邪从小便出。全方补中寓泻,补阴助阳,水火并济,补而不腻,以生肾气。

【加减】腰痛甚而下肢浮肿者,加车前子、怀牛膝以引火归元,壮腰健肾,利水消肿;若口渴,心悸,烦躁,有热者,前方减枸杞、仙灵脾,加知母10g、黄柏6g,以壮水之主,以制阳光。若喘息气短,张口抬肩,为肺气不降,金水不生,加麦门冬15g、五味子10g,以补肾敛肺而纳气;若四肢浮肿,胸闷气短,头目眩晕者,方中加党参10g、白术15g、茯苓增至20g、桂枝加至15g,为苓桂术甘汤法,以温化痰饮。

【适应证及主治】本方适应证广泛,可以治疗循环系统之高血压,冠心病,高脂血症,中风后遗症,脑血管病等;泌尿系统之急慢性肾炎,肾功能不全,尿毒症,神经性膀胱炎等;内分泌系统之糖尿病,甲状腺功能低下,肾上腺皮质功能减退,醛固酮增多症等;消化系统之肝硬化失代偿,晚期肝癌等;男科之前列腺肥大,造精机能低下症,精子减少症,性神经衰弱等;妇科之更年期综合征,子宫肌瘤,月经失调等;以及溃疡性口疮,多发性骨髓瘤,癌症骨转移等病症。现代研究认为,本方具有增强免疫功能,改善糖代谢,促进睾酮的产生,改善微循环,防治动脉硬化,养生保健,改善肾上腺功能,降低脑组织过氧化水平等作用,是临床十分重要的方剂之一。

(二)术后并发症的中医辨证施治

1.术后胃瘫症

【辨证要点】虚劳里急,诸不足,四肢无力,脉细。

【主症】腹胀腹痛,按之痛甚,气短喘粗,颧红面苍,精神疲惫,四肢无力,昼夜不得卧,自汗盗汗,口干不欲饮水,舌红苔厚,脉细无力。

【辨证】脾胃虚寒,阳气不足。

【病机分析】《金匮要略》云:"虚劳里急,诸不足,黄芪建中汤主之。"本证食管癌术后,脾胃中焦失运,清气不升,浊气不降,化源亏乏,阴阳气血俱不足。《灵枢·邪气脏腑病形篇》指出:"阴阳形气俱不足,勿取以针,而调以甘药也。"《素问·至真要大论》亦云:"劳者温之","损者益之","急者缓之"。黄芪建中汤乃甘温之剂,甘可缓急,温可补虚,正与本证相宜。

【治法】缓急补虚,温养气血。

【方药】黄芪建中汤(《金匮要略》)加味。

黄芪 10g、桂枝 15g、白芍 30g、炙甘草 10g、生姜 10g、胶饴 30g、党参 10g、茯苓 10g、姜半夏 10g、当归 6g、桃仁 10g。

【方药分析】方中饴糖甘平温中补虚,缓脾之急,建立中气为君。白芍养血和血与胶饴相同,以生化气血,桂枝温阳助脾胃以气化,配芍药温达后天脾胃生化气血之功而为臣。黄芪补脾胃而守中气之立,配桂枝汤以补阴阳气血之不足。炙甘草则配芍药酸甘化阴,缓急止痛,得桂枝则辛甘化阳,温中补虚,姜半夏、茯苓健脾化湿,桃仁、当归活血化瘀,生姜、大枣调和营卫,达表而助卫,入脾而益营阴为使药。全方温阳建中,化生气血,灌溉四旁则胃瘫得动,升降得调。

【加减】腹满者加枳实 6g、厚朴 6g,以行气除痞;气短胸满者减芍药为 15g,加生姜至 20g,更加党参 10g、升麻 6g 以补中益气。

【适应证及主治】本方适用于治疗消化系统之胃黏膜脱垂、胃大部切除后倾倒综合征、慢性肝炎。对室性早搏、心绞痛、再生障碍性贫血、妇科带症、崩漏、过敏性鼻炎、慢性化脓性中耳炎等病都有疗效。主治食管胃癌术后见胃瘫症者。与理中汤相比较,理中汤补气之力弱而祛寒之力强,二方可交替参合应用,对术后胃瘫症甚至本方大剂灌肠,上下交通,取效更捷。

2.术后大便稀溏

【辨证要点】大便稀溏,口干不欲饮,脉沉细。

【主症】食管胃癌术后,口干不欲饮水,大便稀溏或呕吐,或腹痛喜按,或腹痛泻后不减,喜唾涎沫,自觉寒气直袭胃脘,便血或小便不利,舌淡苔白,脉沉细。

【辨证】脾胃阳虚,寒湿内生。

【病机分析】脾胃阳虚,阳虚生寒,寒湿中阻则大便稀溏,自利不渴,中焦寒湿失运,阻遏气机则上吐下泻为"霍乱"之证。阳虚血不归统则便血。本证食管癌术后胃阳多衰,升降失司。《伤寒论》曰:"大病瘥后,喜唾,久不了了,胸上有寒,当以丸药温之,宜理中丸。""霍乱,头痛发热,身疼痛,热多欲饮水者,五苓散主之;寒多不用水者,理中丸主之。"

【治法】温中化湿,健脾散寒。

【方药】理中丸(《伤寒论》)加味。

人参10g、干姜10g、炙甘草10g、白术10g、白芍10g、茯苓10g、灶心黄土20g。先以灶心黄土煮水过滤取汁,后煎其他六味中药。

【方药分析】方中人参甘温入脾,补中益气而生阳,使阳得后天化生气血以充荣,又人参大补元气、宗气,故对胸阳不足也有极好的治疗效果,为君。干姜辛热,辛以宣散阴凝,热以温化寒聚,温脾胃而祛寒,温心而通补,温肾而振阳,善疗阳虚有寒者为臣。白术甘苦温,甘以补中益气,苦以燥湿健脾,暖脾醒胃,佐人参、白术以增补气生阳之效为佐,炙甘草配干姜以化阳,并调和诸药为使。加白芍、茯苓、灶心黄土者,以建中缓痛利湿止血。全方温脾肾,助胃阳使清阳升而浊阴降,中焦得治,故方名"理中"。

【加减】四肢逆冷者加附片6g、细辛3g以通肾阳而消阴翳;若心悸是水寒凌心,加茯苓至20g,伐水以定悸;全身疼痛浮肿者,黄芪加至30g,更加防己15g以健脾利水消肿;若渴欲饮水者,是脾运水津不及,重用白术至20g;若见脐下悸动者,乃肾阳不足,水寒之气上冲,减白术,加桂枝10g,温中降冲;若腹满痛甚者,因寒凝阳气不运,减白术,加附片6g,以温通散寒除满;若吐多者,是中气壅滞而不降,去白术,加生姜、姜半夏,以降逆散寒滞。

【适应证及主治】本方适用于治疗急慢性胃肠炎、胃及十二指肠溃疡、胃扩张、胃下垂、慢性结肠炎、肠伤寒、冠心病、风心病、上消化道出血等病症。具有镇痛、抑制胃痉挛、保护胃黏膜、对胃肠蠕动有双向调节作用,主治病机为脾胃阳虚之食管胃癌术后之大便稀溏或便血者。

【注意事项】本方一方二用,若用蜜丸则适应于慢性病者,若用汤剂,适应于病情较急之求速效者。服用本方后,当服热粥以滋营胃气,协助药力,并忌脱衣揭被而有漏风者。

(三)放、化疗后的并发症的中医辨证施治

1.放、化疗后咽喉肿痛

【辨证要点】咽喉肿痛,舌质红,脉数。

【主症】咽喉红、肿、热、痛,或溃烂成疮,心烦,口干渴欲饮水,目赤,大便干,或咳嗽,或目赤,舌质红,脉数。

【辨证】肺气失宣,清窍不利。

【病机分析】本证为阴虚或术后卫表不固,风寒外袭而致邪热上犯气道,上焦清肃功能失调,水火凝滞,肺气郁滞化热,清肃失于和降,毒热结阻咽喉而成。以咽喉红肿热痛为特点。《伤寒论》云:"少阴病二三日,咽痛者,可与甘草汤;不差者,与桔梗汤。""少阴病,咽中伤,生疮,不能语言,声不出者,苦酒汤主之"。

【治法】解毒利咽,清热止痛。

【方药】自拟咽痛苦酒汤(张太峰主任医师经验方)。

桔梗10g、生甘草10g、金银花15g、山豆根10g、生地10g、姜半夏10g、马勃10g、鸡蛋清一个、食醋20ml。先以食醋浸姜半夏,约透,与其他药水煎取汁,待温后加鸡蛋清,频频食服。或制成饮片剂含服。

【方药分析】方中甘草为君清热解毒,利咽消肿。配桔梗泻热祛痰,宣肺利咽。生地、山豆根清虚火而生津。金银花配甘草则解表宣肺清热之力更强为臣,食醋浸姜半夏制其燥而涤痰散结,敛疮止痛为佐。马勃入咽为使,利咽消肿,与山豆根相用则专治咽痛。本方命名为"咽痛苦酒汤",对一切咽喉肿痛皆有疗效。苦酒用食醋代之。

【适应证及主治】本方适用于治疗一切咽喉肿痛。对食管癌、鼻咽癌、喉癌及甲状腺癌放疗后引起的咽喉肿痛都有疗效,且治疗方便可靠。若能制成饮片则应用于临床更加方便效捷。适应于急性咽炎、扁桃体炎、腮腺炎等病症,现代研究具有抗炎、抗过敏、抗酸、祛痰、镇咳等作用。

2.放、化疗后呃逆

(1)Ⅰ型:旋覆代赭汤。

【辨证要点】呃逆,善太息,胸胁胀满,脉弦。

【主症】呃逆嗳气,善太息,两胁胀满,心下痞硬,胃脘胀痛,呕吐,头晕,耳鸣,情志不快,四肢无力或烦,便溏,舌淡苔薄,脉弦。

【辨证】脾虚痰郁,肝气上逆。

【病机分析】本证为脾胃气虚，痰湿阻滞，肝气横逆犯胃，肝气挟胃气上逆而呃逆，善太息，且呃逆频作。痰阻中焦则心下痞硬不因噫气而除。《伤寒论》云："伤寒发汗，若吐若下，解后，心下痞硬，噫气不除者，旋覆代赭汤主之。"

【治法】补虚和胃，降逆平肝。

【方药】旋覆代赭汤（《伤寒论》）加味。

旋覆花（包煎）10g、人参 6g、生姜 15g、代赭石（先煎）6g、炙甘草 10g、姜半夏 6g、大枣 6g、茯苓 10g、桂枝 10g、白术 10g、白芍 10g。先煎代赭石 15min 后加其他药煎至 30min，去滓再煎。

【方药分析】食管癌放、化疗后，患者脾胃气虚，中焦失于和降，而肝气乘而不能内守，故胃气上逆，本方生姜为君药，温胃暖肝降逆，化饮散寒，配桂枝汤者，和阴阳而生化气血为立方原则。正如《寓意草》所言："胃中之津久已不存，不敢于半夏以燥其胃，且将绝之气，止存一丝，代赭石坠之恐其立断，必先分理阴阳，使气易于降下，然后以代赭石得以建奇奏绩。"方中旋覆花下气化痰散结，能升能降，升达清气降泄平冲。代赭石重镇降逆，平肝和胃，与人参、茯苓、炙甘草配伍而降气冲而不耗气。生姜、大枣补正气调和诸药，使正气得补，逆气得降，饮邪得化，诸症悉罢。

【加减】若气短乏力，少气懒言者，减代赭石，加白术 10g，益气建中；若胃脘虚寒者，减代赭石，加干姜 6g，温中和胃；其他加减法则遵理中汤之加减法。

【适应证及主治】本方适用于治疗慢性胃炎、胃及十二指肠溃疡、胃扩张、幽门不全梗阻、神经性呃逆、胃肠官能症，以及高血压、美尼尔氏综合征等病。主治食管癌术后放、化疗后之呃逆者。

【注意事项】旋覆花当包煎，方中代赭石应先煎；去滓再煎，可使药性相合。若食管癌患者伤津气者，不可久服。

（2）Ⅱ型：生姜泻心汤。

【辨证要点】呃逆，胃胀，口气酸臭，脉数。

【主症】呃逆频作，食管癌放化疗后更甚，胃胀痛，口气酸臭难闻，心下痞，干噫气粗有呕吐，腹中肠鸣如雷声，胃腹胀满或痛，大便稀，体乏无力，舌苔黄，脉数或弦。

【辨证】脾胃虚弱，寒热错杂。

【病机分析】本证脾胃虚弱，胃中食滞不化，阳气不展，积食与水气互结，而成寒热错杂之水气痞证。湿阻则气机阻滞，食积则壅热不散，腐则产气酸臭，故呃逆频作，腹满胀痛，嗳气吐酸。水走胁下，肝气郁结，木不条达则两胁胀痛，水走肠间则腹中雷鸣下利。《伤寒论》云："伤寒汗出，解之后，胃中不和，心下痞硬，干噫食臭，胁下有水气,腹中雷鸣,下利者,生姜泻心汤主之。"

【治法】和中降逆,散水消痞。

【方药】生姜泻心汤(《伤寒论》)加味。

生姜 15g、炙甘草 10g、党参 10g、干姜 6g、姜半夏 10g、黄连 3g、黄芩 6g、大枣 6g、附片 3g、茯苓 10g、神曲 10g。

【方药分析】方中生姜为君,和胃开结,降逆散水气,与党参、茯苓、大枣、炙甘草相合,补气健脾和胃以复正气。与半夏相合降逆止呕而行水。姜半夏、干姜、附片运脾阳而调中益胃气,而升降气机,使湿得阳化,黄连、黄芩苦寒清积热而燥湿健脾,四药为臣,伍生姜则寒热并用,苦寒不伤胃气,辛热不伤津液,神曲化食积,生姜、大枣健中配党参补气虚。共起和中降逆,散水消痞之效。

【加减】参照"旋覆代赭汤"加减。

【适应证及主治】本方适用于治疗慢性萎缩性胃炎、浅表性胃炎、胃及十二指肠溃疡、胃下垂、胃扩张、肠易激综合征、肝炎、贲门痉挛、胆囊炎、慢性肠炎等病症。具有保护胃黏膜、抗胃溃疡之功能。主治胃癌、食管癌之呃逆而有积食者。

(四)中成药

1.辨证选择口服中成药

(1)气虚:无论何种疾病,均可选用四君子丸;参苓白术散;补中益气丸;归脾丸;每次 9g,每日 3 次;黄芪口服液,每次 1 支,每日 3 次;补中益气口服液,每次 1 支,每日 3 次;参苓白术口服液,每次 1 支,每日 3 次。

(2)血虚:常见于各种贫血、血液病、晚期癌症及慢性消耗性疾病中,可选用当归补血膏,每次 10ml,每日 3 次;复方阿胶浆,每次 10ml,每日 3 次;桂圆膏,每次 10ml,每日 3 次。气血两虚证可见于多种慢性疾病,可选用八珍膏,每次 10ml,每日 3 次;参芪阿胶浆,每次 10ml,每日 3 次;阿胶当归合剂,每次 10ml,每日 3 次;归脾膏,每次 1 支,每日 3 次。

(3)阴虚:可选用六味地黄丸或口服液,每次 1 支,每日 3 次;生脉饮,每次 1 支,每日 3 次;养心阴口服液,每次 1 支,每日 3 次;百合固金口服液,每次 1 支,每日 3 次;洋参雪蛤口服液,每次 1 支,每日 3 次。

(4)阳虚:多表现有性功能减退,故以补阳药最宜,尤其是动物脏器,不仅含有丰富的优质蛋白,还含有某些天然激素,可兴奋性功能,起"以脏补脏,以形治形"作用。可选用禽睾片每次 4 片,每日 3 次;全鹿丸,每次 9g,每日 3 次;人参鹿茸丸,每次 9g,每日 3 次;参茸正阳口服液,每次 1 支,每日 3 次;桂附八味丸,每次 9g,每日 3 次。

（5）阴阳两虚：既有阴虚所致的手足心热、颧红盗汗、失眠多梦等，又有阳虚之面色㿠白、形寒肢冷、精神萎靡、性欲减退、妇女宫寒不孕、带下清稀等，多为一些慢性疾病的后期，如慢性肾炎、慢性肾衰，各种肿瘤等较为严重的疾病。中成药疗法可扶正助阳，改善症状，有助于战胜疾病，驱邪外出。可选用仙灵地黄补肾颗粒，每次 10g，每日 3 次；仙参口服液，每次 1 支，每日 3 次；虫草双参酒，每次 30ml，每日 3 次；贞蓉丹合剂，每次 10ml，每日 3 次；芪仙补肾胶囊，每次 4 粒，每日 3 次。

2.辨病选择口服或静脉滴注中成药

（1）人参皂苷 Rh2：每次口服 2~4 粒，每日 2 次。可促进食管癌细胞凋亡，缓解病情。

（2）鸦胆子油口服液：治疗消化道恶性肿瘤。为使药物直接接触病灶，多采用口服给药法。20~30ml，饭后缓慢口服，每日三次，15d 为一个疗程。一般使用 3~6 个疗程。

（3）华蟾素片：解毒，消肿，止痛。用于中、晚期消化道恶性肿瘤，慢性乙型肝炎等症。口服，一次 3~4 片，一日 3~4 次。

（4）10%鸦胆子油乳注射液：消化道恶性肿瘤，静脉滴注 10~30ml 加入 250~500ml0.9%氯化钠注射液中，或 40~100ml 加入 0.9%氯化钠注射液 500ml 中，静滴，30~50 滴/min，每日一次，一个月为一疗程。胸、腹腔内注射，先抽出胸水、腹水。对于癌性胸腹水本品 4mg 溶于 l0ml 生理盐水，每周 1 次，胸腹腔内给药共 4 次。

（五）中医适宜技术

1.针灸治疗

【主穴】足三里、三阴交、阳陵泉。

【配穴】脾胃俞、心俞、肺俞、胆俞、肾俞。

【针刺方法】针用平补平泻，刺激强度轻，每次选穴以 2~3 穴为好，每日针刺一次，留针 30min，7d 为 1 疗程。

【禁忌证】津血荣损者禁针灸；食管癌晚期忌针禁灸，但可用穴位贴剂。

2.灸法

足三里穴温灸，以皮肤稍红为度，隔日一次，每次 15min，每月可灸 10 次。神阙隔姜灸，取 0.2cm 厚鲜姜一块，用针穿刺数孔，盖于脐上施灸，每月 10 次，每次灸至脐部温度舒适稍红晕为度。

第六节 疗效评价

一、西医疗效评价

食管癌还要考虑患者的生存质量、生存期的长短。通过综合治疗可以长期"带瘤生存",这一结果从实际意义上讲并不亚于CR、PR。近年来肿瘤疗效评价更多地倾向于患者的总生存期、平均生存期、中位生存期、无进展生存期、无复发生存期以及生活质量等诸多方面。而且食管癌疗效评定标准与方法复杂多样,不同的治疗有不同的参照标准。

(一)完全缓解(CR)

肿瘤完全消失,食管边缘光滑,钡剂通过顺利,但管壁可稍显强直,管腔无狭窄或稍显狭窄,黏膜基本恢复正常或增粗。

(二)部分缓解(PR)

病变大部分消失,无明显的扭曲或成角,无腔外溃疡,钡剂通过尚顺利,但边缘欠光滑,有小的充盈缺损及/或小龛影,或边缘虽光滑,但管腔有明显狭窄。

(三)无缓解(NR)

放疗结束时,病变有残留或看不出病变有明显好转,但仍明显的充盈缺损及龛影或狭窄加重。

二、中医疗效评价

(一)评价标准

临床痊愈:临床症状、体征完全消失及实验室检查正常,症候积分减少≥95%。

显效:临床症状、体征或实验室检查指标明显改善,症候积分减少≥70%。

有效:临床症状、体征或实验室检查指标有好转,症候积分减少≥30%。

无效:临床症状、体征或实验室检查指标均无明显改善,甚或加重,症候积分减少<30%。

(二)评价方法

参照《中药新药临床研究指导原则》,将食管癌(噎膈)症候要素及实验室检查指标进行分类计分,自拟症状、体征并参照WHO食管癌实验室检查指标分级与积分见表1-4。

中医症候评价采用尼莫地平法。实验室检查指标分级与积分参照WHO食管癌以及国家行业标准。计算公式:[(治疗前积分−治疗后积分)/治疗前积分]×100%。

表 1-4　食管癌(噎膈)症候评分表

症状与实验室指标		分级记分			
		无(0)	轻度(主症 2 分,次症 1 分)	中度(主症 4 分,次症 2 分)	重度(主症 6 分,次症 3 分)
主要症状及实验室指标	吞咽梗噎感、胸骨后或剑突下疼痛	无体征	有但不明显	有并伴精神疲乏,勉强坚持饮食	有并伴烧心、吞咽困难
		无症状	+~++	++~+++	+++~++++以上
		无体征	+~++	介于轻、重之间	+++~++++以上
	头颈部淋巴结 大小 硬度 活动度	正常	+~++	介于轻、重之间	+++~++++以上
	癌胚抗原(CEA) 基因突变(EGFR) 临床分期	正常 0 期	+~++ I 期	介于轻、重之间 II 期	+++~++++以上 III 期以上
次要症状及实验室指标	咽喉干燥	无症状	有但不明显	有异常有并伴涎,勉强坚持饮食	有水才可进食
	皮肤改变	无症状	偶尔可见	异常	明显异常
	消瘦	无症状	体重有下降	体重下降 5kg 以上	体重下降 10kg 以上
	乏力纳差	无症状	偶尔可见	有并伴精神疲乏,勉强坚持日常生活	影响正常生活
	舌苔	正常	舌红,苔正常	舌红,苔少	舌青紫有瘀斑点,无苔或视觉感污浊
	脉象	缓和	细数	细弱	极虚弱

第七节　预防调护

一、预防

(一)怎样预防食道癌

1.讲究卫生,注意饮食,不吃发酵霉变食物,去除不良嗜好和习惯。

2.用中西医药物对食管上皮增生等癌前病变进行治疗,如维生素 A、维生素 C 和中药六味地黄丸等。

3.开展食道癌的普查普治,做到早期发现,早期诊断和治疗。

(二)如何做到早期发现

1.食道癌的早期症状比较轻微,常易被忽视,但如能注意体验观察,还是可以发现的。如进食时,胸骨柄后常有轻微不适或疼痛,持续性吞咽有异物感,自觉食物在食管某处有短暂停留现象,好像有吞不完的食物,因而爱做吞咽动作等等,这些症状往往呈进行性加重。

2.出现以上这些症状,就应该及时到医院进行必要的检查,排除食道癌的可能性。如果病变到了中晚期,则出现消瘦、进食梗噎、严重者甚至滴水不入、胸背部疼痛、咳吐黏痰等。

二、调护

(一)情志调护

1.针对患者忧思恼怒、恐惧紧张等不良情志,指导患者采用移情相制疗法,转移其注意力。

2.针对患者焦虑或抑郁的情绪变化,可采用暗示疗法或顺情从欲法。

3.多与患者沟通,了解其心理状态,指导患者和家属掌握缓解疼痛的简单方法,减轻身体痛苦和精神压力,多陪伴患者,给予患者安慰,精神支持。

4.鼓励病友间多交流疾病防治经验,提高认识,增强治疗信心。

(二)辨证施膳

1.食管癌病人饮食有普食,软饭,半流质和流质。因患病部位食管弹性差,扩张度受限,局部黏膜破坏中断,放疗易致局部黏膜水肿,如果勉强进食,只会使病人进食更加困难。尤其对食管钡餐透视有毛刺的食管癌病人更应注意。因这类病人病变处食管壁部分已被侵蚀壁薄,如不注意其饮食形式,会增加穿孔或出血的概率。因此一定要根据每个病人的津气伤损情况,辨证提供给病人恰当的饮食。

2.每天的食谱应包括以下四个方面:蔬菜水果、鸡鸭鱼肉和禽蛋、类面杂粮、奶类,这四类食物可以供给机体足够的热量,蛋白质,多种维生素和矿物质。每个食管癌病人都应嘱其少渣食物,细而烂,以免引起食物梗阻。

3.有些食管癌病人放疗中出现恶心,呕吐,为了减轻反应可少食多餐;进餐时不要喝太多水,饭前饭后 1h 也尽量少喝水。

参考文献

［1］夏小军.血病论［M］.兰州:甘肃省科学技术出版社,2016:123.

［2］谭兴贵.中医药膳学［M］.北京:中国中医药出版社,2003:165.

［3］范玉仪,戴增强,赵玉英.《黄帝内经》饮食疗法探讨［J］.河南中医学院学报,2005,5(3):12.

［4］邹旭,吴焕林.寿而康——邓铁涛谈养生［M］.广州:羊城晚报出版社,2007:66.

［5］丁金龙,郭姣,朴胜华,等.岭南药膳文化及产业发展杂谈［J］.广东科技,2008,7(191):100.

［6］Montgomery EA. Oesophageal cancer//Stewart BW, Wild CP.World Cancer Report 2014［M］. Lyon:International Agency for Research on Cancer, 2014:? 374-382.

［7］Jemal A, Bray F, Center M M, et al. Global cancer statistics ［J］. CA Cancer J Clin, 2011, 61(2): 69-90.

［8］Merkow RP, Bilimoria KY, Keswani RN, et al. Treatment trends, risk of lymph node etastasis, and outcomes for localized esophageal cancer ［J］. J Natl Cancer Inst, 2014, 106(7): 133.

［9］Ciocirlan M, Lapalus MG, Hervieu V, et al. Endoscopic mucosal resection for squamous premalignant and early malignant lesions of the esophagus ［J］. Endoscopy, 2007, 39(1): 24-29.

［10］卫生部.中国癌症预防与控制规划纲要（2004-2010)［J］. 中国肿瘤 , 2004, 13（2）: 65-68.

［11］Kato H, Tachimori Y, Watanabe H, et al. Intramural metastasis of thoracic esophageal carcinoma［J］. Int J Cancer, 1992, 50(1): 49-52.

［12］Akiyama H, Tsurumaru M, Ono Y, et al. Lymphatic drainage of the esophagus. In Color Atlas of Surgical Anatomy for Esophageal Cancer. Sato T & Iizuka T

(Eds)［M］.Springer-Verlag, 1992: 10.

［13］Shields TW. Lymphatic drainage of the esophagus// Shields TW, eds. General Thoracic Surgery［M］. 3th edition.Baltimore: Williams & Wilkins, 1994: 1370-1377.

［14］Liebermann -Meffert D. Anatomical basis for the approach and extent of surgical treatment of esophageal cancer［J］. Dis Esophagus, 2001, 14(2): 81-84.

［15］李林, 柳硕岩, 朱坤寿, 等 . 早期食管癌淋巴转移规律与预后分析［J］. 中华肿瘤, 2009, 31（3）: 226-229.

［16］祝淑钗, 宋长亮, 沈文斌, 等 . 食管癌根治性切除术后患者预后的影响因素分析［J］. 中华肿瘤, 2012, 34（4）: 281-286.

［17］李春海, 李克勤 . 肿瘤微血管生成的机制与肿瘤侵袭和转移［J］. 中华肿瘤, 2002, 22（3）: 181-183.

［18］刘志才, 管福顺, 郭建庄, 等 . 食管贲门癌脉管瘤栓与病理相关因素分析［J］.癌症, 2002, 21（5）: 530-532.

［19］阎涛, 赵建军, 毕新宇, 等 . 肝细胞肝癌术后预后因素分析［J］.中华肿瘤, 2013, 35（1）: 54-58.

［20］提云霞, 安永恒, 王立森, 等 . 胃癌患者脉管内癌栓与临床病理因素及预后的关系［J］. 青岛大学医学院学报, 2007, 43（3）:256-258.

［21］吴孟超, 吴在德.黄家驷外科学［M］. 第 7 版.北京:人民卫生出版社,2008: 2100.

［22］李幼梅, 祝淑钗, 刘志坤, 等 . 胸段食管癌的淋巴结转移规律及其对确定术后放射治疗靶区范围的价值［J］. 中华肿瘤, 2010, 32（5）: 391-395.

［23］中国抗癌协会食管癌专业委员会 . 食管癌规范化诊疗指南［S］. 北京: 中国协和医科大学出版社,2013: 2-6.

［24］中华中医药学会肿瘤分会 . 肿瘤中医诊疗指南［S］. 北京: 中国中医药出版社,2008: 26- 28.

［25］孙燕 . 内科肿瘤学［M］. 北京: 人民卫生出版社,2011:286- 287.

［26］中国抗癌协会 . 中国常见恶性肿瘤诊治规范［S］. 北京: 中国协和医科大学出版社,2004: 228-230.

［27］崔慧娟, 张培宇 . 张代钊治疗食管癌经验［J］. 中医杂志,2011,52（10）: 821- 823.

［28］何若瑜,周瑛, 吴勉华, 等 . 基于周仲瑛辨治经验的食管癌病机要素数据分

析[J]. 中医杂志, 2014, 55(2):110-113.

[29] 王新杰. 郑玉玲教授和法诊治恶性肿瘤经验樶拾 [J]. 河南中医, 2004, 24 (2): 20-21.

[30] 张代钊, 郝迎旭. 张代钊治癌经验辑要[M]. 北京:中国医药科技出版社, 2001: 188-190.

[31] 刘嘉湘. 刘嘉湘谈肿瘤[M]. 上海:上海科技教育出版社, 2004:95-96.

[32] 刘奔, 郭鹏荣, 盛玉文, 等. 灵芝多糖对T24荷瘤裸鼠化疗效果及其免疫逃逸的影响[J]. 肿瘤防治研究, 2015, 4(5):459-465.

[33] 黄帝内经·素问　　　　　　　　人民卫生出版社校注本

[34] 黄帝内经·灵枢　　　　　　　　人民卫生出版社影印本

[35] 伤寒论(汉.张仲景)　　　　　　上海科学技术出版社校注本

[36] 金匮要略(汉.张仲景)　　　　　人民卫生出版社排印本

[37] 诸病源候论(隋.巢元方)　　　　人民卫生出版社影印本

[38] 脾胃论(金.李杲)　　　　　　　人民卫生出版社注释本

[39] 医学衷中参西录(清.张锡纯)　　河北人民出版社修订本

[40] 医宗必读(明.李中梓)　　　　　上海卫生出版社排印本

[41] 傅青主女科(清.傅山)　　　　　上海科学技术出版社排印本

[42] 石室秘录(清.陈士铎)　　　　　北京科学技术出版社排印本

[43] 张氏医通(清.张璐)　　　　　　上海科学技术出版社排印本

[44] 医宗金鉴(清.吴谦等)　　　　　人民卫生出版社排印本

[45] 临证指南医案(清.叶桂)　　　　人民卫生出版社校勘本

[46] 医学源流论(清.徐大椿)　　　　清乾隆间半松斋刻本

[47] 杂病源流犀烛(清.沈金鳌)　　　上海科学技术出版社排印本

[48] 医林改错(清.王清任)　　　　　上海科学技术出版社排印本

第二章
胃癌

　　胃癌是发生于胃黏膜上皮细胞的恶性肿瘤,可分为早期胃癌和进展期胃癌。早期胃癌是指癌组织浸润深度限于胃黏膜层内或黏膜下层的胃癌,而不论癌的大小及淋巴结转移;进展期胃癌是指癌组织浸润到黏膜下层以下的胃癌。胃癌是世界范围内最常见恶性肿瘤之一,仅次于肺癌、乳腺癌和肠癌之后,位居第4位,为消化系统恶性肿瘤之首。近20余年来,胃癌男女发病率均呈下降趋势,国外文献统计胃癌占消化道肿瘤50%,国内报道占62%。胃癌约70%发生在40~60岁之间,男性发病率高于女性,男女之比为3.6:1。胃癌是中国最常见的恶性肿瘤之一,2010年卫生统计年鉴显示:2005年胃癌死亡率占中国恶性肿瘤死亡率的第3位。胃癌的发生是多因素长期作用的结果。胃癌的发生主要与幽门螺杆菌感染、环境和饮食因素、遗传因素、癌前病变和癌前状态等因素有关,为多步骤、多因素进行性发展过程。

　　胃癌作为现代医学中的疾病概念,在祖国传统医学中虽然没有明确记载,但是人们对它的认识却古来有之。根据其临床表现,胃癌可归属于中医"胃脘痛""反胃""噎膈""积聚"等范畴,所描述的疾病特征均与胃癌类似;如《灵枢·邪气脏腑病形篇》曰:"胃病者,腹胀,胃脘当心而痛……膈咽不通,食饮不下。"这与胃癌的表现极其相似。《灵枢·邪气脏腑病形篇》曰:"心脉……微缓为伏梁,在心下,上下行,时唾血。"张仲景《金匮要略》谓:"朝食暮吐,暮食朝吐,宿谷不化,名曰胃反。脉紧而涩,其病难治。"《丹溪心法·翻胃》曰:"噎膈、反胃,名虽不同,病出一体,多由气血虚弱而成。"提出了"反胃"、"噎膈"是以进食不畅、或食入即吐为主要表现,与胃癌后期贲门梗阻所表现的症状相同。张锡纯在《医学衷中参西录》胃肠病门的"噎膈"中首次提到胃癌一词,"至西人则名为胃癌,所谓癌者,如山石之有岩,其形凸也。"这里指出噎膈即贲门癌。《难经》曰:"心之积曰伏梁。"指腹部肿块,如梁架于下,令人食少肌瘦,相当于现代的胃体癌。

第一节 病因病理

一、西医病因病理

(一)病因及发病机制

1.病因:胃癌的病因至今尚未完全阐明,多数专家学者把胃癌的病因分成外源性因素和内源性因素两种。

(1)外源性因素

①饮食因素:大量的流行病学研究的结果表明饮食因素在胃癌的发生中起着极其重要的作用,其中包括饮食行为(如生气吃饭、三餐不规律、喜吃烫食、进食快等)、腌制食品、高盐饮食,食物在熏制、烹饪时产生的致癌物质等。总的说来饮食因素可通过以下途径产生致癌作用:食物本身含有某种致癌物质(如亚硝基化合物、真菌霉素、食物烹调加工产生的多环芳烃类致癌物质);食物本身不含有致癌化合物,但含有某些致癌物的前体,它们可经宿主的代谢或菌群的作用转变为致癌物,如胺类及某些含氮化合物、硝酸盐、亚硝酸盐在一定的条件下在体内合成有强致突变和强致癌作用的 N-亚硝基化合物。某些饮食可以促进胃癌的发生作用,如高盐饮食及食品添加剂等。营养失衡或缺乏可能通过对组织的破坏或降低宿主的抵抗力及其他途径,造成间接或直接有利于胃癌发生的条件。一般认为某些胃癌患者与碳水化合物的摄入量大而脂肪、蛋白质、维生素和矿物质的摄入量低有关。池煜等通过病例对照研究表明饮酒及食用发黄大米、腌制食品、熏烤食品可能增加胃癌的发病危险;饮茶及食用水果、新鲜蔬菜、大蒜可能是胃癌的保护因素,说明胃癌的发生与多种饮食因素有关。可以利用健康教育等方法来改变人群的饮食习惯,以减少胃癌的发病率。

②感染因素:目前认为,幽门螺旋杆菌(Helicobacter pylori, HP)作为环境因素之一,与胃癌的病因学有一定的联系。流行病学调查显示,胃癌高发区人 HP 感染率显著高于胃癌低发区,HP 感染率也与胃癌死亡率有明显地域相关性。HP 致胃癌的确切机制尚不十分清楚,其可能致癌机制有:细菌代谢产物直接作用于胃黏膜细胞使之恶变;幽门螺旋杆菌 DNA 整合到胃黏膜细胞 DNA 中,这有待于进一步研究;HP 感染引起的炎症性反应使胃黏膜细胞的 DNA 受损;幽门螺旋杆菌胃炎至萎缩和肠化后,胃酸分泌减少,PH 上升,有利于胃内细菌生长并促进 N-亚硝基化合物的合成,而 HP 本身也是硝酸盐还原菌,具有催化亚硝化作用。与胃癌发生有一定联系的

其他感染因素还有 EB 病毒、真菌感染(杂色曲霉菌、镰刀菌、圆弧青霉、黄曲霉菌等)。

③不良嗜好:主要包括吸烟和饮酒。吸烟与胃癌的关系已有大量的研究,结果均表明吸烟是一种很强的危险因素。饮酒与胃癌的关系尚不明确,国内孙喜文等研究证实,饮白酒增加胃癌相对危险性82%,而在意大利进行的一项病例对照研究中发现胃癌与啤酒、烈酒无关,与葡萄酒关系微弱。

④水质:一些研究表明胃癌与水的硬度有关,特别是与钙盐有关。中国调查了 14 个县胃癌死亡率与水中 Ca^{2+}/SO_4^{2-} 比值,发现呈负相关。

(2)内源性因素

①遗传因素:胃癌在少数家庭中显示聚集倾向已经证实,个体易感性由遗传基因确定,并发现胃癌的易感性与代谢酶基因的易感性有关联。大多数环境致癌物属于间接致癌物,这些致癌物要经过生物解毒代谢酶的代谢和解毒,而这些酶活性受基因的控制。机体内的生物解毒的代谢酶基因型分两类:Ⅰ相和 Ⅱ 相代谢酶基因和其表达产物生物代谢酶,Ⅰ 相代谢酶基因的表达产物是红细胞色素 P450(简称 CYP450)氧化酶,Ⅱ 相代谢酶基因表达产物包括环氧化物水解酶、谷胱甘肽转硫酶(glutathione S-transferase GST)、N-乙酰基转移酶(NAT)、硫酸转移酶等,二者的平衡决定了有毒物质在体内的解毒与排毒。相关的研究表明,胃癌的易感性与细胞色素 CYP1A1 基因 G 亚型、GSTM1 0/0 亚型(纯合子缺失型)有关联。Nishimoto 于 2000 年报道细胞色素氧化酶(CYP2E1)的多形态可以降低胃癌的危险性。据报道 GSTM1 null 基因型与个体胃癌易感性相关。

②机体免疫功能:机体的免疫功能与胃癌的发生有着密切的关系,当宿主免疫功能低下或者受到抑制时,胃癌的发生率增高,而胃癌进行性生长时,患者的免疫功能受到抑制,两者互为因果,双方各因素的消长对肿瘤的发展起着重要的作用。机体的抗肿瘤效应包括细胞免疫和肿瘤免疫两个方面,这两方面并不是单一存在的,宿主对胃癌的免疫应答效应是二者的综合结果,而细胞免疫比体液免疫起着更重要的作用。参与细胞免疫的细胞主要有 T 淋巴细胞、NK 细胞、巨噬细胞,这些细胞功能的低下可引起胃癌的发生,据估计 5%~10%的人在患有各类免疫缺陷症或因服药治疗后引起免疫缺陷时,可发生肿瘤。考虑到肿瘤的发生是多因素,多阶段的过程,机体对免疫应答的产生及强度不单单取决于肿瘤的免疫原性,还受到宿主的免疫功能和其他因素的影响,因此机体抗肿瘤的免疫效应机制是十分复杂的。目前对胃癌的免疫学发病机制主要从肿瘤的免疫逃逸、癌基因与抑癌基因的异常表达、免疫效应机

制等方面研究。

③疾病因素：现已公认，一些疾病患者的发病率增高，故视为癌前状态。包括慢性萎缩性胃炎、胃溃疡、胃息肉、残胃等。当胃癌前疾病出现病理组织上的癌前病变–胃黏膜上皮异型增生时，其与胃癌的关系更加密切。

2.发病机制：从细胞癌变发展成肿瘤要经过一个较长的过程，一般认为这个过程大致可分为激发、促进、进展、转移等四个阶段。胃癌发病的分子机制是目前十分活跃的研究领域，胃癌的发生涉及多基因的改变。基因过量表达多发生在细胞癌变的起始阶段，如 ras、met、erbB2（HER2/neu）基因；肿瘤阻遏基因 p53 的缺失；Hp 已经与胃癌发生的分子学事件相联系，比如 Hp 可以增加 p53 基因的突变，另外，由恶性贫血导致的长期慢性萎缩性胃炎最终可以导致肠化生，可能是由于恶性贫血可以增加胃的 pH 值，pH 值的增高可导致一些微生物的数量增加，而这其中的一些微生物可以使硝酸盐转化为亚硝酸盐，接着亚硝酸盐就转化为致癌物 N–亚硝基化合物。环氧化酶–2（Cox 2）在胃癌中的表达明显升高，其表达程度与胃癌的分化程度、分期及转移有关，其致癌机制与抑制细胞凋亡、促进肿瘤组织内微血管增加密切相关。

（二）病理

据国内以往的统计，胃腺癌的好发部位依次是胃窦（58%）、贲门（20%）、胃体（15%）、全胃或胃大部分（7%）。大体分型有肿块型、溃疡型、浸润型；组织分型按腺体的形成和黏液分泌能力分为管状腺癌、黏液腺癌、髓样癌、弥漫型癌；按癌细胞分化程度分为低分化癌、高分化癌。胃癌细胞的组织来源有来自胃黏膜柱状上皮者，亦有来源于肠化生上皮的。前者经常见于女性及青壮年，预后较差，后者经常见于男性老年人及萎缩性胃炎患者。按胃癌组织侵犯胃壁深度分浅表型和非浅表型，前者指胃癌细胞仅侵犯黏膜层及黏膜下层，多属早期胃癌，后者则侵犯黏膜、黏膜下、肌层、浆膜，以及临近组织及远端转移，多属中、晚期胃癌。与胃癌有关的癌基因包括 ras 基因、bcl 基因等，抑癌基因有野生型 P53、APC、DCC、MCC 等。

二、中医病因病机

胃癌的病因较为复杂，中医认为：胃癌发病因素有饮食不节，如烟酒过度或恣食辛香燥热、熏制或霉变、不洁之物等，使脾失健运，不能运化水谷精微，气滞津停，酿湿生痰；或过食生冷，伤败脾胃之阳气，不能温化水饮，则水湿内生。情志失调如忧思伤脾，脾失健运，则聚湿生痰；或郁怒伤肝，肝气郁结，克伐脾土，脾伤则气结，水湿失运。总之在脾胃损伤的情况下，气滞、食积、痰瘀、热结等病理因素相互作用形成胃部肿块，并表现为不同的症型。

中医谓"人以胃气为本",《内经》有"有胃气则生,无胃气则死"的经文,脾胃之气得充,则后天之本得固,脾胃升降功能正常运转,外邪无入、内邪无长。脾胃之气可因先天禀赋不足、外邪内入、脏腑阴阳失和等多种因素而致衰。脾胃之气虚损,临床症见颜面萎黄,食欲不振,体乏无力,少气懒言。《素问·评热病论》说:"邪之所凑,其气必虚";"正气存内,邪不可干。"因此出现脾胃气虚之症候则说明机体有潜在早期胃癌之可能,事实上早期胃癌患者大多数具备上述脾胃虚症候。脾为湿土,胃为燥土,脾气虚则湿气盛,胃气虚则燥火升,湿与火相合则见脾胃湿热之证。症见舌红苔黄腻,胃脘胀满而痛,一部分患者出现恶心、呕吐,一部分患者出现便溏或便秘,大约中晚期患者常出现此类症状。湿热相合于胃,久则阻滞气机,所谓阻滞气机当具两重含义,其一为"脾气不升、胃气不降",脾气不升则肠鸣、便泻,胃气不降则恶心、呕吐;其二为气滞血瘀,此则胃部疼痛加重,痛有定处,拒按,更有甚者气血凝滞,积聚成块,脘腹可触及包块,此时胃癌已届晚期。

第二节　临床表现

一、主要症状

胃癌缺少特异性临床症状,早期胃癌常无症状,或仅有一些非特异性消化道症状。进展期胃癌早期可出现上腹部疼痛,常伴有纳差,厌食,体重下降等症状。晚期胃癌发生并发症或有转移时可出现一系列特殊症状,贲门梗阻时可出现吞咽困难,并发幽门梗阻时可出现恶心、呕吐等,溃疡性胃癌出血时可引发呕血或黑便,出血较多者可出现贫血。胃癌转移肝脏可出现肝区疼痛、黄疸等,转移至肺部可出现咳嗽、咯血等,累及胸膜可出现胸腔积液。

二、体征

早期或部分局部进展期胃癌常无明显体征,晚期胃癌患者可扪及上腹部包块,发生远处转移时,根据转移部位,可出现相应的体征。出现上消化道穿孔、出血或消化道梗阻等情况时,可出现相应体征。

三、并发症

(一)消化道出血

有时出血是胃癌的首发症状。少量出血时表现为粪隐血持续阳性,当肿瘤侵及较大血管时,或黏膜下层血管受到广泛浸润破坏时可发生大量呕血或黑粪。通常的止血药物对胃癌出血效果不佳,死亡率较高。

(二)幽门或贲门梗阻

胃窦部胃癌常合并幽门梗阻,表现为食后上腹部饱胀、呕吐,呕吐出恶臭之宿食。查体上腹部见扩张之胃型、闻及振水声。如病灶位于贲门部,则可发生进行性吞咽困难,严重梗阻者进食流质亦有阻噎感。

(三)穿孔

比良性溃疡少见,多发生于幽门前区的溃疡型癌。癌肿穿孔致弥漫性腹膜炎,可出现腹肌板样僵硬、腹部压痛等腹膜刺激症状。

(四)梗阻性黄疸

原发灶直接浸润压迫胆总管,或肿大的淋巴结转移压迫胆总管,可发生梗阻性黄疸。

第三节　实验室及其他检查

一、肿瘤标志物的检查

目前实验室检查对胃癌诊断无特异性,胃液及大便潜血试验可以为发现胃癌提供线索。血清及胃液中胃癌相关标记物如:CEA、CA199、CA125、CA724、具有取材容易、病人痛苦少的优点,但都存在特异性和敏感性不高的问题。联合检测可提高诊断的特异性和敏感性,虽然不能作为诊断和评估疗效的标准,但对判断胃癌患者的病情、预后、疗效及检测术后复发有一定意义,术前 CEA、CA199 升高者多提示预后不良。

二、影像学检查

(一)电子计算机断层扫描 Computer Tomography(CT)

CT 平扫及增强扫描在评价胃癌病变范围、局部淋巴结转移和远处转移状况等方面具有重要价值,应当作为胃癌术前分期的常规方法。在无造影剂使用禁忌证的情况下,建议在胃腔呈良好充盈状态下进行增强 CT 扫描。扫描部位应当包括原发部位及可能的转移部位。

(二)磁共振成像 Magnetic Resonance Imaging(MRI)检查

MRI 检查是重要的影像学检查手段之一。推荐对 CT 造影剂过敏者或其他影像学检查怀疑转移者使用。MRI 有助于判断腹膜转移状态,可酌情使用。

（三）上消化道造影

有助于判断胃原发病灶的范围及功能状态,特别是气钡双重对比造影检查是诊断胃癌的常用影像学方法之一。对疑有幽门梗阻的患者建议使用水溶性造影剂。

（四）胸部 X 线检查

应当包括正侧位相,可用于评价是否存在肺转移和其他明显的肺部病变,侧位相有助于发现心影后病变。

（五）超声检查

对评价胃癌局部淋巴结转移情况及表浅部位的转移有一定价值,可作为术前分期的初步检查方法。经腹超声检查可了解患者腹腔、盆腔有无转移,特别是超声造影有助于鉴别病变性质。

（六）PET-CT

不推荐常规使用。对常规影像学检查无法明确的转移性病灶,可酌情使用。

（七）骨扫描

不推荐常规使用。对怀疑有骨转移的胃癌患者,可考虑骨扫描检查。

三、病理学检查

（一）胃镜检查

确诊胃癌的必须检查手段,可确定肿瘤位置,获得组织标本以行病理检查,必要时可酌情选用色素内镜或放大内镜。

（二）超声胃镜检查

有助于评价胃癌浸润深度、判断胃周淋巴结转移状况,推荐用于胃癌的术前分期。对拟施行内镜下黏膜切除(EMR)、内镜下黏膜下层切除(ESD)等微创手术者必须进行此项检查。

（三）腹腔镜

对怀疑腹膜转移或腹腔内播散者,可考虑腹腔镜检查。

第四节　诊断与鉴别诊断

一、诊断

胃癌的诊断主要依据内镜检查加活检以及 X 线钡餐,早期诊断是根治胃癌的前提。对 40 岁以上,特别是男性,近期出现消化不良、呕血、黑便者;慢性萎缩性胃炎、胃溃疡伴胃酸缺乏,有肠化或不典型增生者;胃溃疡治疗2月无效者,X线钡餐提示溃疡增大者;X线发现大于2cm的胃息肉或胃切除术后10年以上者,应积极行胃镜检查,以明确诊断。

(一)诊断要点

1.组织病理学诊断:组织病理学诊断是胃癌确诊和治疗的依据。活检确诊为浸润性癌的患者进行规范化治疗,如因活检取材的限制,活检病理不能确定浸润深度,报告为癌前病变或可疑性浸润的患者,建议重复活检或结合影像学检查结果,进一步确诊后选择治疗方案。

(1)低级别上皮内肿瘤:黏膜内腺体结构及细胞学形态呈轻度异型性,与周围正常腺体比较,腺体排列密集,腺管细胞出现假复层,无或有极少黏液,细胞核染色浓重,出现核分裂相。

(2)高级别上皮内肿瘤:黏膜内腺体结构及细胞学形态呈重度异型性(腺上皮原位癌),与周围正常腺体比较,腺管密集,腺管细胞排列和极向显著紊乱,在低级别上皮内肿瘤的基础上进一步出现共壁甚至筛状结构,缺乏黏液分泌,核分裂相活跃,可见灶状坏死,但无间质浸润。

(3)黏膜内癌:即黏膜内浸润癌,不规则的腺上皮细胞团巢或孤立的腺上皮细胞浸润黏膜固有层间质,局限于黏膜肌层以内。

(4)黏膜下癌:即黏膜内浸润癌继续向深层浸润,侵透黏膜肌层达到黏膜下层,未侵及胃固有肌层。

(5)早期胃癌(T1N0/1M0):包括黏膜内浸润癌和黏膜下浸润癌,无论有无区域淋巴结转移证据。

2.病理类型

(1)早期胃癌:指癌灶仅局限于黏膜层或黏膜下层,无论其有无淋巴结转移。癌灶小于1cm者称小胃癌,当小于0.5cm时称微小胃癌。内镜活检诊为胃癌,术后标本连续切片检查未见癌灶者称为超微小胃癌。

Ⅰ型(隆起型):胃内充盈缺损,隆起高度大于5mm,直径多大于2cm。

Ⅱa型(浅表隆起型):隆起高度不超过5mm,局部胃小区消失或融合破坏。

Ⅱb型(浅表平坦型):病变平坦浅表,胃小区消失,融合或破坏,呈不规则斑点改变。

Ⅱc型(浅表凹陷型):浅表凹陷不超过5mm的充盈斑,边缘不规则。

Ⅲ型(凹陷型):形成深度大于5mm的龛影,周围黏膜中断。

（2）进展期胃癌：指癌灶浸润至固有肌层以下、浆膜层与浆膜外者，不论病灶大小与有无淋巴结转移。

Borrmann Ⅰ 型（蕈伞型）：局限性充盈缺损，直径多在 3cm 以上，外形不整，表面凹凸不平，基底宽，与正常胃壁境界清楚。

Borrmann Ⅱ 型（溃疡型）：外形为不规则龛影，与正常胃壁境界清楚，局部蠕动消失。

BorrmannⅢ型（浸润溃疡型）：溃疡大，外形不规整，境界不清，临近胃壁僵硬。

BorrmannⅣ型（弥漫浸润型）：癌发生于黏膜表层之下，向四周浸润生长，很难确定肿瘤边界，少见，病变在胃窦，可造成狭窄，如累及整个胃，可使胃变成固定不能扩张的小胃，称"皮革状胃"。

（二）分期

AJCC 胃癌 TNM 分期（2010 年第七版），见表 2-1。

T 分期

Tx 原发肿瘤无法评估。

T0 无原发肿瘤证据。

Tis 原位癌，上皮内肿瘤，未侵及固有层。

T1 肿瘤侵犯固有膜、黏膜肌层或黏膜下层。

T1a 肿瘤侵犯固有膜或黏膜肌层。

T1b 肿瘤侵犯黏膜下层。

T2 肿瘤侵犯固有肌层。

T3 肿瘤穿透浆膜下结缔组织，而未侵犯脏层腹膜或临近结构。

T4 肿瘤侵犯浆膜（脏层腹膜或临近结构）。

T4a 肿瘤侵犯浆膜（脏层腹膜）。

T4b 肿瘤侵犯邻近结构。

注：肿瘤穿透肌层，进入胃结肠或肝胃韧带，或进入大网膜、小网膜，但未穿透覆盖这些结构的脏层腹膜，这种情况肿瘤就为 T3，如果穿透了这些结构的脏层腹膜肿瘤就为 T4。胃的邻近结构包括脾、横结肠、肝、膈肌、胰腺、腹壁、肾上腺、肾、小肠和后腹膜。肿瘤由胃壁延伸到十二指肠或食管，T 由包括胃在内的最严重处的浸润深度决定。

表 2-1 AJCC 胃癌 TNM 分期表(2010 年第七版)

分期	TNM		
0 期	Tis	N0	M0
Ⅰ A 期	T1	N0	M0
Ⅰ B 期	T1	N1	M0
	T2	N0	M0
Ⅱ A 期	T2	N1	M0
	T2	N1	M0
	T3	N0	M0
Ⅱ B 期	T4a	N0	M0
	T3	N1	M0
	T2	N2	M0
Ⅲ A 期	T4a	N1	M0
	T3	N2	M0
	T2	N3	M0
Ⅲ B 期	T4b	N0	M0
	T4b	N1	M0
	T4a	N2	M0
	T3	N3	M0
Ⅲ C 期	T4b	N2	M0
	T4b	N3	M0
	T4a	N3	M0
Ⅳ 期	任何 T	任何 N	M1

N 分期

Nx 区域淋巴结无法评估。

N0 区域淋巴结无转移。

N1 1~2 枚区域淋巴结转移。

N2 3~6 枚区域淋巴结转移。

N3 7 枚或 7 枚以上区域淋巴结转移。

N3a 7~15 枚区域淋巴结转移。

N3b 16 枚或 16 枚以上区域淋巴结转移。

M 分期

M0 无远处脏器和淋巴结转移。

M1 已转移至远处淋巴结和/或其他脏器。

免疫病理：

在常规的肿瘤病理诊断中，某些形态结构相似的肿瘤并非在同一组织发生，而同一组织来源的肿瘤细胞其形态结构多样化，甚至对个别肿瘤很难从形态结构判断其良、恶性，通常有 5% 左右的疑难肿瘤从病理难以明确诊断。

细胞角蛋白（CK）和上皮特异抗原（ESA）能标记全身绝大部分鳞状上皮、腺上皮、移行上皮和间皮上皮细胞及肿瘤；上皮细胞膜抗原（EMA），癌胚抗原（CEA）和上皮肿瘤相关抗原（CA19-9、CA242、CA153）等在多数腺癌中表达，在鳞状上皮、移行上皮和间皮来源的肿瘤则表达相对较低。

CA19-9 是一种消化道相关抗原，由直肠癌细胞提取制备而成，常定位于肿瘤细胞浆和胞膜，沿腺腔缘分布。CA19-9 在腺癌中，尤其是在胃腺癌、肺腺癌、胰腺癌、乳腺癌、胆管腺癌和汗腺癌中高度表达，正常腺上皮该抗原含量较低。

CA242 是一种肿瘤相关黏液抗原，标记各种分泌黏液的腺癌，多数腺癌呈现阳性反应，正常结肠、胰腺有少量表达，可作为上皮细胞恶性肿瘤的重要标志。

（三）中医症候诊断

依据甘肃省肿瘤医院关于胃癌的中医辨证分型，分为以下六个症型。符合主症 2 个，并见主舌、主脉者，即可辨为本证；符合主症 2 个，或见症 1 个，任何本证舌、脉者，即可辨为本证；符合主症 1 个，或见症不少于 2 个，任何本证舌脉者，即可辨为本证。

1.脾胃虚弱

【主症】神疲乏力，少气懒言，腹痛绵绵。

【主舌】舌淡胖。

【主脉】脉虚。

【或见症】食少纳呆，形体消瘦，气短，自汗，畏寒肢冷。

【或见舌】舌边齿痕，苔白滑，薄白苔。

【或见脉】脉沉细，脉细弱，脉沉迟。

2.胃阴亏虚

【主症】五心烦热，口咽干燥，胃脘灼痛。

【主舌】舌质红少苔。

【主脉】脉细数。

【或见症】形体消瘦，大便干结，潮热盗汗，五心烦热，口干泛酸。

【或见舌】舌干裂，苔薄白或薄黄而干，花剥苔，无苔。

【或见脉】脉浮数,脉弦细数,脉沉细数。

3.痰湿互结

【主症】胸脘痞闷,恶心纳呆,呕吐痰涎。

【主舌】舌淡苔白腻。

【主脉】脉滑或濡。

【或见症】少腹胀满膨隆,或可触及包块,口渴少饮,神倦无力。

【或见舌】舌胖嫩,苔白滑,苔滑腻,苔厚腻,脓腐苔。

【或见脉】脉浮滑,脉弦滑,脉濡滑,脉濡缓。

4.肝郁气滞

【主症】脘腹胀满,痛无定处。

【主舌】舌淡黯。

【主脉】脉弦。

【或见症】烦躁易怒,口苦咽干,嗳气,胀满闷痛,走窜不定,少腹包块,攻撑作痛,腹胀胁痛。

【或见舌】舌边红,苔薄白,苔薄黄,苔白腻或黄腻。

【或见脉】脉弦细。

5.气滞血瘀

【主症】胃脘疼痛,刺痛固定,肌肤甲错,少腹包块,坚硬固定,小腹刺痛,夜间痛甚。

【主舌】舌质紫暗或有瘀斑、瘀点。

【主脉】脉涩。

【或见症】面色黧黑,唇甲青紫,阴道出血色黯瘀,或夹血块。

【或见舌】舌胖嫩,苔白腻,苔滑腻,苔厚腻,脓腐苔。

【或见脉】脉沉弦,脉结代,脉弦涩,脉沉细涩,牢脉。

6.热毒互结

【主症】口苦身热,尿赤便结,泛酸嘈杂。

【主舌】舌质红或绛,苔黄而干。

【主脉】脉滑数。

【或见症】口渴,面红耳赤,心烦汗出,烦躁谵妄,衄血、吐血,斑疹,躁扰发狂。

【或见舌】舌有红点或芒刺,苔黄燥,苔黄厚黏腻。

【或见脉】脉洪数,脉数,脉弦数。

二、鉴别诊断

（一）西医鉴别诊断

1. 胃溃疡：胃癌无特征性的症状和体征，特别是青年人胃癌常被误诊为胃溃疡或慢性胃炎。胃溃疡的某些典型 X 线表现可作为诊断依据，如龛影一般突出于腔外，直径在 2cm 以内，其口部光滑整齐，周围黏膜呈辐射状，胃壁柔软可扩张等；而进展期溃疡型癌的龛影较大，且位于腔内，常伴有指压痕及裂隙破坏，局部胃壁僵硬，胃腔扩张性差等。但某些胼胝性溃疡易与溃疡型癌相混淆，需要进一步作胃镜活检予以鉴别。

2. 胃息肉（胃腺瘤或腺瘤性息肉）：来源于胃黏膜上皮的良性肿瘤可发生于任何年龄，但以 60~70 岁多见。较小的腺瘤可无任何症状，较大者可引起上腹部饱胀不适、隐痛、恶心。腺瘤表面黏膜糜烂、溃疡出血而引起黑便，临床表现疑似胃癌。X 线钡餐检查显示为直径 1cm 左右，边界完整的圆形充盈缺损，带蒂腺瘤推压时可移动。胃腺瘤常与隆起型早期胃癌相混淆，宜胃镜活检予以确诊。

3. 胃平滑肌瘤：可发生于任何年龄，多见于 50 岁以下。其瘤体多单发，大小 2~4cm，好发于胃窦及胃体部，呈圆形或椭圆形。患者常有上腹饱胀不适、隐痛或胀痛。当肿瘤增大、供血不足，形成溃疡时亦可出现间歇性呕血或黑便，约有 2% 可恶变成平滑肌肉瘤。胃镜检查可与胃癌相区别，但难以确定属平滑肌瘤或平滑肌肉瘤。

4. 胃巨大皱襞症：与浸润型胃癌相似，好发于胃上部大小弯处。良性巨大皱襞 X 线检查可见胃黏膜呈环状或弯曲改变，而浸润型胃癌黏膜多为直线形增粗。另外，巨大皱襞症常伴有低蛋白血症，而浸润型胃癌可见恶液质。

5. 肥厚性胃窦炎：多由幽门螺旋杆菌感染引起，可引起胃窦狭窄、蠕动消失，胃壁有伸展性；浸润型胃癌黏膜平坦或呈颗粒变形、胃壁僵硬、低张造影，两者区别较大。

6. 疣状胃炎：多发于青年，常合并十二指肠溃疡，与胃癌较易鉴别。

（二）中医鉴别诊断

1. 真心痛：真心痛是心经病变所引起的心痛症，其多刺痛，动辄加重，痛引肩背，常伴心悸气短，汗出肢冷，病情危急，与胃痛明显区别。

2. 胁痛：胁痛是以胁部胀痛为主症，可伴发热恶寒，或目黄肤黄，或胸闷太息，少有泛酸，嗳气吐腐，与胃痛明显区别。

第五节 治 疗

一、中西医结合治疗思路

手术切除仍是胃癌目前首选的治疗方法,而手术后的复发和转移是影响疗效的关键。这时要发挥中医辨证论治,扶正固本,维持治疗的特点,防止肿瘤复发转移的优势。中医药以其独特的优势在胃癌治疗,特别是防治胃癌术后转移及化疗不良反应方面发挥了不可替代的作用。在中医辨证同时,结合西医的检查情况及治疗手段,寻找中医的切入点,提高疗效,减轻放化疗副作用,减轻术后复发概率,在中医治疗上突出扶正固本、辨证论治和六腑以通为顺的治疗原则。

二、西医治疗

应当采取综合治疗的原则,即根据肿瘤病理学类型及临床分期,结合患者一般状况和器官功能状态,采取多学科综合治疗(multidisciplinary team, MDT)模式,有计划、合理地应用手术、化疗、放疗和生物靶向等治疗手段,达到根治或最大幅度地控制肿瘤,延长患者生存期,改善生活质量的目的。

早期胃癌且无淋巴结转移证据,可根据肿瘤侵犯深度,考虑内镜下治疗或手术治疗,术后无需辅助放疗或化疗。

局部进展期胃癌或伴有淋巴结转移的早期胃癌,应当采取以手术为主的综合治疗。根据肿瘤侵犯深度及是否伴有淋巴结转移,可考虑直接行根治性手术或术前先行新辅助化疗,再考虑根治性手术。成功实施根治性手术的局部进展期胃癌,需根据术后病理分期决定辅助治疗方案(辅助化疗,必要时考虑辅助化放疗)。

复发转移性胃癌应当采取以药物治疗为主的综合治疗手段,在恰当的时机给予姑息性手术、放射治疗、介入治疗、射频治疗等局部治疗,同时也应当积极给予止痛、支架置入、营养支持等最佳支持治疗。

(一)手术治疗

手术切除是胃癌的主要治疗手段,也是目前能治愈胃癌的唯一方法。外科手术的病灶完整切除及胃断端 5cm 切缘,远侧部癌应切除十二指肠第一段 3~4 cm,近侧部癌应切除食管下端 3~4 cm,已被大多数学者认可。现常以 D 表示淋巴结清除范围,如 D1 手术指清除至第 1 站淋巴结,如果达不到第 1 站淋巴结清除的要求则为 D0 手术,D2 手术指第 2 站淋巴结完全清除。对于远端胃癌,次全胃切除较全胃切除并发症少;对于近端胃癌,肿瘤较早的可考虑行近端胃大部切除术;多数进展期近端胃癌宜施行全胃切除。减症手术和姑息性切除的主要目的:①减症,如解决肿瘤引起的梗阻、出血、穿孔等;②减瘤,如将肉眼可见肿瘤尽可能切除,减少肿瘤负荷,便于术后进一步治疗(如放疗、化疗等)。晚期胃癌患者治疗的目的是改善生活质量。

1.手术治疗模式(适应证)

(1)可切除的肿瘤:①T1a~T3:应切除足够的胃,并保证显微镜下切缘阴性(一般距肿瘤切缘≥5cm);②T4肿瘤需将累及组织整块切除;③胃切除术需包括区域淋巴结清扫术(D),推荐D2手术,切除至少15个或以上淋巴结;④常规或预防性脾切除并无必要,当脾脏或脾门受累时可考虑行脾切除术;⑤部分病人可考虑放置空肠营养管,尤其是推荐术后进行放化疗者。

(2)无法切除的肿瘤(姑息治疗):①若无症状则不进行姑息性胃切除术;②不需要淋巴结清扫;③短路手术有助于缓解梗阻症状;④胃造口术和/或放置空肠营养管。

(3)无法手术治愈的标准:①影像学证实或高度怀疑或活检证实N3以上淋巴结转移;②肿瘤侵犯或包绕大血管;③远处转移或腹膜种植;④腹水细胞学检查阳性。

2.手术禁忌证

(1)全身状况恶化无法耐受手术。

(2)局部浸润过于广泛无法切除。

(3)有远处转移的确切证据,包括多发淋巴结转移、腹膜广泛播散和肝脏多灶性转移等。

(4)心、肺、肝、肾等重要脏器功能有明显缺陷,严重的低蛋白血症和贫血、营养不良等无法耐受手术者。

(二)放射治疗

放射治疗主要用于胃癌术后的辅助治疗,不可手术局部晚期胃癌的同步放化疗,以及晚期转移性胃癌的姑息减症治疗。

1.原则

(1)胃癌无论术前或术后化疗均建议采用顺铂+氟尿嘧啶及其类似物为基础的同步放化疗。

(2)胃癌D0-D1根治性切除术后病理分期为T3、T4或N+,但无远处转移的病例应给予术后同步放化疗;标准D2根治术后病理分期为T3、T4或区域淋巴结转移较多的建议行术后同步放化疗。

（3）非根治性切除局部有肿瘤残存病例（R1或R2），只要没有远处转移均应考虑给予术后局部区域同步放化疗。

（4）无远处转移的局部晚期不可手术切除胃癌。如果病人一般情况允许，到具备相应资质的医院给予同步放化疗，期望取得可手术切除的机会或长期控制的机会。

（5）术后局部复发病例如果无法再次手术，之前未曾行放疗，身体状况允许，可考虑同步放化疗。放化疗后4~6周评价疗效，期望争取再次手术切除，如无法手术建议局部提高剂量放疗并配合辅助化疗。

（6）不可手术的晚期胃癌出现呕血、便血、吞咽不顺、腹痛、骨或其他部位转移灶引起疼痛，严重影响患者生活质量时，如果病人身体状况允许，通过同步放化疗或单纯放疗可起到很好的姑息减症作用。

（7）放疗使用常规或采用适形调强放疗技术。

（8）需要术后辅助放疗的病例在放疗前要求肝肾功能和血相基本恢复正常。

2. 放射治疗技术

（1）照射技术：常规放疗、三维适形放疗、调强放疗、图像引导放疗等。建议使用三维适形放疗或调强放疗等先进技术，更好地保护周围正常组织。①模拟定位：推荐CT模拟定位。如无CT模拟定位，必须行常规模拟定位。②三野及以上的多野照射；③建议如果调强放疗，必须进行计划验证；④局部加量可采用术中放疗或外照射技术；⑤放射性粒子植入治疗不推荐常规应用。

（2）靶区定义：胃癌根治术后照射靶区包括原发肿瘤高危复发区域和高危区域淋巴结区。①原发肿瘤高危复发区域：包括吻合口和邻近受侵器官或部位；②高危区域淋巴结区：根据原发肿瘤部位、肿瘤侵犯深度和淋巴结转移情况决定；③邻近器官：胰腺或部分胰腺区等。

（3）正常组织限制剂量：对正常组织进行剂量限制：60%肝<30Gy，2/3单肾<20Gy，脊髓<45Gy，心脏<50Gy，尽量减少肠道和十二指肠照射剂量。

（4）照射剂量：三维适形照射和调强放疗应用体积剂量定义方式，常规照射应用等中心点剂量定义模式。①治疗术后原发肿瘤高危复发区域和区域淋巴引流区照射剂量，推荐DT45~50.4Gy，每次1.8 0Gy，共25~28次；②肿瘤和/或残留者，大野照射后局部缩野加量照射DT5~10Gy；③同步放化疗的化疗方案，宜采用氟尿嘧啶或顺铂为基础方案的同步化放疗。

(5)重要器官保护:采用常规放疗技术或调强适形放疗技术时,应注意对胃周围脏器特别是肠道肾脏和脊髓的保护,以避免产生严重的放射性损伤。

(三)化学抗肿瘤药物治疗

1.全身化疗:包括姑息性化疗、术前新辅助化疗、术后辅助化疗。目前尚无金标准方案,含 DDP、L-OHP、5-FU、紫杉类或 CPT-11、S1 等的方案均可试用。目前常用的方案有:FOLFOX4、FOLFOX6(国外常用 RR 26%~55%)、PTX+OXA+5Fu、ECF(EPI+CD-DP+5Fu、DCF(Doc+CDDP+5Fu)、CPT-11+CD-DP+5Fu、Xeloda(RR 30%~35%)、Xeloda+CDDP(RR28%~68%)、S1(RR 44%)方案等。局部晚期胃癌(III 期)术前化疗可以降低分期,提高切除率,但是最佳化疗方案仍在探索中。证实术前行 ECF(EPI+CDDP+5Fu)方案化疗可提高肿瘤切除率(由 69%升至 79%),延长患者的无进展生存期。

2.动脉灌注化疗:介入化疗治疗中晚期胃癌的应用研究越来越多,连续动脉灌注化疗以及化疗栓塞治疗。如伴肝转移,即可同时行肝固有动脉化疗栓塞术(TACE)。多选 2~3 种化疗药联合给药,方案可参考静脉化疗用药,间隔一般为 1~2 个月,次数为 3~5 次。

(四)生物和靶向治疗

生物制剂香菇多糖、人参单体成分 Rg3(参一胶囊)等对胃癌有一定辅助治疗作用。胃癌的分子靶向治疗成为胃癌综合治疗的研究重点和热点,主要包括表皮生长因子受体(EGFR)、血管内皮生长因子受体(VEGFR)和人表皮生长因子受体-2(HER-2)的过表达与胃癌和食管癌患者较差的预后存在相关性研究。多项临床试验对曲妥珠单抗(抗 HER-2 抗体)、贝伐珠单抗(抗 VEGFR 抗体)和西妥昔单抗(抗EGFR 抗体)联合化疗治疗晚期胃癌和胃食管结合部腺癌的疗效进行了评价。对于HER-2 阳性的晚期胃癌患者,曲妥珠单抗联合标准化疗的疗效优于单纯化疗。已有多项 II 期临床研究对贝伐珠单抗、厄洛替尼、索拉非尼和西妥昔单抗的安全性和疗效进行了评价。目前还有一些 III 期临床试验正在进行,用以证实上述药物与标准化疗联合在晚期胃癌和胃食管结合部癌患者中的疗效和安全性,显示出较好的应用前景。

生物免疫治疗作为一种新的治疗手段,能够改善并提高患者机体免疫功能和抗癌能力,近年来已经被应用于临床。目前国内采用的免疫治疗药物大致可分为两类:非特异性免疫增强剂和淋巴因子激活剂。过继免疫治疗属于被动免疫疗法,它是将免疫效应细胞输入肿瘤患者体内,利用其具有杀伤活性的特点帮助患者提高机体抗肿瘤能力,从而使肿瘤消退,改善患者生存质量。但是临床观察表明,免疫治疗的主要不良反应为发热、感冒样症状、胃肠道症状、白细胞降低,有部分患者不能耐受。并且在最近一次美国临床肿瘤学会年会上,有多国学者报道了生物免疫治疗不理想的研究结果,多项研究表明生物免疫治疗能否延长所有晚期胃癌患者的总生存期和无疾病进展生存期,尚不明确。我们期待今后有更多针对临床疗效、不良反应等方面的生物免疫治疗研究报道。

三、中医治疗

（一）辨证论治

1.脾胃气虚

【主症】胃痛时轻时重,喜暖喜按、得食则减,时有恶心、便溏,舌胖淡,苔薄白,脉沉细滑。

【病机分析】本证常见于胃癌早期,饮食、情志失常导致脾胃之气受损,出现脾胃气虚,大多数患者症见颜面萎黄,食欲不振,体乏无力,少气懒言,怕冷,多汗等。喜暖喜按、得食则减皆为虚证之表现。

【治法】健脾益气,温胃止痛。

【方药】香砂六君子汤(《古今名医方论》)加减。

【药物组成】党参 10g、白术 10g、茯苓 12g、甘草 6g、半夏 6g、陈皮 6g、木香 6g、草豆蔻 6g、桂枝 10g、白芍 20g、丹参 10g。

【方药分析】方中党参甘温扶脾养胃,补益中气,使脾胃健旺、增进运化力,资生气血;白术苦温,能健脾燥湿,扶助运化;茯苓甘淡,助白术健脾利湿;陈皮、半夏,理气健脾,燥湿化痰;桂枝、白芍温中补虚,缓急止痛,木香、草豆蔻温中和胃理气;丹参活血行气止痛;炙甘草甘温,补中和胃作为使药。若胃脘冷痛、畏寒肢冷等阳虚表现,可加入黄芪、香附、高良姜、肉桂等。

2.胃阴亏虚

【主症】患者口干而不思饮,全身困乏,骨蒸潮热,五心烦热、多汗、消瘦、衰弱,面目晦暗。舌绛无苔,舌体胖大,脉细数。

【病机分析】此类患者多见于胃癌晚期,随疾病发展,胃阴虚损太过,脾胃生化津液不足,脾润不及,或胃燥太过,胃失濡养,"不润则痛"。阴虚则口干而不思饮,骨蒸潮热,五心烦热、盗汗、消瘦、衰弱,面目晦暗。舌绛无苔为阴虚之辨证要点。

【治法】养阴益胃。

【方药】叶氏养胃汤(《临证指南医案》)加减。

【药物组成】北沙参 30g、麦门冬 10g、玉竹 10g、石斛 10g、丹参 10g、木香 6g、草豆蔻 6g、白芍 10g、枳实 10g、元胡 10g、川楝子 20g、白花蛇舌草 20g、半枝莲 20g、石见穿 10g、八月札 10g。

【方药分析】北沙参、麦门冬、玉竹、石斛益气养阴、润燥和胃;丹参、元胡、川楝子活血行气止痛;白芍缓急止痛;枳实、木香、草豆蔻温中和胃理气;白花蛇舌草、半枝莲清热解毒;石见穿、八月札化瘀散结。若有面色无华、头晕、目眩等,可加入当归、白芍等以养血补血。

3.痰湿互结

【主症】胸脘痞闷,恶心纳呆,呕吐痰涎,身困神倦,四肢乏力,口不渴或呕恶纳呆,便溏,肢重嗜卧,舌淡胖,苔滑腻,脉滑或缓弦滑。

【病机分析】脾胃阳虚,运化失常,水液停聚,生湿酿痰,或因外感湿痰误治或失治,滞留不去而成。痰阻中焦,脾胃失和,升降失常发为呕;脾主肌肉,湿困脾胃,则纳差、恶心,肌肉经脉困重无力。

【治法】健脾和胃,燥湿化痰。

【方药】二陈汤(《太平惠民和剂局方》)合参苓白术散(《太平惠民和剂局方》)加减。

【药物组成】党参 12g、白术 12g、茯苓 12g、半夏 6g、陈皮 6g、白扁豆 6g、甘草 6g、桔梗 6g、莲子 6g、砂仁 6g、山药 15、薏苡仁 30g。

【方药分析】本方是在四君子汤基础上加山药、莲子、白扁豆、薏苡仁、砂仁、桔梗而成。四君子汤以补气为主,为治脾胃气虚的基础方;山药补脾健脾;白扁豆、薏苡仁健脾渗湿;桔梗行气理肺,并有保肺之效。是治疗脾虚湿盛证及体现"培土生金"治法的常用方剂。

4.肝郁气滞

【主症】脘腹闷痛,走窜不定,痛无定处,少腹包块,攻撑作痛,腹胀胁痛,舌淡黯,脉弦。

【病机分析】本证常见于胃癌远处器官转移,机体极度衰竭、恶病质者。胃气正常升降功能受限,气机运行不畅,导致胃气瘀滞,胃失和降而发生胃痛。气为血帅,气滞则血瘀。瘀血停滞,聚集成积,上腹部可触及包块。"不通则痛",胃痛持续,痛有定处,拒按。

【治法】行气止痛。

【方药】金小合剂(裴正学教授经验方)加减。

【药物组成】元胡 10g、川楝子 20g、丹参 10g、木香 10g、草豆蔻 6g、焦三仙各 10g、夏枯草 15g、海藻 10g、昆布 10g、三棱 10g、莪术 10g、制没乳各 3g、白花蛇舌草 20g、半枝莲 20g、石见穿 10g、八月札 10g。

【方药分析】方中元胡、川楝子行气止痛,配以丹参活血化瘀,瘀血祛而不伤阴,增强止痛之功效;木香、草豆蔻行气和胃,配合焦三仙健脾消食,增强脾胃运化功能;胃脘疼痛久治不愈者,多有血分瘀滞、积聚成形,以乳香、没药活血化瘀止痛,三棱、莪术行气破血,海藻、昆布软坚散结;石见穿、八月札合用可清热利湿,散结消肿;半枝莲、白花蛇舌草清热解毒,以清胃肠瘀热。

5.气滞血瘀

【主症】胃脘疼痛,痛如针刺刀割,痛有定处,按之痛甚,食后加剧,入夜尤甚,或见吐血、黑便,舌质紫暗或有瘀斑,脉涩。

【病机分析】胃气正常升降功能受限,气机运行不畅,导致胃气瘀滞,胃失和降而发生胃痛。气为血帅,气滞则血瘀。瘀血停滞,聚集成积,上腹部可触及包块,"不通则痛",胃痛持续,痛有定处,拒按。舌质绛红有瘀斑皆为血瘀之象。

【治法】活血化瘀,理气止痛。

【方药】失笑散(《太平惠民和剂局方》)合丹参饮(《时方歌括》)加减。

【药物组成】丹参 10g、炒蒲黄(包煎)10g、五灵脂 15g、檀香 15g、砂仁 6g、枳壳 20g、党参 12g、茯苓 12g、甘草 6g。

【方药分析】方中丹参、五灵脂、蒲黄活血化瘀止痛,檀香、砂仁行气和胃除胀,党参、茯苓益气健脾,甘草和里缓急,调和诸药。

6.热毒互结

【主症】胃痛呈持续性,阵发性加剧,胃脘胀,有烧灼感,兼有恶心、呕吐,腹泻或大便干结,时有发热。舌质红,苔黄厚腻,脉弦滑数。

【病机分析】本证常见于胃癌中期,已有邻近器官之转移,癌性发热或感染性发热同时存在者。脾虚运化水湿无力,痰湿内生,或过食油腻肥厚之品,郁久化热,湿热互结,阻滞脾胃气机,气机不通则痛,多为灼痛。脾胃升降功能失司,大部分患者可有恶心、呕吐,腹泻或大便干结。脉弦滑数,舌质红、苔黄厚腻为辨证要点。

【治法】清热燥湿,行气止痛。

【方药】乌梅合剂(薛文翰主任医师经验方)、半夏泻心汤(《伤寒论》)加减。

【药物组成】乌梅 4 枚、川椒 6g、干姜 6g、黄连 6g、郁金 6g、牡丹皮 6g、丹参 10g、白芍 15g、半夏 6g、厚朴 10g、生薏仁 30g、威灵仙 10g、佛手 10g、黄芩 10g、党参 10g、大枣 4 枚、白花蛇舌草 20g、半枝莲 20g、石见穿 10g、八月札 10g。

【方药分析】方中乌梅味酸能敛虚火,化津液;黄芩、黄连苦寒,清热泻火、消痞;半夏散结消痞、降逆止呕;川椒、干姜温中散邪;郁金、丹参、牡丹皮活血化瘀、凉血;白芍养血滋阴,以防燥热之药伤阴;热毒之邪导致脾胃气机不利,以厚朴、佛手行气和胃除胀;薏苡仁健脾利湿;热毒日久,脾胃气滞血瘀,以石见穿、八月札清热利湿,散结消肿;半枝莲、白花蛇舌草清热解毒,以清胃肠瘀热;党参、大枣甘温益气,补脾气;甘草调和诸药。

(二)中药制剂

1.专病专方

(1)金小合剂(甘肃省肿瘤医院院内制剂,裴正学教授经验方)加减

【功效】行气化瘀止痛。

【药物组成】元胡 10g、川楝子 20g、丹参 10g、木香 10g、草豆蔻 6g、焦三仙各 10g、夏枯草 15g、海藻 10g、昆布 10g、三棱 10g、莪术 10g、乌药 6g、蒲黄 10g、五灵脂 10g、制没乳各 3g、白花蛇舌草 20g、半枝莲 20g、石见穿 10g、八月札 10g。

(2)胃安康颗粒(甘肃省肿瘤医院院内制剂,裴正学教授经验方)

【用法】每次 1 包,口服,每日 2 次。若反酸重,胃安康 2 号颗粒,口服,每次 1 包。

2. 中成药

(1)鸦胆子油软胶囊:口服,一次 4 粒,一日 2~3 次,30d 为一个疗程。

(2)养正合剂:口服,一次 20ml,一日 3 次。

(3)消癌平:口服,一次 8~10 粒,一日 3 次。

(4)康莱特注射液:每日 1 次,一次 200ml,21d 为 1 疗程,间隔 3~5d 后可进行下一疗程。联合放、化疗时,可酌减剂量。

(5)参芪扶正注射液:一次 250ml,一日 1 次,疗程 21d;与化疗合用,在化疗前 3 天开始使用,疗程可与化疗同步结束。

3.针灸治疗

(1)化疗引起的周围神经病变针刺手足阳明经为主,上肢选曲池、合谷、手三里、八邪,下肢选伏兔、环跳、风市、足三里、阳陵泉、丰隆、八风,采用平补平泻手法,每次留针 20~30min,每日 1 次,每 10 次为 1 疗程。

(2)化疗引起的胃肠道反应应用黄芪注射液对患者足三里进行穴位注射。

4.外治法

(1)中药导管滴入法:适用于消化道不完全性梗阻;消化道恶性肿瘤患者伴有腹

胀症状无法耐受口服中药者,增加用药途径。用药:大黄、芒硝、枳壳、八月札、大腹皮、红藤、槟榔等,按中医辨证用药、随症加减。方法:中药浓煎至150ml后至40℃放入输液瓶中,若行胃滴则患者留置胃管,取输液皮条将输液瓶与胃管连接后,控制滴速为40滴/分,缓慢将中药滴入,并夹闭胃管尽可能使中药在体内保留时间延长(大于1h)。若行肛滴取输液皮条将输液瓶与十二指肠引流管连接后,患者侧卧取胸膝位,将该管自肛门口缓慢插入至少30cm,控制滴速为40滴/分,缓慢将中药滴入,并尽可能使中药在肠中保留时间延长(大于1h)。以上胃滴和肛滴治疗每日1次,14日为一疗程。

(2)贴敷疗法:如中药外敷(芒硝)治疗腹胀及腹腔转移出现腹水;蟾乌巴布膏外用治疗癌性疼痛等。

第六节　疗效评价

一、中医疗效评价

参照《中药新药临床研究指导原则》观察中医治疗对患者临床症状,如胃痛、腹胀、食少、泛酸、乏力、消瘦及大便性状改变等中医症状的改善情况,症状分级量化表见表2-2。中医症状根据临床观察分为4级:0无症状、1轻度、2中度、3重度,治疗情况根据症状出现的情况记录。

显效:症状消失,或症状积分减少≥2/3。

有效:症状减轻,积分减少≥1/3,≤2/3。

无效:症状无减轻或减轻<1/3。

表2-2　胃癌症状分级量化表

症状	轻(1)	中(2)	重(3)
胃痛	偶有疼痛,每天持续时间少于1h	时有疼痛,每天持续时间在1~2h	疼痛明显,每天持续时间在2h以上
腹胀	轻度胀满,食后腹胀,0.5h内缓解	腹部胀满,食后腹胀明显,0.5h到1h内缓解	腹部明显发胀,食后尤甚,1h内不能缓解
食少	食量减少低于1/3	食量减少1/3~1/2	食量减少1/2以上
嗳气	每日4次以下	每日4~9次	每日10次及以上
泛酸	偶有	时有	频频
呕吐	欲呕	呕吐每日2~4次	呕吐频作,每日4次以上

续表 2-2

症状	轻(1)	中(2)	重(3)
便溏	大便软不成形,日行 2~3 次	烂便、溏便,日行 4~5 次或稀便日行 1~2 次	稀水样便,日行 3 次及以上
便结	偏硬,每日一次	硬结,便难,2~3 日大便一次	硬结,伴腹胀,难解异常,3 日以上大便一次
黑便	大便色褐,潜血+	大便黑褐,潜血++~+++	大便黑如柏油,潜血++++或伴呕血、晕厥
乏力	不耐劳力,但可坚持日常活动	勉强坚持日常活动	四肢无力,不能坚持日常活动
消瘦	轻度消瘦,体重较前下降 2kg	消瘦,体重较前下降 2~4kg	明显消瘦,体重较前下降 4kg 以上

二、西医疗效评价

(一)实体瘤的疗效评价标准

1. 肿瘤病灶基线的定义:肿瘤病灶基线分为可测量病灶(至少有一个可测量病灶),用常规技术,病灶直径长度≥20mm 或螺旋 CT≥10mm 的可以精确测量的病灶。不可测量病灶,所有其他病变(包括小病灶即常规技术长径<20mm 或螺旋 CT<10mm),包括骨病灶、脑膜病变、腹水、胸水、心包积液、炎症乳腺癌、皮肤或肺的癌性淋巴管炎、影像学不能确诊的腹部肿块和囊性病灶。

2. 测量方法:基线和随诊应用同样的技术和方法评估病灶。临床表浅病灶如可扪及的淋巴结或皮肤结节可作为可测量病灶,皮肤病灶应用有标尺大小的彩色照片。胸部 X 片,有清晰明确的病灶可作为可测量病灶,但最好用 CT 扫描。CT 和 MRI,对于判断可测量的目标病灶评价疗效,CT 和 MRI 是目前最好的并可重复随诊的方法。对于胸、腹、盆腔,CT 和 MRI 用 10mm 或更薄的层面扫描,螺旋 CT 用 5mm 层面连续扫描,而头颈部及特殊部位要用特殊的方案。超声检查,当研究的终点是客观肿瘤疗效时,超声波不能用于测量肿瘤病灶,仅可用于测量表浅可扪及的淋巴结、皮下结节和甲状腺结节,亦可用于确认临床查体后浅表病灶的完全消失。内窥镜和腹腔镜,作为客观肿瘤疗效评价至今尚未广泛充分应用,仅在有争议的病灶或有明确验证目的高水平的研究中心中应用。这种方法取得的活检标本可证实病理组织上的CR。肿瘤标志物,不能单独应用判断疗效。但治疗前肿瘤标志物高于正常水平时,临床评价 CR 时,所有的标志物需恢复正常。疾病进展的要求是肿瘤标志物的增加必须伴有可见病灶进展。细胞学和病理组织学,在少数病例,细胞学和病理组织学可用于鉴别 CR 和 PR,区分治疗后的良性病变还是残存的恶性病变。治疗中出现的任何渗出,需细胞学区别肿瘤的缓解、稳定及进展。

3.肿瘤病灶基线的评价:要确立基线的全部肿瘤负荷,对此在其后的测量中进行比较,可测量的目标病灶至少有一个,如是有限的孤立的病灶需组织病理学证实。可测量的目标病灶,应代表所有累及的器官,每个脏器最多 5 个病灶,全部病灶总数最多 10 个作为目标病灶,并在基线时测量并记录。目标病灶应根据病灶长径大小和可准确重复测量性来选择。所有目标病灶的长度总和,作为有效缓解记录的参考基线。非目标病灶,所有其他病灶应作为非目标病灶并在基线上记录,不需测量的病灶在随诊期间要注意其存在或消失。

4.缓解的标准:目标病灶的评价 CR,所有目标病灶消失。PR,基线病灶长径总和缩小≥30%。PD,基线病灶长径总和增加≥20%或出现新病灶。SD,基线病灶长径总和有缩小但未达 PR 或有增加但未达 PD。非目标病灶的评价 CR,所有非目标病灶消失和肿瘤标志物水平正常。SD,一个或多个非目标病灶和/或肿瘤标志物高于正常持续存在。PD,出现   个或多个新病灶或/和存在非目标病灶进展。

（二）生存期及生活质量标准

1. 总生存期(OS,Overall Survival):是指从随机化开始至因任何原因引起死亡的时间(对于死亡之前就已经失访的受试者,通常将最后一次随访时间计算为死亡时间),是抗肿瘤药物最可靠的疗效评价指标。

2. 疾病无进展生存期(PFS,Progression-Free-Survival):是指癌症患者接受某种特定治疗后疾病保持稳定、没有进一步发展的时间。

3.中位生存期:又称为半数生存期,即当累积生存率为 0.5 时所对应的生存时间,表示有且只有 50%的个体可以活过这个时间。

4.五年生存率:系指某种肿瘤经过各种综合治疗后,生存 5 年以上的比例。

5. 生活质量评价

（1）Karnofsky(卡氏评分,KPS):依据病人能否正常活动、病情、生活自理程度。KPS 把病人的健康状况视为总分 100 分,10 分一个等级。得分越高,健康状况越好,越能忍受治疗给身体带来的副作用,因而也就有可能接受彻底的治疗。得分越低,健康状况越差,若低于 60 分,许多有效的抗肿瘤治疗就无法实施。

100 分　　正常,无症状和体征。

90 分　　能进行正常活动,有轻微症状和体征。

80 分　　勉强可进行正常活动,有一些症状或体征。

70 分　　生活可自理,但不能维持正常生活工作。

60 分　　生活能大部分自理,但偶尔需要别人帮助。

50分　　常需人照料。

40分　　生活不能自理,需要特别照顾和帮助。

30分　　生活严重不能自理。

20分　　病重,需要住院和积极的支持治疗。

10分　　病危,临近死亡。

0分　　死亡。

（2）Zubrod-ECOG-WHO(ZPS,5分法）

0分　　正常活动。

1分　　症状轻,生活自理,能从事轻体力活动。

2分　　能耐受肿瘤的症状,生活自理,但白天卧床时间不超过50%。

3分　　肿瘤症状严重,白天卧床时间超过50%,但还能起床站立,部分生活自理。

4分　　病重卧床不起。

5分　　死亡。

（三）生存期评价

1.无进展生存期:为从随机化到病人出现肿瘤进展或死亡的时间,PFS反映了肿瘤的增长,而肿瘤的增长在很大程度上是造成肿瘤相关死亡的原因,因此具有一个作为替代终点很好的特性。

2.术后五年生存率:五年生存率系指某种肿瘤经过各种综合治疗后,生存五年以上的比例。某种肿瘤经过治疗后,有一部分可能出现转移和复发,其中的一部分人可能因肿瘤进入晚期而去世。常用五年生存率表示各种癌症的疗效。

第七节　预防调护

一、预防

由于胃癌的病因复杂,患者的体质因素不同,故在胃癌发生的预防和干扰上,要提倡"三级"预防。三级预防是健康促进的首要和有效手段,是现代医学为人们提供的健康保障。

（一）一级预防

胃癌的一级预防也称为病因预防,主要是减少危险因素的暴露程度,增强保护性因素的自我保健措施。首先要加强对群众的有关预防胃癌的科普宣传教育,纠正不良的生活习惯,尤其是不良的饮食习惯。应做到:①避免进食粗糙食物;②少吃烟熏、油炸、烘烤的食物或不吃盐腌食物;③多吃新鲜蔬菜和水果,多饮牛奶;④改进饮食习惯和方式,吃饭要细嚼慢咽、按时进食、食物不能过烫,进食要愉快;不饮烈酒、不吸烟。

(二)二级预防

即提倡"三早",即早期发现、早期诊断、早期治疗。对胃癌高危人群的监控,如慢性萎缩性胃炎、肠上皮化生、胃溃疡、胃息肉、术后残胃、恶性贫血和 HP 阳性所致的各种胃病患者,尤其是胃癌家族史、40 岁以上、胃病久治不愈者,应定期复查,对这些可能发生癌前病变的应通过 X 线、纤维胃镜黏膜活检进行检测,一经确诊,尽早争取综合治疗,在监控的同时,对上述这些癌前病变应进行"不懈的治疗,而至痊愈"。二级预防中目前进行较多的措施就是高危人群进行筛检。

(三)三级预防

是指提高生存率和生存质量,促进患者康复。既要对中、晚期胃癌患者加强综合治疗,提高生存率,对晚期病人要减轻其痛苦,提高生活质量,对胃癌病人实施有中医药参与的综合治疗是提高胃癌疗效的最好途径。只有实施正确的综合治疗,才能有效提高胃癌患者的远期疗效。

对于早期胃癌来说,若肿瘤较小可考虑内镜下黏膜切除。对次全胃切除者,若无淋巴结转移,可不作化疗,单纯使用提高免疫力药物。对中晚期胃癌应加强综合治疗,解除疼痛,提高生存质量。治疗后应定期随访观察,采取各种措施促进康复。对于以上治疗方式,配合中医中药治疗是非常有必要的,这样可以有助于康复,对预防复发有效。

二、筛查

所谓筛查就是利用经济而简易、灵敏而有效的检测手段,在胃癌的临床前期检出可疑的人群,从他们中间再确诊并进行治疗。胃癌的筛检应从以下四个方面考虑进行。

(一)胃癌高危人群的确定

应考虑以下特征:男性,年龄在 50 岁以上,社会地位低下,有家族胃癌史,具有某种病状,胃部受到放射线照射。还有人认为应该考虑饮食习惯,重盐,嗜食烟熏、泡腌食物等。

(二)容易诱发胃癌的疾病史及症状

慢性萎缩性胃炎、胃部手术后的残胃、地中海贫血、胃溃疡、胃息肉、胃黏膜的肠化生和胃黏膜的不典型增生。

（三）筛检试验技术的选择

1.筛检诊断的金标准：外科手术加病理或者是胃镜活体病理检查技术。

2.肿瘤的二级诊断：放射线、X线气钡双重造影、胃镜检查、胃活体标本检查等。

（四）开展筛检工作应注意事项

1.经确诊后，患者能得到可行的治疗或进一步诊断。

2.筛检试验必须具有快速、经济、有效的特点。

3.试验易为群众接受，必须考虑筛检的筛检、诊断和治疗的经济支出和收益。

4.应按计划进行，不能为一次性。

三、中医调护

（一）辨证施护

1.胃脘痛

（1）观察疼痛的性质、部位、程度、持续时间、诱发因素及伴随症状，总结疼痛发作规律。出现疼痛加剧，伴呕吐、寒热，或出现先兆症状时应立即报告医师，采取应急处理措施。

（2）急性发作时宜卧床休息，注意防寒保暖。

（3）指导患者采用转移注意力或松弛疗法，如缓慢呼吸、全身肌肉放松、听舒缓音乐等，以减轻患者对疼痛的敏感性。

（4）遵医嘱耳穴贴压，取脾、胃、交感、神门等穴。

（5）遵医嘱艾灸，取中脘、天枢、足三里等穴。

（6）遵医嘱穴位贴敷，取脾俞、胃俞等穴。

2. 吞酸、嗳气

（1）观察吞酸、嗳气的频率、程度、伴随症状及与饮食的关系。

（2）遵医嘱使用黏膜保护剂与抑酸剂。黏膜保护剂应在餐前30min服用，以起保护作用；抑酸剂应在餐后1h服用，以中和高胃酸；抗菌药应在餐后服用，减少抗菌素对胃黏膜的刺激。

（3）指导患者饭后不宜立即平卧，发作时宜取坐位，可小口频服温开水；若空腹时出现反酸、嗳气症状，应立即进食以缓解不适。

（4）遵医嘱穴位按摩，取足三里、合谷、天突等穴。

（5）遵医嘱耳穴贴压，取脾、胃、交感、神门等穴。

（6）遵医嘱艾灸，取胃俞、足三里、中脘等穴。

3. 腹胀

(1)观察腹胀的部位、性质、程度、时间、诱发因素、排便、排气情况及伴随症状。

(2)患者宜卧床休息,给予半坐卧位。鼓励饭后适当运动,保持大便通畅。

(3)遵医嘱给予肛管排气,观察排便、排气情况。

(4)遵医嘱中药外敷,保留时间6~8h。

(5)遵医嘱艾灸,取中脘、肝俞等穴。

4. 便溏

(1)观察排便次数、量、性质及有无里急后重感。

(2)遵医嘱指导患者正确使用缓泻剂,保持肛周皮肤清洁。

(3)严重便溏者适量饮淡盐水。

(4)遵医嘱穴位按摩,取足三里、中脘、关元等穴。

(5)遵医嘱耳穴贴压,取大肠、小肠、胃、脾等穴。

(6)遵医嘱艾灸腹部。

5. 便秘

(1)观察排便次数、性状、排便费力程度及伴随症状。

(2)指导患者规律排便,适度增加运动量,餐后1~2h,取平卧位,以肚脐为中心,顺时针方向摩揉腹部,促进肠蠕动,排便时忌努责。

(3)遵医嘱穴位按摩,取足三里、中脘等穴。

(4)遵医嘱耳穴贴压,取大肠、小肠、胃、脾等穴。

(5)遵医嘱中药直肠滴入。

(二)特色调护

1. 用药护理

(1)辨证选择口服中药汤剂。

(2)辨证选择口服中成药:扶正化瘀颗粒、槐耳颗粒、斑蝥胶囊、小金丸、化瘀回生片、鸦胆子油口服液、平消胶囊、金水宝胶囊、白苓胶囊。

(3)辨证选择静脉给药:复方苦参注射液、艾迪注射液、华蟾素注射液、斑蝥酸钠注射液、鸦胆子油注射液、消癌平注射液、康艾注射液等。

(4)中药汤剂浓煎温服,寒湿困脾者趁热服用,湿热蕴结者凉服,服药后观察效果和反应。

(5)服攻下逐水药前,应向患者解释服药方法、作用、服药后可能出现的反应及注意事项。

（6）食管静脉曲张者，药丸研碎后服用。

2. 生活起居

（1）虚寒型患者住向阳病室为宜，阴虚型患者室温宜略低，凉爽湿润。

（2）做好安全评估，防呕吐窒息、昏厥摔伤、自杀倾向等意外。

（3）指导患者注意保暖，避免腹部受凉。

3. 情志调理

（1）针对患者忧思恼怒、恐惧紧张等不良情志，指导患者采用移情相制疗法，转移其注意力。

（2）针对患者焦虑或抑郁的情绪变化，可采用暗示疗法或顺情从欲法。

（3）多与患者沟通，了解其心理状态，指导患者和家属掌握缓解疼痛的简单方法，减轻身体痛苦和精神压力，多陪伴患者，给予患者安慰，精神支持。

（4）鼓励病友间多交流疾病防治经验，提高认识，增强治疗信心。

参考文献

[1]陈清波,王洪波,徐明垚,等.慢性胃病伴肠上皮化生、胃癌与幽门螺旋杆菌感染的关系[J].实用癌症,2010,25(02):169-171,174.

[2]夏敏,郭继中,谢平.环氧合酶-2对胃癌生长的调节作用及胃癌发病机制探讨[J].实用临床医学,2004,5(05):1-3,6.

[3]林洪生,杨宇飞.胃癌[M].北京:人民卫生出版社,2002:109.

[4]郑筱萸.中药新药临床指导原则[M].北京:中国医药科技出版社,2002.

[5]孙燕,石远凯.临床肿瘤内科手册[M].第5版.北京:人民卫生出版社,2008:149-156.

第三章
大肠癌

大肠癌是常见的发生于结肠部位的消化道恶性肿瘤,好发于直肠与乙状结肠交界处,以 40~50 岁年龄组发病率最高,男女之比为 2~3:1。发病率占胃肠道肿瘤的第 3 位。中国大肠癌的发病率和死亡率均保持上升趋势。2011 年结直肠癌的发病率和死亡率分别为 23.03/10 万和 11.11/10 万。其中,城市地区远高于农村,且结肠癌的发病率上升显著。多数患者发现时已属于中晚期。

中医古典文献中未提到有大肠癌病名的记载,大肠癌属于现代医学提出的疾病名称,但根据其临床上常见的症状、体征,如大便性状改变、脓血黏液便、腹部包块等特征,历代医家多根据其此类临床症状而将其分别归属于"肠溜""肠覃""积聚""便血""伏梁""癥瘕""肠澼""锁肛痔""下痢""脏毒"等病名范畴。自《黄帝内经》起,历代医籍中与大肠癌症状相似的记载就有不少,不少病名在《黄帝内经》中已有涉及。

《灵枢·刺节真邪》首先就有"肠溜"这一病名,其云:"有所结,气归之,卫气留之,不得复反,津液久留,合而为肠溜。"论述了气滞与津停于局部导致疾病的发生的病机。《灵枢·水胀》云:"肠覃何如……寒气客于肠外,与卫气相搏,气不得荣,因有所系,癖而内著,恶气乃起,息肉乃生。其始生也,大如鸡卵,稍以益大,至其成如怀子之状,久者离岁,按之则坚,推之则移,月事以时下,此其候也。"提出寒邪致病的病因,并具体描述病发过程。明代王肯堂《证治准绳·肠覃》云:"夫肠者大肠也,覃者延也。大肠以传道为事,乃肺之府也。肺主卫,卫为气,得热则泄,得冷则凝。今寒客于大肠,故卫气不荣,有所系止而结瘕在内贴着,其延久不已,是名肠覃也。"从病因病机角度认识了"肠覃",也反映了寒邪导致本病的思想。积聚之名,首见于《灵枢·五变》。其云:"人之善病肠中积聚者,何以候之……皮肤薄而不泽,肉不坚而淖泽,如此则肠胃恶,恶则邪气留之,积聚乃伤。肠胃之间,寒温不次,邪气稍至,蓄积留止,大聚乃起。"

提出"积聚"之名,并已精确的描述了疾病的病位。晋代葛洪《肘后备急方》云:"凡证见之起,多以渐生,如有卒觉便牢大,自难治也。腹中症有结节,便害饮食,转羸瘦。"指出积聚难治,在腹中有块可触及,病人不思饮食、消瘦等。《素问·阴阳别论》有便血的论述,"结阴者,便血一升"。《素问·腹中论》云:"病有少腹盛,上下左右皆有根……病名曰伏梁。"并具体描述了其症状表现,"下腹部坚硬胀满,有包块,内裹脓血,在腹腔的肠胃外面,上下有根,推之不移,不可切按"。其腹部肿块,且拒按的症状已与大肠癌相似。

肠澼之名,最早见于《素问·生气通天论》。其云:"因而饱食,筋脉横解,肠澼为痔。"提出饱食是"肠澼"发生的重要病因。明代陈实功在《外科正宗·痔疮论》提出"痔疮"之名,并对本病的严重性已有认识。其云:"积毒深者,其形异而顽恶……气血日有伤,形容渐有所削,若不早治,终至伤人。"清代更清楚认识到本病的特殊性。如祁坤《外科大成·痔漏篇》提出了脏痈痔和锁肛痔,细致的描述了本病的临床表现及预后。其云:"脏痈痔,肛门肿如馒头,两边合紧,外坚而内溃,脓水常流,此终身之疾,治之无益。""锁肛痔,肛门内外如竹节锁紧,形如海蜇,里急后重,便粪细而带匾,时流臭水,此无治法。"

从以上论述中,可以看到中医历代典籍中的诸多论述与现代医学大肠癌的症状十分相似,同时也指出了该病的难治性和不良预后。

第一节　病因病理

一、西医病因病理

大肠癌的发生与高脂肪低纤维素饮食、大肠慢性炎症、大肠腺瘤、遗传因素和其他因素如:血吸虫病、盆腔放射、环境因素(如土壤中缺钼)、吸烟等有关。

二、中医病因病机

中医古籍中虽未见肠癌之病名,然亦可见相关描述。《灵枢·水胀》曰:"肠覃者,寒气客于肠外,与卫气相搏,气不得营,因有所系,瘀而内著,恶气乃起,息肉乃生。其始也,大如鸡卵,稍以益大,至其成如杯子状,久者离岁,按之则坚,推之则移,月事以时下。此其候也"。《灵枢·五变》黄帝曰:"人之善病肠中积聚者,何以候之?"少俞答曰:"皮肤薄而不泽,肉不坚而淖泽,如此则肠胃恶,恶则邪气留止,积聚乃伤。"《丹溪心法·卷二·肠风脏毒》云:"脏毒者,蕴积毒久而始见。"《医宗金鉴》曰:"发于内者,兼阴虚湿热下注肛门,内结蕴肿,刺痛如锥。"由此可见,前人认为大肠癌发病机理与正气虚弱和邪气侵犯有关。

现代医家学者在此基础上对大肠癌的病因病机有了进一步的认识,认为大肠癌是由正气虚弱加之气滞、血瘀、痰凝、湿聚、热毒等互结日久而成。

第二节　临床表现

一、主要症状

早期结直肠癌可无明显症状,病情发展到一定程度可出现下列症状:

1. 排便习惯改变。

2. 大便性状改变(变细、血便、黏液便等)。

3. 腹痛或腹部不适。

4. 腹部肿块。

5. 肠梗阻相关症状。

6. 贫血及全身症状:如消瘦、乏力、低热等。

二、疾病史和家族史

1. 大肠癌发病可能与以下疾病相关,溃疡性结肠炎、大肠息肉病、大肠腺瘤、Crohn 病、血吸虫病等,应详细询问患者相关病史。

2. 遗传性大肠癌发病率约占总体大肠癌发病率的 6%左右,应详细询问患者相关家族病史:遗传性非息肉病性结直肠癌、家族性腺瘤性息肉病、黑斑息肉综合征、幼年性息肉病。

三、体征

1. 一般状况评价、全身浅表淋巴结情况。

2. 腹部视诊和触诊,检查有无肠型、肠蠕动波、腹部肿块。

3. 直肠指检:凡疑似结直肠癌者必须常规作肛门直肠指检。了解直肠肿瘤大小、质地、占肠壁周径的范围、基底部活动度、距肛缘的距离、肿瘤向肠外浸润状况、与周围脏器的关系、有无盆底种植等。指检时必须仔细触摸,避免漏诊;触摸轻柔,切忌挤压,观察是否指套血染。

第三节　实验室及其他检查

一、实验室检查

1. 血常规:了解有无贫血。

2. 尿常规:观察有无血尿,结合泌尿系影像学检查了解肿瘤是否侵犯泌尿系统。

3. 大便常规:注意有无红细胞、脓细胞。

4. 粪便隐血试验:针对消化道少量出血的诊断有重要价值。

5. 生化及肝功能。

6. 肿瘤标志物:结直肠癌患者在诊断、治疗前、评价疗效、随访时必须检测 CEA、CA19-9;有肝转移患者建议检测 AFP;疑有卵巢转移患者建议检测 CA125。

二、影像学检查

1. 结肠钡剂灌肠检查:特别是气钡双重造影检查是诊断结直肠癌的重要手段。但疑有肠梗阻的患者应当谨慎选择。

2. B 型超声:腹部超声检查可了解患者有无复发转移,具有方便快捷的优越性。

3. CT 检查:CT 检查的作用在于明确病变侵犯肠壁的深度,向壁外蔓延的范围和远处转移的部位。

4. MRI 检查:MRI 检查的适应证同 CT 检查。推荐 MRI 作为直肠癌常规检查项目:①直肠癌的术前分期;②结直肠癌肝转移病灶的评价;③怀疑腹膜以及肝被膜下病灶。

5. 经直肠腔内超声检查:推荐直肠腔内超声或内镜超声检查为中低位直肠癌诊断及分期的常规检查。

6. PET-CT 检查:不推荐常规使用,但对于病情复杂、常规检查无法明确诊断的患者可作为有效的辅助检查。术前检查提示为Ⅲ期以上肿瘤,为了解有无远处转移,推荐使用。

7. 排泄性尿路造影:不推荐术前常规检查,仅适用于肿瘤较大可能侵及尿路的患者。

三、内窥镜检查

直肠镜和乙状结肠镜适用于病变位置较低的结直肠病变。

所有疑似结直肠癌患者均推荐结肠镜检查,但以下情况除外:

1. 一般状况不佳,难以耐受。

2. 急性腹膜炎、肠穿孔、腹腔内广泛粘连。

3. 肛周或严重肠道感染。

4. 妇女妊娠期和月经期。

内窥镜检查报告必须包括:进镜深度、肿物大小、距肛缘位置、形态、局部浸润的范围,对可疑病变必须行病理学活组织检查。由于结肠肠管在检查时可能出现皱缩,因此内窥镜所见肿物远侧距离肛缘距离可能存在误差,建议结合 CT、MRI 或钡剂灌肠明确病灶部位。

四、病理学检查

病理活检明确占位性质是结直肠癌治疗的依据。活检诊断为浸润性癌的病例进行规范性结直肠癌治疗。如因活检取材的限制,活检病理不能确定浸润深度,诊断为高级别上皮内瘤变的病例,建议临床医师综合其他临床情况包括有无脉管癌栓和癌周的淋巴细胞反应等,确定治疗方案。确定为复发或转移性结直肠癌时,推荐检测肿瘤组织 Ras 基因及其他相关基因状态以指导进一步治疗。

(一)早期结直肠癌

癌细胞穿透结直肠黏膜肌层浸润至黏膜下层,但未累及固有肌层,无论有无淋巴结转移,称为早期结直肠癌(pT1)。上皮重度异型增生及不能判断浸润深度的病变称高级别上皮内瘤变,如癌组织浸润固有膜则称黏膜内癌。建议对早期结直肠癌的黏膜下层浸润深度进行测量并分级,即 SM1(黏膜下层浸润深度≤1 mm)和 SM2(黏膜下层浸润深度>1 mm)。

(二)进展期结直肠癌的大体类型

1. 隆起型:凡肿瘤的主体向肠腔内突出者,均属本型。

2. 溃疡型:肿瘤形成深达或贯穿肌层之溃疡者均属此型。

3. 浸润型:肿瘤向肠壁各层弥漫浸润,使局部肠壁增厚,但表面常无明显溃疡或隆起。

(三)组织学类型

①腺癌;②黏液腺癌;③印戒细胞癌;④鳞癌;⑤腺鳞癌;⑥髓样癌;⑦未分化癌;⑧其他;⑨不能确定类型。

第四节　诊断与鉴别诊断

一、诊断

（一）西医诊断

1.诊断标准。结直肠癌诊断步骤参见图3-1。诊断结束后推荐行cTNM分期。

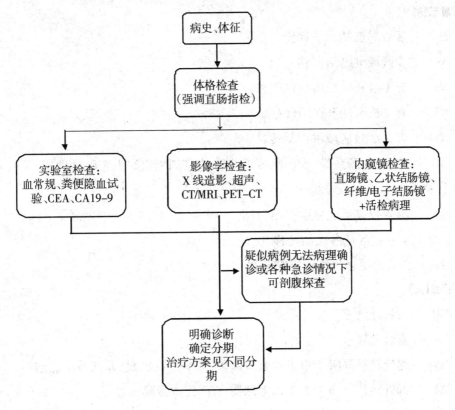

（＊注：PET-CT不常规推荐）

图3-1　结直肠癌的诊断流程

2.结直肠癌TNM分期：美国癌症联合委员会（AJCC）/国际抗癌联盟（UICC）结直肠癌TNM分期系统（2010年第七版）TNM分期、MAC（Modified Astier-Coller）分期及Dukes分期,表3-1。

原发肿瘤(T)

　　Tx　原发肿瘤无法评价

　　T0　无原发肿瘤证据

Tis 原位癌：局限于上皮内或侵犯黏膜固有层

T1 肿瘤侵犯黏膜下层

T2 肿瘤侵犯固有肌层

T3 肿瘤穿透固有肌层到达浆膜下层，或侵犯无腹膜覆盖的结直肠旁组织

T4

    T4a 肿瘤穿透腹膜脏层

    T4b 肿瘤直接侵犯或粘连于其他器官或结构

区域淋巴结(N)

Nx 区域淋巴结无法评价

N0 无区域淋巴结转移

N1 有 1~3 枚区域淋巴结转移

N1a 有 1 枚区域淋巴结转移

N1b 有 2~3 枚区域淋巴结转移

N1c 浆膜下、肠系膜、无腹膜覆盖结肠/直肠周围组织内有肿瘤种植，无区域淋巴结转移

N2 有 4 枚以上区域淋巴结转移

N2a 4~6 枚区域淋巴结转移

N2b 7 枚及更多区域淋巴结转移

远处转移(M)

M0 无远处转移

M1 有远处转移

M1a 远处转移局限于单个器官或部位(如肝、肺、卵巢、非区域淋巴结)

M1b 远处转移分布于 1 个以上的器官/部位或腹膜转移

表 3-1　TNM 分期、MAC(Modified Astier-Coller)分期及 Dukes 分期

	TNM分期			MAC	Dukes
0 期	Tis	N0	M0	N/A	N/A
I 期	T1	N0	M0	A 期	A
	T2	N0	M0	B1 期	A
ⅡA 期	T3	N0	M0	B2 期	B
ⅡB 期	T4a	N0	M0	B2 期	B
ⅡC 期	T4b	N0	M0	B3 期	B

续表 3-1

TNM分期				MAC	Dukes
ⅢA 期	T1~T2	Nl~Nlc	M0	Cl 期	C
	T1	N2a	M0	Cl 期	C
	T3~T4a	Nl~Nlc	M0	C2 期	C
ⅢB 期	T2~T3	N2a	M0	C1/C2 期	C
	T1~T2	N2b	M0	Cl 期	C
	T4a	N2a	M0	C2 期	C
ⅢC 期	T3~T4a	N2b	M0	C2 期	C
	T4b	N1~N2	M0	C3 期	C
ⅣA 期	任何 T	任何 N	M1a	N/A	N/A
ⅣB 期	任何 T	任何 N	Mlb	N/A	N/A

（二）中医症候诊断

大肠癌的中医病机分析尚无统一标准,其治法也是不尽相同。大肠癌患者与脾虚关系尤为密切,并与肾虚及湿、瘀、毒等有关。虽然各医家学术观点不尽相同,但基本的治疗原则是扶正和祛邪。临床上要明辨虚实,实者以湿以热为主,虚者要分清气血阴阳,并采取相应的原则和方药治疗。临床用药以健脾益气、清热解毒、活血化瘀、益肾、和胃、祛湿等最常用。参照周岱翰教授《临床中医肿瘤学》内容,结合实际临床应用,根据临床症状表现,把大肠癌分为湿热下迫、大肠瘀毒、脾肾亏虚三型辨证施治。

1.湿热下迫

【主症】下腹隐痛,大便滞下,里急后重,下痢赤白,肛门灼热,口干口苦,或伴发热,脘腹胀闷,小便短赤,舌苔白厚或黄腻,脉滑数。

【病机分析】外感湿热或脾胃损伤导致水湿内生,郁久化热,是发病的重要原因,湿热久羁,留连肠道,阻滞气机,热渐成毒,热伤脉络,致使气滞、湿热、毒聚、血瘀,在肠道结积成块是发病的主要病机环节。下腹隐痛,大便滞下,里急后重,下痢赤白,肛门灼热,口干口苦,或伴发热,脘腹胀闷,小便短赤,舌苔白厚或黄腻,脉滑数。均为湿热瘀滞肠道之象。

2.大肠瘀毒

【主症】下腹疼痛,痛有定处,或可扪及肿物,大便滞下,便形扁细,或便下紫秽脓血,脘胀纳呆,疲乏短气,日渐消瘦,口干喜饮,舌质晦暗或有瘀斑,苔黄,脉弦数。

【病机分析】邪气留恋,气、瘀、毒留滞大肠,壅蓄不散,大肠传导失司,日久则积生于内,发为肠澼。下腹疼痛,痛有定处,或可扪及肿物,或便下紫秽脓血,舌晦暗或有瘀斑,为瘀血之象;脘胀纳呆,疲乏短气,日渐消瘦,口干喜饮为正气不足之象。

3.脾肾亏虚

【主症】腹痛下坠,下腹肿物渐增,大便频数,便下脓血腥臭,口淡乏味,纳呆短气,腰膝痠软,形神俱衰,舌质淡,苔白,或见舌晦暗,脉沉细。

【病机分析】晚期大肠癌多为正虚邪实,正虚又以脾肾(气)阳虚、气血两虚、肝肾阴虚多见。患者迁延不愈,久之出现口淡乏味,纳呆短气,出现脾气虚;腰膝痠软,形神俱衰,舌质淡,苔白,或见舌晦暗,脉沉细,为肾气阴两虚之象

二、鉴别诊断

(一)西医鉴别诊断

1.炎症性肠病:本病可以出现腹泻、黏液便、脓血便、大便次数增多、腹胀、腹痛、消瘦、贫血等症状,伴有感染者尚可有发热等中毒症状,与结肠癌的症状相似,结肠镜检查及活检是有效的鉴别方法。

2.阑尾炎:回盲部癌可因局部疼痛和压痛而误诊为阑尾炎。特别是晚期回盲部癌,局部常发生坏死溃烂和感染,临床表现有体温升高,白细胞计数增高,局部压痛或触及肿块,常诊断为阑尾脓肿,需注意鉴别。

3.肠结核:在中国较常见,好发部位在回肠末端、盲肠及升结肠。常见症状有腹痛、腹泻、便秘交替出现,部分患者可有低热、贫血、消瘦、乏力,腹部肿块,与结肠癌症状相似。但肠结核患者全身症状更加明显,如午后低热或不规则发热、盗汗、消瘦乏力,需注意鉴别。

4.结肠息肉:主要症状可以是便血,有些患者还可有脓血样便,与结肠癌相似,钡剂灌肠检查可表现为充盈缺损,行结肠镜检查并取活组织送病理检查是有效的鉴别方法。

5.血吸虫性肉芽肿:少数病例可癌变。结合血吸虫感染病史,粪便中虫卵检查,以及钡剂灌肠和纤维结肠镜检查及活检可以帮助鉴别。

6.阿米巴肉芽肿:可有肠梗阻症状或查体扪及腹部肿块与结肠癌相似。本病患者行粪便检查时可找到阿米巴滋养体及包囊,钡剂灌肠检查常可见巨大的单边缺损或圆形切迹。

7.淋巴瘤:好发于回肠末端和盲肠及升结肠,也可发生于降结肠及直肠。淋巴瘤与结肠癌的病史及临床表现方面相似,但由于黏膜相对比较完整,出血较少见。鉴别诊断主要依靠结肠镜下的活组织检查以明确诊断。

8.其他:直肠癌除与以上疾病鉴别以外,尚需与下列疾病鉴别。

(1)痔:痔一般多为无痛性便血,血色鲜红不与大便相混合,直肠癌便血常伴有黏液而出现黏液血便和直肠刺激症状。对便血患者必须常规行直肠指检。

(2)肛瘘:肛瘘常由肛窦炎而形成肛周脓肿所致。患者有肛周脓肿病史,局部红肿疼痛,与直肠癌症状差异较明显,鉴别比较容易。

(3)阿米巴肠炎:症状为腹痛、腹泻,病变累及直肠可伴里急后重。粪便为暗红色或紫红色血液及黏液。肠炎可致肉芽及纤维组织增生,使肠壁增厚,肠腔狭窄,易误诊为直肠癌,纤维结肠镜检查及活检为有效鉴别手段。

(4)直肠息肉:主要症状是便血,结肠镜检查及活检为有效鉴别手段。

(二)中医鉴别诊断

1.痢疾:痢疾与大肠癌在腹痛、泄泻、里急后重、排脓血便等临床症状上有相似点,要注意区别。痢疾是以腹痛腹泻,里急后重,排赤白脓血便为主要临床表现的具有传染性的外感疾病。一般发病较急,常以发热伴呕吐而开始,继则腹痛腹泻、里急后重、排赤白脓血便为突出的临床特征,其腹痛多呈阵发性,常可在腹泻后减轻,腹泻次数可达每日 10~20 次,粪便呈胶冻状、脓血状。而大肠癌起病较为隐匿,早期症状多较轻或不明显,中晚期伴见明显的全身症状如神疲倦怠、消瘦等;腹痛常为持续性隐痛,常见腹泻但每日次数不多,泄泻与便秘交替出现是其特点。此外,实验室检查对明确诊断具有重要价值,如血常规检查、大便细菌培养、大便隐血试验、直肠指诊、全结肠镜检查等。

2.痔疾:痔疾也常见大便带血、肛门坠胀或异物感的临床表现,应注意区别。痔疾属外科疾病,起病缓,病程长,一般不伴有全身症状,其大便下血特点为便时或便后出血,常伴有肛门坠胀或异物感,多因劳累、过食辛辣等而诱发或加重。直肠指诊、直肠镜检查等实验室检查有助于明确诊断。

第五节　治　疗

一、中西医结合思路与方法

尽管手术+放疗和/或化疗的综合治疗方法使得一部分肠癌患者的生存期得以延长,但由于其较高的复发率及远处转移率,面对大批晚期患者,西医缺乏有效的治疗手段,其疗效未尽如人意。中药扶正与祛邪相配合,通过调动人体的免疫功能达到抗肿瘤的作用,与西医配合使得这一部分患者的生存期得到延长,生存质量有所提高,因此中西医结合疗法对于晚期患者有一定的优势。另外中药对放化疗的减毒增效及调节脏腑功能的作用,使得其可作为贯穿于肠癌治疗全过程的辅助手段。

（一）中医与手术的配合

手术治疗属有创性治疗,其或多或少会对身体机能造成损伤。中药的参与可促进患者术后恢复,减少感染机会,并可为手术创造更好的条件。手术早期,当以理气通腑为先,旨在恢复脾胃的升降功能;手术中期,脏腑虚损,当以扶正为主;至手术后期,脾胃功能渐恢复,当扶正攻邪兼顾,以巩固疗效。

（二）中医与化疗的配合

为了控制肿瘤播散,消除术后微小转移灶,减少复发,需对术后大肠癌行辅助性化疗。并应用中医药以减少化疗副反应,增加其疗效。化疗时,由于化疗药物有一定毒性和副反应,因此配合中药减毒增效,十分重要。中药扶正主要在于减少化疗药物消化道反应、增强患者免疫功能、防止和保护药物对骨髓造血功能的抑制、改善患者一般状况。消化道反应常用白术、茯苓、半夏、木香、厚朴、陈皮、竹茹等,骨髓功能抑制常用黄芪、党参、当归、白芍、枸杞、鸡血藤、菟丝子等,常用中成药有升血颗粒、回生丸、贞芪扶正冲剂。

（三）中药与放疗的配合

中医认为,放疗同化疗一样属驱邪治疗,旨在尽可能地将肿瘤杀灭,而放疗本身又是一种毒邪,属热毒,易耗气伤阴,故放疗后的病人常出现口渴欲饮,低热盗汗,疲倦乏力等气津两伤之象,中药的运用可有效减轻此类毒副反应的发生率。研究认为中医药防治直肠癌放疗引起的放射性膀胱炎有显著疗效。大肠癌的放疗副反应主要有消化道症状及热毒伤阴之象,及患部疼痛、直肠炎、膀胱炎,阴道炎等。配合中药辨证施治,可减轻毒副反应,常见药物有太子参、白术、茯苓、竹茹、沙参、麦门冬、石斛、黄芩、败酱草、蒲公英、半枝莲、白花蛇舌草等。

二、西医治疗

根据患者机体状况、肿瘤发生部位、病理类型和异质性、基因表达及受累情况,以及发展趋向,合理、有计划地应用现有各种手段,提高治愈率和患者生活质量。

（一）手术

1.早期结肠癌的手术治疗:N0M0结肠癌建议局部切除;直径超过2.5 cm的绒毛状腺瘤癌变率高,推荐行结肠切除加区域淋巴结清扫。

2.直肠癌手术的腹腔探查处理原则同结肠癌:早期直肠癌(T1N0M0)的治疗处理

原则同早期结肠癌;直肠癌(T2-4,N0-2,M0),必须行根治性手术治疗。

(二)化疗

新辅助治疗目的在于提高手术切除率,提高保肛率,延长患者无病生存期。推荐新辅助放化疗仅适用于距肛门<12 cm 的直肠癌。除结肠癌肝转移外,不推荐结肠癌患者术前行新辅助治疗。

1.直肠癌的新辅助放化疗

(1)直肠癌术前治疗推荐以氟尿嘧啶类药物为基础的新辅助放化疗。

(2)T1-2N0M0 或有放化疗禁忌的患者推荐直接手术,不推荐新辅助治疗。

(3)T3 和(或)N+的可切除直肠癌患者,推荐术前新辅助放化疗。

(4)T4 或局部晚期不可切除的直肠癌患者,必须行新辅助放化疗。治疗后必须重新评价,多学科讨论是否可行手术。新辅助放化疗中,化疗方案推荐首选持续灌注5-FU,或者 5-FU/ LV,或者卡培他滨单约。建议化疗时限 2~3 个月。放疗方案请参见放射治疗原则。

2.结直肠癌肝和(或)肺转移新辅助化疗:结直肠癌患者合并肝转移和(或)肺转移,可切除或者潜在可切除,推荐术前化疗或化疗联合靶向药物治疗:西妥昔单抗(推荐用于 Ras 基因状态野生型患者),或联合贝伐珠单抗。化疗方案推荐 FOLFOX(奥沙利铂+氟尿嘧啶+醛氢叶酸),或者 FOLFIRI(伊立替康+氟尿嘧啶+醛氢叶酸),或者 CapeOx(卡培他滨+奥沙利铂),或者 FOLFOXIRI。建议治疗时限 2~3 个月。治疗后必须重新评价,并考虑是否可行手术。

3. 结直肠癌辅助治疗:辅助治疗应根据患者原发部位、病理分期、分子指标及术后恢复状况来决定。推荐术后 8 周内开始,化疗时限应当不超过 6 个月。

(1)Ⅰ期(T1-2N0M0)或者有放化疗禁忌的患者不推荐辅助治疗。

(2)Ⅱ期结直肠癌的辅助化疗。Ⅱ期结直肠癌患者,应当确认有无以下高危因素:组织学分化差(Ⅲ或Ⅳ级)、T4、血管淋巴管浸润、术前肠梗阻/肠穿孔、标本检出淋巴结不足(<12 枚)。①Ⅱ期结直肠癌,无高危因素者,建议随访观察,或者单药氟尿嘧啶类药物化疗。②Ⅱ期结直肠癌,有高危因素者,建议辅助化疗。化疗方案推荐选用 5-FU/LV、卡培他滨、5-FU/LV/奥沙利铂或 CapeOx 方案。③建议有条件者检测组织标本 MMR 或 MSI(微卫星不稳定性),如为 dMMR(错配修复缺陷)或 MSI-H(微卫星不稳定),不推荐氟尿嘧啶类药物的单药辅助化疗。

4.Ⅲ期结直肠癌的辅助化疗:Ⅲ期结直肠癌患者,推荐辅助化疗。化疗方案推荐选用 5-FU/CF、卡培他滨、FOLFOX 或 FLOX（奥沙利铂+氟尿嘧啶+醛氢叶酸)或

CapeOx 方案。

5. 目前不推荐在一线辅助化疗中使用伊立替康或者靶向药物。

6. 直肠癌辅助放化疗：T3-4 或 N1-2 距肛缘<12 cm 直肠癌，推荐术前新辅助放化疗，如术前未行新辅助放疗，可考虑辅助放化疗，其中化疗推荐以氟尿嘧啶类药物为基础的方案。

7. 复发/转移性结直肠癌化疗：目前，治疗晚期或转移性结直肠癌使用的药物：5-FU/LV、伊立替康、奥沙利铂、卡培他滨和靶向药物，包括西妥昔单抗（推荐用于 Ras 基因野生型患者）和贝伐珠单抗。

（1）在治疗前推荐检测肿瘤 Ras 基因状态，EGFR 不推荐作为常规检查项目。

（2）联合化疗应当作为能耐受化疗的转移性结直肠癌患者的一、二线治疗。推荐以下化疗方案：FOLFOX/ FOLFIRI±西妥昔单抗（推荐用于 Ras 基因野生型患者），FOLFOX/ FOLFIRI/CapeOx±贝伐珠单抗。

（3）三线以上化疗的患者推荐试用靶向药物或参加开展的临床试验。对在一、二线治疗中没有选用靶向药物的患者也可考虑伊立替康联合靶向药物治疗。

（4）不能耐受联合化疗的患者，推荐方案 5-FU/LV±靶向药物，或 5-FU 持续灌注，或卡培他滨单药。不适合 5-Fu/亚叶酸钙的晚期结直肠癌患者可考虑雷替曲塞单药治疗。

（5）晚期患者若一般状况或器官功能状况很差，推荐最佳支持治疗，不建议化疗。

（6）如果转移局限于肝，参考肝转移治疗部分。

（7）结直肠癌局部复发者，推荐进行多学科评估，判定能否有机会再次切除或者放疗。如仅适于化疗，则采用上述晚期患者药物治疗原则。

（三）放疗

1. 放射治疗适应证

直肠癌放疗或放化疗的主要目的为辅助治疗和姑息治疗。辅助治疗的适应证主要针对 Ⅱ-Ⅲ 期直肠癌；姑息性治疗的适应证为肿瘤局部区域复发和（或）远处转移。对于某些不能耐受手术或者有强烈保肛意愿的患者，可以试行根治性放疗或放化疗。

（1）Ⅰ 期直肠癌不推荐放疗。但局部切除术后，有以下因素之一，推荐行根治性手术；如拒绝或无法手术者，建议术后放疗。①术后病理分期为 T2；②肿瘤最大径大于 4 cm；③肿瘤占肠周大于 1/3 者；④低分化腺癌；⑤神经侵犯或脉管瘤栓；⑥切缘阳性或肿瘤距切缘<3 mm。

（2）临床诊断为 Ⅱ/Ⅲ 期直肠癌，推荐行术前放疗或术前同步放化疗。

（3）根治术后病理诊断为Ⅱ/Ⅲ期直肠癌,如果未行术前放化疗者,必须行术后同步放化疗。

（4）局部晚期不可手术切除的直肠癌(T4),必须行术前同步放化疗,放化疗后重新评估,争取根治性手术。

（5）Ⅳ期直肠癌:对于可切除或潜在可切除的Ⅳ期直肠癌,建议化疗±原发病灶放疗,治疗后重新评估可切除性;转移灶必要时行姑息减症放疗。

（6）局部区域复发直肠癌:可切除的局部复发患者,建议先行手术切除,然后再考虑是否行术后放疗。不可切除局部复发患者,若既往未接受盆腔放疗,推荐行术前同步放化疗,放化疗后重新评估,并争取手术切除。

2.同步放化疗的化疗方案和顺序

（1）同步化放疗的化疗方案。推荐 5-FU 或卡培他滨为基础方案。

（2）术后放化疗和辅助化疗的顺序。Ⅱ~Ⅲ期直肠癌根治术后,推荐先行同步放化疗再行辅助化疗或先行 1-2 周期辅助化疗、同步放化疗再辅助化疗的夹心治疗模式。

三、中医治疗

（一）辨证论治

中医治疗在防止复发转移、增效减毒、提高生存质量、延长生存期等方面具有重要的作用,尤其对晚期不能或不宜手术、化疗、放疗的患者,中医治疗更能显示较大优势。

1. 湿热下迫

【主症】下腹隐痛,大便滞下,里急后重,下痢赤白,肛门灼热,口干口苦,或伴发热,脘腹胀闷,小便短赤,舌苔白厚或黄腻,脉滑数。

【治法】清热祛湿,解毒散结。

【方药】清肠饮(《新急症医学》)加减。

槐花 10g、地榆 15g、白头翁 15g、败酱草 30g、马齿苋 30g、黄柏 10g、苦参 10g、生薏苡仁 30g、黄芩 10g、赤芍 10g、炙甘草 6g。

【方药分析】方中地榆、槐花、赤芍、黄芩凉血止血;白头翁、败酱草、马齿苋,黄柏、苦参、黄芩清热、解毒、燥湿;生薏苡仁健脾渗湿;甘草调和诸药;共奏清热祛湿,解毒散结之效。

【加减】饮食差者加焦三仙各 15g,鸡内金 10g,炒莱菔子 10g;口苦明显加牡蛎 30g、柴胡 12g、龙胆草 6g;腹胀甚者加厚朴 20g。

2.大肠瘀毒

【主症】卜腹疼痛,痛有定处,或可扪及肿物,大便滞下,便形扁细,或便下紫秽脓血,脘胀纳呆,疲乏短气,日渐消瘦,口干喜饮,舌质晦暗或有瘀斑,苔黄,脉弦数。

【治法】清热散结,化瘀解毒。

【方药】膈下逐瘀汤(《医林改错》)加减。

当归尾 12g、红花 10g、桃仁 10g、赤芍 10g、丹参 30g、生地黄 15g、白芍 10g、生薏苡仁 30g、半枝莲 30g、败酱草 30g、炮穿山甲(现已禁止使用)15g。

【方药分析】当归尾、红花、桃仁、赤芍、丹参活血化瘀;生地黄、白芍凉血养血;生薏苡仁渗湿健脾;半枝莲、败酱草清热解毒;炮穿山甲软坚散结;诸药共奏清热散结,化瘀解毒之功。

【加减】疼痛重者加乳香 6g、没药 6g;饮食差者,加焦三仙各 15g、鸡内金 10g、炒莱菔子 10g;腹胀甚者加厚朴 20g;便血加地榆 12g、槐花 10g、丹皮炭 10g、大蓟炭 10g、小蓟炭 10g。

3.脾肾亏虚

【主症】腹痛下坠,下腹肿物渐增,大便频数,便下脓血腥臭,口淡乏味,纳呆短气,腰膝酸软,形神俱衰,舌质淡,苔白,或见舌晦暗,脉沉细。

【治法】温补脾肾。

【方药】附子理中汤(《太平惠民和剂局方》)合四神丸(《内科摘要》)加减。

制附子 12g、党参 30g、白术 15g、生薏苡仁 30g、茯苓 10g、补骨脂 10g、诃子 10g、肉豆蔻 10g、吴茱萸 10g、干姜 10g、陈皮 10g、炙甘草 10g、五味子 6g。

【方药分析】制附子、党参、白术、干姜、炙甘草为附子理中丸,温中健脾;补骨脂、肉豆蔻、吴茱萸为四神丸,温肾健脾;生薏苡仁、茯苓、诃子、陈皮渗湿健脾;诸药合用,起温肾健脾渗湿止泻之功。

【加减】便血加地榆 12g、槐花 10g、丹皮炭 10g、大蓟炭 10g、小蓟炭 10g;乏力加红参 10g、黄芪 30g;脘腹下坠者加黄芪 50g、升麻 6g、柴胡 6g;纳差者,加焦三仙各 15g、鸡内金 10g、炒莱菔子 10g。

(二)中医与手术配合

手术治疗属有创性治疗,其或多或少会对身体机能造成损伤。中药的参与可促进患者术后恢复,减少感染机会,并可为手术创造更好的条件。手术早期,当以理气通腑为先,旨在恢复脾胃的升降功能;手术中期,脏腑虚损,当以扶正为主;至手术后期,脾胃功能渐恢复,当扶正攻邪兼顾,以巩固疗效。

1.术后脾胃虚弱

【主症】胃脘胀满,颜面萎黄,饮食不振,体乏无力,少气懒言,舌质淡,苔白,脉沉细。

【病机分析】脾胃居中、属土、色黄,气虚则颜面萎黄;脾主思、又主水谷之运化,气虚则食欲不振;脾主肌肉,气虚则体乏无力。脾主中气,气虚则少气懒言。术后患者疲乏无力、食欲不振,胃脘胀满为本症型的辨证要点。

【治法】健脾益气。

【方药】香砂六君汤(《古今名医方论》)加减。

党参 15g、白术 10g、茯苓 12g、甘草 6g、半夏 6g、陈皮 10g、丹参 10g、木香 6g、草豆蔻 6g、焦三仙各 15g、鸡内金 10g、炒莱菔子 10g。

【方药分析】党参、白术、茯苓、甘草、半夏、陈皮为香砂六君子汤益气、健脾、燥湿;丹参、木香、草豆蔻理气燥湿化瘀;焦三仙、鸡内金、炒莱菔子消食和胃;诸药合用共起健脾益气之效。

【加减】若恶心、呕吐加生赭石 15g、旋覆花 10g、竹茹 10g、生姜 3 片;大便秘结加黄芩 6g、黄连 3g、生大黄 3~6g 后下,疲乏加黄芪 20g。

【专科制剂】胃安康颗粒(裴正学教授经验方)。

2.术后瘀毒内阻

【主症】脘腹痞满,疼痛显著,大便不通,食不能进,或食入即吐,舌质淡红,苔厚,脉沉。

【病机分析】情志不舒,气机不畅,气血瘀滞于肠,或术后肠络受损,血瘀腑闭,或肠道热结,久留不去,而至肠络瘀阻,结滞不通而至。术后患者腹部胀疼,大便不通,或通而不畅,饮食差,为本症型的辨证要点。

【治法】行气活血,祛瘀通腑。

【方药】乌苓合剂(裴正学教授经验方)加减。

乌药 6g、川楝子 20g、元胡 10g、郁金 10g、肉苁蓉 6g、大黄 6g、姜黄 6g、木香 6g、檀香 6g、沉香 3g、当归 10g、黄芪 30g、枳实 10g、厚朴 10g、制乳没各 6g。

【方药分析】乌药、川楝子、元胡、郁金、木香、檀香、沉香、枳实、厚朴理气宽肠;姜黄、当归、制乳没活血化瘀;大黄、枳实、厚朴行气通腑;黄芪、肉苁蓉补气温阳;共奏行气活血,祛瘀通腑之功。

【加减】若舌苔黄者,加黄连 6g、黄芩 10g;恶心、呕吐加生赭石 15g、竹茹 10g、生姜 3 片、灶心土 60g;饮食差者,加焦三仙各 15g、鸡内金 10g、炒莱菔子 10g。

3.术后切口愈合不良

【主症】术后切口久不愈合,面色萎黄,头晕目眩,气短懒言,动则自汗,舌质淡红,苔白,脉细无力。

【病机分析】中医认为脾胃居中,属土,色黄,气虚则颜面萎黄,脾主肌肉,气虚则体乏无力。气虚还可导致脏腑功能减退,从而表现一系列脏腑虚弱征象。术后患者正气不足,手术伤口久不愈合,为本症型的辨证要点。

【治法】扶正祛邪、托里透脓。

【方药】托里透脓散(《外科正宗》)加减。

人参 15g、白术 10g、穿山甲 10g、白芷 6g、升麻 3g、甘草 6g、当归 10g、黄芪 30g、皂角刺 20g。水煎服。

【方药分析】人参、白术、升麻、甘草、当归、黄芪补中益气;穿山甲、皂角刺透脓;白芷生肌;诸药合用共起扶正祛邪、托里透脓之功。

【加减】若红、热显著者,加金银花 15g、连翘 15g、蒲公英 15g、紫花地丁 15g;疼痛者,加乳香 6g、没药 6g;大便干者,加大黄 6g;舌黄者,加黄连 6g、黄芩 10g。

(三)中医与化疗配合

为了控制肿瘤播散,消除术后微小转移灶,减少复发,需对术后大肠癌行辅助性化疗。并应用中医药以减少化疗副反应,增加其疗效。化疗时,由于化疗药物有一定毒性和副反应,因此配合中药减毒增效,十分重要。中药扶正主要在于减少化疗药物消化道反应、增强患者免疫功能、防止和保护药物对骨髓造血功能的抑制、改善患者一般状况。

1.脾胃气虚

【主症】胃脘胀满,颜面萎黄,食欲不振,体乏无力,少气懒言,舌质淡,苔白,脉沉细。

【病机分析】脾胃居中,属土,色黄,气虚则颜面萎黄;脾主思又主水谷之运化,气虚则食欲不振;脾主肌肉,气虚则体乏无力;脾主中气,气虚则少气懒言。化疗后患者疲乏无力、食欲不振,胃脘胀满为本症型的辨证要点。

【治法】健脾益气。

【方药】香砂六君汤(《古今名医方论》)加减。

党参 15g、白术 10g、茯苓 12g、甘草 6g、半夏 6g、陈皮 10g、丹参 10g、木香 6g、草豆蔻 6g、焦三仙各 15g、鸡内金 10g、炒莱菔子 10g。水煎服,每日 1 剂。

【方药分析】党参、白术、茯苓、甘草健脾益气;半夏、陈皮燥湿醒脾;丹参、木香、行气活血;焦三仙、鸡内金、炒莱菔子和胃消食;共起健脾益气之效。

【加减】若恶心、呕吐加生赭石 15g、旋覆花 10g、竹茹 10g、生姜 3 片;大便秘结加黄芩 6g、黄连 3g、生大黄 3~6g 后下;疲乏加黄芪 20g。

【专科制剂】胃安康颗粒(甘肃省肿瘤医院院内制剂,裴正学教授经验方),每次 1 包,每日 2 次。

2.脾肾亏虚

【主症】疲乏无力,腰困腿软,少气懒言,舌质淡,苔薄白,脉细。

【病机分析】肾为先天之本,脾为后天之本,因此用健脾补肾的办法益气扶正。气虚则少气懒言,体乏无力;肾虚则腰膝痠软,精血同源,补肾可以生血;放化疗中患者疲乏无力、饮食不振、腰膝痠软、白细胞下降为本症型的辨证要点。

【治法】健脾补肾,益气扶正。

【方药】兰州方(裴正学教授经验方)加减。

太子参 15g、党参 15g、北沙参 15g、人参须 15g、生地黄 12g、山药 10g、山萸肉 30g、麦门冬 10g、五味子 3g、桂枝 10g、白芍 12g、浮小麦 30g、甘草 6g、生姜 6g、大枣 4 枚。水煎服,每日 1 剂。

【方药分析】太子参、党参、人参须益气健脾;北沙参养阴润燥防治补气助火之弊;生地、山药、山萸肉、麦门冬、五味子滋补肾阴;桂枝、白芍、浮小麦、甘草、生姜、大枣和营卫;诸药共奏健脾补肾,益气扶正之效。

【加减】若白细胞下降严重,加丹参 30g、苦参 30g、元胡 10g、鸡血藤 15g、补骨脂 15g;若血小板下降严重,加黄精 20g、玉竹 10 g、土大黄 12g;若血红蛋白下降严重,加当归 10g、川芎 6g、枸杞 15g、女贞子 15g、鸡血藤 15g、丹参 20g、红花 6g。

【专科制剂】生血颗粒(甘肃省肿瘤医院院内制剂,裴正学教授经验方),每次 1 包,每日 2 次。

3.胃气上逆

【主症】放化疗过程中出现恶心、呕吐或呃逆,不思饮食,脉细。

【病机分析】中医认胃气以降为顺,脾主升清,胃主降浊,恶心、呕吐为胃气上逆之象;以恶心、呕吐、呃逆为本症型的辨证要点。

【治法】清热降逆。

【方药】橘皮竹茹汤(《金匮要略》)加减。

陈皮 6g、党参 10g、生赭石 15g、旋覆花 10g、竹茹 10g、生姜 3 片、大枣 6g。

【方药分析】陈皮、党参、生姜、大枣健脾;生赭石、旋覆花、竹茹清热降逆;重镇降逆而不伤胃气。

【加减】若大便秘结加枳实 10g、生大黄 3~6g 后下;疲乏加黄芪 20g、太子参 15g。

(四)中医与放疗配合

放射性直肠炎,中医理论认为,放疗同化疗一样属祛邪治疗,旨在尽可能地将肿瘤杀灭,而放疗本身又是一种毒邪,属热毒,易耗气伤阴,故放疗后的病人常出现口渴欲饮,低热盗汗,疲倦乏力等气津两伤之象,中药的运用可有效减轻此类毒副反应的发生率。多项研究认为中医药防治直肠癌放疗引起的放射性膀胱炎有显著疗效。

1.辨证治疗

【主症】腹痛,泄下赤白相杂,里急后重,苔白腻,脉滑数。

【病机分析】本证以放疗中出现腹泻、里急后重为辨证要点,放射性损伤为热毒范畴,热毒下迫大肠则出现腹泻、里急后重,血便。

【治法】清热利湿,调气行血。

【方药】葛根芩连汤(《伤寒论》)加减。

黄芩 10g、黄连 6g、葛根 10g、银花 15g、茯苓 15g、车前子(包)10g、赤白芍各 15g、当归 15g、甘草 6g、白花蛇舌草 30g。

【方药分析】黄芩、黄连清热燥湿;茯苓、车前子淡渗利湿;赤白芍、当归凉血活血止血;甘草、白花蛇舌草、葛根、银花清热解毒;共起清热利湿,调气行血之效。

2.中药保留灌肠法

【方药】神散汤加味。

金银花 120g、当归 30g、桔梗 30g、土大黄 20g、仙鹤草 60g。

【方药分析】金银花、当归清热解毒、活血化瘀;土大黄活血化瘀、解毒;仙鹤草止血;桔梗升提、大黄降气,升降相因,疏达气机。共奏清热解毒、活血化瘀之效。

【用法】每剂药加水后煎 2 次,共浓缩至药液约 200ml。每晚保留灌肠 1 次。

(五)中成药

目前报道有效的中成药主要包括平消胶囊、康莱特注射液、艾迪注射液、华蟾素片、华蟾素注射液、肠复康胶囊、康赛迪胶囊、天马注射液、长必安胶囊及墓头回总苷片等。

1.口服中成药

(1)平消胶囊。

【功能主治】活血化瘀,止痛散结,清热解毒,扶正祛邪。

【用法用量】每次 4~8 粒,每日 3 次,口服。

(2)华蟾素片。

【功能主治】解毒,消肿,止痛。

【用法用量】每次 0.9~1.2g,每日 3 次,口服,4 周为 1 疗程。

2.静脉滴注中成药

(1)华蟾素注射液。

【功能主治】解毒,消肿,止痛。

【用法用量】每次 10~20ml,每日 1 次,稀释后静滴,用药 7d,休息 1~2d,4 周为 1 疗程。

(2)艾迪注射液。

【功能主治】清热解毒,消瘀散结。

【用法用量】每次 50~100ml,每日 1 次,稀释后静滴,10~15d 为 1 周期,间隔 3d,2 周为 1 疗程。

(3)复方苦参注射液。

【功能主治】清热利湿,凉血解毒,散结止痛。

【用法用量】每次 12ml,每日 1 次,稀释后静滴,总量 200 ml 为 1 疗程,连用 2~3 个疗程。

(4)康艾注射液。

【功能主治】益气扶正。

【用法用量】每次 40~60ml,每日 1~2 次,稀释后静滴,30d 为 1 疗程。

(5)康莱特注射液。

【功能主治】益气养阴,消癥散结。

【用法用量】每次 100~200ml,每日 1 次,静滴,12d 为 1 疗程,间隔 3~5d,可进行下一疗程。

(六)中医适宜技术

1.艾灸

艾灸防治放化疗后白细胞减少,减轻消化道反应,缓解症状。化疗患者如灸足三里、内关,可降胃气、燥化脾湿;如灸涌泉穴,可滋阴降火,宁心安神,有引火归元之功;艾灸关元、三阴交、神阙穴治疗气虚不摄型,可益气温阳补虚。

2.针刺疗法

【治法】运脾益胃、活血止痛、降气止呕,取足阳明胃经穴、任脉、膀胱经穴,采用平补平泻手法,每次留针 20~30min,每日 1 次,10 次 1 疗程。

【取穴】中脘、下脘、章门、胃俞、膈俞、足三里。

【随症选穴】呕吐痰涎加丰隆、公孙；心慌、气短加内关、三阴交；手足冰凉、腰背疼痛加肾俞、脾俞；呃逆加内关、足三里。

3.中药熏蒸治疗

可根据辨证选择足浴方：生血方、肿瘤相关性发热方、养生方、通便方、下肢水肿方等。

（1）生血方（夏小军教授经验方）：党参 15g、白术 12g、黄芪 30g、当归 10g、鸡血藤 30g、熟地黄 20g、酒女贞子 15g、盐补骨脂 10g、炙甘草 6g、白芍 15g、制何首乌 15g、盐菟丝子 15g、酒山茱萸 15g。

（2）肿瘤相关性发热方（夏小军教授经验方）：淡竹叶 10g、石膏 60g、知母 20g、地黄 15g、赤芍 12g、牡丹皮 10g、大黄 6g、炒桃仁 8g、大青叶 15g、板蓝根 15g、金银花 15g、半枝莲 15g、白花蛇舌草 15g。

（3）养生方（夏小军教授经验方）：黄芪 10g、当归 10g、红芪 10g、苏木 40g、泽兰 30g、地黄 30g、花椒 15g、粉葛 30g、细辛 8g、黄芩 10g、炒酸枣仁 5g、肉桂 10g、炙甘草 6g。

（4）通便方（夏小军教授经验方）：肉苁蓉 15g、当归 20g、牛膝 15g、厚朴 15g、麸炒枳壳 10g、香橼 10g、大黄 5g、炒鸡内金 30g、焦山楂 15g、焦六神曲 15g、炒麦芽 15g、黄芪 30g、升麻 5g。

（5）下肢水肿方（夏小军教授经验方）：黄芪 15g、丹参 30g、当归 10g、红花 30g、炒桃仁 10g、川芎 10g、醋乳香 10g、醋没药 10g、地龙 5g、路路通 20g、滑石 30g、醋三棱 15g、醋莪术 15g、大腹皮 15g、冬瓜皮 30g。

第六节　疗效评价

一、西医疗效评价标准（RECIST 标准）

按照 RECIST 标准把瘤体大小变化分为"疾病控制"及"疾病进展"两类。"疾病控制"是指包括经确认的按 RECIST 实体瘤客观疗效标准肿瘤缓解者（CR+PR）及经 6 周以上治疗肿瘤稳定者（SD）；"疾病进展"是指经 6 周以上治疗出现至少有一个病灶最大长径总和增大 20% 或以上，或出现新病灶，或新出现的胸腹水且细胞呈阳性（PD）。（其中 CR+PR+SD 为疾病控制；PD 为进展。）

二、中医症候评价标准

(一)疗效评定标准

参照2002《中药新药临床研究指导原则》改良后评分。见表3-2。

表3-2　中医症候疗效判定标准

疗效分级	痊愈	显效	有效	无效
疗效指数	$n \geqslant 90\%$	$70\% \leqslant n \leqslant 90\%$	$30\% \leqslant n \leqslant 70\%$	$n \leqslant 30\%$

(二)评分标准

1.中医症状积分:根据患者大便改变情况、便血、腹痛、发热、舌象、脉象等症状,根据积分判定疗效,分3个等级,无症状为1分,症状较轻为2分,症状较重为3分。计算公式为:疗效指数(n)=(治疗前积分-治疗后积分)/治疗前积分×100%。表3-3。

2.体重变化

(1)体重变化评价标准:除外体腔积液、浮肿等因素引起的体重变化,以千克为计量单位。

(2)体重变化评价方法:回顾患者住院病例,对治疗前和治疗后的体重情况各记录1次,按照体重变化评价标准将其分为"好转""稳定""恶化"三个等级。"好转"是指体重增加>原有体重5%,并维持4周以上;"稳定"是指体重增加或减少≤原有体重5%;"恶化"是指体重减少>原有体重5%,持续4周以上。

表3-3　中医症状评分标准

症状	轻度(1分)	中度(2分)	重度(3分)
大便改变	大便稀软不成形,日行2~3次	烂便、溏便,日4~5次	水样便,行6次以上
便血	大便少量,暗黑色	黑便中少量暗红色黏液脓血	便血量多难止
腹部疼痛	偶有腹痛,生活及睡眠不受影响	疼痛明显,较频,不能忍受,要求服用止痛药	疼痛剧烈难忍受,生活及睡眠受到严重影响,需服用止痛药
发热	午后间断低热	持续低热	发热不退
舌象	舌稍红,苔黄厚	舌红,苔黄厚微腻	舌红绛,苔黄厚腻
脉象	脉滑数,一息5至	脉滑数,一息6至	脉滑数,一息7至
体重	好转(体重增加>原有体重5%,并维持4周以上)	稳定(体重增加或减少≤原有体重5%)	恶化(体重减少>原有体重5%,持续4周以上)

第七节　预防调护

一、心理调护

对于癌症患者而言,社会心理干预不但可以缓解患者的焦虑、抑郁情绪,消除恐惧感,而且可减轻化疗、放疗所致的躯体反应,提高自信心与依从性,甚至可以提高患者的免疫水平,提高生存率。医务人员应了解癌症患者具体心理行为问题,给予心理帮助。支持心理治疗对癌症患者各个阶段具有重要意义,医务人员必须全面掌握,适时应用。医生与患者进行语言或非语言交流,逐渐消除患者的疑虑,以说服开导、适当保证等方式帮助指导患者分析面临问题,增强其生活的勇气和树立战胜疾病的信心,遵循正确的生活习惯,保持情绪稳定,逐渐使机体、神经、内分泌及免疫功能趋于平衡状态,有利于患者的康复和预后。

二、饮食调护

饮食是人体生长发育必不可少的物质,是五脏六腑、四肢百骸得以濡养的源泉,也是人体气血津液的来源。正如孙思邈在《千金要方·食治》中所说:“不知食宜者,不足以存生也。”又指出:“夫在身所以多疾此皆由……饮食不节故也。”说明注意饮食营养对保持健康有十分重要的意义,指出不注意饮食卫生和饮食不节是多种疾病发生的直接原因。中医治疗历来重视食疗,《素问·脏气法时论》曰:“毒药攻邪,五谷为养,五果为助,五畜为益,五菜为充,气味合而服之,以补精益气。”《素问·五常政大论》亦曰:“大毒治病,十去其六……”“谷肉果菜,食养尽之,无使过之,伤其正也。”说明药物配合饮食治疗,既可减少“毒药”对人体的损害,又能补精益之,从而提高治疗效果。要求在疾病治疗过程中,要在用药除去大部分疾病后,随即用饮食调养正气,祛尽余邪,否则一味用药治疗,必损人体正气。

饮食虽能维护人体的生长发育,但如果饮食失宜,饱饥无常也可导致疾病的发生。如《济生方·宿食门》所云:“善摄生者,谨于和调,一饮一食,使入胃中,随消随化,则无滞留之患;若禀受怯弱,饥饱失时,或过餐五味,鱼腥乳酪,强食生冷瓜果菜,停蓄胃脘,遂结宿滞,轻则吞酸呕恶,胸满噎噫,或泄或痢;久则积聚,结为癥瘕,面黄羸瘦,此皆宿食不消而主病焉。"说明了饮食不节,或过食生冷瓜果菜,或肥甘厚味无度,或暴饮暴食等均可导致疾病发生。当然也可因偏食或摄入不良而致病的。

鉴于饮食时对人体生命活动和提高治疗效果、促进病人康复有这样重要的作用,护理上应遵循中医理论体系,做好饮食调护。

(一)辨证选择食物

病症有寒、热、虚、实之分,食物亦有四性五味之别,饮食调护应按病症的性质不同,选择相宜之食品。所谓"四性",即寒、热、温、凉四种不同性质的食性。《素问·至真要大论》中"寒者热之,热者寒之"的治疗原则,同样适用于食性选择的原则。由于寒凉性食物,具有清热、泻火或解毒的作用,因此可选用于热证。如粮食中的陈仓米、小米、高粱米、大麦、薏苡仁、赤小豆、绿豆等;凡属热性温性的食物,同样具有温中、祛寒之功效。如:糯米、黄米、小麦等甘温食物,可选用于寒证病人。如脾胃虚寒、腹痛、泄泻等症,可用葱、韭、姜、蒜、辣椒等辛热之品,以达健脾通阳温中之效。而各种水果及一些瓜类,性味多偏寒凉,多有清热解渴之效,可选用于温病热盛伤津者。所谓"五味",指的是酸、苦、甘、辛、咸五种食味。食物的五味不同,具有的作用也不相同。如《素问·至真要大论》中说:"辛甘发散为阳,酸苦涌泄为阴,咸味涌泄为阴,淡味渗泄为阳。"《素问·脏气法时论》中又指出:"辛、酸、甘、苦、咸,各有所别,或散,或收,或缓,或急,或坚,或软,四时五脏,病随五味所宜也。"如辛味,有能宣散、行气血、能润之功效,对于表寒证及气血阻滞病症应注意选用之。甘味,有补益和中缓急的作用,在人体五脏气血阴阳任何一方虚证时可用甘味缓和拘急疼痛等。如糯米红枣粥可治脾胃气虚或胃阳不足;糯米酒加鸡蛋,煮熟后食用以供产妇补益等,均取糯米、红枣之甘味,再合其温性,而求其补气、温阳、散寒之功效。又如酸味,有收敛固涩之效,适用于气虚、阳虚不摄而致的多汗症,以及泄泻不止,尿频,遗精,滑精等病症。再如苦味,有能泄、能燥、能坚的作用,多用于解除热证、湿证、气逆等病症。例如:苦瓜味苦性寒,用苦瓜炒菜,即取其苦能清泄之功,而达到清热、明目、解毒的目的。常吃苦瓜,对热病烦渴,中暑,目赤,疮疡肿毒等证极为有利。同样,咸味有软坚散结,亦能泻下的作用。用治热结,痰核,瘰疬等病症。此外,食物性味之偏,它们对五脏的作用也不一样。如《素问·宣明五气》中记载:"五味所入:酸入肝,辛入肺,苦入心,咸入肾,甘入脾,是谓五入。"说明酸、辛、苦、咸、甘五味分别对五脏产生特定的联系和亲和作用,它们进入哪一脏,就会对该脏发挥有益的生养作用。

总之,在选择食物时,必须根据病症的性质,结合食物的性味归经,选用相宜的食物配膳,做到寒热协调,五味不偏,有益于健康。

(二)饮食要求

食量要因人因症而宜,勿太过或不足。食量太过,运化不及,反损伤脾胃,对健康不利;食量不足,机体得不到水谷精微之品,导致正气不足,无以驱邪,久之气血亏损而病生。食物的软硬应根据病人脾胃功能酌定。大多数病人,脾胃功能低下,应给以软、精、细的食物为原则,即使与病症相宜的,也应适当控制,以免加重脾胃的负担,而使余邪难清或愈而复发。

(三)饮食禁忌

忌口之说,在中国起源很早,也是中国特有的提法,注意了饮食和疾病的关系,即"所食之味,有与病相宜,有与身为害",肿瘤患者也不例外,放疗期间由于常见热胜伤阴和湿热并重两种情况,忌服辛辣香燥等刺激性食物,如胡椒、葱、蒜、韭菜、鳗、羊、鸡等。忌口也不能绝对化,中医认为"以胃气为本",如果患者爱吃某类食品,尽管属于忌口范围,还是应该食用,关键是"少食,淡食,勿使伤食耳",强行禁忌反而有害。

饮食禁忌,在饮食护理中也是十分重要的。临床上许多疾病难愈,或愈而复发,不少是与不注意饮食禁忌有关。《千金方》曾说:"大凡水病难治,瘥后特须慎于口味,病人多嗜食,所以此病难愈也。"《医学六要》对血证饮食禁忌强调"血证不断酒色厚味,纵止必发,终成痼疾"。其他如黄疸忌食油腻;温病高热忌食辛辣荤腥;脾虚泄泻,忌食生冷瓜果;肺痨、痔疮、痈疖忌食燥性食物;产后、经期忌食寒凉食品等经验,均应在饮食护理中加以运用。

此外,饮食禁忌除以上内容外,还应注意食物与药物,食物与食物之间的关系。如服用中药一般忌嗜茶,服参类补品,忌食萝卜。还有习惯服蜂蜜忌葱,白术忌桃、李,鳖甲忌苋菜,荆芥忌鲫鱼,天门冬忌鲤鱼,鳝鱼忌犬肉,雀肉忌白木耳等,也可供参考。

参考文献

[1]结直肠癌诊疗规范(2015 年版)[J].中国医学前沿(电子版)2011,3(6):130-134.

[2]周岱翰.临床中医肿瘤学[M].北京:中国中医药出版社,2011.

[3]裴正学.裴正学医学笔记[M].兰州:甘肃科学技术出版社,2008.

第四章
原发性肝癌

原发性肝癌（primary liver cancer, PLC）是来自肝细胞或肝内胆管细胞的恶性肿瘤，不同于来自其他脏器之转移癌。近年来在世界各地，本病发病率均有上升趋势，肝癌全球有78.2万新发病例，74.5万死亡病例。其中，中国的新发病例数及死亡病例数均占了约50%左右；与（2008年）公布的数据相比，全球范围内男性肝癌发病率稳定在第5位，女性由原来的第7位下降至第9位；肝癌死亡率在男性中居第2位，女性中居第6位。在欧洲、北美等一些肝癌低发的地区，发病率有增加的趋势；而在高发的中国及日本，发病率有下降趋势。此变化趋势可能由以下的原因导致：①肝癌本身就是男性明显高发的疾病；②亚洲国家乙型肝炎病毒（HBV）感染控制有明显改善，在一些国家及地区新生儿乙肝免疫已成为常规；而且饮水、食物等卫生状态显著改善；③欧美国家丙型肝炎病毒（HCV）感染仍呈上升趋势，虽然有新的治疗药物出现，目前还不能明确药物控制的效果，没有有效的丙肝疫苗来免疫一般人群；④由于其他肝癌易感因素如糖尿病、肥胖、非酒精性脂肪性肝炎等的发生有增加的趋势，而这些因素可能在男性、欧美国家更常见。

原发性肝癌，据其发病常见的临床表现，可归属于中医病名的"肝积""肥气""黄疸""癖黄""臌胀""癥瘕"等范畴。中医文献对此有较多记载，如《灵枢·邪气脏腑病形篇》曰"肝脉微急为肥气，在胁下。若覆杯。缓甚为善呕；微缓为水瘕痹也"。《济生方·总论》描述"肥气之状，在左胁下，覆大如杯，肥大而似有头足，是为肝积"等。从中医古籍中可以看出肝癌的病位在胁下，可发展为胁下巨大的包块。《素问·大奇论》曰："肝壅，两胁满，卧则凉，不得小便"。《素问·腹中论》曰："病胸胁支满者，妨于食，病至则先闻腥臊臭，出清液，先唾血，四支清、目眩，时时前后血……病名血枯……乃肝伤也"。《诸病源候论·积聚候》曰："诊得肝积，脉弦而细，两胁下痛，邪走心下，足肿寒，胁下痛引小腹……"《金匮要略·黄疸》曰:"黄疸之病,当以十八日为期,治之十日以上瘥,反剧为难治"。《张氏医通·膈症》曰:"瘀血发黄,大便必黑,腹胁有块或胀,脉沉或弦,大便不利,脉稍实而不甚弱者,桃核承气汤不尽黑物而退"。《丹溪心法·鼓胀》曰:"中满鼓胀,内有积块,坚硬如石,令人坐卧不安,大小便涩滞,上气喘促,遍身虚肿"。《医学衷中参西录·论肝病治法》曰:"肝体木硬,肝气郁结,肝中血管闭塞,及肝木横恣侮克脾土,其现病或胁下胀痛,或肢体串疼,或饮食减少,呕哕,吞酸,或噫气不除,或呃逆连连,或头疼目胀、眩晕、痉痫种种诸证"。《医林改错·膈下逐瘀汤》曰:"肚大坚硬成块,皆血瘀凝结而成,用膈下逐瘀汤,消化积块"。

第一节　病因病理

一、西医病因病理

(一)病因及发病机制

1.病因

本病发病原因尚未确定,近年来大多数研究把重点放在病毒感染和化学因素方面。通常认为原发性肝癌中有三分之一的患者有慢性肝炎病史,根据国内外大量资料表明,肝癌患者中几乎一半的人与乙型肝炎病毒的感染有关,日本学者检测了一些国家肝癌患者乙肝表面抗原(HBsAg),发现肝癌人群中 HBsAg 阳性检出率明显高于自然人群,通常高于自然人群 5~20 倍。近年来,丙型肝炎病毒的感染与肝癌的发生同样具有密切关系,最新资料表明全球每年有 30 万人死于丙肝所致肝癌。原发性肝癌中肝硬化者较多,其中肝细胞癌伴肝硬化者约为 64.1%~94%,胆管细胞癌伴肝硬化者约 33.3%。国内所见肝癌伴肝硬化以门静脉性肝硬化最多见,其次是混合性和坏死性肝硬化;国外报告肝癌合并之肝硬化最主要者为坏死性肝硬化。反过来肝硬化合并肝癌的发生率中国报告约为 16.55%~51.1%。上述情况表明,原发性肝癌与肝硬化关系密切。在化学物质方面亚硝基类和偶氮苯类在很多动物身上引起了肝癌。有人在肝癌高发区居民饮水中发现含亚硝酸盐量较其他地区高。近年来黄曲霉素的致癌作用引起了人们的关注,感染黄曲霉菌的食物,如霉玉米、霉花生对大鼠、小鼠、小鸭均有明显之致肝癌作用。

2.发病机制

发病的分子机制较为复杂,癌症的发生主要是原癌基因激活与抑癌基因的失活，目前与肝癌有关的原癌基因主要有 N-ras、HBVx 等，抑癌基因主要有 P53、Rb、p21、PTEN 等。其次为多种分子信号通路的异常活化，如 Wnt 信号通路、Hedgehog 信号通路的异常活化或过度表达，导致正常细胞间信号通路发生异常，从而诱导肝癌的发生。另外，肝癌的发生与相关蛋白、生长因子的过度表达有关。

（二）病理

肝癌的大体形态分为三型：①巨块型：为直径 10 厘米以上之巨块，质硬，易产生坏死，易形成肝破裂出血。②结节型：结节呈多发，散布于肝右叶，此型常伴肝硬化。③弥漫型：为米粒至黄豆大小癌结节散布全肝，也常伴有肝硬化。肝脏肿大不显著，有的还出现缩小。癌细胞由肝细胞来者占 90%，癌细胞呈圆形或多角形，排列呈索状或巢状，核大，核仁明显；癌细胞由胆管细胞来者比较少见，细胞呈立方或腺状，或柱状。另外尚有极少数癌细胞介于肝细胞和胆管细胞之混合状态。癌细胞之转移通常有肝内转移和肝外转移，肝内转移在门静脉分支中形成瘤栓，脱落后在肝内引起多发性肝内转移灶，如果瘤栓形成于门静脉之中，则可见门静脉高压之各种症状；肝外转移包括血行转移、淋巴转移、种植转移三种形式。血行转移则首见于肺，其次是肾上腺、骨、肾、脑等处。淋巴转移主要是肝门淋巴结，其次是胰、主动脉旁淋巴结、锁骨上淋巴结。种植转移是癌细胞脱落，植入于胸膜、腹腔、横膈，形成胸水、腹水等，个别患者有种植于盆腔而形成盆腔肿物。肝细胞型多见，约占 90%；胆管细胞型较少见且预后较好，混合型较少见。

二、中医病因病机

中医认为"肝属木，性条达，喜疏泄"，肝的条达一旦破坏，则呈"肝气郁结"，此为肝病之重要病机。肝为罢极之本，过分地劳累容易伤肝，大怒亦能伤肝。胃肠系统之慢性疾患，中医皆责之于脾，脾病日久则侮木，木者肝也，凡此种种皆可形成肝病。不论何种原因，形成肝病之主要病机，首先是"肝气郁结"，这时则肝失条达之性，由生理转入病理，因此古人有"郁为肝病之本"说。肝气郁结之临床见症有"口苦咽干"、"急躁易怒"，"胸胁苦满"三症，凡具备其中之一者，则可认为已属肝气郁结，肝郁之同时，大部分患者均可产生不同程度的脾胃气虚症候群，这种症群之主要表现是颜面萎黄，食欲不振，身体乏力，少气懒言，中医把这种病机叫作"肝木克脾土"。大凡肝气郁结者，大多导致"肝木克脾土"，俗称肝胃不和，肝癌初起时的临床表现大体属于这一类型，在肝木克脾土的基础上，病情进一步发展，肝郁由气滞转入血瘀；脾虚由气虚转入阳虚。前者之见症为两胁重困，右胁疼痛，久之则在胁下可出现癥块积聚；后者之见症为腹胀腹水，全身浮肿，明显衰弱，颜面晦暗。肝郁可化火，脾虚则生湿，湿热相合则见黄疸、发热、苔黄腻、脉滑数等症。肝郁化火日甚,尚可迫血妄行;脾虚日甚,尚可气不统血,二者均能导致出血。化火日甚亦可热入心包,此时患者则进入昏迷状态,即现代医学所谓之肝昏迷。

第二节　临床表现

一、主要症状

肝癌患者之早期症状与肝炎无异,一部分病人起病隐匿,甚至没有任何症状和体征。总的来说肝癌病人最先见到的症状大多数是肝区疼痛,多呈持续性胀痛或钝痛,疼痛是因为肝脏迅速肿大,肝包膜绷紧所致,如果癌细胞侵犯横膈,则可见到右肩背之疼痛,生长较缓慢之肝癌,因其肝包膜之适应而疼痛较轻。有时癌肿破裂,坏死之癌组织流入腹腔,则肝痛向腹部扩散且疼痛骤然非常剧烈,出血过多者可引起休克。除此之外肝癌常伴发肝硬化门脉高压之表现。肝癌转移至肺、骨、脑等处时可产生相应之症状。另外作为恶性肿瘤,肝癌患者还常有消瘦、乏力、发热,晚期则出现贫血、衰竭、恶液质等表现。

参照 1977 年全国肝癌会议标准将本病分为 3 个临床类型:①单纯型:临床无肝硬化表现,肝功能基本正常;②硬化型:临床有明显肝硬化症状,检查符合肝硬化者;③炎症型:伴有持续性癌性高烧,谷丙转氨酶持续增高。

二、体征

肝癌之肝肿大可向上增大而致肝浊音界上升,亦可向下增大而突出于右肋及剑突下,触之质硬,表面欠光滑而有结节,触痛明显,癌组织中动脉血管丰富而迂曲,通常可在肿块之上听到血管杂音为吹风样。晚期肝癌多有黄疸,这是癌块压迫肝门附近之胆管所致,也有一部分是癌组织直接侵犯胆管所致。

三、并发症

(一)消化道出血

它是由于门脉高压所致之食道静脉曲张破裂,亦因肝癌病人晚期消化道黏膜糜烂、溃疡,加之凝血机制障碍。约有 15% 之肝癌病人死于消化道出血。

(二)肝昏迷

此为肝癌病人之临终表现,大约 30% 病人死于此症。

（三）肝癌结节破裂出血

这是因为癌组织坏死、液化,最后自行破裂,也有因外力而破裂者。大多数破裂仅局限于肝包膜之下,使肝包块迅速增大,局部疼痛剧烈;也有一小部分患者肝包膜因压力过大,亦随之破裂,癌坏死组织破入腹腔引起全腹痛及癌性腹膜炎,亦可引起大量出血并失血性休克。

（四）继发感染

是原发性肝癌的常见并发症,晚期肝癌因白细胞减少,抵抗力减弱,故易感染,出现肺炎、败血症、肠道感染等。

第三节　实验室及其他检查

一、肿瘤标志物的检查

甲胎蛋白(AFP)是确诊肝癌的重要指标,因其阳性可在症状出现前六个月或更早出现,故对肝癌的早期诊断亦具意义。除诊断外,甲胎蛋白的测定在判断治疗效果和预测复发方面也有重要价值。在生殖腺胚胎瘤、少数转移性肿瘤、妊娠、活动性肝炎、肝硬化炎症活动期,甲胎蛋白也可有阳性,但升高不如原发性肝癌明显。甲胎蛋白浓度通常与癌肿大小呈正相关。

在排除妊娠、活动性肝炎及胚胎瘤后,甲胎蛋白检查诊断原发性肝癌的标准是:①甲胎蛋白大于 500μg/L 持续 4 周以上;②甲胎蛋白在 200μg/L 以上的中等水平持续 8 周以上;③甲胎蛋白由低浓度逐渐升高不降。活动性肝炎、肝硬化炎症活动期甲胎蛋白浓度可出现低度升高,但与血清 ALT 同步升高和下降。如 ALT 正常但甲胎蛋白呈低浓度阳性持续 2 月以上,应考虑原发性肝癌。血清 r-谷氨酰肽酶(r-GT)对原发性肝癌的阳性率在 90% 以上,但对其他一些疾病也可能出现同样高的阳性率,因此特异性较差,只能作为最初的筛选方法。

二、影像学检查

（一）超声显像

B 型超声波检查对肝癌的诊断具有重要意义,是目前肝癌筛查的首选检查方法。可确定肝癌的部位、大小及类型,并有重要鉴别诊断意义。

（二）电子计算机断层扫描 Computer Tomography(CT)

CT 和 B 超一样对肝癌的诊断和鉴别具有意义,CT 检查具有更高的分辨率,兼有定性和定位的诊断价值,且能显示病变的范围、数目、大小及其与邻近脏器和重要血管的关系等,CT增强扫描可进一步提高肝癌诊断的准确率及早期诊断率。

(三)核共振成像(MRI)

为非放射性检查,无需增强即可显示门静脉和肝静脉的分支;对肝血管瘤、囊性病灶、结节性增生灶等的鉴别有优势。

(四)肝血管造影

该项检查为有创性,适用于肝内占位性病变非侵入性检查未能定性者,拟行肝动脉栓塞治疗者。

(五)PET-CT

将PET图像和CT图像融合对肿瘤进行早期诊断和鉴别诊断,鉴别肿瘤有无复发,对肿瘤进行分期和再分期,寻找肿瘤原发和转移灶,指导和确定肿瘤的治疗方案、评价疗效。

三、肝穿刺活体组织检查

超声或CT引导下细针穿刺行组织学检查是确诊肝癌的最可靠方法,但操作复杂,且偶有并发出血或针道转移的风险,若非侵入性检查未能确诊者可视情况考虑应用。

第四节 诊断与鉴别诊断

一、诊断

有乙型或丙型病毒性肝炎或酒精性肝病的中年尤其是男性患者,有不明原因的肝区疼痛、消瘦、进行性肝肿大者,应考虑肝癌的可能,要进一步做血清甲胎蛋白检验和有关影像学检查,必要时行肝穿活检,可获诊断。

(一)诊断要点

1.影像学标准:AFP检查阴性,两种影像学检查均显示有大于2cm肝癌特征性占位病变。

2.影像学结合AFP标准:一种影像学检查结果显示有大于2cm的肝癌特征性占位病变,同时甲胎蛋白大于500μg/L。

3.肝穿活检:对影像学尚不能确定的≤2cm的肝内结节应通过肝穿活检以证实原发性肝癌的组织学特征。

（二）分期

1.临床分期：I 期，无明显肝癌症状和体征。II 期，超过 I 期标准而无 III 期证据。III 期，有明确恶液质、黄疸、腹水或肝外转移之一。

2.TNM 分期：国际抗癌联盟（UICC）TNM 分期。见表 4-1。

T—原发肿瘤

T0 无原发肿瘤

T1 ≤2cm 之孤立结节，无血管侵犯

T2 ≤2cm 之孤立结节，血管侵犯；或多个局限于一叶≤2cm 结节，未侵犯血管，或单个>2cm 结节，无血管侵犯

T3 >2cm 孤立结节，侵犯血管；或多个≤2cm 结节局限于一叶，侵犯血管；或一叶内多个>2cm 结节，有或无血管侵犯

T4 多个结节，超出一叶；或侵犯门静脉主支或肝静脉。

N—淋巴结

N0 无局部淋巴结转移

N1 有局部淋巴结转移

M—远处转移

M0 无远处转移

M1 有远处转移

表 4-1　肝癌 TNM 分期

分期	TNM		
I 期	T 1	N0	M0
II 期	T 2	N0	M0
III 期	T 3	N1	M0
	T1~3	N1	M0
IV 期			
IV A 期	T 4	任何 N	M0
IV B 期	任何 T 4	任何 N	M1

3.合并肝硬化时肝功能的 Child-Pugh 分级，表 4-2。

表 4-2　肝功能的 Child-Pugh 分级

项目	A 级	B 级	C 级
血清总胆红素	<2N	2~3N	>3N
白蛋白	>3.5g/L	2.8~3.5 g/L	<2.8 g/L
腹水	无	轻度,可控制	顽固性腹水
肝性脑病	无	轻度	重度
凝血酶原时间	<4s	4~6s	>6s
延长	（<1.7）＊	（1.7~2.2）	（>2.2）

注:＊ 国际标准化比值(INR),N 为正常值上限。

(三)中医症候诊断

依据甘肃省肿瘤医院关于原发性肝癌的中医辨证,分为以下 6 个症型。符合主症 2 个,并见主舌、主脉者,即可辨为本型;符合主症 2 个,或见症 1 个,任何本证舌、脉者,即可辨为本型;符合主症 1 个,或见症不少于 2 个,任何本证舌、脉者,即可辨为本型。

1.肝郁气滞

【主症】胁肋胀满,痛无定处。

【主舌】舌淡黯。

【主脉】脉弦。

【或见症】烦躁易怒,口苦咽干,嗳气,胀满闷痛,走窜不定,少腹包块,攻撑作痛,腹胀胁痛。

【或见舌】舌边红,苔薄白,苔薄黄,苔白腻或黄腻。

【或见脉】脉弦细。

2.脾胃气虚

【主症】神疲乏力,少气懒言,纳呆。

【主舌】舌淡胖。

【主脉】脉虚。

【或见症】形体消瘦,气短,自汗,畏寒肢冷,大便溏薄。

【或见舌】舌边齿痕,苔白滑,薄白苔。

【或见脉】脉沉细,脉细弱,脉沉迟。

3.气滞血瘀

【主症】胁肋疼痛,刺痛固定,肌肤甲错。

【主舌】舌质紫暗或有瘀斑、瘀点。

【主脉】脉涩。

【或见症】面色黧黑,唇甲青紫,面颈胸可见赤丝血缕,手掌赤痕,阴道出血色黯瘀,或夹血块。

【或见舌】舌胖嫩,苔白腻,苔滑腻,苔厚腻,脓腐苔。

【或见脉】脉沉弦,脉结代,脉弦涩,脉沉细涩,牢脉。

4.湿热内蕴

【主症】口苦身热,尿赤便干,胁肋灼痛。

【主舌】舌质红或绛,苔黄而干。

【主脉】脉滑数。

【或见症】口腔糜烂,心烦不寐或烦躁盗汗,大便干涩,小便短赤,干咳或咳血,吞咽困难,咽干痛,梗阻较重。

【或见舌】舌有红点或芒刺,苔黄燥,苔黄厚黏腻。

【或见脉】脉洪数,脉数,脉弦数。

5.肝肾阴虚

【主症】五心烦热,口咽干燥,胁肋隐痛。

【主舌】舌质红少苔。

【主脉】脉细数。

【或见症】盗汗,脉嫩红或少苔或裂纹或剥苔或无苔,脉细且数。

【或见舌】舌干裂,苔薄白或薄黄而干,花剥苔,无苔。

【或见脉】脉浮数,脉弦细数,脉沉细数。

6.脾肾两虚

【主症】疲乏无力,食欲不振,少气懒言,腰困腿软。

【主舌】舌质淡,苔薄白。

【主脉】脉细。

【或见症】纳呆、便溏,肠鸣泄泻,腰膝痠软,小便清长。

【或见舌】舌质淡胖,苔白腻。

【或见脉】脉沉迟。

二、鉴别诊断

(一)西医鉴别诊断

1.继发性肝癌:癌组织来源于胃、肺、大肠、乳房、骨骼、泌尿生殖系统等。通过病史及全身各系统之检查,找到原发灶则可帮助诊断。另外继发性肝癌一般病程较缓慢,甲胎蛋白阳性率较低,CT增强扫描也可帮助诊断。

2.肝硬化:此病之肝脏一般不甚大,肿大以脾为主,如果肝大明显,表面不平,质硬而有结节,反复测定AFP持续阳性,则可考虑肝癌之可能,并通过B型超声显像、CT断层扫描可以达到确诊。

3.肝脓肿:一般有高烧、寒战之炎症史,肿大之肝脏表现光滑无结节,触痛明显,局部肌紧张,白细胞计数升高,通过B超显像及CT断层可以达到确诊。另外来自肾、肾上腺、胰腺、结肠及腹膜后软组织之肿瘤也应与肝癌相鉴别,肝脏非肿瘤性疾患为血管瘤、多囊肝、肝结核等均应与肝癌相鉴别。

(二)中医鉴别诊断

1.肝癌与黄疸:黄疸以目黄、身黄、小便黄为主,主要病机为湿浊阻滞,胆液不循常道外溢而发黄,起病有急缓,病程有长短,黄疸色泽有明暗,以利湿解毒为治疗原则。而肝癌以右胁疼痛、肝脏进行性肿大、质地坚硬、腹胀大、乏力、形体逐渐消瘦为特征,中晚期可伴有黄疸,此时,黄疸仅视为一个症状而不是独立的病种,以扶正(补益气血)祛邪(疏肝理气、活血化瘀、清热利湿、泻火解毒、消积散结等)、标本兼治为治疗原则,并需结合西医抗癌治疗。此外,结合血清总胆红素、尿胆红素、直接胆红素测定及血清谷丙转氨酶、甲胎球蛋白、肝区B超、CT扫描等以明确诊断。

2.肝癌与鼓胀:肝癌失治,晚期伴有腹水的患者可有腹胀大、皮色苍白、脉络暴露的症状,属于鼓胀的一种特殊类型。肝癌所致之鼓胀,病情危重,预后不良,在鼓胀辨证论治的基础上,需结合西医抗癌治疗。可结合实验室检查明确诊断,协助治疗。

第五节 治 疗

一、中西医结合治疗思路

原发性肝癌的中西医结合思路是在西医治疗原发性肝癌规范的大体框架内,根据中国原发性肝癌患者多有病毒性肝炎、肝硬化基础而且发现较晚这一事实,充分发挥中医疏肝健脾、辨证论治和整体治疗的优势,进行原发性肝癌的中西医结合个体化治疗,以提高疗效。主要有以下四个方面。

(一)早期肝癌

对于早期肝癌行肝癌切除术或肝移植术后的患者使用中药辨证论治、健脾补肾治疗,对乙肝后肝癌行肝移植手术后要规范使用西医抗病毒和抗免疫排斥方面治疗。

（二）小于5cm肝癌

对于肝癌肿瘤小于5cm、肝功能Child-Pugh分级属于A级,不存在肝硬化失代偿的情况,肿瘤为单个肿瘤,血分析中白细胞和血小板在正常范围的患者,可以行肝动脉化疗栓塞治疗或者适形调强放疗。在行肝动脉化疗栓塞时中药给予疏肝健脾、清热祛湿治疗,以防止介入术后综合征;在行适形调强放疗时,中药给予清热解毒、扶正固本治疗以防止放射性肝损伤。化疗栓塞或适形调强放疗结束后,中医给予辨证论治、扶正抗癌治疗以尽量防止肿瘤复发。

（三）对于原发性肝癌肿瘤大于5cm、肝功能损伤已达Child-Pugh分级中的B级或C级,患者已有肝硬化失代偿或者肝脏有多发弥漫性的癌肿

这类患者给予中医药治疗,包括口服中药汤剂和静脉输注抗癌中成药。这种情况中医治疗总体原则是疏肝健脾、理气养血、清热祛湿,配合西医保肝、对症治疗。有条件的患者可以联合西药分子靶向治疗,中药兼顾治疗分子靶向药物引起的皮疹等不良反应。通过以中药为主、西药为辅的中西医结合治疗以最大程度减轻患者痛苦,延长患者生存时间。

（四）合并病毒性肝炎或肝硬化

对于病毒性肝炎、肝硬化患者在西医抗病毒及保肝、免疫治疗基础上,突出中医中药治疗,提高治疗效果,减轻病毒变异,防止发展为肝癌。

二、西医治疗

（一）手术治疗

1.手术切除原则:对临床肝癌或大肝癌,如患者全身情况和肝功能代偿良好,无肝硬化者,规则性肝切除仍为主要术式。对合并肝硬化的亚临床肝癌或小肝癌,非规则性肝切除成为主要术式;对肿瘤包膜完整者,倾向于非规则性肝切除;对肿瘤包膜不完整者,多考虑较为广泛的切除;从部位来说,左侧肝癌,以力求根治为原则,尽可能选用规则性半肝切除或左三叶切除。右侧肝癌,既要照顾根治原则,也要考虑安全性,不强求右半肝切除,一般行非规则性肝肝切除。位于肝中叶,特别是左内叶肿瘤主要施行非规则性肝切除,特殊情况下施行左半肝或左三叶切除术。

2.肝移植术:目前认为肝移植如用以治疗小肝癌特别是伴有肝硬化者,疗效较好,优于根治性切除术。

3. 二期切除

（1）病人选择:右叶或肝门区单个大肝癌,包膜较完整,因伴有肝硬化特别是小

结节性肝硬化而不能切除者；右叶大肝癌伴卫星结节，但仍局限于右肝者；主瘤在右叶而左叶有 1~2 个小的可切除结节者。

（2）二期切除指征：肿瘤直径缩小至原先的 50% 以上，对 AFP 阳性肝癌而言，肿瘤缩小应伴 AFP 显著下降。白/球蛋白比例恢复正常。综合治疗后副反应消失，病人体重上升。各种影像学检查提示技术上有切除可能。肝癌主要治疗手段为手术切除，早期术后 1 年、3 年及 5 年生存率分别为 80%~92%、61%~86% 和 41%~75%。但 90% 肝癌患者因肿瘤较大或肝硬化而失去手术机会，对于因肿瘤偏大而不能切除者，可先使用局部治疗，如肝动脉插管化疗加栓塞，待肿瘤缩小后争取二期切除，5 年生存可达 30%~50%。因肝硬化严重而不能切除的小肝癌，如单个肿瘤大小 2~5cm 或多个肿瘤之和<3cm 者，可选择肝移植，术后 5 年生存可达 78%~80%。非切除的姑息性治疗，5 年生存不到 10%。乙型肝炎病素感染患者术后还要抗病毒治疗。

（二）放射治疗

正常肝脏细胞对放射线敏感，而肝癌细胞则有一定敏感性，需>4000cGy 才可能得到较好的局部控制，近年来改进放射技术，如采用射波刀、适形及调强等方法，可取得较好的近期效果。同位素钇-90 动脉内靶向放疗也正在临床观察中。

（三）化学抗肿瘤药物治疗

1.全身化疗：尽管多数临床常用的抗肿瘤药物均曾试用于肝癌的治疗，但有效的不多。比较常用的药物有氟脲嘧啶、阿霉素、顺铂和丝裂霉素，大组临床报告部分缓解率均在 20% 以下。近年一些新药用于肝癌的治疗取得一定的疗效，如卡培他滨单药有效率 13%、吉西他滨 18%、伊立替康 7%。中药斑蝥制剂和三氧化二砷治疗肝癌也有一定的姑息治疗作用，多数患者治后症状有所减轻。但总的来看，全身化疗对肝癌的疗效不理想。

2.动脉化疗：由于肝癌对全身化疗不敏感，所以多数患者不适于全身化疗，而应尽可能通过动脉给药提高疗效。近 20 多年来由于介入影像的迅速发展，动脉内介入治疗已经形成一个新的医务分支。经肝动脉导管化疗栓塞（TACE）或 TACE 加门静脉栓塞（PVE）使有效率大为提高，生存期也有改善，已被临床广泛应用。其适应证为不能手术切除的肝癌对手术切除有困难的肝癌，化疗栓塞可使瘤体缩小，创造二期手术切除机会。其禁忌证为肝功能 Child-pugh C，肿瘤体积超过全肝 70%（若肝功能正常，可采用少量分次栓塞），广泛转移者，门静脉主干癌栓完全阻塞应视侧支循环、肿瘤大小及食管静脉曲张程度酌定。动脉化疗最常用的单药仍为 ADM 或 EPI，联合有 DDP+ADM+MMC、EPI+MMC+5Fu、EPI+HCPT（10-羟基喜树碱）等方案。目前临床常用的栓塞剂包括超液化碘油、明胶海绵及海藻微球等。动脉注射的药物最好的剂型是颗粒,既有栓塞作用、又可持续化疗,实验证明动脉内输注顺铂加微球后,肿瘤组织内药物浓度比单用顺铂高 4 倍。

（四）生物和靶向治疗

近年来在原发性肝癌的生物学特征和免疫治疗方面的研究有一定的进展,这些研究为肝癌的治疗提供了新的前景。目前单克隆抗体和酪氨酸激酶抑制剂类如索拉非尼的各种靶向治疗药物已被相继应用于临床,特别是酪氨酸激酶抑制剂在临床上已经显示了良好的治疗效果,基因治疗和肿瘤疫苗技术近些年来也在研究之中。

（五）其他治疗

局部消融疗法:近年来,无水酒精局部注射、射频消融、微波固化、激光消融等疗法已广泛用于临床,可起到控制局部肿瘤、缓解症状等作用,但仅对肿瘤小于 5cm 的肝癌效果较好,可作为不能接受手术切除小肝癌的治疗选择。

三、中医治疗

（一）辨证论治

1.肝郁气滞

【主症】胁肋胀满,痛无定处,或腹胀、纳差,舌质淡、苔白,脉弦。

【病机分析】通常为肝癌之早期。肝为刚脏,主疏泄、喜调达,情志不畅易导致肝气郁结,肝木克土,日久脾气固然受损,出现肝郁脾虚。肝气郁滞,可见抑郁不欢,胁肋胀痛,或可触及肿块,善太息;脾虚失运,则纳呆便溏,神疲少气。

【治法】疏肝健脾。

【方药】逍遥散(《太平惠民和剂局方》)或柴胡疏肝散(《景岳全书》)加减。

【药物组成】当归 10g、白芍 15g、柴胡 10g、枳实 10g、川芎 6g、香附 6g、丹参 30g、元胡 10g、川楝子 10g、八月札 10g、石见穿 10g。

【方药分析】方中以柴胡功善疏肝行气解郁;当归、白芍养血柔肝,香附理气疏肝而止痛,川芎、元胡、川楝子行气活血止痛,助柴胡以解肝经之郁滞,并增行气活血止痛之效;陈皮、枳壳理气行滞,芍药、甘草养血柔肝,缓急止痛;八月札、石见穿佐以散结消肿。诸药相合,共奏疏肝行气、活血止痛之功。

【加减】若肝区疼痛明显,可加制乳香 3g、制没药 3g 以活血、化瘀止痛;若出血,加仙鹤草 30g、土大黄 20g 以凉血止血;若纳呆,加焦三仙各 6g 以健脾消积。

2.脾虚痰湿

【主症】胸脘痞闷,纳差或食后腹胀,面色萎黄,便溏或黏滞不畅,舌质淡,舌体胖或齿痕多,苔薄白或腻,脉濡而滑。

【病机分析】《金匮要略》云:"夫治未病者,见肝之病,知肝传脾,当先实脾"。脾胃主受纳、腐熟和运化水谷,若起居不适,外受寒湿之邪,或恣食生冷之物,则使脾胃受寒湿所伤。寒湿凝滞,脾胃气机壅阻,不通则痛,故见脘腹胀满或疼痛;脾胃运化失司,则不思饮食;脾胃主肌肉四肢,湿邪困于脾胃,则四肢倦怠。

【治法】温中行气,燥湿化痰。

【方药】厚朴温中汤(《内外伤辨惑论》)合二陈汤(《太平惠民和剂局方》)加减。

【药物组成】厚朴 15g、茯苓 12g、焦白术 12g、草豆蔻 6g、木香 6g、半夏 6g、陈皮 6g、干姜 6g、炙甘草 6g。

【方药分析】方中厚朴行气消胀,燥湿除满;茯苓渗湿健脾以和中;半夏、陈皮燥湿化痰;草豆蔻、木香温中散寒、行气宽中;干姜、生姜温脾暖胃以散寒;甘草益气健脾,调和诸药,功兼佐使。诸药合用,寒湿得除,气机得畅,脾胃复健,则胀痛自解。

【加减】若胃脘疼痛,可加丹参 10g、檀香 3g、砂仁 6g 以行气活血止痛;若心下痞满、大便秘结,加大黄 10g、黄连 3g、黄芩 10g 以清热泻下除痞。

3. 气滞血瘀

【主症】急躁易怒,胁部胀痛,舌质红有瘀斑,苔黄腻,脉象弦涩。

【病机分析】随疾病的发展,肝气郁滞日久,气机不畅,气滞转化为血瘀,气血运行不畅,不通则痛。此时右胁下积块或剑下积块可明显触及,质硬而压痛显著,患者除具前述"肝郁脾虚型"全部临床表现外,主要自觉症状是肝区疼痛,拒按。症见急躁易怒,胁部胀痛,胁下可有积块,形体消瘦,肌肤甲错,舌紫暗,脉涩。

【治法】行气活血、舒肝止痛。

【方药】肝癌汤(薛文翰主任医师经验方)加减。

【药物组成】柴胡 10g、枳实 10g、白芍 15g、甘草 6g、鳖甲 15g、龟板 15g、牡蛎 15g、玳瑁 15g、元胡 15g、川楝子 10g、制乳香 3g、制没药 3g、海藻 10g、昆布 10g、三棱 10g、莪术 10g、白花蛇舌草 20g、半枝莲 20g、青陈皮各 6g、赤白芍各 15g、香附 6g、郁金 6g。

【方药分析】方中用柴胡、枳实加白芍配甘草组成四逆散疏肝行气解郁,龟板、鳖甲、牡蛎、玳瑁消积破癥,三棱、莪术、海藻、昆布软坚散结;元胡、川楝子行气止痛,配合乳香、没药使活血化瘀止痛功效增强;青陈皮、香附燥湿化痰行气;白花蛇舌草、半枝莲清热解毒。该方在甘肃省肿瘤医院临床使用多年,取得了很好的临床疗效。

【加减】若胃脘胀满,可加丹参 20g、木香 6g、草豆蔻 6g 以理气和胃,化瘀止痛;若大便溏稀,加白术 10g、干姜 6g、山药 15g 以健脾止泻;若肝区不适,加香附 6g、元胡

10g 以疏肝行气。

4.湿热内蕴

【主症】皮肤及巩膜黄染,时有低热,肝痛腹胀,小便短赤,大便溏臭。舌质红、苔黄腻厚、脉象弦滑。

【病机分析】肝郁气滞日久则易化火,肝木克土导致脾虚,脾气亏虚则生湿,湿热互蕴,侵犯皮肤、巩膜可见皮肤、巩膜黄染。以上两型属肝癌之中晚期,"气滞血瘀"突出了肝部之肿块,"湿热内蕴"则突出了发热黄疸,两型均可合并出血、高热、肝痛,大多数情况下两症型交叉,不能明显分开,因此在临床上常二方合用,其加减法也多共同使用。

【治法】清热利湿、行气止痛。

【方药】龙胆泻肝汤(《医方集解》)加减。

【药物组成】龙胆草 10g、栀子 10g、黄芩 10g、茵陈 10g、大黄 10g、茯苓 12g、泽泻 10g、车前子 15g、黄连 3g、当归 10g、赤白芍各 15g、青陈皮各 10g、香附 6g、牡蛎 15g、鳖甲 15g、红花 6g。

【方药分析】方中龙胆、栀子大苦大寒,既能清利肝胆实火,又能清利肝经湿热;黄芩、茵陈苦寒泻火,燥湿清热;泽泻、车前子渗湿泄热,导热下行;实火所伤,损伤阴血,当归、赤白芍、红花养血滋阴、活血化瘀,邪去而不伤阴血;青陈皮、香附理气疏肝;牡蛎、鳖甲滋补肝肾、软坚散结。

【加减】若黄疸加重,可加茵陈至 20~30g、白花蛇舌草 20g、半枝莲 20g、虎杖 10g、蚤休 10g 以清热解毒、利胆退黄;若高热不退,加柴胡 10g、青蒿 10g、生石膏 30g 以清热泻火。

5.肝肾阴虚

【主症】热势缠绵、午后热高、身重疲乏、神志昏沉、胸脘痞满、不思饮食、大便黏腻不爽、小便不利或黄赤,或黄疸等。舌体多胖,边有齿痕;舌质鲜,色淡或鲜红;苔较厚腻,或上有灰黄晕色;脉浮或濡,按之则细或滑,或迟缓,或滑数。

【病机分析】病情发展进一步出现湿热,湿热瘀阻日久化火,损及肝体,肝阴。阴虚与湿热互结,使病情更为复杂。湿邪侵袭人体,湿为重浊黏滞之邪,往往起病缓慢,缠绵难愈;湿邪阻滞气机,清阳不升,在上则头重如裹,昏蒙眩晕;在中则胸脘痞闷,胃纳不香,口干苦,黄疸等;与阴虚相合,湿热交困则发热,午后尤甚。热因湿阻而难解,湿受热蒸而使阳气更伤,阳气损伤,气化不利,易出现水湿浊秽的病症,如大便黏腻不爽,小便浑浊,妇女带下稠浊,舌苔垢腻等。

【治法】滋阴利湿。

【方药】乙癸同源饮(湖北中医药大学潘民求教授经验方)或一贯煎(《续名医类案》)加味。

【药物组成】北沙参 15g、麦门冬 15g、玉竹 10g、石斛 10g、当归 15g、生地 12g、枸杞 15、龟板 10g、牡蛎 15g、红花 6g、川楝子 15g、甘草 6g。

【方药分析】方中北沙参、麦门冬、玉竹、石斛滋养肺胃,养阴生津,意在佐金平木,扶土制木;生地黄滋阴养血、补益肝肾,内寓滋水涵木之意;当归、枸杞养血滋阴柔肝;佐以少量川楝子,疏肝泄热,理气止痛,复其条达之性;牡蛎、红花活血化瘀、软坚散结。诸药合用,使肝体得养,肝气得舒,则诸症可解。

【加减】若腹部胀满不适,可加枳实 20g、大腹皮 20g、茯苓 15g、木瓜 15g 以行气除满,利水消肿;若大便干结不下,可加火麻仁 30g、郁李仁 20g、桃仁 12g 以润肠通便。

6.脾肾两虚

【主症】疲乏无力,食欲不振,腰困腿软,少气懒言,舌质淡,苔薄白,脉细。

【病机分析】中医认为肾为先天之本,脾为后天之本,因此用健脾补肾的办法益气扶正。正气亏虚可涉及全身各个方面,如气虚则卫外无力,肌表不固,而易汗出;气虚则四肢肌肉失养,周身倦怠乏力;气虚则清阳不升、清窍失养而精神委顿,头昏耳鸣;气虚则无力以帅血行,则脉象虚弱无力或微细;气虚则水液代谢失调,水液不化,输布障碍,可凝痰成饮,甚则水邪泛滥而成水肿;气虚还可导致脏腑功能减退,从而表现一系列脏腑虚弱征象。

【治法】健脾补肾,益气扶正。

【方药】兰州方(裴正学教授经验方)加减。

【药物组成】人参须 15g、北沙参 15g、党参 15g、太子参 15g、生地 12g、山药 10g、山萸肉 30g、麦门冬 10g、五味子 3g、桂枝 12g、白芍 12g、浮小麦 30g、甘草 6g、生姜 6g、大枣 4 枚。

【方药分析】人参须、北沙参、党参、太子参为方中之主药,亦为君药,益气健脾,扶正固本,以补后天之本;生地、山药、山茱萸为六味地黄汤之三位补药,补肾滋养,大补先天之本;麦门冬、五味子益气敛阴;桂枝、白芍、甘草、大枣为桂枝汤,能外调营卫,内安脏腑。甘草、大枣、浮小麦为甘麦大枣汤之组成,具有益气安神、养血补心之功效。

【加减】若纳差、消化不良者,可加焦三仙各 15g 以健脾消积;若睡眠欠佳,可加酸枣仁 30g、夏枯草 15g、合欢皮 30g、夜交藤 30g 以养心安神。

（二）中药制剂

1.专病专方

（1）胆胰合症方（裴正学教授经验方）。

【组成】柴胡 12g、白芍 12g、枳实 15g、甘草 6g、香附 6g、川芎 6g、大黄 6~10g、黄连 6g、黄芩 10g、丹参 12g、木香 10g、草豆蔻 6g、川椒 6g、干姜 6g、元胡 10g、川楝子 12g、制没乳各 3g、蒲公英 12g、败酱草 12g。

【功效】疏肝利胆，清热除湿，行气活血。

【主治】原发性肝癌，特别是有肝区疼痛、黄疸患者较为适宜。

（2）肝癌方（薛文瀚主任医师经验方）。

【组成】夏枯草 30g、党参 15g、石见穿 15g、八月札 15g、黄芪 30g。

【功效】补气健脾，清热解毒。

【主治】原发性肝癌正虚热毒者。

2.中成药

（1）参一胶囊。

【功效】培元固本，补益气血。与化疗配合用药，提高疗效，改善肿瘤患者的气虚症状，提高机体免疫功能。

【用法】饭前空腹口服，每次 2 粒，每日 2 次。8 周为 1 疗程。

（2）消癌平。

【功效】抗癌，消炎，平喘。

【用法】口服。每次 8~10 粒，每日 3 次。

（3）康莱特注射液。

【功效】健脾化湿，消癥散结。

【用法】每日 1 次，每次 200ml，21d 为 1 疗程，间隔 3~5d 后可进行下一疗程。联合放、化疗时，可酌减剂量。

（4）复方苦参注射液。

【功效】清热利湿，凉血解毒，散结止痛。

【用法】肌肉注射，每次 2~4ml，每日 2 次；或静脉滴注，每次 12ml，用氯化钠注射液 200ml，稀释后应用，每日 1 次，儿童酌减，全身用药总量 200ml 为 1 疗程，一般可连续使用 2~3 个疗程。

（5）艾迪注射液。

【功效】清热解毒,消瘀散结。

【用法】静脉滴注。成人每次 50~100ml,加入 0.9%氯化钠注射液或 5%~10%葡萄糖注射液 400~450ml 中,每日 1 次。

(三)主要并发症的防治

1.上消化道出血

(1)脾不统血。

【治法】清热,益气,摄血。

【推荐方药】黄土汤(《金匮要略》)。

(2)脾胃不和。

【治法】健脾和胃。

【推荐方药】香砂六君子(《古今名医方论》)合半夏泻心汤(《伤寒论》)。

2. 肝昏迷

【治法】清热解毒,凉血活血,开窍醒脑。

【推荐方药】口服或鼻饲桃核承气汤(《伤寒论》),静脉注射醒脑静注射液,或用食醋灌肠,每次 100ml,每日 2 次。

(四)中医适宜技术

1.针刺

【治法】疏肝理气,软坚散结,活血止痛。取足厥阴、足太阴、手厥阴、足阳明经穴。

【主穴】章门、期门、肝俞、内关、公孙。

【针刺手法】平补平泻,每次留针 20~30min,每日 1 次,10 次 1 疗程。

【配穴】若放疗恶心呕吐,出现消化道反应加足三里;若疼痛加外关、足三里、支沟、阳陵泉;若呃逆加膈俞、内关;若腹水加气海、三阴交、水道、阳陵泉;若上消化道出血加尺泽、列缺、曲泽、合谷;若肝昏迷加少商、涌泉、人中、十宣、太溪、肝炎点。

2.艾灸

【取穴】双侧足三里。

【治法】温通气血。

【作用】防止原发性肝癌放、化疗后白细胞下降,特别适用于脾肾阳虚者。

3.外治

(1)肝外 I 号方(中国中医科学院广安门医院经验方):雄黄、明矾、青黛、皮硝、乳香、没药各 60g,冰片 10g,血竭 30g。共研成细末,和匀,分成每包 60g,用米醋和猪胆汁各半,将药 1 包调成糊状,外敷痛处,每日 1 次。

（2）肝癌膏药（江苏省南通市朱良春教授经验方）：蟾酥、白英、丹参、蜈蚣、全蝎、五倍子、马钱子各100g，大黄180g，生石膏250g，明矾120g，青黛、黄丹、冰片、夏枯草各200g，黑矾、水蛭各60g，紫草、二丑、甘遂各300g，乳香、没药各150g。共研细末，制成膏药，每次取20g膏药，外敷肝区，每周更换一次。

（3）雷击液（安徽省潘国贤教授经验方）：丙酮2kg，倒入小口玻璃瓶内，然后放入雷公藤根皮90g，五灵脂、皂角刺各20g，白芥子、生大黄、穿山甲各30g，7d后，将药渣滤出，加入乒乓球30只，阿魏90g，待完全溶化后，即可应用。用时取药棉一块，蘸药液搽涂肝区疼痛部位，每日3次，切勿内服。

4.食疗

（1）斑蝥烧鸡蛋：取鲜鸡蛋1个，在壳上开个小孔，取斑蝥2只，去头、足、翅后，放入蛋中，用纸封口，外包烂泥如皮蛋状，置火上或火内烘烤至泥干，去斑蝥，吃鸡蛋，每日或隔日1次，连用5日，休息5d后再用。

（2）绿矾合鲤鱼：取鲤鱼1条剖腹洗净，绿矾20g~35g入肚，放灶上煨熟，烘干，每次30g~50g，日3~5次。

（3）枸杞松子肉糜：肉糜150g、黄酒、松子50g、枸杞100g；取肉糜150g进入黄酒、盐、调料，在锅中炒至半熟，加入枸杞100g、松子50g在一起同炒至熟，即可食用。

（4）玉米须炖龟：乌龟1只、玉米须100g、葱、姜、盐、黄酒适量。先将龟放热水中，排空尿液，再放开水烫死，去头和内脏。玉米须装纱布内，一起放入砂锅内，加调料。武火煮沸，文火炖熬至熟，即可食用。

5.辨证施膳

（1）肝郁脾虚：饮食宜健脾益气，疏肝软坚之品，如：茯苓、白术、山药、太子参泡水饮等。药膳：党参黄芪粥、茯苓粥等。

（2）肝胆湿热：饮食宜清热利湿，凉血解毒之品，如：黄瓜、萝卜、冬瓜、薏苡仁、赤小豆、西瓜、藕汁等。药膳：绿豆薄荷薏米粥。

（3）瘀血内结：饮食宜祛瘀软坚兼调脾胃之品，活血的食物有：粳米、黑木耳、藕、山楂、当归等。药膳：山楂红糖、黑豆川芎粥。

（4）脾虚湿困：饮食宜健脾益气，利湿解毒之品，如：黄豆、牛肉、鸡肉、泥鳅、香菇、大枣、柑橘等。药膳：黄芪粥、山药甲鱼汤。

（5）肝肾阴虚：饮食宜清热，软坚散结之品，如枸杞、当归、百合、沙参、麦门冬等。药膳：桑葚粥、百合粥、枸杞甲鱼汤。

6.中医适宜技术

(1)双目干涩:肝开窍于目,双目干涩是原发性肝癌患者常见症状。治法:让患者双目微闭,轻轻转动眼球,每日 3min。

(2)腹胀:腹胀、胃肠蠕动减弱是原发性肝癌患者常见的消化道症状之一。治法:让患者用自己拳头敲打腋下。每次 3min,左右各敲打 1 次。

(3)恶心:中医认为是胃气上逆,患者用自己一只手的大拇指按压另一只手的合谷穴,局部出现疫、麻、痛、胀为止。

(4)乏力、纳差:中医认为出现这些症状是脾胃虚弱,让患者用自己的两大拇指分别按压两侧足三里穴。

第六节　疗效评价

一、中医疗效评价

肝癌患者的主要中医症候为胁痛、纳差、乏力:中医症状根据临床观察分为级:无症状(0分)、轻度(1分)、中度(2分)、重度(3分),治疗情况根据症状出现的情况记录并评价。见表4-3。

显效:症状消失,或症状积分减少≥2/3;

有效:症状减轻,积分减少≥1/3,≤2/3;

无效:症状无减轻或减轻<1/3。

表4-3　肝癌中医症状分级量化评分表

症状	无(0分)	轻(1分)	中(2分)	重(3分)	得分
胁痛	无疼痛不适	右上腹部不适,偶有疼痛,生活及睡眠不受干扰	右上腹部疼痛明显,发作频繁,不能忍受,需用止痛药	疼痛剧烈,难以忍受,生活及睡眠严重受干扰,需用止痛药	
纳差	食欲食量正常	饮食无味,食量基本正常	食欲差,食量下降一半左右	无食欲,食量极少	
乏力	精神振奋	精神不振,可坚持轻体力活动	精神疲乏,勉强可坚持日常活动	精神极度疲乏,四肢无力,不能坚持日常活动	
总分					

二、西医疗效评价

（一）实体瘤的疗效评价标准

1. 肿瘤病灶基线的定义：肿瘤病灶基线分为可测量病灶（至少有一个可测量病灶）：用常规技术，病灶直径长度≥20mm 或螺旋 CT≥10mm 的可以精确测量的病灶。不可测量病灶：所有其他病变（包括小病灶即常规技术长径 <20mm 或螺旋 CT <10mm）包括骨病灶、脑膜病变、腹水、胸水、心包积液、炎症乳腺癌、皮肤或肺的癌性淋巴管炎、影像学不能确诊和随诊的腹部肿块和囊性病灶。

2. 测量方法：基线和随诊应用同样的技术和方法评估病灶。临床表浅病灶如可扪及的淋巴结或皮肤结节可作为可测量病灶，皮肤病灶应用有标尺大小的彩色照片。胸部 X 片：有清晰明确的病灶可作为可测量病灶，但最好用 CT 扫描。CT 和 MRI：对于判断可测量的目标病灶评价疗效，CT 和 MRI 是目前最好的并可重复随诊的方法。对于胸、腹、盆腔，CT 和 MRI 用 10mm 或更薄的层面扫描，螺旋 CT 用 5mm 层面连续扫描，而头颈部及特殊部位要用特殊的方案。超声检查：当研究的终点是客观肿瘤疗效时，超声波不能用于测量肿瘤病灶，仅可用于测量表浅可扪及的淋巴结、皮下结节和甲状腺结节，亦可用于确认临床查体后浅表病灶的完全消失。内窥镜和腹腔镜：作为客观肿瘤疗效评价至今尚未广泛充分的应用，仅在有争议的病灶或有明确验证目的高水平的研究中心应用。这种方法取得的活检标本可证实病理组织上的 CR。肿瘤标志物：不能单独应用判断疗效。但治疗前肿瘤标志物高于正常水平时，临床评价 CR 时，所有的标志物需恢复正常。疾病进展的要求是肿瘤标志物的增加必须伴有可见病灶进展。细胞学和病理组织学：在少数病例，细胞学和病理组织学可用于鉴别 CR 和 PR，区分治疗后的良性病变还是残存的恶性病变。治疗中出现的任何渗出，需细胞学区别肿瘤的缓解、稳定及进展。

3. 肿瘤病灶基线的评价：要确立基线的全部肿瘤负荷，对此在其后的测量中进行比较，可测量的目标病灶至少有一个，如是有限的孤立的病灶需组织病理学证实。可测量的目标病灶：应代表所有累及的器官，每个脏器最多 5 个病灶，全部病灶总数最多 10 个作为目标病灶，并在基线时测量并记录。目标病灶应根据病灶长径大小和可准确重复测量性来选择。所有目标病灶的长度总和，作为有效缓解记录的参考基线。非目标病灶：所有其他病灶应作为非目标病灶并在基线上记录，不需测量的病灶在随诊期间要注意其存在或消失。

4. 缓解的标准：目标病灶的评价 CR：所有目标病灶消失。PR：基线病灶长径总和缩小≥30%。PD：基线病灶长径总和增加≥20% 或出现新病灶。SD：基线病灶长径总和有缩小但未达 PR 或有增加但未达 PD。非目标病灶的评价 CR：所有非目标病灶消失和肿瘤标志物水平正常。SD：一个或多个非目标病灶和/或肿瘤标志物高于正常持续存在。PD：出现一个或多个新病灶或/和存在非目标病灶进展。

（二）生存期及生活质量标准

1. 总生存期（OS，Overall Survival）：是指从随机化开始至因任何原因引起死亡的时间（对于死亡之前就已经失访的受试者，通常将最后一次随访时间计算为死亡时间），是抗肿瘤药物最可靠的疗效评价指标。

2. 疾病无进展生存期（PFS，Progression-Free-Survival）：是指癌症患者接受某种特定治疗后疾病保持稳定、没有进一步发展的时间。

3. 中位生存期：又称为半数生存期，即当累积生存率为 0.5 时所对应的生存时间，表示有且只有 50% 的个体可以活过这个时间。

4. 生活质量评价

（1）Karnofsky（卡氏评分，KPS）：依据病人能否正常活动、病情、生活自理程度。KPS 把病人的健康状况视为总分 100 分，10 分一个等级。得分越高，健康状况越好，越能忍受治疗给身体带来的副作用，因而也就有可能接受彻底的治疗。得分越低，健康状况越差，若低于 60 分，许多有效的抗肿瘤治疗就无法实施。

100 分　正常，无症状和体征。

90 分　能进行正常活动，有轻微症状和体征。

80 分　勉强可进行正常活动，有一些症状或体征。

70 分　生活可自理，但不能维持正常生活工作。

60 分　生活能大部分自理，但偶尔需要别人帮助。

50 分　常需人照料。

40 分　生活不能自理，需要特别照顾和帮助。

30 分　生活严重不能自理。

20 分　病重，需要住院和积极的支持治疗。

10 分　重危，临近死亡。

0 分　死亡。

（2）Zubrod-ECOG-WHO（ZPS，5 分法）：

0 分　正常活动。

1 分　症状轻，生活自在，能从事轻度体力活动。

2 分　能耐受肿瘤的症状，生活自理，但白天卧床时间不超过 50%。

3分　肿瘤症状严重,白天卧床时间超过 5%,但还能起床站立,部分生活自理。

4分　病重卧床不起。

5分　死亡。

第七节　预防调护

一、肝癌的预防

肝癌初期症状并不明显,晚期主要表现为肝区疼痛、乏力、消瘦、黄疸、腹水等症状。但晚期患者因癌细胞扩散而治愈率较低,因此要做到肝癌的早期发现、早期诊断、早期治疗。以下是关于肝癌的三级预防措施。

(一)病因预防

国内外的流行病学研究已经证明,病毒性肝炎(乙型和丙型)、黄曲霉毒素污染的食物及蓝绿藻污染饮水是肝癌的最重要诱因。因此,"管水、管粮、防肝炎"是防肝癌的第一步方针。在中国肝癌绝大部分是由肝炎引发的, 给新生儿及其他高危人群注射乙肝疫苗是减少乙肝病毒携带者,减少肝癌的关键。防止粮食如稻米、玉米及花生、豆类等的霉变,饮用卫生、安全的深井水及自来水对于降低肝癌的发病率可以收到良好的效果。

(二)第二步"三早"机制

即早发现、早诊断、早治疗。对慢性肝病患者定期进行甲胎蛋白和 B 超检查有助于早期发现肝癌,至少每半年一次。因为肝癌早期症状不明显,无特异性,易误诊误治。早诊断的目的在于早治疗,一旦确诊,应根据肿瘤的大小、部位、有无肝内外转移及病人全身情况选择合理的治疗方案,以求根治。肝癌二级预防的目的在于挽救病人生命,保证其生活质量。

(三)积极治疗

一旦确诊,应根据肿瘤的大小、部位、有无肝内外转移及病人全身情况选择合理的肝癌治疗方案。对早期肝癌尤其是在体检中发现的,肝癌范围不大,肝硬化不很严重者力争早期手术切除。

二、肝癌的中医调护

(一)对症施护

1.肝郁脾虚:上腹肿块胀闷不适,消瘦乏力,倦怠短气,腹胀纳少,进食后胀甚,口干不喜饮,大便溏数,小便黄短,甚则出现腹水、黄疸、下肢浮肿,舌质胖、舌苔白、脉弦细。

(1)施护原则:健脾益气,疏肝软坚。

(2)调情志,开导劝慰病人少忧郁、勿恼怒、心平气和、豁达开朗则肝气条达。

(3)饮食清淡易消化,避免饮食不慎损伤脾胃,进而伤及正气。

(4)中药熏药(浴足):辨证使用中药。煎水,500ml,足浴。每日 1 次。

(5)中药穴位贴敷,每日 1 次。选足三里、章门、肝俞、期门、内关等穴。

(6)疼痛,可针刺足三里、肝俞、期门、阳陵泉、三阴交等穴位。

2.肝胆湿热:头重身困,身目黄染,心烦易怒,发热口渴,口干而苦,胸脘痞闷,胁肋胀痛灼热,腹部胀满,胁下痞块,纳呆呕恶,小便短少黄赤,大便秘结或不爽,舌质红,舌苔黄腻,脉弦数或弦滑。

(1)施护原则:清热利湿,凉血解毒。

(2)嘱病人卧床休息,注意观察体温、血压、舌苔、脉象、神志、肤色等变化。

(3)胁痛,可针刺肝俞、足三里、阳陵泉、期门、三阴交等穴位。

(4)有腹水者,记 24h 入量,及时纠正水电解质平衡失调。

(5)中药熏药(足浴):辨证使用中药。煎水 500ml,足浴,每日 1 次。

(6)疼痛,可针刺肝俞、足三里、阳陵泉、期门、三阴交等穴位。

3.瘀血内结:上腹部肿块石硬,胀顶疼痛拒按,或胸胁炽疼不适,纳差乏力,时有寒热,女子见月事不下,舌质红或暗红色或紫见瘀点,脉细涩。

(1)施护原则:祛瘀软坚,兼调脾胃。

(2)慎起居,防寒凉,局部亦保暖,适当活动,以利活血。

(3)调情志,开导劝慰病人少忧郁,勿恼怒,心平气和,豁达开朗则肝气条达。

(4)中药熏药(足浴):辨证使用中药。煎水 500ml,足浴,每日 1 次。

(5)中药穴位贴敷,每日 1 次,选足三里、章门、肝俞、期门、内关等。

(6)疼痛,可针刺肝俞、足三里、阳陵泉、期门、三阴交等穴位。

4.脾虚湿困:腹大胀满,神疲乏力,身重纳呆,肢重足肿,尿少,口黏不欲饮,时觉恶心,大便溏烂,舌淡,苔厚腻,脉细眩或滑或濡。

(1)施护原则:健脾益气,利湿解毒。

(2)嘱病人卧床休息,注意观察体温、血压、舌苔、脉象、神志、肤色等变化。

(3)多饮水,可用桂圆泡水代茶饮。

(4)畅情致,忌忧虑,做到生活起居有常。

(5)饮食温热,忌寒凉。

(6)中药穴位贴敷,每日1次,选足三里、章门、肝俞、期门、内关等。

(7)疼痛,可针刺肝俞、足三里、阳陵泉、期门、三阴交等穴位。

5.肝肾阴虚:臌胀肢肿,蛙腹青筋,四肢柴瘦,短气喘促,唇红口干,纳呆畏食,烦躁不眠,溺短便数,上下血溢,舌质红绛,舌光无苔,脉细数无力,或脉如雀啄。

(1)施护原则:清热养阴,软坚散结。

(2)嘱病人卧床休息,注意观察体温、血压、舌苔、脉象、神志、肤色等变化。

(3)有腹水者,记24h入量,及时纠正水电解质平衡失调。

(4)畅情志,忌忧虑,做到生活起居有常。

(5)中药熏药(足浴):辨证使用中药。煎水500ml,足浴,每日1次。

(6)疼痛,可针刺肝俞、足三里、阳陵泉、期门、三阴交等穴位。

(二)情志施护

中医"肝主疏泄、喜条达",临床可见不良的情绪可以使病毒性肝炎、肝硬化患者发展为原发性肝癌和原发性肝癌患者病情恶化出现各种并发症。因此,良好的心态、稳定的情绪、愉悦的心情对原发性肝癌患者尤为重要。在原发性肝癌的治疗中医护双方应该做到。向患者家属及知晓病情的患者本人宜宣传肝癌的发病知识,具体指导实施预防患者病情恶化的措施。

1.注意睡眠:人卧血归于肝,以养肝体,以备肝用,让原发性肝癌患者每天有一个良好的睡眠对于原发性肝癌患者的治疗和康复非常重要。

2.饮食有节:介绍肝癌并发症及诱因,应饮食有节,禁忌烟酒,以免伤脾生湿,旧病复发或加重病情。

3生活起居:养成规律的生活习惯,避免劳倦、房事所伤。注意保暖,随天气变化增减衣服,预防正虚邪气侵入,变生他症。保持大便通畅,防止肠道中的内毒素吸收对肝脏的损伤。

4.调节情志:注意调节情志,精神开朗,心情舒畅,保持乐观坦荡的情绪,解除顾虑和烦恼,安心调养。

参考文献

[1]全球癌症统计[J].中华结直肠疾病电子,2015 ,4(3):345.

[2]樊嘉,史颖弘.从最新癌症统计数据看肝癌的发病死亡变化趋势[N].中国医学论坛报[N],2015-2-19.

[3]薛文翰.中药强肝合剂联合拉米夫定治疗 HBeAg 阴性慢性乙肝的临床研究[J].中医药学刊,2008,6(21):125-126.

第五章
胰腺癌

胰腺癌是常见的消化道恶性肿瘤之一。近年来,无论发达国家和发展中国家,胰腺癌的发病和死亡均呈上升趋势。胰腺癌发病机制不明,吸烟是最为肯定的因素。高脂肪、高动物蛋白、高胆固醇饮食可增加患胰腺癌的危险,多食蔬菜、柑橘类水果、纤维素和维生素 C 可降低患胰腺癌的风险。据美国近来流行病学资料,胰腺癌的病死率几乎是 100%,总体 5 年生存期不到 5%,而胰腺癌的中位发病年龄为 71 岁,中位死亡年龄为 73 岁,即胰腺癌的生存期不超过 2 年。中国胰腺癌的年龄标准化病死率由 1991 年开始, 以年平均增长速度为 4.57% 的速度增长。胰腺癌的特点为起病隐匿,恶性程度高,进展快,预后差,生存率低等。

胰腺癌起病特点为疼痛、腹部积块、黄疸、消瘦等,中医对此无专门论述,此内容散见于 "癥瘕积聚""黄疸""伏梁""腹痛""结胸""脾积""癥积""痞块""积证""心痛"等篇章中。《素问·平人气象论》曰:"寸口脉沉而横,曰胁下有积,腹中有横积痛。"《伤寒论·辨太阳脉证并治》曰:"病胁下素有痞,连在脐旁,痛引少腹,入阴筋者,此名脏结,死。"《金匮要略·黄疸病脉证并治》曰:"黄家日晡所发热,而反恶寒,此为女劳得之;膀胱急,少腹满,体尽黄,额上黑,足下热,因作黑疸,其腹胪胀如水状,大便必黑,时溏泄,此女劳疸,非水也,腹满者难治,硝石矾石散主之"。《诸病源候论·黄病诸候》曰:"气水饮停滞结聚成癖,因热气相搏,则郁蒸不散,故胁下满痛而身发黄,名曰癖黄。"《外台秘要·温白丸条下》曰:"心腹积聚,久癥瘕,块大如杯碗,黄疸,宿食朝起呕变,支满上气,时时腹胀,心下坚结,上来抢心,旁攻两胁,彻背连胸,痛无常处,绕脐绞痛,状如虫咬。"并且认为脾脏、肝脏与胰腺关系密切。气机不畅,脾湿郁困,郁久化热,湿热蕴结,日久成毒,身目俱黄,形成脾胃湿热;情志郁怒,肝郁气滞,饮食不节,过食厚味,脾失运化,结胸膈痛,形成肝脾瘀结;素有热毒,耗阴伤血,阴虚内热,血热妄行,心火上炎,形成心脾实热。本病邪胜正虚,克伐过胜,正不抗邪,莫过许久,均见危相,此乃重症难医,与现代医学胰腺癌认识有相符之处。目前临床多称胰腺癌为"淬积"。

第一节　病因病理

一、西医病因病理

（一）病因及发病机制

1.病因:胰腺癌的病因尚未完全清楚,可能与吸烟、饮食、慢性胰腺炎、糖尿病、胃溃疡和胃切除术、胆囊切除术和胆石症、环境污染、遗传因素、基因异常等因素有关。胰腺癌的发病机制也未十分明确,目前研究认为癌基因、抑癌基因、细胞凋亡、端粒酶在胰腺癌的发生中起重要作用。

2.发病机制:临床研究表明,胰腺癌的发生可能与多种因素有关,如长期大量吸烟、饮酒,糖尿病,慢性胰腺炎等。胰腺癌的发生也可能与内分泌有关,女性在绝经期后发病率上升,长期接触某些化学物质如F-苯酸铵、联苯胺等,导致原癌基因被激活、抑癌基因失活,正常细胞增殖、凋亡机制异常。其次DNA修复基因异常在胰腺癌的发生中起着重要的作用,如90%胰腺癌可有K-ras基因第12号密码子的点突变。

（二）病理

导管腺癌占胰腺癌的80%~90%,主要由分化不同程度的导管样结构的腺体构成,伴有丰富的纤维间质。多形性癌,亦称巨细胞癌,可能为导管癌的一种亚型。腺鳞癌,偶见于胰腺,可能为胰管上皮鳞化恶变的结果。黏液癌,切面可呈胶冻状,极相似于结肠的胶样瘤。纤毛细胞癌,形态与一般导管癌相同,其特点是有些细胞有纤毛。腺泡细胞癌仅占1%,肿瘤细胞呈多角形、圆形或矮柱形。小腺体癌为少见类型的胰腺癌,胰头部较为多见。大嗜酸性颗粒细胞性癌,此型肿瘤罕见,其肿瘤细胞具有丰富的嗜酸性颗粒性胞浆,核圆形或卵圆形,排列成小巢状。胰腺癌的小细胞癌形态上与肺小细胞癌相似,约占胰腺癌的1%~3%。

二、中医病因病机

本病之成乃脾胃禀赋素虚,过食生冷肥甘之品,或反复感受风寒,久则化热,湿热蕴结,日久成毒。湿热相合则发为黄疸;湿热相合则阻滞气机,气机不畅,久则由气滞而致血瘀,气滞血瘀则癥积乃生。湿热相合阻滞脾胃气机,脾胃升降失司,脾气不升则泻泄,胃气不降则恶心、呕吐。湿重于热则腹满泻利,热重于湿则发热、便结,苔黄厚腻。湿热相合阻滞气机则腹痛。总之,胰腺癌病因为饮食内伤、情志不遂、脾胃虚弱,病位在脾,发病主要与脾失健运和肝失疏泄有关。胰腺癌因脾气不足,致气血湿热毒互结,病久则气阴两虚。

第二节 临床表现

一、主要症状

胰腺癌最常见首发症状为上腹部不适、隐痛。胰头癌患者中80%可出现上腹部疼痛及不适,80%可出现体重下降,90%可出现梗阻性黄疸;胰体尾癌患者90%出现背部、上腹部疼痛,90%体重下降,90%可因侵及邻近器官而出现相应症状。晚期胰腺癌患者可出现上腹部肿块、腹水、肝转移、伴发糖尿病等。

二、体征

早期一般无明显体征,当疾病处于进展期时,可以出现上腹部压痛、包块,肝脏、胆囊增大,黄疸,腹水等阳性体征。

三、并发症

(一)胆管、十二指肠梗阻

胰腺癌晚期可并发胆管梗阻、十二指肠梗阻等症状。肿瘤导致脾静脉梗阻可引起脾肿大和局限性门静脉高压症,引起胃出血或食管静脉曲张。

(二)症状性糖尿病

少数病人起病的最初表现为糖尿病的症状。因此,若糖尿病患者出现持续性腹痛,或老年人突然出现糖尿病,或原有糖尿病而近期突然病情加重时,应警惕发生胰腺癌的可能。

(三)血栓性静脉炎

晚期胰腺癌患者出现游走性血栓性静脉炎或动脉血栓形成,这也是胰腺癌晚期的并发症中最常见的一种表现。

(四)精神症状

部分胰腺癌患者可表现焦虑、急躁、抑郁、个性改变等精神症状。

第三节　实验室及其他检查

一、肿瘤标志物的检查

目前应用最为广泛的是 CEA 和 CA19-9,CEA 敏感性较差,临床意义不大。目前认为 CA19-9 是诊断胰腺癌较为理想的血清标志物, 可以作为良恶性胰腺疾病的鉴别诊断, 以及胰腺癌术后复发监测和预后预测的指标。但 CA19-9 并非胰腺癌特异性标志,也可在其他消化道肿瘤,特别是胆管与结直肠癌患者的组织与血清表达,并且 CA19-9 在早期胰腺癌患者通常是正常的,不适宜于早期病例的筛选诊断。另外,与 CA19-9 同一类的碳水化合物抗原如 CA50、CA242, 在诊断胰腺癌的灵敏度和特异性不如 CA19-9, 但近来研究发现若将 CA242 与 CA50 联合检测可使其灵敏度提高。

在胰腺癌早期诊断方面,Span-1 被认为是诊断胰腺癌的一个较有价值的指标,诊断胰腺癌的敏感性为 94%,胰腺癌患者的平均值为 l446kU/L。Du-Pen-2 特异性较强,但其敏感性相对较低,影响了其准确性。有报道血清 SC6 抗原水平能提示胰腺癌的大小和病情进展,在一定程度上有助于早期诊断。胰腺癌直径为小于 2cm、2~5cm、5~10cm 和 10cm 以上时, 血清 SC6 升高的阳性率分别为 33.3%、57.1%、75% 和 85.7%,且 2~5cm 与 5~10cm 组间差异性有显著性。另一个有用的血清标志物是血清睾酮/二氢睾酮的比值,Robles-Diaz 等报道其诊断胰腺癌的敏感性为 79%,特异性高于 CA19-9,在 I 期胰腺癌患者也有较高的阳性率,良性胃肠病和非胃肠肿瘤胰腺癌的阳性率只有 2%。但必须指出的是,迄今仍没有单一的血清标志物能足够准确地诊断胰腺癌,联合血清标志物能提高对胰腺癌诊断的敏感性和特异性。

二、影像学检查

对疑为早期胰腺癌的患者,可按下列检查程序进行检查:①首先超声成像和肿瘤标志物联合检测;②超声检查和肿瘤标志物可疑者,可进行薄层动态增强螺旋 CT 扫描;③CT 诊断仍不明确或伴有梗阻性黄疸,可行 ERCP、MRI、MRCP 或(和)PTC;④对需要进一步决定治疗方案的病例, 可进行 EUS 和 DSA 检查; ⑤不能手术的患者,可行针吸活检。

(一)超声检查

简单、方便、实时和无创,可用于胰腺癌的初步诊断,对肝脏、胆管和较大的胰腺肿块具有较高诊断价值。

（二）CT/CTA

是诊断胰腺疾病的常用影像技术：①上腹部平扫及增强扫描可显示较大的胰腺肿瘤和肝脏、胰腺旁淋巴结；②中腹部薄层动态增强/胰腺薄层动态增强（扫描层厚度≤3mm）是诊断胰腺病变的最佳 CT 技术；③多平面重建（MPR）是显示胰腺肿块毗邻关系的最佳技术；④CT 血管造影（CTA）是显示胰腺相关血管病变的理想技术。

（三）MRI/MRCP/MRA

是诊断胰腺疾病的常用影像技术：①常规上腹部平扫及增强扫描：主要用于显示较大的胰腺肿瘤和肝脏、胰腺旁淋巴结；②中腹部薄层动态增强/胰腺薄层动态增强：是显示胰腺肿瘤的最佳 MRI 技术，在显示合并的水肿性胰腺炎方面优于 CT；③MRCP：与中腹部 MRI 薄层动态增强联合应用，诊断价值更高。

（四）ERCP

可以发现胰管狭窄、梗阻或充盈缺损等异常。

1.PET-CT：主要价值在于辨别"胰腺占位"的代谢活性，另外在发现胰腺外转移方面也具有明显优势。

2.EUS：可以判断胰腺病变与周围组织结构的关系，引导对病变采取穿刺活检、引流等诊治操作。

三、病理学检查

（一）细胞组织病理学检查

1.手术：直视下活检，是获取病理组织学诊断的可靠方法。

2.脱落细胞学检查：可以通过胰管细胞刷检、胰液收集检查、腹腔积液化验等方法获得细胞病理资料。

3.穿刺活检术：如无法手术患者，治疗前推荐在影像介导下，局部穿刺获得组织病理学或细胞学标本。

（二）细胞组织学基因突变检查

大多数浸润性胰腺癌可检测到 K-ras 基因突变，Ras 基因的突变激活可引起血管内皮生长因子（VEGF）表达上调。VEGF 是细胞内皮特异性的丝裂原，可促进肿瘤的血管生成。血管生成是肿瘤生长超过 1mm 和转移形成的必要条件。EGFR 过度表达和 TGF-α（转化生长因子-α）过度表达也影响胰腺细胞的 VEGF 生长。另外，约73%的胰腺癌患者发现 p53 基因突变。

第四节 诊断与鉴别诊断

一、诊断

本病的早期诊断困难,出现黄疸、腹痛、腹块三症齐全临床诊断并不困难,但已属晚期,绝大多数已无手术机会。因此,对持续性黄疸不退,连续性上腹痛且年龄在40岁以上者,如果排除了肝、胃、胆系疾患,均应作进一步检查以确诊本病,在进一步检查时B型超声显像、CT断层及十二指肠镜逆行胰胆管造影(ERCP),超声内镜检查均有较大意义,尤其ERCP是当前公认的胰腺癌诊断之金标准;血胆红素检查、碱性磷酸酶、γ-谷氨酰转肽酶等生化指标均有一定意义。

(一)西医诊断要点

1.对于持续性腹痛、体重明显减轻或伴有黄疸者,应进一步通过影像学检查(B超为首选筛查方法),明确是否有占位病变。

2.联合检测糖类抗原CA199可提高对于胰腺癌诊断的特异性与准确性。

3.对于非创性检查不能诊断者,可在CT、B超引导下,或在剖腹探查中行组织活检,明确诊断。

(二)胰腺癌的TNM分期

(根据UICC (2002,第6版)的胰腺癌TNM分期方法),见表5-1。

原发肿瘤(T)分期

T0:无原发肿瘤证据。

Tis:原位癌。

T1:肿瘤局限于胰腺,最大径≤2cm。

T2:肿瘤局限于胰腺,最大径>2cm。

T3:肿瘤侵犯胰腺以外,但未侵犯腹腔动脉或肠系膜上动脉。

T4:肿瘤侵犯腹腔动脉或肠系膜上动脉。

区域淋巴结(N)分期

N0:区域淋巴结无转移。

N1:有区域淋巴结转移。

远处转移(M)分期:

M0:无远处淋巴结转移。

M1:有远处淋巴结转移。

表 5-1　胰腺癌 TNM 分期 TNM 分期（UICC　2002）

分期	TNM		
0 期	Tis	N0	M0
Ⅰ A 期	T1	N0	M0
Ⅰ B 期	T2	N0	M0
Ⅱ A 期	T3	N0	M0
Ⅱ A 期	T3	N0	M0
Ⅱ B 期	T1-3	N1	M0
Ⅲ 期	T4	N1	M0
Ⅳ 期	任何 T	任何 N	M1

（三）中医症候诊断

依据甘肃省肿瘤医院关于胰腺癌的中医辨证分型,分为以下四个症型。符合主症 2 个,并见主舌、主脉者,即可辨为本型。符合主症 2 个,或见症 1 个,任何本证舌、脉者,即可辨为本证。符合主症 1 个,或见症不少于 2 个,任何本证舌、脉者,即可辨为本型。

1.湿热郁阻

【主症】口苦身热,尿赤便结,脘腹痞满。

【主舌】舌质红或绛,苔黄而干。

【主脉】脉滑数。

【或见症】肌肤黄染,口臭唇疮,里急后重,面赤身热,小便短赤,或大便脓血腥臭,干结,数日不通;疼痛拒按,或泻下如注,泻出黄色水便或带黏液或带脓血或血水样便,秽臭异常,里急后重,肛门灼痛,大便脓血。

【或见舌】舌有红点或芒刺,苔黄燥,苔黄厚黏腻。

【或见脉】脉洪数,脉数,脉弦数。

2.脾胃虚弱

【主症】神疲乏力,少气懒言,纳呆便溏,腹痛隐隐。

【主舌】舌淡胖。

【主脉】脉虚。

【或见症】食少纳呆,形体消瘦,面色萎黄,畏寒肢冷。

【或见舌】舌边齿痕,苔白滑,薄白苔。

【或见脉】脉沉细,脉细弱,脉沉迟。

3.气血瘀滞

【主症】腰腹疼痛,刺痛固定,肌肤甲错,少腹包块,坚硬固定,小腹刺痛,夜间痛甚。

【主舌】舌质紫暗或有瘀斑、瘀点。

【主脉】脉涩。

【或见症】面色黧黑,唇甲青紫,阴道出血色黯瘀,或夹血块。

【或见舌】舌胖嫩,苔白腻,苔滑腻,苔厚腻,脓腐苔。

【或见脉】脉沉弦,脉结代,脉弦涩,脉沉细涩,牢脉。

4.气血两虚

【主症】乏力、纳差,少气懒言,面色无华,唇甲苍白。

【主舌】舌淡黯。

【主脉】脉弦。

【或见症】头晕目眩,心悸怔忡,自汗,畏寒肢冷,或见月经闭止或阴道出血色淡量少。

【或见舌】舌质淡,苔白。

【或见脉】脉沉细。

二、鉴别诊断

(一)西医鉴别诊断

1.黄疸型肝炎:初起两者易混淆,但肝炎有接触史,经动态观察,黄疸初起时血清转氨酶增高,黄疸多在 2~3 周后逐渐消退,血清碱性磷酸酶多不高。

2.胆石症、胆囊炎:腹痛呈阵发性绞痛,急性发作时常有发热和白细胞增高,黄疸多在短期内消退或有波动,无明显体重减轻。

3.原发性肝癌:常有肝炎或肝硬化病史,血清甲胎蛋白阳性,先有肝肿大,黄疸在后期出现,腹痛不因体位改变而变化,超声和放射性核素扫描可发现肝占位性病变。

4.急慢性胰腺炎:急性胰腺炎多有暴饮暴食史,病情发作急骤,血白细胞、血尿淀粉酶升高,慢性胰腺炎可以出现胰腺肿块(假囊肿)和黄疸,酷似胰腺癌;而胰腺深部癌压迫胰管也可以引起胰腺周围组织的慢性炎症,腹部 X 线平片发现胰腺钙化点对诊断慢性胰腺炎有帮助但有些病例经各种检查有时也难鉴别,可在剖腹探查手术中用极细穿刺针作胰腺穿刺活检,以助鉴别。

(二)中医鉴别诊断

1.痞满:痞满以患者自觉脘腹痞塞不通,满闷不舒为主要症状,但检查时腹部无气聚胀急之形可见,更不能扪及包块,临床上以此而和积聚相鉴别。

2.臌胀:臌胀以肚腹胀大,鼓之如鼓为临床特征。其与积聚相同的是腹内均有积块,所不同的是臌胀除腹内有积块外,更有水液停聚,肚腹胀大。故腹内有无水液停聚,是臌胀与积聚的鉴别要点。

第五节 治 疗

一、中西医结合治疗思路

由于胰腺癌起病隐袭,早期诊断较为困难,疾病进展迅速,预后差,手术切除率低;化疗疗效有限,且毒副反应明显。疾病进展迅速、身体状况良好,应积极考虑手术、放化疗等手段;同时配合中医扶正固本,降低肿瘤复发、防治放化疗反应。对于年龄较大、身体状况较差的患者,一般以中医治疗为主。通过中医辨证论治,酌情使用中药抗癌制剂,提高患者免疫功能,改善患者的临床症候,以提高患者生活质量、延长生存期为主要目的。胰腺癌的治疗目前尚无新的突破,仍以早期手术切除为首选,但手术切除率不高,确诊时大多数为中晚期患者,因此适宜用个体化中西医结合治疗,主要治疗思路:①手术与中医药结合治疗。根治手术后可以中药健脾和胃、益气养血,仅作姑息性手术治疗者,术后可用中药改善体质,增强机体抵抗能力;②化疗与中医药结合治疗。健脾益气中药可减轻化疗毒副反应,如红、白细胞和血小板低下,更能提高疗效;③手术、放疗与中医药结合治疗。根治手术后采用放疗和长期以疏肝健脾中药治疗,对提高远期生存具有一定意义;④手术、化疗与中医药结合治疗。姑息性手术治疗后结合扶正固本中药和化疗药物,对改善生存质量和延长生存期有一定帮助。

二、西医治疗

(一)手术治疗

1.手术治疗原则:手术切除是胰腺癌获得最好效果的治疗方法,然而,超过80%的胰腺癌患者因病期较晚而失去手术机会,对这些患者进行手术并不能提高患者的生存率。因此,在对患者进行治疗前,应完成必要的影像学检查及全身情况评估,由以腹部外科为主,包括影像诊断科、化疗科、放疗科等多学科的治疗小组判断肿瘤的可切除性和制定具体治疗方案。手术中应遵循以下原则。

(1)无瘤原则:包括肿瘤不接触原则、肿瘤整块切除原则及肿瘤供应血管的阻断等。

（2）足够的切除范围：胰十二指肠切除术的范围包括远端胃的 1/2~1/3、胆总管下段和/或胆囊、胰头切缘在肠系膜上静脉左侧/距肿瘤 3cm、十二指肠全部、近段 15cm 的空肠；充分切除胰腺前方的筋膜和胰腺后方的软组织；钩突部与局部淋巴液回流区域的组织、区域内的神经丛、大血管周围的疏松结缔组织等。

（3）安全的切缘：胰头癌行胰十二指肠切除需注意 6 个切缘，包括胰腺（胰颈）、胆总管（肝总管）、胃、十二指肠、腹膜后（是指肠系膜上动静脉的骨骼化清扫）、其他的软组织切缘（如胰后）等，其中胰腺的切缘要大于 3cm，为保证足够的切缘可于手术中对切缘行冰冻病理检查。

（4）淋巴结的清扫：理想的组织学检查应包括至少 10 枚淋巴结。如少于 10 枚，尽管病理检查均为阴性，N 分级应定为 pN1 而非 pN0。胰腺周围区域包括腹主动脉周围的淋巴结，腹主动脉旁淋巴结转移是术后复发的原因之一。

2.术前减黄问题

（1）术前减黄的主要目的是缓解瘙痒、胆管炎等症状，同时改善肝脏功能、降低手术死亡率。

（2）对症状严重，伴有发热，败血症，化脓性胆管炎患者可行术前减黄处理。

（3）减黄可通过引流和/或安放支架，无条件的医院可行胆囊造瘘。

（4）一般于减黄术 2 周以后，胆红素下降初始数值一半以上，肝功能恢复，体温血象正常时再次手术切除肿瘤。

3.根治性手术切除指征

（1）年龄<75 岁，全身状况良好。

（2）临床分期为 Ⅱ 期以下的胰腺癌。

（3）无肝脏转移，无腹水。

（4）术中探查癌肿局限于胰腺内，未侵犯肠系膜门静脉和肠系膜上静脉等重要血管。

（5）无远处播散和转移。

4.手术方式

（1）肿瘤位于胰头、胰颈部可行胰十二指肠切除术。

（2）肿瘤位于胰腺体尾部可行胰体尾加脾切除术。

（3）肿瘤较大，范围包括胰头、颈、体时可行全胰切除术。

5.胰腺切除后残端吻合技术：胰腺切除后残端处理的目的是防止胰漏，胰肠吻合是常用的吻合方式,胰肠吻合有多种吻合方式,保持吻合口血运是减低胰漏发生的关键。

6.姑息性手术问题:对术前判断不可切除的胰腺癌患者,如同时伴有黄疸,消化道梗阻,全身条件允许的情况下可行姑息性手术,行胆肠、胃肠吻合。

（二）放射治疗

放射治疗主要用于不可手术的局部晚期胰腺癌的综合治疗,术后肿瘤残存或复发病例的综合治疗,以及晚期胰腺癌的姑息减症治疗。

1.治疗原则

（1）采用 5-氟尿嘧啶为基础的同步放化疗。

（2）无远处转移的局部晚期不可手术切除胰腺癌,如果病人一般情况允许,应给予同步放化疗,期望取得可手术切除的机会或延长病人生存时间。

（3）非根治性切除有肿瘤残存病例,应给予术后同步放化疗。

（4）如果术中发现肿瘤无法手术切除或无法手术切净时,可考虑术中局部照射再配合术后同步放化疗。

（5）胰腺癌根治性切除术后无远处转移病例可以考虑给予术后同步放化疗。

（6）不可手术晚期胰腺癌出现严重腹痛、骨或其他部位转移灶引起疼痛,严重影响患者生活质量时,如果病人身体状况允许,通过同步放化疗或单纯放疗可起到很好的姑息减症作用。

（7）术后 4~8 周病人身体状况基本恢复后进行。

（8）放疗应采用三维适形或调强适形放疗技术以提高治疗的准确性,及保护胰腺周围重要的正常组织和器官,骨转移病人姑息减症治疗可考虑使用常规放疗技术。

2. 防护:采用常规的放疗技术,应注意对肺、心脏、食管和脊髓的保护,避免造成严重放射性损伤。

3. 治疗效果：放射治疗的疗效评价参照 WHO 实体瘤疗效评价标准或 RECIST 疗效评价标准。

（三）化学抗肿瘤药物治疗

1. 辅助化疗:目前已经有证据表明,胰腺癌术后辅助化疗可延长生存期。常用化疗方案为:吉西他滨 1000mg/m² 静脉滴注 30min,d1、8、21d 为 1 周期,总共 4 周期。

（1）辅助化疗注意事项:胰腺癌的辅助化疗应在根治术 1 月左右后开始;辅助化疗前准备包括腹部盆腔增强 CT 扫描,胸部正侧位相,外周血常规、肝肾功能、心电图及肿瘤标志物 CEA、CA19-9 等。化疗中及时观察并处理化疗相关不良反应。

（2）姑息化疗：同辅助化疗。

（3）治疗效果评价：化学治疗的疗效评价参照 WHO 实体瘤疗效评价标准或 RE-CIST 疗效评价标准。

2. 胰腺癌分期治疗模式

（1）可手术切除的胰腺癌，术后辅助放疗目前没有定论，可以考虑术后 4~8 周辅以同步放化疗。

（2）可手术胰腺癌术后有肿瘤残存，建议术后 4~8 周同步放化疗。

（3）如果术中发现肿瘤无法手术切除或无法彻底手术时，可考虑术中局部照射再配合术后同步放化疗。

（4）不可手术切除局部晚期胰腺癌，无黄疸和肝功能明显异常，病人身体状况较好，建议穿刺活检，明确病理诊断，再给予同步放化疗。

（5）局部晚期不可手术病例，存在黄疸和肝功能明显异常者，胆管内置支架或手术解除黄疸梗阻，改善肝功能后，如果身体状况允许，有病理证实，建议（5-Fu/吉西他滨）同步放化疗/单纯化疗。

（6）术后局部复发病例，无黄疸和肝功能明显异常，身体状况较好，经穿刺病理证实，建议（5-Fu/吉西他滨）同步放化疗或参加临床试验，存在胆道梗阻和肝功能异常者，先解除胆道梗阻，改善肝功能再考虑治疗。

（7）不可手术晚期胰腺癌出现严重腹痛、骨或其他部位转移灶引起疼痛，严重影响患者生活质量时，如果病人身体状况允许，可考虑同步化放疗或单纯放疗以减轻病人症状，改善生活质量。

3. 介入治疗

（1）介入治疗原则：①必须在具备数字减影血管造影机的医院进行；②必须严格掌握临床适应证；③必须强调治疗的规范化和个体化。

（2）介入治疗适应证：①影像学检查估计不能手术切除的局部晚期胰腺癌；②因内科原因失去手术机会的胰腺癌；③胰腺癌伴肝脏转移；④控制疼痛、出血等疾病相关症状；⑤灌注化疗作为特殊形式的新辅助化疗；⑥术后预防性灌注化疗或辅助化疗；⑦梗阻性黄疸（引流术、内支架置入术）。

（3）介入治疗禁忌证：①相对禁忌证：造影剂轻度过敏；KPS 评分<70 分；有出血和凝血功能障碍性疾病不能纠正及明显出血倾向者；白细胞<4.0×10⁹/L，血小板<70×10⁹/L。②绝对禁忌证：肝肾功能严重障碍：总胆红素>51μmol/L、ALT>120U/L；大量腹水、全身多处转移;全身情况衰竭者。

(4)介入治疗操作规范:①将导管分别选择性置于腹腔动脉、肠系膜上动脉行动脉造影,若可见肿瘤供血血管,经该动脉灌注化疗。②若未见肿瘤供血动脉,则根据肿瘤的部位、侵犯范围及供血情况确定靶血管。原则上胰头、胰颈部肿瘤经胃十二指肠动脉灌注化疗;胰体尾部肿瘤多经腹腔动脉、肠系膜上动脉或脾动脉灌注化疗。③如伴有肝脏转移,需同时行肝动脉灌注化疗或/和栓塞治疗。④用药:通常采用铂类、阿霉素类、吉西他滨单药或联合应用,药物剂量根据患者体表面积、肝肾功能、血常规等指标具体决定。

(5)经动脉介入治疗(TAIT)为主的"个体化"方案:①伴有梗阻性黄疸的患者可行内支架置入术。②伴有腹腔或腹膜后淋巴结转移且引起症状的患者,可联合放射治疗。

4. 支持治疗

(1)控制疼痛:疼痛是胰腺癌最常见的症状之一。首先需要明确疼痛的原因,对于消化道梗阻等急症常需请外科协助;其次根据病人的疼痛程度,按时、足量口服阿片类止痛药。轻度疼痛可口服消炎痛、扑热息痛、阿司匹林等非甾类抗炎药;中度疼痛可在非甾类抗炎药的基础上联合弱吗啡类如可待因,常用氨酚待因、洛芬待因等,每日 3~4 次;重度疼痛应及时应用口服吗啡,必要时请放射治疗科协助止痛;避免仅仅肌肉注射杜冷丁等。注意及时处理口服止痛药物的不良反应,如恶心呕吐、便秘、头晕头痛等。

(2)改善恶液质:常用甲羟孕酮或甲地孕酮以改善食欲;注意营养支持,及时发现和纠正肝肾功能不全和水、电解质紊乱。

三、中医治疗

(一)辨证论治

1. 湿热郁阻

【主症】脘腹胀闷,时或疼痛,口苦纳呆,身目俱黄,大便秘结或溏薄,小便短赤,消瘦,发热,舌质红,舌苔黄腻,脉象滑数或濡滑。

【病机分析】本证常见于胰腺癌早期,机体一般状况较好者,湿困脾胃,郁久化热,湿热郁阻。主要病机以湿热困脾、气机不畅为主。大多数患者表现出湿热侵犯中焦脾胃之征象,多见以胃脘部胀痛不适,口苦、舌红苔黄腻,脉滑数为特点,有时可伴有恶心、呕吐,腹泻或大便干结。

【治法】清热祛湿,利胆解毒。

【方药】胆胰合症方(裴正学教授经验方)

【药物组成】柴胡 10g、枳实 10g、白芍 12g、茵陈 15g~30g、郁金 10g、黄芩 10g、生大黄 6~10g(后下)、丹参 10g、黄连 3g、茯苓 15g、草豆蔻 10g、元胡 20g、川楝子 20g、木香 10g、栀子 10g。

【方药分析】该方以柴胡疏肝散疏肝解郁、行气止痛。三黄泻心汤配合丹参、木香、草豆蔻清热燥湿、和胃降逆。胁痛久治不愈者,多有血分瘀滞;以乳香、没药活血化瘀,元胡、川楝子行气止痛。病久中虚,肠鸣腹泻,以干姜温中散寒、健脾止泻。蒲公英、败酱草清热利湿,以助三黄燥湿和胃之功。

2. 脾胃虚弱

【主症】乏力,纳差,少气懒言,面色无华,畏冷,恶风,易感冒,舌苔白,脉浮或细。

【病机分析】后天脾胃之气虚则运化水谷无力,气血无以生,五脏六腑无以濡养,导致各脏腑功能低下。肺气不足则卫外无力,肌表不固,易感冒伤风;心血不足则血脉空盈,可见面色无华,其中以脾肾亏虚最为根本,治疗当以健脾补肾为主。

【治法】益气健脾和胃。

【方药】香砂六君子汤(《古今名医方论》)加减。

【药物组成】党参 15g、白术 10g、茯苓 12g、炙甘草 6g、地黄 12g、川芎 10g、白芍 15g、当归 15g、黄芪 30g、砂仁 6g、麦芽 15g。

【方药分析】方中党参与熟地相配,益气养血,共为君药;白术、茯苓健脾渗湿,助人参益气补脾;当归、白芍养血和营,助熟地滋养心肝,均为臣药;川芎为佐,活血行气,使地、归、芍补而不滞。砂仁、麦芽健脾消食,以助运化。炙甘草为使,益气和中,调和诸药。

3.气血瘀滞

【主症】腹上区疼痛,呈持续性,常累及腰背,胸腹胀满,恶心呕吐或呃逆,食少纳呆,口干口苦,形体消瘦,腹部可扪及包块。舌质淡红、暗红或青紫,有瘀斑,舌苔薄或微腻,脉像弦细涩。

【病机分析】本症常见于胰腺癌中期,中焦气机瘀滞,气血运行受阻,积聚成块,"不通则痛"。以持续性疼痛为特点,可牵至胸胁或后背,痛有定处,拒按,舌质红绛有瘀斑为辨证要点。

【治法】行气活血,化瘀软坚。

【方药】膈下逐瘀汤(《医林改错》)加减。

【药物组成】当归 10g、川芎 10g、赤芍 10g、牡丹皮 10g、桃仁 10g、红花 10g、五灵脂 10g、香附 10g、乌药 10g、枳壳 10g、元胡 10g、甘草 10g。

【方药分析】方中当归、川芎、赤芍养血活血,与逐瘀药同用,可使瘀血祛而不伤阴血;牡丹皮清热凉血,活血化瘀;桃仁、红花、五灵脂破血逐瘀,以消积块;配香附、乌药、枳壳、元胡行气止痛;尤其川芎不仅养血活血,更能行血中之气,增强逐瘀之力;甘草调和诸药。全方以逐瘀活血和行气药物居多,使气帅血行,更好发挥其活血逐瘀,破症消结之力。

4.气血亏虚。

【主症】乏力,纳差,少气懒言,面色无华,畏冷,恶风,易感冒,苔白,脉浮或细。

【病机分析】后天脾胃之气虚则运化水谷无力,气血无以生,五脏六腑无以濡养,导致各脏腑功能低下。肺气不足则卫外无力,肌表不固,易感冒伤风;心血不足则血脉空盈,可见面色无华,其中以脾肾亏虚最为根本,治疗当以健脾补肾为主。

【治法】益气养血。

【方药】兰州方(裴正学教授经验方)

【药物组成】北沙参 15g、太子参 15g、党参 15g、人参须 15g、生地 12g、山药 10g、山萸肉 30g、麦门冬 10g、五味子 3g、桂枝 10g、白芍 12g、浮小麦 30g、甘草 6g、生姜 6g、大枣 4 枚。

【方药分析】人参须、北沙参、党参、太子参为方中之君药;益气健脾,扶正固本,以补后天之本;生地、山药、山萸萸为六味地黄汤之三位补药,补肾滋养,大补先天之本;麦门冬、五味子益气敛阴;桂枝、白芍、甘草、大枣为桂枝汤,能外调营卫,内安脏腑;甘草、大枣、浮小麦为甘麦大枣汤之组成,具有益气安神、养血补心之功效。

(二)中药制剂

1. 院内制剂

胆胰颗粒(裴正学教授经验方)。

【组成】柴胡 10g、枳实 20g、白芍 15g、甘草 6g、生大黄 6g(后下)、黄芩 10g、黄连 6g、丹参 10g、木香 10g、草豆蔻 10g、元胡 15g、川楝子 15g、制乳没各 10g、干姜 6g、花椒 6g、蒲公英 20g、败酱草 20g。

【功效】疏肝理气,泻火解毒。

【主治】症属上焦湿热之胆囊、胰腺疾病。

2. 中成药

(1)鸦胆子油注射液

【应用】用于胰腺癌之湿热互阻。

【功效】清热解毒。

【用法】静脉注射,每日 1 次,每次 10~30ml,1 个月为 1 个疗程,使用时加生理盐水 250ml,稀释后立即使用。

(2)康莱特注射液:

【应用】用于胰腺癌之气阴两虚、脾虚湿困。

【功效】益气养阴,消癥散结。

【用法】缓慢静脉滴注 200ml,每日 1 次,21d 为 1 疗程,间隔 3~5d 后可进行下 1 疗程。联合放、化疗时,可酌减剂量。

(三)对并发症的治疗

1.疼痛:晚期胰腺癌患者上腹部疼痛是最常见的症状。除了西药止疼药,中药打粉外敷对缓解疼痛临床疗效较好。国家级名老中医何裕民以行气活血药物为主的胰瘤散外敷可缓解胰腺癌疼痛。国家级名老中医孙桂芝以散结止痛药和行气通腑药为主治疗胰腺癌疼痛。

2. 黄疸:胰腺癌为阴证,其黄疸多为中医所称"阴黄",可用茵陈五苓散加减口服。

3. 腹胀及肠梗阻:中药外敷、灌肠。胰腺癌晚期患者全身辨证为虚,临床腹胀多以虚证多见,应辨证用药,临床常用温补脾阳如高良姜、乌药、肉桂等中药打粉外敷止痛。可配合针灸促进肠道蠕动。

4. 呕吐:足三里穴位注射;足底涌泉穴贴敷;辨证属阳虚者可灸中脘、足三里等穴位;辨证后口服中药治疗,加入中药如代赭石、干姜、半夏等。

5. 腹水:"诸病水液,澄澈清冷,皆属于寒",临床多伴有阳虚症状,以补肾健脾、温阳利水为治疗原则,在温阳的基础上配合利水药,可用真武汤加减。

第六节　疗效评价

一、西医疗效评价

(一)实体瘤的疗效评价标准

1. 肿瘤病灶基线的定义:肿瘤病灶基线分为可测量病灶(至少有一个可测量病灶),用常规技术,病灶直径长度 ≥20mm 或螺旋 CT≥10mm 的可以精确测量的病灶。不可测量病灶:所有其他病变(包括小病灶即常规技术长径<20mm 或螺旋 CT<

10mm)包括骨病灶、脑膜病变、腹水、胸水、心包积液、炎症乳腺癌、皮肤或肺的癌性淋巴管炎、影像学不能确诊和随诊的腹部肿块和囊性病灶。

2.测量方法:基线和随诊应用同样的技术和方法评估病灶。临床表浅病灶如可扪及的淋巴结或皮肤结节可作为可测量病灶,皮肤病灶应用有标尺大小的彩色照片。胸部 X 片:有清晰明确的病灶可作为可测量病灶,但最好用 CT 扫描。CT 和 MRI:对于判断可测量的目标病灶评价疗效,CT 和 MRI 是目前最好的并可重复随诊的方法。对于胸、腹、盆腔,CT 和 MRI 用 10mm 或更薄的层面扫描,螺旋 CT 用 5mm 层面连续扫描,而头颈部及特殊部位要用特殊的方案。超声检查:当研究的终点是客观肿瘤疗效时,超声波不能用于测量肿瘤病灶,仅可用于测量表浅可扪及的淋巴结、皮下结节和甲状腺结节,亦可用于确认临床查体后浅表病灶的完全消失。内窥镜和腹腔镜:作为客观肿瘤疗效评价至今尚未广泛充分的应用,仅在有争议的病灶或有明确验证目的高水平的研究中心中应用。这种方法取得的活检标本可证实病理组织上的 CR。肿瘤标志物:不能单独应用判断疗效。但治疗前肿瘤标志物高于正常水平时,临床评价 CR 时,所有的标志物需恢复正常。疾病进展的要求是肿瘤标志物的增加必须伴有可见病灶进展。细胞学和病理组织学:在少数病例,细胞学和病理组织学可用于鉴别 CR 和 PR,区分治疗后的良性病变还是残存的恶性病变。治疗中出现的任何渗出,需细胞学区别肿瘤的缓解、稳定及进展。

3.肿瘤病灶基线的评价:要确立基线的全部肿瘤负荷,对此在其后的测量中进行比较,可测量的目标病灶至少有一个,如是有限的孤立的病灶需组织病理学证实。可测量的目标病灶:应代表所有累及的器官,每个脏器最多 5 个病灶,全部病灶总数最多 10 个作为目标病灶,并在基线时测量并记录。目标病灶应根据病灶长径大小和可准确重复测量性来选择。所有目标病灶的长度总和,作为有效缓解记录的参考基线。非目标病灶:所有其他病灶应作为非目标病灶并在基线上记录,不需测量的病灶在随诊期间要注意其存在或消失。

4.缓解的标准:目标病灶的评价 CR :所有目标病灶消失。 PR :基线病灶长径总和缩小 ≥ 30%。 PD :基线病灶长径总和增加 ≥ 20%或出现新病灶。 SD :基线病灶长径总和有缩小但未达 PR 或有增加但未达 PD。 非目标病灶的评价 CR : 所有非目标病灶消失和肿瘤标志物水平正常。 SD : 一个或多个非目标病灶和/或肿瘤标志物高于正常持续存在。 PD :出现一个或多个新病灶或/和存在非目标病灶进展。

(二)生存期及生活质量标准

1. 总生存期(OS,Overall Survival):是指从随机化开始至因任何原因引起死亡的时间(对于死亡之前就已经失访的受试者,通常将最后一次随访时间计算为死亡时间),是抗肿瘤药物最可靠的疗效评价指标。

2.疾病无进展生存期(PFS,Progression-Free-Survival):是指癌症患者接受某种特定治疗后疾病保持稳定、没有进一步发展的时间。

3.中位生存期:又称为半数生存期,即当累积生存率为 0.5 时所对应的生存时间,表示有且只有 50%的个体可以活过这个时间。

4.年生存期:1 年生存率系指某种肿瘤经过各种综合治疗后,生存 1 年以上的比例。由于胰腺癌总体生存时间较短,所以以 1 年生存时间来统计胰腺癌的生存率。

5.生活质量评价。

(1)Karnofsky(卡氏评分,KPS):依据病人能否正常活动、病情、生活自理程度。KPS 把病人的健康状况视为总分 100 分,10 分一个等级。得分越高,健康状况越好,越能忍受治疗给身体带来的副作用,因而也就有可能接受彻底的治疗。得分越低,健康状况越差,若低于 60 分,许多有效的抗肿瘤治疗就无法实施。

100 分　正常,无症状和体征。

90 分　能进行正常活动,有轻微症状和体征。

80 分　勉强可进行正常活动,有一些症状或体征。

70 分　生活可自理,但不能维持正常生活工作。

60 分　生活能大部分自理,但偶尔需要别人帮助。

50 分　常需人照料。

40 分　生活不能自理,需要特别照顾和帮助。

30 分　生活严重不能自理。

20 分　病重,需要住院和积极的支持治疗。

10 分　重危,临近死亡。

0 分　死亡。

(2)Zubrod-ECOG-WHO(ZPS,5 分法):

0 分　正常活动。

1 分　症状轻,生活自在,能从事轻体力活动。

2 分　能耐受肿瘤的症状,生活自理,但白天卧床时间不超过 50%。

3 分　肿瘤症状严重,白天卧床时间超过 50%,但还能起床站立,部分生活自理。

4 分　病重卧床不起。

5 分　死亡。

（三）生存期评价

1.中位生存期：又称为半数生存期，即当累积生存率为 0.5 时所对应的生存时间，表示有且只有 50%的个体可以活过这个时间。

2.1 年生存率：1 年生存率系指某种肿瘤经过各种综合治疗后，生存 1 年以上的比例。由于胰腺癌总体生存时间较短，所以以 1 年生存时间来统计胰腺癌的生存率。

二、中医疗效评价

表 5-2　胰腺癌中医症状分级量化评分表

症状	无（0 分）	轻（1 分）	中（2 分）	重（3 分）	得分
上腹部或腰背部疼痛	无疼痛不适	上腹部不适,偶有疼痛,生活及睡眠不受干扰	上腹部或腰背部疼痛明显,发作频繁,不能忍受,需用止痛药	疼痛剧烈,难以忍受,生活及睡眠严重受干扰,需用止痛药	
黄疸	无明显肤目黄染	巩膜轻度黄染,无皮肤黄染	肤目均见黄染	全身黄染明显,皮肤瘙痒,大便呈灰白色	
纳呆食少	食欲食量正常	饮食无味,食量基本正常	食欲差,食量下降一半左右	无食欲,食量极少	
腹泻	大便 1~2 次/日,便质正常	大便 3~4 次/日,便质偏稀	大便 5~6 次/日,便质清稀或夹杂不消化饮食	大便 7 次以上/日,便质清稀或夹杂不消化饮食	
呕血便血	无	偶有,隐血+~++	反复出现,隐血>++	可见咖啡样液体或黑便	
形体消瘦	体重无明显下降	轻度消瘦,体重较前下降 2kg	消瘦,体重较前下降 2~4kg	明显消瘦,体重较前下降 4kg 以上	
神疲乏力	精神振奋	精神不振,可坚持轻体力活动	精神疲乏,勉强可坚持日常活动	精神极度疲乏,四肢无力,不能坚持日常活动	
呃逆呕吐	无	偶见	反复出现,需用止吐药	呕吐严重,食入即吐,止吐药不易止住	
自汗盗汗	无	偶见	动则出汗,有盗汗	不动亦出汗,盗汗量多	
总分					

根据胰腺癌常见症状腹痛、黄疸、纳呆食少、腹泻、呕血便血、形体消瘦、神疲乏力、自汗盗汗等的程度积分评定疗效：中医症状根据临床观察分为 4 级：无症状（0分）、轻度（1 分）、中度（2 分）、重度（3 分），治疗情况根据症状出现的情况记录并评价。表 5-2。

显效：症状消失，或症状积分减少≥2/3。

有效：症状减轻，1/3≤在症状积分减少≤2/3。

无效：症状无减轻或症状积分减轻＜1/3。

第七节　预防调护

一、预防

胰腺癌是最常见的消化道恶性肿瘤之一，主要注意以下几点。

(一)一级预防

1.戒酒：尽管目前对饮酒是否会引起胰腺癌尚无定论，但是减少饮酒，尤其少饮和不饮高酒精含量饮料可避免发生胰腺炎，也可能会避免或减少发生胰腺癌的可能性。此外，要避免吸烟、饮酒和摄入高脂肪、高蛋白质饮食的综合作用。

2.戒烟：尤其要教育青少年不吸烟。每天吸烟量和烟龄长短与胰腺癌发生成正相关，从少年时期即开始吸烟者更易患胰腺癌。

3.提倡低脂肪、低蛋白质、高纤维素和高维生素饮食：Gold 等发现新鲜水果和蔬菜可预防胰腺癌的发生。Correa 等在洛杉矶所做的调查也表明：水果或橘汁(含维生素 C)能显著减少胰腺癌发生率。Farrow 和 Davis 的研究则认为：水果、蔬菜和维生素 A、C 与胰腺癌的发病率无关，而增加钙的摄入则可减少发生胰腺癌的概率，尤其是对 65 岁以上的男性作用更明显。

4.减少环境致病因素：应减少或避免接触放射性物质，对从事放射性工作的人员应采取良好的防护措施。应减少病毒感染的机会，尤其是流行性病毒感染。避免长期接触与胰腺癌发生有关的物质，如某些金属、焦炭、煤气、石棉、祛脂剂、β-萘酚胺、联苯胺、甲基胆蒽、N-亚硝基甲胺、乙酰氨基芴烃化物等，并尽可能采取良好的防护措施。

5.减少或防止相关性疾病发生：为减少胰腺癌的发生，应采取相应措施防止发生糖尿病、慢性胰腺炎和胆石症。提高妇女卫生保健工作，避免多次流产、卵巢切除和子宫内膜增生等疾病。及时纠正各种内分泌紊乱。另外，可以根据自身条件选择一些中药营养品对身体进行调理，如燕窝、石斛、虫草等。尤其是人参皂苷 Rh2，长期服用可平衡免疫系统，预防癌变。

(二) 二级预防

1.早期诊断：对 40 岁以上正常人群普查可以早期发现胰腺癌。普查手段目前可依靠 CA19-9 单克隆抗体，其特点为敏感性高，胰腺癌的阳性率可达 90%以上，故对

CA19-9 单克隆抗体阳性患者应予定期复查。首先作 B 超诊断,必要时作 ERCP、EUS 等深入检查,发现胰腺肿块者可作 B 超引导下经皮细针穿刺活检,常规检查阴性者作 EUS 常可发现小胰癌。对有胰腺癌家族史者,更应定期查 CA19-9 和 B 超。

2.早期治疗:早期手术是目前治疗胰腺癌的主要方法,与此同时,应积极采用中西医综合治疗。

二、中医调护

注重养生,改变生活方式《素问·四季调神大论》曰"圣人不治已病治未病,不治已乱治未乱"。《素问·上古天真论》曰:"虚贼邪风,避之有时,恬淡虚无,真气从之,精神内守,病安从来。"在肿瘤尚未发生之前,针对可能导致肿瘤各种内外因素加以防范,或进行中医药参与,使得脏腑阴阳相协调,从而降低肿瘤的发生率。现代研究表明,胰腺癌的发生与个体因素、生活及环境因素密切相关。当代人不健康的生活方式使人们处于亚健康状态,免疫力降低,体内代谢紊乱,即中医所谓"正气不足"。因此,应根据中医"治未病"思想注重养生保健:①顺应自然,协调阴阳;②谨慎起居,形神共养;③和调脏腑,通畅经络;④饮食调养,动静适宜;⑤节欲保精,益气调息;⑥因人、同时、因地制宜。此外,研究证实,很多中药具有阻断或延缓癌变的作用,从而能有效治疗癌前病变。

(一)辨证施膳

1.肝郁脾虚:饮食宜健脾益气,疏肝软坚之品,如茯苓、白术、山药、太子参泡水饮等。药膳:党参黄芪粥、茯苓粥等。

2.肝胆湿热:饮食宜清热利湿,凉血解毒之品,如黄瓜、萝卜、冬瓜、薏苡仁、赤小豆、西瓜、藕汁等。药膳:绿豆薄荷薏米粥。

3.瘀血内结:饮食宜祛瘀软坚、兼调脾胃之品,活血的食物有粳米、黑木耳、藕、山楂、当归等。药膳:山楂红糖、黑豆川芎粥。

4.脾虚湿困:饮食宜健脾益气,利湿解毒之品,如黄豆、牛肉、鸡肉、泥鳅、香菇、大枣、柑橘等。药膳:黄芪粥、山药甲鱼汤。

5.肝肾阴虚:饮食宜清热,软坚散结之品,如枸杞、当归、百合、沙参、麦门冬等。药膳:桑葚粥、百合粥、枸杞甲鱼汤。

(二)心理干预

1. 向患者家属及知晓病情的患者本人宜宣传胰腺癌的发病知识,具体指导实施预防患者病情恶化的措施。

2. 进行胰腺癌的有关知识教育,讲解胰腺癌病情逐渐加重对个人、家庭、社会造成的危害,实施恰当的治疗措施。

3. 介绍胰腺癌并发症及诱因,应饮食有节,禁忌烟酒,以免伤脾生湿,旧病复发或加重病情。

4. 生活起居有常,养成规律的生活习惯,避免劳倦、房事所伤。注意保暖,随天气变化增减衣服,预防正虚邪气侵入,变生他症。

5. 注意调节情致,精神开朗,心情舒畅,保持乐观坦荡的情绪,解除顾虑和烦恼,安心调养。

参考文献

[1]赵玉沛.中国胰腺癌诊治标准化[J].生命科学,2012,24(7):599-601.

[2]Min-Pei Liu,xiao-Zhong Guo,Jian-Hua Xu,et al.New tumor-associaed antigen SC6 in pancreatic cancer [J].World journal of gastroenterology,2005,11 (48):7671-7675.

[3]何裕民.现代中医肿瘤学[M].北京:中国协和医科大学出版社, 2005:370-382.

[4]何立丽,孙桂芝.孙桂芝治疗胰腺癌经验[J].辽宁中医, 2010,37(7):1215-1216.

[5]孙燕,石远凯.临床肿瘤内科手册[M].第5版.北京:人民卫生出版社,2008:149-156.

[6]李兆申.胰腺癌流行病学研究进展[J].解放军医学,2002,27(4):283-285.

第六章
胆囊癌

在浩如烟海的中医古籍文献中,有诸多有关胆囊癌的记载。且多归属于"胁痛""肝胃气痛""黄疸""臌胀"等病症范畴。《灵枢·胀论》曰:"胆胀者,胁下胀痛。""肝胀者、胁下满而痛引少腹。"认为肝在胁下,胆附于肝,肝胆经脉互为表里,胆为"中精之腑",储存胆汁,当以通降下行为顺。肝属木,喜条达舒展而主疏泄,恶抑郁。胆汁通过肝的疏泄能下注于肠,以助脾胃的消化。中医认为胆囊癌发病机理为肝郁气滞,情志过激,饮食不节,中焦湿热,而致肝胆疏泄失常,肝胆气滞,胆汁郁结,久郁化火,熏蒸煎熬,不通则痛,气血郁滞,瘀毒互结,乃成斯病。

胆囊癌是来源于胆囊上皮的恶性肿瘤,多为腺癌,少数为鳞癌或腺鳞癌。流行病学研究显示其发病率在整个消化道肿瘤中居第五位,中国胆囊癌发病率约占同期胆道疾病的 0.4%~3.8%,死亡率居全部恶性肿瘤的第 19 位。男女之比为 1:3,发病年龄多数在 40 岁以上,70 岁左右达到高峰。胆囊结石是胆囊癌最主要的危险因素,95% 以上的胆囊癌患者合并胆囊结石,相对危险度是普通人的 8.3 倍。结石 3cm 以上者危险度增加十倍以上;胆胰管合流异常;细菌感染,如沙门氏菌、伤寒和副伤寒杆菌以及螺旋杆菌等,可能与细菌感染诱导胆汁酸降解有关;腺瘤性息肉、胆囊腺肌症可转变为腺癌,年龄大于 50 岁、息肉直径大于 1cm 时易恶变,单发息肉和广基无蒂息肉也易恶变。胆囊癌发病隐匿,恶性程度高,发展迅速,在出现腹痛、黄疸或腹部包块等临床症状时,往往已发展至进展期,预后差。研究显示在出现症状后胆囊癌患者的平均生存期仅为 6 个月,1 年生存率为 12%,5 年生存率仅为 4%。

第一节　病因病理

一、西医病因病理

（一）病因

胆囊癌的病因尚不清楚，现有的理论认为导致胆囊癌的因素较复杂，是由多种复合因素导致，其中已确定的病因有慢性胆囊炎、胆囊息肉恶变、饮食、环境等。

胆囊癌与胆囊结石的存在有很大关系，其中 70%~90% 的患者合并有胆石症。可能是由于结石造成胆囊黏膜的慢性创伤和炎症而导致增生不良，最后发生癌变，尤其是瓷化胆囊有非常高的癌变危险性，应作预防性胆囊切除。但是胆结石患者最终发生癌变的机会还是极少的，尸检材料证明胆结石癌变者仅为 1%~3%，因此对无症状性胆结石患者进行预防性胆囊切除无太大的意义。

胆囊息肉自身恶变是引起胆囊癌的病因，其中，胆囊腺瘤性息肉是潜在的癌前病变，与胆囊癌的发生有关，而胆固醇性息肉、炎性息肉等不会发生癌变。息肉的大小与癌变之间有很大的相关性，直径大于 12cm 的息肉癌变率明显高于直径小于 12cm 的息肉。新形成的息肉与短期内生长加速的息肉，无论其个体直径的大小或数量的多少，随着年龄的增加，其恶性程度也越来越高，若上述情况发生于 55 岁以下的人可以认为这是一种胆囊癌的癌前病变，应引起高度警惕，不论症状是否出现都应尽可能选择手术治疗。

胆囊腺肌症的发病率较低，但是其在胆囊癌的起因中占有重要地位。近年来已把胆囊腺肌病列为胆囊癌的癌前病变，特别是节段型胆囊腺肌病，其癌变率更高，可达 6.4%，若临床高度怀疑该病，宜尽早切除胆囊以防癌变发生。

高热量饮食由于摄取过多的单糖或双糖类，使胆汁的构成发生改变，从而增加胆囊癌的危险性。

化学物质如亚硝酸盐的致癌性早已成为共识，动物实验提示胆囊癌可能是结石和二甲基亚硝胺共同作用的结果。

（二）病理

胆囊癌有多种不同的组织类型，最多见为腺癌，约占 80%，可分为硬化性腺癌、乳头状腺癌、管状腺癌、黏液腺癌等，其余为未分化癌占 6%，鳞癌占 3%，混合瘤或棘皮瘤占 1%。尚有其他罕见的肿瘤类型包括类癌、肉瘤、黑色素癌和淋巴瘤等。肿瘤常发生在胆囊底部或颈部。腺癌细胞的种类主要包括以下几类：胆囊腺体细胞、肠型腺癌细胞、透明细胞腺癌等。癌细胞的分化程度分为高、中、低三等。

胆囊癌的恶性程度均较高，具有生长快和转移早的特点。早期即会出现相邻器官蔓延、种植及局部和区域淋巴结转移，一旦出现症状或体征则多已进入中后期或发生转移。其转移方式和途径主要有：局部直接蔓延、淋巴转移、血行播散、腹腔种植等，胆囊的位置紧贴肝脏，又有丰富的淋巴血管网，故肿瘤很易扩散，可直接浸润肝、胆总管、十二指肠、胃、胰腺和前腹壁。经淋巴道扩散，可从胆囊淋巴结扩散至胆总管、胰腺上下淋巴结和肠系膜淋巴结，再扩散至腹腔动脉周围淋巴结。直至肿瘤晚期方可发生远处转移，一般发生的较晚和较少。约有一半病人肿瘤侵犯胆总管而引起阻塞性黄疸。有时肿瘤阻塞胆囊管后可继发感染，产生急性胆囊炎，很难与急性结石性胆囊炎相鉴别。

二、中医病因病机

（一）气机失调

《素问·六节藏象论》云："凡十一脏取决于胆。"之所以胆腑在五脏六腑中占据着决定性的地位与主导作用，这与胆腑的通降密切相关。因肝气从左而升，必赖肺气之肃降；而肺气之从右而降，必赖肝气之升发；同时脾主运化，必赖肝气之升发疏泄之作用，而胃腑之降泄则又必赖于胆腑之通降；且二者升降相因，脾胃居其中，乃气机升降之枢纽，与胆腑之通降相协调，共同维持着人体生命活动与动态平衡。

（二）肝郁脾虚

肝胆脾胃同居中焦，肝胆属木，脾胃属土，在五行中木土属相克关系。生理上肝胆脾胃相辅相成，肝疏土助其运化之功，脾助木成其疏泄之用；病理上相互影响，肝木易郁，脾土易虚；治疗上需木土同治。

（三）中正失衡

胆为"中精之府"，并为"中正之官"，且胆属少阳，居表里之间，募原之处，属少阳，生发之气从此而出，升发胆之性，通降胆之用。胆腑之病之所以缠绵难愈，与其自身的功能特性密切相关，其关键在于气机升降，枢机开合的调节，使胆功能处于"实而不满"与"泄而不藏"不偏不倚的"中"正状态，才是胆腑发挥作用的关键。

（四）肝阴不足

临床胆囊癌多表现为肝阴不足。针对肝阴不足的病机，治以滋阴柔肝之法，可滋其源头，柔肝体之本，并随证加减，补中兼疏，寓祛邪于扶正之中，为标本兼顾之途。滋阴养血，缓急止痛，滋水涵木，培土荣木，补疏兼施，如此则肝阴得复，肝体得柔，其症自除。

总之,病因病机主要是外邪侵袭,或由皮毛、肌腠而入,或直取中道,潜入募原,蕴结成毒,横犯肝胆,使肝失调达,胆失通降,引起胆汁运行不畅,瘀结于内;或过食肥甘厚腻,脾胃亏虚而致湿热内生,湿热浸淫肝胆,则煎熬胆汁;或情志不舒致肝气郁结,胆腑气机不利,胆汁瘀滞,日久则变生;或痰浊、瘀血、蛔虫内结于肝胆,导致胆汁排泄不畅。上述因素可单独出现,也可多种因素联合为患。其基本病理因素是气滞、血瘀、湿热。

第二节　临床表现

一、主要症状

(一)腹痛

此症状占 84.0%,由于胆囊癌多与胆囊结石、炎症并存,故疼痛性质与结石性胆囊炎相似,开始为右上腹或中上腹不适,继之出现持续性疼痛,后期则变为持续性钝痛,有时伴阵发性剧痛并向右肩放射。只有少数病人无腹痛。

(二)消化道症状

绝大多数病人(90%)出现消化不良症状,如厌油腻、胃纳减少、嗳气,甚则恶心呕吐。这是由于胆囊丧失功能,不能对脂肪物质进行消化所致。

(三)发热

2.9%的病人出现发热。

二、体征

(一)黄疸

往往在病程晚期出现,占 36.5%,多发生于疼痛之后,偶有以黄疸为初发症状者。黄疸呈持续性发展,间歇者少,多为阻塞性,同时伴有消瘦、乏力,甚至出现恶病质。多由于癌组织侵犯胆管引起恶性梗阻所致。85%有黄疸的病人,其肿瘤是不能切除的。

(二)右上腹包块

病变发展到晚期,右上腹或上腹部出现肿块,占 54.5%。一是肿瘤迅速增长,阻塞胆管,使胆囊肿大;二是侵犯十二指肠引起的梗阻,并同时出现梗阻症状;另外侵及肝、胃、胰等,也可出现相应部位包块。右上腹可触及较为光滑肿大的胆囊,与周围组织无粘连时,移动性大;与周围组织有粘连时,可触到几个肿块,有时触到肿大的肝脏、十二指肠梗阻的包块等。

三、并发症

(一)梗阻性黄疸

胆囊癌患者可以黄疸为其首发症状,主要由于癌肿直接累及肝外胆管或发生胆管转移,临床上属于梗阻性黄疸。

(二)胆道感染

胆囊癌出现胆道感染多因胆汁瘀积、细菌通过血液循环、淋巴管及直接逆行胆道感染所致,常见上腹痛加剧、绞痛或持续性胀痛,寒战高热,黄疸等临床表现。

第三节　实验室及其他检查

一、血液生化检查

约 1/3 以上病人因疾病晚期出现梗阻性黄疸,血清胆红素明显升高,但是在无黄疸病人中,有近 2/3 患者的血清碱性磷酸酶(ALP)升高,这可能由于肿瘤早期侵犯胆囊床,单侧肝管受阻,胆管炎或肝转移等引起,因此 ALP 升高并不说明肿瘤已不能切除,其升高的重要意义在于对同时伴有腹部症状者应进一步检查胆道系统除外胆囊癌。

二、肿瘤标志物检查

推荐肿瘤标志物 CA19-9,由于胆道肿瘤、空—回肠肿瘤、胰腺肿瘤时 CA19-9 均可升高,联合 CEA 和 CA125 可提高其鉴别诊断率。合并肝门部胆管侵犯、梗阻性黄疸时,肿瘤标志物 CA19-9 诊断特异性低。胆道引流减黄后 CA19-9 仍维持高值,更提示胆囊癌可能。

三、影像学检查

对于晚期患者,合并肝脏侵犯、腹腔脏器及淋巴结转移的患者较有价值;早期的胆囊癌的诊断还缺乏特异性,尤其是需要与胆囊腺瘤性息肉、胆囊腺肌症、黄色肉芽肿性胆囊炎等鉴别。

(一)B 超

通常是获取的第一个影像学资料,有 3 个明确的特征:胆囊出现占位,或可侵犯胆囊床;呈腔内生长的新生物或息肉;不均匀的胆囊壁增厚。晚期胆囊癌超声诊断的灵敏度可达 85%,而总体的精确度可达 80%;对于早期胆囊癌或癌性的息肉,尤其是平坦型或无蒂息肉合并胆囊结石时,超声检查很难发现和判断病变的性质,超声对无蒂胆囊癌的灵敏度只有 50%左右。超声检查不仅有助于诊断,还能通过检测肝动脉、门静脉以及局部胆管的侵犯情况帮助对胆囊癌进行分期。对明确肿瘤是否合并胆道结石也具有诊断价值。

(二)CT 和 MRI 动态增强扫描

增强扫描胆囊壁或肿块强化,延迟期达到高峰;必要时需要联合血管造影及胆管成像;可以明确肿瘤的局部情况,提供如肿瘤位置、大小、单发或多发、是否合并胆管扩张和血管侵犯,以及有无腹腔淋巴结转移及远处器官转移等;对血管侵犯的灵敏度为 100%,特异性为 87%;胆管侵犯的灵敏度为 100%,特异性为 89%;肝脏侵犯的灵敏度为 67%,特异性为 89%;淋巴结转移的灵敏度为 56%,特异性为 89%。

(三)PET-CT

有助于胆囊癌的诊断,尤其对诊断不明确的病变、假定良性病变胆囊切除术后胆囊床的残余病灶,常规未发现的远处转移病灶有很大价值。

四、病理学检查

(一)细胞学检查

有直接取活检和抽取胆汁查癌细胞两种方法。

1.活检:可在 B 超或 CT 导引下胆囊病变部位作细针穿刺细胞学检查,该方法较为简单易行。但仅能确定腹内肿块的真实性质,除鳞癌能做出诊断外,不易区分出胆囊癌或胆管癌。或用胆道子母镜经皮经肝胆囊镜检查,或经腹腔镜等取活检。后两种方法需要一定的设备技术才能完成。

2.采取胆汁脱落细胞:可在 B 超指引下行胆囊穿刺,PTC(经皮肝胆管穿刺)引流或经 PTCCS(经皮经肝胆囊镜)采集等。采取胆汁查癌细胞,对半数以上的胆囊癌可做出诊断,也是对胆囊癌定性诊断的一种可靠方法。

(二)组织学检查

手术探查为最主要的方法,术中对切除的胆囊标本要进行冷冻切片病理组织检查方能证实是否为胆囊癌。

第四节　诊断与鉴别诊断

一、诊断

(一)胆囊癌的诊断

胆囊癌的诊断主要包括临床表现(如右季肋区疼痛、包块、黄疸等)和实验室检查,确诊依靠组织细胞学检查。

(二)胆囊癌的分期

目前胆囊癌的分期采用美国癌症联合会（AJCC）公布的 2010 年胆囊癌国际分期。见表 6-1。

T—原发肿瘤

Tx　原发肿瘤不能评估。

T1　肿瘤侵及黏膜或黏膜肌层。

T1a　肿瘤侵及黏膜。

T1b　肿瘤侵及黏膜肌层。

T2　肿瘤侵及肌层周围结缔组织;但未突破浆膜或侵及肝脏。

T3　肿瘤浸透浆膜,或直接侵犯一个邻近脏器,包括肝脏、胃、十二指肠、肠系膜等。

T4　肿瘤侵及门静脉、肝动脉主干及 2 个以上邻近脏器(胃、十二指肠、结肠、胰腺、网膜、肝外胆管、肝脏任何部位)。

N—淋巴结

Nx　不能确定区域淋巴结受累。

N0　无区域淋巴结转移。

N1　胆囊管、胆总管周围、肝动脉、门静脉旁淋巴结转移。

N2　胰头周围、腹主动脉、下腔静脉、腹腔动脉和(或)肠系膜上动脉周围有淋巴结转移。

M—远处转移

Mx　远处转移不能评估。

M0　无远处器官或非区域淋巴结转移。

M1　存在其他器官或非区域淋巴结转。

表 6-1 胆囊癌 TNM 分期（AJCC 2010）

分期	TNM		
I 期	T1	N0	M0
II 期	T2a–2b	N0	M0
IIIa 期	T3	N0	M0
IIIb 期	T1–3	N1	M0
IVa 期	T4	N0–1	M0
IVb 期	任何 T	任何 N	M1

（三）中医症候诊断

1.肝胆气滞

【主症】右上腹胀痛,连及右肩,平素性情急躁,遇怒加重,不能忍耐,语音高亢,独断专行,嗳气频作,胸闷善太息,舌苔薄白,脉弦大。

2.气滞血瘀

【主症】右上腹刺痛,痛有定处而拒按,面色暗晦,口干口苦,或口干漱水不欲下咽,舌质紫暗,边有紫点或瘀斑,脉弦细涩。

3.肝胆湿热

【主症】右上腹胀满疼痛,阵阵加剧,胸闷纳呆,厌油腻食物,恶心呕吐,口苦心烦,大便黏滞或干结,或见黄疸,或恶寒发热,舌红苔黄腻。

4.阴虚气郁

【主症】右上腹隐隐作痛,劳则加重,或有灼热感,口燥咽干,急躁易怒,胸中烦热,舌红少苔、脉细数。

5.阳虚郁滞

【主症】右上腹隐隐胀痛,得温痛减,遇寒加重,或呕吐清涎,神疲乏力,舌苔白腻,脉弦细无力,或沉迟。

二、鉴别诊断

（一）西医鉴别诊断

1.胆石症:胆结石、胆囊癌都会引起明显的右上腹疼痛及厌油食等消化系统症状,但胆结石患者一般不会出现黄疸,皮肤瘙痒轻,一般无发热及腹部包块,肿瘤标志物正常,B 超有助于诊断。

2.胰腺癌:腹痛位于上腹部、脐周,或右上腹部,性质为绞痛,阵发性或持续性进行性加重的疼痛,向腰背部放射,亦可向前胸及右肩胛部放射;黄疸,约 70% 的患者在病程的某一阶段可有黄疸;体重减轻,90% 的患者有迅速而显著的体重减轻;血清总胆红素进行性增高,以直接胆红素增高为主;血糖增高伴有糖尿,葡萄糖耐量试验结果异常为最早表现,血清淀粉酶增高,血清碱性磷酸酶增高。上腹部增强 CT、MRI 有助于诊断。

(二)中医鉴别诊断

1.胸痛:胸痛与胁痛均可表现为胸部的疼痛,故二者需鉴别。不过胁痛部位在胁肋部,常伴恶心,口苦等肝胆病症状,实验室检查多可查见肝胆疾病;而胸痛部位则在整个胸部,常伴有胸闷不舒,心悸短气,咳嗽喘息,痰多等心肺病症候,心电图、胸部 X 线透视等检查多可查见心肺疾病的证据。

2.胃痛:肝气犯胃所致的胃痛常攻撑连胁而痛,胆病的疼痛有时发生在心窝部附近,胃痛与胁痛有时也易混淆,应予鉴别。但胃痛部位在上腹中部胃脘处,兼有恶心嗳气,吞酸,嘈杂等胃失和降的症状,如有胃痛连胁也是以胃痛为主,纤维胃镜等检查多有胃的病变;而胁痛部位在上腹两侧胁肋部,常伴恶心,口苦等肝胆病症状,B超等实验室检查多可查见肝胆疾病。

第五节　治　疗

一、中西医结合治疗思路

胆囊癌术前诊断率较低,早期无特殊临床表现。近年随着影像技术的发展,检测技术的提高,检出率虽有所提高,但确诊病例多属晚期。对于有手术条件的患者,首先主张行胆囊切除术,手术后采用综合治疗。中医治疗可以预防其转移和复发,并将改善其他治疗措施的毒副反应。由于手术后患者正气受损,余邪未清,临床常以扶正为主,达到正安而邪自祛的目的。对于那些未能手术的患者,治疗上根据患者的虚实、寒热、标本等变化,辨证论治,审慎用药。在改善症状的同时,宜加强抗肿瘤治疗。胆囊癌常用的抗癌中药有白花舌蛇草、半枝莲、土茯苓、山豆根、藤梨根、虎杖、龙葵、肿节风、山慈菇等。中成药有平消胶囊、犀黄丸、回生胶囊等。胆囊癌的治疗近年来没有太大的突破,中医治疗具有一定优势,值得进一步总结研究。

二、西医治疗

(一)手术治疗

唯一能够获得治愈的治疗方法,手术切除的目标是 R0 切除,至少要包括涉及的肝实质和区域淋巴结的切除。欲行根治性切除的胆囊癌患者,T 分期是决定能否手术的根据。胆囊癌手术之前应用腹腔镜探查腹腔有无转移有助于胆囊癌分期;但是为了防止肿瘤播散,应避免怀疑胆囊癌的患者行腹腔镜胆囊切除术。再次手术不影响胆囊癌患者的生存率。按良性病切除的胆囊术中一旦发现是恶性的而又不具备进行肝切除等根治性切除的技术条件时,可至专科医院再次手术治疗。

1.胆囊癌的外科手术方法:包括:单纯胆囊切除术;根治性或扩大根治性胆囊切除术:即切除胆囊加上至少 2cm 的胆囊床,清扫肝十二指肠韧带、十二指肠降部后方、胰头及腹腔干的淋巴结;联合肝段/叶切除的胆囊根治性切除术;扩大淋巴结清扫(到腹主动脉旁淋巴结)的根治性胆囊切除术;联合胆道或胰十二指肠切除的根治性胆囊切除;联合腹腔镜穿刺孔切除胆囊癌根治性切除术。

(1)T1a 期:很少发生淋巴结转移,单纯胆囊切除如果切缘阴性的治愈率高达85%~100%。

(2)T1b 期:患者发生转移的也非常罕见,但行单纯胆囊切除的 1 年生存率仅有50%,因此有必要行根治性切除。

(3)T2 期:侵及肌层周围结缔组织,单纯胆囊切除不能确保能够获得 R0 切除,需要行包括肝脏和肝十二指肠淋巴结清扫在内的整块切除。术后的 5 年生存率可提高到 80 %。

(4)T3 期:患者的手术至少要包括肝脏和区域淋巴结清扫在内的整块切除。如果胆囊癌侵犯了肝脏和主要的血管,还需要行大部肝切除;如果侵犯了胆管,还需要行肝外胆管的切除和重建;如果直接侵犯到了邻近的脏器(十二指肠、胃或结肠),也应将其整块切除。术后的 5 年生存率可达 30%~50 %。

(5)T4 期:胆囊癌几乎不能根治性切除,要考虑姑息治疗。对于门静脉侵犯可以切除并重建,或多个邻近器官侵犯可整块切除的患者应该争取根治性切除。对于先前按良性疾病行腹腔镜胆囊切除的胆囊癌患者, 因容易发生腹腔内和穿刺孔的转移,尤其是切除过程胆囊破裂的,可以行穿刺孔全层的切除。但由于穿刺孔转移往往是腹腔内转移的征兆,因此局部切除、穿刺孔全层切除,无法避免腹腔内的复发。

2.意外胆囊癌的处理:常见于腹腔镜胆囊切除术后,更多见于胆囊炎病史较长、胆囊壁增厚以及较大的结石及胆囊息肉的患者。部分患者由于术中胆囊的破损,术后可能出现腹腔及穿刺孔的肿瘤种植转移,处理起来相当困难,预后差。因此,胆囊切除术前检查应尽可能齐备。对于胆囊癌高危倾向的患者,尽可能不要进行腹腔镜胆囊切除。对于腹腔镜术后发现的胆囊癌患者,要根据术后病变的病理分期进行处理。对于 T1 期以前的患者,术中经过顺利,胆囊完整切除的,可不再进行二次手术。

对于 T2 期以上的患者应尽快进行二次肿瘤根治性切除手术。

3.肝切除的范围:应根据肝侵犯的程度决定胆囊癌肝切除的范围。规则性肝切除术的主要方法有:胆囊床肝楔形切除术;肝方叶切除术;若肿瘤侵犯肝的深度不足2cm,应行胆囊床肝楔形切除加 IVa+V 段肝切除术;半肝切除或右三叶肝切除术:肿瘤侵犯肝实质>2cm 或右半肝内有多个转移性癌灶。为了达到切缘阴性的目的,需要楔形切除的肝脏切面与肿瘤最近的距离应为 12~20mm,需要切除 IVb+V 段的距离要达到 16~35mm,而行扩大肝切除的距离则要达到 28~58mm。

4. 淋巴结清扫的范围:进展期胆囊癌的淋巴结转移率高,文献报道为 62.5%~73.0%,而且淋巴结转移决定着胆囊癌的手术方式及预后。胆囊癌淋巴结清扫的范围尚无一致意见,但对于肝十二指肠韧带骨骼化、幽门上淋巴结、小网膜淋巴结及肝总动脉与胃十二指肠动脉结合部的淋巴结清扫却已达成共识。此外,还应显露和清扫胰头后及腹主动脉旁淋巴结。腹主动脉旁淋巴结的转移一般被认为是不能根治切除的指标。

5.胆管切除和重建:根据文献报道胆囊管汇合型肿瘤(肿瘤主要累及胆囊管汇合部、未侵犯肝门时)病理多为高分化腺癌。对于无临床症状、意外胆囊管癌胆囊管汇合型患者,或患者年龄偏大,一般状态差、胆囊管肿瘤局部侵犯胆总管,可行胆囊管及部分肝总管、胆总管"T"形(即三管交汇处)切除、肝门部淋巴结清扫术,在淋巴结清扫过程中注意避免胆道网状血供过多损伤。术中通过快速病理证实胆道上、下切缘阴性后,可行肝总管与胆总管对端吻合。术后注意观察胆管坏死、胆漏及胆道出血等并发症。当肿瘤位于胆囊管内并侵犯肝门,引起梗阻性黄疸、肝内胆管扩张时,如果能够进行根治性切除,其远期生存率与无黄疸的胆囊癌患者无明显差异,常规行肝外胆管切除,胆管空肠 Roux-en-Y 吻合术。

6.联合血管的切除和重建:多数文献报道,一旦胆囊癌侵犯了门静脉或肝动脉,血管切除与未切除患者的生存率无差异。不提倡对胆囊癌患者实施此类手术。

7.联合胰头、横结肠等腹腔脏器的切除:对于胆囊癌患者侵犯胰头或合并胰头后淋巴结转移,行肝胰十二指肠切除术(HDP)可以提高根治性切除率。但术后并发症的发生率及死亡率较高,分别为 30.8%~100% 和 28.5%~37.5%,且远期存活率并不能因此受益,不应实施。肿瘤侵犯横结肠靠近结肠肝曲的患者,联合右半结肠切除可以提高肿瘤的根治率及患者生存率。胆囊癌侵犯十二指肠部分肠壁或十二指肠球部,可以通过局部肠壁的切除或行远端胃大部切除达到根治性切除的目的。

(二)化学治疗

胆囊癌对各种化疗药物均不敏感,目前化疗效果不够理想。但亦有人观察经化疗肿瘤缩小50%以上,生存期可长达3年之久。对胆囊癌根治术后或不能手术以及术后复发的患者均可以采用化疗。以顺铂或卡铂为主的化疗已成为最有效的联合用药方案。

1.FAM方案

5-FU 600mg/m²,静脉滴注,第1、8、29、36d;

ADM 30 mg/m²,静脉注射,第1、29d;

MMC 4 mg/m²,静脉注射,第10d;

6周1疗程,休息1~6周行第2疗程。

2.MFD方案

DDP 30~l00mg/次,静脉滴注,水化第1d;

5-FU 500 mg/次,静脉滴注,第1~5d;

MMC 6mg/次,静脉注射,第1d;

每4周重复为1疗程。

3.CA方案

CBP 100mg/次,静脉滴注,第1d;

ADM 50mg/次,静脉注射,第1d;

每4周重复为1疗程。

4.CF方案

CBP 100mg/次,静脉滴注,第1~5d;

5-FU 500mg/次,静脉滴注,第1~5d;

每4周重复为1疗程。

(三)放射治疗

胆囊癌对放疗有一定的敏感性,可用于手术不能切干净者或术后复发者姑息性治疗,也能达到缓解症状、延长生存期的目的。Ⅳ期胆囊癌病人在切除病灶后局部放疗具有重要意义,病灶切除加术中放疗的预后与单纯病灶切除相比有明显改进。多采用以肿瘤为中心的区域性放疗,适用于病灶局限而又无广泛转移的患者。总的照射剂量为40~60Gy,具体方法为每日1次(1.8~2.2Gy)或每日3次(每次1.0~1.2Gy)。如术前进行可提高手术的切除率并降低组织出血量和组织的脆性,术后进行可减少周边残存的癌细胞量并提高生存时间。

(四)靶向治疗

肿瘤靶向治疗药物对于胆囊癌的治疗价值尚待进一步研究证实。

三、中医治疗

(一)辨证论治

1.肝胆气滞

【治法】疏肝利胆,调畅气机。

【方药】柴胡疏肝散(《景岳全书》)合四磨饮子(《普济方》)加减。

炒柴胡10g、枳壳10g、白芍15g、陈皮6g、香附6g、川芎6g、沉香3g、木香6g。

【方药分析】肝主疏泄,性喜条达,其经脉布胁肋循少腹。若情志不遂,木失条达,则致肝气郁结,经气不利,故见胁肋疼痛,胸闷,脘腹胀满;肝失疏泄,则情志抑郁易怒,善太息;脉弦为肝郁不舒之征。遵《素问·六元正纪大论》"木郁达之"之旨,治宜疏肝理气之法。方中以柴胡功善疏肝解郁,用以为君。香附理气疏肝而止痛,川芎活血行气以止痛,二药相合,助柴胡以解肝经之郁滞,并增行气活血止痛之效,共为臣药。陈皮、枳壳理气行滞,芍药、甘草养血柔肝,缓急止痛,均为佐药。甘草调和诸药,为使药。诸药相合,共奏疏肝行气、活血止痛之功。

【加减】气郁甚者,加苏梗、青皮、郁金;大便干燥者,加大黄、槟榔;口苦心烦者加黄芩、栀子;嗳气呕吐者,加代赭石、制半夏;伴有胆结石者,加鸡内金、金钱草、海金砂。

2.气滞血瘀

【治法】利胆通络,活血化瘀。

【方药】四逆散(《伤寒论》)合失笑散(《太平惠民和剂局方》)加减。

炒柴胡10g、枳壳10g、白芍15g、赤芍15g、甘草6g、五灵脂10g、生蒲黄10g。

【方药分析】方中取柴胡入肝胆经,升发阳气,疏肝解郁,透邪外出,为君药。白芍敛阴养血柔肝为臣,与柴胡合用,以补养肝血,条达肝气,可使柴胡升散而无耗伤阴血之弊。佐以枳实理气解郁,泄热破结,与白芍相配,又能理气和血,使气血调和。使以甘草,调和诸药,益脾和中。

【加减】若血瘀较甚者,加制香附、丹参、制乳香、制没药、郁金;口苦、心烦者,加大黄、龙胆草;恶心呕吐者,加制半夏、竹茹。

3.肝胆湿热

【治法】清热利湿,疏肝利胆。

【方药】大柴胡汤(《伤寒论》)加减。

柴胡10g、生大黄6g、枳壳10g、黄芩10g、金钱草15g、郁金6g、白芍15g、茵陈20g。

【方药分析】方中重用柴胡为君药,配臣药黄芩和解清热,以除少阳之邪;轻用大黄配枳实以内泻阳明热结,行气消痞,亦为臣药。芍药柔肝缓急止痛,与大黄相配可治腹中实痛,与枳实相伍可以理气和血,以除心下满痛;半夏和胃降逆,配伍大量生姜,以治呕逆不止,共为佐药。大枣与生姜相配,能和营卫而行津液,并调和脾胃,功兼佐使。

【加减】小便黄赤者,加滑石、车前草、通草;恶寒者,加生姜;热盛者,加蒲公英、连翘、金银花。

4.阴虚气郁

【治法】滋阴清热,疏肝利胆。

【方药】一贯煎(《柳州医话》)加减。

生地 10g、南北沙参各 15g、麦门冬 10g、当归 10g、枸杞 15g、郁金 6g、金钱草 15g、金铃子 10g。

【方药分析】方中重用生地黄滋阴养血、补益肝肾为君,内寓滋水涵木之意。当归、枸杞养血滋阴柔肝;北沙参、麦门冬滋养肺胃,养阴生津,意在佐金平木,扶土制木,四药共为臣药。佐以少量川楝子,疏肝泄热,理气止痛,复其条达之性。该药性虽苦寒,但与大量甘寒滋阴养血药相配伍,则无苦燥伤阴之弊。诸药合用,使肝体得养,肝气得舒,则诸症可解。

【加减】若见心烦失眠者,加枣仁、栀子、夜交藤;右上腹及肝区灼痛者,加白芍、甘草;急躁易怒者,加青皮、珍珠母;嗳气者,加佛手、绿萼梅、香橼皮。

5.阳虚郁滞

【治法】温阳益气,调肝利胆。

【方药】附子理中汤(《太平惠民和剂局方》)加减。

附子 6g、炒白术 10g、干姜 6g、党参 10g、炒枳壳 10g、广木香 6g、生姜 6g、大枣 4 枚。

【方药分析】党参、白术、茯苓、甘草益气健脾,与温中暖肠胃的附子、干姜、吴茱萸配合,运脾土,振奋中阳,中阳振复,升发运转,可使清升浊降,肠胃功能恢复正常;陈皮、砂仁理气健脾开胃;厚朴调气导滞;黄柏炭清化湿热毒邪,又苦以坚阴;甘草、大枣益气和中,调和诸药。上药合用,脾肾两补,温中寓涩,调气导滞,兼能清化湿热毒邪。

【加减】若见脘腹冷痛重者,加吴茱萸、肉桂;有结石者,加金钱草、鸡内金、郁金。

(二)中成药

1.胆乐片:柴胡、郁金、栀子、大黄、人工牛黄、薄荷、蒲公英等。每次 4~6 片,每日

3次,30日为1疗程。具有疏肝止痛,清热利湿,利胆退黄的功效。适用于胆囊癌胸胁胀满,发热,身目俱黄,口渴口苦咽干,恶心欲吐,舌质红,苔黄腻,脉弦或弦数者。

2.利胆止痛片:茵陈、板蓝根、蒲公英、柴胡、川楝子、枳壳、苍术等。每片含生药1g,每次6片,每日3次。全方具有清热利胆之功效。对于胆囊癌患者出现的右下腹痛,黄疸,口苦咽干,纳差,舌质红,苔黄腻,脉滑数者。

3.鳖甲煎丸:鳖甲、射干、黄芩、柴胡、鼠妇、干姜、大黄、芍药、桂枝、葶苈子、石韦、川朴、牡丹皮、瞿麦、紫薇、半夏、䗪虫、蜣螂等。水丸每次3g,每日3次;蜜丸每次1丸,每日3次。该药具有软坚散结、活血行气、解毒抗癌的功能。适用于胆囊癌见右下腹包块,胁肋疼痛,舌质暗,苔腻,脉弦细。

4.华蟾素注射液:本品为中华大蟾蜍阴干全皮水制剂提取,每支2ml,含生药1g。静脉滴注:每次20ml,每日1次,30d为1疗程,加入10%葡萄糖液500ml中静滴。

5.清开灵注射液:牛黄、郁金、栀子、黄芩、麝香、珍珠等。每次40~100ml,加入10%葡萄糖液250~500ml内静脉滴注,每日1次,30d为1疗程。具有清热解毒,醒脑开窍之功效,用于胆囊癌之肝胆实热证。

(三)主要并发症的防治

1.梗阻性黄疸

(1)寒湿困脾。

【治法】温阳健脾,化湿退黄。

【推荐方药】茵陈术附汤(《伤寒论》)。

(2)热重于湿。

【治法】清利湿热退黄。

【推荐方药】茵陈蒿汤(《伤寒论》)。

(3)湿重于热。

【治法】利湿化浊,佐以清热。

【推荐方药】茵陈五苓汤(《金匮要略》)。

(4)脾虚湿滞。

【治法】健脾养血,利湿退黄。

【推荐方药】黄芪建中汤(《金匮要略》)。

2.胆道感染

(1)肠胃积热。

【治法】清热润肠。

【推荐方药】麻子仁丸(《伤寒论》)。

(2)气机郁滞。

【治法】顺气导滞。

【推荐方药】六磨饮子(《世医得效方》)。

(四)中医适宜技术

1.针灸

(1)体针。

【主穴】章门、期门、胆俞、痞根、内关、公孙。

【配穴】疼痛者,加外关、足三里、支沟、阳陵泉;腹水加气海、三阴交、水道;恶心呕吐加内关。

【方法】每次取穴 4~6 个,虚证用补法,实证用泻法。每日 1 次,诸穴交替使用,2~3 周为 1 疗程,亦可用电针。

(2)耳针。

【主穴】交感、神门、肝、胆。

【配穴】皮质下、内分泌、肾上腺;出现休克取涌泉、足三里、人中、十宣。

【方法】轻中度刺激,留针 5~10min,每日 1 次。可与体针法交替进行,若胆囊癌痛甚时体针、耳针同时进行。

(3) 穴位封闭:胆囊癌疼痛剧烈者,取足三里、阳陵泉,用维生素 B_{12} 500mg、维生素 B_1 100mg、2%利多卡因 3ml 混合穴位注射。

2.按摩

采用擦、拿、扶、摇等手法取脾俞、胆俞、肝俞、气海、关元、中脘等穴位,能理气止痛,扶正固本。

3.外敷

(1)冰香止痛液:冰片 30g,丁香油 25ml,大曲酒 0.5kg。先将冰片倒入大曲酒中溶化,再倒入丁香油中摇匀。用脱脂棉球蘸适量药液涂擦患部皮肤,每隔 1~2h 涂擦 1 次,待疼痛减轻时,可酌情减少次数。

(2)止痛膏:取蟾酥粉和凡士林按 1:10 调制,调制时将凡士林加温,然后把蟾酥粉加入混合即成。外敷于疼痛处,24h 换 1 次药。

4.食疗

胆囊癌病人因胆汁排泄不畅影响食物的消化和吸收,特别是对脂肪性食物更难消化,病人常表现为纳呆,食少,腹胀,大便不调。应选择易消化吸收并富有营养的食物,如新鲜水果和蔬菜,少吃或不吃高脂肪食物,禁烟酒,多饮开水。并选用有益于利胆抗癌的食品,如荞麦、米仁、猴头菇、豆腐、金针菜、海参、无花果、芝麻、有机锗、沙棘等。还应注意辨证施食:保持大便通畅可用海蜇、苦瓜、番薯;防止感染发热可用绿豆、油菜、香椿、芋艿、地耳、苦瓜、百合、鲤鱼、马兰头、泥鳅;保护消化功能可用甜菜、杨梅、山药、米仁、萝卜。

(1)肝胆瘀滞:枳实香附蛋:取枳实、香附各 15g,鸡蛋 2 个。加水适量同煎,熟后剥去蛋壳取蛋再煮片刻,去药渣,吃蛋饮汤。

(2)湿热蕴结:生薏苡仁 90g,大米 30g。先将薏苡仁久熬煮烂后加入大米继续熬成粥,作早餐或不拘时食用。

(3)肝胆实火:绿豆 30g,百合 15g,煮汤。

(4)瘀热互结:健脾粥:取薏苡仁 50g,杏仁(去皮心)10g,大米 20g。先将薏苡仁煮成半熟后放入杏仁和大米,熬成粥后加白糖适量即成。作早餐或不拘时食用。

(5)赤百粥:取百合 10g,杏仁 6g,赤小豆 60g。先将赤小豆久熬至半熟后加入百合杏仁同煮,文火熬成粥后加入白糖,早餐食用,可常服食。

(6)脾虚湿阻:党参、山药各 50g,陈皮、鸡内金各 6g,煮粥食之。

(7)气滞血瘀:老母鸡半只,加陈皮、三七各 10g,清蒸或清煮后食用,每 7~10d 吃1 次。

第六节　疗效评价

一、西医疗效判定标准

根据国际抗癌联盟(UICC)和 WHO 规定的实体肿瘤疗效评价标准分为:完全缓解(CR):可测量病灶完全消失,持续 4 周以上;部分缓解(PR):肿瘤病灶最大直径及最大垂直径乘积缩小 50%以上,其他病灶无增大,无新病灶出现,维持 4 周以上;稳定(SD):肿瘤病灶两径乘积缩小不足 50%,或增大不超过 25%,无新病灶出现,维持4 周以上;进展(PD):肿瘤病灶两径乘积增大 25%以上或出现新的病灶。

二、中医症候评价标准

(一)评价标准

临床痊愈:中医临床症状、体征完全消失,症候积分减少≥95%。

显效:中医临床症状、体征明显改善,症候积分减少≥70%。

有效:中医临床症状、体征均有好转,症候积分减少≥30%。

无效:中医临床症状、体征均无明显改善,甚或加重,症候积分减少<30%。

(二)评价方法

参照《中药新药临床研究指导原则》,将胁痛症候要素进行分类计分,自拟症状与体征分级与积分见表6-2。

中医症候评价采用尼莫地平法。计算公式:[(治疗前积分-治疗后积分)/治疗前积分]×100%。

表6-2 胁痛症候评分表

症状		分级记分		
	无(0)	轻度(主症2分,次症1分)	中度(主症4分,次症2分)	重度(主症6分,次症3分)
主要症状 胁肋疼痛	无症状	隐隐作痛	疼痛较重,影响生活	疼痛剧烈,难以忍受
身目发黄	无症状	色淡黄	色黄	色深黄
脘闷腹胀	无症状	食后脘闷腹胀30min内自行缓解	食后脘闷腹胀,2h内自行缓解	整日脘闷腹胀
食欲不振	无症状	食欲较差,食量减少低于1/3	食欲不佳,食量减少1/3以上	终日不欲进食,食量减少1/2
倦怠乏力	无症状	肢体稍倦,可坚持轻体力工作	四肢乏力,勉强坚持日常生活	全身无力,终日不愿活动
神疲懒言	无症状	精神不振,不喜多言,不问不答	精神疲乏,思睡,懒于言语,多问少答	精神萎靡,偶语
次要症状 口干而苦	无症状	偶觉口干苦	晨起口干苦	整日觉口干苦
烦躁易怒	无症状	情绪不稳,烦躁发怒	易烦躁发怒,但多数能控制	经常烦躁发怒,难以自我控制
恶心呕吐	无症状	偶有恶心	时有恶心,偶有呕吐	频频恶心,有时呕吐
嗳气	无症状	每日少于4次	每日4~10次	每日多于10次
便溏	无症状	大便不成形,每日2~3次	稀便,每日4~5次	溏便,每日5次以上

第七节 预防调护

一、预防

如能阻断胆囊癌发生的相关因素,就有可能最大限度地预防本病发生。

1.保持愉快的心理状态,养成良好的饮食习惯,禁食辛辣,少食厚腻食品,不饮烈性酒。

2.对于 40 岁以上的人.特别是妇女,要定期进行 B 超检查,发现有胆囊炎、胆结石或息肉等更应追踪检查,发现病情有变化应及早进行治疗。

3.积极治疗癌前病变,尽早祛除可能引起癌变的诱因,如积极治疗胆囊炎,对于有症状的胆结石或较大的结石要尽早行胆囊切开术。胆囊结石并反复发作的胆囊炎,不论年龄大小均应早期切除胆囊;胆囊萎缩或胆囊壁明显增厚仍然要考虑切除;如已发展到瓷化胆囊或以往曾接受过胆囊造瘘术,因癌变率较高,手术态度更应积极;对无症状的胆囊结石如直径≥3cm 年龄超过 50 岁,特别是女性,除非超声检查能确认胆囊完全正常,否则也应考虑预防性切除;胆囊腺瘤样息肉,尤其是息肉≥10mm,宽茎者,息肉合并结石、炎症者,应尽量行胆囊切除。

二、调护

1.注意饮食调节,禁烟酒,少吃或不吃高脂肪食物,饮食应易消化并富有营养,多吃新鲜水果和蔬菜。

2.心理、情绪因素对疾病的发展和治疗效果及预后都有着重要意义。应鼓励病人保持愉快的心态,树立战胜疾病的信心,充分发挥机体的潜在能力,使患者能够积极配合治疗,提高治疗效果。

3.静卧休息时应保持舒适的卧位,一般以左侧卧位、仰卧位为佳,以防胆囊部位受压。

4.鼓励病人做些力所能及的事,以转移不良情绪,自我调理心态,如练气功、散步、听医学科普知识,做到动静结合。

5.术后病人应密切观察体温,脉搏、呼吸、血压的变化,防止并发症的发生。

6.对放化疗患者应注意居室清洁卫生,预防感冒,对症处理放化疗的不良反应。

参考文献

[1]张频,周际昌.实用肿瘤内科学[M].第2版.北京:人民卫生出版社,2003:345–350.

[2]李振,等.恶性肿瘤的化学治疗与免疫治疗[M].北京:人民卫生出版社,199–272.

[3]谭兴贵.中医药膳学[M].北京:中国中医药出版社,2003:116.

[4]郑筱萸.中药新药临床研究指导原则(试行)[M].北京:中国医药科技出版社,2002.

第七章
肺癌

原发性支气管肺癌又称肺癌,是指源于支气管黏膜上皮的恶性肿瘤。其中生长在叶、段支气管开口以上的肿瘤称中央型肺癌;位于段以下支气管的癌肿称周围型肺癌。生长在气管或其分叉处的为气管癌,很少见。根据生物学特性,肺癌可分为非小细胞肺癌和小细胞肺癌两大类,非小细胞肺癌又包括鳞癌、腺癌、大细胞癌和腺鳞癌等。肺癌是当今世界上对人类健康危害最大的肿瘤之一,近年来肺癌的发病率和死亡率有不断上升的趋势。在中国,尤其是北京、上海、广州、南京等大中城市,肺癌的发病和死亡率已居各种肿瘤的首位。上海市 1996 年统计男性肺癌发病率为 74.76/10 万,2000 年其发病率已上升到 83.43/10 万。据国家卫生部全国肿瘤防治研究办公室提供的资料,自 2000~2005 年间,中国肺癌的发病人数增加 12 万,男性从 2000 年的 26 万增至 2005 年的 33 万,增加 26.9%;女性自 12 万增至 17 万。2016 年 1 月,中国医学科学院肿瘤医院、国家癌症中心赫捷院士团队统计,2015 年中国有 429.2 万例新发肿瘤病例和 281.4 万例死亡病例, 其中肺癌是发病率最高和死亡率最高的恶性肿瘤。据流行病学专家预测,如果不控制吸烟和空气污染,到 2025 年,中国每年肺癌患者将超过 100 万, 成为世界第一肺癌大国。无论是国外还是国内肺癌的发病和死亡率男性均高于女性,但近年来西方发达国家中,女性肺癌发病率提高尤为明显,有人认为这与女性吸烟增多有关。肺癌的发病率随年龄增长而上升,但 30 岁以前很少见,40 岁以后发病逐渐增多,在 65 岁左右死亡率达到最高峰。国内学者也发现,腺癌所占的比例在近 30 年有增高的趋势。非小细胞肺癌占所有病例的 80%~85%,小细胞肺癌占 15%~20%。80% 的肺癌在诊断后的 1 年内死亡,五年生存率 14%。

中医无"肺癌"之病名,可归属"肺萎""肺积""肺痈""虚损"等范畴,但类似肺癌症状散见于历代中医典籍,且属难治之症。《素问·玉机真脏论》云:"大骨枯槁,大肉陷下,胸中气满,喘息不便,内痛引肩项,身热……"《灵枢·玉版》云:"咳,脱形,身热,脉小以疾……"《难经·五十六难》云:"肺之积,名曰息贲,在右脊下,覆大如杯,久不已,令人洒淅寒热,喘咳,发肺壅。"《证治准绳·杂病咳嗽》云"劳嗽有因……所嗽之痰或浓或淡,或时有血腥臭异常,语声不出者。"《医学衷中参西录》说:"时时咳吐脓血,此肺病已至三期,非常药所能疗矣。"综上所述,历代中医学家在诊疗肺病时发现,凡有"大骨枯槁""大肉陷下""覆大如杯""血腥臭异常""语音不出"者,皆属难治、非常药可以治疗。

第一节　病因病理

一、西医病因病理

（一）病因及发病机制

1.病因:肺癌的病因主要与吸烟、职业性致癌因子(如无机砷、石棉、煤焦油等)、大气污染、电离辐射等有关。

（1）吸烟:吸烟是肺癌的主要病因,研究发现长期吸烟者肺癌发病率是不吸烟者的16倍,流行病学调查表明肺癌的发病概率与吸烟量及年龄有关。肺癌发生率与日吸烟量成线性关系。被动吸烟也是肺癌发生的主要原因。

（2）职业性因子:如长期接触无机砷、石棉、铬、镍、煤焦油、二氯甲醚等有害物质,可诱发肺癌的发生。

（3）电离辐射:任何体内、体外的放射性物质都可引起肺癌的发病,如与矿工有关的职业性肺癌,因长期接触放射性矿石,引起肺癌高发。

（4）空气污染:随着工业化的不断发展,城市空气污染越来越严重,城市肺癌的发病率明显高于农村或郊区,提示大气污染可能是城市居民肺癌高发的一个原因。

（5）其他疾病:肺部慢性炎症,如肺结核、慢性支气管炎也和肺癌的发生有一定关系。

2.发病机制:肺癌的发生可能是由于长时间的吸烟、接触电离辐射及有害化学物质等诸多外因诱发基因不可逆的改变、细胞的恶性转化。主要包括原癌基因的激活、抑癌基因的失活、自反馈分泌环的活化或细胞凋亡的抑制,从而导致细胞生长失控。许多基因发生癌变的机制目前尚不完全清楚,但这些改变最终涉及细胞关键性生理功能的失控,包括增殖、凋亡、分化、信号传递等。与肺癌密切相关的癌基因主要有ras 和 myc 基因家族、Bcl-2,以及 c-jun 基因等。相关的抑癌基因包括 P53、Rb、CD-KN2 等。与肺癌发生、发展相关的分子机制还包括错配修复基因的异常、端粒酶的表达等。

（二）病理

1.非小细胞肺癌

（1）鳞状上皮细胞癌（简称鳞癌）：常见于中老年男性,与吸烟有密切关系,属中央型肺癌者较多,因其经常侵犯叶段以上支气管,并在黏膜下生长,因而容易造成支气管狭窄,在发病之早期即可导致肺不张和阻塞性肺炎。鳞癌组织容易变性、坏死,并形成空洞和脓肿、出血。典型的鳞癌细胞呈鳞状上皮样排列,细胞为多边形,有核分裂现象,癌细胞间可有细胞间桥或角化珠。鳞癌细胞生长较慢,转移较晚,但常有局部肋骨破坏。因其转移较晚,故手术机会较多,5 年生存率高。

（2）腺癌：包括腺泡状腺癌、乳头状腺癌、细支气管-肺泡细胞癌等,此癌多见于女性,以中老年为多见,与吸烟关系不大。癌组织易侵犯叶段以下支气管,因此周围型肺癌中,以此型为多见。癌细胞多呈乳头状结构,细胞大小比较一致,核大、核仁清晰,染色较深,核膜比较清楚。癌组织易转移,主要是通过血行转移,因此常在脑、肝、骨等远在器官发现转移灶,当然也常转移至胸膜,形成血性胸水。

（3）大细胞癌：包括巨细胞癌、透明细胞癌。可发生在肺门附近或肺边缘的支气管。细胞较大,转移较小细胞未分化癌晚,手术切除机会较大。

（4）其他：腺鳞癌、类癌、肉瘤样癌、唾液腺癌等。

2.小细胞肺癌：包括燕麦细胞型、中间细胞型、复合燕麦细胞型。癌细胞多为类圆形或菱形,胞浆少,类似淋巴细胞。燕麦细胞型和中间型可能起源于神经外胚层。细胞浆内含有神经内分泌颗粒,具有分泌和化学受体功能,能分泌出肽类物质,可引起类癌综合征。小细胞肺癌在其发展的早期多已转移到肺门和淋巴结,并由于其侵犯血管,在诊断时大多已有肺外转移。

二、中医病因病机

肺癌发病取决于正气和邪气两大因素。正气包括先天禀赋与气血阴阳的盛衰。邪气则有多因素、综合性特点:①毒邪侵袭,灼伤肺金,耗损正气,使肺生积。②七情失调,气机紊乱而血行瘀滞,结而成积;或气郁化火蕴毒,炼液成痰,痰气交阻而成结块。③肺属金,唯火能克,故古有"肺之为病,火热为首"之说。火热犯肺,症见高热喘咳,痰多脓臭,痰中带血。克肺之火热当为壮火,此火既能食气,又能伤阴。食气则肺气虚损,伤阴则肺阴耗竭,肺气虚损久之则子病累母,乃见脾肺同病,证见颜面苍白,食欲不振,体乏无力,短气懒言,嗽而有痰,自汗怕冷,颜面及下肢时有轻度浮肿,此为脾肺气虚。肺阴耗竭久之则母病及子,乃见肺肾同病,证见胸闷气短,咳嗽吐痰,痰黏不利,痰中带血,骨蒸潮热,五心烦热,盗汗,此为肺肾阴虚。肺之虚证最易招致风寒之邪乘虚而入,此所谓"邪之所凑,其气必虚"。因此,正气亏虚是肺癌发病的主要原因,扶正固本是中医治疗肺癌的基本法则。

第二节 临床表现

一、主要症状

1.支气管-肺局部症状

(1)咳嗽:是最常见的早期症状,肿瘤在气管内可有刺激性干咳或咳少量黏液痰。细支气管-肺泡细胞癌可有大量黏液,当癌组织进一步增大引起支气管狭窄时,则咳嗽加重,并可出现高音调金属音,肺部合并感染时,咳喘亦加重,并伴大量脓性痰液。

(2)咯血:是癌组织侵犯血管所致,是肺癌最常见症状之一,多呈持续性痰中带血,不易控制。有时癌组织侵犯大血管可出现大咯血。

(3)喘鸣:由于肿瘤引起支气管部分阻塞,约有2%的患者可引起局限性喘鸣。

(4)气短:有以下情况可出现:①肿瘤引起支气管狭窄,特别是中央型肺癌;②肿瘤转移到肺门淋巴结,肿大的淋巴结压迫主支气管或隆突;③转移至胸膜,发生大量胸腔积液;④转移至心包,发生心包积液;⑤有膈肌麻痹、上腔静脉阻塞以及肺部广泛受累。

2.胸外胸内扩展症状

(1)胸痛:约有30%的肿瘤直接侵犯胸膜、肋骨和胸壁,可引起不同程度的胸痛。若肿瘤位于胸膜附近,则产生不规则的钝痛或隐痛,疼痛于呼吸、咳嗽时加重。肋骨、脊柱受侵犯时,则有压痛点,而与呼吸、咳嗽无关。肿瘤压迫肋间神经,胸痛可累及其分布区域。

(2)呼吸困难:肿瘤压迫大气道,可出现吸气性呼吸困难。

(3)咽下困难:癌肿侵犯压迫食管,可引起咽下困难。

(4)声音嘶哑:癌肿直接压迫或转移致纵隔淋巴结压迫喉返神经,可出现声音嘶哑。

3.胸腔外转移的症状

（1）转移至脑、中枢神经系统：可发生头痛、呕吐、眩晕、复视、共济失调、脑神经麻痹症、一侧肢体无力甚至偏瘫等神经系统表现。严重时可出现颅内高压的症状。

（2）转移至骨骼：特别是肋骨、脊椎、骨盆。引起局部疼痛，部分病人有病理性骨折、高钙血症及神经脊髓压迫症状。

（3）转移至腹部：肝转移可有厌食、肝区疼痛、肝大、黄疸和腹水等表现。部分患者还可出现肾上腺等其他器官转移。

（4）转移至淋巴结：锁骨上淋巴结是肺癌转移的常见部位，可毫无症状。典型的多位于前斜角肌区，固定而坚硬，逐渐增大、增多，可以融合。多无痛感。淋巴结的大小不一定反映病程的早晚。

4.全身症状和副肿瘤综合征

（1）分泌促性腺激素：可引起男性乳房发育，常同时伴有肥大性肺源性骨关节病。

（2）分泌抗利尿激素：引起稀释性低钠血症，表现为食欲不佳、恶心、呕吐、乏力、严重者可有嗜睡、定向障碍等水中毒症状。

（3）神经肌肉综合征：包括小脑皮质变性、脊髓小脑变性、周围神经病变、重症肌无力和肌病等，发生原因不明确，但多见于小细胞未分化癌。

二、体征

1.局限性哮鸣音：多为吸气阶段出现，咳嗽后并不消失是肺癌的重要体征之一。

2.临床体征：出现淋巴转移、胸水和骨、脑、肝等脏器转移出现相应的临床体征。

3.上腔静脉压迫综合征：癌肿侵犯纵隔压迫上腔静脉时，上腔静脉回流受阻，产生头、面部、颈部和上肢水肿以及胸前部瘀血和静脉曲张，可引起头痛、头昏或眩晕。

4.Horner综合征：位于肺尖部的肺癌称肺上沟癌，可压迫颈部交感神经，引起病侧眼睑下垂、瞳孔缩小、眼球内陷，同侧额部与胸壁无汗或少汗。也常有肿瘤压迫臂丛神经造成以腋下为主、向上肢内侧放射的火灼样疼痛，在夜间尤甚。

5.肥大性肺源性骨关节病：常见于肺癌，也见于胸膜局限型间皮瘤和肺转移癌。多侵犯上、下肢长骨远端，发生杵状指和肥大性骨关节病。前者具有发生快、指端疼痛、甲床周围环绕红晕的特点。两者常同时存在，多见于鳞癌。切除肺癌后可减轻或消失，肿瘤复发又可出现。

三、并发症

1.肺部感染:是肺癌最常见的并发症,治疗效果差,常危及生命,临床可见咳嗽、咳痰、气短加重,伴有发烧、肺部出现啰音、血象升高等。

2.咳血:多为肿瘤侵犯支气管动脉引起血管破裂,出现大咯血可以使患者窒息死亡。

第三节　实验室及其他检查

一、肿瘤标志物的检查

肿瘤标志物是癌细胞产生、分泌、释放的,或人体对于新生物反应而产生的进入体液或组织中的物质。与肺癌相关的肿瘤相关标志物包括 CEA、SCC、NSE、CYFRA21-1、CA125 CA153 等。

二、影像学检查

X 线是最基本的检查手段,CT 是最主要和最常用的检查方法。此外, 根据病情选择性应用支气管镜检查、B 超、MRI、PET-CT 等。其中纤维支气管镜检查对明确诊断和获取活体组织、提供组织学诊断具有重要意义。

（一）X 线检查

周围型肺癌呈圆形或类圆型,内见分叶、边有毛刺或脐样切迹,早期密度较淡,晚期则增高,边界清楚。中心型肺癌常见肺门不规则肿块,此类肿块由原发癌与肺门淋巴结、纵隔淋巴结之转移融合而成。由于癌组织对支气管阻塞,可出现叶段支气管范围内局限性肺气肿、肺不张、阻塞性肺炎等。

（二）CT 检查

CT 的优点在于能够发现一些普通 X 线检查所不能发现的病变, 包括小病灶和位于心脏后、脊柱旁、肺尖、近膈面及肋骨头部位的病灶。CT 还可早期发现肺门和纵隔淋巴结的肿大,更易发现肿瘤有无侵犯邻近器官,增强 CT 检查较平扫更有价值。

（三）核磁共振显像（MR）

与 CT 检查相比,在明确肿瘤与大血管的关系方面有优越性。

（四）正电子发射计算机体层扫描 （PET-CT）

与正常细胞相比肺癌细胞的代谢加快,对葡萄糖的摄取增加,注入体内的葡萄糖相应地在肿瘤细胞内大量积聚,故可用于肺癌及淋巴结转移的定性诊断。

（五）放射性核素肺显像

γ照相为现代放射性核素显像的主要工具，亲肿瘤药物 67Ga 对肺肿瘤显相有独特价值。对肺癌的阳性显像高达 85%，肺癌病灶压迫或浸润邻近肺血管，可导致灌注局部血流减少，其显影出现相应的放射性减低区，因此手术前后或化疗前后进行此项检查，有利于判断手术指征，亦有利于施行化疗方案，同时有利于疗效判定。

（六）同位素放免检测

癌胚抗原（CEA）、唾液酸（SA）、神经特异性烯醇酶（NSE）等放免指标对肺癌的诊断均有一定的参考意义。

三、病理学检查

（一）细胞组织病理学检查

1. 痰液脱落细胞检查：送检次数越多阳性率越高，痰液标本必须新鲜，并在 1h 内完成涂片染色，否则细胞溶解不易辨认，影响检出率。胸水在离心沉淀后可作脱落细胞检查。本检查通常作为 X 光胸片、CT 断层诊断肺癌后的补充诊断，对临床和 X 线胸片均无肺癌迹象之患者，痰癌细胞检出阳性，应进一步在鼻咽、食道、肺等处探寻病原。

2. 支气管镜检查：对诊断中心型肺癌意义较大，可直接窥探支气管癌瘤状况，并对可疑组织取病理活检，亦可进行刷检，做脱落细胞检查。近年来纤维支气管镜的应用，大大扩大了窥视范围，也可用特制的刷子或活检钳取标本，减少了病人的痛苦，提高了检出率。

3. 活组织检查：手术摘除浅表肿大之淋巴结，如锁骨上、腋下淋巴结，做病理检查，可以确定原发癌的细胞类型，对判断手术切除的可能性及进一步确定化疗方案颇有帮助。对紧靠胸壁的肺内肿块，各种方法都未能确定诊断时，可在 X 线透视定位下，用细针经皮穿刺取活组织做病理检查。

（二）细胞组织学基因突变检查

1. 非小细胞肺癌的基因检测：常见的分子靶点为 EGFR、KRAS、ALK、RET、ROS1、Her2、BRAF。EGFR 基因突变的检测方法包括：DNA 测序法、特异位点的聚合酶链式反应、荧光实时聚合酶链式反应、高效液相色谱法、毛细管电泳、聚合酶链式反应–单链构象多态性分析。ALK 检测方法有荧光原位杂交 FISH、基于 PCR 扩增基础上的技术、针对融合蛋白表达的免疫组织化学法。

2. 肺鳞癌其他的可能靶点：FGFR1、PI3KCA、AKT1、PDGFR、SOX2。

3. 小细胞肺癌的靶向治疗靶点：信号转导抑制剂、血管生成、Bcl–2 反义核苷酸。

第四节 诊断与鉴别诊断

一、诊断

肺癌的治疗效果与肺癌的早期诊断密切相关,早期诊断可明显提高生存率。通过临床病史采集,对肺癌的症状、体征、影像学检查,及时通过支气管镜、经皮肺穿等手段进行细胞学检查,可使 80%~90%的肺癌患者得到确诊。

（一）西医诊断要点

肺癌应争取早期诊断,创造手术机会,才能提高 5 年生存率。早期诊断的关键在于普及防癌知识,提高医务人员和病人的警惕性。凡年龄在 40 岁以上,尤其是有长期吸烟史的男性,出现下列症状之一者,均应进一步排除肺癌。①刺激性咳嗽持续 2 周以上;②持续性痰中带血;③单侧性或局限性喘鸣音;④反复性同一部位之肺炎;⑤原因不明的肺脓肿,反复发作,药物治疗无效者;⑥原因不明的四肢关节疼痛及杵状指;⑦X 光片局限性肺气肿、局限性肺不张。上述症状之一存在,当即通过 X 光片、CT 断层、脱落细胞、支气管镜、活组织检查等可以确诊。

（二）分期

1. 非小细胞肺癌:目前非小细胞肺癌的 TNM 分期采用国际肺癌研究协会(I-ASLC)2009 年第七版分期标准(IASLC 2009)。见表 7-1,7-2。

表 7-1 非小细胞肺癌的 TNM 分期(IASLC 2009)

原发肿瘤(T)	
TX	原发肿瘤大小无法测量;或痰脱落细胞或支气管冲洗液中找到癌细胞,但影像学检查和支气管镜检查未发现原发肿瘤
T0	没有原发肿瘤的证据
Tis	原位癌
T1	原发肿瘤≤3cm
T1a	原发肿瘤≤2cm
T1b	原发肿瘤>2cm, ≤3cm
T2	肿瘤累及主支气管,但距离隆突≥2cm;累及脏层胸膜;部分肺不张
T2a	肿瘤>3~5cm
T2b	肿瘤>5~7cm

续表 7-1

原发肿瘤(T)	
T3	肿瘤>7cm,累及胸壁、横膈、心包、纵隔胸膜或主支气管(距隆突<2cm,但未及隆突);全肺不张;原发肿瘤同一肺叶出现分离的癌结节。
T4	侵及纵隔、心脏、大血管、隆突、气管、食管或椎体;原发肿瘤同侧不同肺叶出现分离的癌结节。

淋巴结转移(N)	
Nx	淋巴结转移情况无法判断。
N0	无区域淋巴结转移。
N1	同侧支气管、肺门淋巴结转移。
N2	同侧纵隔、隆突下淋巴结转移。
N3	对侧纵隔和、对侧肺门、前斜角肌或锁骨上区淋巴结转移。

远处转移(M)	
Mx	无法评价有无远处转移。
M0	无远处转移。
M1a	胸膜播散(恶性胸腔积液、心包积液或胸膜结节)、原发肿瘤对侧肺叶出现分离的癌结节。
M1b	有远处转移(肺/胸膜外)

表 7-2　肺癌 TNM 分期(IASLC 2009)

分期	TNM
隐形肺癌	Tx,N0,M0
0	Tis,N0,M0
IA	T1a,b,N0,M0
IB	T2a,N0,M0
IIA	T1a,b,N1,M0
IIA	T2a,N1,M0
	T2b,N0,M0
IIB	T2,N1,M0
IIB	T3,N0,M0
IIIA	T1,N2,M0
IIIA	T2,N2,M0

续表 7-2

分期	TNM
	T3,N1,M0
	T3,N2,M0
	T4,N0,M0
	T4,N1,M0
IIIB	T4,N2,M0
	任何 T,N3,M0
IV	任何 T,任何 N,M1a,b

2. 小细胞肺癌分期：对于接受非手术治疗的患者采用美国退伍军人肺癌协会（VALG）的局限期和广泛期分期方法,对于接受外科手术治疗的患者采用国际肺癌研究协会（IASLC)2009 年第七版分期标准。VALG 将局限期定义为病变局限于一侧胸腔、可被包括于单个可耐受的放射野里,广泛期为病变超出同一侧胸腔,包括恶性胸腔、心包积液及远处转移。目前国内常用的局限期定义为病变局限于一侧胸腔、纵隔、前斜角肌及锁骨上淋巴结,但不能有明显的上腔静脉压迫、声带麻痹和胸腔积液。

（三）中医症候诊断

参照林洪生教授主编的《恶性肿瘤中医诊疗指南》中原发性支气管肺癌的中医辨证分型及夏小军教授的经验总结归纳为如下 5 个症型。

1.气虚

【主症】神疲乏力,少气懒言,咳喘无力,舌质淡胖,脉虚。

【或见症】面色淡白或㿠白,自汗,纳少,腹胀,气短,夜尿频多,畏寒肢冷。

【或见舌】舌边齿痕,苔白滑,薄白苔。

【或见脉】脉沉细,脉细弱,脉沉迟。

2.阴虚

【主症】五心烦热、口干咽燥,干咳少痰,咳嗽痰少,舌红少苔,脉细数。

【或见症】痰中带血,盗汗,大便干,小便短少,声音嘶哑,失眠。

【或见舌】舌干裂,苔薄白或薄黄而干,花剥苔,无苔。

【或见脉症】脉浮数,脉弦细数,脉沉细数。

3.痰湿

【主症】胸脘痞闷,恶心纳呆,咳吐痰涎,舌淡苔白腻,脉滑或濡。

【或见症】胸闷喘憋,面浮肢肿,脘腹痞满,头晕目眩,恶心呕吐,大便溏稀,痰核。

【或见舌】舌胖嫩,苔白滑,苔滑腻,脓腐苔。

【或见脉】脉浮滑,脉弦滑,脉濡滑,脉濡缓。

4.血瘀

【主症】胸部疼痛,刺痛固定,肌肤甲错,舌质紫黯或有瘀斑、瘀点,脉涩。

【或见症】肢体麻木,出血、健忘,脉络瘀血(口唇、爪甲、肌表等),皮下瘀斑,癥积。

【或见舌】舌胖嫩,苔白滑,苔滑腻,脓腐苔。

【或见脉】脉沉弦,脉结代,脉弦涩,脉沉细涩,牢脉。

5.热毒

【主症】口苦身热,尿赤便结,咳吐黄痰,舌红或绛,苔黄而干,脉滑数。

【或见症】面红目赤,口苦便秘,小便黄,出血,疮疡痈肿,口渴饮冷,发热。

【或见舌】舌有红点或芒刺,苔黄燥,苔黄厚黏腻。

【或见脉】脉洪数,脉数,脉弦数。

二、鉴别诊断

(一)西医鉴别诊断

1.肺炎:一部分肺癌早期以肺炎形式出现,如果起病缓慢、无毒性症状,病变反复发作,总在同一部位,一般抗炎治疗效果较差,应考虑肺癌之可能。有时肺内反复发作的慢性炎症机化,形成团块状假瘤,易与肺癌相混淆。此种假瘤通常形态不整,边缘不齐,中有密度较深的核心。

2.肺结核球:周围型肺癌应与结核球相鉴别。结核球多见于年轻人,病灶多位于上叶后段和下叶背段,一般无症状。灶边清楚、密度高,常含钙化点。肺门淋巴结结核应与中心型肺癌相鉴别。结核见于儿童、青年,有发热等结核中毒症状,结核菌素试验阳性,抗结核治疗有明显疗效。肺癌则见于中老年人。粟粒型肺结核应与弥漫型肺泡细胞癌相鉴别。肺泡癌多见于年龄较大之女性,无发热等中毒症状,呼吸道症状明显,X线片病灶大小不等,中下叶较密集,脱落细胞阳性。

3.肺脓肿:癌性空洞在X光片上应与慢性肺脓肿相鉴别,前者壁厚、偏心、内缘不整齐,后者壁薄、内缘整齐。在临床上前者无中毒症状,咳嗽呈慢性型,反复咳痰;后者则高热寒战,咯大量臭脓痰,白细胞和中性粒细胞增加。

(二)中医鉴别诊断

1.肺痨:肺痨与肺癌均有咳嗽、咯血、胸痛、发热、消瘦等症状。肺痨多发生于青壮年,而肺癌好发于40岁以上的中老年男性。部分肺痨患者的已愈合的结核病灶所引起的肺部瘢痕可恶变为肺癌。肺痨经抗痨治疗有效,肺癌经抗痨治疗病情无好转。借助肺部 X 线检查、痰结核菌检查、痰脱落细胞学检查、纤维支气管镜检查等,有助于两者的鉴别。

2.肺痈:肺痈患者也可有发热、咳嗽、咳痰的临床表现。典型的肺痈是急性发病,高热,寒战,咳嗽,咳吐大量脓臭痰,痰中可带血,伴有胸痛;肺癌发病较缓,热势一般不高,呛咳,咳痰不爽或痰中带血,伴见神疲乏力、消瘦等全身症状。肺癌患者在感受外邪时,也可出现高热、咳嗽加剧等症,此时更应详细询问病史,四诊合参,并借助肺部 X 线检查、痰和血的病原体检查、痰脱落细胞学检查等实验室检查加以鉴别。

3.肺胀:肺胀是多种慢性肺系疾患反复发作,迁延不愈所致的肺系疾病。病程长达数年,反复发作,多发生于 40 岁以上人群,以咳嗽、咳痰、喘息、胸部膨满为主症;肺癌则起病较为隐匿,以咳嗽、咯血、胸痛、发热、气急为主要临床表现,伴见消瘦、乏力等全身症状,借助肺部 X 线检查、痰脱落细胞学检查等不难鉴别。

第五节 治 疗

一、中西医结合治疗思路

根据肺癌的特点,在早期诊断、早期手术、早期治疗、预防为主、综合治疗、中西并重、有机结合的原则下,从以下四个方面找出中医治疗切入点,提高中西医结合治疗肺癌效果,延长患者生存时间,提高患者生存质量。

1.术后

对于肺癌术后的患者,积极使用中医药扶正固本、辨证论治,防治术后复发。

2.放、化疗

对于放、化疗患者要积极配合中药治疗。一是在化疗病人选择方面,在西医规范化治疗的基础结合化疗药物中医症型研究成果。对于小细胞肺癌患者积极使用西医放化疗,对气虚型、阴虚型的非小细胞肺癌患者慎用化疗,以中药辨证论治、扶正抗癌为主,采用口服中药汤剂和静脉输注抗癌中成药的联合治疗手段。对于热毒型、痰湿型、血瘀型的非小细胞肺癌患者采用中医扶正固本配合化疗,以减轻化疗毒副作用,提高化疗效果。

3.改善症状

积极使用中医药改善肺癌患者的各种症状,治疗肺癌患者的各种并发症,以最大程度的减轻肺癌患者的痛苦,提高患者生存质量。用中西医结合、多学科联合的方式,积极治疗肺癌患者特别是老年肺癌患者的并存病。

4.调整心理

建立生理-心理-社会三结合的全新医疗模式,采用中医辨证施护、辨证施膳、心理疏导配合气功、音乐等疗法,调动人体潜在的自我修复和抗癌能力以治疗肺癌。

二、西医治疗

(一)手术治疗

手术切除是肺癌的主要治疗手段,也是目前临床治愈肺癌的唯一方法。肺癌手术分为根治性手术与姑息性手术,应当力争根治性切除。以期达到最佳、彻底的切除肿瘤,减少肿瘤转移和复发,并且进行最终的病理 TNM 分期,指导术后综合治疗。对于可手术切除的肺癌应遵循以下原则。

1.外科原则

(1)全面的治疗计划和必要的影像学检查(临床分期检查)均应当在非急诊手术治疗前完成。充分评估决定手术切除的可能性并制订手术方案。

(2)尽可能做到肿瘤和区域淋巴结的完全性切除;同时尽量保留有功能的健康肺组织。

(3)电视辅助胸腔镜外科手术(VATS)是主要适用于 I 期肺癌患者。

(4)如果患者身体状况允许,应当行解剖性肺切除术(肺叶切除、支气管袖状肺叶切除或全肺切除术)。如果身体状况不允许,则行局限性切除:肺段切除(首选)或楔形切除,亦可选择 VATS 术式。

(5)完全性切除手术(R0 手术)除完整切除原发病灶外,应当常规进行肺门和纵隔各组淋巴结(N1 和 N2 淋巴结)切除并标明位置送病理学检查。最少对 3 个纵隔引流区(N2 站)的淋巴结进行取样或行淋巴结清除,尽量保证淋巴结整块切除。建议右胸清除范围为:2R、3a、3p、4R、7-9 组淋巴结以及周围软组织;左胸清除范围为:4L、5-9 组淋巴结以及周围软组织。

(6)术中依次处理肺静脉、肺动脉,最后处理支气管。

(7)袖状肺叶切除术在术中快速病理检查保证切缘(包括支气管、肺动脉或静脉断端)阴性的情况下,尽可能行保留更多肺功能(包括支气管或肺血管),术后患者生活质量优于全肺切除术患者。

(8)肺癌完全性切除术后 6 个月复发或孤立性肺转移者,在排除肺外远处转移情况下,可行复发侧余肺切除或肺转移病灶切除。

(9)心肺功能等机体状况经评估无法接受手术的 I 期和 II 期的患者,可改行根治性放疗、射频消融治疗以及药物治疗等。

2.手术适应证

（1）Ⅰ、Ⅱ期和部分Ⅲa期（T3N1–2M0;T1–2N2M0;T4N0–1M0可完全性切除）非小细胞肺癌和部分小细胞肺癌（T1–2N0~1M0）。

（2）经新辅助治疗（化疗或化疗加放疗）后有效的N2期非小细胞肺癌。

（3）部分Ⅲb期非小细胞肺癌（T4N0–1M0）如能局部完全切除肿瘤者，包括侵犯上腔静脉、其他毗邻大血管、心房、隆突等。

（4）部分Ⅳ期非小细胞肺癌，有单发对侧肺转移，单发脑或肾上腺转移者。

（5）临床高度怀疑肺癌的肺内结节，经各种检查无法定性诊断，可考虑手术探查。

3.手术禁忌证

（1）全身状况无法耐受手术，心、肺、肝、肾等重要脏器功能不能耐受手术者。

（2）绝大部分诊断明确的Ⅳ期、大部分Ⅲb期和部分Ⅲa期非小细胞肺癌，以及分期晚于T1–2N0–1M0期的小细胞肺癌。

（二）放射治疗

1.非小细胞肺癌的放射治疗规范

（1）Ⅰ期（T1N0,T2N0）、Ⅱ期（T1N1M0,T2N1M0,T3N0M0）单纯根治性放疗，剂量Dt66Gy/33F,2Gy/F。（靶区设计详见放射治疗规范）。

（2）局部晚期ⅢA（T3N1M0,T1–3N2M0）和ⅢB（TxN3M0,T4NxM0）

（3）无法手术者的根治性治疗的放疗技术规范。单纯性放疗模式:60~70Gy/30~35F每日1次照射;同步放化疗、诱导化疗+同步放化疗、诱导化疗+单纯性放疗模式:60~66Gy,1.8~2Gy/F。（靶区设计详见放射治疗规范）。

（4）术后放疗规范:适应证包括R1,R2术后的患者,术后N2的患者,T3（胸壁受侵）,没有进行足够纵隔淋巴结探查或外科医师认为需要放射治疗者,多个肺门淋巴结阳性的患者也可考虑。剂量:①完全切除且切缘阴性者50Gy/25F,2Gy/F,qd;②镜下切缘阳性:60Gy/30F,2Gy/F,qd; ③大体肿瘤残留:66Gy/33F,2Gy/F,qd或63Gy/35F,1.8Gy/F,qd+同步化疗。（靶区设计详见放射治疗规范）。

2.小细胞肺癌的放射治疗规范

（1）靶区范围:原发灶以化疗后的肿瘤体积为靶区,CTV=GTV+8mm,PTV=CTV+ITV+6mm,淋巴结以化疗前的受侵区域范围来定位。

（2）剂量:DT54~60Gy,如果化疗到CR的患者,剂量DT50Gy。

（3）小细胞肺癌治疗时机:建议早放疗。

（4）局限期小细胞肺癌化放疗达 CR 者，建议行预防性全脑放疗，推荐剂量 DT36Gy/18F 或 DT25Gy/10F。广泛期患者化疗有效者建议行 PCI。

（5）广泛期患者经 4~6 个疗程化疗后，局部及转移病变缩小或稳定，可考虑胸部放疗，必要时行转移灶放疗如（脑、骨等）。

3.并发症

（1）早期反应：放疗后 90d 内的毒副作用为急性放射性肺损伤，往往呈自限性特点。①急性放射性肺炎：发生率为 30%，发生原因与肺部照射野大，高剂量、快速照射等有关，临床表现为咳嗽、咳痰、胸痛、气急等。根据病情分级予以对症治疗包括抗生素预防、激素治疗、镇咳、平喘等对症治疗。②放射性食管炎：一般在常规放疗 3 周，肿瘤组织吸收量达 30Gy 左右出现，主要表现为吞咽疼痛、进食梗阻感等。可予以黏膜表面麻醉剂、抗生素等对症治疗。③放射性皮肤损伤：建议对症治疗。

（2）晚期反应：损伤发生在放疗结束后 6~18 个月，多为不可逆的组织损伤。①慢性肺纤维化：对症处理，关键在于预防。②晚期食管损伤：食管狭窄、溃疡及瘘管形成等，很少发生。③放射性心脏损伤：发病率随着放射剂量的增加而增加，表现为心包炎、心包积液、心肌炎和纤维化等，关键在于预防。④放射性脊髓炎：早期症状为肢体出现麻木感，特别是在患者低头时发生，多发生在放疗后 1~10 个月，应用大量维生素和神经细胞营养药物以及肾上腺皮质激素，病情可以得到控制和恢复，晚期主要是脊髓横断性损伤，发生在放疗后 1 年以上。

（三）化学抗肿瘤药物治疗

依据治疗的目的不同，化疗分为姑息化疗、辅助化疗和新辅助化疗，应当严格掌握临床适应证，并在肿瘤内科医师的指导下施行。化疗应当充分考虑患者病期、体力状况、不良反应、生活质量及患者意愿，结合化疗药物中医症型研究，避免治疗过度或治疗不足。应当及时评估化疗疗效，密切监测及防治不良反应，并酌情调整药物和（或）剂量。

1.化疗的适应证为：PS 评分≤2，重要脏器功能可耐受化疗，对于 SCLC 的化疗 PS 评分可放宽到 3。鼓励患者参加临床试验。

2.晚期 NSCLC 的药物治疗

（1）一线药物治疗：含铂两药方案为标准的一线治疗，见表 7-3；EGFR 突变患者，可选择靶向药物的治疗；有条件者，在化疗基础上可联合抗肿瘤血管药物。对一线治疗达到疾病控制（CR+PR+SD）的患者，有条件者可选择维持治疗。

（2）二线药物治疗：二线治疗可选择的药物包括多西紫杉醇、培美曲塞（对腺癌是一线)以及靶向药物 EGFR~TKI。

（3）三线药物治疗：可选择 EGFR~TKI 或进入临床试验。

3.不能手术切除的 NSCLC 的药物治疗：推荐放疗、化疗联合，根据具体情况可选择同步或序贯放化疗。同步治疗推荐化疗药物为足叶乙甙/顺铂或卡铂（EP/EC）与紫杉醇或多西紫杉醇/铂类。序贯治疗化疗药物见一线治疗。

4.NSCLC 的围手术期辅助治疗

完全切除的 II~III 期 NSCLC，推荐含铂两药方案术后辅助化疗 3~4 个周期。辅助化疗始于患者术后体力状况基本恢复正常，一般在术后 3~4 周开始。新辅助化疗：对可切除的 III 期 NSCLC 可选择含铂两药、2 个周期的术前新辅助化疗。应当及时评估疗效，并注意判断不良反应，避免增加手术并发症。手术一般在化疗结束后 2~4 周进行。术后辅助治疗应当根据术前分期及新辅助化疗疗效，有效者延续原方案或根据患者耐受性酌情调整，无效者则应当更换方案。

5.小细胞肺癌（SCLC）的药物治疗

局限期小细胞肺癌（II~III 期）推荐放、化疗为主的综合治疗。化疗方案推荐 EP 或 EC 方案。广泛期小细胞肺癌（IV 期）推荐化疗为主的综合治疗。化疗方案推荐 EP、EC 或顺铂加拓扑替康（IP）或加伊立替康（IC）。二线方案推荐拓扑替康。鼓励患者参加新药临床研究。

6.肺癌化疗的原则

（1）KPS<60 或 ECOG>2 的肺癌患者不宜进行化疗。

（2）白细胞少于 $3.0×10^9$/L、中性粒细胞少于 $1.5×10^9$/L、血小板少于 $6×10^{10}$/L、红细胞少于 $2×10^{12}$/L、血红蛋白低于 8.0g/dl 的肺癌患者原则上不宜化疗。

（3）肺癌患者肝、肾功能异常，实验室指标超过正常值的 2 倍，或有严重并发症和感染、发热，出血倾向者不宜化疗。

（4）在化疗中如出现以下情况应当考虑停药或更换方案：治疗 2 周期后病变进展，或在化疗周期的休息期中再度恶化者，应当停止原方案，酌情选用其他方案；化疗不良反应达 3~4 级，对患者生命有明显威胁时，应当停药，下次治疗时改用其他方案；出现严重的并发症，应当停药，下次治疗时改用其他方案。

（5）必须强调治疗方案的规范化和个体化。必须掌握化疗的基本要求。除常规应用止吐药物外，铂类药物除卡铂外需要水化和利尿。化疗后每周两次检测血常规。

（6）化疗的疗效评价参照 WHO 实体瘤疗效评价标准或 RECIST 疗效评价标准。

表 7-3　常用的 NSCLC 一线化疗方案

化疗方案	剂量(mg/m²)	用药时间	时间及周期
NP:			
长春瑞滨	25	第1天,第8天	
顺铂	80	第1天	q,21d×4
TP:			
紫杉醇	135~175	第1天	
顺铂	75	第1天	
或卡铂	AUC=5~6	第1天	q,21d×4
GP:			
吉西他滨	1250	第1天,第8天	
顺铂	75	第1天	
或卡铂	AUC=5~6	第1天	q,21d×4
DP:			
多西紫杉醇	75	第1天	
顺铂	75	第1天	
或卡铂	AUC=5~6	第1天	q,21d×4

（四）生物和靶向治疗

基于肺癌发生发展在遗传及基因表型等方面的异质性,结合分子生物学标记等预测指标,靶向治疗是根据肿瘤发生、发展的分子生物学特征,利用瘤细胞和正常细胞分子生物学上的差异开发选择性针对肿瘤而不影响正常细胞的药物,其作用靶点可以是细胞表面的生长因子受体或细胞内信号传导通路中重要的酶或蛋白质,能影响肿瘤细胞分化、周期、凋亡、迁移、浸润、淋巴转移、全身转移等过程。代表性的靶向药物如针对表皮生长因子受体的抑制剂吉非替尼和厄洛替尼以及埃克替尼;针对血管内皮生长因子和血管内皮生长受体抑制剂贝伐单抗等。

三、中医治疗

中医治疗在防治肺癌复发转移、增效减毒、提高生存质量、延长生存期等方面具有重要的作用,尤其对晚期不能或不宜手术、化疗、放疗的患者,中医治疗更能显示较大优势。

（一）辨证论治

1.气虚

【主症】咳嗽少痰,咳声低弱,痰血,气短,动则喘促,神疲乏力,面色苍白,自汗或盗汗,恶风,纳呆,口干不多饮,舌质红,苔薄白,脉细弱。

【病机分析】《灵枢·刺节真邪》云："积之成者,正气不足,而后邪气踞之。"肺主气,而脾胃为气血生化之大源,故肺癌患者的气虚主要责于肺脾二脏。肺气虚可见咳声低微,气短乏力,自汗恶风,脾气虚则食少纳呆,神疲乏力。

【治法】补气益肺,化痰散结。

【方药】肺癌补气益肺方(夏小军教授经验方)。

党参15g、黄芪20g、岷当归10g、麦门冬10g、五味子10g、百合10g、山萸肉10g、浙贝母10g、玄参12g、生牡蛎12g(先煎)、山药12g、茯苓10g、白术10g、炙甘草6g。

【方药分析】方中主药黄芪补气固表、托毒消肿;辅药四君子汤(《太平惠民和剂局方》党参、茯苓、白术、炙甘草)健脾益气;生脉散(《内外伤辨惑论》党参、麦门冬、五味子)益气生津、敛阴止汗;消瘰丸(《医学心悟》)玄参、生牡蛎化痰软坚散结;使药山药健脾益胃、益肺止咳;百合润肺止咳;山萸肉补益肝肾;诸药合用,共奏补气益肺、化痰散结之功效。

【加减】若自汗,气短严重,加西洋参10g、浮小麦30g、煅龙牡各15g,以益气固表、滋阴潜阳;若大便涩结,加火麻仁15g、郁李仁15g,以润肠通便;恶风者,加防风10g、桂枝6g、白芍12g以固表。

2.阴虚

【主症】咳嗽无痰,或痰少而黏,或痰中带血,甚至咯血不止,胸痛气促,心烦失眠,咽干声嘶,低热盗汗,口渴便秘,舌质红或暗红,舌苔薄白或花剥,脉细数。

【病机分析】病情日久损及肺阴,或患者素体阴亏、火热燥邪伤肺,导致肺阴亏虚。肺为娇脏,虚热内灼,灼烧津液,可见痰少而黏,灼伤肺络,可见痰中带血。肺失润降,阴虚则热,可见咽干声嘶,低热盗汗。

【治法】养阴润肺,益气生津。

【方药】肺癌养阴润肺方(夏小军教授经验方)

太子参15g、生地黄12g、麦门冬12g、玄参12g、五味子10g、生牡蛎12g(先煎)、浙贝母10g、黄精10g、玉竹10g、天花粉15g、山萸肉10g、百合10g、阿胶10g(烊化兑服)、炙甘草6g。

【方药分析】方中主药生脉散(《内外伤辨惑论》太子参、麦门冬、五味子)益气生津、敛阴止汗;辅药增液汤(《温病条辨》麦门冬、生地黄、玄参)养阴润燥;玉竹、天花粉、百合清热养阴生津,消瘰丸(《医学心悟》)玄参、生牡蛎化痰软坚散结;佐药山萸肉滋补肝肾;黄精益气养阴、健脾润肺;阿胶补血和血、滋阴润燥;使药炙甘草益气和中。诸药合用,共奏养阴润肺、益气生津之功效。

【加减】若口干舌燥、咳嗽痰稠,加玉竹 10g、浮海石 10g、海蛤粉 10g,以清热生津、化痰散结;若痰中血多,加藕节炭 10g、白茅根 15g、白芨 10g 以凉血止血。

3.痰湿

【主症】痰多咳嗽,胸闷纳呆,大便溏薄,神疲乏力,面色㿠白,舌质淡胖,苔白腻,脉濡或滑。

【病机分析】"脾为生痰之源,肺为贮痰之器"。脾气虚弱,运化功能失司,痰湿自生,湿困脾胃,可见食少,腹胀,便溏,身体虚胖,四肢困重,疲乏嗜睡;日久母病及子,痰湿上蕴肺脏,导致痰湿阻肺、肺气不宣,可见痰多咳嗽,胸闷纳呆。舌淡胖,苔白腻,脉濡缓均为脾虚、痰湿之佐证。

【治法】化痰祛湿,宣肺止咳。

【方药】肺癌化痰祛湿方(夏小军教授经验方)。

猫爪草 15g、白僵蚕 10g、瓜蒌 12g、薏苡仁 20g、莪术 12g、皂角刺 10g、陈皮 10g、半夏 10g、杏仁 10g、桔梗 10g、甘草 6g、茯苓 10g。

【方药分析】方中主药猫爪草、白僵蚕化痰散结、解毒消肿;佐药瓜蒌清热化痰、散结消痈;莪术破血祛瘀、消积止痛;皂角刺活血消肿、化痰软坚;辅药二陈汤(《太平惠民和剂局方》陈皮、半夏、茯苓、甘草)燥湿化痰、理气和中;杏仁、桔梗宣肺止咳、化痰平喘;使药薏苡仁健脾渗湿。诸药合用,共奏化痰祛湿、宣肺止咳、活血解毒之功效。

【加减】若气促痰多,加白芥子 10g、浙贝母 10g、黄芪 20g,以补肺益气,化痰止咳;若厌食溏泻,加木香 10g、砂仁 6g、焦三仙各 12g 健脾消积和胃。

4.瘀血

【主症】胸部疼痛,刺痛固定,肌肤甲错,舌质紫黯或有瘀斑、瘀点,脉涩。舌质暗或瘀斑瘀点,苔薄腻或薄黄腻,脉细涩或弦结代。

【病机分析】气虚日久,加之痰毒互结,导致瘀血内阻,出现胸部疼痛,痛有定处,舌质紫暗,脉涩。瘀血内阻是病机的关键。

【治法】活血化瘀,消肿散结。

【方药】肺癌活血化瘀方(夏小军教授经验方)。

黄芪 20g、岷当归 10g、桃仁 10g、红花 10g、川芎 10g、三七粉 3g (冲服)、茜草 10g、鬼箭羽 12g、莪术 10g、郁金 12g、龙葵 15g、藕节 12g、山楂 10g、甘草 6g。

【方药分析】方中主药桃仁、红花活血化瘀;辅药莪术、川芎、郁金行气活血、消积止痛;黄芪补气活血;岷当归养血和血;三七、茜草化瘀止血、活血止痛;佐药龙葵、鬼箭羽解毒化瘀、消肿散结;藕节止血化瘀、清热生津;使药山楂散瘀化积、助运脾胃;甘草调和诸药。诸药合用,共奏活血化瘀、消肿散结之功效。

【加减】若胸、胁疼痛明显,可加瓜蒌 15g、黄连 6g、半夏 6g 以化痰散结、行气止痛;若伴有心慌、胸闷,心前区闷疼不适,可加丹参 30g、赤芍 15g、降香 10g,以加强行气活血止痛之功。

5.热毒

【主症】烦躁口渴,胸膈烦热,咳痰黄稠,气促胸闷,大便干结,小便短赤,舌苔黄腻,脉弦滑。

【病机分析】热毒之邪,可直接侵袭肺脏,或素体热毒偏盛导致热毒蕴肺,痰热互结,可见胸膈烦热、咳痰黄稠;肺为五脏六腑之华盖,与大肠相表里,肺热炽盛,热毒下移大肠,可见大便干结,小便短赤。舌苔黄腻、脉弦滑皆为痰热炽盛之征象。

【方药】肺癌清热解毒方(夏小军教授经验方)

金荞麦 20g、猫爪草 15g、石见穿 15g、黄芩 10g、山豆根 10g、龙葵 10g、薏苡仁 20g、百部 10g、半枝莲 20g、白花蛇舌草 20g、白茅根 20g、甘草 6g。

【方药分析】方中主药金荞麦、猫爪草清热解毒、化痰散结;辅药半枝莲、白花蛇舌草清热解毒、活血散结;龙葵、石见穿解毒散瘀;山豆根解毒消肿;黄芩清热泻火;薏苡仁清热利湿;佐药百部止咳化痰;白茅根凉血止血;使药甘草解毒和中。诸药合用,共奏清热解毒、化痰祛瘀之功效。

【加减】若痰热重,加胆南星 6g、桑白皮 15g、鱼腥草 15g、浙贝母 15g 以清热解毒、化痰散结;若发热明显,加生石膏 30g、知母 20g、生地 12g,以清热泻火、滋阴;大便秘结者,加大黄 6g、麦门冬 15g,以通腑泄热、滋阴润燥。

(二)中药制剂

1.专病专方

(1)兰州方(裴正学教授经验方)。

【组成】党参 15g、太子参 15g、北沙参 15g、人参须 15g、生地 12g、山药 10g、山茱萸 20g、桂枝 10g、白芍 15g、麦门冬 12g、五味子 3g、浮小麦 30g、炙甘草 6g、大枣 4 枚。

【功效】扶正固本,健脾补肾。

【适应证】用于联合放、化疗的治疗,以及放、化疗后神疲、乏力、白细胞及血小板减少。

(2)肺积丸(薛文翰主任医师经验方)。

【组成】北沙参 15g、党参 15g、麦门冬 12g、五味子 3g、桑白皮 15g、百合 10g、白花蛇舌草 15g、白芨 6g、瓜蒌仁 30g、浙贝母 12g、夏枯草 15g。

【功效】益气养阴,化痰止咳。

【适应证】用于治疗肺癌气阴两虚、痰热内阻,症见咳嗽、咳痰,气短、乏力等。

2.中成药

(1)华蟾素注射液。

【功效】解毒,消肿,止痛。

【适应证】用于治疗中、晚期肿瘤,慢性乙型肝炎等。

【用法】肌内注射,每次 2~4ml(2/5~4/5 支),每日 2 次;静脉滴注,每日 1 次,每次 10~20ml(2~4 支),用 5%的葡萄糖注射液 500ml 稀释后缓缓滴注,用药 7d,休息 1~2d,四周为 1 疗程。

(2)鸦胆子油乳注射液。

【功效】抗癌。

【适应证】用于肺癌、肺癌脑转移及消化道肿瘤的治疗。

【用法】静脉注射,每日 1 次,每次 10~30ml,1 个月为 1 个疗程,使用时加生理盐水 250ml,稀释后立即使用。

(3)康莱特注射液。

【功效】益气养阴,消癥散结。

【适应证】适用于不宜手术的气阴两虚、脾虚湿困型原发性非小细胞肺癌及原发性肝癌。配合放、化疗有一定的增效作用。对中晚期肿瘤患者具有一定的抗恶病质和止痛作用。

【用法】静脉注射,每日 1 次,每次 200ml,21d 为一疗程,间隔 3~5d 后可进行下一疗程。联合放、化疗时,可酌减剂量。

(三)并发症的治疗

1.肺部感染

(1)痰湿阻肺。

【治法】祛湿化痰、宣肺止咳。

【推荐方药】二陈汤(《太平惠民和剂局方》)合三子养亲汤(《韩氏医通》)加减。

(2)痰热互结。

【治法】清热化痰、宣肺止咳。

【推荐方药】千金苇茎汤(《千金方》)合清气化痰汤(《医方考》)加减。

2.咳血

(1)痰热壅盛。

【治法】清热泻火、佐以止血。

【推荐方药】(甘肃省肿瘤医院自拟方)乌贼骨、鱼腥草、汉三七、代赭石、知母、黄芩、党参、麦门冬、五味子。

(2)阴虚火旺。

【治法】滋阴降火。

【推荐方药】百合固金汤(《医方集解》)。

(四)中医适宜技术

1.针灸

(1)治疗肺癌胸水。

【辨证选穴】①以募穴为主,选用四门:云门,可调肺气通调水道,联合期门,两穴收尾相合,形成一个循环,可使"运行失常水液"(胸水)回到正常的水液代谢循环中;章门,为脾之募穴,是链接五脏的门户,能通达中焦的"闸门"运化水液;京门,为肾之募穴,是通达下焦的"闸门",是胸水阴液的通道。②注重补肾气:选用关元、中极、归来、水道等穴位。

【手法】泻法,每日 1 次。每次留针 20~30min。

(2)治疗肺癌气短、咳嗽。

【辨证选穴】取手太阴、手阳明,足太阳经穴,肺俞、列缺、尺泽、定喘、足三里。

【手法】平补平泻法,每日 1 次。每次留针 20~30min。

2.真气运行

真气运行是已故甘肃省名中医李少波先生发明的一种健脾补肾内养功,肺癌患者在术后、放化疗后练真气运行法,能够恢复和培养机体元气,提高患者的免疫功能,改善肺功能。真气运行功法的五步练功方法是:呼气注意心窝部,意气相随丹田趋,调息凝神守丹田,通督勿助又勿忘,元神蓄力育生机。练习真气运行需要做到放松、心静、神静。

3.穴位治疗

防治肺癌患者咳血,选穴:涌泉穴,用磁疗贴外用。涌泉穴属于足少阴肾经的穴位,具有壮水之主,以治阳光的作用,能滋阴降火,防治肺癌患者咳血。

4.药膳食疗

(1)肺脾气虚:

宜进食补益肺气、脾气的食品,如糯米、山药、鹌鹑、乳鸽、牛肉、鱼肉、鸡肉、大麦、白扁豆、南瓜、蘑菇等。食疗方:糯米山药粥。

（2）肺阴虚：

宜进食滋阴润肺的食品，如蜂蜜、核桃、百合、银耳秋梨、葡萄、萝卜、莲子、芝麻等。食疗方：核桃雪梨汤。

（3）气滞血瘀：

宜进食行气活血、化瘀解毒的食品，如山楂、桃仁、大白菜、芹菜、白萝卜、生姜、大蒜等。食疗方：白萝卜丝汤。

（4）痰热阻肺：

宜进食清肺化痰的食品，如生梨、白萝卜、荸荠等，咳血者可吃海带、荠菜、菠菜等。食疗方：炝拌荸荠海带丝。

（5）气阴两虚：

宜进食益气养阴的食品，如莲子、桂圆、瘦肉、蛋类、鱼肉，山药、海参等。食疗方：皮蛋瘦肉粥、桂圆山药羹。

第六节　疗效评价

一、中医疗效评价

显效：症状消失，或症状积分减少≥2/3；有效：症状减轻，积分减少≥1/3，≤2/3；无效：症状无减轻或减轻 < 1/3。见表 7-4。

表 7-4　中医疗效评价

症状	轻度(1分)	中度(2分)	重度(3分)
咳嗽	白天间断咳嗽，不影响正常生活	介于轻度和重度之间	昼夜咳嗽频繁或阵咳影响工作和睡眠
咯痰	昼夜咯痰 10~60ml	昼夜痰量 60~100ml	昼夜痰量 100ml 以上
气急	活动后即气急，呼吸困难（轻度发作）	休息时亦感呼吸困难（中度发作）	静息时喘息明显不能平卧，影响睡眠和活动

二、西医疗效评价标准与方法

（一）实体瘤的疗效评价标准

1.肿瘤病灶基线的定义：肿瘤病灶基线分为可测量病灶（至少有一个可测量病灶）：用常规技术，病灶直径长度≥20mm 或螺旋 CT≥10mm 的可以精确测量的病灶。不可测量病灶：所有其他病变，小病灶即常规技术长径<20mm 或螺旋 CT<10mm，包括骨病灶、脑膜病变、腹水、胸水、心包积液、炎症乳腺癌、皮肤或肺的癌性淋巴管炎、

影像学不能确诊和随诊的腹部肿块和囊性病灶。

2.测量方法:基线和随诊应用同样的技术和方法评估病灶。临床表浅病灶如可扪及的淋巴结或皮肤结节可作为可测量病灶,皮肤病灶应用有标尺大小的彩色照片。胸部 X 片:有清晰明确的病灶可作为可测量病灶,但最好用 CT 扫描。CT 和 MRI:对于判断可测量的目标病灶评价疗效,CT 和 MRI 是目前最好的并可重复随诊的方法。对于胸、腹、盆腔,CT 和 MRI 用 10mm 或更薄的层面扫描,螺旋 CT 用 5mm 层面连续扫描,而头颈部及特殊部位要用特殊的方案。超声检查:当研究的终点是客观肿瘤疗效时,超声波不能用于测量肿瘤病灶,仅可用于测量表浅可扪及的淋巴结、皮下结节和甲状腺结节,亦可用于确认临床查体后浅表病灶的完全消失。内窥镜和腹腔镜:作为客观肿瘤疗效评价至今尚未广泛充分的应用,仅在有争议的病灶或有明确验证目的高水平的研究中心中应用。这种方法取得的活检标本可证实病理组织上的 CR。肿瘤标志物:不能单独应用判断疗效。但治疗前肿瘤标志物高于正常水平时,临床评价CR 时,所有的标志物需恢复正常。疾病进展的要求是肿瘤标志物的增加必须伴有可见病灶进展。细胞学和病理组织学:在少数病例,细胞学和病理组织学可用于鉴别CR 和 PR,区分治疗后的良性病变还是残存的恶性病变。治疗中出现的任何渗出,需细胞学区别肿瘤的缓解、稳定及进展。

3.肿瘤病灶基线的评价:要确立基线的全部肿瘤负荷,对此在其后的测量中进行比较,可测量的目标病灶至少有一个,如是有限的孤立的病灶需组织病理学证实。可测量的目标病灶:应代表所有累及的器官,每个脏器最多 5 个病灶,全部病灶总数最多 10 个作为目标病灶,并在基线时测量并记录。目标病灶应根据病灶长径大小和可准确重复测量性来选择。所有目标病灶的长度总和,作为有效缓解记录的参考基线。非目标病灶:所有其他病灶应作为非目标病灶并在基线上记录,不需测量的病灶在随诊期间要注意其存在或消失。

4.缓解的标准:目标病灶的评价,CR:所有目标病灶消失。PR:基线病灶长径总和缩小≥30%。PD:基线病灶长径总和增加≥20%或出现新病灶。SD:基线病灶长径总和有缩小但未达 PR 或有增加但未达 PD。非目标病灶的评价,CR:所有非目标病灶消失和肿瘤标志物水平正常。SD:一个或多个非目标病灶和/或肿瘤标志物高于正常持续存在。PD:出现一个或多个新病灶或/和存在非目标病灶进展。

(二)生存期及生活质量标准

1.总生存期(OS,Overall Survival):是指从随机化开始至因任何原因引起死亡的时间(对于死亡之前就已经失访的受试者,通常将最后一次随访时间计算为死亡时间），是抗肿瘤药物最可靠的疗效评价指标。

2.疾病无进展生存期（PFS，Progression-Free-Survival）：是指癌症患者接受某种特定治疗后疾病保持稳定、没有进一步发展的时间。

3.生活质量评价

（1）Karnofsky（卡氏评分，KPS）：依据病人能否正常活动、病情、生活自理程度。KPS 把病人的健康状况视为总分 100 分，10 分一个等级。得分越高，健康状况越好，越能忍受治疗给身体带来的副作用，因而也就有可能接受彻底的治疗。得分越低，健康状况越差，若低于 60 分，许多有效的抗肿瘤治疗就无法实施。

100 分　正常，无症状和体征。

90 分　能进行正常活动，有轻微症状和体征。

80 分　勉强可进行正常活动，有一些症状或体征。

70 分　生活可自理，但不能维持正常生活工作。

60 分　生活能大部分自理，但偶尔需要别人帮助。

50 分　常需人照料。

40 分　生活不能自理，需要特别照顾和帮助。

30 分　生活严重不能自理。

20 分　病重，需要住院和积极的支持治疗。

10 分　重危，临近死亡。

0 分　死亡。

（2）Zubrod-ECOG-WHO（ZPS，5 分法）。

0 分　正常活动。

1 分　症状轻，生活自理，能从事轻体力活动。

2 分　能耐受肿瘤的症状，生活自理，但白天卧床时间不超过 50%。

3 分　肿瘤症状严重，白天卧床时间超过 50%，但还能起床站立，部分生活自理。

4 分　病重卧床不起。

5 分　死亡。

第七节　预防调护

一、肺癌的预防

（一）病因预防

针对化学、物理、生物等具体致癌、促癌因素和体内外致病条件，采取预防以下措施：①保护环境，改善空气质量。②控制吸烟。已经证实，吸烟是导致肺癌的最主要的原因。吸烟人群肺癌发病率是非吸烟人群的 16 倍，非吸烟人群发生肺癌也与被动吸烟有关。因此，珍惜生命，远离烟草是预防肺癌的主要措施。做到公众场合全面戒烟，要强化吸烟人群的健康教育，诱导他们进行其他丰富多彩的文体活动，转移兴趣。③养成良好的生活方式及饮食习惯。经研究证实，多种水果和绿叶蔬菜等都对肺癌具有预防作用；同时要坚持体育锻炼，作息时间要有规律，睡眠要充足。④保持良好的心理状态。人的沮丧、失望、消沉和愤怒等不良情绪，可以对人的内分泌系统和免疫系统形成负面影响，体内免疫细胞数量就会减少，从而容易导致细胞突变，诱发癌症。⑤对经常接触有毒气体的人群进行职业防护，定期进行相关体检。⑥对慢性肺部感染的患者，要积极中西医结合治疗，控制炎症，定期复查。⑦对亚健康人群要进行中医体质辨识，通过相关性研究，对容易发生肺癌的体质人群，及早进行体质干预。

（二）早发现、早诊断、早治疗

从肺癌的临床分期看，早期肺癌患者手术后的五年生存率要明显高于中晚期患者。对于突然出现的刺激性咳嗽、痰中带血、胸闷不适、胸痛等症状要及早到医院检查。出现气短、发热、消瘦、声音嘶哑等症状时已经是肺癌的晚期，治疗相对困难，预后较差。定期体检是早期发现肿瘤的主要手段，如行胸部 X 线片或 CT，尤其是对 40 岁以上吸烟者和有肺癌家族遗传倾向的人群尤为重要。

（三）临床预防

其目标是防止病情进展和手术后、放化疗后的复发。由于肺癌恶性程度高、进展快，5 年相对生存率较低。对有治愈机会的患者提供根治性治疗措施，临床上要采用中西医结合最佳治疗方案防止病情进展。对于术后、放化疗后病情稳定的患者，要突出中医扶正固本、辨证论治结合心理疏导等手段防止复发。

二、肺癌中医调护

（一）症状施护

1.咳嗽/咳痰

（1）观察呼吸、咳嗽状况，有无咳痰，痰液的性质、颜色、量；遵医嘱雾化吸入后观察有无咳痰以及痰液的性质、颜色、量。

（2）保持病室空气新鲜、温湿度适宜，避免灰尘及刺激性气味。

（3）咳嗽胸闷者取半卧位或半坐卧位，少说话；痰液黏稠难咯者，可变换体位。

（4）协助翻身拍背（咯血及胸腔积液者禁翻身拍背），教会患者有效咳嗽、咳痰、深呼吸的方法。

（5）保持口腔清洁，咳痰后以淡盐水或漱口液漱口。

（6）遵医嘱耳穴贴压（耳穴埋豆），可选择肺、气管、神门、皮质下等穴位。

（7）进食健脾益气补肺止咳食物，如山药、白果等。持续咳嗽时，可频饮温开水或薄荷叶泡水代茶饮，减轻咽喉部的刺激。

2.咯血

（1）密切观察咯血的性质、颜色、量及伴随症状，监测生命体征、尿量、皮肤弹性等，准确、及时记录。

（2）保持病室空气新鲜，温湿度适宜。

（3）指导患者不用力吸气、屏气、剧咳，喉间有痰轻轻咳出。

（4）少量咯血静卧休息；大量咯血绝对卧床，头低脚高位，头偏向健侧，尽量少语、少翻身。

（5）及时清除口腔积血，淡盐水擦拭口腔。

（6）消除恐惧、焦虑不安的情绪，禁恼怒、戒忧愁、宁心神。

（7）少量出血者可进食凉血养血、甘凉滋养之品，如黑木耳、茄等；大量咯血者遵医嘱食。

3.发热

（1）注意观察体温变化及汗出情况。

（2）病室凉爽，光线明亮，空气保持湿润。

（3）卧床休息，限制活动量，避免劳累。

（4）协助擦干汗液，温水清洗皮肤，及时更换内衣，切忌汗出当风。

（5）穴位按摩，可选择合谷、曲池或耳尖、大椎放血（营养状况差者慎用）。

（6）进食清热生津之品，如苦瓜、冬瓜、猕猴桃、荸荠等，忌辛辣、香燥、助热动火之品。阴虚内热者，多进食滋阴润肺之品，如蜂蜜、莲藕、杏仁、银耳、梨等。协助多饮温开水，漱口液漱口。

4.胸痛

(1)疼痛的性质、部位、程度、持续时间及伴随症状,遵医嘱予止痛剂后观察用药反应。

(2)保持环境安静,光线柔和,色调淡雅,避免噪音及不必要的人员走动。

(3)给予舒适体位,避免体位突然改变。胸痛严重者,宜患侧卧位。

(4)避免剧烈咳嗽,必要时用手按住胸部疼痛处,以减轻胸痛。

(5)指导采用放松术,如缓慢呼吸、全身肌肉放松、听舒缓音乐等。

(6)遵医嘱耳穴贴压(耳穴埋豆),可选择神门、皮质下、交感、肺等穴位。

(7)遵医嘱使用理气活血通络中药外敷。

5.气促胸闷

(1)密切观察生命体征变化,遵医嘱给予吸氧。

(2)保持病室安静、空气新鲜、温湿度适宜,避免灰尘、刺激性气味。

(3)取半卧位或半坐卧位,减少说话等活动,避免不必要的体力消耗。

(4)与患者有效沟通,帮助其保持情绪稳定,消除紧张、焦虑等。

(5)教会患者进行缓慢的腹式呼吸。

(6)病情允许情况下,鼓励患者下床适量活动,以增加肺活量。

(7)遵医嘱协助胸腔穿刺抽水或胸腔药物灌注,治疗后观察症状、生命体征变化,指导患者进高热量、高营养及富含蛋白质的食物。

(8)遵医嘱耳穴贴压(耳穴埋豆),可选择肺、气管、神门、皮质下、脾、肾等穴位。

(二)情志施护

1.生活起居

(1)避免受凉,对肺癌患者非常重要,外感风寒,寒邪入里化热造成肺部感染,感染使病情加重。因此肺癌患者一定要避免受风、受凉。

(2)保证充分的休息,咳血者绝对卧床。

(3)经常做深呼吸,尽量把呼吸放慢。

(4)戒烟酒,注意避免被动吸烟。

2.心理疏导

《素问·上古天真论》云:"恬淡虚无、真气从之,精神内守,病安从来。"现代科学也证实人的情绪状态对健康的维护、对疾病的康复至关重要。肺癌患者一定要有一个良好的心理状态,要采取"战略上藐视疾病、战术上重视疾病",建立乐观情绪,积极配合治疗,才能早日康复。

参考文献

[1] He J.Cancer Statisaics in China,2015.[J].CA:A Cancer Journal fou Clincians.
2016,3:231-232.

[2] 薛文翰.裴正学教授以扶正固本治疗恶性肿瘤的经验介绍[J].中医药研究,
2009,8(4):99-101.

[3]薛文翰.吉西他滨联合顺铂对非小细胞肺癌不同中医证型的疗效及毒副作用
的观察[J].甘肃医药,2016,35(8):590-591.

第八章
胸腺瘤

　　胸腺瘤是前纵隔最常见的原发性肿瘤,是一种惰性生长、具有潜在恶性的胸腺上皮源性肿瘤。该疾病较为少见,发病率约 0.17/10 万人,亚裔人种稍高于白种人,约0.3~0.4/10 万。胸腺肿瘤在所有恶性疾病中占 0.2%~1.5%,是成人较常见的前纵隔肿瘤之一,约占 50%,其中恶性胸腺瘤约占纵隔肿瘤的 8%~10%;男女发病率无明显差别,多发于中老年,患者年龄大多在 40~60 岁之间,20 岁以下者罕见。其中 95%的胸腺瘤发生在前纵隔,少数在纵隔以外的部位,如颈部、肺门和肺实质内或纵隔内心膈角处。良性胸腺瘤占 40%~70%,非浸润型的良性胸腺瘤具有潜在恶性。浸润性生长的胸腺瘤即恶性胸腺瘤。在中国,胸腺瘤的发病率次于畸胎类肿瘤及神经源性肿瘤,占到 21.5%。胸腺瘤是一种潜在的恶性肿瘤,常合并有副肿瘤综合征,其中以重症肌无力最为常见,发生率约为 30~40%。

　　中医学并没有胸腺瘤这一病名,据纵隔肿瘤的临床常见症主要有咳嗽、气喘、胸痛胸闷、发绀、面部及颈部肿胀、乏力等,分属中医的"胸痹""结胸""咳嗽"等范畴。《医学三字经·咳嗽》指出"肺为脏腑之华盖,呼之则虚,吸之则满,只受得本然之正气,受不得外来之客气,客气干之则呛而咳矣;亦只受得脏腑之清气,受不得脏腑之病气,病气干之呛而咳矣"。阐明了不论何种原因导致的咳嗽均累及肺脏而发生。纵隔与肺、气管、支气管关系密切,它的发病首先累及肺脏而致咳嗽、气喘、胸闷、咯痰等症。

第一节　病因病理

一、西医病因病理

胸腺瘤的病因尚不明确，有研究显示既往接受过辐射以及 EB 病毒感染是潜在的致病因素。此外，遗传因素可能是亚洲人群的一个高危因素。

按组织学结构，胸腺瘤可分为三种类型：（1）含淋巴细胞 80%以上为淋巴细胞型胸腺瘤；（2）含梭形上皮细胞 80%以上为上皮细胞型胸腺瘤；（3）混合型即为淋巴上皮型。单纯从病理形态学上很难区分良性或恶性胸腺瘤，根据临床表现，手术时肉眼观察所见和病理形态特点，以侵袭性和非侵袭性胸腺瘤分类更为恰当。但习惯上常称为良性和恶性胸腺瘤。胸腺瘤良恶性鉴别需要依据临床表现和外科手术时的发现。外科手术时应当注意：肿瘤是否有完整的包膜；肿瘤是否呈侵袭性生长；有无远处转移和胸腔内种植；显微镜下细胞形态的异形，综合分析才能得出正确的结论。手术时肿瘤有完整的纤维包膜，肿瘤在包膜内生长，与周围脏器无粘连浸润，手术容易摘除的，为良性或非侵袭性胸腺瘤。当肿瘤侵出包膜，侵犯周围脏器或组织（心包、胸膜、肺和血管等），外科手术不能切除或不能完全切除的，或术时发现已有胸内种植或胸膜转移，则为恶性或侵袭性胸腺瘤。

二、中医病因病机

《医宗必读·积聚》曰："积之成也，正气不足，而后邪气踞之。"《外证医案汇编》曰："正气虚则成岩。"《活法机要》曰："壮人无积，虚人则有之。"明确指出了正气不足是积聚发病的根本原因。《景岳全书·积聚》曰："凡脾肾不足及虚弱失调之人，多有积聚之病，盖脾虚则中焦不运，肾虚则下焦不化，正气不行则邪滞得以居之。"《类证治裁·胸痹》曰："胸痹，胸中阳微不运，久则阴乘阳位，而为痹结也，其症胸满喘息，短气不利，痛引心背。由胸中阳气不舒，浊气得以上逆，而阻其升降，甚则结咳唾，胸痛彻背。"指出了胸腺瘤胸阳不振的胸痛、胸闷、咳喘、短气等症候的病因病机。归纳起来，纵隔肿瘤之形成，或由七情郁结，气机郁滞，脏腑失和，脉络受损，血行不畅而使气滞血瘀，日久成积。或由饮食不节，损伤脾胃，以致运化不健，不能转输水谷精微，湿浊凝聚成痰，痰阻气滞，血行不畅，脉络壅塞，痰浊与血搏结，结于胸中日渐增大，发为本病。或因起居失宜，寒温不调，脏腑气血失和，湿浊不化，凝聚成痰，风寒痰食诸邪与气血互结，壅塞胸中，痹阻脉络而为积。

第二节　临床表现

一、主要症状

像任何纵隔肿瘤一样,胸腺瘤的临床症状产生于对周围器官的压迫和肿瘤本身特有的症状并发综合征。

1.虽然各年龄段均可发生胸腺瘤,但绝大多数是在 50~60 岁之间,儿童胸腺瘤非常少见。胸腺瘤的发生率男女之间的差别不明显。

2.胸腺瘤患者常无任何临床症状,有人报道 50%的患者无症状。

3.胸部钝痛、气短和咳嗽是最常见的局部症状。剧烈胸痛、上腔静脉梗阻综合征、膈神经受累所致的膈肌麻痹、喉返神经麻痹所致的声音嘶哑等虽然出现的频率较少,但常提示肿瘤已经相当广泛。胸腔和心包积液也是一种较严重的临床表现。

4. 18%的胸腺瘤患者可以出现体重减轻、乏力、发热、盗汗和其他全身症状。

5. 40%的胸腺瘤可有各种伴随疾病,其中 1/3 的患者可以有两个和两个以上的伴随疾病。这些伴随疾病,绝大多数是自身免疫引起的。如重症肌无力、单纯红细胞再生障碍性贫血、低球蛋白血症、肾炎肾病综合征、类风湿性关节炎、皮肌炎、红斑狼疮、巨食管症等。

二、体征

（一）神经受压体征

可见颈交感神经麻痹综合征及肋间神经节段支配区感觉过敏或迟钝。

（二）重症肌无力

见于胸腺瘤,可见典型的表情淡漠脸型,眼睑下垂及面部松弛。

（三）其他体征

心包积液,胸腔积液,活检造成肿瘤皮肤瘘道时,脓液中带有皮脂样物或细毛等。

第三节　实验室及其他检查

一、实验室检查

血清乙酰胆碱酯酶抗体(CAEab)、甲胎蛋白(AFP)和β-绒毛膜促性腺激素(β-HCG)检查对于胸腺瘤鉴别判断有一定价值,特异性不高。

二、影像学检查

(一)胸部 X 线检查

标准的后前位与侧位胸片是诊断大多数胸腺瘤的最简单有效的检查方法。肿块阴影主要位于前纵隔或前上纵隔,可以位于胸廓的正中间,但大多数情况下是偏向一侧的。后前位胸片常显示为圆形、卵圆形或浅分叶状,位于心影的上部,靠近心脏与大血管连接处。约10%可出现钙化影,常为散在或无定形钙化表现。若为周边曲线钙化影,提示肿瘤为良性;不规则的散在钙化,则可能为良性,也可能为恶性。胸片中一般无气管移位,除非大的浸润性胸腺瘤可造成气管移位。侧位胸片肿瘤多位于前纵隔。常显示上宽下窄的舌状阴影,这一实质性阴影使得前心窗变得不透明,块影边缘常模糊而不清晰。在患有小型胸腺瘤的病人,中侧位胸片常常是显示损害存在的唯一角度。

(二)胸部 CT

有助于确定胸腺瘤的范围,不仅可以检出体积微小(5mm 以上病灶),X 线检查不易发现的胸腺瘤体的存在;同时通过增强 CT 显示肿块是否侵犯或压迫上腔静脉、升主动脉、气管,显示心包、胸腔有无少量积液,以纵隔及肺内有无微小转移灶等 X 线胸片无法显示的情况。一般情况下,胸腺瘤为软组织密度,CT 值在 40HU 以上。静脉注射造影剂后,可见中度或均匀增强。肿瘤呈囊性变时,CT 值为 15HU 左右。胸部 CT 可清晰地显示瘤体有无钙化及钙化程度与范围。所有侵入性胸腺瘤的病人应进行上腹部 CT 扫描,以检测有无膈下转移性扩散。

(三)磁共振成像(MRI)

对于了解大血管受累与否价值较大。通常的 MRI 检查,胸腺瘤常显示为位于前纵隔或前上纵隔的圆形、卵圆形或分叶状肿块表现,MRI 为均匀性,中等强度 MR 信号区。当瘤体出现液化坏死时,可表现为不规则的高低 MR 信号区。Sakai(1992)报告 MRI 显示不纯的高强度表像和分叶状的内部结构的发现表明存在一种浸润性的恶性胸腺瘤。

三、病理学检查

(一)活组织检查

包括细针穿刺、纵隔镜、前纵隔切开术、电视胸腔镜手术等,因该检查创伤较大,且破坏肿瘤包膜完整性,影响手术效果,故单纯为明确诊断时很少采用。适应证为:①前纵隔的实质性肿块与前纵隔内其他恶性肿瘤无法鉴别(如恶性淋巴细胞瘤、恶性生殖细胞肿瘤、转移性肺癌等);②术前判断已无法完整切除肿瘤,须通过活组织检查做出非手术的完整的治疗方案者。

(二)2004 年 WHO 胸腺瘤分类的组织学特点

1.A 型胸腺瘤:胸腺瘤组织通常分叶状结构不明显,纤维间隔很少。瘤细胞核染色质疏松而淡染,核仁不明显。肿瘤主要由梭形细胞构成,长梭形细胞形成纤维母细胞样排列方式,如席纹状或交错的束状结构;短梭形细胞通常形成血管外皮瘤样结构,也可出现微囊、菊形团、脑膜瘤样、乳头状、腺样及肾小球状结构。

2.B 型胸腺瘤:胸腺瘤组织具有类似正常胸腺皮质组织的特征,肿瘤细胞为圆形或多边形上皮样细胞,组织学上具有分叶状结构,常见血管周围间隙,同时伴数量不等的反应性不成熟 T 细胞。根据肿瘤细胞大小和淋巴细胞丰富程度,B 型胸腺瘤细分为 B1、B2、B3 型。

(1)B1 型胸腺瘤:包膜较厚,呈小叶状生长。肿瘤性上皮细胞散在分布,细胞核呈空泡状,为小的圆形或卵圆形,可见小核仁。部分区域可有明确的髓质分化,染色浅,呈灶性分布,胸腺小体明显。淋巴细胞富集,多为不成熟 T 细胞。

(2)B2 型胸腺瘤:胸腺瘤组织由纤细的纤维成分分隔成小叶状,淋巴细胞富集程度类似于 B1 型,大多为不成熟 T 细胞,核大,染色质稀疏且核分裂多,但髓质部分较不突出或缺如,未出现胸腺小体。与 B1 型相比,此型上皮细胞成分更多,细胞核呈空泡状,核大且核仁明显,常见明显的血管外间隙。

(3)B3 型胸腺瘤:此型胸腺瘤由粗的纤维组织或玻璃样变的间隔分成小叶状,通常无完整包膜,向周围脂肪内呈推进式或浸润性生长;上皮细胞成片分布,呈模糊的上皮样或实体性表现,大多为圆形或多边形,少数为梭形细胞或透明细胞;常含极少量不成熟 T 细胞。

(4)胸腺癌(C 型胸腺瘤):具有明显恶性肿瘤细胞形态学特征,类似其他器官发生的癌,可存在成熟淋巴细胞,而未成熟淋巴细胞却是缺乏的。

3.AB 型胸腺瘤:同时具有类似 A 型胸腺瘤的梭形细胞成分和类似 B 型胸腺瘤

的富集淋巴细胞的成分,但两种成分的比例变化可很大,梭形细胞区域可不很明显。其中,梭形上皮细胞成分的特点和 A 型胸腺瘤类似;而富于淋巴细胞的区域,肿瘤细胞由所谓的小多边形上皮细胞构成,其具有小圆形、卵圆形或梭形核,染色质分散,核仁不明显。不出现胸腺小体和髓样分化,淋巴细胞多为不成熟的小 T 细胞。

第四节　诊断与鉴别诊断

一、诊断

(一)西医诊断

1.X 线表现:胸部 X 线胸腺瘤多位于前纵隔中部、心脏底部与升主动脉交接部及肺动脉段区,向纵隔一侧突出,常呈圆形或椭圆形,边缘光滑,实质性的良性胸腺瘤常有分叶状轮廓。恶性胸腺瘤边缘常不规则,表面许多结节状突起,有时也可伴有分叶状形态。胸腺囊肿阴影呈囊肿形态,有时因液体重力作用使上部较扁下部较宽。胸腺脂肪瘤含有大量脂肪组织影。肿瘤于短期内明显增大时应考虑恶变可能,心腰部肿瘤合并双侧上纵隔阴影明显增宽、心包积液或合并胸膜多个大小不等的结节或血性胸腔积液等均为侵袭性胸腺瘤的重要征象。

胸部 CT 检查清楚显示胸腺瘤性质、囊变、钙化及与周围组织间隙,有助于判断胸腺瘤是侵袭性还是非侵袭性。增强胸部 CT 常见前纵隔内包膜完整、边界清楚的软组织影,其内常有出血、坏死、囊性变。

2.针刺活检:可在超声、CT 或透视指引下进行活检,诊断本病的敏感性可以达到95%。做细胞学及病理检查,有助于对胸腺瘤与纵隔淋巴瘤和其他恶性病变进行鉴别。

(二)胸腺癌的分期,表 8-1

T—原发肿瘤

TX	未能确定原发肿瘤。
T0	无原发肿瘤证据。
T1	包膜完整。
T2	肿瘤浸润包膜外结缔组织。
T3	肿瘤浸润邻近组织器官。如,心包,纵隔胸膜,胸壁,大血管及肺。
T4	肿瘤广泛侵犯胸膜和(或)心包。

N—淋巴结

NX   未能确定局部淋巴结转移。

N0   无淋巴结转移。

N1   前纵隔淋巴结转移。

N2   其他胸内淋巴结(不包括前纵隔淋巴结)转移。

N3   前斜角肌和(或)锁骨上淋巴结转移。

M—远处转移

MX   未能确定远处转移。

M0   无远处转移。

M1   有远处转移。

表 8-1 恶性胸腺瘤 TNM 分期

分期	TNM		
Ⅰ 期	T1	N0	M0
Ⅱ 期	T2	N0	M0
Ⅲ 期	T1	N1	M0
	T2	N1	M0
	T3	N0	M0
	T3	N1	M0
Ⅳ 期	T4	任何 N	M0
	任何 T	N2	M0
	任何 T	N3	M0
	任何 T	任何 N	M1

(三)中医症候诊断

1.痰气凝结

【辨证要点】胸膺疼痛,咳嗽,痰多不畅,苔薄腻。

【主症】胸膺疼痛,胸闷不舒,咳嗽,痰多不畅,食纳减少,苔薄腻或黄腻,脉弦或弦细。

2. 痰热郁肺

【辨证要点】胸痛不适,咳嗽喘息气粗,痰多,咯吐不爽,口渴欲饮。

【主症】胸痛不适,咳嗽喘息气粗,痰多,质黏厚或稠黄,咯吐不爽,口渴欲饮,面赤身热,溲黄便干,舌质红,苔黄或黄腻,脉数。

3. 气滞血瘀

【辨证要点】胸痛,胁肋胀痛或刺痛,舌质紫黯。

【主症】胸闷、胸痛,胁肋胀痛或刺痛,咳嗽、咳痰不爽,舌质紫黯,苔薄黄,脉弦。

4. 肺阴亏虚

【辨证要点】胸部隐痛,干咳,口干咽燥,夜寐盗汗,舌质红,苔少。

【主症】胸部隐痛,干咳,咳声短促,痰少黏白,口干咽燥,或午后潮热,夜寐盗汗,起病缓慢,日渐消瘦,舌质红,苔少,脉细数。

5. 阳虚寒盛

【辨证要点】胸痛彻背,伴有气短、心悸,四肢厥冷,脉沉紧。

【主症】胸痛彻背,感寒痛甚,伴有胸闷、气短、心悸、动则喘息,不能平卧,面色苍白,四肢厥冷,舌紫暗苔白,脉沉紧。

二、鉴别诊断

(一)西医鉴别诊断

1. 生殖细胞源性肿瘤:畸胎瘤是纵隔生殖源性肿瘤,主要位于前中纵隔、心脏与主动脉弓交界处。少数肿瘤上缘越过主动脉弓顶部,亦可位置较低,于前纵隔下部。多见于青壮年。大多数患者无任何症状仅在X线查体发现。主要症状:胸痛、咳嗽和呼吸困难。偶尔肿瘤破裂穿入气管、支气管树,囊内容物可以咳出,常为豆渣样皮脂甚至毛发及牙齿,具有特殊诊断意义。肿瘤穿破心包可造成急性心包填塞,穿破纵隔胸膜造成胸腔积液。X线检查表现为前中纵隔块影,密度均匀不一,可出现钙化,甚至出现骨或牙齿阴影。良性者肿瘤标记物为阴性,恶性者则可出现不同标记物为阳性表现(如AFP、LDH、CAH2S等)。若含神经成分,则S2100蛋白阳性;若含平滑肌肉瘤成分,则肌球蛋白阳性;若含鳞、腺癌成分,则角蛋白染色阳性。

2. 胸内甲状腺肿:该疾病除少数先天性迷走甲状腺外,一般是指后天性胸骨后甲状腺肿,是由颈部甲状腺肿向下延伸至前上纵隔所致。常见中年女性,除个别伴甲亢症状外,多无症状。若胸内甲状腺明显肿大,可出现胸骨后不适、呼吸困难及喘鸣。若一侧明显肿大,可压迫气管向对侧移位。颈部可扪及肿大甲状腺随吞咽而活动,下极进入胸腔而不能扪及。X线表现为前上纵隔卵圆形或楔形块影,致密而均匀,边界清晰,偶可有钙化。CT示颈部甲状腺与胸内肿块阴影相连为一体,核素131 I扫描可明确诊断。

3. 纵隔恶性淋巴瘤:该肿瘤早期即表现气管和上腔静脉受压症状,且多数患者伴有全身淋巴结肿大,以颈部、腋下、腹股沟等处多见。25%患者伴发热、盗汗、体重下降、皮肤疼痛。少数患者可伴轻度中性粒细胞增加、轻度或中度贫血。CT及X线检查常显示肿块边缘不规则,密度不均匀。70% 患者 CT 检查中可见气管旁、肺门、隆突下区域淋巴结被侵犯。颈部、腋下淋巴结活检是其确诊的常用方法。怀疑恶性淋巴瘤,经其他检查未能证实时,可试用放射治疗。恶性淋巴瘤对放射较敏感。

4.中央型肺癌:有咳嗽、咳痰等呼吸道症状,X 线表现为肺门肿块,呈半圆形或分叶状,支气管检查常能见到肿瘤,痰中可见肿瘤细胞。

5. 纵隔淋巴结核:多见于儿童或青少年,常无临床症状。少数伴有低热、盗汗等轻度中毒症状,在肺门处可见到圆形或分叶状肿块,常伴有肺部结核病灶。有时可见到圆形或分叶状肿块,常伴有肺部结核病灶。有时在淋巴结中可见到钙化点。鉴别困难时可作结核菌素试验,或给短期抗结核药物治疗。

6. 主动脉瘤:多见于年龄较大的患者,体检时可听到血管杂音,透视可见扩张性搏动。逆行主动脉造影可明确诊断。

(二)中医鉴别诊断

1. 悬饮:为胸胁胀痛,持续不解,多伴有咳唾,转侧、呼吸时疼痛加重,肋间饱满,并有咳嗽、咯痰等肺系症候。

2. 真心痛:真心痛乃胸痹的进一步发展;症见心痛剧烈,甚则持续不解,伴有汗出、肢冷、面白、唇紫、手足青至节、脉微或结代等危重急症。

3. 胃脘痛:疼痛部位在上腹胃脘部,局部可有压痛,以胀痛、灼痛为主,持续时间较长,常因饮食不当而诱发,并多伴有泛酸、嗳气、恶心、呕吐、纳呆、泄泻等消化系统症状。配合 B 超、胃肠造影、胃镜、淀粉酶等检查,可以鉴别。某些心肌梗死亦表现为胃痛,应予警惕。

第五节 治 疗

一、中西医结合治疗思路

对于Ⅲ、Ⅳ期的胸腺瘤患者多主张采用综合治疗,术前化疗、手术、术后化疗或放疗。一系列研究显示,综合治疗能提高Ⅲ、Ⅳ期胸腺瘤患者病灶切除率,延长生存期。近年来研究证明中医药能明显提高胸腺瘤患者的生活质量,减轻放化疗的毒副反应。

(一)胸腺瘤并发症的中西医结合治疗

重症肌无力是胸腺瘤患者主要的伴随症状,30%~50%的患者合并重症肌无力,尤其与 B 型密切相关。轻者临床上仅表现为上眼睑下垂,复视、斜视等,重者则有全身乏力,咀嚼无力,饮水发呛,吞咽困难,呼吸困难,甚至危及生命,目前该病的发病机理尚不完全清楚。现代医学的治疗多采用抗胆碱酯酶类药物,激素类药物和免疫抑制剂等,虽有一定疗效,但疗效不稳定,不良反应较大,且停药后易复发。运用各种中医传统疗法治疗本病取得了较好的疗效,中医学将其归于"睑废""痿证""虚劳"等范畴,临床多从三方面论治。

脾胃功能失常或素体脾胃虚弱,升降异常,运化失司,肌肉筋脉失于充养而发为痿症。许多医家主张从脾胃论治,主要以补中益气汤加减治疗为主。徐升等认为本病以脾胃虚弱为本,日久由虚致损,并渐而延及他脏,但主要病机仍为脾胃虚损。故立"补脾益损,兼治五脏"治疗大法,选升阳举陷之补中益气汤为基本方加减治疗。主张在用药时重用北黄芪,轻用陈皮,酌用岭南草药如五爪龙以及千斤拔、牛大力等,并注意随症灵活加减,久煎久服,效不更方。陈国中等认为本病病机为脾胃气虚,清阳下陷,应遵循"劳者温之,损者温之"的治法,具体治法是"惟当以甘温之剂,补其中,升其阳,甘寒以泻其火则愈"以补中益气汤为主。从脾肾论治,邓毓漳认为本病病因当责之于肺、脾、肾三脏虚损为主,重点在于脾肾,其中脾肾两亏型治宜脾肾两补,选用补中益气汤合拯阳理劳汤加减,药用:黄芪、人参、白术、陈皮、当归、柴胡、升麻、肉桂、五味子、山茱萸、杜仲、炙甘草。王和贞等以补肾温阳为主,佐以益气活血通络,药用:制附片、人参、鹿茸粉、菟丝子、肉苁蓉、枸杞、山茱萸、黄芪、茯苓、山药、红花、鸡血藤、炙甘草。呼吸困难、语言不利者加柴胡、升麻、枳壳,饮食呛咳者加竹茹、威灵仙、姜半夏、僵蚕。从肝论治,张宏伟等以调肝为主治疗,药用:白芍、当归、杜仲、天麻、鸡血藤、桑枝、川芎、甘草。并随症加减:肝气怫郁,疏泄不及者加柴胡、枳壳;呼吸不畅者加桂枝;湿热蕴肝,肝强气逆者加半夏、茯苓;寒滞厥阴,络脉闭阻者加细辛;气滞血瘀者加桃仁、红花。

胸腺瘤合并纯红再障约占全部胸腺瘤患者的7%。单纯红细胞再生障碍性贫血,临床只表现为贫血,而白细胞和血小板数一般正常。纯红再障根据临床表现属于"虚劳血虚"范畴,中医认为,脾为后天之本,主运化,为气血生化之源。肾为先天之本,主骨,生髓,藏精,精血同源。所以"纯红再障"的发生与脾肾关系最密切。另外"纯红再障"常有舌质紫黯,或有瘀斑,瘀点,肌肤甲错,有的合并胸腺瘤,肝脾肿大等瘀血症候,中医又有"瘀血不去,则新血不生"之说,纯红再障属中医的脾肾两虚、气血亏损,同时,血瘀在本病的发病中,也占有重要地位。所以通常采用温补脾肾、益气活血法;滋补肝肾,益气活血化瘀法。

(二)放疗期间中西医结合治疗

胸腺瘤作为放射敏感性肿瘤,放射治疗的作用已逐步显示出来,胸部放疗的毒性反应主要与受照射的组织体积和方式密切相关。肺，心脏，食管以及脊髓是经常产生不良反应的器官，早期毒性反应包括急性放射性肺炎，心包炎，食管炎，晚期反应包括肺纤维化和心脏疾病（心肌炎，冠状动脉疾病，充血性心力衰竭等）。其中放射性肺炎发生率较高，持续时间较长，严重影响患者生活质量。

放射性肺炎是指胸部肿瘤或其他恶性肿瘤接受放射治疗后，正常肺组织因放射性损伤而出现的炎性反应。一般在放疗后 2 个月内发生，重者可使肺广泛纤维化，甚至呼吸衰竭，是放疗后多见且危害较大的并发症。西医多采用大剂量抗生素加激素治疗，取得一定效果，但是不良反应较大，中医药治疗放射性肺炎有较大优势，几乎无不良反应。祖国医学典籍里并没有对放射性肺损伤记载，但根据其临床症状及发病特点，可将放射性肺损伤归属中医"咳嗽""喘证""肺痿"等范畴。中医认为放射线是一种外来的火热之毒，具有穿透性，可直中脏腑。放射性肺损伤的基本病机是本虚标实，主要病因是感受放射热毒之邪，热毒、阴伤、痰浊、血瘀是其病机要点。①急性期以热毒伤阴为主，治以解毒养阴。基础研究发现，放射线作用于肺部 3~4 周后，照射野及周围会出现急性渗出性炎症，病理上可见肺部血管尤其是毛细血管充血水肿，渗透性增高，炎性细胞浸润，肺泡蛋白渗出，从而影响气体交换。患者以咳嗽、咯痰为主要临床表现。放射线作为火热毒邪又耗气伤阴，耗气则卫外不固，低热畏风，伤阴则津不上承于口，出现口咽干燥，声音嘶哑等，治宜清热与养阴补气并用，以清热解毒为主，辅以益气生津，可随证选用竹叶石膏汤，沙参清肺汤，清气化痰丸等。②慢性期以络伤瘀阻为主，治以活血通络。随着渗出物的逐渐吸收，放射治疗后 6 个月左右开始进入慢性期，此期在病理上的表现为不同程度地进行性微血管硬化及肺结缔组织增生，肺泡萎缩消失，呈现纤维化和玻璃样改变。本期患者的临床表现主要是气短，胸闷，甚至动则气促，呼吸困难，多伴有面色晦暗，口唇发暗，倦怠乏力等。由于本阶段最主要的病理机制为肺络不通，故治疗以活血通络为主。与急性期不同，病变进入本期，患者多因病久伤精耗气而呈现虚象，除肺本身之虚外，还可因"子盗母气"而出现脾虚，因"母病及子"而出现肾虚，故治疗上除活血通络外，还需根据辨证细审脏腑阴阳之不足，或健脾，或补肾，或养阴，或益气，"谨察阴阳所在而调之，以平为期。"选方常用血府逐瘀汤、复元活血汤，或合用参苓白术散、金匮肾气丸、苏子降气汤等，在此基础上辨证与辨病相结合，加用虫类、藤类药，如地龙、蜈蚣、鸡血藤、延胡索等，取类比象，取其质轻味辛，善走窜通络之用，增强通络之疗效。③辨病辨证结合，活血通络贯穿始终。放射性肺炎在急性期以咳嗽、咯痰为主要症状，引起咳嗽的病因在于放射线这一阳热毒邪侵袭肺脏，热毒伤阴，并灼伤肺络，引起气滞、水湿、血瘀等继发的病邪,共同造成了肺失宣降。因此,本阶段的治疗大法以清热养阴为主,辅以利湿、理气、化瘀等,组方时以金银花、鱼腥草、贝母、丹参为基本方,再根据患者体质虚实的差异,兼湿、兼瘀的不同,随症加减。慢性期,以胸闷气短、呼吸困难为主要症状。此期由急性期迁延不愈,久病入络,血瘀与痰湿痹阻肺络日久,肺络壅塞,肺无血之供养,渐渐萎弱不用,且金水同源,病变晚期逐渐由肺及肾,造成肺肾两虚,属典型的因实致虚,故治疗需祛邪与扶正兼顾,既活血通络祛其邪,又补肾纳气治其虚。组方以川芎、当归、丹参、黄芪为基本方。

（三）化疗期间中西结合治疗

临床常以健脾和胃、理气降逆法为主治疗因化疗引起的胃肠道症状如呕吐等。若食后胃脘不舒,恶心呕吐,嗳气,呃逆纳呆,面色萎黄,倦怠乏力,大便稀溏或便秘,舌淡苔薄,脉弱,脾胃气虚为主,代表方剂香砂六君子汤,常用药物:党参、白术、茯苓、甘草、生姜、半夏、陈皮、砂仁、木香、旋覆花、生赭石、大枣,胃脘痞满甚者加枳实、厚朴;饮食积滞加焦三仙、鸡内金;呕吐重加灶心黄土60g;若以不思饮食,口干唇燥,大便燥结,甚则干呕,呃逆,面色潮红,舌干,苔少或无苔,脉细数,胃阴不足者,代表方剂养胃汤,常用药物:北沙参、麦门冬、玉竹、石斛、丹参、木香、草豆蔻、焦三仙、鸡内金、炒莱菔子,不思饮食者加白扁豆、山药;干呕,呃逆加旋覆花、代赭石降逆止呃。化疗药物亦能杀伤人体生长旺盛的血液和淋巴组织的细胞,从而产生骨髓抑制,引起白细胞、红细胞、血小板低下,中医认为化疗后患者基本病机特点正气虚损,邪毒蕴结,此时以正气虚损为主要矛盾,治疗上以扶正固本为主,重在补益脾肾,裴正学教授兰州方采用太子参、党参、北沙参、人参须补益气血,六味地黄汤(生地、山药、山萸肉、茯苓、泽泻、牡丹皮)补肾,其中重用山萸肉30~60g,桂枝汤(桂枝、白芍、大枣、生姜)、甘麦大枣汤(甘草、浮小麦、大枣)调和营卫,调节植物神经系统,对改善骨髓造血有明显疗效。白细胞低加黄芪、鸡血藤、丹参、苦参、补骨脂;血小板低下加鹿角胶、龟板、鸡血藤、白蒺藜、玉竹、黄精、大枣、生地、连翘、阿胶、龟板胶、土大黄等。

二、西医治疗

（一）手术治疗

1.治疗原则:胸腺瘤一经诊断即应外科手术切除。理由是肿瘤继续生长增大,压迫邻近组织器官产生明显临床症状;单纯从临床和X线表现难以判断肿瘤的良恶性;而且良性肿瘤也可恶性变。因此无论良性或恶性胸腺瘤都应尽早切除。有能切除的恶性胸腺瘤可取病理活检指导术后治疗,部分切除者术后放射治疗可缓解症状延长病人存活。

2.切口选择:突向一侧较小的胸腺瘤多采用前外肋间部胸切口,突向双侧瘤体较大者,可采用前胸正中切口。近年来前胸正中切口应用增多,除摘除胸腺瘤外同时摘除对侧胸腺,以防日后出现重症肌无力的可能。亦有人采用横断胸骨双侧胸部横切口切除肿瘤。前胸正中切口不进入胸腔,减少了术后对病人呼吸功能的干扰,避免术后呼吸系统并发症。有人经颈部切口摘除胸腺瘤,其指征为年老患者,有开胸禁忌,肿瘤体积小且靠近颈部。

3.手术时应注意的问题:孤立无粘连良性胸腺瘤,完整摘除无困难,手术可顺利完成,但某些复杂病例手术时要充分估计困难。恶性胸腺瘤须先探查,搞清肿瘤与周围邻近器官的关系再行解剖。胸腺瘤位于胸上纵隔心底部,心脏与大血管交界处;恶性胸腺瘤可向周围粘连浸润;肿瘤增长时邻近组织器官被推移,正常解剖关系改变;纤维结缔组织粘连增厚,使之与血管不易辨别。这些均可造成术中误伤血管而引起大出血。

4.肿瘤可切除性的判断是手术时必须要考虑的问题:当肿瘤已经侵犯无名静脉或上腔静脉,或血管被包绕在肿瘤之中,或肿瘤与周围组织呈冻结状态,此时应采取谨慎态度,终止手术,仅采取病理活检,术后予放射治疗。若肿瘤虽与大血管有粘连浸润,但尚可分离,可逐步解剖,由浅入深,由易到难,先使其松动,再游离瘤体,最后在其蒂部钳夹后摘除。对于解剖过程中每条纤维组织或索带均应钳夹后切断,避免损伤血管增加手术困难。若意外地损伤血管,切忌惊慌失措盲目钳夹止血。可先用纱布垫压迫出血口,备好吸引器,同时加快输血,吸净术野积血后,辨清损伤的部位和范围,再决定是直接缝合还是修补。肿瘤从一侧胸腔突向对侧,或瘤体向颈部突出延伸,应在直视下解剖分离,有时一些血管穿越其间,或有血管供应瘤体,盲目钝性分离可造成出血,肿瘤侵犯心包时,可在正常部分剪开心包,伸入手指于心包腔内帮助剔除肿瘤或将心包与肿瘤一并切除。

5.手术治疗结果:无论良性或恶性胸腺瘤的治疗,主要是手术切除,只有当切除不彻底或未能切除的胸腺瘤才考虑放射治疗。

(二)化学治疗

胸腺恶性肿瘤是少见的上皮源性肿瘤,但部分肿瘤侵袭性强且治疗效果不佳。胸腺瘤多发于前纵隔,手术切除是主要的根治性治疗方式。然而,30%的患者确诊时即为进展期胸腺瘤,包括侵犯邻近脏器,向胸膜、心包播散,以及胸腔外脏器的转移。对于进展期胸腺瘤,化疗有两个明确目的,其一是降低肿瘤负荷为后续手术或放疗创造机会,其二是延长疾病的控制时间。对于术后复发可以采取相同的化疗策略。对于不可切除或切除不全的晚期胸腺瘤或已复发的,有效的辅助化疗同样可缩小肿瘤体积,下调肿瘤分期,创造手术切除机会。顺铂、长春新碱、依托泊苷、环磷酰胺、表阿霉素等是临床治疗胸腺瘤的常用化疗药物。目前多数研究认为胸腺瘤首选化疗方案是以铂类制剂为主的联合方案。另外有研究报道,紫杉醇类、培美曲塞、吉西他滨和氟尿嘧啶可治疗复发胸腺恶性肿瘤。以铂类制剂为中心的联合化疗,有 72%~100% 的缓解率。以铂类制剂为中心的联合化疗是进展期、复发及转移的侵袭性胸腺瘤首选方案。

(三)放射治疗

由于胸腺瘤患者常合并其他免疫性疾病或并发其他肿瘤,故临床多学科综合治疗团队显得尤为重要,手术为胸腺肿瘤主要治疗方式,结合胸腺瘤对放疗的敏感性,对于无法完全切除的胸腺瘤(R2 切除)或者镜下切缘残留(R1 切除)患者,术后放射治疗或联合治疗可提高肿瘤控制及生存率。术前化疗、放疗或放化疗是对局部晚期,尤其是评估为手术高风险患者有效的治疗方案,术前治疗除了能有效地将肿瘤降期,提高完全切除率,亦可减少手术过程中胸膜播散的风险。

根治性放疗主要是针对不能手术者、术前治疗后不可切除、R2 切除的患者。与肿瘤带来的负荷相比,该部分人群主要因为年龄、并发症以及身体状况失去手术机会。对于术后放疗剂量:R0 切除后辅助放疗给予不低于 40Gy,R1 切除后给予 40~60 Gy,若是 R2 切除,放疗则应定义为根治性放疗,剂量不应低于 54 Gy(均为 1.8~2.0 Gy/f)。半胸腔放疗对于分期较早的胸腺瘤(Ⅱ~Ⅲ期)剂量范围是 10~17 Gy,7~16 次分割。高危区域增量至 50~70 Gy,Ⅳa 期胸腺瘤增量至 45~54 Gy(1.8~2.0 Gy/f)。对于术前放疗,剂量在 40~64 Gy(1.8~2.0 Gy/f)。对于根治性放疗剂量,推荐剂量不得低于 54 Gy(1.8~2.0 Gy/f)。

三、中医治疗

(一)辨证论治

1. 痰气凝结

【治法】化痰软坚,理气散结。

【方药】海藻玉壶汤(《外科正宗》)加减。

牡蛎(先煎)30g、蚤休 30g、海藻 10g、昆布 10g、夏枯草 15g、香附 10g、浙贝母 10g、丹参 10g、半夏 9g、桔梗 15g、陈皮 10g、川芎 10g、丹参 10g、蜈蚣 1 条。

【方药分析】方中半夏、陈皮、桔梗、蜈蚣可以化痰通络;牡蛎、海藻、昆布、夏枯草、浙贝母能软坚散结;蚤休清热解毒燥湿;香附、川芎理气活血;共奏化痰软坚,理气散结之功。

【加减】大便溏薄者,加淮山药、炒白术、炒扁豆;发热者,加石膏、蒲公英、黄芩;神疲乏力者加生黄芪、陈皮、五味子健脾益气;纳呆加焦三仙、鸡内金、炒莱菔子。

2. 痰热郁肺

【治法】清肺化痰,降逆平喘。

【方药】清气化痰汤(《医方考》)加减。

蚤休 30g、白花蛇舌草 30g、桑白皮 20g、瓜蒌仁 20 g、黄芩 15g、山慈菇 15g、茯苓 12 g、胆南星 10g、法半夏 10g、陈皮 10g、杏仁 10g、枳实 10g、贝母 10g。

【方药分析】方中桑白皮、黄芩清泻肺热,瓜蒌仁、杏仁、贝母润肺化痰,茯苓、胆南星、法半夏燥湿化痰,蚤休、白花蛇舌草、山慈菇清热解毒抗癌。

【加减】便秘者加大黄、麻子仁、肉苁蓉;痰有腥味加鱼腥草、冬瓜子、芦根、薏苡仁。

3. 气滞血瘀

【治法】活血化瘀,宽胸理气。

【方药】血府逐瘀汤(《医林改错》)加减。

白花蛇舌草 30g、夏枯草 15g、蒲公英 15g、赤芍 10g、丹参 10g、瓜蒌 10g、茯苓各 12g、当归 10g、生地 12g、桃仁 10g、地龙 10g、川芎 10g、郁金 6g、枳壳 10g、红花 6g、生甘草 5g。

【方药分析】方中赤芍、丹参、当归、桃仁、地龙、川芎、红花具有活血化瘀通络功用;郁金、枳壳理气宽胸;白花蛇舌草、蒲公英清热解毒;夏枯草、瓜蒌软坚散结;生地、甘草养阴生津。

【加减】发热者,加黄芩、知母;胸痛甚者,加延胡索、三七粉;食纳差者,加炒麦芽、炒谷芽、炒莱菔子、砂仁。

4. 肺阴亏虚

【治法】滋阴润肺,止咳化痰。

【方药】沙参麦冬汤(《温病条辨》)加减。

蚤休 30g、半枝莲 30g、沙参 15g、麦门冬 15g、天花粉 15g、地骨皮 15g、桑白皮 15g、玉竹 10g、百合 10g、桑叶 10g、扁豆 10g、川贝母 10g、甘草 6g。

【方药分析】方中沙参、麦门冬、天花粉、玉竹、百合滋阴生津养肺;地骨皮、桑白皮、桑叶清泻肺热;川贝母、杏仁止咳化痰;蚤休、半枝莲解毒抗癌;扁豆健脾祛湿,甘草调和诸药。

【加减】咯吐黄痰者,加知母、黄芩;痰中带血者,加仙鹤草、生蒲黄、白芨;食纳少者,加焦三仙、炒莱菔子、生大黄;便秘者,加生地、玄参、麦门冬、瓜蒌仁、火麻仁。

5. 阳虚寒盛

【治法】温通胸阳,散寒止痛。

【方药】瓜蒌薤白白酒汤(《伤寒论》)加减。

瓜蒌皮 15g、茯苓 15g、丹参 15g、赤芍 15g、桂枝 10g、附子 10g、薤白 10g、枳实 10g、元胡 10g、檀香 10g、杏仁 10g、炙甘草 6g。

【方药分析】方中桂枝,附子温阳散寒;瓜蒌皮、薤白、枳实、檀香理气宽胸;丹参、赤芍、元胡活血通络;茯苓祛湿健脾;杏仁降气祛痰;甘草调和诸药。

【加减】便溏加车前子、薏苡仁、泽泻利水渗湿;脾虚加山药、黄精、甘草温补脾阳。

(二)中成药

1. 癌症镇痛散:活血散结、凉血解毒、消肿定痛。用时以生理盐水清洁局部皮肤后,取药末 5g,以茶水调成糊状外敷。痛处范围大者,可根据实际情况增加敷药量。敷药厚度一般为 0.5cm,最薄不少于 0.2cm,敷药后盖纱布并用胶布固定。敷药时间一般为 6~8h,12h 后可重复使用。适用于胸腺瘤伴疼痛者。

2. 威尔口服液:补气养阴。每次 1 支(10ml),每日 3 次,适用于胸腺瘤属气阴两虚者。

3. 马钱子胶囊:将马钱子于麻油中炸至膨胀焦黄后,滤净油冷却研末装胶囊,每丸 200mg。每次 1 丸,每日 3 次,连用 3d,疼痛有缓解则维持。若疼痛无明显缓解,遂增为每次 2 丸,1 日 3 次维持,同时第一天起逐渐减少原止痛剂剂量或种类。马钱子具有通络止痛,消肿散结的作用,适用于纵隔肿瘤伴疼痛者。

4.参芪扶正注射液:益气扶正。每瓶 250ml,静脉滴注,每天 1 次。适用于胸腺瘤放化疗后正气亏虚者。

5.华蟾素注射液:解毒,消肿,止痛。每支 5ml,每次 20ml,静脉注射,每日 1 次,15d 为 1 疗程。

(三)主要并发症的防治

1.重症肌无力

(1)脾气虚弱。

【治法】补中益气健脾。

【推荐方药】补中益气汤(《脾胃论》)。

(2)脾肾气阴两虚。

【治法】益气滋阴。

【推荐方药】左归丸(《景岳全书》)。

（3）脾肾阳虚。

【治法】益气温阳。

【推荐方药】右归饮（《景岳全书》）。

2.单纯红细胞再生障碍性贫血

【症型】肝肾阴虚夹瘀。

【治法】滋补肝肾，益气活血化瘀。

【推荐方药】大菟丝子饮（《太平惠民和剂局方》）。

3.红斑狼疮

（1）风湿热痹。

【治法】祛风化湿，清热蠲痹。

【推荐方药】越婢加术汤（《金匮要略》）。

（2）脾肾阳虚。

【治法】温肾健脾，渗湿利水。

【推荐方药】苓桂术甘汤（《金匮要略》）。

（3）肝肾阴虚。

【治法】滋养肝肾。

【推荐方药】六味地黄汤（《小儿药证直诀》）。

4.恶心呕吐

（1）胃气不降。

【治法】降逆化痰，益气和胃。

【推荐方药】旋覆代赭汤（《伤寒论》）。

（2）脾胃不和。

【治法】益气健脾，和胃降逆。

【推荐方药】香砂六君子汤（《古今名医方论》）。

（3）中焦虚寒。

【治法】温胃散寒，降逆止呕。

【推荐方药】理中汤（《伤寒论》）。

5.骨髓抑制

【症型】正气亏虚。

【治法】健脾益气，扶正固本。

【推荐方药】兰州方（裴正学教授经验方）。

（四）中医适宜技术

1.针灸治疗

（1）痰热郁肺。

【选取穴位】肺俞、尺泽、列缺、天突、膻中、丰隆。配穴发热者，加合谷。

【针刺方法】毫针刺，泻法，每日2次。

（2）气阴两虚。

【选取穴位】肺俞、膏肓俞、太渊、三阴交。配穴：痰多纳呆者，加中脘、足三里。

【针刺方法】毫针刺，平补平泻法，中等量刺激留针15min。

2.外治

（1）朱砂外敷液：冰片30g，乳香、没药各15g，朱砂7.5g。捣碎后放入500ml米酒中，密封浸泡2d沉淀，取少量澄清液，用棉签蘸药水搽痛处，稍干后重复3~4遍。适用于恶性胸腺瘤疼痛甚者。

（2）松香血竭糊：松香、乳香、没药各15g，血竭，冰片各5g或加蟾酥0.5g。上药共研细末，酒泡或醋泡，每日4~6次，涂抹痛处皮肤上。适用于胸腺瘤疼痛者。

（3）五倍朱砂糊：五倍子1.5g，朱砂0.6g。上药共研细末，混匀，每晚睡前以水调成糊状，外敷脐上，连用3d，每晚1次。适用于胸腺瘤出虚汗，尤以夜间汗多者。

3.食疗法

（1）痰气凝结：用鸡蛋2枚，壁虎1条，葱花、油、盐各适量。将壁虎用沸水烫死，剖腹去内脏，洗净，焙干研为末。将鸡蛋去蛋清，取蛋黄与壁虎末加油、盐炒至熟，放入葱花拌匀即可食用，每日2次。

（2）气滞血瘀：①乳香血竭散：取鲫鱼1条约250g，血竭、乳香各10g，将鲫鱼去内脏后把乳香、没药塞入鱼腹，烧存性研末，每日晨起服10g，用黄酒调服。②丹田蛋：取丹参10g，田七片5g，鸡蛋2个。加水适量同煎，熟后剥去蛋壳取蛋再煮片刻，去药渣，吃蛋饮汤。

（3）痰热郁肺：①川贝雪梨膏：川贝10g，雪梨250g，清水适量。隔水炖1h，饮服。②猪肺菜干汤：用猪肺1个，白菜干100g，无花果5个，南杏10个（去皮煎），陈皮适量，放入适量清水中煮1h左右，服用。

（4）肺阴亏虚：①甲鱼500g，猪瘦肉150g，枸杞30g。将枸杞洗净，猪瘦肉切细，甲鱼去内脏，切块，将上述原料放入锅内，加适量冷水炖熟，撒上盐调味，即可食用，分2d服完。③冬虫夏草10g，雄鸭1只，姜、葱适量，油、盐少许。将鸭宰后去毛洗净，去内脏，将冬虫夏草洗净，放入鸭腹内，加入食盐、植物油及姜、葱少许，再加水适量，隔水炖熟食之。

（5）阳虚寒盛：用糯米500g，白糖100g，薏苡仁、白扁豆、莲子肉（去心）、核桃肉、龙眼肉各50g，糖青梅25g，红枣20个。先将糯米淘洗，放入盆中加水蒸熟备用。取大碗1个，内涂上猪油，碗底摆好糖青梅、龙眼肉、红枣、核桃肉、莲子肉、白扁豆、薏苡仁，最后放入熟糯米饭。上蒸锅蒸20min，把八宝饭扣在大圆盘中，再用白糖加水熬汁，浇在饭上即可，常食之。

4.气功治疗

主要采用真气运行法，该法主要用于手术，放化疗后的胸腺瘤病人，目的是恢复和培养患者机体内的真气，提高患者的免疫功能，防止肿瘤手术，放化疗后复发。

第六节　疗效评价

一、西医疗效判定

根据国际抗癌联盟（UICC）和WHO规定的实体肿瘤疗效评价标准分为：完全缓解（CR）；部分缓解（PR）；稳定（SD）；进展（PD），具体标准见表8-2。

表8-2　西医疗效评价标准

可测量病变	不可测量病变	骨转移
CR: 可见的病变完全消失超过1个月	CR: 所有症状、体征完全消失至少4周	CR: X线及扫描等检查，原有病变完全消失，至少4周
PR: 肿瘤缩小50%以上，时间不少于4周。测量可采用双径或单径。	PR: 肿瘤大小估计减小≥50%至少4周	PR: 溶骨性病灶部分缩小、钙化或成骨病变密度减低，至少4周
SD: 肿块缩小不及50%或增大未超过25%	SD: 病情无明显变化至少4周，肿瘤大小估计增大不超过25%，减少不足50%	SD: 病变无明显变化。由于骨病变往往变化缓慢，判定NC至少应在开始治疗的第8周后
PD: 一个或多个病变增大25%以上或出现新的病变	PD: 新病灶出现或原有病变估计增大25%	PD: 原有病灶扩大及或新病灶出现

注：肿瘤体积缩小率：缩小率=(A-a)+(B-b)+(C-c)……/A+B+C……×100%（其中A、B、C等为治疗前肿瘤体积，a、b、c为治疗后肿瘤体积）。

二、中医症候评价标准

1.中医症候计分评定

4分：胸痛，气短，咳嗽，盗汗，发热，乏力等症明显，经常持续出现，影响工作和生活者。

3分：上症明显，经常出现，不影响工作和生活者。

2分：上症时轻时重，间断出现，不影响工作和生活者。

1分：上症较轻，偶尔出现，不影响工作和生活者。

0分：无症候或症候消失者。

2.中医症候总疗效判断标准：参照《中药新药临床研究指导原则》根据积分法判定中医症候总疗效：

疗效指数(n)=[（治疗前积分-治疗后积分)/治疗前积分]×100%。

显效：临床症状、体征明显改善，症候积分减少 $n \geqslant 70\%$。

有效：临床症状、体征明显均有好转，症候积分减少 $n \geqslant 30\%$。

无效：临床症状、体征无明显改善，甚或加重，症候积分减少 $n<30\%$。

第七节　预防调护

一、预防

本病无有效预防措施，早诊断早治疗是本病的防治关键。同时应注意防止各种并发症的发生，一旦出现则应该积极治疗，防止疾病进一步发展。

（一）避免吸烟

吸烟已经较明确的为人们所熟知的致癌因素，与30%的癌症有关。烟焦油中含有多种致癌物质和促癌物质，如3-4苯丙芘，多环芳香烃、酚类、亚硝胺等，当烟草燃烧的烟雾被吸入时，焦油颗粒便附着在支气管黏膜上，经长期慢性刺激，可诱发癌变。吸烟主要引起胸部纵隔肿瘤，在许多其他部位也可使其发生肿瘤的危险性增高。

（二）早发现早诊断

胸腺瘤患者常无任何临床症状，有人报道50%的患者无症状，定期体检，行X线检查是发现及诊断纵隔肿瘤的重要方法。胸部平片正位相，胸腺瘤常表现为一侧隔增宽或突向一侧胸腔的圆形或椭圆形致密影，突向右侧多于左侧，也可见突向双侧胸腔。少数胸腺瘤可见条状，点状，块状和不成形的钙化，其钙化程度较畸胎瘤为低。有的胸腺瘤呈扁片状伏于心脏大血管之上，此种类型在X线检查中最难诊断。侧位病灶断层是确定胸腺瘤简单易行且经济的检查方法，它能显示肿瘤的存在，大小，密度，在无条件行复杂的检查时，侧位病灶体层尤为实用。胸部CT是先进而敏感检查纵隔肿瘤的方法，它能准确地显示肿瘤的部位，大小，突向一侧还是双侧，肿瘤的边缘,有无周围浸润以及外科可切除性的判断,对于临床和普通的 X 线检查未能诊断的病例,胸部 CT 有其特殊的价值。

二、调护

(一)进行适当体育锻炼

患者可根据自身体质情况,选择散步、游泳、打太极拳、习剑和慢跑等活动项目,运动量以不感到疲劳为度。

(二)防止并发症

由于胸腺瘤患者一般体质较弱,往往伴有并发疾病,如重症肌无力、纯红细胞再生障碍性贫、肾炎肾病综合征、皮肌炎和红斑狼疮等,在康复期要进行积极治疗。

(三)注意饮食调节

胸腺瘤患者在康复期要尽量促进食欲,饭菜清口,荤素搭配,粗精搭配,粗精兼食,以易消化吸收为宜。进食时要心情愉快,不要不偏食。每天食用水果和蔬菜 7~9 餐,并限制糖和盐的摄入,既可预防癌症,又可保持心脏的健康。

(四)沟通宣教

对焦虑恐惧、悲观失望的患者,首先与其建立良好的医患、护患关系,让其了解自身病情,通过积极暗示、鼓励支持性语言取得患者的信任,满足其心理需求;同时,向患者讲解情绪与疾病的转归关系,如果长期处于焦虑或抑郁状态,可导致机体免疫功能及抵抗力降低,不利于机体康复,通过交谈,帮助患者树立乐观的生活态度,提高控制自身负性情绪的能力。

(五)支持鼓励

家庭的参与及社会的支持是影响胸腺瘤合并重症肌无力患者的重要因素,患者亲人的关怀、理解及喜怒哀乐,直接影响患者的情绪。应指导家庭成员充分地考虑患者的思想顾虑,不随便谈论患者的病情,引导家属在患者治疗和康复的过程中,不仅要给予生活上的照顾,还要给予精神上的鼓励,争取其的积极配合;向患者家属介绍一些重症肌无力的知识,引导其在患者面前保持良好的心态,多体谅、理解患者,帮助患者重建精神和生活信念;加强患者家属及社会支持,帮助患者建立与家人的密切联系,鼓励患者与家人的沟通,让患者如实表达内心需求,从而建立良好的社会支持系统。

参考文献

[1] 徐升,刘友章,杨晓军.从脾胃论治重症肌无力[J].山东中医.2006,25(11):272-278.

[2] 陈国中,徐珊,张永生,等.补气升提法治重症肌无力[J].浙江中西医结合,2011,21(4):229-230.

[3] 邓斌,邓毓漳.治疗重症肌无力经验[J].江西中医药.2010,41(4):22-23.

[4] 王和贞.健脾益肾活血法治疗重症肌无力临证体会[J].中国中医急症,2010(19)8:1330,1352.

[5] 张宏伟,左淑英,刘丽.从肝论治重症肌无力 63 例体会[J].现代中西医结合杂志, 2002, 11(4):337

第九章
宫颈癌

宫颈癌（Cervicalcancer）是常见的妇科恶性肿瘤之一，发病率在中国女性恶性肿瘤中居第二位，仅次于乳腺癌。据统计，每年约有 50 万左右的宫颈癌新发病例，占所有癌症新发病例的 5%，其中的 80% 以上的病例发生在发展中国家。中国每年约有新发病例 13 万，占世界宫颈癌新发病例总数的 28%。患病的高峰年龄为 40 ~ 60 岁左右。近年来大量研究表明，宫颈癌的发病年龄呈年轻化趋势。宫颈癌发病率分布有地区差异，农村高于城市，山区高于平原，发展中国家高于发达国家。因此，有必要规范宫颈癌的诊断与治疗。另一方面，宫颈癌的发生可通过对癌前病变的检查和处理得以有效控制。西方国家的经验显示，宫颈癌的发生率在密切筛查的人群中减少了70%~90%。

中医学认为，宫颈癌主要归属于"癥瘕""阴疮""崩漏""带下病"等范畴《备急千金要方》曰："妇人崩中漏下，赤白青黑，腐臭不可近，令人面黑无颜色，皮骨相连，月经失度，往来无常……阴中肿如有疮之状。"其描述与宫颈癌晚期的临床表现相近。《内经》云："冲任失调，督脉失司，带脉不固，因而带下……"《医宗必读》曰："积之成也，正气不足而后邪气踞之。"《妇人大全良方》提出："产后血气伤于脏腑，脏腑虚弱，为风冷所乘，搏于脏腑，与血气相结，故成积聚癥块也。"《女科准绳》云"妇人癥瘕，并属血病……宿血停凝，结为痞块。"均在一定程度上阐述了宫颈癌的成因。近代中医学者认为，宫颈癌发病原因主要在于房劳多产、饮食不节，情志不舒等所致的湿热、痰浊、瘀毒等邪气外袭胞宫，郁而不解，损伤冲任带脉，根本原因则是正虚邪实。

第一节　病因病理

一、西医病因病理

研究表明,宫颈癌的发病机制主要与病毒感染、癌基因与抑癌基因、细胞周期调节、端粒与端粒酶等有关,其中,人乳头状瘤病毒(HPV)的单一或多重持续感染现已被公认为是宫颈癌发生发展的关键因素,95%以上的宫颈癌是由高危型HPV引起的,其中HPV16与宫颈鳞状细胞癌的发生密切相关,HPV18则与宫颈腺癌相关。

(一)病理类型

常见鳞癌、腺癌和腺鳞癌三种类型:

1.鳞癌:按照组织学分化分为Ⅲ级。Ⅰ级为高分化鳞癌,Ⅱ级为中分化鳞癌(非角化性大细胞型),Ⅲ级为低分化鳞癌(小细胞型),多为未分化小细胞。

2.腺癌:占宫颈癌15%~20%。主要组织学类型有2种。①黏液腺癌:最常见,来源于宫颈管柱状黏液细胞,镜下见腺体结构,腺上皮细胞增生呈多层,异型性增生明显,见核分裂象,癌细胞呈乳突状突入腺腔。可分为高、中、低分化腺癌。②恶性腺瘤:又称微偏腺癌,属高分化宫颈管黏膜腺癌。癌性腺体多,大小不一,形态多变,呈点状突起伸入人宫颈间质深层,腺上皮细胞无异型性,常有淋巴结转移。

3.腺鳞癌:占宫颈癌的3%~5%。是由储备细胞同时向腺细胞和鳞状细胞分化发展而形成。癌组织中含有腺癌和鳞癌两种成分。

(二)转移途径

主要为直接蔓延及淋巴转移,血行转移较少见。

1.直接蔓延:直接蔓延最常见,癌组织局部浸润,向邻近器官及组织扩散。常向下累及阴道壁,极少向上由宫颈管累及官腔;癌灶向两侧扩散可累及宫颈旁、阴道旁组织直至骨盆壁;癌灶压迫或侵及输尿管时,可引起输尿管阻塞及肾积水。晚期可向前、后蔓延侵及膀胱或直肠,形成膀胱阴道瘘或直肠阴道瘘。

2.淋巴转移:癌灶局部浸润后侵入淋巴管形成瘤栓,随淋巴液引流进入局部淋巴结,在淋巴管内扩散。淋巴转移一级组包括宫旁、宫颈旁、闭孔、髂内、髂外、髂总、骶前淋巴结;二级组包括腹股沟深、浅淋巴结、腹主动脉旁淋巴结。

3.血行转移:血行转移较少见,晚期可转移至肺、肝或骨骼等。

二、中医病因病机

依据中医理论,本病病因常常为经期不慎,风寒湿热之邪侵袭,或情志失常饮食所伤,脏腑功能紊乱,气血失和,冲任损伤,血癖、痰湿等有形实邪内生,留滞小腹、冲任、胞宫,长期集结,尤其产后经期失摄,性生活不节以及紊乱亦是导致肿瘤发生的主要原因。中医学认为,肾主生殖,冲任督三脉起于胞中,络于带脉。而冲为血海,任为阴脉之海主胞胎,督为阳脉之海统一身之阳气,带脉约束诸经。脏腑气血汇集冲任督带四脉,作用在胞宫,最后使其发挥正常的生殖生理功能。《内经》有云:"任脉为病,女子带下瘕聚",说明冲任损伤可引起带下病。妇人以气血为用,气血大损,易结癥瘕。《女科准绳》指出:"妇人癥瘕,并属血病……"《丹溪心法》记载"聚块乃有形之物也,痰与食积、死血而成也"。提出了痰和食积可致癥瘕。现代医家总结前人的研究结果,将宫颈癌病因归纳为以下四种病因:外邪侵袭:行经时湿热内袭,或不洁性生活,或毒邪久留影响气血运行,瘀毒阻于胞宫而发病。饮食内伤:或饮食无节制,或嗜食肥腻,或过度饮酒伤脾,损伤脾气则中阳运化失司,水湿下注,凝聚胞宫而成。七情所伤:过怒伤肝、多思伤脾,肝脾损伤致气机失于正常疏泄,血行不畅久之必成血瘀,气滞、血瘀二者相互影响,恶性循环发为本病。脏腑气血虚弱,或因先天禀赋不足,或久病耗伤气血,或劳累过度耗气,或者房劳多产伤肾,致使脏腑虚衰、阴阳气血不调、冲任带脉失约发为本病,故宫颈癌发病与离不开肝、脾、肾脏功能失调。总而言之,宫颈癌的发生主要与外邪、七情、饮食等因素直接相关,众多因素联合作用引起脏腑功能、气血、冲任督带损伤,痰瘀毒内生,郁积胞宫,积结不解而成。

第二节　临床表现

一、主要症状

(一)阴道流血

早期多为接触性出血;中晚期为不规则阴道流血。出血量根据病灶大小、侵及间质内血管情况而不同,若侵袭大血管可引起大出血。年轻患者也可表现为经期延长、经量增多;老年患者常为绝经后不规则阴道流血。一般外生型较早出现阴道出血症状,出血量多;内生型较晚出现该症状。

(二)阴道排液

多数患者有阴道排液,液体为白色或血性,可稀薄如水样或米泔状,或有腥臭。

晚期患者因癌组织坏死伴感染,可有大量米汤样或脓性恶臭白带。

（三）晚期症状

根据癌灶累及范围出现不同的继发性症状。如尿频、尿急、便秘、下肢肿痛等;癌肿压迫或累及输尿管时,可引起输尿管梗阻、肾盂积水及尿毒症;晚期可有贫血、恶病质等全身衰竭症状。

二、体征

原位癌及微小浸润癌可无明显肉眼病灶,宫颈光滑或仅为柱状上皮异位。随病情发展可出现不同体征。外生型宫颈癌可见息肉状、菜花状赘生物,常伴感染,肿瘤质脆易出血;内生型宫颈癌表现为宫颈肥大、质硬、宫颈管膨大;晚期癌组织坏死脱落,形成溃疡或空洞伴恶臭。阴道壁受累时,可见赘生物生长于阴道壁或阴道壁变硬;宫旁组织受累时,双合诊、三合诊检查可扪及宫颈旁组织增厚、结节状、质硬或形成冰冻状盆腔。

第三节　实验室及其他检查

一、实验室检查

（一）细胞学检查

宫颈刮片细胞学检查是宫颈癌筛查的主要方法,应在宫颈转化区取材。

（二）宫颈碘试验

正常宫颈阴道部鳞状上皮含丰富糖原,碘溶液涂染后呈棕色或深褐色,不染色区说明该处上皮缺乏糖原,可能有病变。在碘不染色区取材活检可提高诊断率。

（三）阴道镜检查

宫颈刮片细胞学检查巴氏Ⅲ级及Ⅲ级以上、TBS 分类为鳞状上皮内瘤变,均应在阴道镜观察下选择可疑癌变区行宫颈活组织检查。

（四）宫颈和宫颈管活组织检查

为确诊宫颈癌及宫颈癌前病变的可靠依据。所取组织应包括间质及邻近正常组织。宫颈刮片阳性,但宫颈光滑或宫颈活检阴性,应用小刮匙搔刮宫颈管,刮出物送病理检查。

（五）宫颈锥切术

适用于宫颈刮片检查多次阳性而宫颈活检阴性者;或宫颈活检为宫颈上皮内瘤

变需排除浸润癌者。可采用冷刀切除、环形电切除或冷凝电刀切除。

二、影像学检查

（一）超 声

超声造影（contrast-enhanced ultrasound CEUS）为肿瘤的诊断、分期提供了重要信息，CEUS 在判断肿瘤大小、浸润深度及阴道侵犯范围方面与 MRI 价值相当。

（二）MSCT

MSCT 增强结合 MPR 重建图像可较清楚地显示病变生长特征、浸润范围，明确肿瘤血供，从而可获得较准确的分期及预后评估。

（三）CT 灌注成像

评价宫颈癌早期血流动力学改变、鉴别良恶性、检测肿瘤新生血管及疗效评价方面具有一定优势。

（四）PET/CT

PET/CT 能提供肿瘤的功能与代谢等分子信息，而 CT 可对病灶进行精确定位，因此，PET/CT 对于宫颈癌的诊断、分期具有重要的临床价值。

（五）MRI

由于 MRI 具有良好的软组织对比分辨率以及多方位，多参数成像，如弥散加权成像（DWI）、表观弥散系数（ADC）、MR 动态对比增强（MRI，DCE-MRI）、磁共振波谱成像（MRS）等优势，因此，可较准确地判断肿瘤大小及邻近组织受侵程度，因而有助于肿瘤的分期。

三、病理学检查

宫颈癌中最常见的是鳞状上皮细胞癌，约占 59 %，其次是腺癌、鳞腺癌，透明细胞癌等少见。

第四节　诊断与鉴别诊断

一、诊断

（一）西医诊断

根据病史、症状、妇科检查和/或阴道镜检查并进行宫颈组织活检可以确诊。分期参照《宫颈癌的国际妇产科联盟（FIGO 2009）》分期。见表9-1。

表 9-1　宫颈癌的国际妇产科联盟(FIGO 2009)分期

分期	
Ⅰ	肿瘤严格局限子宫颈(扩展至宫体将被忽略)
ⅠA	镜下浸润癌。间质浸润≤ 5 mm,水平扩散≤7 mm
ⅠA1	间质浸润≤ 3 mm,水平扩散≤7 mm
ⅠA2	间质浸润> 3 mm,但≤ 5 mm,水平扩展≤7 mm
ⅠB	肉眼可见病灶局限子宫颈,或临床前病灶> IA 期※
ⅠB1	肉眼可见病灶最大径线≤ 4 cm
ⅠB2	肉眼可见病灶最大径线> 4 cm
Ⅱ	肿瘤超过子宫颈,但未达骨盆壁或未达阴道下 1/3
ⅡA	无宫旁浸润
ⅡA1	肉眼可见病灶最大径线≤ 4 cm
ⅡA2	肉眼可见病灶最大径线> 4 cm
ⅡB	有明显宫旁浸润,但未扩展至盆壁
Ⅲ	肿瘤扩展到骨盆壁和(或)累及阴道下 1/3 和(或)引起肾盂积水或肾无功能者
ⅢA	肿瘤累及阴道下 1/3,没有扩展到骨盆壁
ⅢB	肿瘤扩展到骨盆壁和(或)引起肾盂积水或无肾功能※※
Ⅳ	肿瘤侵犯邻近器官(膀胱及直肠)或肿瘤播散超出真骨盆
ⅣA	肿瘤侵犯膀胱或直肠黏膜(活检证实)。泡状水肿不能分为Ⅳ期
ⅣB	肿瘤播散至远处器官

注:※所有肉眼看见病灶即便是浅表浸润也都定义为IB 期。

※※直肠检查时,肿瘤与盆壁间没有无肿瘤浸润的间隙,任何不能找到其他原因的肾盂积水及无功能肾均应包括在内。

(二)中医症候诊断

1.肝郁气滞,冲任失调

【主症】胸胁胀满,情绪郁闷或心烦易怒,少腹胀感,口苦咽干,白带稍多,阴道流血伴有瘀块。脉弦,舌质稍暗或正常,薄白苔或微黄。

【病机分析】胸胁胀满,情绪郁闷或心烦易怒,少腹胀感,口苦咽干,脉弦,为肝郁气滞之象,久则导致冲任失调,出现月事不以时下,阴道流血日久不净,舌质暗淡为血瘀之象。

2.肝经湿热,毒蕴下焦

【主症】白带多,色如米泔,或黄或粉污,气臭,少腹胀痛,脘闷纳差,尿黄便干,舌质暗红,苔黄腻或白腻,脉滑数或弦滑。

【病机分析】肝经湿热下注导致白带多,色如米泔,或黄或粉污,气臭,少腹胀痛;湿阻中焦则脘闷纳差;尿黄便干,舌质暗红,苔黄腻或白腻,脉滑数或弦滑,为湿热之象。

3.肝肾阴虚,瘀毒内蕴

【主症】头晕耳鸣,目眩口干,腰膝痠痛,手足心热,夜寐不安,便秘尿赤,有时阴道出血,脉弦细,舌质红或正常,苔少或有剥苔。

【病机分析】疾病迁延日久则伤及肝肾,头晕耳鸣,目眩口干,腰膝痠痛,手足心热,夜寐不安,为肾阴虚火旺之象;便秘尿赤,有时阴道出血,脉弦细,舌质红或正常,苔少或有剥苔,为肝气不疏之象。

4.脾肾阳虚,瘀毒下注

【主症】神疲乏力,腰痠膝冷,纳少,小腹坠胀,白带清稀而多,或阴道流血量较多,大便先干后溏,舌质胖,舌苔白润,脉细弱。

【病机分析】病情迁延日久,出现神疲乏力,腰痠膝冷,白带清稀而多,为肾阳虚之象;纳少,小腹坠胀,或阴道流血量较多,为脾虚失摄;大便先干后溏,舌质胖,舌苔白润,脉细弱为脾肾阳虚之象。

二、鉴别诊断

(一)西医鉴别诊断

1.宫颈糜烂:炎性宫颈糜烂外观色泽较红,光滑,当伴有间质增生形成、颗粒型或乳突型糜烂时,不易与宫颈癌相鉴别,需经活检确定。

2.宫颈息肉:少数宫颈癌可呈息肉状生长,为了防止漏诊,宫颈取下的息肉组织应做病理检查。

3.宫颈结核:宫颈结核症状除有不规则阴道出血和大量白带外,可有闭经史及结核体征,阴道检查外观可见多个溃疡,甚至菜花样赘生物,与宫颈癌很相似,亦需活检进行鉴别。

4.宫颈乳头状瘤:为良性肿瘤,仅见于妊娠期,状如菜花、质硬,可有接触性出血及白带增多,可经活检鉴别,本病不需处理,产后多可自行消失。

(二)中医鉴别诊断

崩漏,是月经的周期、经期、经量发生严重失常的病症,其发病急骤,暴下如注,大量出血者为"崩";病势缓,出血量少,淋漓不绝者为"漏"。可发生在月经初潮后至绝经的任何年龄,足以影响生育,危害健康。属妇科常见病,也是疑难急重病症。相当于西医病名无排卵性、功能性子宫出血。

第五节 治 疗

一、中西医结合治疗思路

中药扶正与驱邪(手术、化疗、放疗)相配合,通过调动人体的免疫功能达到抗肿瘤的作用,与西医配合使得这一部分患者的生存期得到延长,生存质量有所提高,因此中西医结合疗法具有一定的优势。另外中药对放化疗的减毒增效及调节脏腑功能的作用,使得其可作为贯穿于宫颈癌治疗全过程的辅助手段。

(一)中医与手术的配合

中医药的参与可促进患者术后恢复,手术早期,当以理气通腑为先,旨在恢复脾胃的升降功能;手术中期,脏腑虚损,当以扶正为主;至手术后期,脾胃功能渐恢复,当扶正攻邪兼顾,以巩固疗效。

(二)中医与化疗的配合

中药扶正主要在于减少化疗药物消化道反应、增强患者免疫功能、防止和保护药物对骨髓造血功能的抑制、改善患者一般状况。

(三)中医与放疗的配合

有学者报道放射性直肠炎和膀胱炎发生率为 10%~ 20% 。放射性直肠炎主要表现为腹胀、腹痛腹泻、黏液血便或便血、里急后重等。直肠镜检查可见直肠黏膜充血水肿或黏膜增厚及溃疡等,甚至可出现肠管狭窄、肠梗阻或肠瘘等症状。放射性膀胱炎轻度可表现为如尿急、尿频、尿痛等;膀胱镜检查,可见黏膜混浊、充血、水肿;除上述症状外,尚有膀胱黏膜毛细血管扩张性血尿,可反复发作,膀胱镜检查,可见黏膜水肿,相当范围的纤维膜、毛细血管扩张,可伴有溃疡出现,病变常在膀胱三角区后壁及输尿管间的皱褶处;重度膀胱阴道瘘形成。

祖国医学对宫颈癌放疗后副反应及并发症的发生原因和机理有着独特的认识,辨证论治应用于临床也取得了良好的疗效,不仅可减轻机体的毒副反应,还可以增强放疗疗效,提高患者的耐受力和生活质量,从而增强患者免疫功能,减少肿瘤复发和转移的机会,以延长患者的寿命。中医学认为放射线属"火毒之邪",对宫颈癌的治疗机理是"以毒攻毒",作用于机体的基本病理因素为"热""毒""瘀",基本症候特征为热灼血络、气阴两虚、毒瘀互结,临床表现虚实夹杂,其基本治法治法为清热凉血、益气养阴、解毒化瘀。

二、西医治疗

根据临床分期、患者年龄、生育要求、全身情况、医疗技术水平及设备条件等综合考虑制定适当的个体化治疗方案。采用以手术和放疗为主、化疗为辅的综合治疗方案。

(一)手术治疗

手术主要用于早期宫颈癌患者:常用术式有:全子宫切除术;次广泛全子宫切除术及盆腔淋巴结清扫术;广泛全子宫切除术及盆腔淋巴结清扫术;腹主动脉旁淋巴切除或取样。年轻患者卵巢正常可保留。对要求保留生育功能的年轻患者,属于特别早期的可行宫颈锥形切除术或根治性宫颈切除术。根据患者不同分期选用不同的术式

(二)放射治疗

适用于:①中晚期患者;②全身情况不适宜手术的早期患者;③宫颈大块病灶的术前放疗;④手术治疗后病理检查发现有高危因素的辅助治疗。

(三)化疗

化疗在宫颈癌治疗中的作用越来越引起重视,主要应于用放疗患者给予单药或联合化疗进行放疗增敏即同步放化疗。另外,还有术前的新辅助化疗以及晚期远处转移、复发患者的姑息治疗等。治疗宫颈癌的有效药有顺铂、紫杉醇、5-氟尿嘧啶、异环磷酰胺、吉西他滨、拓扑替康等。

1. 增敏化疗:NCCN 治疗指南推荐方案:(在放疗期间增敏化疗)DDP:50~70mg/m^2+5FU:4g/m^2(96h 持续静脉滴入),放疗第 1、29d。DDP:周疗,30~40mg/m^2,放疗第 1、8、15、22、29 、36 d。

2.新辅助化疗(neoadjuvant chemotherapy,NAC):是指患者在术前行 2~3 个疗程的化疗,目的在于缩小肿瘤体积,消灭微转移灶和亚临床病灶,使原来不能手术的患者获得手术机会。一些非随机研究表明,新辅助化疗减少了术中播散及术后转移的概率。目前,主要用于局部肿瘤大的早期患者。NAC 化疗方案常以铂类为基础的联合方案,如 PVB 方案(顺铂+长春新碱+博来霉素),顺铂+紫杉醇方案,BIP 方案(顺铂+博来霉素+异环磷酰胺+美司钠)等。给药途径包括静脉全身化疗或动脉插管介入化疗。由于几种方案疗效相近,NAC 的最佳方案及给药途径尚未统一。FIGO(2006)推荐 NAC 方案:顺铂 50mg/m^2,Ⅳ,第一天加 VCR1mg/m^2,Ⅳ,第一天加 BLM15mg,Ⅳ,第 1~3d,10d 重复,共 3 次。

3. 姑息化疗:主要用于既不能手术也不能放疗的复发或转移的宫颈癌患者。2009 年 NCCN 宫颈癌治疗指南推荐的用于复发或转移癌的一线化疗方案有:卡铂/

紫杉醇、顺铂/紫杉醇、顺铂/拓扑替康和顺铂/吉西他滨。可供选择的一线单药化疗药物有：卡铂、顺铂、紫杉醇、吉西他滨和拓扑替康。二线化疗药物有：多西紫杉醇、表阿霉素、5-氟尿嘧啶、异环磷酰胺、伊立替康、丝裂霉素等。

三、中医治疗

中医认为宫颈癌与冲任失调及瘀毒下注关系密切，因而治疗上着重以调理冲任为本及清理下焦湿热瘀毒为主。局部外用中药是中医治疗本病的一大特色，临床疗效好，毒副作用小，尤其是中药锥切疗法，效果更佳。

（一）辨证论治

1.肝郁气滞，冲任失调

【主症】胸胁胀满，情绪郁闷或心烦易怒，少腹胀感，口苦咽干，白带稍多，阴道流血伴有瘀块。脉弦，舌质稍暗或正常，薄白苔或微黄。

【治法】疏肝理气，调理冲任。

【方药】逍遥散（《太平惠民和剂局方》）合二仙汤（《中医方剂临床手册》）加减。

柴胡 12g、当归 9g、白术 12g、茯苓 12g、香附 9g、赤芍 15g、白芍 15g、仙茅 12g、淫羊藿 12g、胆南星 6g、莪术 9g、仙鹤草 30g、白茅根 30g。

【方药分析】方中柴胡、当归、白芍、白术、茯苓、香附疏肝理气，健脾和胃；仙茅、淫羊藿温补肾阳固冲任；赤芍、胆南星、莪术消癥化瘀；仙鹤草、白茅根止血；

【加减】便秘加大黄；湿重加苍术、厚朴；睡眠差加酸枣仁、菖蒲等；口苦加龙胆草、牡蛎；出血多者加地榆、三七、血余炭等。

2.肝经湿热，毒蕴下焦

【主症】白带多，色如米泔，或黄或粉污，气臭，少腹胀痛，脘闷纳差，尿黄便干，舌质暗红，苔黄腻或白腻，脉滑数或弦滑。

【治法】清热利湿解毒。

【方药】龙胆泻肝汤（《医方集解》）加减。

龙胆草 9g、黄芩 12g、柴胡 12g、栀子 9g、木通 9g、车前子 12g、当归 12g、泽泻 9g、甘草 6g、黄柏 6g、土茯苓 15g、莪术 9g、胆南星 6g。

【方药分析】方中龙胆草、黄芩、柴胡、栀子、木通、车前子、泽泻清泻肝经湿热；当归配柴胡疏肝活血；甘草、黄柏、土茯苓、莪术、胆南星燥湿化痰、消癥散结。

【加减】带稀量多加山药、陈皮、苍术；带赤加白果、黄柏；纳差加焦三仙。

3.肝肾阴虚，瘀毒内蕴

【主症】头晕耳鸣，目眩口干，腰膝痠痛，手足心热，夜寐不安，便秘尿赤，有时阴道出血,脉弦细,舌质红或正常,苔少或有剥苔。

【治法】滋阴清热,化瘀解毒。

【方药】知柏地黄汤(《医宗金鉴》)合固经丸《杨氏家藏方》)加减。

知母 12g、黄柏 6g、熟地黄 12g、山茱萸 12g、山药 12g、牡丹皮 12g、泽泻 12g、土茯苓 15g、赤芍 12g、白芍 15g、半枝莲 15g、龟板 20g、黄芩 12g。

【方药分析】方中知母、黄柏、黄芩清相火;龟板、熟地黄、山茱萸、山药、牡丹皮、泽泻、土茯苓滋补肾阴;赤芍、白芍养血活血;半枝莲、土茯苓清热解毒。

【加减】纳差加焦三仙;睡眠差加酸枣仁、茯神、合欢花等;汗多加黄芪、牡蛎、浮小麦。

4.脾肾阳虚,瘀毒下注

【主症】神疲乏力,腰痠膝冷,纳少,小腹坠胀,白带清稀而多,或阴道流血量较多,大便先干后溏,舌质胖,舌苔白润,脉细弱。

【治法】健脾温肾,补中益气。

【方药】金匮肾气丸(《金匮要略》)合附子理中丸(《太平惠民和剂局方》)加减。

附子 9g、桂枝 12g、生地 12g、山药 15g、山萸肉 15g、茯苓 12g、泽泻 12g、牡丹皮 9g、白术 15g、甘草 6g、干姜 6g。

【方药分析】方中金匮肾气丸温肾阳;附子理中丸温脾阳;二方合用,脾肾双补,温阳固脱。

【加减】乏力加人参、黄芪;纳差加焦三仙;便秘加大黄、厚朴等;出血多加仙鹤草、汉三七;带下多加陈皮、山药、薏苡仁、苍术、车前子。

(二)中医配合手术

1.术后促进愈合

【主症】术后切口愈合不良,面色萎黄,头晕目眩,气短懒言,动则汗出,舌质淡红,苔白,脉细无力。

【病机分析】中医理论认为,脾胃居中,属土,色黄,气虚颜面萎黄,脾主肌肉,气虚则体乏无力。气虚还可导致脏腑功能减退,从而表现一系列脏腑虚弱征象。术后患者正气不足,手术伤口久不愈合,为本症型的辨证要点。

【治法】扶正祛邪,托里透脓。

【方药】托里透脓散(《医宗金鉴》)加减。

人参 15g、白术 10g、穿山甲 10g、白芷 6g、升麻 3g、甘草 6g、当归 10g、黄芪 30g、皂角刺 20g。

【方药分析】人参、白术、升麻、甘草、当归、黄芪补中益气;穿山甲、皂角刺透脓;

白芷生肌;诸药合用共起扶正祛邪、托里透脓之功。

【加减】若红、热显著者,加金银花 15g、连翘 15g、蒲公英 15g、紫花地丁 15g;疼痛者,加乳香 6g,没药 6g;大便干者,加大黄 6g;舌黄者,加黄连 6g、黄芩 10g。

2.术后腑气不通

【主症】脘腹痞满,腹痛,大便不通,不排气,食不能进,或食入即吐,舌质淡,苔厚腻,脉沉。

【病机分析】术后气血虚弱,运化无权,腑气不通,胃气不降,湿浊阻滞,舌质淡、苔白厚腻,为气虚湿阻之象。

【治法】益气养血,燥湿健脾,通腑。

【方药】厚朴温中汤(《内外伤辨惑论》)加味。

厚朴 20g、草豆蔻 10g、茯苓 12g、陈皮 10g、干姜 6g、肉苁蓉 20g、木香 6g、大黄 10g、当归 30g、人参 20g。

【方药分析】厚朴、草豆蔻、陈皮燥湿健脾;大黄、厚朴、木香行气通腑;肉苁蓉、当归、人参补气养血;共奏益气养血,燥湿健脾通腑之功。

【加减】若舌苔黄者,加黄连 6g、黄芩 10g;恶心、呕吐加生赭石 15g、竹茹 10g、生姜 3 片;饮食差者,加焦三仙各 15g、鸡内金 10g、炒莱菔子 10g。

3.术后尿潴留

【主症】宫颈癌手术后,部分患者出现尿潴留,患者一般兼有背部冷,手脚冰凉,口渴,舌质淡,苔薄白水滑,脉沉。

【治法】温阳化气。

【方药】五苓散(《伤寒论》)和瓜蒌瞿麦丸(《伤寒论》)。

猪苓 15g、茯苓 15g、泽泻 10g、白术 15g、桂枝 10g、乌药 12g、小茴香 12g、瓜蒌 30g、瞿麦 20g、山药 15g。

【方药分析】方中泽泻利水渗湿;茯苓、猪苓淡渗,增强其利水渗湿之效,佐以白术健脾以运化水湿,桂枝温阳化气以助利水;山药润燥止渴;瓜蒌生津润燥;瞿麦通利小道;小茴香、乌药行气利水。

【加减】若恶心、呕吐加生赭石 15g、旋覆花 10g、竹茹 10g、生姜 3 片,大便秘结者,加黄芩 6g、黄连 3g、生大黄 3~6g 后下;疲乏者,加黄芪 20g。

(三)中医配合化疗

1.胃气上逆

【主症】化疗过程中出现恶心、呕吐或呃逆,不思饮食,脉细。

【病机分析】中医理论认为,胃气以降为顺,脾主升清,胃主降浊,恶心、呕吐为胃气上逆之象;以恶心、呕吐、呃逆为本症型的辨证要点。

【治法】清热降逆。

【方药】橘皮竹茹汤(《金匮要略》)加减。

陈皮 6g、党参 10g、生赭石 15g、旋覆花 10g、竹茹 10g、生姜 3 片、大枣 6g。

【方药分析】方中陈皮、党参、生姜、大枣健脾;生赭石、旋覆花、竹茹清热降逆;重镇降逆而不伤胃气。

【加减】若大便秘结加枳实 10g、生大黄 3~6g(后下);疲乏加黄芪 20g、太子参 15g。

2.脾胃气虚

【主症】胃脘胀满,颜面萎黄,饮食不振,体乏无力,少气懒言,舌质淡,苔白,脉沉细。

【病机分析】中医理论认为,脾胃居中,属土,色黄,气虚因颜面萎黄;脾主思又司水谷之运化,气虚则食欲不振;脾主肌肉,气虚则体乏无力;脾主中气,气虚则少气懒言。化疗后患者疲乏无力、食欲不振,胃脘胀满为本症型的辨证要点。

【治法】健脾益气。

【方药】香砂六君汤(《古今名医方论》)加减。

党参 15g、白术 10g、茯苓 12g、甘草 6g、半夏 6g、陈皮 10g、丹参 10g、木香 6g、草豆蔻 6g、焦三仙各 15g、鸡内金 10g、炒莱菔子 10g。

【方药分析】方中党参、白术、茯苓、甘草健脾益气;半夏、陈皮燥湿醒脾;丹参、木香 6g,草豆蔻行气活血;焦三仙各、鸡内金、炒莱菔子和胃消食;共起健脾益气之效。

【加减】若恶心、呕吐加生赭石 15g、旋覆花 10g、竹茹 10g、生姜 3 片,大便秘结加黄芩 6g、黄连 3g、生大黄 3~6g(后下),疲乏加黄芪 20g。

3.脾肾亏虚

【主症】疲乏无力,腰困腿软,少气懒言,舌质淡,苔薄白,脉细。

【病机分析】中医认为肾为先天之本,脾为后天之本,因此用健脾补肾的办法益气扶正。气虚则少气懒言,体乏无力;肾虚则腰膝痠软,精血同源,补肾可以生血;放化疗中患者疲乏无力、饮食不振、腰膝痠软、白细胞下降为本症型的辨证要点。

【治法】健脾补肾,益气扶正。

【方药】兰州方(裴正学教授经验方)加减。

太子参 15g、党参 15g、北沙参 15g、人参须 15g、生地 12g、山药 10g、山萸肉 30g、麦门冬 10g、五味子 3g、桂枝 10g、白芍 12g、浮小麦 30g、甘草 6g、生姜 6g、大枣 4 枚。

【方药分析】方中太子参、党参、人参须益气健脾;北沙参养阴润燥防治补气助火之弊;生地、山药、山萸肉、麦门冬、五味子滋补肾阴;桂枝、白芍、浮小麦、甘草、生姜、大枣和营卫;诸药共奏健脾补肾,益气扶正之效。

【加减】若白细胞下降严重,加丹参 30g、苦参 30g、元胡 10g、鸡血藤 15g、补骨脂 15g;若血小板下降严重,加黄精 20g、玉竹 10g、土大黄 12g;若血红蛋白下降严重,加当归 10g、川芎 6g、枸杞 15g、女贞子 15g、鸡血藤 15g、丹参 20g、红花 6g。

【专科制剂】

升血颗粒(甘肃省肿瘤医院制剂)。用法:每次 1 包,口服,每日 2 次。

(四)中医配合放疗

1.放射性直肠炎

(1)中药口服。

【主症】腹痛,泄下赤白相杂,里急后重,苔白腻,脉滑数。

【病机分析】本证以放疗中出现腹泻、里急后重为辨证要点,放射性损伤为热毒范畴,热毒下迫大肠则出现腹泻、里急后重,血便。

【治法】清热利湿,调气行血。

【方药】葛根芩连汤(《伤寒论》)加减。

黄芩 10g、黄连 6g、葛根 10g、银花 15g、茯苓 15g、车前子(包)10g、赤白芍各 15g、当归 15g、甘草 6g、白花蛇舌草 30g。

【方药分析】方中黄芩、黄连清热燥湿;茯苓、车前子淡渗利湿;赤白芍、当归凉血活血止血;甘草、白花蛇舌草、葛根、银花清热解毒;共起清热利湿,调气行血之效。

(2)中药保留灌肠。

【方药】神散汤(《洞天奥旨》)加味。

金银花 120g、当归 30g、桔梗 30g、土大黄 20g、仙鹤草 60g。

【方药分析】金银花、当归清热解毒、活血化瘀;土大黄活血化瘀、解毒;仙鹤草止血;桔梗升提,大黄降气,升降相因,疏达气机。共奏清热解毒、活血化瘀之效。

【用法】每剂药加水后煎 2 次,共浓缩至药液约 200ml。每晚保留灌肠 1 次。

2.放射性膀胱炎

【主症】血尿、尿频、尿急,舌质红,脉滑数。

【病机分析】本证以放疗中出现血尿、尿急、尿痛为辨证要点,放射性损伤为热毒范畴,热毒损伤血络,故出现血尿、尿急、尿痛等症候。

【治法】清热利水养阴。

【方药】猪苓汤(《伤寒论》)加减。

猪苓 10g、茯苓 12g、泽泻 10g、滑石 12g、阿胶(烊化)10g、车前子(包)10g、生甘草 6g、仙鹤草 60g。

【方药分析】猪苓、茯苓、泽泻、车前子淡渗利湿;滑石、甘草利尿通淋止痛;阿胶、仙鹤草养阴补血止血。

3.放疗后白细胞减少者

【主症】临床主要表现为乏力,少气懒言,不思饮食,心悸,夜眠不安,苔白,脉沉而无力。

【病机分析】放疗后期,正气亏虚,导致乏力,少气懒言,不思饮食,苔白,脉沉而无力等脾气虚之象。

【治法】益气生血。

【方药】归脾汤(《正体类要》)加味。

党参 10g、白术 15g、黄芪 30g、酸枣仁 20g、木香 6g、龙眼肉 12g、当归 15g、茯神 15g、远志 6g、菖蒲 6g、丹参 30g、苦参 12g、鸡血藤 30g、地骨皮 15g。

【方药分析】方中党参、白术、黄芪、龙眼肉、当归、鸡血藤益气健脾养血;茯神、远志、菖蒲、丹参、酸枣仁安神;地骨皮清血热;木香运脾。

【加减】肝气不疏者,加柴胡、青皮;便秘加火麻仁、肉苁蓉、大黄。

(五)中成药

1.消瘤丸(北京广安门医院院内制剂):每次 1 丸,每日 2 次。

2.征癌片(北京广安门医院院内制剂):每次 3~4 片,每日 3 次。

3.化症丸(北京市中医院院内制剂):每次 1 丸,每日 2 次。

4.华蟾素注射液

【功效】解毒,消肿,止痛。

【用法用量】10~20ml,每日 1 次,稀释后静滴,用药 7d,休息 1~2 d,四周为一疗程。

5.复方苦参注射液

【功效】清热利湿,凉血解毒,散结止痛。

【用法用量】12ml,每日 1 次,稀释后静滴,总量 200ml 为 1 疗程,连用 2~3 个疗程。

(六)外治法

1.三品一条枪锥切疗法(江西省妇产医院经验)

对原位癌及只限于宫颈的疗效较好,可达根治。药物组成主要为白砒45g、明矾60g、雄黄 7.2g、没药 3.6g 制成。用法:将"三品"饼或杆敷贴于宫颈病灶处或插入宫颈管内,用凡士林纱布保护阴道穹窿,再用双紫粉(由紫草、紫花地丁、蚤休、黄柏、旱莲草、冰片组成,有消炎止血之功)棉球压紧固定,48h 换凡士林纱布,每天换双紫粉 1 次。一般 5~8d 脱落,每位病人据具体情况需上药 5~10 次,以达近期治愈。本方法对早期宫颈癌治愈率达 10%。"三品"具有促使宫颈组织凝固坏死,自溶脱落,是主药;双紫粉具有清热解毒,祛腐止血作用,为辅助药。

2.催脱钉疗法(北京妇产医院经验)

主要药物为山慈菇 18g、白砒 9g、雄黄 12g、蛇床子 3g、硼砂 3g、枯矾 18g、冰片 3g。诸药研为细末,加适量江米糊制成 1cm 钉剂,阴干后,插入宫颈口内。

(七)中医适宜技术

1.艾灸

艾灸防治放化疗后白细胞减少,减轻消化道反应,缓解症状。如灸足三里、内关,可降胃气、燥化脾湿;如灸涌泉穴,可滋阴降火,宁心安神,有引火归元之功;艾灸关元、三阴交、神阙穴治疗气虚不摄型,可益气温阳补虚;艾灸隐白、大敦可益气摄血,治疗妇科出血性疾患。

2.针刺

【治法】运脾益胃,活血止痛,降气止呕。取足阳明胃经穴、任脉、膀胱经穴,采用平补平泻手法,每次留针 20~30min,每日 1 次,每 10 次 1 疗程。

【取穴】中脘、下脘、章门、胃俞、膈俞、足三里。

【随症选穴】呕吐痰涎加丰隆、公孙;心慌、气短加内关、三阴交;手足冰凉、腰背疼痛加肾俞、脾俞;呃逆加内关、足三里。

3.中药熏蒸(夏小军教授经验方)。

①生血方:党参 15g、白术 12g、黄芪 30g、当归 10g、鸡血藤 30g、熟地黄 20g、酒女贞子 15g、盐补骨脂 10g、炙甘草 6g、白芍 15g、制何首乌 15g、盐菟丝子 15g、酒山茱萸 15g。

②肿瘤相关性发热方:淡竹叶 10g、石膏 60g、知母 20g、地黄 15g、赤芍 12g、牡丹皮 10g、大黄 6g、炒桃仁 8g、大青叶 15g、板蓝根 15g、金银花 15g、半枝莲 15g、白花蛇舌草 15g。

③养生方:黄芪 10g、当归 10g、红芪 10g、苏木 40g、泽兰 30g、地黄 30g、花椒 15g、粉葛 30g、细辛 8g、黄芩 10g、炒酸枣仁 5g、肉桂 10g、炙甘草 6g。

④通便方:肉苁蓉 15g、当归 20g、牛膝 15g、厚朴 15g、麸炒枳壳 10g、香橼 10g、大黄 5g、炒鸡内金 30g、焦山楂 15g、焦六神曲 15g、炒麦芽 15g、黄芪 30g、升麻 5g。

⑤下肢水肿方:黄芪 15g、丹参 30g、当归 10g、红花 30g、炒桃仁 10g、川芎 10g、醋

乳香 10g、醋没药 10g、地龙 5g、路路通 20g、滑石 30g、醋三棱 15g、醋莪术 15g、大腹皮 15g、冬瓜皮 30g。

第六节　疗效评价

一、西医疗效评价

按照 RECIST 标准把瘤体大小变化分为"疾病控制"及"疾病进展"两类。"疾病控制"是指包括经确认的按 RECIST 实体瘤客观疗效标准肿瘤缓解者（CR+PR）及经 6 周以上治疗肿瘤稳定者（SD）；"疾病进展"是指经 6 周以上治疗出现至少有一个病灶最大长径总和增大 20%或以上，或出现新病灶，或新出现的胸腹水且细胞呈阳性（PD）。（其中 CR+PR+SD 为疾病控制；PD 为进展。）

二、中医综合疗效评价

（一）评价标准

中医症状积分根据患者带下量多、色黄或赤白相间、带下异味、带下质地黏稠、下腹或腰骶疼痛、口干口苦、阴痒、舌质、舌苔、脉象等症状。根据积分法判定疗效，分 3 个等级，无症状为 1 分，症状较轻为 2 分，症状较重为 3 分。表 9-2。

（二）症状积分疗效评价

参照 2002《中药新药临床研究指导原则》改良后评分。痊愈:临床症状、体征积分比>90%；显效:70% <临床症状、体征积分比<90%；有效:30% <临床症状、体征积分比<70%；无效:临床症状、体征积分比<30%；积分比=（疗前总积分-疗后总积分）/疗前总积分×100%。表 9-3。

表 9-2　中医症状评分标准

中医症候	1分	2分	3分
带下量多;色黄或赤白相间	无	偶尔	经常
带下异味	无	轻	重
带下质地黏稠	无	较黏稠	黏稠
下腹或腰骶疼痛	无	较轻	较重
口干口苦	无	轻	重
阴痒	无	轻度	重度
舌质	红	淡红无泽	晦暗干枯
舌苔	薄白	白腻或少苔	无苔
脉象	有力	偏弱	按之不清

表 9-3　中医症候疗效判定标准

疗效分级	痊愈	显效	有效	无效
疗效指数	n≥90%	70%≤n≥90%	30%≤n≥70%	n≤30%

第七节　预防调护

一、预防

1.普及防癌知识,开展性卫生教育,提倡晚婚少育。

2.重视高危因素及高危人群,有异常症状者及时就医。

3.早期发现及诊治宫颈上皮内瘤变,阻断宫颈浸润癌发生。

4.健全及发挥妇女防癌保健网的作用,开展宫颈癌筛查,做到早发现、早诊断、早治疗。

二、调护

(一)心理指导

主动与病人谈心,鼓励开导病人,提高病人战胜疾病的自信心;指导病人自我调节情绪,与同室病友多交谈,起到互相鼓励、劝慰作用,并举出类似病人健康存活的例子开导病人,以解除病人的思想包袱。医生与患者进行语言或非语言交流,逐渐消除患者的疑虑,以说服开导、适当保证等方式帮助指导患者分析面临问题,增强其生活的勇气和树立战胜疾病的信心,遵循正确的生活习惯,保持情绪稳定,逐渐使机体、神经、内分泌及免疫功能趋于平衡状态,有利于患者的康复和预后。

(二)饮食指导

鼓励进食高能量、高维生素及营养素全面的食物。

参考文献

[1]Fujikawa K,Miyamoto T,Ihara Y,et al.High incidence of serve u-rologic complications following radiotherapy for cervical cancer in Japanese women[J].Gynecol Oncol,2001,80(1): 21-3.

[2]殷蔚伯,余子豪,徐国镇,等. 肿瘤放射治疗学 [M]. 第4版. 北京:中国协和医科大学出版社,2008: 17.

[3]姜胜攀. 中医药防治放疗毒副反应的思路和方法探讨[J].光明中医,2011,26(1):49-50.

[4]杨金坤.现代中医肿瘤学[M].上海:上海中医药大学出版社,2004:143-144.

[5]中华人民共和国国家卫生和计划生育委员会.宫颈癌及癌前病变规范化诊疗指南(试行)[J].中国医学前沿(电子版),2013,5(8):37-46.

[6]裴正学.裴正学医学笔记[M].兰州:甘肃科学技术出版社,2008.

第十章
卵巢癌

卵巢恶性肿瘤是目前女性生殖系统三大恶性肿瘤之一，至今仍缺乏有效的早期诊断方法，5 年存活率较低，徘徊在 25%~30%。随着宫颈癌和子宫内膜癌诊断及治疗的进展，卵巢癌现已成为严重威胁妇女生命的恶性肿瘤，死亡率已居女性生殖系统肿瘤的首位。

祖国医学中没有卵巢癌这一病名，根据其症状体征及其各期临床表现，认为卵巢癌属中医的"肠覃""癥瘕"等疾病范畴。早在 2000 多年前，《灵枢·水胀》曰："肠覃何如……寒气客于肠外，与卫气相搏，气不得荣，因有所系，癖而内著，恶气乃起，息肉乃生。其始生也，大如鸡卵，稍以益大，至其成如杯子之状。"《素问·骨空论》首见"癥聚"之名，曰"任脉为病，男子内结七疝，女子带下瘕聚"。《素问·评热病论》曰："邪之所凑，其气必虚。"指出正气不足是发病的内在原因，居于主导地位，而邪气入侵则是发病的外在条件，此为中医病因和发病学的基本观点。《中藏经》曰："积聚癥瘕皆五脏六腑真气失，而邪气并，遂乃生焉。"可见癥瘕的形成与正邪力量对比密切相关。《景岳全书·妇人规》曰："瘀血留滞作癥，唯妇人有之，其证则或有经期，或有产后，凡内伤生冷，或外受风寒，或恚怒伤肝，气逆而血留，或忧思伤脾，气虚而血滞，或积劳积弱，气弱而不行，总由血动之时，余血未净，而一有所逆，则留滞日积，而渐以成癥矣。"论述了癥瘕的病因病机，癥瘕的形成并非一日而成，而是正邪交争，日月相积，逐渐形成的过程。《医学正传》曰："其与癥独见于脐下，是为下焦之疾，故常得于妇人。大凡腹中有块，不问积聚癥瘕，俱为恶候，切勿视为寻常等疾而不求医早治，若待胀满已成，胸腹鼓急，虽仓扁复生，亦莫能救其万一。"此论述了癥瘕为恶候，若不能及时诊治，可形成胸水、腹水，反复难愈，预后不良。《医宗金鉴·妇科心法要诀》曰："凡治诸癥积，宜先审身形之壮弱，病势之缓急，而治之。妇人虚，则气血虚弱，不任攻伐,病势虽盛,当先扶正气,而后治疗其病;若形证俱实,宜先攻其病也。"指出审身形之壮弱,病势之缓急、扶正祛邪,攻补兼施为癥瘕的治疗原则。

第一节　病因病理

一、西医病因病理

(一)病因

1.危险因素:卵巢癌的病因未明,年龄的增长,未产或排卵年增加(初潮早或绝经晚),促排卵药物治疗,绝经后应用激素替代疗法,乳腺癌、结肠癌或子宫内膜癌的个人史,及卵巢癌家族史,被视为危险因素。

2.遗传性卵巢癌综合征(hereditary ovarian cancer syndrome hocs):其患病的危险率高达50%并随年龄增长而危险增加。

3."卵巢癌三联征":即年龄40~60岁、卵巢功能障碍、胃肠道症状。可提示对卵巢癌的警戒。

(二)病理

卵巢癌是病理类型最多和最为复杂的肿瘤之一。主要的病理类型有:上皮肿瘤、生殖肿瘤、性索间质肿瘤三大类。上皮肿瘤具体包括:浆液性肿瘤、黏液性肿瘤、子宫内膜样肿瘤、透明细胞瘤、移行细胞(勃勒纳)瘤、混合型上皮瘤、未分化癌、未分类的上皮肿瘤;生殖细胞瘤包括:无性细胞瘤、卵黄囊瘤(内胚窦瘤)、胚胎癌、绒毛膜上皮癌、畸胎瘤、混合生殖细胞瘤;性索间质肿瘤包括:颗粒细胞、支持细胞、两性母细胞瘤、环管状性索瘤、脂质细胞瘤、未分类肿瘤。

二、中医病因病机

祖国医学并没有对卵巢癌病因病机的专门论述,但从积聚癥瘕类病症的病因病机分析中可得出,古代医家对其病因病机的说法各不相同,不外乎正虚邪实之说。《内经》云:"正气存内,邪不可干"、"邪之所凑,其气必虚"。按祖国医学的正邪辨证观点,卵巢癌的发生发展与正邪强弱有着密切关系。张仲景最早阐述了肿瘤的病因病机,即正气不足,外邪与内邪而生,导致气滞血瘀、湿热瘀毒、寒凝内结等毒邪交结而成。《诸病源候论·虚劳积聚候》曰:"虚劳之人,阴阳伤损,血气凝滞,不能宣通经络,故积聚于内也。"《灵枢·百病始生》曰:"虚邪之中人也,留而不去,传舍于肠胃之外,募原之间,留著于脉,息而成积。"均从病因病机上阐述了"虚"在致病中的重要地位。

《灵枢·水胀》谓:"肠覃何如?寒气客于肠外,与卫气相搏,气不得荣,因有所系,癖而内著,恶气乃起,息肉乃生。"则从外邪阐述了肠覃的形成过程,认为其病因与寒邪有密切关系。《灵枢·百病始生》云:"卒然外中于寒,若内伤于忧怒,则气上逆,气上逆则六输不通,温气不行,凝血蕴里而不散,津液涩渗,著而不去,而积皆成矣。"较详细地论述了积的成因,外寒之邪与情志内伤相合而为病。《医学正传》说道:"积者迹也,挟痰血以成其迹,亦郁久积至之谓。"则从内邪来阐述积聚的生成病机。《三因极一病证方论》道:"多因经脉失于将理,产褥不善调理,内作七情,外感六淫,阴阳劳逸,饮食生冷,遂致营卫不输,新陈干忤,随经败浊,淋露凝滞,为癥瘕。"《景岳全书》曰:"或由经期,或由产后,凡内伤生冷,或外受风寒,或恚怒伤肝,气逆而血留;或忧思伤脾,气虚而血滞;或积劳积弱,气弱而不行;总由血运之时,余血未净,而一有所逆,则留滞日积,而渐以所成癥也。"则综合概括了其病因病机,产后调理不当,外感六淫,内伤七情,饮食不当皆可导致癥瘕。《诸病源候论·积聚候》曰:"积聚者,由阴阳不和,脏腑虚弱,受于风邪,搏于脏腑治其所为也。"将积聚的产生归为脏腑之气不足,感受外邪,阴阳相搏所生,认识到肿瘤的发生不仅仅因为营卫失调导致气血不通而形成,更重要的是人体脏腑内部功能失调,蓄毒不化而成。由此可见,古人对肿瘤的发生原因有较全面的认识,不仅认识到外因作用,更意识到内因的重要性。

本病的成因多因脏腑之气虚弱,六淫邪气乘虚而入,客于肠外并与气血相搏,留滞不去。其发病常有情志过极、饮食不节,正气损伤,气的温煦防御自稳功能下降,免疫监视功能低下,六淫包括现代环境中某些物理化学性致癌因子或病毒外侵,痰湿内结,痰瘀阻络,日久瘀毒留积成癌,故癌之所成正虚为本,邪客为标,正如《灵枢·百病始生》说:"壮人无积,虚则有之。"正虚主要指正气虚弱即人体免疫功能低下,邪实代表各种致癌因素的影响。

第二节　临床表现

一、主要症状

(一)早期症状

早期常无症状或有较轻微的症状,常在体格检查或因其他疾病就医做妇科检查时被发现。早期首发症状常表现在消化道,如食欲减退,消化不良,腹胀,恶心感。

（二）压迫症状

肿瘤生长较大压迫、牵拉或浸润邻近器官组织可致腹痛、腰痛、消化道症状及尿频，若压迫盆腔静脉，可出现下肢浮肿。

（三）播散及转移症状

腹膜种植引起的腹水，可致腹部不适、腹胀明显及腹围增加，大量腹水使横膈抬高，可导致呼吸困难；肠道转移可致消化道症状；子宫内膜转移或同时伴发子宫内膜癌，可致不规则阴道出血及异常分泌物增多；胸膜转移产生胸水，可致呼吸困难和心悸；肺转移可出现干咳、咯血；骨转移可引起转移局部剧烈骨痛等。

（四）内分泌症状

由于某些卵巢肿瘤所分泌的雌激素、睾丸素的刺激，可发生性早熟、男性化、闭经、月经紊乱及绝经后出血等。

（五）急性腹痛

由于肿瘤破裂、扭转等所致。

（六）恶病质症状

晚期患者常有虚弱、体重减轻及贫血等表现。

二、体征

（一）全身检查

特别注意乳腺、区域淋巴结、腹部膨隆、肿块、腹水及肝、脾、直肠检查。

（二）盆腔检查

双合诊和三合诊检查子宫及附件，注意附件肿块的位置、侧别、大小、形状、边界、质地、表面状况、活动度、触痛及子宫直肠窝结节等。应强调盆腔肿块的鉴别，以下情况应注意可能为恶性：实性，双侧，肿块不规则或表面有结节、粘连、固定、不活动、腹水，特别是血性腹水，直肠子宫陷凹结节，生长迅速。晚期可有大网膜肿块、肝脾肿大、消化道梗阻及恶病质征象。

三、并发症

卵巢癌常见并发症包括肿瘤破裂出血，继发感染，肠梗阻等。

第三节　实验室及其他检查

一、实验室检查

血清肿瘤标志物 CA125 检测对诊断卵巢上皮性癌有重要参考价值,特别是浆液性囊腺癌,检测阳性率在 80% 以上。CA125 测定还可以作为治疗及随访中的监测。临床上检测 CA125 以>35U /ml 为阳性标准。甲胎蛋白(AFP)是检测卵巢生殖细胞肿瘤的重要指标,绝大多数内胚窦瘤的 AFP 升高,部分未成熟畸胎瘤、混合性无性细胞瘤及胚胎癌也可升高。AFP 可作为生殖细胞瘤治疗前后及随访的重要标志物。采用放射免疫定量法测定时,成年人正常值 <20ng/ml。绒毛膜促性腺激素(HCG)在卵巢绒癌及含有绒癌成分的生殖细胞肿瘤患者血中异常升高。正常非妊娠妇女血清 HCG 亚单位值为阴性或 <3.1ng /ml。乳酸脱氢酶(LDH)在部分卵巢肿瘤血清中 LDH 升高,特别是无性细胞瘤者常常升高,但这并非特异指标。癌胚抗原(CEA)在一些晚期卵巢癌,特别是黏液性囊腺癌中常常升高。

二、影像学检查

(一)超声检查

对于盆腔肿块的检测有重要意义,通过超声检查可判断肿瘤大小,囊肿或实性,与子宫的关系及有无腹水等。但肿瘤直径<2cm 者超声诊断较困难。阴道超声检查,特别是经阴道彩色多普勒超声检查可以显示肿瘤内血流状况,这对鉴别良性与恶性有重要参考价值。

(二)CT、磁共振(MRI)、正电子发射断层显像(PET)或 PETICT 检查

对判断肿瘤大小、性质、转移部位及发现盆腔或主动脉旁淋巴结的增大有一定价值。可用于确定临床分期,制定治疗方案,评价治疗效果和复查监测等。

三、病理学检查

(一)细胞病理学检查

包括腹水细胞学、阴道后穹窿吸液细胞学及细针穿刺抽吸(NFA)细胞学等检查。

(二)组织病理学检查

可行腹腔镜检查或剖腹探查对盆腔肿块或可疑部位取样活检。卵巢癌的组织学分型较复杂,以上皮性卵巢癌最常见。组织学分为 GX(分级无法评估)、G B(恶性边界)、G 1(高分化)、G 2(中分化)、G 3(低分化)、G4(未分化)。

第四节　诊断与鉴别诊断

一、诊断

(一)西医诊断

卵巢癌的分期必须通过全面的临床检查及通过剖腹手术对盆、腹腔全面探查腹腔液体或冲洗液的细胞学检查及对盆腔以外可疑部位多处活检病理检查后,才能做出全面的分期。采用美国癌症联合委员会(AJCC)卵巢癌 TNM 和分期系统(2010,第七版),见表 10-1。

原发肿瘤(T)

TNM	FIGO	
Tx		原发肿瘤不能评估。
TO		无原发肿瘤证据。
T1	I	肿瘤局限于卵巢(单侧或双侧)。
Tla	lA	肿瘤局限于单侧卵巢,包膜完整,卵巢表面没有肿瘤,腹水或腹腔冲洗液无恶性细胞。
T1b	lB	肿瘤局限于双侧卵巢,包膜完整,卵巢表面没有肿瘤,腹水或腹腔冲洗液无恶性细胞。
T1c	IC	肿瘤局限于单侧或双侧,并有下列情况之一:包膜破裂、卵巢表面有肿瘤、腹水或腹腔冲洗液见恶性细胞。
T2	II	肿瘤累及单侧或双侧卵巢,并伴盆腔播散。
T2a	IIA	蔓延和/或转移到子宫和/或输卵管,腹水或腹腔冲洗液无恶性细胞。
T2b	IIB	侵及其他盆腔组织,腹水或腹腔冲洗液无恶性细胞。
T2c	IIc	肿瘤盆腔播散(T2b 或 T2a),腹水或腹腔冲洗液中找到恶性细胞。
T3	III	肿瘤位于单侧或双侧卵巢,有镜下证实的盆腔外腹膜转移。
T3a	IIIA	盆腔外腹膜腔内镜下为转移。
T3b	IIIB	盆腔外腹膜腔内肉眼可见转移,但转移灶最大径≤2cm。
T3c	IIIC	盆腔外腹膜腔内肉眼可见转移,但转移灶最大径>2cm。
任何 T	IV	腹腔外远处转移。

区域淋巴结

Nx   区域淋巴结不能评估。

N0   无区域淋巴结转移。

N1   IIIC   有区域淋巴结转移。

远处转移(M)

Mx   远处转移无法评估。

M0   无远处转移。

Ml   IV   有腹膜腔外的远处转移。

表 10-1　卵巢癌临床分期(AJCC,2010)

分期	TNM
Ⅰ期	T1,N0,M0
1A 期	Tla,N1,M0
1B 期	T1b,N1,M0
1C 期	T1c,N0,M0
Ⅱ期	T2,N0,M0
IIA 期	T2a,N0,M0
IIB 期	T2b,N0,M0
Ⅱc 期	T2c,N0,M0
Ⅲ期	T3,N0,M0
ⅢA 期	T3a,N0,M0
ⅢB 期	T3b,N0,　M0
ⅢC 期	T3c,N0,M0
	任何 T,N1,M0
Ⅳ期	任何 T,任何 N,Ml

注:有肝包膜转移属于 T3 或 III 期;肝实质转移属于 Ml 或 IV 期;出现胸水必须有细胞学阳性证据才能列为 Ml 或 IV 期。

(二)中医主症诊断

1.气滞血瘀

【主症】面色晦暗,形体消瘦,肌肤甲错,少腹胀痛,神疲乏力,腹部包块坚硬固定,舌质紫黯或有瘀点,脉细或涩。

【病机分析】面色晦黯,形体消瘦,肌肤甲错,腹部包块坚硬固定,舌质紫黯或有瘀点,脉细或涩为血瘀之象;少腹胀痛为肝气瘀滞之象;神疲乏力为正气亏虚之象。

2.寒凝血瘀

【主症】少腹积块,按之痛甚,畏寒冷痛,得温痛减,肢冷色青,妇女月经后期、痛经、经色紫暗夹块,舌质紫黯,苔白,脉沉迟而涩。

【病机分析】素体阳虚,机体失去温煦,则畏寒冷痛,得温痛减,肢冷色青,妇女月经后期、痛经;经色紫暗夹块,舌质紫黯,苔白,脉沉迟而涩为血瘀之象。

3.痰湿凝聚

【主症】形体肥胖或水肿,身倦乏力,胸闷腹满,月经不调,腹部瘤块,带下量多,苔白腻,舌体胖边有齿痕,脉濡缓或滑。

【病机分析】素体脾虚湿盛,脾气虚运化失常则身倦乏力,胸闷腹满,带下量多,苔白腻,脉濡缓或滑。

4.湿热毒蕴

【主症】身重困倦,腹胀有块,口干口苦不欲饮,大便干,尿黄灼热,或腹泻,肛门灼热,舌质红,苔厚腻,脉弦滑或濡数。

【病机分析】湿性重浊,湿易阻气机,导致身重困倦,腹胀有块;湿瘀化热则口干口苦不欲饮,大便干,尿黄灼热,或腹泻,肛门灼热;舌红,苔厚腻,脉弦滑或濡数为湿热之象。

5.气血亏虚

【主症】腹痛绵绵,少腹有包块,面色少华或无华,精神萎靡,心悸气短,头晕目眩,消瘦纳呆,舌质淡,苔薄白,脉细弱。

【病机分析】血虚失荣则症见腹痛绵绵,面色少华或无华,气血虚则精神萎靡,心悸气短,头晕目眩,消瘦纳呆;舌质淡,苔薄白,脉细弱,为气血虚之象。

6.气阴两虚

【主症】面色萎黄,气短声微,全身疲乏,精神不振,腰膝酸软,头晕目眩,耳鸣,咽燥口干,或渴不多饮,五心烦热,舌质淡,苔少或无苔,脉沉细。

【病机分析】病久则正气亏虚,面色萎黄,气短声微,全身疲乏,精神不振,为脾气虚之象;腰膝酸软,头晕目眩,耳鸣,咽燥口干,或渴不多饮,五心烦热为肾阴虚之象;舌质淡,苔少或无苔,脉沉细为一派正虚之象。

7.脾肾阳虚,水湿停聚

【主症】腹大胀满不舒,入暮尤甚,面色苍白或苍黄,胸闷纳呆,神疲懒言,肢冷或下肢浮肿,小便短少不利,大便稀溏,舌质淡黯,或淡紫胖大,有齿痕,苔白水滑,脉沉细无力。

【病机分析】病久伤及脾肾,导致脾肾双虚,腹大胀满不舒,入暮尤甚,面色苍白或苍黄,胸闷纳呆,神疲懒言为脾气虚之象;肢冷或下肢浮肿,小便短少不利,大便稀溏,舌质淡黯,或淡紫胖大,有齿痕,苔白水滑,脉沉细无力为一派肾阳虚之象。

二、鉴别诊断

(一)西医鉴别诊断

1.卵巢良性肿瘤

卵巢良性肿瘤也表现为卵巢肿块,但多发生在生育期年龄组,多为单侧,表面光滑,可推动,有囊性感,生长缓慢,无腹水。超声检查多为囊性影,血清 CA125 检测为阴性或低水平上升。

2.子宫内膜异位症

内异症形成的粘连性肿块及直肠子宫凹陷结节与卵巢肿瘤很难鉴别。前者多发于生育年龄妇女,常有进行性痛经、月经失调及不孕等,试用孕激素治疗有效可辅助诊断,超声检查、腹腔镜检查是有效的辅助诊断方法,有时需剖腹探查才能确诊。

3.盆腔炎性包块

多有长期盆腔炎反复发作史,有发热,下腹痛,肿块固定、结节感、与周围组织粘连,有明显的触痛感,经抗炎治疗后症状缓解,盆腔肿块可缩小,超声检查有助于诊断。

4.结核性腹膜炎

结核性腹膜炎也可表现为腹腔或盆腔粘连性包块,常合并腹水,多发生于年轻、不孕妇女。多有肺结核史,全身症状有消瘦、乏力、低热、盗汗、食欲不振、月经稀少或闭经。妇科检查肿块位置较高,形状不规则,界限不清,固定不动。腹部检查有特征性的柔韧感,叩诊时鼓音和浊音分界不清。超声检查、腹水抗酸杆菌检查和腹水细胞学检查有助于诊断,必要时行腹腔镜检查或剖腹探查确诊。

5.肝硬化腹水

有肝硬化病史,肝功能检查异常,腹水脱落细胞学检查阴性,超声或 CT 检查可见到肝脏异常。

6.转移性卵巢癌

最常继发于胃肠道、乳腺和生殖道癌的转移,约占卵巢所有恶性肿瘤的 10 %。发病年龄比原发性卵巢癌小 10 岁左右,有消化道或其他原发癌的病史。

(二)中医鉴别诊断

1.崩漏

是月经的周期、经期、经量发生严重失常的病症,其发病急骤,暴下如注,大量出血者为"崩";病势缓,出血量少,淋漓不绝者为"漏"。可发生在月经初潮后至绝经的任何年龄,足以影响生育,危害健康。属妇科常见病,也是疑难急重病症。相当于西医病名无排卵性功能性子宫出血。

2.臌胀

是指腹部胀大如鼓的一类病症,临床以腹大胀满,绷急如鼓,皮色苍黄,脉络显露为特征,故名臌胀。根据本病的临床表现,类似西医学所指的肝硬化腹水,包括病毒性肝炎、血吸虫病、胆汁性、营养不良性等多种原因导致的肝硬化腹水。臌胀的病位主要在于肝脾,久则及肾。基本病机为肝脾肾受损,气滞、血瘀、水停腹中。本病多属本虚标实之证。标实为主者,当根据气、血、水的偏盛,分别采用行气、活血、祛湿利水或暂用攻逐之法,同时配以疏肝健脾;本虚为主者,当根据阴阳的不同,分别采取温补脾肾或滋养肝肾法,同时配合行气活血利水。由于本病总属本虚标实错杂,故治当攻补兼施,补虚不忘实,泄实不忘虚。

第五节 治 疗

一、中西医结合治疗思路与方法

卵巢癌根治性手术是目前治疗卵巢癌最主要和基本的方法,因此一旦诊断明确,条件许可,应尽力争取早行根治性手术,晚期卵巢癌不能手术切尽者,亦需作姑息性切除,术后积极采取中西医结合的综合治疗,包括化疗、放疗、免疫治疗和中医中药治疗。中医可以针对不同主症进行辨证论治。

（一）中医配合手术

手术后由于创伤、出血等导致机体气血大伤,免疫功能下降,脾胃虚弱,中药的参与可促进患者术后恢复,手术早期,当以理气通腑为先,旨在恢复脾胃的升降功能;手术中期,脏腑虚损,当以扶正为主;至手术后期,脾胃功能渐恢复,当扶正攻邪兼顾,以巩固疗效。

（二）中医配合化疗

卵巢癌根治性手术是目前治疗卵巢癌最主要和基本的方法,因此一旦诊断明确,条件许可,应尽力争取早行根治性手术,晚期卵巢癌不能手术切除者,亦需作姑息性切除,为了控制肿瘤播散,消除术后微小转移灶,减少复发,需对术后卵巢癌行辅助性化疗。化疗药均有一定毒副作用,中西医结合治疗,化疗时配合用中药可以达到减毒增效作用。化疗药以杀伤癌细胞攻邪抗癌为主,而中药以扶正培本为主,调整因癌症及化疗药引起的机体内环境的失衡,减少化疗药物引起消化道反应及骨髓抑制,提高机体免疫功能,使化疗顺利完成;骨髓功能抑制时血象下降,可用健脾补肾,益气养血中药如贞芪扶正冲剂,健脾益肾冲剂等中成药或升血颗粒;化疗为祛邪,在化疗间隙期以扶正为主,主要以益气养血、健脾补肾为主。

(三)中医配合放疗

腹盆腔放疗的副作用较大,放疗已很少用于卵巢恶性肿瘤。但对放疗敏感肿瘤,如无性细胞瘤,颗粒细胞瘤,这两类手术后即可采用放疗;术后复发者亦可采用放疗;对低度敏感的肿瘤有卵巢原发性上皮癌,浆液性囊腺癌,黏液性囊腺癌,当手术后化疗失败,复发转移时,如锁骨上淋巴结转移,腹股沟淋巴结及腹腔淋巴结转移等,可采取姑息性放疗。

因放疗部位不同,反应有所不同,故治疗也不同。如锁骨上淋巴结放疗,则病人有口干舌燥,热灼伤津,舌红,少苔,脉细数,中药以滋阴清热生津为主;如腹腔淋巴结转移放疗腹部,病人可有腹胀、肠鸣、大便次数多、纳呆等,可用参苓白术散、香砂六君子汤等补气健脾之品;肺转移单发的亦可放疗;如骨髓功能抑制出现血象下降,则用贞芪扶正冲剂,升血颗粒、回生丸、参一胶囊等。

二、西医治疗

(一)手术

卵巢癌的治疗采取以手术为主的综合治疗。手术时首先应详细探查,包括腹腔冲洗液或腹腔积液的细胞学检查,横膈、盆腹腔脏器、盆腔淋巴结、腹膜后淋巴结的触诊,以进行准确的肿瘤分期。早期患者的手术方式分为全面分期手术和保留生育机能的分期手术。全面分期手术的范围包括双侧附件、子宫、大网膜切除和盆腔及腹膜后淋巴结清扫术。对于肿瘤在盆腔有广泛种植转移的晚期病人,主张尽可能做肿瘤细胞减灭术。

ⅠA期高分化(G1)或交界瘤者术后非必须辅助化疗,但应定期随访,可行中医治疗,调节和改善功能。各期的中、低分化癌(G2)或 G3 及ⅠB期以上者术后应采用辅助化疗加中医治疗。对年轻、要求保留生育功能的生殖细胞性肿瘤者可施较保守的手术(单侧附件切除或减瘤术),术后应采用化疗加中医。无性细胞瘤复发或残余病灶局限者可采用术后放疗(外照射)加中医治疗。复发的卵巢癌估计可被切除时,可施二次减瘤术,术后应采用二线化疗加中医治疗。一般情况不佳者给予最佳支持治疗(BSC)加中医治疗。

（二）化疗

化疗是卵巢癌主要的辅助治疗手段，甚至是晚期的唯一有效治疗手段。化疗在一定程度上可以缓解症状、延长生命、防止复发转移等作用。根据化疗方式可以分为静脉全身化疗或腹腔局部化疗。腹腔化疗较全身化疗具有化疗药直接作用于肿瘤细胞、药物浓度高和不良反应轻优点。腹腔和静脉联合化疗比单用静脉化疗降低了卵巢癌 20% 的复发风险和 25% 的死亡风险。最近，新辅助化疗越来越受到重视，它可以明显提高手术切除的彻底性和提高卵巢患者的生存率。除ⅠA期分化好，无高危因素外，余均需行化疗。卵巢上皮癌的一线方案有：TP 方案（紫杉醇、顺铂）、TC 方案（紫杉醇、卡铂）、PC 方案（顺铂、环磷酰胺）和 CAP 方案（顺铂、阿霉素、环磷酰胺）。恶性生殖细胞肿瘤及性索间质肿瘤一线方案可用顺铂、依托泊苷）、PVB（顺铂、长春新碱、平阳霉素）、VAC（长春新碱、放线菌素 D、环磷酰胺）。紫杉醇与卡铂联合方案较其与顺铂联合方案疗效相似，而毒副反应较低，成为晚期卵巢上皮癌的标准一线化疗方案。二线化疗方案无固定标准推荐方案卵巢癌为化疗中度敏感肿瘤，国际上多主张 6 疗程。6 疗程结束后经临床、影像学、肿瘤标记物检查均正常时，可停药观察。

常用化疗方案包括泰素或泰素蒂和卡铂联合方案作为一线药物化疗。重金属化疗药物铂类是治疗卵巢癌最有效药物之一，大量研究显示含铂类药物的联合化疗优于不含铂类及单一铂类药物，联合方案较单一方案的患者生存率提高 15%。卡铂在肾毒性方面低于顺铂，现多用泰素和卡铂方案作为一线化疗。泰索蒂是泰素类的半合成化合物，疗效与毒性与泰素相似，有认为其神经毒作用较泰素低。

1.FIGO 推荐方案

（1）泰素 175mg/m^2，3h 滴完/卡铂 Auc^6，1h，6 周期。

（2）泰索帝 75mg/m^2，1h 滴完/卡铂 Auc^5，1h，6 周期。

2.备择方案

（1）泰素 135mg/m^2，24h/顺铂 75mg/m^2，6h，6 周期。

（2）泰索蒂 75mg/m^2，3h/顺铂 75mg/m^2，6h，6 周期。

（三）放疗

放射治疗对上皮癌作用有限，但无性肿瘤对放疗非常敏感。放疗仅为手术和化疗的辅助治疗。对于残余瘤或淋巴结转移可行标记放疗、移动式带形照射。腹腔内灌注放射性核素 P32 在一定条件下可以提高疗效，减少复发。

（四）内分泌治疗

卵巢癌病人有 30% 雌激素受体及孕激素受体阳性，卵巢子宫内膜样癌，可用己酸孕酮 250mg 肌注,每周两次,连用 3~6 个月,亦可用三苯氧胺或美可治等治疗,有时亦能取得意外效果,丙酸睾丸酮 100mg 肌注每周两次,亦可试用,内分泌治疗可作为综合治疗之一。

（五）免疫治疗

临床常用的免疫治疗包括各种细胞因子的应用,如白介素-2、干扰素、胸腺肽、CSF、G-CSF、GM-CSF 等。此外,肿瘤浸润淋巴细胞（771）和树突状细胞（CDC）也已开始在临床应用。

三、中医治疗

（一）辨证论治

中医治疗在防止复发转移、增效减毒、提高生存质量、延长生存期等方面具有重要的作用,尤其对晚期不能或不宜手术、化疗、放疗的患者,中医治疗更能显示较大优势。

1.气滞血瘀

【主症】症见面色晦暗,形体消瘦,肌肤甲错,少腹胀痛,神疲乏力,腹部包块坚硬固定,舌质紫黯或有瘀点,脉细或涩。

【治法】行气活血,软坚散结。

【方药】膈下逐瘀汤（《医林改错》)加减。

当归 12g、桃仁 9g、红花 6g、赤芍 15g、土茯苓 12g、乌药 9g、制香附 12g、夏枯草 15g、莪术 12g、生牡蛎 12g、黄芪 15g。

【方药分析】方中当归、桃仁、红花、赤芍、莪术活血化瘀止痛;乌药、香附行气止痛;夏枯草、莪术、生牡蛎软坚散结;黄芪、当归益气养血。

【加减】胁痛加郁金、元胡、川楝子;口苦加龙胆草、柴胡、黄芩;纳差加焦三仙、鸡内金;

2.寒凝血瘀

【主症】症见少腹积块,按之痛甚,畏寒冷痛,得温痛减,肢冷色青,妇女月经后期、痛经、经色紫黯夹块,舌质紫黯,苔白,脉沉迟而涩。

【治法】温经止痛,活血祛瘀。

【方药】少腹逐瘀汤（《医林改错》)加减。

小茴香 12g、干姜 6g、延胡索 12g、没药 6g、川芎 6g、当归 12g、莪术 9g、肉桂 3g、赤芍 12g、蒲黄 10g、五灵脂 12g、八月札 12g、土茯苓 12g。

【方药分析】方中没药、川芎、当归、莪术、赤芍、蒲黄、五灵脂活血化瘀止痛;小茴香、干姜、延胡索、肉桂温下焦、助血运;八月札、土茯苓清热解毒利湿。

【加减】中焦虚寒加干姜、白术、附子;少腹疼痛加艾叶、乌药、香附子。

3.痰湿凝聚

【主症】症见形体肥胖或水肿,身倦乏力,胸闷腹满,月经不调,腹部瘤块,带下量多,苔白腻,舌体胖边有齿痕,脉濡缓或滑。

【治法】化痰除湿,行气散结。

【方药】二陈汤(《太平惠民和剂局方》)加减。

陈皮 9g、法半夏 12g、土茯苓 12g、莪术 12g、胆南星 6g、香附 12g、夏枯草 15g、青皮 6g、山慈菇 12g、三棱 10g、黄芪 30g、女贞子 12g。

【方药分析】方中陈皮、法半夏、土茯苓、胆南星燥湿化痰;莪术、香附、夏枯草、青皮、山慈菇、三棱行气活血散结。

【加减】苔厚腻加苍术、厚朴;下肢肿加大腹皮、茯苓、车前子、白茅根等;苔白腻滑者加附子、干姜、白术、厚朴。

4.湿热毒蕴

【主症】身重困倦,腹胀有块,口干口苦不欲饮,大便干,尿黄灼热,或腹泻,肛门灼热,舌质红,苔厚腻,脉弦滑或濡数。

【治法】清热化湿,解毒散结。

【方药】四妙丸(《成方便读》)加减。

生薏苡仁 15g、半枝莲 15g、白花蛇舌草 15g、白英 6g、车前草 15g、土茯苓 15g、大腹皮 30g、鳖甲(先煎)30g、莪术 12g、黄柏 6g、怀牛膝 15g。

【方药分析】方中生薏苡仁、黄柏、怀牛膝、车前草、土茯苓、大腹皮清热化湿;半枝莲、白花蛇舌草、白英清热解毒;鳖甲、莪术软坚散结。

【加减】口干加天花粉、牡蛎;口苦加柴胡、龙胆草、牡蛎;尿道灼热加白头翁、牛膝等;腹泻加葛根、黄芩、黄连。

5.气血亏虚

【主症】腹痛绵绵,少腹有包块,面色少华或无华,精神萎靡,心悸气短,头晕目眩,消瘦纳呆,舌质淡,苔薄白,脉细弱。

【治法】益气健脾,滋阴补血。

【方药】八珍汤(《瑞竹堂经验方》)加减。

生地黄 12g、熟地黄 12g、当归 15g、白芍 15g、白术 15g、茯苓 12g、川芎 6g、生牡蛎 30g、山甲珠 10g、炒鳖甲 20g、黄芪 20g、鸡血藤 20g。

【方药分析】方中生地黄、熟地黄、当归、白芍、川芎、黄芪、鸡血藤养血;白术、茯苓健脾生血;生牡蛎、山甲珠、炒鳖甲软坚散结。

【加减】乏力重者加人参、黄芪等;面色少华加黄芪、当归、女贞子、旱莲草等。

6.气阴两虚

【主症】面色萎黄,气短声微,全身疲乏,精神不振,腰膝痠软,头晕目眩,耳鸣,咽燥口干,或渴不多饮,五心烦热,舌质淡,苔少或无苔,脉沉细。

【治法】益气健脾,滋补肾阴。

【方药】六味地黄丸(《小儿药证直诀》)加减。

熟地 12g、山药 15g、山茱萸 15g、茯苓 12g、牡丹皮6g、泽泻 12g、鳖甲 15g、巴戟天 12g、补骨脂 15g、党参 15g、黄芪 15g、女贞子 15g、白花蛇舌草 30g、鸡内金 12g、三棱 9g。

【方药分析】方中熟地、山药、山茱萸、茯苓、牡丹皮、泽泻、女贞子滋补肾阴;巴戟天、补骨脂温肾阳,寓阳中求阴意;党参、黄芪益气;白花蛇舌草、鸡内金、三棱解毒散结。

【加减】腰膝痠软加杜仲、续断;五心烦热加知母、黄柏、牡丹皮;舌质红,无苔少苔,加北沙参、麦门冬、玉竹、石斛等。

7.脾肾阳虚,水湿停聚

【主症】腹大胀满不舒,入暮尤甚,面色苍白或苍黄,胸闷纳呆,神疲懒言,肢冷或下肢浮肿,小便短少不利,大便稀溏,舌淡暗,或淡紫胖大,有齿痕,苔白水滑,脉沉细无力。

【治法】温补脾肾,利水渗湿。

【方药】济生肾气丸(《济生方》)加减。

干地黄 12g、生杜仲 15g、补骨脂 15g、桑寄生 15g、炒白术 12g、生黄芪 15g、炮附子 10g、猪苓 15g、莪术 9g、泽泻 12g、龙葵 12g、薏苡仁 15g、白花蛇舌草 15g、地龙 12g、王不留行 15g。

【方药分析】方中炒白术、生黄芪、猪苓、泽泻、薏苡仁健脾利水渗湿;龙葵、白花蛇舌草清热解毒散结;地龙、王不留行、莪术通络散结;炮附子、生杜仲、补骨脂、白术、黄芪温阳健脾利水;干地黄、桑寄生补肾阴,寓阴中求阳意。

【加减】若出现湿热者,可加用黄芩、黄连、陈皮、厚朴、枳实等;腹水加天葵子、猪苓、泽泻;大便稀溏加苍术、泽泻;腹胀重加木香、槟榔、厚朴、枳实、大腹皮、乌药等理气消胀;胃脘不适、疼痛加砂仁、香橼、佛手、白芍、甘草、草豆蔻等理气止痛;腹部肿块坚硬加鳖虫、山甲、莪术、水蛭、虻虫、蒲黄、五灵脂;阴虚者加女贞子、旱莲草、龟板、山萸肉、生地、沙参、麦门冬、石斛,花粉等。毒热盛者加苦参、蒲公英、败酱草。疼痛剧烈加用补骨脂、骨碎补、透骨草、元胡等。

（二）中医配合手术

手术治疗属有创性治疗，其或多或少会对身体机能造成损伤。中药的参与可促进患者术后恢复，手术早期，当以理气通腑为先，旨在恢复脾胃的升降功能；手术中期，脏腑虚损，当以扶正为主；至手术后期，脾胃功能渐恢复，当扶正攻邪兼顾，以巩固疗效。具体应用详见"宫颈癌"篇。

（三）中医配合化疗

化疗时，由于化疗药物有一定毒性和副反应，因此配合中药减毒增效，十分重要。中药扶正主要在于减少化疗药物消化道反应、增强患者免疫功能、防止和保护药物对骨髓造血功能的抑制、改善患者一般状况。具体应用详见"宫颈癌"篇

（四）中医配合放疗

腹盆腔放疗的副作用较大，放疗已很少用于卵巢恶性肿瘤。当手术后化疗失败，复发转移时，如锁骨上淋巴结转移，腹股沟淋巴结及腹腔淋巴结转移等，可采取姑息性放疗。中医认为，放疗同化疗一样属驱邪治疗，旨在尽可能地将肿瘤杀灭，而放疗本身又是一种毒邪，属热毒，易耗气伤阴，故放疗后的病人常出现口渴欲饮，低热盗汗，疲倦乏力等气津两伤之象，中药的运用可有效减轻此类毒副反应的发生率。

1.锁骨上淋巴结放疗

【主症】口干舌燥，热灼伤津，舌质红，少苔，脉细数。

【治法】滋阴清热生津。

【方药】沙参 10g、天门冬 10g、石斛 10g、花粉 20g、生地黄 15g、芦根 30g、桔梗 10g、甘草 6g、蚤休 10g、女贞子 15g。

2.腹腔淋巴结转移放疗

【主症】腹胀、肠鸣、大便次数多、纳呆。

【治法】补气健脾。

【方药】参苓白术丸或香砂六君子汤。

3.骨髓功能抑制出现血细胞下降

可选用贞芪扶正冲剂、升血颗粒、回生丸等。

（五）单偏验方

1.核桃枝煮鸡蛋：每日用核桃枝 30g，煎煮 2h，再煮 2 个鸡蛋，吃鸡蛋并喝汤，每日 1 剂，连服 1~2 个月。

2.斑蝥煮鸡蛋：每日用一个斑蝥去头足，碾面，放入一个鸡蛋中蒸蛋羹，每日服一个斑蝥，连服十天，如有尿频、尿痛，血尿立即停服，可服绿豆汤或茶水解毒。

3.平消片:由郁金、白矾、火硝,五灵脂、干漆、枳壳、马钱子、仙鹤草等八味组成,每日 2 次,每次 4 片。

4.西黄丸:乳香、没药、麝香、牛黄组成,每次服 1.5g,每日 2 次,饭后服。

5.苦参注射液:静脉点滴。

6.玉枢丹(又名紫金锭):由山慈菇,明雄黄,麝香等制成,功能辟秽解毒,有一定抗癌作用,对雄黄过敏者服后恶心、呕吐、腹泻者忌服。

以上单、偏、验方的应用,也需符合辨证论治,如毒热盛脾胃功能正常,用西黄丸、苦参碱,如脾胃虚寒者均不能应用,以免久服损伤脾胃。卵巢癌常用抗癌药:半枝莲、半边莲、龙葵、白英、蛇毒、白花蛇舌草、紫河车、苦参、莪术、土茯苓、土贝母、土鳖虫、干蟾皮、山甲、皂角刺、干漆、猪苓、泽泻、水红花子等。

(六)中成药

1.平消胶囊

【功效】活血化瘀,止痛散结,清热解毒,扶正祛邪。

【用法用量】每次 4~8 粒,每日 3 次,口服。

2.榄香烯注射液

【功效】破血行气,消积止痛。

【用法用量】400mg/m² 癌性腹水时腹腔注入,每周 1 次;或 0.4~0.6g,稀释后静滴,每日 1 次,2 周为 1 疗程。

3.华蟾素注射液

【功效】解毒,消肿,止痛。

【用法用量】10~20ml,每日 1 次,稀释后静滴,用药 7d,休息 1~2 d,四周为 1 疗程。

4.消癌平注射液

【功效】清热解毒,化痰软坚。

【用法用量】20~100ml,每日 1 次,稀释后静滴。或 2~4ml,每日 1~2 次,肌肉注射。

5.艾迪注射液

【功效】清热解毒,消瘀散结。

【用法用量】50~100ml,每日 1 次,稀释后静滴,10~15d 为 1 周期,间隔 3d,2 周期为 1 疗程。

6.复方苦参注射液

【功效】清热利湿,凉血解毒,散结止痛。

【用法用量】12ml,每日 1 次,稀释后静滴,总量 200ml 为 1 疗程,连用 2~3 个疗程。

7.康艾注射液

【功效】益气扶正。

【用法用量】40~60ml,每日 1~2 次,稀释后静滴,30d 为 1 疗程。

8.康莱特注射液

【功效】益气养阴,消癥散结。

【用法用量】100~200ml,每日 1 次,静滴,12d 为一疗程,间隔 3~5 d,可进行下 1 疗程。

（七）中医适宜技术

1.艾灸

艾灸防治放化疗后白细胞减少,减轻消化道反应,缓解症状。化疗患者如灸足三里、内关,可降胃气、燥化脾湿,有升白细胞作用;艾灸关元、三阴交、神阙穴治疗气虚不摄型,可益气温阳补虚。

2.针刺

有运脾益胃、活血止痛、降气止呕的作用,取足阳明胃经穴、任脉、膀胱经穴,采用平补平泻手法,每次留针 20~30min,每日 1 次。

【取穴】中脘、下脘、章门、胃俞、膈俞、足三里。

【随症选穴】呕吐痰涎加丰隆、公孙;心慌、气短加内关、三阴交;手足冰凉、腰背疼痛加肾俞、脾俞;呃逆加内关、足三里。

3.中药熏蒸

可根据辨证选择足浴方:生血方、肿瘤相关性发热方、养生方、通便方、下肢水肿方等。具体详见"宫颈癌"篇。

第六节　疗效评价

一、西医疗效评价

（一）手术切除干净者

治疗的目的是控制复发或者延缓、推迟复发。经过一段时间的治疗,如果肿瘤标志物、临床检查、影像学检查、PET 均阴性时,称为临床完全缓解。如果治疗期间,肿瘤再次出现,或肿瘤标志物不下降或下降后又上升,称为肿瘤进展。临床上完全缓解后,有再次出现肿瘤标志物升高或体格检查发现肿瘤或影像学检查发现肿瘤,则为肿瘤复发。

(二)手术未切净者(并且又可测量指标)

完全缓解(CR):所有病变完全消失并持续 4 周以上;部分缓解(PR):肿瘤病灶最大垂直两径乘积缩小≥50%,并维持 4 周以上;好转(MR):肿瘤缩小≥25%,但小于 50%;稳定(SD):肿瘤缩小<25%或增大<25%。恶化(PD):肿瘤病灶最大垂直两径乘积≥25%,或出现新病灶;完全缓解(CR):所有病变完全消失并持续 4 周以上;部分缓解(PR):肿瘤病灶最大垂直两径乘积缩小≥50%,并维持 4 周以上;稳定(SD):肿瘤缩小或增大均未超过 50%。进展(PD):肿瘤病灶增大超过 50%,或出现新病灶。

(三)治疗后生存期

此项作为疗效的主要标准,治后生存期指从治疗日开始,至死亡或末次随访日期为止,对各期卵巢癌手术化疗后或不能承受手术化疗者用中药治疗,观察 1 月、2 月、3 月、6 月、1 年、2 年、3 年、4 年、5 年、5 年以上生存期及生存率。

(四)生活质量标准

采用卡氏评分方法判定。见表 10-2。

表 10-2　卡诺夫斯基(karnofsky)患者健康状况评分表

一切正常,无不适	100 分
能进行正常活动,有轻微病症	90 分
勉强可进行正常活动,有一些症状或体征	80 分
生活自理,但不能维持正常活动或积极工作	70 分
生活偶需帮助,但能照顾大部分私人的需求	60 分
需要颇多的帮助和经常地医疗护理	50 分
失去活动能力,需要特别照顾和帮助	40 分
严重失去活动能力,要住医院,但暂未有死亡威胁	30 分
病重、需住院及积极支持治疗	20 分
垂危	10
死亡	0 分

(五)远期疗效评价指标

1.生存时间:指治疗至死亡或末次随访时的时间,常用中位数表示。

2.生存率:以 1 年生存率表示疗效。

3.疾病进展的时间(time to progress,TTP):从开始治疗到疾病进一步发展的时间。

二、中医症候评价

(一)中医症状评分标准

中医症状积分根据患者腹痛、腹胀、神疲、纳差、面色、语声、舌质、舌苔、脉象等症状。根据积分法判定疗效,分3个等级,无症状为1分,症状较轻为2分,症状较重为3分。见表10-3。

表10-3　中医症状评分标准

中医症候	1分	2分	3分
腹痛	无	偶尔	经常
腹胀	无	可忍受	难忍受
神疲	无	精神差	精神萎靡
纳差	无	食少	食极少
面色	红润	萎黄	晦暗
语声	洪亮	无力	少语
舌质	红	淡红无泽	晦暗干枯
舌苔	薄白	白腻或少苔	无苔
脉象	有力	偏弱	按之不清

(二)症状积分疗效评价

根据积分法判定中医症候疗效,计算公式为:疗效指数(n)=(治疗前积分-治疗后积分)/治疗前积分 X 100%。见表10-4。

表10-4　中医症候疗效判定标准

疗效分级	痊愈	显效	有效	无效
疗效指数	n≥95%	70%≤n≤95%	30%≤n≤70%	n≤30%

第七节　预防调护

一、心理调护

卵巢癌心理护理是卵巢癌患者治疗中非常重要的一个环节,乐观积极的心态能够让病人的治疗效果更好。卵巢是女性的重要器官,卵巢癌则是令很多女性闻之色变的恶性癌症。对于那些还未生育过的女性患者来说,卵巢癌带来的不只是身体上的伤痛,更是她们永远的心灵创伤。双重的伤害让她们背上重重的心理负担。此时她们不但需要家人的呵护,更需要医护人员的精心照顾,通过心理护理让她们能够积极地面对一切。

(一)建立良好的医患关系

应主动接近病人,做到细心,耐心,有爱心。正确解答病人提出的问题,多讲解一些化疗成功的病案。以诚恳,亲切的语言给病人以安慰,护理操作时轻柔、细致、准确无误,井然有序,使病人有安全感,用自己娴熟的技术取得病人的信任,以消除病人的恐惧感。

(二)应该对病人有高度的同情心和责任心

痛病人之所痛,想病人之的所想。进入病人的内心深处,与病人进行沟通。护理人员除成为主要的支持者外,还应积极鼓励其家属、亲友、同事、领导经常安慰与关爱,生活上帮助与照顾,让病人能感受到来自各方面的爱及自己存在的价值,激发起对生活的信心,消除孤独感,树立战胜疾病的信心。

(三)鼓励病人

利用同类病人目前工作、生活顺利的实例进行现身说法,让病人觉得自己仍是一个有用之人,鼓励病人树立战胜疾病的信心,迎接新生活的挑战。护理病人主动与病人交谈,关心爱护,鼓励并开导病人,设法提高病人战胜疾病的信心,充分调动病人家属、亲人的一切积极因素,要求其配合,协助医护人员。在探视时间多看望慰问病人,表现比过去更照顾,体贴病人,使病人自我感觉并不孤独,仍生活在幸福温暖中,变别人的关心为自己的动力,从而挖掘自身潜力,抵御疾病。

卵巢癌患者的心理护理是治疗中一个重要环节，尤其是考虑到生育等因素，很多女性在患病后都处于消极迷惘的状态。此时，医护工作者和家属的悉心关照会给她们更多的勇气与信心面对疾病。

二、饮食注意事项

1.卵巢癌病人饮食宜清淡，不食或少食高剂量乳糖以及过多的动物脂肪。

2.饮食不偏嗜，多食用富含纤维素、微量元素及纤维素类食品，如香菇、黄豆、新鲜的蔬菜、冬菇及甲鱼、海带、紫菜、牡蛎等等。

3.不食用烟熏、霉变、含有亚硝酸盐食物，少吃油炸、辛辣、腌制的食物，不吸烟、不酗酒、不暴饮暴食。

4.卵巢癌晚期不能进食可补液或给予静脉高营养输注。

5.除牛奶、鸡蛋外，要多食用新鲜蔬菜、水果、补充蛋白质和多种维生素，忌食母猪肉。

6.术后应注意多服养身调经、滋补肝肾之品，如石榴、罗汉果、桂圆、桑葚、黑芝麻、黑木耳、绿豆、胎盘、鲫鱼、鲤鱼。

参考文献

[1]乐杰.妇产科学[M].第 6 版,北京:人民卫生出版社,2006:305.

[2]曹泽毅.妇科常见肿瘤诊治指南[M].第 3 版.北京:人民卫生出版社,2010.

[3] 中华中医药学会发布/肿瘤中医诊疗指南 [M]. 北京：中国中医药出版社,
2008.

[4]中华人民共和国卫生部.中医证候的临床研究指导原则[C].2002.

[5]朱文峰.中医诊断学[M].北京:中国中医药出版社,2002.

[6]孙燕,石远凯.临床肿瘤内科手册[M].第 5 版.北京:人民卫生出版社,2007.

[7]孙燕.内科肿瘤学[M].北京:人民卫生出版社,2003.

[8]李庆水,张锡芹,吕针源,等.卵巢恶性肿瘤放射治疗分析[J].中国肿瘤临床
与康复,1996(03):17-19.

[9]裴正学. 裴正学医学笔记[M].兰州:甘肃科学技术出版社,2008.

第十一章
子宫内膜癌

  子宫内膜癌是发生在女性子宫内膜的一种上皮性恶性肿瘤，近年来其发病率和死亡率均呈现出明显的上升趋势。在世界范围内，子宫内膜癌是第六大常见的恶性肿瘤，每年约有 29 万例新发病例。在北美和欧洲，子宫内膜癌是最常见的女性生殖道恶性肿瘤，位列乳腺癌、肺癌和结直肠癌之后的第 4 个最常见的女性恶性肿瘤。发病率随着预期寿命的延长而增加。2012 年在欧洲估计有 23.7 万例女性死于子宫内膜癌，是女性患恶性肿瘤死因的第 8 位。在北美，子宫内膜癌位列最常见的癌症死亡原因的第 7 位，每年新发病例约 5.5 万例，约 1 万例死于该病。2002 年后，随着激素补充疗法中使用了联合雌激素和孕激素的方法，全球子宫内膜癌的发病率正在下降。在高收入国家子宫内膜癌发病率增加的主要原因是肥胖。近年来，中国随着经济快速发展，人们的生活习惯及饮食结构发生了很大改变，随着代谢性疾病的增加，子宫内膜癌也出现了发病率升高和发病年轻化的趋势。中国 2004 年~2008 年肿瘤登记的数据表明，子宫肿瘤发病率上升为 1.5 倍。北京市肿瘤登记办公室数据显示，2001 年以来子宫内膜癌发病率明显高于宫颈癌，2008 年后已成为发病率最高的女性生殖道恶性肿瘤。

  本病属于中医"癥瘕""崩漏""五色带下""经断复来"等范畴，在中医古文献中并无子宫内膜癌之病名，但有类似子宫内膜癌的记载。子宫内膜癌患者晚期可出现子宫固定或在宫旁扪及不规则包块，故可参照癥瘕疾病。"癥"始见于汉代的《金匮要略方论》，该书"卷下"云："妇人宿有癥病，经断未及三月，而得漏下不止，胎动在脐上者，为癥痼害。"瘕"始见于《素问·骨空论》云："任脉为病……女子带下瘕聚"。明代《医学入门》曰："凡非时血，淋漓不断，谓之漏下；急然暴下，若山崩然，谓之崩中。"清代《血证论》曰："崩漏者，非经期下血之谓也。"清代《医宗金鉴·妇科心法要诀》云：

"……更审其带之淋漓沥沥物,或臭或腥秽,乃败血所化,是胞中病也,若是疮脓,则非瘀血所化,是内痈脓也。"隋代《诸病源候论》云:"带色五下俱下候。"经断复来,又称"年老经水复行"。清代《傅青主女科》曰:"妇人有年五十外或六、七十岁忽然行经者,或下紫血块,或如红血淋……有似行经而实非经也。"这些描述都与现代各期子宫内膜癌的临床表现极为相似。

第一节　病因病理

一、西医病因病理

（一）病因

本病的病因尚未完全明了,但根据流行病学研究结果以及临床发现可能与以下因素密切相关。

1.肥胖:特别是早年肥胖是发生子宫内膜癌的重要危险因素。26%~47%的子宫内膜癌可能与肥胖有关,肥胖患者发生子宫内膜癌的相对危险度是2~10,约有80%子宫内膜癌患者体重超过正常平均体重10%。

2.未孕、未产、不孕:从流行病学调查结果得知,未孕、未产是子宫内膜癌的高发因素。随着足月分娩次数的增多,患病的危险度则下降。据报道,受孕次数低者和未产妇比有5个孩子的妇女易感性高3倍。

3.内分泌因素:多囊卵巢综合征,卵巢粒层-卵泡膜瘤,或肝硬化性肝功能不良等疾病的患者,体内雌激素水平过高者,易发生子宫内膜癌。初潮早、绝经晚等月经因素也可使子宫内膜癌的危险性增加。

4.外源性雌激素:虽然雌激素在子宫内膜癌发生中的确切作用尚不能肯定,但大多有代表性的回顾性流行病学研究显示,在应用雌激素的妇女中子宫内膜癌发生的危险性增加4~14倍。美国于20世纪60年代末至70年代初,子宫内膜癌的发病率明显增高,后将其归罪于闭经后的妇女使用雌激素,并及时纠正这一做法,在其后的年代成功地减少了子宫内膜癌的发病率。

5.社会经济状况:本病多发生于中、上等社会阶层的妇女。据世界18个地区的统计,城市人口的发病率高于农村人口约20%~40%。另外在种族差异上,白种人发病率约为黑种人的2倍。

6.相关疾病:糖尿病、高血压等疾病均与子宫内膜癌的发生密切相关。

7.其他因素:另外本病的发生可能与长期大量摄入脂肪及油类;少食蔬菜和新鲜水果;吸烟;大量 X 线暴露史以及遗传等因素有关。

(二)病理

1.病理按肿瘤的生长方式,子宫内膜癌大体病理可分为两种类型。

(1)弥漫型:肿瘤在子宫内膜里广泛生长,可向下蔓延至宫颈管。

(2)局限型:肿瘤在子宫内膜呈局限性生长。

2.在镜下子宫内膜癌组织学类型可分为:腺癌、腺棘癌、腺鳞癌、透明细胞癌、乳头状浆液腺癌、鳞癌、未分化癌。

(1)内膜样腺癌:发病率占 80%,包括乳头型、分泌型、纤毛细胞型和腺癌伴鳞状上皮分化四种亚型。

(2)乳头状浆液性腺癌:占 10%,癌细胞具有高度异型性,乳头状或簇状生长。恶性程度高,具有高度侵袭性,预后差。

(3)透明细胞癌:不到 5%,癌细胞呈片状、腺管样或乳头状排列。恶性程度高,易发生早期浸润及转移。

3.病理分级方面,1988 年 FIGO 对传统的分级方法进行了改良,明确提出依据肿瘤的结构和细胞棱的异型性程度进行病理分级。

(1)按肿瘤的结构分级:

Gl(高分化):癌组织的实性部分≤5%;

G2(中分化):癌组织的实性部分占 5%~50%;

G3(低分化):癌组织的实性部分>50%。

(2)按细胞核的异型性程度分级:

Gl:细胞核长圆形,染色质与核仁变化轻微,偶见核分裂;

G2:细胞核的异型性程度介于 Gl 和 C3 之间;

G3:细胞核圆形,不规则增大,核仁明显,嗜酸性,核分裂多见。

二、中医病因病机

中医药学认为,疾病的发生实际是正邪相互作用的结果,子宫内膜癌亦是如此,明代《医宗必读》曰:"积之成也,正气不足,而后邪气踞之。"《医宗金鉴·妇科心法要诀》曰:"五色带下皆湿热所化。"《诸病源候论》云:"带下病者,由劳伤血气,损动冲脉、任脉,致令其血与秽液兼带而下也。"《妇人大全良方》曰:"妇人痞,由饮食失常,脾胃亏损,邪正相搏,积于腹中,牢固不动,故名曰痞。"明代《医学正传》曰:"积者迹也,挟痰血以成形迹,亦郁积至久之谓尔。"根据古人的经验,现代多认为本病的病因病机与肝肾不足、湿热蕴结、气血瘀滞关系最为密切。如肝肾不足、不孕不产、或年老体衰、精血亏耗等均可导致肝肾亏虚、冲任二脉失调;若脾虚运化失司,或肝气犯脾致脾失健运,均能导致水湿内停,蕴久化热,湿热下注,蕴结胞宫;或因情志失调,令肝气郁结,气滞血瘀,阻塞经络,久则均可致本病的发生。

第二节　临床表现

一、主要症状

（一）异常的阴道出血

异常的阴道出血是子宫内膜癌最常见的症状,尤其是绝经期或绝经后出血。据国内外文献报道其发生率在90%以上, 以阴道出血为第一症状而就诊的占80%以上。主要表现为血性分泌物或不规则阴道流血,出血的时间自数日、数周到数月不等,且多为持续性,久则导致贫血。

（二）阴道流液

部分患者在阴道流血前首先出现的是浆液性阴道流液, 若肿瘤坏死并有感染时,则为恶臭的排液。在绝经前的患者中比较少见阴道流液的症状。

（三）疼痛

子宫内膜癌一般不引起疼痛,晚期当癌瘤浸润周围组织或压迫神经可引起下腹及腰骶部疼痛;若癌灶侵犯宫颈,堵塞宫颈管导致宫腔积脓时,可出现下腹胀痛、痉挛样疼痛。

（四）其他

晚期患者可出现下腹痛、腰痛,贫血、消瘦、发热、恶病质等。

二、体征

妇科检查时发现子宫体增大是子宫内膜癌患者的主要体征。早期妇检常无明显异常,子宫大小、活动正常,双侧附件软,无肿物;随病灶的发展,子宫逐渐增大,质稍软;若合并宫腔积脓,子宫明显增大,质极软;晚期偶见癌组织自宫颈口内脱出,质脆,触之易出血;若癌灶向周围浸润,还可出现子宫旁受累的体征。

第三节 实验室及其他检查

一、肿瘤标志物检查

有子宫外转移者,血清 CA125 的值会升高。但是由于众多研究认为 CA125 水平不能反映内膜癌的进展程度,因此仅作为可选检查,也可作为疗效及预后的一项观察指标。

二、影像学检查

(一)B 超

子宫内膜癌在 B 超下早期表现为子宫增大,轮廓清楚,内膜增厚,失去线状结构,可见不均匀粗光点组成的回声增强光团,周边无包膜,后方无衰减,内膜与肌层分界模糊。随着癌灶浸润加深,子宫肌层的界限更加不清。B 超检查常用于子宫内膜癌的筛查,早期时 B 超常难做出诊断,不能因为 B 超检查的结果为阴性而排除子宫内膜癌。

(二)CT、MRI 检查

MRI 是子宫内膜癌术前分期的重要诊断工具,特别是在诊断肌层浸润深度及宫颈受累程度方面,优于经阴道超声和 CT 等。CT 费时较少,可以快速观察到肿瘤对相邻组织的侵犯。但 CT 检查较 MRI 相比有电离辐射,而且 MRI 还有更强的软组织分辨能力。

(三)子宫造影术

子宫造影术能了解子宫内肿瘤的浸润程度、肿瘤的周围状况、子宫腔内肿瘤的体积以及比较治疗前后病变的变化等,有助于治疗方案的制定。造影前有严重出血者、阴道转移及子宫下部或子宫颈口阻塞者属禁忌。

三、细胞学检查

细胞学诊断是检查子宫内膜癌的有效方法。从阴道后穹窿或颈管口吸取分泌物作涂片寻找癌细胞,准确率大约为 50% 和 75%;亦可采用 Lsacs 细胞收集器以负压抽吸宫腔标本涂片检查, 或以宫腔洗液法抽吸冲洗液涂片检查, 准确率可达 84%~93%。

四、子宫内膜活检或诊断性刮宫

内膜组织学检查是内膜癌确诊及肿瘤组织学分级的依据,过去因缺少其他有效的辅助检查,通常对有绝经后出血者立即给予分段取颈管和宫内膜活检。目前一般行宫颈双取器颈管内膜细胞学检查,做阴道 B 超及宫腔镜检查,在宫腔镜直视下取内膜活检更为准确可靠。

五、宫腔镜检查

宫腔镜检查已有近百年历史,近代科学技术的发展,尤其是光导纤维冷光源的问世,使宫腔镜检查有了长足的发展。宫腔镜检查能较早发现子宫内膜癌的癌变,有助于定位和分期,可在镜检标本指示下活检,且能对子宫内膜癌的前驱病变进行追踪观察。主要适用于以下情况:①异常子宫出血而诊断刮宫为阴性者;②了解子宫颈管受累的情况;③对子宫内膜腺瘤样增生过快及早期癌灶行直视下活检。禁忌证则为:①盆腔炎症疾病;②严重子宫出血;③子宫穿孔;④宫颈闭锁。

第四节　诊断与鉴别诊断

一、诊断

(一)西医诊断

绝经后阴道出血或出血性白带者,40 岁以后有不规则阴道出血者,40 岁以前有长期子宫出血及不孕史者应怀疑子宫内膜癌而进行检查。

1.症状

(1)异常的阴道出血是子宫内膜癌最常见的症状,尤其是绝经期或绝经后出血。

(2)部分患者在阴道流血前首先出现的是浆液性阴道流液,若肿瘤坏死并有感染时,则为恶臭的排液。在绝经前的患者中比较少见阴道流液的症状。

(3)子宫内膜癌一般不引起疼痛,晚期当癌瘤浸润周围组织或压迫神经可引起下腹及腰骶部疼痛;若癌灶侵犯宫颈,堵塞宫颈管导致宫腔积脓时,可出现下腹胀痛及痉挛样疼痛。

(4)晚期患者可出现下腹痛、腰痛、贫血、消瘦、发热、恶病质等。

2.体征

妇科检查时发现子宫体增大是子宫内膜癌患者的主要体征。早期妇检常无明显异常,子宫大小、活动正常,双侧附件软,无肿物;随病灶的发展,子宫逐渐增大,质稍软;若合并宫腔积脓,子宫明显增大,质极软;晚期偶见癌组织自宫颈口内脱出,质脆,触之易出血;若癌灶向周围浸润,还可出现子宫旁受累的体征。

3. 辅助检查

(1)肿瘤标志物检查:有子宫外转移者,血清 CA125 的值会升高。但是由于众多研究认为 CA125 水平不能反映内膜癌的进展程度,因此仅作为可选检查,也可作为疗效及预后的一项观察指标。

(2)影像学检查。

①B 超:B 超检查常用于子宫内膜痛的筛查,早期时 B 超常难做出诊断,不能因为 B 超检查的结果为阴性而排除子宫内膜癌。

②CT、MRI 检查:MRI 是子宫内膜癌术前分期的重要诊断工具,特别是在诊断肌层浸润深度及宫颈受累程度方面,优于经阴道超声和 CT 等。

③子宫造影术:子宫造影术能了解子宫内肿瘤的浸润程度、肿瘤的周围状况、子宫腔内肿瘤的体积以及比较治疗前后病变的变化等,有助于治疗方案的制定。

(3)细胞学检查:细胞学诊断是检查子宫内膜癌的有效方法。

(4)宫内膜活检或诊断性刮宫:内膜组织学检查是内膜癌确诊及肿瘤组织学分级的依据,目前一般行宫颈双取器颈管内膜细胞学检查,做阴道 B 超及宫腔镜检查,在宫腔镜直视下取内膜活检更为准确可靠。

(5)宫腔镜检查:宫腔镜检查能较早发现子宫内膜癌的癌变,有助于定位和分期,可在镜检标本指示下活检,且能对子宫内膜癌的前驱病变进行追踪观察。

(二)子宫内膜癌的分期,表 11-1

T—原发肿瘤

TNM 分期	FIGO 分期	
TX		原发肿瘤无法评价。
T0		未找到肿瘤。
Tis	0	原位癌。
T1	I	肿瘤限于宫体。
T1a	I A	肿瘤限于宫内膜。
T1b	I B	浸润肌层<1/2。
T1c	I C	浸润肌层≥1/2。
T2	II	累及宫颈,但未超出子宫。
T2a	II A	累及宫颈黏膜腺体,无间质浸润。
T2b	II B	累及宫颈间质。
T3	III	有局部和区域淋巴结转移。

T3a	ⅢA	累及子宫浆膜和(或)附件直接蔓延或转移和/或腹水或腹腔冲洗液细胞学阳性。
T3b	ⅢB	阴道转移(直接蔓延或转移)。
T4	ⅣA	累及膀胱和(或)直肠黏膜(泡状水肿除外)。

N—淋巴结

Nx		区域淋巴结无法评估。
N0		无区域淋巴结转移。
N1	ⅢC	盆腔和(或)主动脉旁淋巴结转移。

M—远处转移

Mx		远处转移无法评估。
M0		无远处转移。
M1	ⅣB	有远处转移(除主动脉旁和(或)腹股沟以外的腹腔淋巴结转移,不包括阴道、盆腔浆膜或附件的转移)。

表 11-1　子宫内膜癌 TNM 分期(AGCC 2002)

分期	TNM		
0 期	Tis	N0	M0
Ⅰ 期	T1	N0	M0
ⅠA 期	T1a	N0	M0
ⅠB 期	T1b	N0	M0
ⅠC 期	T1c	N0	M0
Ⅱ 期	T2	N0	M0
ⅡA 期	T2a	N0	M0
ⅡB 期	T2b	N0	M0
Ⅲ 期	T3	N0	M0
ⅢA 期	T3a	N0	M0
ⅢB 期	T3b	N0	M0
ⅢC 期	T1	N1	M0
	T2	N1	M0
	T3	N1	M0
Ⅳ 期	T4	任何 N	M0
	任何 T	任何 N	M1

(三)中医症候诊断

1.肝郁血热

【辨证要点】阴道突然大出血,伴胸胁胀满,心烦喜怒。

【主症】阴道突然大出血或出血淋漓,伴胸胁胀满,心烦喜怒,口干口苦。舌质红,苔薄黄,脉弦数。

2.湿热蕴结

【辨证要点】阴道不规则出血,带下黄赤,口黏口苦,苔黄腻。

【主症】阴道不规则出血,带下黄赤,臭秽异常,阴户肿痛,脐腹疼痛,胸闷纳呆,腰膝瘦软,口黏口苦,小便黄或短赤,大便干燥。舌质红,苔黄腻,脉弦滑或细数。

3.气滞血瘀

【辨证要点】阴道出血,时崩时止,淋漓不净,夹有瘀块,腹痛如针刺刀割,舌紫黯。

【主症】阴道不规则出血,时崩时止,淋漓不净,或突然量多,夹有瘀块,少腹疼痛拒按,腹痛如针刺刀割,部位固定。舌紫黯,舌边有痕点,苔薄,脉沉涩或弦细。

4. 脾肾阳虚

【辨证要点】阴道出血色淡质清稀,神疲乏力,浮肿肢冷,小便清长,大便溏。

【主症】阴道出血淋漓不尽,色淡质清稀,神疲乏力,气短懒言,纳差,腰膝瘦软,小腹冷痛,浮肿肢冷,小便清长,大便溏。舌质淡,苔白,脉沉细无力。

5. 肝肾阴虚

【辨证要点】阴道出血,量多少不一,头晕目眩,耳鸣心悸,五心烦热,腰膝瘦软。

【主症】阴道不规则出血,量多少不一,色鲜红,形体消瘦,头晕目眩,耳鸣心悸,五心烦热,两颧红赤,腰膝瘦软。舌质红,苔少,脉细数。

二、鉴别诊断

(一)西医鉴别诊断

1.子宫内膜不典型增生:子宫内膜不典型增生的病症及临床表现酷似子宫内膜癌,但前者发病年龄轻且治疗后反应较好,两者的确诊则有赖于病理检查。

2.宫颈癌:宫颈癌侵犯宫腔,容易与子宫内膜癌侵犯宫颈相混淆,其鉴别要点在于,一是详细了解发病过程;二是分段诊断性刮宫;三是组织病理学检查。

3.老年性阴道炎:两者均可见血性白带,老年性阴道炎见阴道壁充血或黏膜下散在出血点;子宫内膜癌则见阴道壁正常,排液来自宫颈管内。但须注意两者并存的可能。

4.更年期功能失调性子宫出血:更年期功血的主要表现为月经紊乱,如经期延长,经量增多,经间期出血或不规则出血等。妇科检查常无异常发现,与子宫内膜癌的症状和体征相似。鉴别的主要方法是诊断性刮宫、组织病理学检查。

5.子宫肌瘤：子宫肌瘤可表现为阴道异常出血，如经量增多，经期延长以及子宫增大，需与子宫内膜癌相鉴别。两者鉴别的主要方法是 B 超，必要时可行诊断性刮宫检查。

（二）中医鉴别诊断

1.月经先期、月经过多、经期延长：月经先期是周期缩短，月经过多是经量过多如崩，经期延长是行经时间长似漏。这种周期、经期、经量的各自改变与崩漏的周期、经期、经量的同时严重失调易混淆，但上述疾病各自有一定的周期、经期和经量可作鉴别。

2.月经先后无定期：主要是周期或先或后，但多在 1~2 周内波动，即提前或推后7d 以上 2 周以内，经期、经量基本正常。

3.经间期出血：崩漏与经间期出血都是非时而下，但经间期出血发生在两次月经中间，颇有规律，且出血时间仅 2~3 天，不超过 7d 左右自然停止。而崩漏是周期、经期、经量的严重失调，出血不能自止。

4.赤带：赤带以带中有血丝为特点，月经正常。

第五节　治　疗

一、中西医结合治疗思路

在世界范围内，子宫内膜癌是第六大常见的恶性肿瘤，每年约有 29 万例新发病例，临床治疗主要以手术、放化疗、内分泌治疗、中医药治疗为主。通过选择准确的中西医结合点，根据手术、放化疗、内分泌治疗并发症的不同特点，应用扶正固本、祛瘀散结、清热解毒等一系列方法能明确减轻患者临床症状，减少手术、放化疗后复发、转移率。

（一）术后中西医结合治疗

癌毒侵袭人体会损伤人的正气，手术在祛除病邪的同时，也会耗伤气血，使元气受损，因此手术后的病人病机特点以气血亏虚为本，以气滞血瘀为标。根据其病机特点，加之不同临床症候，辨证论治，调整机体气血阴阳。具体治法有：①理气通腑、行气消滞。用于术后，气机郁滞，胃气不降，肠腑传导失司，出现的胃脘部胀满不适，恶心、嗳气、矢气不转，腹部胀痛等症状，常用药物有莱菔子、生白术、当归、砂仁、生大黄、厚朴、枳壳、瓜蒌等，待排气，腹胀缓解后，去生大黄、厚朴、枳壳，改生白术为炒白术,加党参、淮山药等益气健脾,排便恢复后停药。②温肾健脾,化气行水。用于手术后,元气损伤,致使肾气亏虚,气化不利,小便困难、淋漓不尽,腰膝酸软,神疲乏力,腹胀纳差等症状,常用药物有党参、黄芪、车前子、杜仲、肉桂、牛膝、桑寄生、淡竹叶等,此外还可辅助针灸疗法,针刺气海、关元、肾俞、脾俞、膀胱俞、八髎穴等。③补虚助阳,化腐生肌。脾主肌肉,脾为气血生化之源,脾虚患者,伤口会延迟愈合或不愈合,常用药物有生黄芪、党参、茯苓、白术、桃仁、蒲公英、白芨、白芷、皂角刺、生甘草等。④清热解毒,祛瘀散结。用于手术后余毒未清,气血津液耗伤,正气亏损,无力驱邪外出,邪毒与瘀互结,蕴而化热而出现下腹胀痛、身热烦渴,大便秘结,小便黄赤等症状,常用药物有忍冬藤、半枝莲、白花蛇舌草、虎杖、莪术、五灵脂、延胡索、川楝子、炒白术、炒枳壳等,既可煎服,又可用于药物保留灌肠,使药效直达病所。

(二)术后绝经综合征的治疗

子宫内膜癌无论是手术,或是放化疗往往造成人工卵巢去势,大多数患者在遭受手术、放化疗治疗的同时还要忍受绝经综合征(潮热出汗,或伴有烦躁、易激动、焦虑、记忆力减退、心悸、胸闷、失眠、头痛,性交疼痛,尿频,腰背四肢疼痛等)症状的困扰,严重影响患者的生活质量,且影响患者对子宫内膜癌的治疗的耐受性。现代中医学家总结出绝经综合征的主要发病机理是肾虚为主,常见肾阳虚、肾阴虚、肾阴阳俱虚。并可累及心、肝、脾。绝经期肾气渐衰,天癸将竭,冲任、子宫功能衰退,月经紊乱而致断绝。有些女性肾衰程度过早或过速,或因心理、社会等因素的干扰较强,引起肾阴阳失衡,心肝气火偏盛,冲任气血不能下泄,上逆犯于心、肝、脾,继而出现一系列症状。可选用滋水清肝汤为代表方,用药熟地、山药、茯苓、牡丹皮、泽泻、山茱萸、白芍、栀子、酸枣仁、当归各 10g;柴胡 6g;还可用青蒿鳖甲汤合知柏地黄汤治疗肾阴虚型绝经期综合征,临床取得很好疗效;还可用二仙汤(仙茅、淫羊藿、当归、山茱萸、菟丝子、知母、黄柏)加减治疗绝经期综合征。

(三)放疗期间中西医结合治疗

放疗的并发症包括尿频、尿急及尿痛等尿路刺激症状,排尿困难和夜尿增多;大便次数增多及里急后重等直肠刺激症状、直肠炎(轻度便血、肠溃疡)等。中医药在治疗放射性膀胱炎,放射性直肠炎的疗效确切。

依尿路刺激症状发病特点和症状分析,其病属于中医学的淋证范畴。放疗也可以看作是一种热毒之邪侵犯人体下焦,故术后患者肾精亏虚,肾失其固摄和司膀胱开阖功能,膀胱气化无权,加之下焦湿热内蕴,下注膀胱,导致小便疾患。使用清热解毒利湿法预防及治疗,常用八正散加半边莲、龙葵清热解毒;白花蛇舌草清热解毒,利湿通淋;败酱草清热解毒,祛瘀止痛;黄柏清热燥湿、泻火解毒;龙胆草清热燥湿,泻肝胆火;土茯苓解毒除湿,泽泻与猪苓利水渗湿;车前子、通草、海金沙、石韦、萹蓄以利尿通淋。

放射性直肠炎的病机总属本虚标实,虚实夹杂,既存在肿瘤正气亏虚之本,同时有癌毒结聚之实,加之外邪放射线"热毒"侵犯,故脾气亏虚,水湿不化,痰瘀互结且肠络灼伤而湿热毒邪结聚,血瘀痰凝,湿热下注,腐肉败血以及大泻导致水液丢失,津气耗伤。治疗上一般分以下几个症型:湿热内蕴型施以葛根芩连汤加减或白秦汤加减;脾胃虚弱型施以参苓白术散;脾肾阳虚型施以真人养脏汤和椿根皮散;肝脾不和型施以痛泻要方加减。

(四)化疗期间中西结合治疗

中药对化疗的减毒增效作用,临床报道极多,其疗效确切肯定。临床常以健脾和胃、理气降逆法为主治疗因化疗引起的胃肠道症状如呕吐等。若食后胃脘不舒,恶心呕吐,嗳气,呃逆纳呆,面色萎黄,倦怠乏力,大便稀溏或便秘,舌淡苔薄,脉弱,脾胃气虚为主,代表方剂香砂六君子汤,常用药物:党参、白术、茯苓、甘草、生姜、半夏、陈皮、砂仁、木香、旋覆花、生赭石、大枣,胃脘痞满甚者加枳实、厚朴;饮食积滞加焦三仙、鸡内金;呕吐重加灶心黄土 60g;阳虚重加肉桂、炮姜。若以不思饮食,口干唇燥,大便燥结,甚则干呕,呃逆,面色潮红,舌干,苔少或无苔,脉细数,胃阴不足者,代表方剂养胃汤,常用药物:北沙参、麦门冬、玉竹、石斛、丹参、木香、草豆蔻、焦三仙、鸡内金、炒莱菔子,不思饮食者加白扁豆、山药;干呕,呃逆加刀豆、柿蒂、竹茹扶养胃气,降逆止呃。化疗药物亦能杀伤人体生长旺盛的血液和淋巴组织的细胞,从而产生骨髓抑制,引起白细胞、红细胞、血小板低下,中医认为化疗后患者基本病机特点为正气虚损,邪毒蕴结,此时以正气虚损为主要矛盾,治疗上以扶正固本为主,祛邪为辅,辨证以气、血、阴、阳为纲,五脏虚候为目,重在补益脾肾,裴正学教授兰州方采用太子参、党参、北沙参、人参须补益气血,六味地黄汤(生地、山药、山萸肉、茯苓、泽泻、牡丹皮)补肾,其中重用山萸肉 30~60g,桂枝汤(桂枝、白芍、大枣、生姜)、甘麦大枣汤(甘草、浮小麦、大枣)调和营卫,调节植物神经系统,对改善骨髓造血有明显疗效。白细胞低加黄芪、鸡血藤、丹参、苦参、补骨脂;血小板低下加鹿角胶、龟板、鸡血藤、白蒺藜、玉竹、黄精、大枣、生地、连翘、阿胶、龟板胶、土大黄等。

二、西医治疗

(一)手术治疗

子宫内膜癌的主要治疗原则是以手术治疗为主,辅以放疗、化疗及激素等的综合治疗,手术治疗是子宫内膜癌患者最重要的治疗方法。子宫内膜癌患者的手术治疗应包括盆腹腔冲洗液脱落细胞学检查,子宫筋膜外全切除术、双附件和盆腔及腹主动脉淋巴结切除术,临床Ⅰ期的标准术式为筋膜外子宫切除术及双附件切除术,盆腔及腹主动脉旁淋巴结切除术,若无腹腔镜禁忌证(如大子宫),可使用腹腔镜切除子宫和双附件,如需进行手术分期,可用腹腔镜同时进行淋巴结切除术。对于极度肥胖的患者,机器人腹腔镜也是一个选择。临床Ⅱ期发现有明显宫颈浸润患者,一直以来都是推荐根治性子宫切除术加双侧盆腔淋巴切除术和选择性腹主动脉旁淋巴结切除术。大部分Ⅲ期患者选择手术治疗,完整切除所有转移病灶,术后加盆腔外照射和(或)化疗。对于以腹腔播散为主的Ⅳ期患者,能达到无病灶残留的减灭术才有益。有些患者新辅助化疗也是一个选择,特别是有腹水的患者,术后可考虑使用以铂类为基础的化疗。

(二)化学治疗

对晚期转移或复发的子宫内膜癌患者,虽然化疗的反应率可达60%,但对大多数患者,反应期和生存期都很短,中位生存期只有7~10个月。

1.单药化疗:卡铂、阿霉素、顺铂和氟尿嘧啶是近年来证明对子宫内膜癌较有效的单药,此外六甲蜜胺和长春新碱对子宫内膜癌也有一定疗效。近年来对紫杉醇单药治疗晚期和复发的子宫内膜癌的报道,疗效较高,特别是对铂类抗拒的子宫内膜癌有效。

2.联合化疗:①AP方案:ADM(阿霉素)50mg/m² 静注,第1d,DDP(顺铂)50mg/m² 静注,第1d(水化利尿),3周重复;②AEP方案:ADM40mg/m²,静滴,第1d,VP-16 75mg/m² 静注,第1~3d,DDP20mg/m² 静注,第1~3d,4周重复;③TC方案:TAX(紫杉醇)135~175mg/m² 静滴,第1d,CBP(卡铂)第2d,4周重复;④TAP方案:ADM 45mg/m² 静注,TAX160mg/m² 静滴,第1d,DDP60mg11m² 静注,第2d(水化利尿),3~4周重复。⑤CAP方案:DDP50mg/m² 静注,第1d(水化利尿),ADM 50mg/m² 静注,第1d,CTX 500mg/m² 静注,第1d。

(三)放射治疗

子宫内膜癌为放射敏感性肿瘤,目前大部分子宫内膜癌患者需接受放疗。

1.单纯放疗:单纯放疗一般用于有手术禁忌证和老年患者,体外照射合理的配合腔内后装放疗是子宫内膜癌最理想的单纯放疗模式。体外照射可采用四野照射的方式,宫旁剂量45~50Gy,每日剂量为1.8~2.0Gy。腔内治疗每周1次,每次6~8Gy,分6~8次进行,必要时要适当补充阴道腔内照射,以减少阴道复发。

2.术前放疗：术前放疗可使肿瘤体积得到减小，使肿瘤细胞活性降低，为手术的彻底性和安全性提供更可靠的保证，并能减少手术所引起的癌细胞种植、转移的机会。随着新的手术病理分期的施行，Ⅰ、Ⅱ期患者术前放疗的比例明显减少，术前放疗多用于临床Ⅲ、Ⅳ期患者。术前放疗的适应证如下：子宫内膜癌子宫大于 2 个月妊娠者；子宫内膜癌累及宫颈；病理为 G3 级者；高危病理类型（如浆液性乳头状腺癌、透明细胞癌、鳞癌等）及临床Ⅲ、Ⅳ期患者。

3.术后放疗：根据手术病理提供的信息对有高危因素者有选择地应用术后放疗，一般在术后 10~14d 开始，延误时间则影响疗效。术后放疗可消灭残留或可疑残留的病灶，预防复发。决定子宫内膜癌术后辅助放疗的危险因素包括：病理分级、侵及肌层深度、子宫颈受侵、高危病理类型癌（浆液性乳头状腺癌、透明细胞癌、鳞癌）、宫外病变及淋巴结转移等。术后放疗可选用体外照射或腔内后装放疗。术后腔内治疗用于阴道切缘有癌组织或切缘与癌组织相邻者，而术后体外放疗用于有淋巴结转移或可疑淋巴结转移及癌灶侵犯子宫肌层超过 1/3 或不良病理类型等。一般采用全盆照射，必要时加用腹主动脉旁延伸野照射。

（四）内分泌治疗

目前子宫内膜癌内分泌治疗的适应证主要包括：①年轻的早期患者，要求保留生育能力。②对晚期复发子宫内膜癌患者，以及因严重并发症等不适宜接受手术等系统治疗的患者，作为姑息治疗手段之一。③对受体阳性的低级别内膜样腺癌，在手术治疗后应用大剂量孕激素治疗，减少复发机会，延长患者生存时间，但是对手术治疗后常规辅助内分泌治疗的必要性仍存在争议。

1.孕激素治疗：孕激素作用于子宫内膜癌时，可使子宫内膜向正常方向转化，转变为分泌期或萎缩性子宫内膜，对子宫内膜癌有肯定的疗效，关键是剂量要大，用药期要长，通常持续使用 2 个月以上才能产生疗效。主要适用于一些晚期患者，特别是经手术、放疗后有盆腔以外转移或复发者。其最大的优点是不良反应少，无一般化疗药物抑制骨髓的严重不良反应，且应用方便，不需住院，偶有恶心呕吐、水肿、脱发、皮疹、血压升高、痤疮、注射部位疼痛发红等。常用药物有：①甲孕酮（MPA）：口服，100mg/日；肌内注射，每日 1 次，每次 400mg，7d 后每周 3 次，显效后每月 1000mg 长期维持。②甲地孕酮（MA）：口服，每日 80~160mg。③氯地孕酮：口服，每日 20~40mg。④己酸孕酮：肌内注射，每日 500 mg，1 个月后改为每日 250 mg。

2.抗雌激素药物的治疗：他莫昔芬是一种非甾体类的抗雌激素药物，并具有微弱的雄激素作用，与细胞胞浆雌激素受体结合，使雌激素受体含量下降，并降低组织对雌激素的正常反应,从而达到抑制肿瘤生长的目的。另外,他莫昔芬可以促进肿瘤细胞内孕激素受体的合成,提高孕激素治疗的敏感性和长期有效性。常用剂量为一般每日口服 20mg,连用数周后,无效可加倍。其对子宫内膜癌的确切疗效尚待进一步的证实。

（五）靶向治疗

在手术、放疗和化疗已经改善了子宫内膜癌的预后同时,对肿瘤发生机制的深入研究促使针对癌细胞生存的分子通路,包括血管生成、DNA 修复和凋亡为治疗靶点的药物的产生。肿瘤抑制基因 PTEN 对维持正常细胞功能意义重大。PTEN 突变导致了凋亡的减少,这种现象存在于高达83%的子宫内膜样腺癌中。突变使转录减少,从而导致了对磷脂酰肌醇-3 激酶抑制的减少,AKT 活性的增加和雷帕霉素靶蛋白功能失去控制。绝大多数子宫内膜癌 mTOR 活性增加。哺乳动物 mTOR 是一种调节细胞生长和凋亡的激酶。替西罗莫司、雷帕霉素和依维莫司是 mTOR 的抑制剂,而且都已经进行过单药 II 期试验。研究发现它们能使 44%转移或复发的子宫内膜癌患者病情趋于稳定。

任何组织的生长和维持都有赖于新生血管的生成。短距离的营养物质扩散对于维持细胞功能是足够的,但对于体积超过 1mm³ 的肿瘤,必须依赖生成新的血管。肿瘤细胞能产生血管生成因子,这些因子能促进新血管的生成诱导支持细胞募集。血管密度和诸多促血管生成的蛋白如血管内皮生长因子(VEGF)和血小板衍生的生长因子都是包括子宫内膜癌在内的许多实体瘤预后不良的因素。VEGF 是最有特征性的血管生成调节因子。VEGF 和其他生长因子常过度表达见于缺氧或炎症区域或原癌基因激活或抑癌基因下调的情况下,VEGF 过表达导致了内皮细胞增殖、凋亡减少、增加内皮细胞开窗。研究发现 VEGF 过表达与包括子宫内膜癌在内的大部分妇科恶性肿瘤预后不良相关。抑制血管生成路径的药物如贝伐单抗、酪氨酸激酶抑制剂等在子宫内膜癌中的作用目前正处于研究阶段。

三、中医治疗

（一）辨证论治

1. 肝郁血热

【治法】疏肝清热,凉血止血。

【方药】丹栀逍遥散加减。

【药物组成】仙鹤草 30g、阿胶 10g(烊服)、茯苓 10g、柴胡 10g、赤芍 10g、生地 12g、益母草 15g、牡丹皮 6g、栀子 10g、白术 12g、薄荷 6g(后下)、三七粉 3g(冲服)。

【方药分析】方中柴胡、薄荷疏肝解郁;栀子清泻肝热;茯苓、白术健脾益气;赤芍、牡丹皮、生地、益母草、三七粉、阿胶、仙鹤草活血凉血止血;共奏疏肝清热,凉血止血之功。

【加减】若发热,带下黄白者,加败酱草、半枝莲、金银花;胁痛甚者,加茵陈、延胡索、白芍;少腹痛甚者,加延胡索、乌药、青木香;纳呆加焦三仙、鸡内金、炒莱菔子。

2.湿热蕴毒

【治法】清热利湿,解毒散结。

【方药】四妙丸加减。

【药物组成】生苡仁 30g、半枝莲 15g、龙葵 15g、白花蛇舌草 15g、土茯苓 12g、赤芍 10g、怀牛膝 15g、黄柏 10g、车前草 30g、白英 30g、苦参 20g、黄连 6g。

【方药分析】方中黄柏、黄连、怀牛膝、生苡仁、车前草、苦参清热利湿;半枝莲、龙葵、白花蛇舌草、土茯苓、白英清热解毒抗癌;共奏清热利湿,解毒散结之功。

【加减】若见带下恶臭,湿毒瘀结者加萆薢、黄柏、薏苡仁、茯苓、牡丹皮、泽泻;外阴瘙痒者加白鲜皮、地肤子、乌蛇、蝉蜕;伴舌苔黄腻、纳差者加苍术、厚朴、陈皮、茯苓;口黏口苦者加柴胡、半夏、黄芩。

3.气滞血瘀

【治法】行气活血,祛瘀散结。

【方药】少腹逐瘀汤加减。

【药物组成】当归 15g、五灵脂 15g、小茴香 12g、延胡索 10g、香附 6g、川芎 6g、赤芍 10g、蒲黄 10g、肉桂 6g、干姜 6g、没药 6g。

【方药分析】方中诸多活血药物同用,配合延胡索、香附行气;肉桂、干姜,小茴香温里祛寒;共奏行气活血,祛瘀散结之功。

【加减】若伴有血块者加丹参、三棱、莪术、鸡血藤;疼痛重加乌药、川楝子以行气止疼;食欲不振加檀香、肉蔻、砂仁以行气温中;局部肿块加三棱、莪术、山慈菇、醋炙鳖甲、生牡蛎以化痰活血,软坚散结。

4.脾肾阳虚

【治法】温肾健脾,固摄止血。

【方药】右归丸合举元煎加减。

【药物组成】山药 30g、党参 15g、黄芪 15g、杜仲 15g、熟地 15g、阿胶(烊服)15g、艾叶 10g、白术 15g、鹿角胶 15g、制附子 6g、山萸肉 10g、补骨脂 10g、菟丝子 10g、升麻 6g、肉桂各 6g。

【方药分析】方中制附子、肉桂、鹿角胶补肾中元阳,温里祛寒;熟地、山药、山萸肉滋阴益肾,取阴中求阳之义;菟丝子、杜仲补肝肾,健腰膝;黄芪、党参、白术、甘草健脾益气;升麻提升阳气,配合阿胶、艾叶以止血;共奏温肾健脾,固摄止血之功。

【加减】若见面色晦暗、精神萎靡、腹部胀满冷痛、下利清谷、甚或五更泄泻可加吴茱萸、山药、白扁豆、肉豆蔻、补骨脂;若面浮肢肿、小便不利等阳虚水泛症时可加茯苓、猪苓、薏苡仁、白术、泽泻、炮附子;若见小便频数者可加益智仁、桑螵蛸。

5. 肝肾阴虚

【治法】滋肾养肝,固冲止血。

【方药】左归丸加减。

【药物组成】熟地 12g、山药 10g、山茱萸 6g、枸杞 15g、炙甘草 6g、菟丝子 15g、鹿角胶 10g、龟甲胶 10g、知母 10g、黄柏 9g、牛膝 9g。

【方药分析】方中熟地、山药、山萸肉、枸杞滋肾益精,填补真阴;龟鹿二胶为血肉有情之品,其中龟甲胶偏于补阴,鹿角胶偏于补阳;菟丝子、川牛膝益肝肾,强腰膝;知母、黄柏清热泻火;共奏滋肾养肝,固冲止血之功。

【加减】潮热盗汗、口干者,加鳖甲、女贞子、旱莲草、山茱萸;若腹胀纳呆者,加焦三仙、党参、陈皮;若汗出较多者,可加五味子、山茱萸;若见头目眩晕、视物模糊、腰膝痠软者可加石决明、菊花、枸杞、杜仲、桑葚。

(二)中成药

1.化瘀丸:活血化瘀,散结止痛。每次 10 粒,早晚各一次,饭后服。适用于子宫内膜癌属瘀血内阻型。

2.少腹逐瘀丸:行气活血,祛瘀散结。每次 9g,每日 2 次,黄酒送服。适用于子宫内膜癌症属气滞血瘀者。

3.大黄䗪虫丸:具有破血消肿,逐瘀抗瘤的作用。每次 1 粒,每日 3 次。适用于子宫内膜癌属瘀血内结者。

4.崩漏丸:凉血止血,固崩塞漏。每次服 6g,每日 2 次。适用于子宫内膜癌以出血症状为明显者。

5.妇科回生丹:具有益气养血,活血祛瘀的作用。每次 1 丸,每日 2 次。适用于子宫内膜癌术后或放化疗后气血两虚,虚实夹杂者。

6.参芪扶正注射液:益气扶正。每瓶 250ml,静脉滴注,每日 1 次。适用于子宫内膜癌放化疗后正气亏虚者。

7.复方苦参注射液:清热利湿,凉血解毒,散结止痛。每支 5ml,每次 3~4 支,加入生理盐水 200ml 中缓慢静脉滴注,每日 1 次。适用于子宫内膜癌湿热蕴结者。

8.华蟾素注射液:解毒,消肿,止痛。每支 5ml,每次 20ml,静脉注射,每日 1 次,15d 为 1 疗程。

(三)主要并发症的防治

1.尿潴留

【症型】脾气不升。

【治法】益气健脾,升清降浊,化气利尿。

【推荐方药】补中益气汤(《脾胃论》)合春泽汤(《世医得效方》)。

2.膀胱刺激

【症型】湿热蕴结。

【治法】益气健脾,升清降浊,化气利尿。

【推荐方药】八正散(《太平惠民和剂局方》)。

3.放射性直肠炎

(1)湿热内蕴。

【治法】清泄里热,解肌散邪。

【推荐方药】葛根芩连汤(《伤寒论》)。

(2)脾胃虚弱。

【治法】益气健脾,渗湿止泻。

【推荐方药】参苓白术散(《太平惠民和剂局方》)。

(3)脾肾阳虚。

【治法】涩肠止泻,温中补虚。

【推荐方药】真人养脏汤(《太平惠民和剂局方》)。

(4)肝脾不和。

【治法】补脾泻肝,缓痛止泻。

【推荐方药】痛泻要方(《医学正传》)。

4.恶心呕吐

(1)胃气不降。

【治法】降逆化痰,益气和胃。

【推荐方药】旋覆代赭汤(《伤寒论》)。

(2)脾胃不和。

【治法】益气健脾,和胃降逆。

【推荐方药】香砂六君子汤(《古今名医方论》)。

(3)中焦虚寒。

【治法】温胃散寒,降逆止呕。

【推荐方药】理中汤(《伤寒论》)。

5.骨髓抑制

【症型】正气亏虚。

【治法】健脾益气,扶正固本。

【推荐方药】兰州方(裴正学教授经验方)。

(四)中医适宜技术

1.针灸

(1)取穴腰俞、命门、带脉、次髎、三阴交等穴,用补泻结合手法,每日1次,每次15~30min,适用于晚期子宫内膜癌疼痛者。

(2)取穴带脉、五枢、气海、三阴交、中极、阴陵泉等穴,用泻法,每日1次,每次15~30min,适用于子宫内膜癌带下较多者。

(3)取穴下脘、天枢、石门、关元、中极、足三里,用补泻结合手法,每日1次,每次15~30min,适用于子宫内膜癌患者。

(4)烧针治疗取穴石门、中极、关元,用2寸长圆形针将针部裹上脱脂棉花,蘸棉籽油点燃以烧红为度,速脱掉针上火棉,对准穴位,快速垂直插入,留针20min,拔针后针孔消毒。每周1次,此肿物消除为宜。

2.饮食疗法

(1)肝郁血热。

①藕汁侧柏叶饮:取鲜藕250g,侧柏叶60g。将两药洗净后捣汁,用适量凉开水冲服,每日1~2次。

②仙白茅饮:取白花蛇舌草150g,仙鹤草、白茅根各120g,三药洗净后共水煎加白糖适量后饮用。

(2)湿热蕴毒。

①杞子黄花饮:取猪膀胱1个,黄花菜100g,山楂50g,杞子20g。先将猪膀胱洗净切细,后二味分别纱布包妥,与猪膀胱一起煮熟,和盐、姜、葱、味精调味服食。

②马齿苋粥:取粳米50g,马齿苋30g,将马齿苋洗净后加粳米煮粥服用。

(3)气滞血瘀。

①乳香血竭散:取鲫鱼1条约250g,血竭、乳香各10g,将鲫鱼去内脏后,把乳

香、没药塞鱼腹烧后研末,每日晨起服 10g,用黄酒调服。

②益母香附蛋:取益母草 50g,香附子 15g,鸡蛋 2 个。加水适量同煎,熟后剥去蛋壳取蛋再煮片刻,去药渣,吃蛋饮汤。

(4)脾肾阳虚。

①首乌芡实白鳝汤:取白鳝鱼 250g,首乌 60g,芡实 30g,益母草 15g。先将首乌,芡实洗净,浸 30min;鳝鱼去头、肠脏,洗净;益母草洗净,用纱布包扎,然后把全部用料放入锅内,加清水适量,武火煮沸后,文火煮 2h,去益母草,调味后随量饮用,鳝鱼佐餐。

②参芪健脾汤:取猪排骨 300g 或光鸡 1 只,党参、山药各 18g,桂圆肉、枸杞各 15g,高丽参、黄芪、当归各 10g,陈皮 5g。先将高丽参、黄芪等中药洗净后放入布袋中扎口,和排骨或鸡一起加水煮。先大火后小火,煮 2~3h。捞出布袋,加入盐、胡椒等调味品即可。每次 1 小碗,每天 1 次。此物料可做 5 小碗,吃肉喝汤,多余的放入冰箱保存。

(5)肝肾阴虚。

①首乌山萸肉煲鸡蛋:取何首乌 30g,山萸肉 9g,鸡蛋 3 枚。将何首乌、山萸肉水煮后去渣,加入鸡蛋煮熟后,调味服用。早晚各 1 次,连服 7d 为一疗程。

②猪脊髓丸:将炙黄芪 15g,生牡蛎、酥龟甲、炙桑螵蛸各 12g,焙水牛角腮、炙乌贼骨各 9g,紫河车、阿胶、黄鱼鳔各 6g,炒茜草根 4.5g,鹿角霜、血余炭各 3g,共研细末,加猪脊髓适量炖化,合药炼蜜为丸,如梧桐子大,每次用墨鱼汤或淡菜汤空腹送服,每日 9g,15d 为一疗程。

3.外治法

(1)血竭酒:元胡 15g,血竭、制乳香、制没药、红花各 10g,冰片 3g,将上药研末放入白酒 500ml 中浸泡后外擦痛处,可反复使用。具有活血止痛的功效,适用于子宫内膜癌疼痛者。

(2)黄白膏:苦参、黄柏各 30g,雄黄、白矾、乳香、没药各 15g,麝香、蟾蜍、冰片各 2g,硇砂 1g,将上药各研细末后混匀,用蛋黄油调膏,外敷于痛处,每日换药 1~2 次。具有清热燥湿,解毒散结,活血止痛的功效,适用于子宫内膜癌疼痛者。

4.气功治疗

主要采用真气运行法,该法主要用于手术,放化疗后的子宫内膜癌病人,目的是恢复和培养患者机体内的真气,提高患者的免疫功能,防止肿瘤手术放化疗后复发。

第六节　疗效评价

一、西医疗效判定

根据国际抗癌联盟(UICC)和 WHO 规定的实体肿瘤疗效评价标准分为：完全缓解(CR)；部分缓解(PR)；稳定(SD)；进展(PD)，具体标准见表 11-2。

表 11-2　西医疗效评价标准

可测量病变	不可测量病变	骨转移
CR: 可见的病变完全消失超过 1 个月	CR:所有症状、体征完全消失至少 4 周。	CR: X 线及扫描等检查，原有病变完全消失，至少 4 周。
PR: 肿瘤缩小 50%以上，时间不少于 4 周。测量可采用双径或单径。	PR: 肿瘤大小估计减小 ≥ 50%至少 4 周。	PR: 溶骨性病灶部分缩小、钙化或成骨病变密度减低，至少 4 周。
SD: 肿块缩小不及 50%或增大未超过 25%。	SD: 病情无明显变化至少 4 周，肿瘤大小估计增大不超过 25%，减少不足 50%。	SD: 病变无明显变化。由于骨病变往往变化缓慢，判定 NC 至少应在开始治疗的第 8 周后
PD: 一个或多个病变增大 25%以上或出现新的病变	PD: 新病灶出现或原有病变估计增大 25%。	PD: 原有病灶扩大及或新病灶出现。

注：肿瘤体积缩小率：缩小率=(A-a)+(B-b)+(C-c)……/A+B+C……×100%(其中 A、B、C 等为治疗前肿瘤瘤体积，a、b、c 为治疗后肿瘤体积)。

二、中医症候评价

(一)评价方法

积分比=(治疗前总积分-治疗后总积分)/治疗前总积分×100%。显效:70%≤积分比<100%:有效:30%≤积分比<70%；无效:达不到有效标准。

(二)中医疗效评价标准

参照《中药新药临床研究指导原则》，制定如下：根据子宫内膜癌下腹坠痛、腹胀、纳差、乏力、消瘦等常见症状和体征分为轻、中、重度 3 级。0、I(轻度)、Ⅱ(中度)、Ⅲ(重度)级分别记为 0、1、2、3 分，然后治疗前后进行累积对比，按积分比法评价疗效。并且根据症状的有无及程度的轻重进行评分，然后治疗前后进行累积对比，按积分比法评价疗效。治疗前后各记录 1 次,每位患者共进行 2 次,与生活质量评价同时进行。具体评分见表 11-3。

表 11-3 中医症候评分表

记分项目	0分	1分	2分	3分	分值
下腹坠痛	无或消失	下腹轻度坠痛,可耐受,不影响睡眠	下腹重度坠痛,明显,睡眠受干扰,需要服用非甾体类止痛药	下腹重度坠痛,不能睡眠,需要服用非甾体类止痛药	
腹胀	无或消失	轻度腹胀	中度腹胀	重度腹胀	
纳差	无或消失	轻度纳差,能进普食	中度纳差,胃纳欠佳,不需要营养支持	重度纳差,进食明显减少,需要营养支持	
乏力	无或消失	轻度乏力,能出病房走动	中度乏力,能在病房走动	重度乏力,不愿下床走动	
消瘦	体形中等或胖	轻度营养不良	中度消瘦	重度消瘦	
面色紫暗黧黑	无或消失	轻度紫暗黧黑	中度紫暗黧黑	重度紫暗黧黑	

第七节 预防调护

子宫内膜癌是中国常见的恶性肿瘤之一,可发生与任何年龄,平均年龄 55 岁左右,发病高峰年龄为 55~60 岁。50%~70%在绝经后发病。在中国子宫体癌的发病率,仅次于子宫颈癌及卵巢癌而居女性生殖器官恶性肿瘤的第 3 位。近年发病率有不断上升趋势。因此,女性朋友在日常要做好预防措施,避免此病的侵害。因此,要做到子宫内膜癌的早期发现、早期诊断、早期治疗。

一、预防

(一)避免危险因素

开展防癌宣传普查,加强卫生医学知识,教育有更年期异常出血,阴道排液,合并肥胖,高血压或糖尿病的妇女,要提高警惕,及时就医,早期诊断。

(二)治疗癌前病史

对子宫内膜有增生史过长,特别是有不典型增生患者,应积极给予治疗,严密随诊,疗效不好者及时手术切除子宫,若患者已有子女,或无生育希望或年龄较大者,可不必保守治疗,直接切除子宫。有妇科良性疾病时,最好不采用放疗,以免诱发肿瘤。

（三）严格掌握雌激素使用的指征

更年期妇女使用雌激素进行替代治疗,应在医生指导下使用,同时应用孕激素以定期转化子宫内膜。

（四）对有高危因素的人群应有密切随访或监测

子宫内膜癌患者在治疗后应密切定期随访, 争取及早发现有无复发, 约 75%~95%复发是在术后 2~3 年内,常规随访应包括详细病史(包括任何新的症状),盆腔的检查,阴道细胞学涂片,胸片,血清 CA125 检测及血常规,血化学检查等,必要时可作 CT 及 MRI 检查, 一般术后 2~3 年内每 3 月随访 1 次,3 年后可每 6 个月 1 次,5 年后 1 年 1 次,95%复发病例均可经临床检查, 阴道细胞学涂片检查及血清 CA125 检查发现。

（五）早诊早治

因子宫内膜癌病因尚不明确,当前尚不能预防其发生,因此,重点应放在早期发现、早期治疗上。对绝经后出血,更年期月经紊乱应留意排除子宫内膜癌的可能,对年轻妇女月经紊乱治疗无效者,亦应及时做 B 超检查和子宫内膜检查。重视子宫内膜癌的癌前病变,对已证实有子宫内膜不典型增生等癌前病变者,根据患者情况宜行全子宫切除术,有生养要求者应及时给予大剂量孕激素治疗并监测病情变化。

二、调护

改变生活习惯,节制饮食,加强锻炼,通过控制高血压、糖尿病、肥胖等“富贵病”的发生减少子宫内膜癌的发病率。

参考文献

[1]刘晨,周蓉,魏丽惠.子宫内膜癌筛查进展[J].中华妇产科,2014,48(12):881-883

[2]杨鉴冰,崔晓萍."傅青主女科"月经病探析[J].四川中医,2006,24(9):24-25

[3]林中秋.子宫内膜癌诊治指南解读[J].中国实用妇产,2015,31(11):986-991

第十二章
乳腺癌

乳腺癌是女性最常见的恶性肿瘤之一。乳腺癌发病年龄 40~60 岁,绝经期前后的妇女发病率较高,男性患者仅占约 1%~2%。据资料统计,乳腺癌发病率占全身各种恶性肿瘤的 7-10%,位居女性恶性肿瘤的首位,严重危害妇女的身心健康。目前,通过采用综合治疗手段,乳腺癌已成为疗效最佳的实体肿瘤之一。

乳腺癌属中医学之"乳岩""痈疽""痰核"的范畴。清代《医宗金鉴》曰:"乳岩初结核隐疼,肝脾两损气郁凝,核无红热身寒热,速灸养血免患攻。耽延续发如堆栗,坚硬岩形引腋胸,顶透紫光先腐烂,时流污水日增疼,溃后翻花怒出血,即成败证药不灵。"《灵枢·痈疽篇》曰:"疽者,上之皮夭以坚,上如牛领之皮。"隋代巢元方《诸病源候论·疽发乳候》曰:"肿而皮强,上如牛领之皮,谓之疽也。"明代医家陈实功《外科正宗》曰:"初如豆大,渐若棋子;半年一年,二载三载不痛不痒,渐渐而大,始生疼痛,痛则无解,日后肿如堆栗,或如覆碗,色紫气秽,渐渐溃烂,深者如岩穴,凸者如泛莲,疼痛连心,出血则臭,其时五脏俱衰,四大不救,名曰乳岩。"清代邹岳《外科真诠》曰:"乳癖……患经数载不活,宜节饮食,息恼怒,庶免乳岩之变。"认为乳癖若久治不愈,另加饮食失节,情志所伤,可使"乳癖"一病恶变为"乳岩"。这与现代医学中乳腺小叶增生部分恶变极为吻合。

第一节　病因病理

一、西医病因病理

（一）病因

乳腺癌病因多种,机制不清。现代医学认为乳腺癌发生的高危因素包括乳腺癌家族史、月经初潮早、高龄初产、未经产、闭经晚、绝经后肥胖、高水平的电离辐射、良性乳腺疾病等。发病机制与病毒(尤其是 B 型 RNA 病毒)及未生育或哺乳、甲状腺疾病和内分泌失调,雌二醇和雌酮异常增加及雌三醇缺乏有关。从以上分析我们可知两个发病条件,一个是内分泌失调,一个免疫功能低下。

（二）病理

乳腺癌病理分型,参照《2011 年版诊疗规范(卫生部印发)》。一般情况下,临床上分三阴性乳腺癌与非三阴性乳腺癌。乳腺癌雌激素受体(ER)、孕激素受体(PR)及人类表皮生长因子受体 2(HER2)三者均阴性乳腺癌,即三阴性乳腺癌的临床病理特征。

1.非浸润性癌:又称原位癌。

2.早期浸润癌:包括小叶原位癌早期浸润、导管内癌早期浸润。

3.浸润癌:又分为浸润性特殊癌、浸润性非特殊癌。

4.浸润性非特殊癌:包括有浸润性小叶癌、浸润性导管癌、单纯癌、髓样癌、硬癌、腺癌。

5.浸润性特殊癌:包括乳头状癌、髓样癌、黏液腺癌、腺样囊腺癌、大汗腺癌、鳞状细胞癌、乳头 Pagets 病。

二、中医病因病机

乳腺癌在祖国医学中属"乳岩"范畴。中医认为,正气虚弱,"六淫伏毒"和"七情郁毒"损伤冲任,影响脏腑功能失调,痰毒瘀结而成"乳岩"。肝属木,主疏泄,其性条达;脾胃主运化,又主气机升降。而气为血帅,血为气母,气行则血行,气滞则血瘀。乳腺癌患者一则由于七情内伤,肝郁气滞,日久形成瘀血。二则由于饮食不节,脾胃运化失常,日久形成痰湿邪毒。瘀血痰毒阻于经络,成为积聚,渐渐而大。瘀血痰毒日久化热,癌毒内生,腐蚀肌肤,渐渐溃烂,成为"乳岩"之病。

（一）毒邪

"毒邪"是贯穿乳腺癌发生、发展和转移始终的病因和病理产物。"六淫伏毒"和"七情郁毒"是乳腺癌发生的两大主要病因，"癌毒内生"是乳腺癌发生的核心变化，"痰毒瘀结"是乳腺癌发展的核心病机，"余毒未清"是术后的主要病机，"余毒流注"是术后复发转移的关键病机。

（二）正气虚弱

机体的免疫功能状态对于疾病的预防、诊断和治疗有着重要意义，也是中医辨证的重要内容之一。机体的免疫功能包括体液免疫和细胞免疫两部分，是由免疫器官、免疫细胞和免疫分子构成的相当于中医正气的生理功能。

第二节　临床表现

一、主要症状

早期乳腺癌不具备典型症状和体征，不易引起患者重视，常通过体检或乳腺癌筛查发现。乳腺癌以肿块坚如石硬，无红无热，初起如核，渐如棋子且渐进性肿大，牵引胁肋，腋下及部分淋巴结肿痛，痛久则见烦热、干咳、消瘦、乏力、少食等症状。

二、体征

以下为乳腺癌的典型体征，多在癌症中期和晚期出现。

（一）乳腺肿块

80%的乳腺癌患者以乳腺肿块首诊。患者常无意中发现肿块，多为单发，质硬，边缘不规则，表面欠光滑。大多数乳腺癌为无痛性肿块，仅少数伴有不同程度的隐痛或刺痛。

（二）乳头溢液

非妊娠期从乳头流出血液、浆液、乳汁、脓液，或停止哺乳半年以上仍有乳汁流出者，称为乳头溢液。

（三）皮肤改变

乳腺癌引起皮肤改变可出现多种体征，最常见的是肿瘤侵犯 Cooper's 韧带后与皮肤粘连，出现"酒窝症"。若癌细胞阻塞了淋巴管，则会出现"橘皮样改变"。乳腺癌晚期，癌细胞沿淋巴管、腺管或纤维组织浸润到皮内并生长，形成"皮肤卫星结节"。

（四）乳头、乳晕异常

肿瘤位于或接近乳头深部，可引起乳头回缩。肿瘤距乳头较远，乳腺内的大导管受到侵犯而短缩时，也可引起乳头回缩或抬高。乳头湿疹样癌，即乳头 Paget's 病，表现为乳头皮肤瘙痒、糜烂、破溃、结痂、脱屑、伴灼痛，至乳头回缩。

（五）腋窝淋巴结肿大

隐匿性乳腺癌乳腺体检摸不到肿块，常以腋窝淋巴结肿大为首发症状。医院收治的乳腺癌患者 1/3 以上有腋窝淋巴结转移。初期可出现同侧腋窝淋巴结肿大，肿大的淋巴结质硬、散在、可推动。随着病情发展，淋巴结逐渐融合，并与皮肤和周围组织粘连、固定。晚期可在锁骨上和对侧腋窝摸到转移的淋巴结。

三、副肿瘤综合征

乳腺癌副肿瘤综合征主要表现为：肿瘤热、恶液质、免疫抑制、重症肌无力、肥大性骨关节病、男性乳房发育症、柯兴综合征、神经肌肉痛、高钙血症、低血糖症、高血压、不明原因的贫血、血小板减少性紫癜、皮肌炎、弥漫性血管内凝血、肾炎等。

第三节　实验室及其他检查

一、实验室检查

（一）癌胚抗原（CEA）

早中期乳腺癌患者中有 20%~30% 血 CEA 含量升高，而晚期及转移性癌患者中则有 50%~70% 出现 CEA 升高。CEA 与治疗反应呈一定正相关，增高时提示病变进展，降低时好转，因此目前常作为预后及随访指标。

（二）糖类抗原 CA153

CA153 是目前公认的对乳腺癌特异性较高的肿瘤标志物，在乳腺癌中过度表达，与病理类型无关，与临床分期、肿瘤大小、腋窝淋巴结状况及雌类受体相关。CA153 对乳腺癌诊断符合率为 33.3%~57.0%，对早期诊断尚有困难，主要是没有找到特异性物质抗原。CA153 对乳腺癌术后的复发及转移的监测有一定意义，动态观察其变化，水平升高比临床影像学确定复发和转移早数月甚至数十月。

（三）铁蛋白（SF）

血清铁蛋白反映体内铁的储存状态，在很多恶性肿瘤中铁蛋白升高，乳腺癌患者中约 42% 升高，且与病期相关，治疗后复发者铁蛋白亦升高。检测血清铁蛋白水平对乳腺癌的诊断、预后观察、临床分期有重要价值。

二、影像学检查

（一）乳腺 X 线摄影

钼钯 X 线乳房摄片、液晶热图像检查：常规体位包括双侧内外侧斜位（MLO）及头足位（CC）。对常规体位显示不佳或未包全乳腺实质者，可根据病灶位置选择补充体位。为使病灶显示效果更佳，必要时可开展一些特殊摄影技术，如局部加压摄影、放大摄影或局部加压放大摄影等。

（二）乳腺超声

用于所有疑诊乳腺病变的人群。可同时进行乳腺和腋窝淋巴结的检查。乳腺超声扫描体位常规取仰卧位，扫描范围自腋窝顶部至双乳下界，包括全乳及腋窝。

（三）乳腺核磁共振成像（MRI）检查

MRI 不作为乳腺癌诊断的常规检查项目。可用于乳腺癌分期评估，确定同侧乳腺肿瘤范围，判断是否存在多灶或多中心性肿瘤。初诊时可用于筛查对侧乳腺肿瘤。同时，有助于评估新辅助治疗前后肿瘤范围、治疗缓解状况，以及是否可以进行保乳治疗。

三、病理学检查

（一）细胞组织病理学

1.脱落细胞学检查：对乳头溢液患者，可进行此项检查，其标本来源有：自然溢液，不需加外力，很容易自然溢出，被动溢液，按压乳房病变部位自乳头溢出液体，或靠注射器负压吸引吸出液体（注射器倒置），所获标本立即涂片送病理查找癌细胞，如是癌性溢液有一定的诊断率，但临床上乳头溢液因癌所引起的检出率较少，所以癌细胞的阳性率亦不高。

2.活体组织检查：进行瘤体穿刺，抽取小块组织做病理检查，方法简单诊断可靠率高，尤其对鉴别诊断有重要价值。但需注意因未切取实质部分而仅取干痂或周围炎症组织而引起假阴性。

3.切取活组织检查：较大的肿瘤，如有条件最好在手术台上取组织作快速冰冻切片检查，如系癌则即行根治手术切除；如未查到癌，则可行局部切除，待以后进一步病理检查确诊后再作适当治疗。一旦诊断明确为癌时，则应尽量缩短活检与手术治疗的间隔时间，使患者得到更好的疗效。时间延长，则影响预后。

（二）细胞组织学基因突变检查

1.P53 突变与乳腺癌关系：P53 突变阳性率与患者的年龄、临床分期等无相关性，但与淋巴结的转移成正比,与雌激素受体(ER)、孕激素受体(PR)表达成反比,提示P53 突变阳性者预后较差。

2.BRCA1 基因:研究表明,BRCA1 基因与中国家族性和早发性乳腺癌存在一定的相关性。BRCA1 基因是第一个被发现的乳腺癌易感基因,该基因突变可导致乳腺癌的发生。

第四节　诊断与鉴别诊断

一、诊断

(一)西医诊断

1.诊断:应当结合患者的临床表现、体格检查、影像学检查、组织病理学等进行乳腺癌的诊断和鉴别诊断。参照《2011 年版诊疗规范(卫生部印发)》。

(1)临床表现:早期乳腺癌不具备典型症状和体征,不易引起患者重视,常通过体检或乳腺癌筛查发现。以下为乳腺癌的典型体征,多在癌症中期和晚期出现。乳腺肿块,乳头溢液,皮肤改变,乳头、乳晕异常,腋窝淋巴结肿大。

(2)乳腺触诊:进行乳腺触诊前应详细询问乳腺病史、月经婚姻史、既往肿瘤家族史(乳腺癌、卵巢癌)。绝经前妇女最好在月经结束后进行乳腺触诊。大多数乳腺癌触诊时可以触到肿块,此类乳腺癌容易诊断。部分早期乳腺癌触诊阴性,查体时应重视乳腺局部腺体增厚变硬、乳头糜烂、乳头溢液,以及乳头轻度回缩、乳房皮肤轻度凹陷、乳晕轻度水肿、绝经后出现乳房疼痛等,应提高警惕。诊断时要结合影像学和组织病理学检查结果,必要时可活检行细胞学诊断。

(3)影像学检查:乳腺 X 线摄影,乳腺超声。

(4)分子生物学标志物和基因的检测及判定:因乳腺癌本身存在异质性,且受检测系统、抗体、检测方式等因素影响,检测结果可能存在一定的不一致性。因此,复检时应提供初检所用检测系统、检测方式(全自动、半自动、人工检测)、抗体名称及浓度、探针名称等。①免疫组化法检测类固醇激素受体(ER 和 PR)。每批染色都要有阳性对照(内、外对照)及阴性对照,对照切片均出现预期结果的同批染色切片,可进行免疫组化染色的结果判定。显微镜下观察评估阳性细胞的百分比和着色强度(强、中、弱)。癌细胞核呈棕黄色颗粒着色者为 ER(PR)阳性细胞。②免疫组化法检测HER2/neu 蛋白。每批染色都要有阳性对照(外对照)、阴性对照(内、外对照),对照切片都出现预期结果的同批染色切片方可进行免疫组化染色的结果判定,判定浸润性癌细胞的细胞膜着色情况。结果分为 (−)、(+)、(++)、(+++)。③荧光原位杂交法(FISH)检测 HER2/neu 基因:选择浸润性癌区域核大小一致、核边界完整、无重叠、绿色信号清晰的癌细胞,随机计数至少 20 个癌细胞核中的红色和绿色信号数目。计算比值(20 个细胞核中红色信号总数/20 个细胞核中绿色信号总数),结果分为阴性、阳性、临界值、无法判定。

2.乳腺癌的 TNM 分期

(1)第六版 AJCC 乳腺癌的临床分期 TNM 分期,表 12-1。

T 原发肿瘤

Tx	原发肿瘤无法确定(例如已切除)。
T0	原发肿瘤未查出。
Tis	原位癌。
Tis(DCIS)	导管原位癌。
Tis(LCIS)	小叶原位癌。
Tis(Paget)	不伴肿瘤的乳头派杰氏病。

(注:伴有肿块的 Paget's 病根据肿块大小进行分期)

T1	肿瘤最大直径≤2cm。
T1mic	微小浸润性癌,最大直径≤0.1cm。
T1a	最大直径>0.1cm,≤0.5cm。
T1b	最大直径>0.5cm,≤1.0cm。
T1c	最大直径>1.0cm,≤2.0cm。
T2	最大直径>2.0cm,≤5.0cm。
T3	最大直径>5.0cm。
T4	不论肿瘤大小,直接侵犯胸壁或皮肤(胸壁包括肋骨、肋间肌、前锯肌,但不包括胸肌)。
T4a	侵犯胸壁。
T4b	患侧乳房皮肤水肿(包括橘皮样变),溃疡或卫星状结节。
T4c	T4a 和 T4b 并存。
T4d	炎性乳腺癌。

N 区域淋巴结

Nx	区域淋巴结无法分析(例如已清除)。

N0	区域淋巴结无转移。
N1	同侧腋淋巴结转移,可活动。
N2	同侧腋淋巴结相互融合,或与其他组织固定;或临床无证据显示腋淋巴结转移的情况下,存在临床明显的内乳淋巴结转移。
N2a	同侧腋淋巴结相互融合,或与其他组织固定。
N2b	临床无证据显示腋淋巴结转移的情况下,存在临床明显的内乳淋巴结转移。
N3	同侧锁骨下淋巴结转移;或有临床证据显示腋淋巴结转移的情况下,存在临床明显的内乳淋巴结转移;或同侧锁骨上淋巴结转移,伴或不伴腋淋巴结或内乳淋巴结转移。
N3a	同侧锁骨下淋巴结转移及腋淋巴结转移。
N3b	同侧内乳淋巴结及腋淋巴结转移。
N3c	同侧锁骨上淋巴结转移。

M 远处转移

Mx	有无远处转移无法评估。
M0	无远处转移。
M1	有远处转移。

表 12-1　临床分期标注

分期	TNM		
0 期	Tis	N0	M0
I 期	T1	N0	M0
IIA 期	T0	N1	M0
	T1	N1	M0
	T2	N0	M0
IIB 期	T2	N1	M0
	T3	N0	M0
IIIA 期	T0	N2	M0
	T1	N2	M0
	T2	N2	M0
	T3	N1、2	M0
IIIB 期	T4	N0	M0
	T4	N1	M0
	T4	N2	M0
IIIC 期	任何 T	N3	M0
IV 期	任何 T	任何 N	M1

（2）乳腺癌的 pTNM 分期。

pT-原发肿瘤

病理学分期需进行原发癌灶的病理检查，标本切缘应无肉眼可见的肿瘤组织。如只在镜下观察到切缘存在肿瘤组织，可进行 pT 分级。进行病理学分期时肿瘤大小应依据浸润病灶的测量值。如果存在较大的原位癌病灶（如 4cm）和小的浸润病灶（如 0.5cm），肿瘤应属于 pT1a

pTX	原发肿瘤不能被评估（如已切除）。
pT0	原发肿瘤未查出。
pTis	原位癌。
pTis（DCIS）	导管原位癌。
pTis（LCIS）	小叶原位癌。
pTis（Paget）	不伴肿瘤的乳头 Paget's 病（伴有肿瘤的乳头 Paget's 病应根据肿瘤大小分期）。
pT1	肿瘤最大直径≤2cm。
pT1mic	微浸润灶 1 最大直径≤0.1cm。
pT1a	肿瘤最大直径>0.1cm 但≤0.5cm。
pT1b	肿瘤最大直径>0.5cm 但≤1cm。
pT1c	肿瘤最大直径>1cm 但≤2cm。
pT2	肿瘤最大直径>2cm 但≤5cm。
pT3	肿瘤最大直径>5cm。
pT4	不论肿瘤大小，直接侵犯胸壁（包括肋骨、肋间肌和前锯肌，但不包括胸肌）或皮肤。
pT4a	肿瘤侵犯胸壁。
pT4b	患侧乳房皮肤水肿（包括橘皮样改变）、溃烂，或卫星结节。
pT4c	兼有 T4a 和 T4b 的表现。
pT4d	炎性癌。

注：①微浸润是指肿瘤细胞突破基底膜侵入邻近组织，形成局部病灶最大直径≤0.1cm。当形成多个局部病灶时，根据最大病灶的直径大小进行分期。多灶性微浸润应注意是否伴有多发较大的浸润性癌。②乳腺炎性癌的特征是弥漫性皮肤发硬，边缘类似丹毒，通常其下方不伴肿块。如果炎性癌（T4d）皮肤活检结果阴性并且局部无可测量的原发性癌存在，病理分级应归为 pTX 类。除 T4b 和 T4d 外，T1、T2、

T3类肿瘤存在皮肤凹陷、乳头内陷或其他皮肤改变,不影响其分类。

pN—区域淋巴结

pNX	区域淋巴结无法评估(手术未包括该部位或以前已被切除)。
pN0	无区域淋巴结转移。
pN1mi	微转移(最大直径>0.2mm,但<2mm)。
pN1	1~3个患侧腋窝淋巴结转移,和/或前哨淋巴结活检发现内乳淋巴结转移,但临床上未发现。
pN1a	1~3个腋窝淋巴结转移,至少1个最大直径>2mm。
pN1b	前哨淋巴结活检发现镜下内乳淋巴结转移,但临床上未发现。
pN1c	1~3个腋窝淋巴结转移及前哨淋巴结活检发现镜下内乳淋巴结转移但临床上未发现。
pN2	4~9个患侧腋窝淋巴结转移;或"临床上发现*"患侧内乳淋巴结转移而无腋窝淋巴结转移。
pN2a	4~9个患侧腋窝淋巴结转移,至少1个>2mm。
pN2b	"临床上发现*"内乳淋巴结转移,但无腋窝淋巴结转移。
pN3	10个或10个以上患侧腋窝淋巴结转移;或锁骨下淋巴结转移;或临床表现有患侧内乳淋巴结转移伴1个以上腋窝淋巴结转移;或3个以上腋窝淋巴结转移伴无临床表现的镜下内乳淋巴结转移;或锁骨上淋巴结转移。
pN3a	10个或10个以上腋窝淋巴结转移(至少1个>2mm)或锁骨下淋巴结转移。
pN3b	"临床上发现*"患侧内乳淋巴结转移,并伴1个以上腋窝淋巴结转移;或3个以上腋窝淋巴结转移,伴前哨淋巴结活检发现镜下内乳淋巴结"临床上未发现**"的微小转移。
pN3c	锁骨上淋巴结转移。

注:①"临床上发现*"指影像学检查(淋巴结闪烁扫描除外)或临床体检异常。"临床上未发现**"指影像学检查(淋巴结闪烁扫描除外)或临床体检未发现异常。②区域淋巴结只有游离的肿瘤细胞(ITC)属pN0;ITC是指单个的肿瘤细胞或小的细胞簇(最大直径不超过0.2mm),通常由免疫组化或分子生物学方法检测到,但也可通过HE染色观察证实。ITC通常不表现典型的肿瘤转移活性(如增殖或间质反应)。③无临床表现是指体格检查或影像学检查不能检测出(除外放射性核素淋巴结

显像）。④有临床表现是指体格检查或影像学检查可检测出（除外放射性核素淋巴结显像）或肉眼检查可见。

pM—远处转移

pM　　　分期与 M 分期标准相同。

pMX　　远处转移无法评估。

pM0　　　无远处转移。

pM1　　　发生远处转移。

3.其他

（1）乳腺癌的组织学分级：主要针对浸润性导管癌的浸润性癌部分，根据下列指标进行分级。①腺管形成：肿瘤切片中，腺管结构大于 75% 为 1 分，占 10%~75% 为 2 分，小于 10% 为 3 分。②核多形性：细胞核大小、形状及染色质一致为 1 分，中度不规则为 2 分，呈明显多形为 3 分。③核分裂计数：10 个高倍视野 0~5 个核分裂象为 1 分，6~10 个为 2 分，11 个以上为 3 分。上述三个指标所确定的分数相加，3~5 分为 I 级（高分化），6~7 分为 II 级（中等分化），8~9 分为 III 级（低分化）。

（2）癌组织侵犯及淋巴结转移：①淋巴管侵犯：肿瘤切片中未见淋巴管受侵为（-）；可疑淋巴管受侵为（±）；有 1 个淋巴管受侵为（+）；有 2 个淋巴管受侵为（++）；有 3 个及以上淋巴管受侵为（+++）；因制片或肿瘤送检不完整等原因致使肿瘤全貌不能被观察到为（无法评估）。②血管侵犯：标准同上，分为（-）、（±）、（+）、（++）、（+++）和（无法评估）。③神经受侵：标准同上，分为（-）、（±）、（+）、（++）、（+++）和（无法评估）。④其他组织受侵：乳头、皮肤、脂肪、胸肌、胸壁等组织受累情况，包括大体及镜下所见。⑤肿瘤范围：按肿瘤所占据位置描写，将乳房分为乳头乳晕区（E）、内上（A）、内下（B）、外上（C）、外下（D）及乳腺尾叶（C'）6 个部分。包括大体（M）及镜下（m）所见。⑥淋巴结转移：镜下证实的转移淋巴结数目及淋巴结外软组织受侵情况。

（二）中医症候诊断

参照《中华人民共和国中医药行业标准病证诊断疗效标准 ZYT001》。

1.肝郁脾虚

【辨证要点】胀、痛、烦，脉数或弦。

【主症】乳房胀痛，乏力纳呆，心烦失眠，舌质红，脉弦数。

2.气血双虚

【辨证要点】神疲倦怠，乏力气短，脉细。

【主症】乳房胀痛，乏力纳呆，面色㿠白，神疲乏力，汗出，胸闷气短，舌质淡，苔白或黄,脉弦细。

3.脾肾阳虚

【辨证要点】肿、冷、汗,舌苔白或青。

【主症】头晕目眩,腰膝痠冷,四肢肿胀,大便或稀或干,自汗出,舌苔白或青,脉沉细。

二、鉴别诊断

(一)西医鉴别诊断

1.乳腺癌需与乳腺增生、纤维腺瘤、囊肿、导管内乳头状瘤、乳腺导管扩张症(浆细胞性乳腺炎)、乳腺结核等良性疾病,与乳房恶性淋巴瘤,以及其他部位原发肿瘤转移到乳腺的继发性乳腺恶性肿瘤进行鉴别诊断。鉴别诊断时需要详细地询问病史和仔细地体格检查,并结合影像学检查(乳腺超声、乳腺 X 线摄影及乳腺核磁共振等),最后还需要细胞学和/或病理组织学检查明确诊断。

2.临床查体可触及肿块的乳腺癌约占 80%,可以进行外科手术活检行病理组织学诊断,在有条件的医院可借助穿刺尽快明确诊断。但临床触诊阴性的乳腺癌增加了鉴别诊断的困难,需借助影像学检查定位病灶进行穿刺,或在乳腺 X 线技术引导下放置金属定位线,再经外科切除活检明确诊断。

3.少数乳腺癌患者伴有乳头溢液,需与乳腺增生、导管扩张、乳汁潴留、导管内乳头状瘤及乳头状瘤病等鉴别。有条件的医院可借助乳头溢液细胞学涂片查找癌细胞,通过乳管内镜检查,了解乳管内有无占位性病变,需要时再经活检明确诊断。

(二)中医鉴别诊断

1.乳癖:好发于 30~45 岁女性。月经前乳房胀痛明显,经后疼痛减轻。有大小不等的结节状或片块状肿块,边界不清,质地柔韧,常为双侧性。肿块和皮肤不粘连。

2.乳核:多见于 20~30 岁的女性,肿块多发生于一侧,形如丸卵,表面坚实光滑,边界清楚,活动度好,可推移。病程进展缓慢。

3.乳痨:好发于 20~40 岁女性,肿块可 1 个或数个,质坚实,边界不清,和皮肤粘连,肿块成脓时变软,溃破后形成瘘管,经久不愈。

第五节 治 疗

一、中西医结合思路

(一)基本认识

乳腺癌的中医认识相对滞后,明清时期才有了质的飞跃。

中医认为,乳腺癌是邪气留连而引起的病人生理功能紊乱的病理状态。病邪不外乎外感六淫及饮食失调,病症归结为虚实两端,病机必归于阴阳脏腑的亢害承制,而治疗大法不外两个前提:一个叫"阴阳自和",一个叫"保胃气,存津液"。故《素问·评热病论》云:"邪之所凑,其气必虚。"因此临床只要抓住妇人之乳腺,资于冲脉与胃经,女子乳头属肝,乳房属胃,治疗以运转枢机,疏利肝胆,调理脾胃为目的,用小柴胡汤和解少阳,通达表里为君,而桂枝汤调和营卫,解肌发表为臣,在临床中既遵循基本辨证分型,更注重其并发症的辨证施治,对乳腺癌的认识则思过半矣。

中西医结合治疗乳腺癌的原则是首选手术,放疗及化疗,而手术后的复发和转移是影响疗效的关键。这时要发挥中医辨证论治,扶正固本,维持治疗的特点,防止肿瘤复发转移。中医药以其独特的优势在乳腺癌治疗特别是防治乳腺癌术后转移及化疗不良反应方面发挥了不可替代的作用。在中医辨证同时,结合西医的检查情况及治疗手段,发挥中药疏肝理气、健脾和胃、养血活血、扶正固本的优势,提高疗效,减轻术后及放化疗后复发概率。严格控制放化疗适应证,一般选用副反应小的化疗方案,对老年体弱的患者可推荐使用单药化疗,以减轻患者的消化道反应及骨髓抑制,保护正气。除严格控制放化疗适应证以外,还应控制化疗次数,一般行4周期化疗,反对过度治疗,减少患者化疗次数,从而减少治疗费用。

(二)创新思路

乳腺癌发病率的逐年提高,极大地危害着广大妇女的身心健康,甘肃省肿瘤医院张太峰主任医师从事中西医结合肿瘤临床工作30余年,总结前人经验提出以下观点。

1.创立病因之"三因标本"学说

乳腺癌究其根本原因仍归于患者之"宿根",但发病肯定之诱发因素是"社会与环境"——即生活的节奏之改变与生存的环境之飞跃,前二因中医称之为"阴阳"是"本",挑战着健康妇女的生命极限;而外感是其桥梁,是不可或缺的第三病因中医称之为"六淫"是"标"，挑战着育龄妇女的质量极限。三者互为因果，相辅相成，且标本不可颠倒。这与乳腺癌的两个病因一个是内分泌失调，一个免疫功能低下基本相合，是中西医结合的根本实质。

2.治疗原则及理论依据

未病则"调阴阳以护其脾肾之根本，断桥梁以防其六淫之标间"；已病"急则治其标，缓则治其本"或"标本兼顾"，因人因时因地而宜。归芍四君汤加味主之；黄芪桂枝五物汤加味亦主之；小柴胡汤加味亦主之。《素问·阴阳应象大论》曰："阴阳者，天地之道也（天地者，万物之上下也），万物之纲纪，变化之父母（血气之男女），生杀之本始，神明之府也，治病必求于本。"故曰："阴在内，阳之守也；阳在外，阴之使也。"《素问·生气通天论》曰："故风者，百病之始也，清静则肉腠闭拒，虽有大风苛毒，弗之能害，此因时之序也。故病久则传化，上下不并，良医弗为。"亦正如甘肃省肿瘤医院夏小军主任医师主编《血病论》提出：元代朱震亨倡导"阳常不足，阴常有余"之说，对杂病论治颇有独到见解。他认为治病不出于气血痰郁，用药之要为治气用四君子汤，治血用四物汤……称之为治病用药之大要也。

3.基本认识下的治疗思路拓展

（1）病因病机及症状表现：乳腺癌是邪气留连于少阳包括足少阳胆和手少阳三焦，其性善条达而恶抑郁，其气喜疏泄而恶凝滞，为表里阴阳顺接之枢机，掌内外出入之途，司上下升降之机。《伤寒论》曰："血弱气尽，腠理开，邪气因入，与正气相搏，结于胁下。正邪纷争，往来寒热，休作有时，默默不欲饮食，脏腑相连，其痛必下，邪高痛下，故使呕也，小柴胡汤主之。""阳明病，胁下硬满，不大便而呕，舌上白苔者，可与小柴胡汤。上焦得通，津液得下，胃气因和，身濈然汗出而解。"凡邪犯少阳，其病及肝胆，气机郁而不发，气血津液不行，内外上下不通，诸病由生。概括为几个方面：①少阳经证：口苦、咽干、目眩、往来寒热、胸胁苦满、默默不欲饮食、心烦喜呕、耳聋目赤、舌苔白、脉弦。②少阳腑证兼太阳表证及阳阴里证者，有脾家不和，津液不通之表现，为身热恶风，颈项强，腹中急痛，或后必下重者。③妇人热入血室证：经水适来，寒热如疟，或谵语。④阳微阴结，病在半表半里证：头汗出，微恶寒，手足冷，心下悸或小便不利，不饮食，大便硬，脉细。

（2）治法及方解：和解少阳，调和表里。小柴胡汤加味 柴胡 12~20g、黄芩 9g、人参 10g、党参 10g、姜半夏 9g、炙甘草 9g、生姜 9g、大枣 6 枚、桂枝 10g、白芍 10g。组方原理：本方以桂枝汤调和营卫，解肌发表为臣，而小柴胡汤和解少阳，通达表里为君，方中柴胡、黄芩清解少阳经腑之邪热，又能疏理肝胆气机。姜半夏配生姜为佐，和胃降逆止呕,且辛散为阳,助柴胡透达经中之邪。人参、党参、生姜、大枣、甘草益气调中,佐桂枝,白芍能鼓舞胃气以助少阳枢机之力,预补脾土以杜绝少阳传邪之路。诸药共伍,清解少阳,旁顾脾胃,使气郁得达,火郁得发,郁开气活,则枢机自利,津液自和。

(3)加减:①两侧胁痛、头痛,目红赤者,加当归 10g、香附 10g、羚羊角以理肝郁,清肝热而治肝胆郁热,热溢肝经之目红肿赤者。②胸胁郁闷,心悸,时常有气上冲咽喉者,倍加桂枝 20g,以平冲降逆,温通心阳而除烦。③心烦,少腹疼痛,月经来潮者,邪热与血搏结而入血室,柴胡加至 20g,心烦非柴胡不解。④兼顽固性失眠者,加生龙牡各 15g,以和阴阳而摄心神,治疗阳盛阴虚,目不能瞑之表里开合无度,气血运行紊乱之阳气不交于阴之证。

二、西医治疗

(一)治疗原则

乳腺癌应采用综合治疗的原则,根据肿瘤的生物学特性和患者的身体状况,联合运用多种治疗手段,兼顾局部治疗和全身治疗,以期提高疗效和改善患者的生活质量。

1.非浸润性乳腺癌的治疗

(1)小叶原位癌:绝经前他莫昔芬(三苯氧胺)治疗 5 年;绝经后口服他莫昔芬或雷洛昔芬降低风险;若不能排除多形性小叶原位癌可行全乳切除术,视情况进行乳房重建。

(2)导管原位癌:①局部扩大切除并全乳放射治疗。②全乳切除,视情况进行前哨淋巴结活检和乳房重建。对于单纯原位癌患者,在未获得浸润性乳腺癌证据或者未证实存在肿瘤转移时,不建议行全腋窝淋巴结清扫。然而,仍有一小部分临床诊断为单纯原位癌的患者在进行手术时被发现为浸润性癌,应按浸润癌处理。单纯小叶原位癌的确诊必须依据手术活检结果。

2.浸润性乳腺癌的治疗

(1)保乳手术加放射治疗。

(2)乳腺癌改良根治术,视情况进行乳房重建。

(3)全乳切除并前哨淋巴结活检,视情况进行乳房重建。

(4)老年人乳腺癌,局部扩大切除或全乳切除,受体阳性患者需进行内分泌治疗,视情况做前哨淋巴结活检。

（二）手术治疗

1.手术治疗原则

乳腺癌手术范围包括乳腺和腋窝淋巴结两部分。乳腺手术有肿瘤扩大切除和全乳切除。腋窝淋巴结可行前哨淋巴结活检和腋窝淋巴结清扫，除原位癌外均需了解腋窝淋巴结状况。选择手术术式应综合考虑肿瘤的临床分期和患者的身体状况。

2.乳腺手术

（1）乳房切除手术：适应证为 TNM 分期中 0、Ⅰ、Ⅱ期及部分Ⅲ期且无手术禁忌的患者。主要采用的是乳腺癌改良根治术。

（2）保留乳房手术：严格掌握保乳手术适应证。实施保乳手术的医疗单位应具备保乳手术切缘的组织学检查设备与技术，保证切缘阴性；保乳术后放射治疗的设备与技术。保乳手术适用于患者有保乳意愿，乳腺肿瘤可以完整切除，达到阴性切缘，并可获得良好的美容效果。年轻不作为保乳手术的禁忌，小于等于 35 岁的患者有相对高的复发和再发乳腺癌的风险，在选择保乳时，应向患者充分交代可能存在的风险。保乳手术的绝对禁忌证包括既往接受过乳腺或胸壁放射治疗。妊娠期需放射治疗。病变广泛，无法完整切除。最终切缘阳性。相对禁忌证包括肿瘤直径大于 5cm 和累及皮肤的活动性结缔组织病，尤其是硬皮病和红斑狼疮。

3.腋窝淋巴结的外科手术

处理腋窝淋巴结是浸润性乳腺癌标准手术中的一部分。其主要目的是为了了解腋窝淋巴结的状况，以确定分期，选择最佳治疗方案。

（1）乳腺癌前哨淋巴结活检：通过切除前哨淋巴结（最先接受肿瘤淋巴结，最早发生肿瘤转移的淋巴结），经病理组织学诊断，来了解腋窝淋巴结的状况，减少因腋窝淋巴结清扫而导致的上肢淋巴水肿。对于临床检查腋窝淋巴结无明确转移的患者，可以做前哨淋巴结活检替代腋窝淋巴结清扫。若前哨淋巴结活检阳性，可进行腋窝淋巴结清扫；若前哨淋巴结阴性，则腋窝不需再手术。

（2）腋窝淋巴结清扫：应切除背阔肌前缘至胸小肌外侧缘（Level Ⅰ）、胸小肌外侧缘至胸小肌内侧缘（Level Ⅱ）的所有淋巴结。清扫腋窝淋巴结要求在 10 个以上，以保证能真实地反映腋窝淋巴结的状况。在切除的标本中尽量寻找淋巴结，逐个进行组织学检查。保乳手术清扫腋窝淋巴结因切口小，解剖范围广，手术操作应精细。

4.即刻（Ⅰ期）乳房修复与重建手术

乳腺癌治疗应严格遵循肿瘤学治疗原则，在规范化综合治疗的基础上，充分与患者及家属沟通，若患者有乳房修复或重建的需求，在有条件的医院可开展乳腺癌根治性手术加即刻(Ⅰ期)乳房修复与重建或延迟(Ⅱ期)重建。

(1)病例选择:大多选择Ⅰ、Ⅱ期乳腺癌,术前评估可以根治的患者,应向患者充分说明可能出现的手术并发症。

(2)术式选择:乳房修复与重建手术需综合考虑患者的身体状况、乳腺癌分期及根治手术创伤程度、健侧乳房情况等。①局部肿瘤切除的患者,组织缺损较小,可采用局部乳腺组织转移塑形、部分背阔肌肌皮瓣转移等方法修复;若对侧乳房体积较大或伴有下垂,则同时行对侧乳房缩小或上提术。②单纯乳房切除无乳房皮肤缺损或缺损较小,术后无需放射治疗的年轻患者,可直接于胸大肌下放置假体。③根治手术造成组织严重缺损,可选用自体肌皮瓣移植到胸部重建乳房,如腹直肌肌皮瓣、腹壁下动脉穿支皮瓣、背阔肌肌皮瓣等。④术前如能预计患者需要行术后放射治疗,首选自体组织修复重建的方式,不选择假体植入。若患者不能在术前确定是否术后需要放射治疗,又选择了假体乳房重建的方法,皮肤缺损小于4cm,可采用胸大肌下即刻放置组织扩张器,待放射治疗结束后,再更换成永久性假体。

(3)综合治疗:即刻乳房修复与重建手术不影响肿瘤的治疗,术后2~3周后根据病理结果合理安排化疗、放射治疗、内分泌治疗及靶向治疗等。

(三)放射治疗

1.早期乳腺癌保乳术后放射治疗

原则上所有保乳手术后的患者均需要放射治疗,可选择常规放射治疗或适形调强放射治疗。70岁以上、TNM分期为Ⅰ期、激素受体阳性的患者可以考虑选择单纯内分泌治疗。

(1)照射靶区。

①腋窝淋巴结清扫或前哨淋巴结活检阴性,或腋窝淋巴结转移1~3个但腋窝清扫彻底(腋窝淋巴结检出数≥10个),且不含有其他复发的高危因素的患者,照射靶区为患侧乳腺。

②腋窝淋巴结转移4个,照射靶区需包括患侧乳腺、锁骨上/下淋巴引流区。

③腋窝淋巴结转移1~3个但含有其他高危复发因素,如年龄≤40岁,激素受体阴性,淋巴结清扫数目不完整或转移比例>20%,Her-2/neu过表达等,照射靶区需包括患侧乳腺,和(或)锁骨上/下淋巴引流区。

④腋窝未作解剖或前哨淋巴结阳性而未做腋窝淋巴结清扫者,照射靶区需包括患侧乳房,腋窝和锁骨上/下区域。

(2)放射治疗靶区设计及计量。

①常规放射治疗乳腺/胸壁野：采用内切野和外切野照射全乳腺。

上界：锁骨头下缘，即第一肋骨下缘。

下界：乳腺皮肤皱折下 1~2cm。

内界：体中线。

外界：腋中线或腋后线。

照射剂量：6MV-X 线，全乳 DT 50 Gy/5 周，25 次，不加填充物或组织补偿物，原发灶瘤床补量。

原发灶瘤床补量：在模拟机下根据术中银夹标记定位或手术疤痕周围外放 2-3 cm，用合适能量的电子线或 X 线小切线野。

补量总剂量：DT 10~16 Gy/1~1.5 周，5~8 次。也可采用高剂量率近距离治疗技术进行瘤床补量。

②常规放射治疗锁骨上/腋顶野

上界：环甲膜水平。

下界：与乳腺/胸壁野上界相接，即第一肋骨下缘水平。

内界：体中线至胸骨切迹水平沿胸锁乳突肌的内缘。

外界：肱骨头内缘。

照射剂量：DT 50 Gy/5 周/25 次，可应用电子线和 X 线混合线照射，以减少肺尖的照射剂量，并与乳腺切线野衔接。

③调强适形放射治疗

需在 CT 图像上逐层勾划靶区和危及器官，以减少乳腺内照射剂量梯度，提高剂量均匀性，改善美容效果；降低正常组织如肺、心血管和对侧乳腺的照射剂量，降低近期和远期毒副作用。采用正向或逆向调强放射治疗计划设计（仍以内切野和外切野为主）。年轻、乳腺大的患者可能受益更大。CT 扫描前要用铅丝标记全乳腺和手术疤痕，以辅助 CT 确定全乳腺照射和瘤床补量的靶区。

2.乳腺癌改良根治术后放射治疗

（1）适应证：对术后全身治疗包括化疗或/和内分泌治疗者，具有下列高危因素之一，需术后放射治疗。原发肿瘤最大直径≥5cm，或肿瘤侵及乳腺皮肤、胸壁；腋淋巴结转移≥4 个；T1、T2、淋巴结转移 1~3 个，包含某一项高危复发因素（年龄≤40 岁，激素受体阴性，淋巴结清扫数目不完整或转移比例>20%，Her-2/neu 过表达等）的患者，可以考虑术后放射治疗。

（2）放射治疗靶区及剂量。

①锁骨上/下野

上界:环甲膜水平。

下界:与胸壁野上界相接,即第一肋骨下缘水平。

内界:体中线至胸骨切迹水平沿胸锁乳突肌的内缘。

外界:肱骨头内缘。

照射剂量:DT 50 Gy,5 周,25 次,可应用电子线和 X 线混合线照射,以减少肺尖的照射剂量。

②胸壁野

上界:锁骨头下缘,即第一肋骨下缘。

下界:对侧乳腺皮肤皱折下 1~2 cm。

内界:体中线。

外界:腋中线或腋后线。

照射剂量:可采用 X 线或电子线照射,全胸壁 DT 50 Gy,5 周,25 次。电子线照射时常规全胸壁垫补偿物 DT 20 Gy,2 周,10 次,以提高胸壁表面剂量。常规应用 B 超测定胸壁厚度并根据胸壁厚度调整填充物(组织补偿物)的厚度,并确定所选用电子线的能量,减少对肺组织和心脏大血管的照射剂量,尽量避免放射性肺损伤。采用 X 线切线野照射时需给予胸壁补偿物以提高皮肤剂量。

③腋窝照射野

对未作腋窝淋巴结清扫,或腋窝淋巴结清扫不彻底者,需做腋窝照射。

a.锁骨上和腋窝联合野

照射野范围:锁骨上和腋窝区,与胸壁野衔接。

照射剂量:6 MV-X 线,锁骨上区 DT 50 Gy,5 周,25 次。锁骨上区深度以皮下 3 cm 计算。腋窝深度根据实际测量结果计算,欠缺的剂量采用腋后野补量至 DT 50 Gy。

b.腋后野

上界:锁骨下缘。

下界:腋窝下界。

内界:沿胸廓内侧缘。

外界:肱骨头内缘。

照射剂量:6 MV-X 线,补量至 DT 50 Gy。对于原发肿瘤位于内侧象限同时腋窝淋巴结有转移的患者可考虑内乳照射,但存在争议。常规定位的内乳野需包括第一至第三肋间,上界与锁骨上野衔接,内界过体中线 0.5~1cm,宽度一般为 5cm,原则上

2/3 及以上剂量需采用电子线以减少心脏的照射剂量。和二维治疗相比,基于 CT 定位的三维治疗计划可以显著提高靶区剂量均匀性,减少正常组织不必要的照射。对于特殊解剖患者的射野衔接具有优势。采用常规定位时,也建议在三维治疗计划系统上优化剂量参考点,选择楔形滤片角度,评估正常组织体积剂量,以更好地达到靶区剂量的完整覆盖,降低放射损伤。

3.乳腺癌新辅助化疗后、改良根治术后放射治疗

放射治疗指征与未接收新辅助化疗相同。参考新辅助化疗前的初始分期。放射治疗技术和剂量同未接受新辅助化疗的改良根治术后放射治疗。对于有辅助化疗指征的患者,术后放射治疗应该在完成辅助化疗后开展;如果无辅助化疗指征,在切口愈合良好的前提下,术后 8 周内开始放射治疗。辅助赫塞汀治疗可以和术后放射治疗同期开展。放射治疗开始前,要确认左心室射血分数(LVEF)>50%,同时避免内乳野照射,尽可能降低心脏的照射剂量,尤其是患侧为左侧。

4.乳腺癌根治术或改良根治术后局部区域复发的放射治疗

胸壁和锁骨上淋巴引流区是乳腺癌根治术或改良根治术后复发最常见的部位。胸壁单个复发原则上手术切除肿瘤后进行放射治疗;若手术无法切除,应先进行放射治疗。既往未做过放射治疗的患者,放射治疗范围应包括全部胸壁和锁骨上/下区域。锁骨上复发的患者如既往未进行术后放射治疗,照射靶区需包括患侧全胸壁。如腋窝或内乳淋巴结无复发,无需预防性照射腋窝和内乳区。预防部位的放射治疗剂量为 DT 50 Gy,5 周,25 次,复发部位缩野补量至 DT 60~66 Gy,(6~6.5)周,30~33 次。既往做过放射治疗的复发患者,必要时设小野局部照射。局部区域复发患者在治疗前需取得复发灶的细胞学或组织学诊断。

(四)化疗

晚期乳腺癌的主要治疗目的不是治愈患者,而是提高患者生活质量、延长患者生存时间。治疗手段以化疗和内分泌治疗为主,必要时考虑手术或放射治疗等其他治疗方式。根据原发肿瘤特点、既往治疗、无病生存期、转移部位、进展速度、患者状态等多方面因素,因时制宜、因人制宜,选择合适的综合治疗手段,个体化用药。

1.符合下列某一条件的患者首选化疗

(1)年龄<35 岁。

(2)疾病进展迅速,需要迅速缓解症状。

(3)ER/PR 阴性。

(4)存在有症状的内脏转移。

2.化疗药物与方案

（1）多种药物对于治疗乳腺癌均有效,其中包括蒽环类、紫杉类、长春瑞滨、卡培他滨、吉西他滨、铂类药物等。

（2）应根据患者特点、治疗目的,制定个体化方案。

（3）序贯单药化疗适用于转移部位少、肿瘤进展较慢、无重要器官转移的患者,注重考虑患者的耐受性和生活质量。

（4）联合化疗适用于病变广泛且有症状,需要迅速缩小肿瘤的患者。

（5）既往使用过的化疗药物应避免再次使用。患者首次化疗选择蒽环类药物为主方案,或蒽环类药物联合紫杉类药物,蒽环类药物治疗失败的患者一般首选含紫杉类药物的治疗方案。而蒽环类和紫杉类均失败时,可选择长春瑞滨、卡培他滨、吉西他滨、铂类等单药或联合化疗。

3.可手术治疗的乳腺癌辅助化疗

对患者基本情况（年龄、月经状况、血常规、重要器官功能、有无其他疾病等）、肿瘤特点（病理类型、分化程度、淋巴结状态、HER-2及激素受体状况、有无脉管瘤栓等）、治疗手段（如化疗、内分泌治疗、靶向药物治疗等）进行综合分析,若接受化疗的患者受益有可能大于风险,可进行术后辅助化疗。

（1）适应证:①腋窝淋巴结阳性;②对淋巴结转移数目较少（1~3个）的绝经后患者,如果具有受体阳性、HER2阴性、肿瘤较小、肿瘤分级Ⅰ级等其他多项预后较好的因素,或者患者无法耐受或不适合化疗,也可考虑单用内分泌治疗;③对淋巴结阴性乳腺癌,术后辅助化疗只适用于那些具有高危复发风险因素的患者（患者年龄<35岁、肿瘤直径≥2cm、分级Ⅱ-Ⅲ级、脉管瘤栓、HER2阳性、ER/PR阴性等）。

（2）化疗方案与注意事项:①首选含蒽环类药物联合化疗方案,常用的有:CA(E)F、AC(C环磷酰胺、A阿霉素、E表阿霉素、F氟脲嘧啶);②蒽环类与紫杉类药物联合化疗方案,如TAC(T多西他赛);③蒽环类与紫杉类序贯方案,如ACT/P(P紫杉醇)或FEC/T;④老年、较低风险、蒽环类禁忌或不能耐受的患者可选用非蒽环类联合化疗方案,常用的有CMF(C环磷酰胺、M氨甲喋呤、F氟脲嘧啶)或TC(T多西他赛、C环磷酰胺);⑤不同化疗方案的周期数不同,一般为4~8周期。若无特殊情况,不建议减少周期数和剂量。70岁以上患者需个体化考虑辅助化疗;⑥辅助化疗不与三苯氧胺或术后放射治疗同时进行;⑦育龄妇女进行妊娠试验,确保不在妊娠期进行化疗。化疗期间避孕;⑧所有化疗患者均需要先行签署化疗知情同意书。

4.新辅助化疗

新辅助化疗是指为降低肿瘤临床分期,提高切除率和保乳率,在手术或手术加局部放射治疗前,首先进行全身化疗。

(1)适应证:①临床分期为ⅢA(不含T3,N1,M0)、ⅢB、ⅢC;②临床分期为ⅡA、ⅡB、ⅢA(仅T3,N1,M0)期,除了肿瘤大小以外,符合保乳手术的其他适应证。

(2)化疗方案:术后辅助化疗方案均可应用于新辅助化疗,推荐含蒽环类和(或)紫杉类药物的联合化疗方案,常用的化疗方案包括:①蒽环类方案:CAF、FAC、AC、CEF、FEC(C环磷酰胺、A阿霉素、E表阿霉素、F氟脲嘧啶);②蒽环类与紫杉类联合方案:A(E)T、TAC(T多西他赛);③蒽环类与紫杉类序贯方案:AC-T/P(T多西他赛;P紫杉醇);④其他可能对乳腺癌有效的化疗方案;⑤HER-2阳性患者化疗时可考虑联合曲妥珠单克隆抗体治疗。

(3)注意事项:①化疗前必须对乳腺原发灶行核芯针活检明确组织学诊断及免疫组化检查,区域淋巴结转移可以采用细胞学诊断;②明确病理组织学诊断后实施新辅助化疗;③不建议Ⅰ期患者选择新辅助化疗;④一般周期数为4-8周期;⑤应从体检和影像学两个方面评价乳腺原发灶和腋窝淋巴结转移灶疗效,按照实体肿瘤疗效评估标准或WHO标准评价疗效;⑥无效时暂停该化疗方案,改用手术、放射治疗或者其他全身治疗措施(更换化疗方案或改行新辅助内分泌治疗);⑦新辅助化疗后根据个体情况选择乳腺癌根治术、乳腺癌改良根治术或保留乳房手术;⑧术后辅助化疗应根据术前新辅助化疗的周期、疗效及术后病理检查结果确定治疗方案。

(五)内分泌治疗

1.晚期乳腺癌的内分泌治疗

(1)首选内分泌治疗的适应证:①患者年龄>35岁。②无病生存期>2年。③仅有骨和软组织转移。④或存在无症状的内脏转移;⑤ER和/或PR阳性。

(2)药物选择与注意事项:①根据患者月经状态选择适当的内分泌治疗药物。一般绝经前患者优先选择三苯氧胺,亦可联合药物或手术去势。绝经后患者优先选择第三代芳香化酶抑制剂,通过药物或手术达到绝经状态的患者也可以选择芳香化酶抑制剂。②三苯氧胺和芳香化酶抑制剂失败的患者,可以考虑换用化疗,或者换用其他内分泌药物,例如:孕激素或托瑞米芬等。

2.辅助内分泌治疗

(1)适应证:激素受体(ER和/或PR)阳性的早期乳腺癌。

(2)药物选择与注意事项:①绝经前患者辅助内分泌治疗首选三苯氧胺。②绝经前高复发风险的患者,可以联合卵巢抑制/切除。③三苯氧胺治疗期间,如果患者已经绝经,可以换用芳香化酶抑制剂。④绝经后患者优先选择第三代芳香化酶抑制剂,建议起始使用。⑤不能耐受芳香化酶抑制剂的绝经后患者,仍可选择三苯氧胺。⑥术后辅助内分泌治疗的治疗期限为 5 年。⑦针对具有高复发危险因素的患者,可以延长内分泌治疗时间,延长用药仅针对第三代芳香化酶抑制剂。制定个体化治疗方案。⑧ER 和 PR 阴性的患者,不推荐进行辅助内分泌治疗。

(六)靶向治疗

目前,针对 HER-2 阳性的乳腺癌患者可进行靶向治疗,主要药物是曲妥珠单克隆抗体。

1.HER-2 阳性的定义

(1)HER-2 基因过表达:免疫组化染色 3+、FISH 阳性或者色素原位杂交法(CISH)阳性。

(2)HER-2 免疫组化染色(2+)的患者,需进一步行 FISH 或 CISH 检测 HER-2 基因是否扩增。

2.注意事项

(1)治疗前必须获得 HER-2 阳性的病理学证据。

(2)曲妥珠单克隆抗体 6mg/kg(首剂 8mg/kg)每 3 周方案,或 2mg/kg(首剂 4mg/kg)每周方案。

(3)首次治疗后观察 4~8h。

(4)一般不与阿霉素化疗同期使用,但可以序贯使用。

(5)与非蒽环类化疗、内分泌治疗及放射治疗可同期应用。

(6)曲妥珠单克隆抗体开始治疗前应检测左心室射血分数(LVEF),使用期间每 3 个月监测一次 LVEF。出现以下情况时,应停止曲妥珠单克隆抗体治疗至少 4 周,并每 4 周检测一次 LVEF:①LVEF 较治疗前绝对数值下降≥16%;②LVEF 低于该检测中心正常值范围并且 LVEF 较治疗前绝对数值下降≥10%;③4~8 周内 LVEF 回升至正常范围或 LVEF 较治疗前绝对数值下降≤15%,可恢复使用曲妥珠单克隆抗体;④LVEF 持续下降超过 8 周,或者 3 次以上因心肌病而停止曲妥珠单克隆抗体治疗,应永久停止使用曲妥珠单克隆抗体。

3.晚期 Her-2 阳性乳腺癌的靶向治疗

(1)曲妥珠单克隆抗体联合化疗方案:①紫杉醇(每周方案)。②多西他赛。③长春瑞滨。④卡培他滨。⑤其他药物或联合方案也可以考虑。

(2)注意事项:①晚期患者建议使用曲妥珠单克隆抗体的联合化疗。②ER 和/或

PR 阳性的患者,曲妥珠单克隆抗体可以与内分泌治疗同期进行。

4.Her-2 阳性乳腺癌术后辅助靶向治疗

(1)适应证:①浸润癌部分检测到 HER-2 基因扩增或过表达。②浸润癌部分最长径大于 1cm 或腋窝淋巴结阳性。③不存在曲妥珠单克隆抗体的禁忌证。

(2)注意事项:①不与蒽环类药物同时使用,但可以与紫杉类药物同时使用。紫杉类辅助化疗期间或化疗后开始使用曲妥珠单克隆抗体。②曲妥珠单克隆抗体辅助治疗期限为 1 年。③曲妥珠单克隆抗体治疗期间可以进行辅助放射治疗和辅助内分泌治疗。

三、中医治疗

乳腺癌中医认识相对滞后,明清时期才有了质的飞跃。中医理论认为,乳腺癌是邪气留连而引起的病人生理功能紊乱。病邪不外乎外感六淫及饮食失调,病症归结为虚实两端,病机必归于阴阳脏腑的亢害承制,因此《伤寒论》曰:"观其脉症,知犯何逆,随证治之。"正如章虚谷所言:"无论外感、内伤,皆可取法治之。"而大法不外两个前提:一个叫"阴阳自和";一个叫"保胃气,存津液"。《素问·评热病论》云:"邪之所凑,其气必虚。"因此,临床只要抓住妇人之乳腺,资于冲脉与胃经,女子乳头属肝,乳房属胃,治疗以运转枢机,疏利肝胆,调理脾胃为目的,用小柴胡汤和解少阳,通达表里为君,而桂枝汤调和营卫,解肌发表为臣,在临床中既遵循基本辨证分型,更注重其并发症的辨证施治,对乳腺癌的认识则思过半矣。

(一)中医辨证治疗

1.肝郁脾虚

【辨证要点】胀、痛、烦、脉数或弦。

【主症】乳房胀痛,乏力纳呆,心烦失眠,舌质红,脉数弦。

【辨证】肝郁化火,脾失健运。

【病机分析】妇人之乳腺,资于冲脉与胃经,女子乳头属肝,乳房属胃,若情志失畅,肝气不舒,郁于胃中,日久则乳中生块。正如《外科正宗》所云:"多由思虑伤脾、恼怒伤肝,郁结而成"。郁久化热,胃气壅滞,湿热阻遏脾气,脾失健运则有以上胀、痛、烦、脉数的病理表现。

【治法】疏肝健脾。

【方药】归芍四君汤加味。

党参 10g、白术 10g、茯神 15g、甘草 6g、陈皮 10g、当归 10g、白芍 15g、柴胡 10g。

【方药分析】方中当归、白芍为君,养血补肝,配柴胡直走肝经而疏肝解郁;配茯神、白术,以起补中理脾,安心除烦;佐陈皮理气和胃,甘草益气健脾并调和诸药。全方脾胃并治,气血兼顾,使肝郁得解,血虚得养,脾虚得补,药合病机。

【加减】胀痛明显者,方中加乳香 6g、香附 10g 以加强方中理气止痛之效;心烦易怒,情绪失调,方中减白术、党参,加生地 15g、百合 20g、牡丹皮 15g、栀子 10g 以养肝血润百脉而清热除烦;乏力甚者减陈皮,加木香 6g、砂仁 6g 以宽中理气和胃,胃和脾运则气得已补;大便结燥属"气秘者",加火麻仁 30g、杏仁 10g 以润肠通便,宣利上焦肺气,上焦开泻则下焦自通。

【适应证及主治】适应于乳腺癌早期以乳房胀痛为临床特点的手术前及新辅助化疗前后。主治肝郁脾虚型之肝郁化火,脾失健运,临床常伴情绪郁闷,心烦易怒,大便不畅者。

2.气血双虚

【辨证要点】神疲倦怠,乏力气短,脉细。

【主症】乳房胀痛,乏力纳呆,面色苍白,神疲乏力,汗出,胸闷气短,舌质淡,苔白或黄,脉弦细。

【辨证】气血双亏,经脉失养。

【病机分析】《素问·平人气象论》曰:"胃之大络名曰虚里,出于左乳下,其动应衣,脉宗气也。"心肺居上焦而主阳,赖胸中宗气之保护,宗气失陷,心肺阳虚,痰湿内生,脾胃受阻,运化不足则神疲乏力,纳呆胸闷,汗出,经脉失养,冲任不足则生痰成块,月事不行。

【治法】补气和血,调经养营。

【方药】五参当归补血汤加减。

人参须 15g、党参 15g、太子参 15g、丹参 15g、当归 20g、黄芪 30g、仙茅 10g、淫羊藿 10g。

【方药分析】方中黄芪,当归为君臣,补气养血,尤重于黄芪用量,气为血帅,气行则血行;人之气旺,其血充长,阴阳互根之理。佐五参以补气生血,以资化源,所谓善补气者以生血之义,二仙汤调补冲任,配当归以调经和营;妇女以血为本,自患癌症,情绪抑郁,气运乖戾,血行失常,经脉受损,全方益气养营,调补冲任。

【加减】面色晦暗,大便干秘者,加生大黄 10g、桃仁 10g、川芎 10g,减淫羊藿,以活血化痰,推陈出新,胸闷甚者加升麻 6g、柴胡 10g 升提阳气,升阳举陷;烦躁不宁者加生大黄 15g、益母草 30g、远志 10g,减二仙汤,以清瘀热,调冲任,养心肺而和营卫;汗出甚者加生龙牡,甘麦大枣汤以收摄心肺之阳气,敛阴止汗。

【适应证及主治】本方适应于一切癌症之中医辨证为气血不足之患者,尤对妇女之功能性子宫出血及乳腺癌术后或化疗后头晕,目眩,乏力,纳差者疗效更好,可长期服用。主治气血双亏,营血不足之经脉失营之疲乏,倦怠,纳差,面色㿠白等症状。

3.脾肾阳虚

【辨证要点】肿,冷,汗,舌苔白或青。

【主症】头晕目眩,腰膝痠冷,四肢肿胀,大便或稀或干,自汗出,舌质苔白或青,脉沉细。

【辨证】脾肾阳虚,痰湿上泛。

【病机分析】《素问·脏气法时论》曰:"肾病者,腹大胫肿,喘咳,身重,寝汗出,憎风。"脾候身之肌肉,胃为水谷之海,脾肾阳虚,脾胃气弱,不能消谷,水浆停积故为痰湿。肾阳不足,气化失司,水饮上泛则头晕目眩。肾主骨髓,不能温煦则腰膝痠冷,命门火微则肿冷痛甚,卫外不固则汗出如油,脉沉细。《素问·生气通天论》曰:"阳气者,若天与日,失其所,则折寿而不彰。"故虚劳之人,阳气为最,得一分阳气,则护一分身命

【治法】温养脾胃,调补冲任。

【方药】补肾二仙汤加味。

熟地 18g、山药 30g、山萸肉 10g、仙茅 20g、仙灵脾 20g、党参 10g、白术 10g、黄芪 30g、陈皮 10g、菟丝子 15g、枸杞 15g、杜仲 10g。

【方药分析】夫人之始生也,先生肾则真阳之火居。命门是人之命根,心赖命门之火而神明有主,脾胃得命门之火而能受纳运化,补肾汤中三补肾中之水,肾精足则化源无尽,方中熟地、山药、山萸肉为君,臣以党参、白术、黄芪,补元气而壮水;二仙汤补肝肾而温通经脉为佐;杜仲引药入下焦为使。全方达补益肝肾,温养冲任之功。

【加减】胸闷气短者,加升麻 6g、柴胡 10g,以升提至阳之气,不使其下陷于阴分之间,配陈皮于补中有散;腰困腹胀且泻后不减者,加干姜 6g、炙甘草 6g,方名"理中",使中焦得辛热而寒湿去,清阳升而浊阴降,运化得健;肿胀甚者加茯苓 10g、桂枝 10g、附片 6g,以温命门之火而养脾土,水中补火,所谓"益火之源,以消阴翳";肌肤甲错,舌质青紫者,加丹参 20g、当归 10g、川芎 10g 以活血化瘀,行气止痛,配二仙汤以养肝血而补精髓,调补冲任之虚损。

【适应证及主治】本方适用于乳腺癌晚期不能放化疗之患者。对妇女月经不调,宫寒不孕之症也可服用。主治虚劳之虚汗,怔忡、骨蒸、咳喘。无故头晕、妇人性欲低下证。本方资天一之水火,先后天同治,对虚损而不能耐西药治疗之乳腺癌晚期患者有调治强壮之功效。

（二）术后并发症的中医辨证论治

1.术后上肢肿胀

【辨证要点】肢肿痛胀，脉浮。

【主症】乳腺癌术后上肢肿胀或痛或不痛或按下凹陷，皮肤发青或白，舌质淡胖大，脉浮数。

【辨证】气虚血瘀，营卫失调。

【病机分析】《素问·五脏生成》曰："卧出而风吹之，血凝于肌肤者为痹也。"又曰："阴阳形气俱不足，勿取以针，而调以甘药。"本证乃阳气不足，营卫不和，复感风邪，致营血运行不畅，麻痹于肌肤所致，病名"血痹"。《金匮要略》曰："血痹，阴阳俱微，寸口关上微，尺中小紧，外证身体不仁，如风痹状，黄芪桂枝五物汤主之。"

【治法】调和营卫，畅行气血。

【方药】黄芪桂枝五物汤加味。

黄芪 15~75g、桂枝 20g、白芍 20g、生姜 15~30g、大枣 6 枚、川芎 6g、红花 10g、当归 10g。

【方药分析】本方为桂枝汤之变方，桂枝汤去甘草之壅滞，加黄芪、川芎、红花组成。方中桂枝为君，臣以白芍，调和营卫，佐黄芪目的在于走表益卫；通阳用生姜，配大枣而调气血以达营卫之和，助桂枝汤之君臣为使；川芎、红花血中气药，活血行气，行气通痹之力更强，且生姜、大枣和脾胃以助中焦健运，则营卫调和，邪散而血痹得通。

【加减】肿甚者加防己 10g、白术 10g，湿气所淫，皆为肿满，防己、白术苦辛除风，且风能胜湿；痛甚者加乳香 6g、细辛 3g，寒淫火胜，平以辛热，治以甘热，佐以苦辛，乳香、细辛辛温止痛；咳而有痰者，加陈皮 10g、姜半夏 10g、茯苓 15g，减川芎、当归，以补肺卫而健脾化痰；肿而色青紫者，加香附 20g、茯苓 15g，寒凝经脉，血瘀不畅，香附血中气药，配川芎以行气止痛活血，茯苓除湿，湿去则寒无所依；肿而色红有热者，加大黄 15g、桃仁 10g，寒湿瘀久化热，气血腐肉，有热淫之象，治以咸寒，所谓相火之下，水气承之，以大黄，承气救水，桃仁配红花、当归、川芎活血化瘀而血行则瘀郁开。

【适应证及主治】本方适用于乳腺癌术后因起居不慎而致的术后肢体肿胀且痛者皆可应用。主治西医之大动脉炎及肩周炎由于素体虚弱且盗汗者，尤对于术后大出血发生周身麻痹不遂者，又见脉象虚弱小紧、面色㿠白之血虚肢体不仁者效果更佳。

2.术后引流液增多——气虚证

【辨证要点】引流液多，清，脉浮。

【主症】引流液多或不畅且清亮，气短乏力，发热头痛，纳差，舌质红，脉浮数。

【辨证】大气下陷,气虚不统。

【治法】补中益气,升阳举陷。

【辩证分析】《灵枢·五味》曰:"谷始入于胃,其精微者,先出于胃之两焦,以溉五脏,别出两行营卫之道。"《素问·评热病论》曰:"邪之所凑,其气必虚。"世间内伤者多,外感者兼而有之。纵有外邪,亦是乘虚而入,但补其中,益其气,而邪自退,津液自可统也,所谓仁义之顺,无敌于天下也。乳腺癌术后,是谓内伤,脉右寸大于左寸,人迎大于寸口,而引流液多者,胃中阳气自虚下陷阴中而脾不统其血气,有热者是内伤而阳虚自病发热,此亦即《内经》所曰"劳之温之""损者益之"。

【治法】补中益气,升阳举陷。

【方药】补中益气汤加味。

人参须 6g、黄芪 9g~100g、柴胡 3g~6g、升麻 3g、当归 9g、陈皮 9g、炙甘草 6g、白术 6g。

【方药分析】本方源于李东垣之《脾胃论》。方中黄芪为君,以益表卫而实腠理,不令引流液增多而损其元气,引流液越多,黄芪量越大,黄芪量多少与引流液多少成正比。人参为臣,补元气而助阳;柴胡、升麻为使,以升提至阳之气,不使下陷阴分之间;全方妙在药量轻,所谓轻可取实之义;佐白术,甘草以甘温除热,方中甘草,陈皮于补中解纷,则补而不呆,升而不至偏坠。

【加减】若气短喘息者,肺气伤,而肾命不纳,方中加桔梗 6g、山萸肉 10g,以收敛气分之耗散,山萸肉补少火以培先天之气;若寒热往来,咽干或神昏健忘者,加麦芽 10g、黄芩 6g、干姜 6g、人参加至 10g,以助脾阳而升胃气,则寒热自清,头脑为之清爽;胁下撑胀或兼疼者,加生龙牡各 10g、当归 6g、桂枝 10g,治胸中大气下陷,又兼气分郁结,经络瘀阻者,桂枝通络配当归以活血,龙牡重而升中有降,以达调和之义;若胸胁胀满,不能饮食者,加桂枝 6g、白术 6g、厚朴 6g,以培脾舒肝,脾主升清则运津液上达,胃主降浊,运糟粕下行,柴胡,桂枝为舒肝之妙品;身疼,腰困者,加丹参 10g、当归 6g、制乳没各 3g,以活血行气止痛,助方中黄芪补元气以通行气血。

【适应证及主治】本方适用于乳腺癌术后的引流液增多及术后气力不足,肌无力等症。主治因脾胃虚损,症状见四肢乏力,吞咽困难,纳差便溏,少气懒言,及长期因乳腺癌引起情志不遂而致的气运不畅,病无名状的术后综合征者,本方应用广泛,基本无副作用,特别适应于术后患者的恢复。

3.术后引流液增多者——少阳证

【辨证要点】口苦,咽干,引流液不畅或浊,脉弦。

【主症】引流液不畅或浑浊不清,寒热往来,口苦咽干,乏力纳呆,口渴欲饮,身无大热,舌质红,苔白,脉弦数。

【辨证】邪中少阳,疏机不利。

【病机分析】少阳包括足少阳胆和手少阳三焦,其性善条达而恶抑郁,其气喜疏泄而恶凝滞,为表里阴阳顺接之枢机,掌内外出入之途,司上下升降之机。《伤寒论》曰:"血弱气尽,腠理开,邪气因入,与正气相搏,结于胁下。正邪分争,往来寒热,休作有时,默默不欲饮食,脏腑相连,其痛必下,邪高痛下,故使呕也,小柴胡汤主之。""阳明病,胁下硬满,不大便而呕,舌上白苔者,可与小柴胡汤。上焦得通,津液得下,胃气因和,身濈然汗出而解。"凡邪犯少阳,其病及肝胆,气机郁而不发,气血津液不行,内外上下不通,诸病由生。概括为几个方面:①少阳经证:口苦、咽干、目眩、往来寒热、胸胁苦满、不欲饮食、心烦喜呕、耳聋目赤、舌苔白、脉弦。②少阳腑证兼太阳表证及阳阴里证者,有脾家不和,津液不通之表现,为身热恶风,颈项强,腹中急痛,或后必下重者。③妇人热入血室证:经水适来,寒热如疟,或谵语。④阳微阴结,病在半表半里证:头汗出,微恶寒,手足冷,心下悸或小便不利,不饮食,大便硬,脉细。

【治法】和解少阳,调和表里。

【方药】小柴胡汤加味。

柴胡 12~20g、黄芩 9g、人参 10g、党参 10g、姜半夏 9g、炙甘草 9g、生姜 9g、大枣 6 枚、桂枝 10g、白芍 10g。

【方药分析】本方以桂枝汤调和营卫,解肌发表为臣,而小柴胡汤和解少阳,通达表里为君,方中柴胡、黄芩清解少阳经腑之邪热,又能疏利肝胆气机;姜半夏配生姜为佐,和胃降逆止呕,且辛散为阳,助柴胡透达经中之邪;人参、党参、生姜、大枣、甘草益气调中,佐桂枝,白芍能鼓舞胃气以助少阳枢机之力,预补脾土以杜绝少阳传邪之络。诸药共伍,清解少阳,旁顾脾胃,使气郁得达,火郁得发,郁开气活,则枢机自利,津液自和,引流液必然减少。

【加减】两侧胁痛、头痛,目红赤者,加当归 10g、香附 10g、羚羊角以理肝郁,清肝热而治肝胆郁热,热溢肝经之目红肿赤者;胸胁郁闷,心悸,时常有气上冲咽喉者,倍加桂枝 20g,以平冲降逆,温通心阳而除烦;心烦,少腹疼痛,月经来潮者,邪热与血搏结而入血室,柴胡加至 20g,心烦非柴胡不解;兼顽固性失眠者,加生龙牡各 15g,以和阴阳而摄心神,治疗阳盛阴虚,目不能瞑之表里开合无度,气血运行紊乱之阳气不交于阴之证。

【适应证及主治】本方适应证较广泛,对乳腺癌术后属邪犯少阳之实证,见引流液增多,且并见经水来潮者尤为效方。主治西医之神经官能症,外感发热特别是乳腺癌术后发热及慢性肝炎有黄疸者,急性胃炎,胰腺炎及冠心病等。对辨证见证分析中上述四证,都尽可应用而不殆。小柴胡汤适应证注意如下:①少阳证有三禁之说,禁汗,禁吐,禁下,方中以和解为妙,因此用方不可偏于重坠,但方中柴胡一味,其量可在 12~20g 之间,大于人参,甘草一倍以上。②抓住柴胡主症,主脉但见一证便是。③随证灵活加减时,万不可失于调和之义,升中有降,清中有温,泻中有补。④本方应用广泛,是医家之灵丹妙药,对许多疾病都能应用,所以刘渡舟老先生论:"六经辨证方法,原为邪气伤人而主论,并非只针对伤寒之一病。他推崇清代柯琴之说:仲景之六经,为百病立法,不专为伤寒一科。伤寒杂病,治无二理,咸归六经之节制。"而运转枢机,疏利肝胆,调理脾胃是临床治疗疾病的重要方法。此方切中要机,因而应用广泛。

(三)放、化疗过程中并发症的中医辨证论治

1.植物神经功能紊乱——以恶心呕吐为主症的胃肠系统紊乱

【辨证要点】食入即吐,口渴不欲饮,舌如芒刺。

【主症】乳腺癌化疗后,呕吐剧烈,双目红痛如肿,口渴不欲饮水,食入即吐,时躁时静,舌无苔而有芒刺,脉数细。

【辨证】真阴受耗,胃热不降。

【病机分析】盖胃为肾之关,肾水耗,不能上润脾胃,则胃中之火沸腾,涌而上行,火不能藏,则双目红痛如肿,水不能润则食入即吐。但此证时躁时静,一时而欲饮水,及至水到又不欲饮,强饮之又十分宽快,此乃上假热而下真寒也。

【治法】补肾阴,降胃火。

【方药】六味地黄汤加味。

生熟地各 30g、山药 10g、山萸肉 20g、牡丹皮 15g、茯苓 10g、泽泻 10g。

【方药分析】本证乃真寒假热之症,理应宜六味地黄汤内加附片 3g、肉桂 3g,煎汤与饮,始合病机。以益火之源以消阴翳。而今只用六味地黄汤者何?盖肾虽寒而胃正热,温肾之药,热性发作,肾不及救,而反助胃之邪火。六味地黄汤虽经胃中,不致相犯胃火,假道灭虢,不平胃而胃自平矣,所谓壮水之主,以制阳光。

【加减】渴欲微饮者,加附子 3g、肉桂 3g,引火归元;口渴甚而咽干者,加天、麦门冬各 10g、天花粉 10g 养阴润燥。大吐而咳者,加麦门冬 15g、五味子 10g、人参须 6g 生脉养阴,敛肺降火;大便秘结者,加生大黄 10g、芒硝 15g、甘草 10g、附片 6g,急救其阴,调胃承气;胃中火旺,吐且见血者,加知母 20g、黄柏 10g 壮水之主,以制阳光。

【适应证及主治】可适用于乳腺癌晚期化疗后津气欲脱,呕吐剧烈者。主治肾阴

亏耗,胃中积热,中焦胃热上逆而致之呕吐。对西医之内分泌功能失调,妇女、小儿发育不良等症均有良好的治疗效果。对晚期癌症而虚损甚者都可适用。尤其是加附片 3g、桂枝 6g,对妇女性欲低下,精神衰弱而引起得腰膝痠冷、水肿、遗尿及情绪低落等症有较好的疗效。正如张景岳所说:"善补阳者,必于阴中求阳,阳得阴助,则生化无穷。"

2.植物神经功能紊乱——心肾不交,水火失济的久病伤络

【主症】夜寐不安,五心烦热,焦躁不堪。大量安眠药不起作用,头晕目眩,精神恍惚,脉细数。

【病机分析】《黄帝内经》曰"冬不藏精者,春必病温。"又曰:"阳者,天气也,主外;阴者,地气也,主内。故阳道实,阴道虚。"肾者主水,藏精而主闭。心者,君火,为物所感则易动,心动则相火亦动,动则精血内耗而不交于肾,闭藏不固则暗流而疏泄。所谓人非心不能宁静致远,非肾不能作强生育。心肾不交,水火不济则夜寐不安,五心烦热,焦虑不堪。治以养阴安神。

【方药】生脉饮合枣仁汤加减。

人参须 15g、生炒酸枣仁各 30g、麦门冬 10g、五味子 6g。

【方药分析】方中重用酸枣仁为君,生则夜行,炒则昼行,养心安神;生脉饮为臣,滋阴补气,寓意阴中求阳,故病人心惊不安,昼夜不能卧睡者,乃肾病也,欲安心当先补肾水,补肾乃补心之本。

【适应证及主治】本方温和,对乳腺癌久病之人尤为适用,可用于高血压,脑血管病,肾功能不全,甲状腺功能减退,子宫肌瘤及呼吸困难等症。可长期用于久病而诸药难以下咽之人。研细末或当茶饮则应用更为方便。

(四)中医适宜技术

1.中药外敷

(1)结乳膏:铜绿、血竭、乳香、没药、韭菜汁、信石、麝香等药物组成。具有消肿软坚、化瘀止痛之功,临床上用于乳腺癌初起,表现为乳房肿块、质地坚硬、表面高低不平,或乳头有血性分泌物溢出。本品为外用膏剂,每张重 3g。温热软化后贴阿是穴(疼痛部位)、乳根穴,每日 1 次,10d,1 疗程。

(2)生肌玉红膏药:当归 60g、白芷 15g、白蜡 60g、轻粉 12g、甘草 30g、紫草 6g、血竭 12g、芝麻油 500g 组成。用于乳腺癌根治术后,伤口表面溃疡或在引流口部形成溃疡,长期不愈合者。方法:常规消毒,清洁创面,在敷料上涂以生肌玉红膏,覆盖整个创面,胶布固定。每隔 2~3 日换药 1 次。注意事项:用药后创面边缘有白色的薄膜形

成,像新生的表皮细胞,不要当成脓苔剪除或在揭敷料时撕掉。换药时须轻轻清理创面的分泌物,注意保护新生的上皮及肉芽组织;当肉芽组织增生过高或有水肿时,应先剪除增生的肉芽组织,再敷生肌玉红膏;用药后,有创面烧灼感,嘱患者不要揭开纱布。

2.单验方

(1)海藻黄芪汤:海藻40g、黄芪20g。二味洗净,加水适量,煎汁。每日1剂,分3次服,喝汤吃海藻。此方宜于乳腺癌气短汗出者。

(2)蒲公英丸:蒲公英50g、全蝎50g、大蜈蚣1条,血余炭25g、雄黄35g,米醋适量。诸味焙干为末,醋泛为丸,桐子大。每日1次,1次10g,白酒送服。用于乳腺癌已溃破腐烂者。

第六节　疗效评价

一、西医疗效评价

WHO疗效评价标准:CR全部病灶消失维持4周;PR缩小50%维持4周;SD:非PR/PD,PD增加25%(病灶增加前非CR/PR/SD)。显然对乳腺癌来说上述肿瘤疗效评定标准存在一定不足,治疗肿瘤不仅要看肿瘤大小的变化,还要考虑患者的生存质量、生存期的长短。有些晚期肿瘤通过综合治疗可以长期"带瘤生存",这一结果从实际意义上讲并不亚于CR、PR。近年来肿瘤疗效评价更多地倾向于患者的总生存期、平均生存期、中位生存期、无进展生存期、无复发生存期以及生活质量等诸多方面。而且乳腺癌疗效评定标准与方法十分复杂,不同的治疗有不同的参照标准,这里不再赘述。

二、中医症候评价

(一)评价标准

本标准只使用于诊断明确的乳腺癌。

临床痊愈:临床症状、体征完全消失及实验室检查正常,症候积分减少≥95%。

显效:临床症状、体征或实验室检查指标明显改善,症候积分减少≥70%。

有效:临床症状、体征或实验室检查指标有好转,症候积分减少≥30%。

无效:临床症状、体征或实验室检查指标均无明显改善,甚或加重,症候积分减少<30%。

(二)评价方法

参照《中药新药临床研究指导原则》,将乳腺癌(乳岩)症候要素及实验室检查指标进行分类计分,自拟症状、体征并参照 WHO 乳腺癌实验室检查指标分级与积分见表 12-2,只使用于诊断明确的乳腺癌(乳岩)。

中医症候评价采用尼莫地平法。实验室检查指标分级与积分参照 WHO 乳腺癌国家行业标准。计算公式:[(治疗前积分-治疗后积分)/治疗前积分]×100%。

表 12-2　乳腺癌(乳岩)症候评分表

症状与实验室指标		分级记分			
		无(0分)	轻度(主症 2 分,次症 1 分)	中度(主症 4 分,次症 2 分)	重度(主症 6 分,次症 3 分)
主要症状及实验室指标	乳腺肿块 大小 硬度 活动度乳房胀痛	无体征 无症状	+~++ 有但不明显	++~+++ 有并伴精神疲乏,勉强 坚持日常生活	+++~++++ 以上有并伴精神极度疲乏,卧床
		无体征	+~++	介于轻、重之间	+++~++++以上
	腋窝淋巴结 大小 硬度 活动度	正常	+~++	介于轻、重之间	+++~++++以上
	癌胚抗原(CEA)	正常	+~++	介于轻、重之间	+++~++++以上
	糖类抗原 (CA153)				
次要症状及实验室指标	临床分期	0 期	I 期	I~IIA 期	II B 期以上
	乳腺溢液	无症状	少量无异常	少量但有异常	反复发生不易缓解
	乳头乳晕异常、皮肤改变	无症状	偶尔可见	异常	明显异常
	乏力纳呆	无症状	偶有感觉	可以忍受	不能忍受
	心烦失眠	无症状	偶尔可见	有并伴精神疲乏,勉强坚持日常生活	影响正常生活
	舌苔	正常	舌红或青,苔正常	舌红或青,苔厚腻或黄腻	舌青紫有瘀斑点,苔厚或腻,视觉感污浊
	脉象	缓和	弦数或弦紧	细或弦大	大或极虚

第七节　预防调护

一、预防

(一)乳腺癌入侵的五大信号

出现疼痛感,出现肿块质硬,乳房的外形发生变化,皮肤受损出现橘皮状,乳头出现溢液。

(二)乳腺癌怎样预防主要注意以下几点

1.控脂减肥:高脂肪饮食是乳腺癌的促发"刺激"剂,使机体发胖和免疫机能降低,就使癌细胞有了可乘之机。因此,控制脂肪的摄取,减轻肥胖,提高机体免疫机制和抗病能力,就能有效地预防和减少乳癌的发生。

2.避免饮酒:酒精可刺激脑垂体前叶催乳素的分泌,而催乳素又与乳癌发生有关。因此,女性尤其是绝经前后的女性,应戒酒。

3.多吃果菜:研究发现,粗粮、蔬菜、水果中,除含有大量具有防癌抗癌的植物纤维素、维生素和微量元素外,还含有多种能阻止和减慢癌症发展各个阶段的生物活性物质,其中以大豆类、玉米、食用菌类、海藻类、大蒜、西红柿、橘类和浆果类水果等作用最为显著。因此,在日常膳食中适当地多吃些这类食物,不仅有益于健康,还有助于乳癌的预防。

4.具有抗癌作用的中药:人参或参须、芦荟、冬虫夏草、百合、薏苡仁、灵芝、黄芪、大蒜、大豆等。

5.具有提高机体免疫功能的中药:灵芝、当归、芦笋、刺五加、苦瓜、黄芪等。

6.具有补血和提高白细胞功能的中药:当归、川芎、三七、银耳等。

二、调护

(一)辨证施护

1.肢体肿胀的辨证施护:平卧时尽量抬高患肢,患肢不宜进行静脉输液及测血压。指导患者做患肢握拳活动,每次 5~10min,每日 2~3 次。遵医嘱中药外敷。或遵医嘱中药洗浴熏蒸。

2.心理护理:多与患者及家属交流,及时了解患者存在的心理问题,帮助其排忧解难。帮助患者取得爱人、家属的理解和关爱。推荐患者听轻音乐,舒缓情绪。焦虑患者:听安静、柔和、婉约的乐曲,如高山流水等;抑郁患者:听冥想式的乐曲,如古琴、古筝等。遵医嘱耳穴贴压:取心俞、肝俞、神门、脑、皮质下等穴。

3.术后康复训练

(1)针对的症状和体征:患侧上肢活动受限;肩背部疼痛;患肢肿胀;患肢疼痛、麻木不适等。

(2)康复训练原则:适用于患者术后康复第二阶段,即:术后拔出引流管3日以上患者。通过助力运动,用健侧上肢协助术侧上肢做上臂肌的收缩运动和肩关节的环绕运动,逐步牵张患者腋底部瘢痕纤维组织的粘连,逐渐增加肩关节的活动度,促进术侧上肢功能恢复。

(3)康复训练方法:①梳头锻炼法:在医院就可以开始。将患肢肘部支在床头柜上,身体挺直,用梳子先从一侧开始梳头,然后是整个头部。②爬墙法:双脚分开,患侧对墙站直,将患侧手伸出放在墙上向上爬,在自己疼痛能够忍受的范围内坚持3~5min,然后记下所爬的高度,力争每次练习都能较上次有所提高。③上肢平移法:平躺在床上,用垫子或枕头垫在头肩部,双手插握在一起,肘关节伸直,抬上肢向头部靠近,缓缓放下,重复做。④系乳罩法:双上肢平伸,然后曲肘关节,将双手置于后背系乳罩部位。⑤上肢旋转法:将健侧上肢放在椅子靠背上,额头置于健侧上肢,患侧上肢自然下垂,前、后、左、右摆动或画圆。当感到胳膊松弛下来时,可增加摆动幅度或画圆半径,直到胳膊完全松弛下来为止。⑥肩部旋转法:当坐姿时,将双手放松放在大腿上,耸起肩膀,靠近耳朵,然后向后向下旋转肩部,同时做深呼吸。向前向后重复做相同的次数。

(4)康复训练注意事项:①该阶段锻炼以恢复肩关节的活动为主,每个动作必须根据患者的疼痛耐受程度控制锻炼幅度(以患者有疼痛感但能耐受为度),动作幅度不要太大,不要操之过急,要循序渐进。②注意提醒患者保持自己的形体,每次活动前靠墙站立2~3min,挺胸收腹,双肩平齐,或对着格子镜调整体态,防止不良姿势形成。③告知患者一定要坚持锻炼,每日1次,坚持1年以上。

(二)日常护理

1.心理指导:由于乳腺癌的特殊性,患者不仅要承受来自癌症本身的打击,同时还将面对乳房缺失所致躯体形象受损带来的巨大心理冲击。多数患者都认为乳腺癌是不可治愈的,表现为忧郁、恐惧、烦躁,少数患者甚至绝望而放弃治疗,其实乳腺癌症并不是不治之症,随着医学的发展,乳腺癌症可以治愈,并让病人恢复正常生活。应指导病人不要因为手术、化疗引起乳房缺失、脱发等而自卑,出院后可佩戴义乳、假发,或经医生安排行乳房重建术。同时应该使日常生活更丰富愉快些,看看电影、听听音乐、做做运动等，走入社会，多与亲戚朋友交流，也可以继续工作。良好的情绪，坚定的信心，能提高机体的免疫功能，帮助战胜疾病。

2.治疗指导：乳腺癌患者一般治疗周期较长，术后的病人需根据不同的情况进行放化疗、内分泌治疗及免疫治疗，因此，如何指导乳腺癌患者进行正确的治疗就显得十分重要。一定听从医生的建议，完成必要的治疗。某些病人服用三苯氧胺等对抗雌激素的药物，一定按照医生的要求坚持服用。三苯氧胺可引起潮热、阴道松弛、干燥、月经不规则，如果出现异常的阴道流血应立即告诉医生。服用三苯氧胺的病人应每年定期做子宫 B 超和妇检。或者使用芳香化酶抑制剂如来曲唑等，此药会引起骨质疏松等不良反应，要服用一些钙剂和促进钙吸收的药物如钙尔奇和骨化三醇等，同时经常多运动和晒太阳。

3.定期复查：学会乳房自查技能，每月自查乳房一次（选择每月固定的时间），以便及早发现复发征兆。定期复查极为重要，随访的间隔是先短后长，最初 3 年，每 3~6 月复诊 1 次，3 年后每年复诊 1 次，具体安排可向主管医师咨询。出院后在门诊复查，每周都有专家门诊，平时门诊也可。并应注意观察自己胸壁、腋窝，以及锁骨上淋巴结是否肿大、是否有头痛、是否神志改变，有异常情况及时就诊。同侧乳腺癌复发可由自我体检、专业性乳房检查和乳腺 X 线摄影而发现。乳腺癌患者对侧乳腺发生癌变的危险明显增加，这种危险比所有女性群体发生第一原发乳腺癌的危险高出 3~5 倍。

4.性生活指导：专家提醒，对于乳腺癌病人，历经手术的创伤和化疗的刺激，出院后半年内体质比较虚弱，处于身体的恢复期。这个时期，应相对禁止性生活。手术后 1~3 年内，也应控制性生活次数。适时适度，有益身心，利于康复。

参考文献

[1]潘杰,拜红霞.乳腺癌肿瘤标志物 CA153 和 CEA 联合检测的临床价值[J].中国医药指南,2011,9(26):264-265.

[2]王梅,汤鹏,袁素,等.早期乳腺癌施行单纯乳房切除加前哨淋巴结活检术临床疗效对比研究[J].中国妇幼保健,2015,30(29):4949-4951.

[3]杜雄,马晓媛.疏肝健脾散联合希罗达对复发转移性乳腺癌患者 MVD,TGF-α及 VEGF 的影响[J].河南中医,2015,35(9):2209-2210.

[4]全国肿瘤防治办公室与中国抗癌协会.中国常见恶性肿瘤诊疗规范[M].北京:中国医科大学和中国协和医科大学联合出版社,1990:24-25.

[5]王祥.六味地黄合甘麦大枣汤加味治疗乳腺癌内分泌治疗不良反应[J].黑龙江中医药,2008,37(1):29-30.

[6]谷雨,华海清.中医药干预乳腺癌复发转移的临床研究[J].南京中医药大学学报,2015,31(3):295-297.

[7]殷东风,高宏,周文波,等.中药治疗对晚期乳腺癌患者内分泌治疗依从性及生存期影响的临床研究[J].现代肿瘤医学,2013,21(5):1050-1053.

[8]艾萍,刘丽芳,周亮,等.黄芪解毒汤干预癌基因表达抑制乳腺癌复发转移的研究 [J].四川中医,2012,30(5):23-26.

[9]胡琦,朱克俭.中药有效成分抗肝癌复发转移的实验研究进展[J].湖南中医药大学学报,2015,35(2):60-63.

[10]童彩玲,杨海燕,黄梅,等.乳癌康对激素受体阴性乳腺癌短期复发转移的影响[J].新中医,2011,43(12):77-78.

[11]Lakhani SR,Reis-Filho JS,Fulford L,et al. Prediction of BRCA1status in patients with breast cancer using estrogen receptor and basal phenotype [J]. Clin Cancer Res, 2005, 11 (14):5175-5180.

［12］Silver DP,Richardson AL,Eklund AC,et al. Efficacy of neoadjuvant Cisplatin in triple-negative breast cancer[J]. J Clin Oncol,2010,28(7)：1145-1153.

［13］Byrski T,Huzarski T,Dent R,et al. Response to neoadjuvant therapy with cisplatin in BRCA1-positive breast cancer patients ［J].Breast Cancer Res Treat,2009,115 (2):359-363.

［14］Hurley J,Reis IM,Rodgers SE,et al. The use of neoadjuvant platinum-based chemotherapy in locally advanced breast cancer that is triple negative: retrospective analysis of 144 patients[J]. Breast Cancer Res Treat,2013,138(3):783-794.

［15］王丽娜,张崇建,李连方,等.三阴性乳腺癌表柔比星和环磷酰胺联合紫杉醇周疗新辅助化疗临床观察[J].中华肿瘤防治,2015,22(3):211-215.

［16］Carey LA,Dees EC,Sawyer L,et al. The triple negative paradox: primary tumor chemosensitivity of breast cancer subtypes ［J].Clin Cancer Res,2007,13 (8)：2329-2334.

［17］朱德淼,李景成.TP 新辅助方案治疗三阴性乳腺癌疗效的临床研究[J].医学与哲学,2015,36(4B):31-33.

［18］黄帝内经·素问　　　　　　人民卫生出版社校注本

［19］黄帝内经·灵枢　　　　　　人民卫生出版社影印本

［20］伤寒论(汉.张仲景)　　　　上海科学技术出版社校注本

［21］金匮要略(汉.张仲景)　　　人民卫生出版社排印本

［22］诸病源候论(隋.巢元方)　　人民卫生出版社影印本

［23］太平惠民和剂局方(宋.陈师文等)　人民卫生出版社排印本

［24］脾胃论(金.李杲)　　　　　人民卫生出版社注释本

［25］丹溪心法(元.朱震亨)　　　上海科学技术出版社校印本

［26］景岳全书(明.张介宾)　　　上海科学技术出版社影印本

［27］石室秘录(清.陈士铎)　　　北京科学技术出版社排印本

［28］血证论(清.唐容川)　　　　上海人民卫生出版社排印本

［29］医学衷中参西录(清.张锡纯)　河北人民出版社修订本

［30］中医症状鉴别诊断学(赵金铎)　1984 年人民卫生出版社

第十三章
鼻咽癌

　　鼻咽癌是中国常见的恶性肿瘤之一,其中华南地区发病率最高。鼻咽癌在中国南方尤其是两广地区是高发肿瘤,广西是仅次于广东的鼻咽癌高发区。据 WHO 统计全世界 80% 以上的鼻咽癌病例发生在中国。鼻咽癌主要的治疗手段是放射治疗,对早期患者的治疗效果显著,5 年总体生存率高达 80% 以上,但是由于鼻咽部较隐蔽,早期鼻咽癌患者症状不明显,大多数(70% 以上)鼻咽癌患者就诊时已属中晚期,另一原因是鼻咽癌绝大多数属低分化或未分化鳞状细胞癌,恶性程度高,容易出现远处转移,因此尽管放疗设备和放疗技术不断更新,晚期鼻咽癌平均 5 年生存率仍然徘徊在 40%~50%,治疗失败的主要原因是局部复发(高达 24%~42%)和远处转移(高达 37%~48%)。而且中国鼻咽癌患病情况、病理类型、经济情况及人种与欧美等鼻咽癌低发地区存在很大的差异,因此针对中国鼻咽癌治疗的特殊性,制定更适合中国鼻咽癌治疗共识,对临床医师更具有指导意义。

　　根据其临床表现和古代医籍的描述可归属于"鼻渊""控脑砂""耳鸣证""上石疽""失荣"等范畴。

第一节　病因病理

一、西医病因病理

　　鼻咽癌的发病因素至今尚未完全明确,可能与 EB 病毒感染,遗传因素,进食腌制食物和居住受污染空气的环境等有关。鼻咽腔解剖虽较为简单,但鼻咽邻近的结构较为复杂和重要。鼻咽部正对后鼻孔,是鼻腔的直接延续,是咽部最宽的一部分。

由后鼻孔到软腭游离缘的平面即为鼻咽腔,横径 4cm,垂直径 4cm,前后径 2cm。

鼻咽癌的肉眼形态分为结节型,菜花型,黏膜下型,浸润型和溃疡型。中国的病理组织类型主要是低分化鳞癌(非角化型鳞癌)占 85%~90%,高分化鳞癌(角化型鳞癌)占 5%,未分化癌占 5%,其他类型的癌占 5%左右,包括腺癌、腺样囊性癌(圆柱瘤)、黏液表皮样癌、恶性多形性腺瘤、恶性混合瘤等。WHO 分为三型:I 型为角化型鳞状细胞癌;II 型为非角化型鳞状细胞癌;III 型为低分化癌或未分化癌。鼻咽癌最常见颈淋巴结转移,远处转移的发生部位依次为骨、肝和肺等。

二、中医病因病机

在古代医著中,有许多类似鼻咽癌症状描述,如"失荣""上石疽""鼻渊""真头痛""恶核""瘰疬"等。如明代《外科正宗·卷四》曰:"失荣者……其患多生肩之以上,初起微肿,皮色不变,日久渐大,坚硬如石,推之不移,按之不动,半载一年,方生隐痛,气血渐衰,形容瘦削,破烂紫斑,渗流血水,或肿泛如莲,秽气熏蒸,昼夜不歇,平生疙瘩,愈久愈大,越溃越坚,犯此俱为不治。"这一描述,与鼻咽癌颈淋巴结转移症状相类似。清代《医宗金鉴》曰:"鼻窍中时流黄色浊涕……若久而不愈,鼻中淋沥腥秽血水,头眩虚晕而痛者,必系虫蚀脑也,即名控脑砂。""上石疽""生于颈项两旁,形如桃李。皮色如常,坚硬如石,痛不热……初小渐大,难消难溃,既溃难敛,疲顽之症也"。等等。

本病的发生,与机体内外的各种致病因素有关,如素体虚弱,七情内侵,饮食不节,各种不良刺激等,使体内肺、脾、肝、肾等脏腑发生了病理变化,出现了气血凝滞,痰浊结聚,火毒困结,以致脉络受阻,积聚而成肿块。

第二节　临床表现

鼻咽癌可以没有任何临床症状仅以颈部肿块表现,有些仅通过体检时的 EB 病毒血清学的普查,怀疑鼻咽癌后经鼻咽组织活检确诊为鼻咽癌。鼻咽癌的临床表现主要表现为鼻咽肿物和肿物侵犯的部位产生不同的症状和体征,以及颈部肿块和颅神经受累产生相应症状和体征。

一、主要症状

(一)鼻咽局部病变引起的症状

头痛、鼻塞、鼻衄、涕血、耳鸣、听力下降。

（二）颈部肿块

颈淋巴结转移率高达 60%~86%，其中以上颈淋巴结转移最多，双颈淋巴结转移也达 30%~50%。

（三）鼻咽肿物局部侵犯与临床表现

1.口咽受侵：吞咽受阻，呼吸不畅，张口可见肿物或黏膜下隆起。

2.鼻腔侵犯：从后鼻孔侵入鼻腔，有鼻塞、鼻衄，呼吸不畅。

3.眼眶侵犯：视蒙、复视、视力下降、眼眶胀痛、眼球外突。

4.颞下窝受侵：从咽旁蔓延至颞下窝，可致面麻、张口困难和颞区隆起。

5.鼻咽肿瘤局部继发感染：可有脓血涕、臭味、头疼、出血发热等。

6.副鼻窦，颅底骨和颅内侵犯：主要是以头痛和 12 对脑神经受累相应部位神经麻痹为临床表现。

（四）颈淋巴结转移症状

有些鼻咽癌早期就有颈淋巴结转移。有人统计颈淋巴结转移约占 60%~80%，而转移为第一症状者占 40%左右，所以颈淋巴结转移是鼻咽癌中很重要的体征。颈淋巴结引起的症状主要是肿瘤浸润颈部软组织，压迫神经而引起疼痛。

（五）脑神经症状

鼻咽癌向颅底发展引起颅底骨质破坏，因而侵及脑神经或咽淋巴结转移，而压迫脑神经所致。尤其原发于咽隐窝的鼻咽癌，向上侵犯最易侵入破裂孔而达颅腔，第Ⅴ、第Ⅵ脑神经位于破裂孔因而最先受侵犯，是最常见的受侵犯的颅神经。病变继续扩大时第Ⅲ、Ⅳ、Ⅱ脑神经也可被侵犯。当第Ⅴ脑神经受侵犯时引起剧烈头痛，常被误认为是三叉神经痛，早期间歇性，晚期持续性，当第Ⅵ脑神经受侵犯时，病人眼球表现内斜位、复视，主要因眼外直肌麻痹所致。严重者脑神经广泛受侵犯，可出现视力丧失、眼球固定、软腭麻痹、吞咽困难、声音嘶哑、舌歪、霍纳氏症候群等表现。

二、其他症状及远处转移

肿瘤侵及翼内肌则张口困难，晚期可有全身转移，最常见是肺转移，引起咳嗽、胸痛、呼吸困难等症状。

第三节　实验室及其他检查

一、免疫学检查

鉴于鼻咽癌患者血清中有对 EB 病毒抗体起反应的特点，常用免疫酶标法或免疫荧光法检测鼻咽癌患者血清中 EB 病毒的 VCA-IgA 抗体。临床实践证明，多数鼻咽癌患者之检验结果为阳性（滴度>1:5），并随着病情发展，其几何平均滴度也逐渐升高。由于检测方法简便（特别是免疫酶标法），可用于鼻咽癌普查工作，以便对阳性者作进一步检查。但有部分检测结果与病理检查结果不相符合，因此，其化验结果不能作为确诊的依据，仅供诊断时参考。

二、鼻咽镜检查

常用间接鼻咽镜经口进行检查。检查应依次查看鼻咽顶后壁、咽隐窝、咽鼓管隆突及开口、后鼻孔等处，并注意曲侧对照比较。鼻咽癌多发生于鼻咽顶后壁或咽隐窝处。病变处常高低不平，呈结节状增生，或有溃疡形成，如系黏膜下浸润型，黏膜表面常光滑，诊断时应结合临床症状，综合分析，如作活检，应注意深取。对于少数咽反射敏感者，常不能配合检查，应以 1%丁卡因（地卡因）喷布咽部后，再行检查。不要轻易放弃检查。对于因张口困难或其他原因不能经口检查鼻咽部时，可经鼻导入纤维鼻咽镜进行检查。

三、活检组织检查

包括鼻咽部活检及颈淋巴结活检两方面。鼻咽部活检多经口腔，在间接鼻咽镜明视下，以翘头活检钳，于病变处咬取组织。咬取应有一定的深度，以利病理诊断，但应避免用力撕拉而损伤组织。亦有采用经鼻腔途径行鼻咽部活检者，但不易窥见肿瘤，咬取有一定盲目性。对于黏膜下浸润型者，咬取组织一定要深，必要时可酌情考虑切开黏膜后咬取深部组织。若鼻咽部多次活检未能证实，或鼻咽部原发病灶不明显之颈淋巴结肿大者，可考虑颈淋巴结穿刺活检术。

四、细胞学检查

取鼻咽部分泌物，经涂片、染色后在显微镜下检查脱落之癌肿细胞。因方法简便，曾有人用于普查工作。

第四节　诊断与鉴别诊断

一、诊断

(一)西医诊断

1.诊断要点

(1)症状:部分早期病人可以没有任何症状和体征。大部分病人可以出现涕血、头痛、鼻塞、鼻衄、耳鸣、听力下降和面麻或咽喉不适。

(2)体征:鼻咽肿物,颈部肿块和脑神经受侵的临床表现。

(3)辅助检查。

①鼻咽活检:有鼻咽出血倾向和高血压的病人要慎重进行。间接鼻咽镜活检,通过间接鼻咽镜看到鼻咽肿物的部位后,可以经口或鼻腔直接钳取肿物活检。直接鼻咽纤维镜活检,这种方法可以直接看到肿瘤部位进行活检,活检部位准确、可靠。尤其对张口困难及咽反射敏感病人的活检更方便。但活检所取得的组织较少,阳性率相对较低。

②MRI扫描:首选MRI扫描检查,应包括鼻咽、颅底及颈部。应用T1WI、T2WI和Gd-DTPA增强后T1WI序列进行横断、矢状和冠状面的扫描,对诊断鼻咽癌的黏膜下浸润,以及对腭帆提、张肌,咽旁间隙,咽颅底筋膜,颅底骨质和颅内的侵犯程度了解更清楚。鼻咽肿瘤的MRI信号强度均匀。肿瘤的T1WI信号强度较肌肉低,T2WI呈偏高信号,Gd-DTPA增强后有明显强化。肿瘤侵犯骨髓腔T1WI信号强度明显减低。

③CT扫描:对不能做MRI检查的患者行CT检查。对了解鼻咽癌的侵犯范围和对周围结构的侵犯情况比临床检查更有优越性,尤其对咽旁、颅底和颅内侵犯。增强扫描对颈动脉鞘区肿瘤侵犯,海绵窦侵犯和颈淋巴结转移的诊断更有帮助。检查的部位应包括颅底、鼻咽和颈部。

④其他辅助检查包括肝脾、腹部肿块超声波检查,胸片或胸部CT,肝肾功能、血常规等。对N2以上者行胸部CT及骨ECT检查,PET/CT不作为常规检查。

(二)分期

分期原则采用2008分期,鼻咽癌2008分期见表13-1。

原发肿瘤(T)

T1   限于鼻咽

T2   侵犯鼻腔、口咽、咽旁间隙

T3   侵犯颅底、翼内肌

T4   侵犯颅神经、鼻窦、翼外肌及以外的咀嚼肌间隙、颅内(海绵窦、脑膜等)

N—淋巴结

N0   影像学及体检无淋巴结转移证据

N1

N1a   咽后淋巴结转移

N1b   单侧Ⅰb、Ⅱ、Ⅲ、Ⅴa区淋巴结转移且直径≤3cm

N2   双侧Ⅰb、Ⅱ、Ⅲ、Ⅴa区淋巴结转移,或直径>3cm,或淋巴结包膜外侵犯

N3   Ⅳ、Ⅴb区淋巴结转移

M—远处转移

M0   无远处转移

M1   有远处转移(包括颈部以下的淋巴结转移)

Ⅰ期   T1N0M0

Ⅱ期   T1N1a~1bM0,T2N0~1bM0

Ⅲ期   T3N0~2M0,T1~2N2M0

Ⅳ期

Ⅳa期   T4N0~3M0,T1~3N3M0

Ⅳb期   任何T、任何N和M1

表 13-1　鼻咽癌 TNM 分期(2008 分期)

分期	TNM		
Ⅰ期	T1	N0	M0
Ⅱ期	T2	N0	M0
Ⅲ期	T3	N0	M0
	T1	N1	M0
	T2	N1	M0
	T3	N1	M0
Ⅳ期	T4	N0–1	M0
	T1~T4	N2–3	M0
	T1~T4	N1–3	M1

(三)中医症候诊断

1.痰热结肺

【主症】一侧鼻塞,涕多黏稠,涕中或带血丝,或感一侧耳胀闷堵塞感,或偏头痛头胀,口干鼻燥,或咳嗽痰黄,舌质红,苔微黄,脉滑数。鼻咽部见新生物隆起,粗糙,色淡红,表面有分泌物附着,颈部或可扪及恶核。

【病机分析】肺中素有痰热,又嗜烟酒或长期遭受不洁空气的刺激,则肺热更甚,肺火煎炼津液成痰,痰热上烁颃颡,日久积结而为肿块。耳胀塞,鼻塞,头痛为痰热蒙蔽清窍所致;鼻衄或涕血为痰火灼伤鼻咽血脉而发。

2气滞血瘀

【主症】头痛较甚,耳内胀闷或耳鸣耳聋,胸胁胀痛,口苦口干,舌质红或暗红,或瘀暗紫斑,苔白或黄,脉弦细或弦涩。鼻咽肿块暗红,或有血脉缠绕,触之易出血,颈部或有硬实肿块。

【病机分析】肝气郁结,疏泄失常,肝郁血逆,致气血瘀滞,瘀阻脉络,日久结聚而为肿块,脉络瘀阻不通;或癌肿上犯颅脑,故头痛较剧;肿块堵塞,气机不利,则耳窍不通。耳鸣耳聋气血瘀滞脉络,脉络外露,故肿块色暗红;血脉缠绕邪毒循经结聚于颈部,故颈部有硬实肿块。

3.痰浊结聚

【主症】头痛头重,鼻塞涕血,痰多胸闷,体倦嗜睡,或见心悸,恶心,胃纳差,大便溏,舌质淡暗或淡红,舌体胖或有齿痕,苔白或厚腻,脉弦滑或细滑。鼻咽肿物色淡有分泌物附着,颈部扪及恶核。

【病机分析】因饮食不节或常食有毒发霉腐败食物,热毒蕴积脾胃或因肝气郁结,横逆犯脾,肝脾不和,以致脾失运化,痰浊内停,郁火相凝,痰火互结,阻塞脉络而为癌肿,痰浊蒙蔽清窍,清阳之气不升,故头重头痛,鼻塞;舌质淡舌体胖或齿痕为痰湿之象。

4.热毒困结

【主症】头痛剧烈,痰涕带血,污秽腥臭,耳鸣耳聋,或视蒙复视,咳嗽痰稠,心烦失眠,口干口苦,小便短黄,大便秘结,舌质红,苔黄厚,脉弦滑或弦数。鼻咽肿块溃烂,或呈菜花状,颈部肿块硬实。

【病机分析】肝郁气滞,郁久化火,火毒结聚,灼伤肌肤脉络,肉腐脉损,故痰涕带血,污秽腥臭火毒上炎,上犯于脑,脑脉受伤,则头痛剧烈,火毒蒙蔽耳窍,可致耳鸣耳聋,毒邪灼伤头颅脉络,则可致视蒙,复视等症,口干苦,小便短黄,大便秘结,脉弦数为肝胆火热之象。

5.邪毒滞留

【主症】鼻塞涕血,耳鸣耳聋,头痛眩晕,形体消瘦,颧红盗汗或午后潮热,五心烦热,舌质红干,少苔或无苔,脉细或细数。鼻咽肿块色淡红,或血缠绕,或污脓附着,颈部或有恶核。

【病机分析】禀赋不足,素体肾虚,或因年老体弱,机体不能适应外界的各种刺激,邪毒乘虚而入,久积而成肿块。癌肿侵犯体内,更伤阴耗气,气血渐衰,故形容瘦削;邪毒上壅于清窍,又气血不足,不能上荣,故耳鸣耳聋,头痛眩晕颧红盗汗,午后潮热,五心烦热,舌红少苔等为肾阴虚之象。

二、鉴别诊断

(一)西医鉴别诊断

1.颈淋巴结转移与颈部其他肿块鉴别:鼻咽癌患者约有 60% 的淋巴结转移,但是临床上颈部肿块疾病很多,从炎症、先天性疾病及其他肿瘤三种情况区别肿块。从以下几个方面分析肿块:①病史:有人提出一条可供参考的规律,即所谓"7 字律",即 7d 者为炎症,意思是短时间内的颈部肿块多为炎症 7 个月者多为肿瘤,因为肿瘤时间较长,按月计算,一般是肿瘤。炎症数月不愈者甚少,结核性肿块时间可能较长,另外有低烧、乏力、盗汗等全身症状。7 年者可能为先天性疾病,如囊肿等。所以要仔细问病史,从病程的长短上可初步定性。②触诊:用于触摸肿块,了解肿块的部位、大小、硬度、活动度等,可估计肿块的性质,如为囊性,甚至有波动者可能为先天性囊肿。活动的成串的淋巴结可能为颈淋巴结核,实质性肿块多为肿瘤,能活动者可能为良性肿瘤。坚硬固定活动差者可能为恶性肿瘤。另外,根据肿块的部位可估计其原发灶,因为恶性肿瘤转移颈部都按其淋巴引流走行。如鼻咽癌转移至颈深淋巴结最上部,喉癌多沿颈动脉分叉处淋巴结转移。③颈部肿块穿刺针吸取做病理检查可能确定诊断。如为转移癌应仔细找原发灶,假若是鳞癌首先是鼻咽部、舌根、梨状窝、食道上段。分化不良的癌应是鼻咽部原发灶。腺癌应作腹腔、盆腔的检查,因左侧有胸导管的原因,70% 的盆腔癌转移到左颈部。④X 线及 CT 的头颈、颅底、胸、食道、腹腔的检查可帮助寻找原发灶。超声波检查,同位素扫描能帮助确定肿块的性质。⑤血清免疫学检查:测定血清中 EB 病毒抗体有助于诊断。

2.霍奇金氏病:鼻咽部恶性淋巴瘤多见于年轻人,因原发肿瘤较大,鼻部及耳部症状明显,并伴有全身其他处淋巴结肿大,但颅底侵犯不常见,病理可区别。

3.颈淋巴结核:在上面颈肿块中已提到,肺部检查,活组织检查可以区别。

4.三叉神经痛:晚期鼻咽癌颅底破坏引起剧烈头痛应与单纯三叉神经痛区别。

（二）中医鉴别诊断

鼻渊为中医病名。是指鼻流浊涕,如泉下渗,量多不止为主要特征的鼻病。常伴头痛、鼻塞、嗅觉减退,鼻窦区疼痛,久则虚眩不已。是鼻科常见病、多发病之一。亦有"脑漏""脑砂""脑崩""脑渊"之称。多因外感风热邪毒,或风寒侵袭,久而化热,邪热循经上蒸,犯及鼻窍;或胆经炎热,随经上犯,蒸灼鼻窍;或脾胃湿热,循胃经上扰等引起。

第五节 治 疗

一、中西医结合治疗思路与方法

（一）中医药在鼻咽癌治疗中提高机体免疫功能

病因学研究表明,肿瘤的发生和发展、疗效、复发和生存期长短与机体的免疫状态有密切关系,当宿主免疫功能低下或受抑制时肿瘤发病率增高,而在肿瘤进行性生长时,肿瘤患者的免疫功能也受到抑制。中医学早在两千年以前就已认识到机体正气在疾病发生、发展及预后中的重要性。《素问·至真要大论》曰:"正气存内,邪不可干。"《素问·评热病论》亦曰:"邪之所凑,其气必虚。"这里所说的正气即是现代医学所谓的机体免疫功能。一般说来肿瘤患者免疫功能偏低,而放射化学药物治疗又有可能进一步降低其免疫功能,因此中医药配合放、化疗治疗鼻咽癌目的要达到提高机体的免疫功能。学者们研究中医药作用机理,发现中医药治愈肿瘤是通过增强和抑制免疫的反应,来调节肿瘤患者的免疫能力达到抑制肿瘤、扶正祛邪目的。

（二）中医认为患病机体是一个整体

中医认为患病机体是一个整体,虽然恶性肿瘤病人,局部存在明显的癌灶,但局部的癌灶可以侵犯器官组织,影响整个身体,而机体全身的情况又往往会影响癌灶的发展,可以说肿瘤病变的过程中局部的病变与机体全身息息相关,相互影响,因此对肿瘤的治疗,不能单纯着眼于局部癌灶的处理,还应该很好地考虑整体的调治,也就是说要把局部治疗与整体治疗密切结合起来,对肿瘤的治疗强调恢复和增强机体内部的抗病能力,从而达到阴阳平衡治疗疾病的目的。中医药在调理机体内环境,增强机体内部的抵抗疾病的能力,改善生活质量方面有很大的优势,这点与现代生物与基因治疗着眼调理,抑制癌基因,促进机体免疫功能恢复以抑制肿瘤,两者方法是吻合的,中西医在这方面各自发挥优势,两者相辅相成融为一体,这也就是中医药及中西医结合治疗肿瘤的整体观。总之,从目前肿瘤中医治疗的现状看,中医药最大的长处是在促进肿瘤患者的康复上,这对巩固和加强肿瘤的治疗效果,延长患者的生命和保证生存质量是相当必要的,而这恰恰是现代医学肿瘤治疗方法所不足的,这就是中西医结合治疗肿瘤的优越性所在。

（三）中医药防治放疗副作用

由于化学药物、放射线的电离破坏作用对肿瘤细胞与正常细胞无选择性,因此可引起一系列全身和局部的反应和后遗症。中医的观点可以认为放射、化学药物是一种"火热毒邪",作用于机体导致体内热毒过盛伤津耗气,脾胃失调,气血损伤,肝肾亏损所致。使机体发生急放疗反应:咽干燥、咽痛、咽黏膜糜烂、吞咽困难、恶心呕吐、纳呆、大便干结、颈部放射性皮炎、白细胞降低等一系列症状。放射治疗引起的反应及后遗症使患者痛苦,影响了放化疗的顺利完成,甚至间断或终止治疗影响器官的功能,使生活质量下降,生存率降低。故中医配合放化治疗鼻咽癌不仅有增敏增效作用,更为重要的是可以减少放化疗的毒副反应和后遗症。

二、西医治疗

（一）治疗方案及原则

鼻咽癌治疗的目的是有效提高鼻咽原发灶和颈淋巴结转移灶控制率,减少局部肿瘤的复发率和降低远处转移率,并提高患者的生存质量。围绕这个目的,其综合治疗的原则是以放射治疗为主,辅以化学治疗、手术治疗。临床可以根据初治或复发鼻咽癌不同的 TNM 分期选用不同的综合治疗方法。鼻咽癌应首选放射治疗,一般而言鼻咽癌 5 年生存率达到 50%~70%。即使是复发性鼻咽癌,经过合理的再程治疗,也可以达到 10%~20% 的 5 年生存率。

1.初治鼻咽癌:指初次确诊鼻咽癌首次进行治疗的病例

（1）早期鼻咽癌(I/II 期):单纯放射治疗,对 IIb 期患者可以考虑放化综合治疗。

（2）中、晚期病例:可选用放疗与化疗的综合治疗,包括同期放化疗、诱导化疗或辅助化疗。有远处转移的病例,应采用化疗为主辅以放射治疗。

2.复发鼻咽癌:指鼻咽癌放射治疗治愈后,经过半年以上复发的病例

（1）放射治疗后 1 年以内鼻咽复发者,尽量不采用再程常规外照射放疗。可以选用辅助化疗、近距离放疗或调强放射治疗。

（2）放射治疗后颈淋巴结复发者,建议手术治疗,不能手术者可采用化疗。

（3）放射治疗后 1 年以上鼻咽复发者,可做第二程根治性放射治疗,其方法包括

单纯外照射。

（4）复发鼻咽癌再程放射治疗时,只照射复发部位,一般不作区域淋巴引流区的预防照射。

（5）对于已经出现脑、脊髓放射性损伤的病例,不主张再程常规外照射放疗,应采用化疗。

（二）鼻咽癌放射治疗

1.放射源:鼻咽照射直线加速器 6MV 高能 X 线;颈淋巴结照射直线加速器 6MV 高能 X 线以及 6~12MeV 的电子线。

2.照射靶区与范围

（1）鼻咽原发灶区:原发灶区是指临床检查及 CT/MRI/PET 等影像学所见的鼻咽肿瘤区域。

（2）鼻咽亚临床灶区:指鼻咽癌可能扩展、侵犯的区域如颅底、鼻腔、上颌窦后1/4~1/3、后组筛窦、蝶窦、咽旁间隙、颈动脉鞘区和口咽等。

（3）颈淋巴结转移灶区:指临床检查和/或影像学观察到的颈部肿大淋巴结所在区域。

（4）颈淋巴引流区:指临床检查和影像学均未见颈部肿大淋巴结的所在区域。临床根据病人颈部中段皮肤的横纹线或环甲膜水平分为上颈和下颈淋巴引流区。

3.照射剂量、时间和分割方法

（1）鼻咽原发灶:66~76Gy,6~7.5 周。

（2）颈淋巴结转移灶:60~70Gy,6~7 周。

（3）颈淋巴结阴性及预防照射区域:50~56Gy,5~5.5 周。

（4）分割照射方法:常规分割:1.9~2Gy/次,每天 1 次,每周照射 5d;非常规分割:非常规分割放射治疗鼻咽癌的方法有很多种类和变化,有超分割,加速超分割等,临床可以根据病情选择使用。

4.常规外照射方法:鼻咽癌常规外照射的方法,采用仰卧位等中心照射技术治疗仰卧位等中心照射技术:

①等中心定位:在模拟机下进行体位固定和确定照射靶区。

②采用 MLC 或低熔点铅制作不规则野的铅模挡块。放射治疗时的体位应与等中心模拟定位时的体位一致。

③照射野的设置与照射方法:颈淋巴结阴性的病例第一段面颈联合野 36~40Gy

后,第二段改为耳前野+辅助野+上半颈前野(切线野)照射至总量。颈淋巴结阳性的病例第一段面颈联合野 36~40Gy 后,第二段改为耳前野+辅助野+全颈前野(切线野)照射至总量。对口咽侵犯较大,第一段面颈联合野 36~40Gy 后,口咽肿瘤仍未消退者,第二段仍用小面颈联合野照射至总量,但后界必须避开脊髓,颈后区用电子线照射。下颈区用前野(切线野)照射。对于鼻腔、颅底和颈动脉鞘区受侵犯者,可分别辅助选用鼻前野、颅底野和耳后野。

5.常用照射野的设计

(1)面颈联合野:应包括前面叙述的鼻咽原发灶区、鼻咽亚临床灶区和上半颈区的范围。

(2)耳前野:应包括前面叙述的鼻咽原发灶区、鼻咽亚临床灶区。

(3)颈前分割野:上界与不规则耳前野衔接,上半颈预防照射时照射上半颈区全颈照射时,下界要包括锁骨上区。

(4)鼻前野:上界可包括筛窦,下界包括鼻腔,两侧界包括咽旁间隙。设计照射野时,注意双侧眼睛要设置铅挡块保护。

(5)耳后野(咽旁野):应包括颈动脉鞘区,颈动脉管,岩尖和斜坡。设计照射野时,注意避免脑干和上颈段脊髓受过量照射。

(6)颅底野:可包括鼻咽顶壁,筛窦后组,蝶窦,海绵窦和斜坡。

(三)鼻咽癌的放、化疗综合治疗

放射治疗是治疗鼻咽癌的基本方法,鼻咽癌多属非角化性癌或未分化癌,分化差,容易发生淋巴结和血道转移。在 N2、N3 病人中,远处转移率可达 30%~50%。鼻咽癌病人失败原因中,远处转移的致死率在所有死亡病人中要占 50%,其次为鼻咽部和颈部复发。故如何降低远处转移,提高局部控制率,提高生存质量是以后研究的方向。

目前,以 DDP 为主的化疗方案在鼻咽癌化疗中占据重要的地位。在放疗与化疗的综合应用中,又分为放射治疗前的诱导化疗(即新辅助化疗),同期放化疗和放射治疗后的辅助化疗。

1.新辅助化疗:新辅助化疗是放疗前使用的化疗。放疗前肿瘤的血液供应较好,有利于增加肿瘤组织局部的化疗药物浓度,从而有利于化疗药物对肿瘤细胞的杀伤,减少肿瘤负荷,增加放疗的敏感性,提高肿瘤的局部控制率。同时对潜在的微小转移灶也有一定的清除作用。

2.同期放化疗:同期放化疗是在放射治疗的同时使用化疗。同时化疗可直接杀伤肿瘤细胞,减少肿瘤负荷,并可使肿瘤细胞同步化,增加其对放射治疗的敏感性,同时干扰肿瘤细胞亚致死损伤的修复。目前标准的治疗方式为同期放、化疗加辅助化疗。

(1)目前常用的诱导化疗和辅助化疗方案为:

PF方案:顺铂 75mg/m²+5 氟脲嘧啶(5-FU)750mg/m²,21~28d 每周期,共 6 周期。

TP方案:多西他赛 75mg/m² 或紫杉醇 135~175mg/m²+顺铂 75mg/m²,21~28d 每周期,共 6 周期。

GP方案:吉西他滨 1000 mg/m²+顺铂 75mg/m²,21~28d 每周期,共 6 周期。

(2)头颈部癌诱导化疗的一线方案:TPF:TAX+DDP+5-Fu。该方案诱导化疗治疗头颈部癌,成为目前 NCCN 指南推荐,化疗方式:诱导化疗加同期化疗:诱导化疗 2~3 周期,同期化疗 2~3 周期同期化疗加辅助化疗:同期化疗 2~3 周期,辅助化疗 2~3 周期同期化疗常用单药铂类而对于姑息化疗的应用为:①对鼻咽癌远处转移包括骨转移、肺转移等,化疗作为补充治疗;②对鼻咽癌放射治疗后鼻咽或颈部淋巴结复发或纵隔转移不能手术、放疗的患者,有效的化疗,可以减轻病人的痛苦,延长生命;③放射治疗前已发生远处转移的患者,化疗可作为姑息治疗。

(四)手术

鼻咽癌的临床手术治疗应用已有较长时期,疗效较为显著,鼻咽癌 5 年局部和区域控制率已经达到 81.7%~85.0%,5 年生存率为 75%。鼻咽癌颈部残留或复发手术适应证为:

1.原发病灶已控制。

2.根治性放疗后 3 个月颈部淋巴结残留者。

3.放疗后颈部淋巴结复发且有病理证实者。

4.颈总动脉未有侵犯。

5.无远处转移。

6.无手术禁忌证。

(五)分子靶向治疗

随着分子生物学的进步与发展,人们对于肿瘤的发生、侵袭、扩散与转移的分子机制有了更深刻的理解,也使针对这些分子靶点来对肿瘤进行合理治疗成为可能。研究发现,鼻咽癌中表皮生长因子受体(EGFR)高度表达,而且其高表达往往与预后不良密切相关。2009 版 NCCN 指南(中国版)新增加分子靶向药物表皮生长因子受体拮抗剂(尼妥珠单抗)作为治疗局部晚期或转移鼻咽癌的一线药物。

三、中医治疗

本病的治疗,以辨证治疗为主。还需根据临床具体情况,或先攻后补,或先补后攻,或攻补兼施,灵活施治。

（一）辨证论治

1.邪毒外袭,痰热结肺

【治法】清肺利鼻,除痰散结。

【方药】清金化痰汤（《统旨方》）加减。

黄芩 12g、栀子 12g、桔梗 12g、麦门冬 15g、桑白皮 15g、贝母 12g、知母 12g、瓜蒌仁 15g、橘红 3g、茯苓 15g、甘草 6g。

【加减】鼻塞涕多者,可加辛夷花、白芷;涕血者,宜加白茅根、茜草根以凉血止血。

2.肝气郁结,气滞血瘀

【治法】行气活血,软坚散结。

【方药】三棱散（《证治准绳》）加减。

三棱 15g、茯苓 15g、当归 10g、鳖甲 15g、枳壳 10g、白术 10g、木香 10g。

【加减】可加柴胡、郁金以疏肝解郁散结;加桃仁、红花以加强活血祛瘀散结之功。

3.脾胃受伤,痰浊结聚

【治法】调和脾胃,祛痰散结。

【方药】清气化痰丸（《医方考》）加减。

陈皮 6g、杏仁 12g、枳实 12g、黄芩 15g、瓜蒌仁 159、茯苓 15g、胆南星 15g、制半夏 15g。

【加减】颈部肿块硬实者,可选加虻虫、土鳖虫、红花、桃仁、泽兰等以破血逐瘀散结。

4.肝胆火旺,热毒困结

【治法】泻火解毒,化瘀散结。

【方药】柴胡清肝汤（《医宗金鉴》）加减。

柴胡 15g、当归 10g、川芎 10g、白芍 15g、生地 15g、防风 10g、牛蒡子 12g、黄芩 15g、栀子 12g、连翘 12g、花粉 15g、甘草 6g。

【加减】火毒极盛,宜加山豆根、青黛、龙胆草等苦寒泄热;肿物溃烂,腐败污脓多,可加鱼腥草、马勃、穿山甲、皂角刺等清热利湿排脓之品;鼻衄涕血,可选加白茅根、仙鹤草、茜草根之类;脉络瘀阻,出现口眼歪斜,视一为二,伸舌不正,面麻等症,可选加地龙、蝉衣、蜈蚣、白芍、钩藤等以通络止痉。

5.肾精亏虚,邪毒留滞

【治法】调和营血,扶正祛邪。

【方药】和荣散坚丸(《医宗金鉴》)加减。

川芎 10g、白芍 15g、当归 10g、茯苓 15g、熟地 15g、陈皮 6g、香附 10g、桔梗 10g、白术 10g、人参 15g、甘草 6g、昆布 15g、贝母 12g、升麻 15g、红花 10g、夏枯草 15g。

【加减】肾阴亏损,眩晕耳鸣,腰膝酸软,潮热盗汗者,可选加山萸肉、旱莲草、女贞子、杞子、菟丝子等;肾阳不足,四肢冰冷,眩晕耳鸣,小便清长,夜睡梦多者,可选加熟附片、肉桂、补骨脂、益智仁等。

(二)放疗中、放疗后中医辨证论治

1.肺胃阴虚

【治法】清肺养胃,润燥生津。

【方药】泻白散合沙参麦门冬汤加减。

【加减】泻白散清泻肺热,沙参麦门冬汤则甘寒生津,若口烂疼痛较甚者,为体内津液耗伤,心脾二经火炽,可配合导赤散,以清热利湿。

2.气血亏损

【治法】健脾养心,益气补血。

【方药】归脾汤加减。

【加减】若头发脱落,爪甲无华,为气血亏虚,精气不足的表现,可用大补元煎加首乌、菟丝子、补骨脂、黑芝麻等,也可选用十全大补汤。

3.脾胃失调

【治法】健脾益气,和胃止呕。

【方药】香砂六君子汤加减。

【加减】可选加藿香、佩兰、神曲、麦芽、山楂、鸡内金、竹茹等消食醒脾的药物,若脾虚较甚者,亦可选配黄芪、人参等。

4.肾精亏损

【治法】补肾固本,滋阴降火。

【方药】六味地黄丸加减。

【加减】若阴损及阳,出现形寒肢冷等肾阳虚或阴阳俱虚的表现者,可选加补骨脂、熟附子、肉桂、骨碎补、淫羊藿等温补肾阳药;若阳虚水泛,头面浮肿者,可用真武汤。

(三)对症治疗

1.痰多黏稠或咳嗽:酌加瓜蒌仁 12g,冬瓜仁 12g,浙贝 12g,枇杷叶 15g。

2.舌质瘀黯,边有瘀点:酌加丹参 20g、桃仁 10g、红花 6g、泽兰 15g。

3.头痛:酌加柴胡 12g、白蒺藜 15g、川芎 10g、蔓荆子 15g、菊花 15g。

4.鼻塞涕多:酌加辛夷花 12g,白芷 12g,苍耳子 12g,蒲公英 20g,鱼腥草 20g,藿香 12g,佩兰 12g。

5.颈部牵引感:酌加柴胡 12g,桑枝 30g,葛根 30g,威灵仙 15g。

6.头颈麻木:酌加蝉衣 10g,全蝎 1 条,地龙 10g。

7.颈部及鼻咽肿块:酌加山慈菇 20g,猫爪草 15g,三棱 12g,莪术 12g。

(四)中成药

1.鼻咽清毒剂

【功效】清热解毒,消肿散结。

【用法】每次 20g,每日 2 次,30d 为 1 疗程。

2.小金丹

【功效】行气活血,化瘀通滞。

【用法】每次 1.5~3g,每日 2 次。

3.犀黄丸

【功效】清热解毒,活血止痛,化痰散结。

【用法】每次 3g,每日 2 次。

4.六味地黄丸

【功效】滋阴补肾。

【用法】每服 6g,每日 3 次。

5.六神丸

【功效】清热解毒,散结止痛。

【用法】成人每次 10~20 粒,每日 1~3 次。

6.消瘰丸

【功效】清热滋阴,化痰散结。

【用法】每服 9g,每日 2~3 次,亦可水煎服,用量按原方比例酌减。

(五)中医适宜技术

1.药物外治

(1)在鼻咽癌放疗过程中可出现不同程度的局部反应,干性皮炎可用青黛调蜜或莪术油外敷;湿性皮炎可用双柏散外敷或浸洗,黏膜反应为充血、水肿、上皮脱落或渗出物形成白膜,可用野芋煎水内服,或用喉风散、六神丸外搽。

（2）若鼻咽癌颈部淋巴结转移，予双柏散 20~40g 热敷或冷敷；颈淋巴结破溃，可予紫金锭数片，食醋或凉开水研化，药棉蘸药汁外敷患处。

2.针灸疗法

对疼痛、放化疗副反应对症治疗，对整体功能双向调节作用。

（1）头痛甚者。

①体针法：取巨髎透四白、合谷、支沟穴。常规皮肤消毒，快速进针，达到穴位深度，产生痠、麻、胀感，中等度刺激，留针 5~10min，每日 1 次，5d，1 疗程。

②耳穴针：取上颌透额，肾上腺透内鼻，神门透交感，中等度刺激，留针 2 min。体针与耳针交替进行。疼痛剧烈时，体针耳针并行。

（2）放疗期间。

①穴位：太阳、攒竹、阳白、鱼腰、四白、鼻通、迎香、下关、颊车、承浆、合谷、太溪等穴。

方法：用 2.5~4cm 毫针浅刺，并行小幅度捻转，平补平泻，以局部得气为度，留针 30min，隔 10min 行针 1 次，隔日 1 次，10 次为 1 疗程，疗程间休息 1 周。上穴位任意分 2 组，交替使用。

②穴位：太阳、印堂、神庭、百会、内关、腹中、足三里等穴。

方法：用 2.5~ 4cm 毫针浅刺，并行小幅度捻转，平补平泻，得气为度，留针 30min，隔 10min 醒针 1 次，隔日 1 次，10 次为 1 疗程，疗程间休息 1 周。

第六节　疗效评价

一、西医疗效评价

按照 RECIST 标准把瘤体大小变化分为"疾病控制"及"疾病进展"两类。"疾病控制"是指包括经确认的按 RECIST 实体瘤客观疗效标准肿瘤缓解者（CR+PR）及经 6 周以上治疗肿瘤稳定者（SD）。"疾病进展"是指经 6 周以上治疗出现至少有一个病灶最大长径总和增大 20%或以上，或出现新病灶，或新出现的胸腹水且细胞呈阳性（PD）。（其中 CR+PR+SD 为疾病控制，PD 为进展。）

二、中医症候评价

（一）中医症状疗效评判标准

根据积分法判定中医症候疗效，计算公式为:疗效指数(n)=(治疗前积分-治疗后积分)/治疗前积分×100%。表 13-2。

表 13-2　中医症候疗效判定标准

疗效分级	痊愈	显效	有效	无效
疗效指数	$n\geqslant 95\%$	$70\%\leqslant n\geqslant 95\%$	$30\%\leqslant n\geqslant 70\%$	$n\leqslant 30\%$

（二）中医症候积分

中医症状积分根据患者口咽红肿灼痛、化脓溃烂程度、神疲乏力,气短懒言程度、排便情况,舌体正常或瘦薄,舌红苔黄,苔少而干或有瘀点。舌脉详细记录,不计分。根据积分法判定疗效,分 4 个等级,无症状为 0 分,症状较轻为 2 分,症状较重为 4 分,症状重为 6 分。表 13-3。

表 13-3　中医症状评分标准

中医症候	0 分	2 分	4 分	6 分
口咽红肿灼痛	无	轻度	中度	重度
化脓溃烂程度	无	无	轻度	度重
神疲乏力,气短懒言	无	轻度	中度	重度
排便情况	排便通畅成形	排便不畅干结	大便燥结解便难	大便燥如羊屎

第七节　预防调护

一、预防

鼻咽癌高发区应做好防癌普查、普治工作:鼻咽癌是一种常见恶性肿瘤,特别在中国南方最为多见,以青壮年男性发病率最高。鼻咽癌的自然病程差异很大,从初发到死亡的自然病程从 3 个月到 113 个月不等。

二、调护

（一）心理疏导

通常一个鼻咽癌患者确诊后,还没有来得及自我调整心态,便开始放疗,随着放疗副反应的出现,可能会使患者的情绪低落、悲观,丧失治疗信心,这期间情绪忽高忽低不稳定,要学会进行自我心理疏导,自我调节心理状态,学习一些卫生健康护理知识,学会安排病后的生活,了解放疗的效果,重新调整与家庭、朋友、同事的关系,保持豁达开朗的心境,转移对不良反应的注意力,培养广泛的兴趣与爱好,如看书、绘画、听音乐等,参加社会活动,主动寻求享受快乐的幸福生活,从而提高生活质量。

(二)口腔护理

放射治疗时,由于腮腺、唾液腺均在照射范围内,故放疗后泪腺及唾液腺功能受抑制。口腔内的腺体分泌减少,口腔的自洁作用消失,常有口干、咽部干痛、口腔溃疡等症状。为使这些症状减轻,可常备一个饮水瓶,经常湿润一下口腔,每天饮水量在250ml 以上,经常用金银花、麦门冬泡水喝,使口腔黏膜湿润。此外,为了保持口腔清洁,可自配淡盐水漱口,每日 4~5 次。淡盐的配制方法是在 500ml 温开水中加氯化钠(熟盐)3~4g(约小半匙)即可,或用多贝氏液含漱,漱口液每次含漱至少要有 1min。同时,用鼓颊和吸吮交替动作漱口 1~2min,以清除松动的牙垢。溃疡局部自喷涂西瓜霜喷剂或双料喉风散喷剂,并做张口牙齿运动,使口腔黏膜皱襞处充分进行气体交换,破坏厌氧菌的生长环境,防止口腔继发感染。口腔溃疡疼痛影响进食者,餐前 30min用 0.1%的卡因复方维生素 B 溶液,即复方维生素 B 溶液 100ml+2%的卡因 5ml,口含 2~3min,可减轻疼痛,增加食欲。

(三)鼻咽部黏膜护理

由于鼻咽部黏膜受照射后充血肿胀,出现与口腔黏膜相似的鼻腔黏膜反应,患者常有鼻黏膜干燥、鼻塞、鼻腔分泌物增多、黏稠,严重者可影响休息与睡眠。因而气候干燥时,在室内置一盆水,使室内保持一定的湿度,并用清鱼肝油或复方薄荷油自行滴鼻,每日用 3~4 次,以保护鼻腔黏膜。最好是学会正确的掌握简易鼻咽冲洗器的冲洗方法和常用的液体。具体操作方法是:在鼻咽冲洗器内装入 100ml 冲洗液,右手持鼻咽冲洗器,由两侧鼻腔交替缓缓注入冲洗液,然后由口腔吐出。冲洗后切不可用力擤鼻涕,以防鼻咽腔内压增大,继发其他部位感染。放疗开始,即行鼻腔冲洗,每日3 次,晨起放疗前、睡前各 1 次,先用温开水冲洗,再用淡盐水冲洗,以清除鼻咽腔黏膜表面的分泌物,减轻放疗反应,增加癌细胞对放射线的敏感度。如合并感染时改用0.3%双氧水冲洗。

(四)照射野皮肤的护理

放疗后放射区内皮肤萎缩、变薄、软组织纤维化毛细血管扩张,可出现放射性的皮肤反应,故放疗期间,要保持局部皮肤清洁干燥,有汗应擦干,因水分电离加重皮肤损伤,不应穿高颈或硬领衣服。照射野皮肤不宜用肥皂、粗毛巾热水擦洗。外出时避免阳光直晒。有脱皮时,切勿用手撕剥、抓痒,可用 1%的冰片滑石粉撒于患处。湿性反应用救伤油涂抹于患处。每日 4 次,局部暴露,保持清洁,以防感染。此外还应保持放射野标记的清晰、切不能私自涂改,否则将造成不必要的损伤。

（五）鼻咽出血护理

鼻咽部的血管丰富，有些鼻咽部肿瘤生长到一定的时候引起溃疡，以及放射线引起的局部黏膜组织损伤，触之极易出血。所以不要捏鼻、挖鼻和用力擤鼻涕，少量出血时，可在鼻上部放置冰袋或自行用1%呋喃西林麻黄素滴鼻，大出血时，立即平卧头偏向一侧，用手指压住颈外动脉止血，并迅速通知医护人员。

（六）放疗期间合理的调节膳食结构

放射治疗时放射线对口腔黏膜唾液腺的损伤和放疗后引起的恶心、呕吐、味觉异常等，均可影响食欲，严重者可导致营养代谢紊乱。合理的膳食能增加机体对放疗的耐受力和免疫力，减缓或抑制肿瘤的发展，有利于顺利地完成放射治疗。故应多进食营养价值高、所含必需氨基酸较齐全、配伍比例好的蛋白质，如蛋类、乳类、鱼类及动物的瘦肉类，多食新鲜蔬菜、水果、大豆及其制品、花生、香菇、西红柿、柑橘等。戒烟酒及辛辣食物，不食烟熏、油炸、火烤、腊制腌制菜，自觉改变不良生活方式及不良嗜好，克服各种不适反应，坚持进食，保证放疗按计划完成。

（七）主动进行功能锻炼

放疗后，可引起头颈部的颌颞关节的功能障碍，有时会出现张口困难，颈部活动受限。为了预防这些并发症，放疗期间应根据身体情况，做一些适当的活动，如深呼吸、室外散步，作颈前后左右手缓慢旋转运动，张口练习运动如口含小圆形的塑料瓶或光滑的小圆木等，并按摩颌颞关节，从而提高自己的生存质量。

参考文献

[1]司勇锋,陶仲强.鼻咽癌的综合治疗研究[J].中国耳鼻咽喉头颈外科,2014,21(5):238-240.

[2]中华中医药学会肿瘤分会.中医鼻咽癌诊疗指南草案[J].2007国际中医药肿瘤大会,重庆:2007.

[3]刘海,秦学玲,鲜均明,等.纳米脂质体介导P53治疗鼻咽癌的实验研究[J].中国耳鼻咽喉颅底外科,2008,14(1):21-22.

[4]杜平.癌症的干扰素临床治疗[M].上海:上海科学技术出版社,1988:13.

[5]Jeffrey WB,Alan Ge,Chen,et al.Inhibnon of Lympbocyte.Function by head and neck carcinoma cell lune soluble facter [J].Arch Otolaryngol Head Neck Surg,1997,123:855-857.

[6]Khamis ZI,Iczkowski KA,Sang QX.Metastasis suppressors in human benign prostate,intraepithelial neoplasia,and invasive cancer:their prospects as therapeutic agents [J].Med Res Rev,2012,32:1026-1077.

[7]郑筱萸.中药新药临床研究指导原则[M].北京:中国医药科技出版社,2002:260.

第十四章
甲状腺癌

　　甲状腺癌(thyroid carcinoma)是最常见甲状腺恶性肿瘤。患者年龄 25~65 岁,是近 20 多年发病率增长最快的实体恶性肿瘤,年均增长 6.2%。男女发病 4:1,高发年龄女性为 40 岁,男性为 60 岁。目前在恶性肿瘤发病率中排第 14 位,占全身恶性肿瘤的 1%~1.3%,占头颈部恶性肿瘤的 10%~15%,女性发病更为常见,已是占女性恶性肿瘤第 5 位的常见肿瘤。

　　甲状腺癌属祖国医学"瘿瘤"的范畴。早在《尔雅》中就有"瘿"的提法。《说文解字》曰;"瘿,颈瘤也。"可见古人所称的"瘿"包括西医学的甲状腺肿瘤。中医学根据不同的病因、病机及临床表现,分为各种不同的瘿瘤,多有"五瘿"之分。《圣济总录》曰:"石瘿、泥瘿、劳瘿、忧瘿、气瘿,是为五瘿。"其他医籍中五瘿大多为"石瘿、肉瘿、筋瘿、血瘿、气瘿",还有"喝水瘿""土瘿"等提法。宋代陈无择著《三因极一病证方论》曰:"坚硬不可移者,名曰石瘿;皮色不变,即名肉瘿;筋脉露结者,名筋瘿;赤脉交络者,名血瘿;随忧愁消长者,名气瘿。"其中,坚硬不可移的石瘿更是与西医学所说的甲状腺癌相近。对于瘿病的治疗,历代也积累了比较丰富的经验,如金代张从正在《儒门事亲》中提出用海带、海藻、昆布防治瘿病;明代李时珍在《本草纲目》中载有用黄药子酒治疗瘿病,至今这几味中药仍是治疗甲状腺肿瘤的要药。

第一节　病因病理

一、西医病因病理

(一)病因

甲状腺癌的病因不是十分明确,很可能与自身免疫,遗传等因素有一定的关系。也可能与饮食因素(高碘或缺碘饮食),放射线接触史,雌激素分泌增加有关,或其他由甲状腺良性疾病如结节性甲状腺肿、甲亢、甲状腺腺瘤,特别是慢性淋巴细胞性甲状腺炎演变而来。

(二)甲状腺癌病理学

一般情况下,甲状腺癌临床上称为分化性癌或未分化癌。未分化癌预后很差,平均存活时间3~6个月。2011年2月更新后分型如下:

1.乳头状腺癌(papillary thyroid carcinoma,PTC)约占甲状腺癌的60%。

2.滤泡状腺癌(follicular thyroid carcinoma,FTC)约占甲状腺癌的20%。

3.髓样癌(medullary thyroid carcinoma,MTC)约占5%~10%。

4.未分化癌(anaplastic thyroid cancer)约占甲状腺癌的10%~15%。

5.鳞状细胞癌(epidermoid carcinoma)约占0.8%~2.2%。

6.甲状腺转移癌。

二、中医病因病机

(一)病因

1.情志抑郁:中医学认为精神因素是导致本病发生的主要因素,认为忧恚等情志内伤致肝脾气逆,脏腑失和,痰浊内生,进而气郁痰浊,积久痹滞而成毒,故气滞、痰浊、瘀毒等瘤结于颈而成本病。正如《诸病源候论·瘿候论》曰:"瘿者,由忧恚气结所生。"《圣济总录》亦云:"(瘿病)妇女多有之,缘忧恚有甚于男子也。"

2.居住环境:包括了外邪及饮食因素。《圣济总录》曰:"石(瘿)与泥(瘿)则因山水饮食而得之。"《养生方》云:"诸山水黑土中出泉流者不可久居,常食令人作瘿病,动气增患。"《吕氏春秋》云:"轻水所,多秃与瘿人。"《诸病源候论》云:"瘿者,由忧恚气结所生,亦曰饮沙水,沙随气入于脉,搏颈下而成之。"主要是指水中、土壤中缺碘或含碘量过高,在此环境中生活,造成脾虚痰聚而成块,蕴久变毒,发为石瘿。

（二）病机

患者或因长期忿郁恼怒或忧思郁虑，致肝气郁结，气滞血瘀，肝旺侮土，脾失健运，湿痰内生，气滞血瘀与湿痰互结于颈部而成石瘿；或因饮食失调，或居住高原山区，水土失宜，致脾失健运，水湿不化，聚而生痰，痰阻气机，痰气郁结，或感山岚水气，不能濡养筋脉，致气血郁滞，津液内停，凝聚成痰，气血痰饮郁结，形成瘿肿，年深日久，遂生恶变。因气滞、痰凝、血瘀是石瘿形成的基本病机，且部分病人还表现为痰气郁结、郁而化火的病机变化，故本病早期以实证居多，但病久则耗伤气血，阴精受损，病常由实转虚，其中尤以气阴两虚为多见，晚期则耗伤气血而表现为气血亏虚，以致成为虚中有实、实中有虚之虚实夹杂证。其预后，《外台秘要》中曾有"石瘿不可治疗"的记载，说明"石瘿"之病预后多不佳。综上所述，本病病位在甲状腺，但与脾、肝、肾关系密切。病属虚实夹杂，早、中期皆以局部邪实表现为主，病久可由实转虚，晚期以全身虚损为主。

第二节　临床表现

一、主要症状

（一）甲状腺癌早期症状

1.肿物：儿童和 40 岁以上的女性是多发者，男女之比为 1:2.4，早期缺乏特征性临床表现，但 95% 以上的病人均有颈前肿块（或肿物），尤其是孤立的、不规则的、境界不清楚的、活动性欠佳的硬性肿物，应特别予以警惕。

2.其他：除了肿物外还有下列症状，病人声音嘶哑或饮水时呛咳；呼吸困难或吞咽困难；难以治疗的阵发性咳嗽；耳、枕、肩部有放射性疼痛；颈部静脉受压扩张或出现眼裂、瞳孔缩小；同侧或双侧淋巴结肿大等。凡出现上述症状者，更应该高度怀疑甲状腺癌的可能。

（二）甲状腺癌中晚期症状

1.甲状腺癌发病初期多无明显自觉症状，只是在甲状腺组织内出现一质硬而高低不平的结节，晚期常压迫邻近神经、气管、食管而产生相应症状。局部转移常在颈部，出现硬而固定的淋巴结。远处转移多见于扁骨（如颅骨、椎骨和骨盆）和肺。

2.有些病人的甲状腺肿块不明显，而以颈、肺、骨骼的转移癌为突出症状。

3.髓样癌病人可同时有嗜铬细胞瘤和甲状旁腺增生或肿瘤，临床上可出现腹泻、心悸、脸面潮红和血钙降低等症状。

二、体征

甲状腺癌患者在发病初期多无明显自觉症状,多以甲状腺组织内触及质硬而高低不平的肿块或结节为体征,凡有甲状腺结节,并有下列情况之一者,则甲状腺癌的可能性较大。

1.肿块:肿块为孤立的、不规则的、边界不清楚的、活动性欠佳的硬性肿物。

2.声音嘶哑:甲状腺癌患者在早期由于甲状腺肿瘤继续肿大压迫喉返神经引起声音嘶哑或饮水时呛咳。

3.呼吸困难:甲状腺癌患者随着肿块的不断发展,逐渐可压迫邻近神经、气管或食管,导致患者表现为呼吸困难或吞咽困难,耳、枕、肩部有放射性疼痛,颈部静脉受压扩张或出现眼裂、瞳孔缩小等。

4.同侧或双侧淋巴结肿大:肿块的不断增大可侵袭颈部淋巴结,导致伴有颈部淋巴结肿大。

三、副肿瘤综合征

绝大多数患者有高钙血症(>90%),但约70%病例是无症状的,骨痛、骨质疏松、骨折和泌尿系统结石提示甲状旁腺功能亢进症,生化检查血钙和甲状旁腺素升高。低血糖是 MEN-1 型次常见的表现,腹痛、腹泻、多发溃疡或不典型部位的溃疡(Zollinger-Ellison 综合征)也颇为多见。垂体是第 3 个易累及的腺体,以泌乳素瘤的闭经、不育、溢乳为多见;也可表现为肢端肥大症、库欣病等。较大的侵袭性肿瘤可导致垂体功能低下和视交叉受压。肾上腺皮质增生或肿瘤多无症状,罕见表现为醛固酮增多症和库欣综合征者。

第三节 实验室及其他检查

一、实验室检查

(一)放射免疫测定

T3、T4、TSH 及 Tg 的检测可以鉴别结节的性质。Tg 如持续增高提示有转移复发的可能,可作为甲状腺癌全切后的检测指标。TSH 可以作为调节甲状腺素片剂量的一个依据。临床疑为髓样癌的患者要测定血清降钙素的水平,若在正常最高值 $0.2\mu g/L$(200pg/ml)以上则有诊断价值,可进一步做钙剂激发试验:静脉注入氯化钙

14mg/kg,4h 左右测血清降钙素,最高值可达 1.0μg/L(1000pg/ml),这时基本可以确诊为髓样癌。

(二)放射性核素检查

本项检查有助于甲状腺结节的鉴别诊断,大约 90%的甲状腺癌其吸碘功能低于正常,而良性结节往往在正常范围以内。本检查还可作为甲状腺癌转移灶的定位、确定异位甲状腺以及对甲状腺切除术或药物治疗后功能和形态等方面的评估。根据甲状腺结节的吸 ^{131}I 或 ^{99m}Tc 的功能一般可将其分为 4 类。

1.热结节:甲状腺结节区 ^{131}I 或 ^{99m}c 的浓度高于周围正常组织,多见于滤泡型腺瘤或滤泡型腺癌或毒性腺瘤。

2.温结节:甲状腺结节吸取 ^{131}I 或 ^{99m}Tc 后显示的浓度与周围正常的甲状腺组织相似,多见于腺瘤、结节性甲状腺肿和亚急性甲状腺炎的恢复期。

3.凉结节:结节区的吸 ^{131}I 或 ^{99m}Tc 功能明显低于周围正常甲状腺组织。常见于甲状腺未分化癌、髓样癌、乳头状癌囊变、甲状腺囊肿和亚急性甲状腺炎急性期。

4.冷结节:表示结节完全没有吸收放射性核素的功能,其为恶性肿瘤的可能性较大。

二、影像学检查

(一)X 射线检查

巨大的甲状腺肿瘤和较晚期的甲状腺癌以及临床怀疑有纵隔甲状腺肿时,都应做颈部气管正侧位摄片检查,以便了解肿瘤的范围、不同的钙化影像以及甲状腺与气管、食管的关系。吞钡检查,有助于了解食管是否受累。胸片检查,能发现上纵隔和肺的转移。

(二)CT

可清楚地显示甲状腺肿瘤的形态、大小以及和喉头、气管、食管的关系,而且还可看到癌肿侵犯的范围,包括颈部器官、纵隔和重要的血管、神经,对确定手术指征提供了科学的根据。

(三)MRI

对颈部软组织的显示有特殊的价值,可较清晰的区别淋巴结、血管和肿瘤的图像。

(四)B 超检查

B 超不但可探测甲状腺肿块的形态、大小和数目,更重要的是可确定其为囊性还是实性。它还可以显示血管受压或被癌肿包围情况,可进一步测定血流的通畅度等,这些动态的观察是其他检查方法无法取代的,此外对甲状腺小结节的细针穿刺可以用超声波导向。

三、病理学检查

(一)细胞学检查

甲状腺结节比较常见,普遍采用针吸活检细胞学检查,此方法操作简单,无出血和喉返神经损伤等并发症,也无癌细胞播散、种植的危险。穿刺涂片有一定的确诊率,对诊断乳头状癌的准确性很高,髓样癌和未分化癌也有典型的细胞学表现,而诊断滤泡型甲状腺癌则有困难。

(二)细胞组织病理学检查

1.乳头状癌:是一种分化好的甲状腺癌,是甲状腺癌中最多见的一种,约占甲状腺癌的 3/4。

2.滤泡癌:较乳头状癌少见,约占甲状腺癌的 10%~15%,是以滤泡结构为主要组织学特性的分化型甲状腺癌。

3.髓样癌:是发生于甲状腺滤泡旁细胞(C 细胞)的恶性肿瘤,有人称之为滤泡旁细胞癌或 C 细胞癌,临床较少见,占甲状腺癌的 3%~10%。

4.未分化癌:临床上包括巨细胞癌和小细胞癌及其他类型恶性度较高的癌(鳞状细胞癌、腺样囊性癌、黏液腺癌,以及分化不良的乳头状癌和滤泡癌),约占甲状腺癌的 5%~14%。

5.鳞状细胞癌:由于正常甲状腺中无鳞状上皮成分,因而原发于甲状腺鳞癌的组织来源存在以下几种可能:

(1)胚胎的残余组织的鳞状上皮癌变。

(2)未分化癌或间变未分化细胞恶变。

(3)滤泡上皮细胞的转化或鳞状化生。

四、细胞组织学基因突变检查

近年来研究发现甲状腺癌的发生包含了一系列高发的遗传学事件;ret 基因重排与甲状腺乳头状癌密切相关;抑癌基因 P53 的失活与甲状腺癌有关;erbB-2 基因突变亦可在甲状腺癌中检测到,但其在甲状腺癌中的作用还不十分明了。新近研究又发现了一个重要的基因突变——BRAFV600ET 突变。BRAF 基因的突变仅在 PTC 中表达,阳性率为 53%,而且仅发现了 V600E 突变。提示 BRAFV600ET 在经典型 PTC 中确与侵犯表型相关,BRAF T1799A 影响肿瘤的生长方式,使 PTC 肿瘤腺体外浸润生长发生率高,进而影响 PTC 患者临床预后。这对于 PTC 患者的诊断和治疗具有重要意义。

第四节 诊断与鉴别诊断

一、诊断

（一）西医诊断与分期

根据《UICC 甲状腺癌诊疗规范 2008 年版》,《AJCC 甲状腺癌诊疗规范 2008 年版》,《NCCN 甲状腺癌临床实践指南》(中国版,2008 年第 1 版)。

1.高危因素:有甲状腺髓样癌家族史;结肠或直肠息肉家族史(家族型肠息肉病),暴露在高剂量放射线下的放射史,女性年龄在 45 岁以上者,是甲状腺癌的高危人群。

2.临床表现及体征:甲状腺癌患者在发病初期多无明显自觉症状,多以甲状腺组织内触及质硬而高低不平的肿块或结节为体征,凡有甲状腺结节,并有下列情况之一者,则甲状腺癌的可能性较大:(1)肿块;(2)声音嘶哑;(3)呼吸困难;(4)同侧或双侧淋巴结肿大。

3.影像学:主要依靠彩超诊断,其他如 CT、MRI 及 SPECT 等可提供参考

(1)B 超检查:B 超不但可探测甲状腺肿块的形态、大小和数目,更重要的是可确定其为囊性还是实性。它还可以显示血管受压或被癌肿包围情况,可进一步测定血流的通畅度等,这些动态的观察是其他检查方法无法取代的,此外对甲状腺小结节的细针穿刺可以用超声波导向。

(2)CT:可清楚地显示甲状腺肿瘤的形态、大小以及和喉头、气管、食管的关系,而且还可看到癌肿侵犯的范围,包括颈部器官、纵隔和重要的血管、神经,对确定手术指征提供了科学的根据。

(3)MRI:对颈部软组织的显示有特殊的价值,可较清晰的区别淋巴结、血管和肿瘤的图像。

(4)放射性核素检查:本项检查有助于甲状腺结节的鉴别诊断,大约 90%的甲状腺癌其吸碘功能低于正常,而良性结节往往在正常范围以内。本检查还可作为甲状腺癌转移灶的定位、确定异位甲状腺以及对甲状腺切除术或药物治疗后功能和形态等方面的评估。根据甲状腺结节的吸 ^{131}I 或 ^{99}Tc 的功能一般可将其分为 4 类:热结节;温结节;凉结节;冷结节。

(5)X 射线检查:巨大的甲状腺肿瘤和较晚期的甲状腺癌以及临床怀疑有纵隔

甲状腺肿时,都应做颈部气管正侧位摄片检查,以便了解肿瘤的范围、不同的钙化影像以及甲状腺与气管、食管的关系。吞钡检查,有助于了解食管是否受累。胸片检查,能发现上纵隔和肺的转移。

4.实验室检查

(1)放射免疫测定:T3、T4、TSH 及 Tg 的检测可以鉴别结节的性质。Tg 如持续增高提示有转移复发的可能,可作为甲状腺癌全切后的检测指标。TSH 可以作为调节甲状腺素片剂量的一个依据。临床疑为髓样癌的患者要测定血清降钙素的水平,若在正常最高值 $0.2\mu g/L$($200pg/ml$)以上则有诊断价值,可进一步做钙剂激发试验:静脉注入氯化钙 14mg/kg,4h 左右测血清降钙素,最高值可达 $1.0\mu g/L$($1000pg/ml$),这时基本可以确诊为髓样癌。

(2)细胞学检查:甲状腺结节比较常见,普遍采用针吸活检细胞学检查,此方法操作简单,无出血和喉返神经损伤等并发症,也无癌细胞播散、种植的危险。穿刺涂片有一定的确诊率,对诊断乳头状癌的准确性很高,髓样癌和未分化癌也有典型的细胞学表现,而诊断滤泡型甲状腺癌则有困难。

5.病理

组织病理诊断或术中冰冻活检诊断,有条件者提倡针吸细胞学检查(滤泡癌除外)。

(1)乳头状癌:是一种分化好的甲状腺癌,是甲状腺癌中最多见的一种,约占甲状腺癌的 3/4。其特点是生长缓慢,属低度恶性,转移多在颈部淋巴结,是起源于甲状腺实质的分化性恶性肿瘤。镜下肿瘤组织多为乳头状结构组成,乳头大小不等,长短不一,常见三级以上分支。乳头中心为纤维血管束,覆以紧密排列的单层或复层立方或低柱状上皮细胞,细胞大小均匀,胞浆丰富,嗜中性或嗜酸,呈细颗粒状,有的含小空泡,核小,分裂相少见,肿瘤间质可有纤维化、透明变性、出血及坏死等改变。

(2)滤泡癌:较乳头状癌少见,约占甲状腺癌的 10%~15%,是以滤泡结构为主要组织学特性的分化型甲状腺癌。此型一般发展较迅速,属中度恶性,主要转移途径是经血液到达肺和骨。显微镜下滤泡状癌组织结构和正常的甲状腺组织相似,呈滤泡状或腺管状,有时也呈片块状,常可看到透明细胞、嗜酸粒细胞和线粒体,细胞有轻度异型,核分裂少见,常见包膜淋巴管和血管受侵。

(3)髓样癌:是发生于甲状腺滤泡旁细胞(C 细胞)的恶性肿瘤,有人称之为滤泡旁细胞癌或 C 细胞癌,临床较少见,占甲状腺癌的 3%~10%。恶性程度中等,生长缓慢,较易出现区域性淋巴结转移,也可血行远处转移。显微镜下显示细胞呈卵圆形、多边形或梭形,核分裂少至中等,细胞排列呈巢状、腺腔状或束状,无乳头或滤泡结构,其间质内有淀粉样沉着。

(4)未分化癌:临床上包括巨细胞癌和小细胞癌及其他类型恶性度较高的癌(鳞状细胞癌、腺样囊性癌、黏液腺癌,以及分化不良的乳头状癌和滤泡癌),较分化良好的甲状腺癌为少见,约占甲状腺癌的5%~14%。其发展迅速,高度恶性,发病早期即可发生局部淋巴结转移,或侵犯喉返神经、气管或食管,并常经血流转移至肺、骨等处。显微镜下可见癌组织由分化不良的上皮细胞组成,细胞呈多形性,核分裂常见。巨细胞癌在未分化癌中最为常见,细胞大或巨大,常呈多形性,有的呈梭形,似纤维肉瘤,或呈带状,似横纹肌肉瘤,或混合存在,常见多核细胞,核分裂相多见而不典型。

6.临床分期:临床分期,见表14-1

T—原发肿瘤

Tx   对原发肿瘤不能确定。

To   未发现原发肿瘤。

Tis   原位癌 。

T1   肿瘤限于甲状腺内,最大直径≤1cm。

T2   肿瘤限于甲状腺内,最大直径>1cm,≤4cm。

T3   肿瘤限于甲状腺内,最大直径>4cm。

T4   肿瘤不论大小,超出甲状腺包膜外。

N—区域淋巴结

Nx   不能确定区域淋巴结受累。

No   未发现区域淋巴结转移。

N1   区域淋巴结转移。

N1a   同侧单个或多个颈淋巴结转移。

N1b   双侧、中线或对侧颈淋巴结转移或纵隔单个或多个淋巴结转移

M—远处转移

Mx   不能确定有无远处转移。

Mo   无远处转移。

M1   有远处转移。

表 14-1　甲状腺癌临床分期(TNM 分期)

乳头状癌或滤泡癌分期	髓样癌	未分化癌分期
Ⅰ期:任何 T,任何 N,M0(<45 岁); 　　T1,N0,M0(≥45 岁)	Ⅰ期:T1,N0,M0	Ⅳ期:任何 T,任何 N,任何 M
Ⅱ期:任何 T,任何 N,M1(<45 岁); 　　T2-3,N0,M0(≥45 岁)	Ⅱ期:T2-4,N0,M0	
Ⅲ期:T4,N0,M0,任何 T,N1,M0(≥45 岁)	Ⅲ期:任何 T,N1,M0	
Ⅳ期:任何 T,任何 N,M0l(≥45 岁)	Ⅳ期:任何 T,任何 N,M1	

(二)中医症候诊断。

参照《中华人民共和国中医药行业标准病证诊断疗效标准 ZYT001》。

1.痰热郁结

【辨证要点】肿、热、胀、痛、舌质红,脉数。

【主症】颈部肿块,头项强痛,往来寒热,目痛而干,口苦心烦,心悸怔忡,两胁胀满,大便干,妇人月经延期或带下,肢节痠楚或战栗,气坠少腹,胀痛不舒,舌质红,脉弦数。

2.气滞血瘀

【辨证要点】肿、冷、硬、痛、舌质青紫,脉弦。

【主症】颈部肿块质硬,咽部异物感,短气不足以吸,头痛目痛,胸胁胀痛,遍身疼痛,午后潮热,肌肤甲错,心惊肉惕,舌质青紫,脉弦。妇人则经闭,少腹痛,善怒无常,面色晦暗,心中不安,大小便失常。

3.肝肾亏损

【辨证要点】头晕目眩,清窍失聪或形毁肉消,躁动烦渴,舌质红少津,脉大。

【主症】甲状腺癌术后或复发转移,头昏目眩,暗风眼黑,形毁肉消,偏正头痛,口干鼻塞,耳鸣耳聋,咽嗌不利,或目赤肿痛,口疮舌痹,上气痰嗽,心胁郁痞或胃肠燥涩,皮肤瘙痒,手足麻痹,或筋脉拒急,肢体倦怠,燥热烦渴。舌质红,脉大虚无。

二、鉴别诊断

(一)西医鉴别诊断

1.甲状腺腺瘤:本病多见于 20~30 岁年轻人,多为单结节,边界清,表面光滑,生长缓慢,突然增大常为囊内出血,无颈淋巴结转移和远处转移。

2.结节性甲状腺肿:多见于中年以上妇女,病变可长达数年至数十年,常累及两侧甲状腺,为多结节,大小不一,病程长者可有囊性变,肿物巨大可出现压迫气管,使气管移位,并有不同程度的呼吸困难的表现;当肿瘤压迫食管,会出现吞咽困难的表现。可发生癌变,肿物增大明显加快。

3.亚急性甲状腺炎:常认为是由病毒感染引起,病期数周或数月,发病前常有呼吸道感染的病史,可伴有轻度发热,局部有疼痛,以吞咽时明显,可放射到耳部,甲状腺弥漫性增大,也可出现不对称的结节样肿物,肿物有压痛。本病为自限性疾病,约经数周的病程可自愈。少数患者需手术以排除甲状腺癌。

4.慢性淋巴细胞性甲状腺炎(又称桥本氏甲状腺炎):为慢性进行性双侧甲状腺肿大,有时与甲状腺癌难以区别,一般无自觉症状,自身抗体滴度升高。本病对肾上腺皮质激素较敏感,有时需要手术治疗,少量X线治疗效果好。

5.纤维性甲状腺炎:甲状腺普遍增大,质硬如木,但常保持甲状腺原来的外形。常与周围组织固定并产生压迫症状,常与癌难以鉴别。可手术探查,并切除峡部,以缓解或预防压迫症状。

(二)中医鉴别诊断

1.呼吸道感染:瘿痈急性发病,病前多有上颈前肿大呈弥漫性,边界不清,质硬,有压痛,常伴发热、吞咽疼痛等全身症状。

2.气瘿:气瘿是指颈部漫肿,肿块柔软无痛,可随喜怒而消长的瘿病,相当于单纯性甲状腺肿及部分地方性甲状腺肿或甲状腺功能亢进症。

3.肉瘿:颈前肿块多呈球状,边界清楚,质地柔韧,表面光滑。

4.瘿瘤:指颈部结喉处有肿块突起,或大或小,或单侧或双侧,可随吞咽而上下移动。多因肝郁气结痰凝所致,或因水土失调,痰气搏结所致。

5.瘰疬:指颈侧颌下有肿块如豆,累累如串珠,淋巴结结核多见。多由肺肾阴虚,虚火内灼,炼液为痰,结于颈部,或因外感风火时毒,夹痰结于颈部所致。

第五节　治　疗

一、中西医结合治疗思路

(一)基本认识

甲状腺癌从病因及发病病机上说,中医认识都详于西医,其并发症相对复杂,且中医辨证施治方法灵活多样,疗效显著,是中医治疗的闪亮点,应当发扬光大。中医认为,就甲状腺的生理功能而言,中医归属于心、肺、脾、肾,与上焦心、肺功能及中焦脾胃,下焦肾功能有关,而且甲状腺之发病常常是肝气郁结,气滞血瘀。

中西医结合治疗甲状腺癌的原则是首选手术,核素治疗及化疗,而手术后的复发和转移是影响疗效的关键。这时要发挥中医辨证论治的特点,防止肿瘤复发转移。中医药以其独特的优势在甲状腺癌治疗特别是防治甲状腺癌术后转移及化疗不良反应方面发挥了不可替代的作用。因此临床只要抓住甲状腺癌瘀血、浊气、痰滞基本病理,紧扣"肝郁气滞,气郁化火"之病机,在治疗中既要遵循基本辨证分型,更要注重其并发症的辨证施治。发挥中药的优势,提高疗效,减轻术后及放化疗后复发概率。严格控制放化疗适应证,我们一般选用副反应小的化疗方案,对老年体弱的患者可推荐使用单药化疗,以减轻患者的消化道反应及骨髓抑制,保护正气。除严格控制放化疗适应证以外,我们还控制化疗次数,一般行4周期化疗,反对过度治疗,减少患者化疗次数,并可减少治疗费用。

(二)创新思路

甲状腺癌的病因不是十分明确,很可能与自身免疫,遗传等因素有一定的关系。也可能与饮食因素(高碘或缺碘饮食),放射线接触史,雌激素分泌增加有关,或其他由甲状腺良性疾病如结节性甲状腺肿、甲亢、甲状腺腺瘤特别是慢性淋巴细胞性甲状腺炎演变而来。

1.病因病机:可参照乳腺癌"三因标本"学说,"阴阳"是"本","六淫"是"标"。中医学认为精神因素是导致本病发生的主要因素,认为忧患等情志内伤致肝脾气逆,脏腑阴阳失和,痰浊内生,进而气郁痰浊,积久痹滞而成毒,故气滞、痰浊、瘀毒等瘤结于颈而成本病。

2.治疗原则及理论依据:未病则"调阴阳以护其脾肾之根本,断桥梁以防其六淫之标间。"已病则"急则治其标,缓则治其本"或"标本兼顾",因人因时因地而宜逍遥散加味主之;桂枝麻黄各半汤加味亦主之;薯蓣丸加味亦主之。

3.基本认识下的中西医结合思路拓展。

《圣济总录》曰:"石(瘿)与泥(瘿)则因山水饮食而得之。"《养生方》云:"诸山水里土中出泉流者,不可久居,常食令人作瘿病,动气增患。"主要是指水中、土壤中缺碘或含碘量过高,在此环境中生活,造成脾虚痰聚而成块,蕴久变毒,发为石瘿。或因饮食失调,或居住高原山区,水土失宜,致脾失健运,水湿不化,聚而生痰,痰阻气机,痰气郁结,或感山岚水气,不能濡养筋脉,致气血郁滞,津液内停,凝聚成痰,气血痰饮郁结,形成瘿肿,年深日久,遂生恶变。因气滞、痰凝、血瘀是石瘿形成的基本病机,且部分病人还表现为痰气郁结、郁而化火的病机变化,故本病早期以实证居多,但病久则耗伤气血,阴精受损,病常由实转虚,其中尤以气阴两虚为多见,晚期则耗伤气血而表现为气血亏虚,以致成为虚中有实、实中有虚之虚实夹杂证。其预后,《外台秘要》中曾有"石瘿不可治疗"的记载,说明"石瘿"之病预后多不佳。综上所述,本病病位在甲状腺,但与脾、肝、肾关系密切。病属虚实夹杂,早、中期皆以局部邪实表现为主,病久可由实转虚,晚期以全身虚损为主。《素问·六微旨大论》曰:"相火之下,水气承之;水位之下,土气承之;土位之下,风气承之;风位之下,金气承之;金位之下,火气承之;君火之下,阴精承之……亢则害,承乃制,制则生化,外列盛衰,害则败乱,生化大病。"《素问·阴阳应象大论》又曰:"故邪风之至,疾如风雨,故善治者治皮毛,其次治肌肤,其次治筋脉,其次治六府,其次治五藏,治五藏者,半死半生也。"

二、西医治疗

(一)治疗原则

应当采取综合治疗的原则,根据患者的机体状况,肿瘤的细胞学、病理学类型,侵及范围(临床分期)和发展趋向,采取多学科综合治疗(multi-disciplinary team,MDT)模式,有计划、合理地应用手术等治疗手段,以期达到根治或最大程度控制肿瘤,提高治愈率,改善患者的生活质量,延长患者生存期的目的。目前甲状腺癌的治疗仍以手术治疗为主。

(二)分型治疗

1.甲状腺乳头状癌

(1)对原发灶的手术治疗:①限于一侧腺体者,行患侧腺叶和峡叶切除术;②病变位于峡叶时,将峡叶和两侧叶的内侧一并切除,范围根据原发病的大小而定,但不小于侧叶的 1/2;③对侧腺体受累及或多发癌灶时,根据受累情况权衡病变轻重,将一侧腺叶切除加对侧叶部分或大部分腺体一并切除;④癌累及腺体外组织时,应将受累组织一并切除;⑤如患者双侧腺叶多发癌灶且出现肺、骨等远处转移者,可考虑行全甲状腺切除,术后辅以 ^{131}I 治疗。上述情况均需保护喉返神经及保留带血管蒂甲状旁腺(如无法保留其血管,可将保留的甲状旁腺种植于同侧胸锁乳突肌或前臂肌肉内)慎重采用全甲状腺切除术。

(2)颈部淋巴结的处理:①临床检查颈部患侧淋巴结阳性(cN+)应行原发癌和颈淋巴结的联合根治术,如甲状腺原发癌已经切除,可单独行患侧颈淋巴结清除术,尽量遵循"en-block 整块切除"的肿瘤外科原则。术式多采用功能性全颈清术或多功能保留性全颈清术(保留颈内静脉、副神经、胸锁乳突肌、耳大神经、枕小神经及锁骨上皮神经)。②临床检查颈部患侧淋巴结阳性(cN0)是否需要行颈淋巴结清扫术曾有较大争议,有学者主张仅切除原发灶,待颈部出现可以触及的肿大淋巴结且疑为转移时,再行颈淋巴结清除术,但有学者主张常规施行颈淋巴结清除术。③对局部存在严重侵犯的甲状腺乳头状癌如累及气管、食管等,只要患者全身情况许可,应争取扩大手术切除受累器官并通过带血管蒂的皮瓣、肌皮瓣、骨膜瓣及人造气管等进行相应的修复与重建;如喉返神经受累,可将受累段神经切除,如缺损较小,可行神经端端吻合;如缺损较大,且喉返神经入喉处及近迷走神经处保留有足够长的神经时,可考虑神经移植(以颈丛神经为佳);如双侧喉返神经受累时,尽量将受累较轻一侧由肿瘤中分离出来,以保留尚存的正常神经束,术后局部可补加放疗,以期保留其发音功能。

(3)放射性 ^{131}I 治疗:主要用于治疗甲状腺乳头状癌的远处转移。如术区无残存癌灶、无远处转移,常规术后不行放射性 ^{131}I 治疗,对于多发骨转移或肺转移患者酌情实施。

(4)内分泌治疗:甲状腺素可抑制脑腺垂体促甲状腺激素的分泌,从而对甲状腺组织的增生及癌组织的生长起到抑制作用。因此,患者术后口服甲状腺素,对预防复发和治疗晚期甲状腺乳头状癌有一定作用。目前推荐甲状腺激素终身服用,作为术后的辅助治疗,使 TSH 测定值介于零至正常值下限之间,TSH 测定值< 0.05U/ml 为佳。

2.甲状腺滤泡癌

(1)对原发灶的手术治疗:同甲状腺乳头样癌。

(2)颈部淋巴结的处理。

①颈部淋巴结阳性:可根据转移情况和病期早晚行患侧扩大中央区颈清术或功能性全颈清术。

②颈部淋巴结阴性:行中央区颈淋巴结清除术,即切除原发灶侧Ⅵ、Ⅶ区的淋巴结及软组织,建议对嗜酸细胞性滤泡癌常规行中部间隙组织(Ⅳ区)切除。

(3)放射性 ^{131}I 治疗:主要用于治疗甲状腺滤泡癌的远处转移。患者出现多发骨转移或肺转移时如已行全甲状腺切除者,可直接行核素 ^{131}I 治疗,如未行全甲状腺切除而仍有少量腺体残存者,可先行 ^{131}I 消融残存甲状腺组织,然后对远处转移灶行核素 ^{131}I 治疗。

(4)内分泌治疗:目前推荐甲状腺激素终身服用,作为术后的辅助治疗。

3.甲状腺髓样癌

(1)对原发灶的手术治疗:对双侧发病的散发型甲状腺髓样癌患者,应行全甲状腺切除术,无明确家族史,术前影像学检查考虑单侧病变的散发型甲状腺髓样癌患者,建议可行单侧腺叶加峡叶切除术,术中常规探查对侧甲状腺,如发现肿瘤时再行全甲状腺切除术。对于 MEN2A 患者,5 岁前或出现突变时全甲状腺切除;对于 MEN2B 患者,突变为 16 号外显子的 918 密码子和 15 号外显子的 883 密码子的患者在 1 岁之前即应行全甲状腺切除术和中央区淋巴结清除术;10 号外显子的 611、618、620 密码子和 11 号外显子的 634 密码子突变患者应在 5 岁之前行全甲状腺切除术;10 号外显子的 609 密码子、13 号外显子的 768、790、791 密码子、14 号外显子的 804 密码子以及 15 号外显子 891 密码子突变患者,全甲状腺切除术可以推迟到 10 岁或降钙素激发实验出现异常时。对遗传型甲状腺髓样癌家系成员应进行基因筛查,对突变基因携带者,可以推荐预防性全甲状腺切除术。对已发病的遗传型甲状腺髓样癌患者,应常规行全甲状腺切除术。

（2）颈部淋巴结的处理:甲状腺髓样癌易发生早期淋巴结转移,且转移率较高,当原发病灶大于 1cm 时,颈淋巴结转移率不低于 50%,应行中央区或扩大中央区颈淋巴结清除术 。当临床淋巴结阳性或原发病灶大于 2cm 时需常规行功能性全颈淋巴结清除术。应注意Ⅶ区淋巴结的清除。

（3）化学治疗:对于晚期或有远处转移的甲状腺髓样癌患者,可考虑行以 DTIC 为主的化疗。

4.甲状腺未分化癌

目前的治疗原则应以手术+放疗为主,同时结合化疗的综合治疗。

（1）对原发灶的手术治疗:肿瘤小且局限于甲状腺内或易切除的组织内,可考虑行全甲状腺连同肿瘤切除,如伴有颈淋巴结转移,应切除受累及的淋巴结,术后需补加放疗。如合并呼吸困难,在了解病变侵及范围的情况下,积极保护呼吸道,可行气管切开后放疗。

（2）放射治疗:超剂量分割放疗结合放疗增敏(用 ADM 增敏),提高局控率,作为辅助治疗手段。

（3）化学治疗:顺铂加阿霉素联合化学治疗。

三、中医治疗

甲状腺癌从病因及发病病机上说,中医认识都详于西医,其并发症相对复杂,且中医辨证施治方法灵活多样,疗效显著,是中医治疗的闪亮点,应当发扬光大。就甲状腺的生理功能而言,中医归属于心、肺、脾、肾,与上焦心、肺功能及中焦脾胃,下焦肾功能有关,而且甲状腺之发病常常是肝气郁结,气滞血瘀。明代陈实功《外科正宗·瘿瘤论》曰:"夫人生瘿瘤之症,非阴阳正气结肿,乃五脏瘀血、浊气、痰滞而成。"故《内经》云:"邪之所凑,其气必虚。"因此临床只要抓住甲状腺癌瘀血、浊气、痰滞基本病理,紧扣"肝郁气滞,气郁化火"之病机,在治疗中既要遵循基本辨证分型,更要注重其并发症的辨证施治。

(一)中医辨证分型

1.痰热郁结

【主症】颈部肿块,头项强痛,往来寒热,目痛而干,口苦心烦,心悸怔忡,两胁胀满,大便干,妇人月经延期或带下,肢节痠楚或战栗,气坠少腹,胀痛不舒,舌质红,脉弦数。

【辨证】火郁痰生,痰热互结。

【病机分析】忧思郁怒,最损肝脾,木性条达,不扬则抑;土德敦厚,不运则壅,二气不能流贯诸经,营卫循环道阻,痰火内生,筋失荣养,累累然结于项之右侧。肝郁中伤,气血失于条畅则口苦心烦,月事不调,肢节痠楚。《内经》曰:"诸风掉眩,皆属于肝。""暴怒伤肝,肝之变动为热。"同气相求,外风引动内风则头痛项强,发热汗出,目痛胁胀。刘河间曰:"头痛颠疾,风主动故也。"

【治法】疏肝健脾,调中解郁。

【方药】逍遥散合异功散加味。

柴胡 10~20g、白芍 15g、当归 10g、党参 10g、白术 10g、茯苓 12g、生甘草 6g、陈皮 10g、薄荷 10g、香附 15g、砂仁 10g。

【方药分析】逍遥散,足少阳,足厥阴二经药也。肝虚则血病,当归、白芍养血而敛阴为君;木盛则土衰,异功散和中而补土(补土生金,亦以平木)为臣;柴胡、薄荷辛而微凉,升阳散火热,合白芍以平肝,使木得条达,木喜通达,故以为补(疏通之义)引经为使药;陈皮、茯苓健脾利湿,助党参、白术、甘草以益土,能令心定神安以通心肾,生姜暖胃祛痰,调中解郁为佐;薄荷功可搜肝泻肺,理气消风,疏逆和中,所以有"逍遥"之名。

【加减】心烦失眠,心悸盗汗者去香附、砂仁,加黄连 6g、浮小麦 15g、大枣 6g,以清心泻火,定惊安神;若目赤肿痛,发热躁动者,减去异功散,加牡丹皮 15g、栀子 10g以清肝利胆之火而明目;胸闷苦满,带下多者,加黄芩 10g、姜半夏 10g 和解少阳而散火,调胃健脾而化痰;若伴见胸膈不快,心下痞硬者加黄连 6g、姜半夏 12g、全瓜蒌 20g 之小陷胸汤以清热、涤痰、开结;呕而渴,大便干秘者,减异功散,加枳实 10g、竹茹 15g、黄连 6g,取温胆汤义而解郁化火祛痰。

【适应证及主治】本方适应证十分广泛,特别是妇人病,是妇人调经之方最。大凡女中君子,得其一方足也。主治月经不调,带下症及胎动不安,产后风疾及各种乳腺疾病等。

2.气滞血瘀

【主症】颈部肿块质硬,咽部异物感,短气不足以吸,头痛目痛,胸胁胀痛,遍身疼痛,午后潮热,肌肤甲错,心惊肉惕,舌质青紫,脉弦。妇人则经闭,少腹痛,善怒无常,面色晦暗,心中不了了,大小便失常。

【辨证】肝气郁结,血脉瘀阻。

【病机分析】《伤寒论》曰:"少阴病,四逆,其人或咳,或悸,或小便不利,或腹中痛,或泄利下重者,四逆散主之。"《灵枢·刺节真邪》云:"宗气不下,脉中之血,凝而留止。"本病多因邪遏阳气,阳郁不得布达,脉络瘀阻,症见全身疼痛,气短乏力,形寒肢冷。阳郁不伸,虽能生热,却无明显之热证,所以当平调兼顾,温阳益气中加活血化瘀,方中故合王清任之身痛逐瘀汤。

【治法】温经助阳,祛瘀通脉。

【方药】四逆散合身痛逐瘀汤加味。

柴胡 10g、赤白芍各 15g、枳实 10g、炙甘草 6g、当归尾 10g、桃仁 10g、红花 10g、丹参 20g、黄芪 30g、白术 10g、茯神 15g、山药 10g、人参须 10g、黄药子 15g、海藻 10g、白芥子 10g。老葱茎为引,有麝香 0.1g(用馒头皮包裹)吞服则更佳。

【方药分析】四逆散用柴胡疏肝利胆,透达阳郁为君,枳实导滞降胃逆,行气散结为臣,二者一升一降,运转枢机,透走阳气。芍药平肝养营为佐,甘草补中益气;本证阳遏久郁,壮火食气,阳气衰少而加人参、黄芪佐以茯苓、白术、山药加强补气之功,树立行血统血之权;赤芍、红花、桃仁、丹参活血化瘀并能疏肝以利气机之舒畅,清凉活络,通利心脉;全方平调,相得益彰。加黄药子、白芥子、海藻者祛痰为务,以达阳通郁,引气活血止痛。

【加减】心悸怔忡,梦多者,加生龙牡各 15g,安神定惊以散结软坚;妇人闭经,头晕目眩者,加天麻 10g、钩藤 20g,以镇肝祛痰而熄风;男子阳痿,女子性欲低下者,加桂枝 10g,温经散结,开泄阳郁,斡旋枢机,使阳气伸,火气达;四肢痛烦,小便不利者,加怀牛膝 15g、薏苡仁 30g,以引药下行,宣散气血,使筋脉得养,膀胱气机得化,小便自利。

【适应证及主治】本方适用于气滞血瘀而导致的甲状腺癌,出现胸闷气短,身痛骨痛,四肢疼痛及惊悸失眠等病症。主治心律失常、冠心病及甲状腺癌骨转移者。对因社会压力,生存环境而导致的年轻女性性功能失调,青年男子阳痿遗精者有较好的治疗效果。

3.肝肾亏损

【主症】甲状腺癌术后或复发转移,头昏目眩,嗜风眼黑,形毁肉消,偏正头痛,口干鼻塞,耳鸣耳聋,咽嗌不利,或目赤肿痛,口疮舌痹,上气痰嗽,心胁郁痞或胃肠燥涩,皮肤瘙痒,手足麻痹,或筋脉拘急,肢体倦怠,燥热烦渴。舌质红,脉大虚无。

【辨证】真阴虚损,风热兼消。

【病机分析】《素问·痹论》曰:"荣者,水谷之精也。和调于五脏,洒陈于六腑,乃能入于脉。源源而来,生化于脾,总统于心,藏于肝脾,宣布于肺,施泄于肾,灌注一身,目得之能视,耳得之能听,手得之能摄,掌得之而能握,足得之而能步,脏得之而能液,腑得之而能气。是以出入升降,濡润宣通者,由此使然也。"《素问、百病始生》又云:"风雨寒热不得虚,邪不能独伤人。猝然逢疾风暴雨而不能病者,盖无虚,故邪不能独伤人。此必因虚邪之风与其身形,两虚相得,乃容其形……参以虚实,大病乃成。"故真阴虚损,虚邪之风固而乘之,且因风为百病之长,善行数变,故多变之症,妄上则清窍不聪而善忘,妄下则二便失司而喜狂,邪风消涸于外则劳倦,消于膀胱则癃闭或淋漓不尽,消于肠间则肠风下血。阴虚阳搏则为崩中漏下,湿蒸热瘀则滞下,热极腐肉则形毁肉脱,火极似水,血色紫黑,热盛于阴,发必疮疡,湿滞于血,则为瘙痒,瘾疹,治则扶正祛邪,补阳气,养阴血,调补脾胃为治本之法。

【治法】调中补虚,内外兼治。

【方药】薯蓣丸加味。

生山药 30g、生地黄 10g、当归 15g、生白芍 10g、桂枝 15g、生甘草 15g、炙甘草 10g、党参 10g、白术 10g、茯苓 10g、神曲 15g、麦门冬 10g、桔梗 10g、杏仁 10g、白蔹 15g、防风 10g、干姜 6g、大枣 15g、柴胡 10g、白扁豆 10g、阿胶 10g、僵蚕 6g。

【方药分析】《内经》曰:"补上治上宜以缓。"《金匮要略》又云:"虚劳诸不足,风气百疾,薯蓣丸主之。"本方君药薯蓣(怀山药)专理脾胃,取乎中而调上下,《神农本草经》曰:"薯蓣甘温,大补虚羸。"以四君、白扁豆、干姜、神曲益气调中,以四物、麦门冬、阿胶养血滋阴,柴胡、桂枝、防风祛风散邪;杏仁、桔梗、白蔹通宣肺气,加僵蚕而虫类搜风祛瘀。全方寓攻于补,宣散于收,不热不寒,不攻不泻,不湿不燥,为平剂之规矩,临证用于护胃气,养津液。以后天为本而调理脾胃,气血双补,内外兼治。

【加减】心悸怔忡,肢冷者,配肾气丸以补肾气;目赤肿痛,烦渴者,配六味地黄丸以补阴气;发热,肢体倦怠头晕者,配补中益气丸以益气补中而升;肌肤甲错,小便利者加大黄䗪虫丸以活血化瘀生新;心下逆满,胁胀者,加小柴胡丸以和解少阳。

【适应证及主治】本方常用于虚羸疾病的康复治疗,对慢性心脏病心功能减退,肾功能不全及老年性腹泻,小便不利,腰肌劳损,及由心气不足,心阳衰竭之心肺功能不全等有较好的治疗作用。可疏导、温运、益气、调中以激发无形之肾气,且可延年益寿,长期服用。

(二)甲状腺癌术后并发症的中医治疗

1.术后易伤风如感冒状

【主症】发热微恶寒如伤风感冒状,头痛肢困,咳嗽痰少,鼻塞或鼻鸣干呕,身无汗或汗少,女子月事不调或腹中冷,大便或不利,舌质红,脉浮紧。

【辨证】营卫不和,肺气不宣。

【病机分析】《伤寒论》云:"太阳病,得之八九日,如疟状,发热恶寒,其人不呕,清便欲自可,一日二三度发,脉微寒者,为欲愈也;脉微而恶寒者,此阴阳俱虚,不可更发汗,更下,更呕也;面色仅有热者,未欲解也;以其不得小汗出,身必痒,宜桂枝麻黄各半汤。"此条文张仲景以阐述发热病机为目的,谆谆于阴阳俱虚之教诲,对病之邪微,卫阳怫郁,营卫不和,肺气不宣而导致的邪正相争而发热恶寒,营阴内弱,不济卫阳之汗出无源,肺气失宣之咳嗽鼻寒,头痛肢困,脉浮。做了详细的病机解释,提出了桂枝麻黄各半汤调和营卫,宣利肺气以微发其汗的治疗大法,临床应用则中病即止。

【治法】调和营卫,宣利肺气。

【方药】桂枝麻黄各半汤加味。

桂枝 10g、白芍 10g、杏仁 10g、甘草 6g、生姜 6g、大枣 6g、麻黄 6g、党参 10g、人参须 10g,取此方 3~5 剂,水煎服,昼夜可二三剂补尽,少少与饮之,得微汗热退止后服,不必尽剂。次方停药后,必改用小建中汤调理善后,以待康复。小建中汤方:桂枝 10g、白芍 20g、炙甘草 6g、生姜 10g、大枣 10 枚、饴糖 30g、人参须 15g、党参 10g。以上两方,服药期间禁生冷,油腻、辛辣之味,注意保暖,室外活动必防感冒,有身汗出者避免减衣外出,饮食减半,以防食服。

【方药分析】桂枝麻黄各半汤方中桂枝汤为君,麻黄汤为臣,君臣剂量减半,是一切癌症的感冒发热治疗的首推方剂之一,尤适用于甲状腺癌术后发热,体温 38℃ 以下的治疗。方中桂枝配甘草辛甘化阳,芍药配甘草酸甘化阴,生姜大枣调和营卫,加人参须建中益气。此桂枝汤表证得之解肌和营卫,内证得之化气调阴阳,为群方之魁首。桂枝配麻黄、杏仁,宣通肺气,畅走营卫,解肌微发汗而祛表邪,且监制麻黄发汗太过,微发其汗,有调和营卫,宣表通郁之功效。小建中汤则由桂枝汤倍芍药加饴糖而成,变解表之方为建中之用。主药为饴糖,甘温补中。方中桂枝配白芍、甘草阴阳互济,加人参须补气,共奏培补中气,滋养化源,平补阴阳,调和气血之功。《伤寒论》曰:

"伤寒,阳脉涩,阴脉弦,法当腹中急痛,先于小建中汤;不差者,小柴胡汤主之。""伤寒二三日,心中悸而烦者,小建中汤主之。"中焦虚寒,胃络失煦而疼痛,小建中汤温中散寒而缓里急,为心脾两虚,气血双亏而见虚劳诸不足之症候调治的又一法宝。本方应用之广泛堪与补中益气汤相媲美。尤其对甲状腺术后时时发热,体温在38℃以下,经各种西药抗感冒或感染治疗无效者。

2.术后汗出不止

【主症】大汗之症,气息奄奄,汗出如雨,心悸或自汗或盗汗,动则喘息,张口抬肩,四肢逆冷,头晕目眩,脉大或虚无。

【辨证】阳气虚微,表邪未解。

【病机分析】本证表阳虚而风邪不解,术后又伤气血,气虚不统,阳虚卫外失固需急以大补元气,否则汗出必亡阳矣。故气足则阳复而汗止,命门不衰也。此证汗出如雨,中医名为"漏汗",而汗出津液不足,心肺失养而喘气抬肩,心悸或自汗或盗汗,若无盗汗者不必救其阴,只需扶阳固表,阳气恢复自可化气生津。

【治法】扶阳固表,调和营卫。

【方药】桂枝加附子汤加味。

桂枝12g、白芍12g、炙甘草12g、生姜12g、大枣6枚、炮附片15g(先煎30min)、人参须15g、干姜6g、黄芪30g。

【方药分析】《伤寒论》曰:"太阳病,发汗,遂漏不止,其人恶风,小便难,四肢微急,难以屈伸者,桂枝加附子汤主之。""恶寒脉微而复利,利止亡血也,四逆加人参汤主之。"虚人外感或气血不足,阳微阴损,大汗淋漓,有亡阳之危,急以补气固表,用黄芪、人参。桂枝汤调护中洲,以滋汗源,加附片直补命门之火,且走表护卫而止汗。全方温阳固表,营卫调和则风寒去而气随亡阳而入肾归元。

【加减】若盗汗者加麦门冬15g、五味子10g。气脱者,加人参20g,另煎顿服。

【适应证及主治】本方适用于甲状腺癌术后汗出淋漓不尽及心阳衰微之心悸,心律不常,对低血压,低血糖性休克,心肺功能不全者都有较好的效果,是中医急救的基本方剂之一。对长期虚弱之人及手术中失血者可以按疗程服用,以四肢温为衡量之标准。

(三)放、化疗后并发症

口腔溃疡:

【主症】咽喉急肿痛,口舌生疮,目赤肿痛,鼻衄干燥,口腔溃疡,下利清谷,呼吸颇难,会厌作梗,汤水不下,痰多呛嗽,小便淋涩,舌红少津,脉沉细。

【辨证】气血两伤,里寒外热。

【病机分析】此症状及症候错综复杂,治疗在一线之间,故辨证施治当突出辩证要点"口腔溃疡""咽喉急肿痛",治疗则内外兼治。《内经》曰:"太阳在泉,寒淫所盛,民病咽痛项肿。"《伤寒论》曰:"病人脉阴阳俱紧,反汗出,亡阳也,此属少阴,法当咽痛。"甲状腺癌术后,患者因放、化疗之忧,一是情志不畅,脾胃壅滞,而心火郁热,相火急动;二是放、化疗中伤阳气,又寒淫突袭,直中少阴,龙雷之火挟肝风上冲咽喉,邪火炽盛则嗌干,嗌痛,喉急肿,汤水难下,满口生疮者胃中积热挟湿之象。寒淫伏于少阴则下利清谷,正治则补肾气,温经脉,降心火,仅佐辛凉以治其标,清咽利窍通关。

【方药】

张太峰主任医师经验之四步疗法。

第一步:先以外用方通关开闭,附子(黑顺片)切薄 3~5 片,以白蜜涂炙,令蜜入内,嚃咽其津,俟甘味尽去之,换一片在嚃再咽,至可进汤水为度,此法源于《齐氏医案》。

第二步:黄连 6g、石菖蒲 3g。水煎频频咽之,折其火热,至咽痛,目赤肿痛缓解为度,一般三剂可矣。每喝药时加食醋少许,此法源于《石室秘录》。

第三步:滋水养阴以降火,反佐辛凉以清咽。张太峰主任医师经验方。

生熟地各 20g、山药 20g、山萸肉 20g、牡丹皮 15g、生石膏 15~60g、防风 10g、藿香 6g、生甘草 15g、桔梗 10g、黄连 6g、石菖蒲 10g、冰片 1.5g(含化)。此法源于临床,方中生熟地、山药、山萸肉为君药,补肾阴以壮水之主。冰片、生石膏为臣药,以清热利烟,且内外兼修。生石膏配藿香、黄连,化中焦脾胃湿热。配防风灵动凉散而不凝滞,石菖蒲引心经之药,配黄连单刀直入而泻心火,桔梗为引经药,配甘草清咽宣肺以行金气。

以上三步丝丝入扣,应用于临床治疗口腔溃疡,满口生疮,咽喉肿痛疗效快捷显著,但临床治疗,痊愈尚需后方调护善后。

第四步:善后调治。本病善后治疗非常重要,是否临床治愈口腔溃疡关键在此。

【六味地黄汤加味】生地 15g、熟地 15g、山药 10g、山萸肉 10g、牡丹皮 10g、茯苓 10g、泽泻 10g、玄参 15g、北沙参 15g、太子参 15g、人参须 15g、党参 15g、麦门冬 10g、五味子 3g、桂枝 3g、白芍 6g、神曲 10g、生大黄 10g、生姜 3g、大枣 4 枚。

【加减】出现口大渴欲饮水自救者,加天花粉 15g、葛根 30g 以生津止渴;若往来寒热,口苦口渴者;方中减桔梗,黄连、石菖蒲加柴胡 10g、黄芩 10g、姜半夏 20g 以和解少阳,且妇人经期发病者,亦如此法;目赤肿痛,流泪羞明者,减黄连,石菖蒲、防风加金银花 15g、菊花 15g、桑叶 10g 以清热明目;颈项肿痛强直,躁烦不宁者,减藿香,防风、桔梗、冰片,加麻黄 6g、生石膏加至 60g、葛根 30g 以润燥除烦。

【适应证及主治】本方适用于各种癌症晚期及癌症放化疗中出现的口腔溃疡及咽喉急痛之症候。主治口舌生疮,烂眼病,化脓性中耳炎,膀胱炎,及妇科盆腔炎,宫颈糜烂,男子附睾炎等。

（四）中成药

1.辨证选择口服中成药

（1）气虚者,无论何种疾病,均可选用四君子丸、参苓白术散、补中益气丸、归脾丸,每次 9g,每日 3 次;黄芪口服液,每次 1 支,每日 3 次;补中益气口服液,每次 1 支,每日 3 次;参苓白术口服液,每次 1 支,每日 3 次。

（2）血虚证常见于各种贫血、血液病、晚期癌症及慢性消耗性疾病中。可选用当归补血膏,每次 10ml,每日 3 次;复方阿胶浆,每次 10ml,每日 3 次;桂圆膏,每次 10ml,每日 3 次。气血两虚证可见于多种慢性疾病。可选用八珍膏,每次 10ml,每日 3 次;参芪阿胶浆,每次 10ml,每日 3 次;阿胶当归合剂,每次 10ml,每日 3 次;归脾膏,每次 1 支,每日 3 次。

（3）阴虚可选用六味地黄丸或口服液,每次 1 支,每日 3 次;生脉饮,每次 1 支,每日 3 次;养心阴口服液,每次 1 支,每日 3 次;百合固金口服液,每次 1 支,每日 3 次;洋参雪蛤口服液,每次 1 支,每日 3 次。

（4）阳虚者多表现有性功能减退,故以补阳药最宜,尤其是动物脏器,不仅含有丰富的优质蛋白,还含有某些天然激素,可兴奋性功能,起"以脏补脏,以形治形"作用。可选用禽睾片每次 4 片,每日 3 次;全鹿丸,每次 9g,每日 3 次;人参鹿茸丸,每次 9g,每日 3 次;参茸正阳口服液,每次 1 支,每日 3 次;桂附八味肾丸,每次 9g,每日 3 次。

（5）阴阳两虚者既有阴虚所致的手足心热,颧红盗汗,失眠多梦等,又有阳虚之面色㿠白、形寒肢冷精神萎靡、性欲减退、妇女宫寒不孕、带下清稀等。中成药疗法可扶正助阳,改善症状,有助于战胜疾病,驱邪外出。可选用仙灵地黄补肾颗粒,每次 10g,每日 3 次;仙参口服液,每次 1 支,每日 3 次;虫草双参酒,每次 30ml,每日 3 次;贞蓉丹合剂,每次 10ml,每日 3 次;芪仙补肾胶囊,每次 4 粒,每日 3 次。

2.辨证选择静脉滴注扶正中成药

（1）参芪扶正注射液:益气扶正。用于肺脾气虚引起的神疲乏力,少气懒言,自汗眩晕。静脉滴注。每次 250ml,1 日 1 次,疗程 21d;与化疗合用,在化疗前 3d 开始使用,疗程可与化疗同步结束。

（2）生脉注射液:适应气阴两虚。静脉滴注,每次 20~60ml,用 5%葡萄糖注射液 250~500ml 稀释后使用,或遵医嘱。

（五）中医适宜技术

1.中药熏蒸治疗（裴正学教授经验方）：黄芪、白蒺藜、补骨脂、苦参各 10g，共研为末，过箩，制成粉剂，开水冲泡，水温适宜时泡脚。舒经通络，活血化瘀，强身健体。

2.内病外治

（1）独角莲外敷：鲜独角莲 100g 去皮，捣成糊状，敷于肿瘤部位，上盖玻璃纸，包扎固定，24h 更换 1 次；若为干独角莲，则研为细末，温水调敷。

（2）黄药子、生大黄各 30g、全蝎、僵蚕、土鳖虫各 10g、蚤休 15g、明矾 5g、蜈蚣 5 条，研细为末，用醋、酒各半调敷，保持湿润，每料用 3d，每 d1 次，7 次为 1 疗程。

3.单验方

（1）蟾狼丸：蟾酥 10g、狼毒 20g、芦荟 30g、半枝莲 60g、半边莲 60g、共为末，水泛为丸，每次 l0~30g，每日 2~3 次。

（2）破结散：海藻 15g、龙胆草 15g、海蛤壳 15g、通草 15g、昆布 15g、矾石 15g、松罗 15g、麦门冬 20g、半夏 10g。共研细末，黄酒送服，每次 30g，每日 2~3 次。

第六节　疗效评价

一、西医疗效评价

甲状腺癌实体瘤疗效评定标准存在一定不足，治疗肿瘤不仅要看肿瘤大小的变化，还要考虑患者的生存质量、生存期的长短。近年来肿瘤疗效评价更多地倾向于患者的总生存期、平均生存期、中位生存期、无进展生存期、无复发生存期以及生活质量等诸多方面。而且疗效评定标准不同的甲状腺癌治疗有不同的参照标准。WHO 疗效评价标准，CR 全部病灶消失维持 4 周；PR 缩小 50%维持 4 周；SD：PR/PD；PD 增加 25%（病灶增加前非 CR/PR/SD）。

二、中医症候评价

（一）中医疗效评价标准

1.临床痊愈：临床症状、体征完全消失及实验室检查正常，症候积分减少≥95%。

2.显效：临床症状、体征或实验室检查指标明显改善，症候积分减少≥70%。

3.有效：临床症状、体征或实验室检查指标有好转，症候积分减少≥30%。

4.无效:临床症状、体征或实验室检查指标均无明显改善,甚或加重,症候积分减少<30%。

(二)评价方法

1.参照《中药新药临床研究指导原则》:将甲状腺癌(石瘿)症候要素及实验室检查指标进行分类计分,自拟症状、体征并参照 WHO 甲状腺癌实验室检查指标分级与积分见表14-2。

2.中医症候评价采用尼莫地平法:计算公式:[(治疗前积分−治疗后积分)/治疗前积分]×100%。

表 14-2　甲状腺癌(石瘿)症候评分表

症状与实验室指标		分级记分			
		无(0)	轻度 (主症2分次症1分)	中度 (主症4分,次症2分)	重度 (主症6分,次症3分)
主要症状及实验室指标	甲状腺肿块 　大小 　硬度 　活动度	正常	+~++	++~+++	+++~++++以上
	甲亢、减或亚甲炎	无	+~++	介于轻、重之间	+++~++++以上
	头颈部淋巴结 　大小 　硬度 　活动度	正常	+~++	介于轻、重之间	+++~++++以上
	血清降钙素		+~++	介于轻、重之间	+++~++++以上
	BRAF 基因	正常	+~++	介于轻、重之间	+++~++++以上
	吸碘率	正常	+~++	介于轻、重之间	+++~++++以上
	临床分期	0 期	I 期	II 期	III 期以上
次要症状及实验室指标	咽喉干燥	无症状	有但不明显	有异常可勉强坚持饮食	有水才可进食
	声音嘶哑	无症状	偶尔可见	异常	明显异常
	消瘦	无症状	体重有下降	体重下降 5kg 以上	体重下降 10kg 以上
	呼吸困难	无症状	偶尔可见	有并可勉强坚持日常生活	不能正常生活
	疲乏无力	无症状	有但不明显	明显	不能正常生活
	舌苔	正常	舌红,苔正常	舌红,苔少	舌青紫有瘀斑点, 无苔或视觉感污浊
	脉象	缓和	细数	细弱	极虚弱

第七节　预防调护

一、预防

(一)预防甲亢

1.慎用含碘过高食物:甲亢并非因缺碘而致,使用碘治疗应遵照医师指导准确使用碘的剂量。否则饮食中大量摄碘,如海带、海藻、昆布等,影响医生对病情的判断与分析,将干扰临床治疗。

2.甲亢患者多属阴虚阳亢症型:应禁忌以下食物,忌辛辣食物,如辣椒、韭菜、生葱、生姜、生蒜等,以及热性和有壮阳升火作用之食物,如:桂皮、生姜、羊肉、狗肉、鹿肉、麻雀、海虾、海马、海参等。避免煎、炸、烧、烤食物,以免助热升阳,化燥耗阴。忌过食油腻厚味,以免助湿生痰化热。

3.禁烟戒酒:烟酒,均为辛燥火烈之物,久之伤阴,化燥,生热,往往使病情加重,干扰治疗。

(二)预防甲减

1.甲状腺功能减退症:中医辨证阳虚为主要方面,阳虚则生内寒。因而饮食应以温阳补虚食品为要,禁忌过食生冷,如冰激凌、冰棒、冰水、冰镇食品等。

2.甲状腺功能减退症:多合并血清胆固醇升高,应适当调控脂类物质的摄取。

(三)预防亚急性甲状腺炎

增强机体抵抗力避免上呼吸道感染及咽炎对预防本病发生有重要意义,亚急性甲状腺炎是自限性疾病可以自行缓解,但也有相当部分病人因症状明显需要治疗。

二、调护

(一)辨证施膳指导

1.理气消瘿,化痰散结的食疗方:将海藻用绢袋包好,浸于酒中,春、夏季浸 5d,秋冬季浸 7d,每次 10~20ml,每日 3 次。

2.理气化痰,行瘀散结:食物有绿豆、茄子、黑木耳、海藻、空心菜等。

3.清热解毒如黄瓜、萝卜、冬瓜、薏苡仁、赤小豆、西瓜、藕汁等,绿豆薄荷薏米粥。

4.养心益肾,化痰散结的食物有赤小豆、扁豆、乌鸡、紫菜等食物。

（二）甲状腺危象的护理

若术后 12~36h 内发热（>39℃）、脉快而弱（每分钟在 120 次以上）、大汗、烦躁不安、谵妄,甚至昏迷。除立即采用包括以降低循环血液中甲状腺素水平、拮抗应激反应、降压、降低周围组织对肾上腺素的反应、镇静、降温、减轻组织缺氧、抗心力衰竭等方法。中医采用针灸、放血、中药灌肠及中医"三宝丹"治疗。

参考文献

［1］Moon HJ, Sung JM, Kim EK, et al. Diagnostic performance of gray-scale US and elastography in solid thyroid nodules［J］.Radiology,2012,262（3）:1002-1013.

［2］Brito JP, Gionfriddo MR, Al NA, et al. The accuracy of thyroid nodule ultrasound to predict thyroid cancer: systematic review and meta-analysis ［J］. J Clin Endocrinol Metab,2014,99（4）:1253-1263.

［3］黄帝内经·素问　　　　　　人民卫生出版社校注本

［4］伤寒论（汉.张仲景）　　　　上海科学技术出版社校注本

［5］金匮要略（汉.张仲景）　　　人民卫生出版社排印本

［6］兰室秘藏（金.李杲）　　　　人民卫生出版社排印本

［7］王卓颖, 吴毅. 分化型甲状腺癌的诊治指南解读 ［J］. 外科理论与实践,2014,19（3）:185-188.

［8］中国医师协会外科医师分会甲状腺外科医师委员会. 甲状腺及甲状旁腺手术中神经电生理监测临床指南（中国版）［J］.中国实用外科,2013,33（6）:470-474.

［9］孙辉, 刘晓莉.甲状腺手术中喉返神经和喉上神经的保护［J］.中国实用外科,2012,32（5）:356-359.

［10］石室秘录（清.陈士铎）　　　北京科学技术出版社排印本

［11］医林改错（清.王清任）　　　上海科学技术出版社排印本

［12］田文, 姚京. 甲状腺全切除术在甲状腺癌外科治疗中的价值及合理选择［J］.中国实用外科,2014,34（1）:52-54.

［13］血证论（清.唐容川）　　　　上海人民卫生出版社排印本

［14］夏小军,夏小军医学文集［M］.兰州:甘肃科学技术出版社,2008.

［15］历有为,张莉梅. 大连市甘井子区 1991~2010 年甲状腺癌流行趋势分析［J］.中国肿瘤,2012,21（9）:650-652.

[16]陈和新,王娜,黄培新,等.2002-2008年江苏省海门市甲状腺癌流行状况分析[J].中华疾病控制,2011,15(4):279-281.

[17]张跃武,高维生,詹伟松.应更好地规范甲状腺癌的初次手术[J].中国普外基础与临床,2006,13(3):254-255.

[18]牛丽娟,郝玉芝,周纯武.超声诊断甲状腺占位性病变的价值[J].中华耳鼻咽喉头颈外科,2006,41(6):415-418.

[19]宋海霞,李树玲,房秀霞,等.超声对甲状腺恶性肿瘤的诊断探讨[J].内蒙古医学,2008;40(1):29-30.

[20]刘思怡,蔡永秋,吴绍锋.甲状腺癌的二维及彩色多普勒超声诊断[J].中国医药导报,2008,5(20):101-102.

[21]苏一巾,顾继英,杜联芳.三维超声成像技术在甲状腺良恶性结节鉴别诊断中的应用[J].实用诊断与治疗,2008,22(2):84-85.

[22]Moon WJ,Jung SL,Lee JH,etal.Benign and malignant thyioid nodules:US diffeientiation-multicenten retiospectine study [J].Radiology,2008,247(3):762-270.

[23]钱孝纲,季勇,杨明霞,等.甲状腺隐性癌的高频超声特征[J].中华医学超声(电子版),2007;4(1):51-53.

[24]刘铁钢,史如渊,康卫华.彩色多普勒超声对于甲状腺肿瘤的诊断价值[J].山西医药,2008,37(2):139-140.

[25]王延海,王学梅,赵梅芬,等.二维及彩色多普勒超声在诊断甲状腺癌中的应用[J].中国实用外科,2006,26(7):559-560.

[26]陈曼,龚新环,许婷,等.甲状腺微小癌的超声诊断研究[J].中国医学计算机成像,2008,14(1):66-68.

[27]李秋梨,陈福进,曾宗渊,等.T1-3N0分化型甲状腺癌的外科治疗及其疗效分析[J].癌症,2008,27(3):299-303.

[28]吴毅.分化性甲状腺癌外科治疗的有关问题 [J].中国实用外科,2004,24(10):577-578.

[29]刘经祖.分化型甲状腺癌外科手术方式[J].中国实用外科,2004,24(10):579-581.

[30]Robbins KT.Pocket guide to neck dissection classification and tnm staging of head and neck cancer [S].Alexan dria:American academy of otolaryngology-head and neck surgery fou ndation,inc,va1991:9-20.

[31]张立阳,廖泉,赵玉沛.178例甲状腺癌诊治体会[J].中国普外基础与临床,2005,12(6):614-615.

[32]马建昌,金迎迎,赵军,等.分化型甲状腺癌手术方式选择及复发因素探讨[J].现代肿瘤医学,2007,15(2):189-192.

[33]殷德涛,王庆兆.分化型甲状腺癌的治疗[J].中国普通外科,2007,16(1):7-9.

[34]徐先发,邵姗.分化型甲状腺癌的治疗策略[J].中国耳鼻烟喉头颈外科,2008,15(6):331-334.

[35]唐平章.呼唤甲状腺肿瘤治疗的规范化[J].中华耳鼻烟喉头颈外科,2006,41(6):401-402.

[36]刘尚全.中医药对甲状腺癌术后患者症状改善的作用[J].现代肿瘤医学,2003,11(2):112-113.

[37]吴敏华,陈亚男,刘艳清.周维顺主任医师治疗甲状腺癌经验[J].河南中医,2007,27(2):22.

[38]章卫国,陈燕凌,郑关毅,等.中药广谱抗癌性的外科临床验证(附32例分析)[J].航空航天医药,2010,21(4):481-483.

[39]潘婉,李航森.二骨散加减联合天晴依泰治疗骨转移癌综合疗效的临床观察[J].湖北中医,2009,31(5):32-33.

[40]唐丽娜.二维及彩色多普勒超声对甲状腺癌的诊断价值分析[J].中国超声医学,2003,19(5):268.

[41]Little JW.Thyroid disorders.PartIII:neoplastic thyroid disease [J].Oral SurgOral Med Oral Pathol Oral Radiol Endod,2006,102:275-280.

[42]潘凯,吴瑛,陈小春,等.影像检查对甲状腺癌术中颈前淋巴结清扫的指导作用[J].中国医学影像技术,2002,18(3):20.

[43]向素芳,岳林先,付庆国,等.甲状腺癌的超声图像分析[J].临床超声医学,2006,8(8):466-468.

[44]黄江生,杨竹林.甲状腺癌趋化因子表达及临床病理意义[J].中国现代医学,2004,14(12):80-82.

第十五章
前列腺癌

　　前列腺癌发病率有明显的地理和种族差异,澳大利亚、新西兰、加勒比海及斯堪的纳维亚地区最高,亚洲及北非地区较低。世界范围内,前列腺癌发病率在男性所有恶性肿瘤中位居第二。在美国前列腺癌的发病率已经超过肺癌,成为第一位危害男性健康的肿瘤, 据美国癌症协会估计,2010 年美国大约有 217730 例新发前列腺癌,有 32050 例将死于此病。在欧洲,每年得到确诊的新发前列腺癌病例大约有 260 万人,前列腺癌占全部男性癌症的 11%,占全部男性癌症死亡人数的 9%。亚洲前列腺癌的发病率远远低于欧美国家,但近年来呈现上升趋势。2007 年,上海市疾病预防控制中心报道的男性前列腺癌发病率为 11.81/10 万人,居男性恶性肿瘤的第五位。

　　前列腺癌可归属中医学肾岩、癥积、淋证、腰痛、尿血等病范畴。《素问·上古天真论》云:“男子七八,肝气衰,筋不能动,天癸竭,精少,肾脏衰,形体皆极。”点明了老年男性生理上肝肾易亏的特点,为老年男性发病的常见病机。《素问·气厥论》曰:“胞移热于膀胱,则癃溺血。”《灵枢·九针论》云:“四时八风之客于经络之中,为瘤病者也。”《灵枢·百病始生篇》曰:“积之始生,得寒乃生,厥乃成积也。”认为除了自身方面的原因,瘤病是由风寒等外邪日久成积而成,而热邪下注则导致癃闭尿血等症。《诸病源候论》认为积聚除“因饮食不节,寒温不调,邪气重沓,牢痼盘结者也,若久即成症”外,“阴阳虚损,正气亏虚”是外邪留滞的关键,如“虚劳之人,阴阳伤损,血气凝涩,不能宣通经络,故积聚于内也”。张景岳更明确指出脾肾的关键性“凡脾胃不足及虚弱失调之人多有积聚之病,盖脾虚则中焦不足,肾虚则下焦不化,正气不行则邪滞得以居之”。朱丹溪强调“痰”在肿瘤形成中的作用,认为“痞块在中为痰饮,在右为食积,在左为血块,气不能作块成聚,块乃有形之物也,痰与食积、死血而成也”。在论及小便不利时认为病因有“气虚、血虚、有痰、风闭、实热”,并首次提出“提壶揭盖”的治法

"如滴水之器,上窍闭则下窍无以自通,必上窍开而下窍之水出焉"。李中梓在《证治汇补》中提出癃闭的病因为:"有心肾不交,阴阳不通,而内外关格者;有热结下焦,塞胞内,而气道涩滞者;有肺中伏热,不能生水,而气化不施者;有脾经湿热,清气郁滞,而浊气不降者;有痰涎阻结,气道不通者;有久病多汗,津液枯耗者,有肝经忿怒,气闭不通者;有脾虚气弱,通调失宜者。"

第一节　病因病理

一、西医病因病理

前列腺癌的病因,尚未完全清楚,但大量临床资料提示与性激素有关。估计是循环中雌激素与雄激素的比例失调,特别是与雄激素的变化有关。有研究发现在性活力较高的人群中,前列腺癌发病率较高。而在睾丸切除后的病人中很少有此病发生;在肝硬化病人中,肝脏对雌激素的灭活能力下降,雌激素水平升高,雌激素水平升高,因此前列腺癌的发病率不高。也有研究认为环境污染严重地区的发病率明显高于其他地区。淋球菌感染后的发病率也增高。最近英国学者发现过量饮用咖啡和酒类与前列腺癌的发生亦有关。前列腺癌最多发生于后叶,但两侧叶亦偶有发病。前列腺癌中主要是腺癌,约占97%,而鳞状上皮细胞癌仅占3%。临床观察前列腺癌大小不一,质地坚硬,表面高低不平,边界不清;切面检查呈白色或灰白色,间有黄色细小斑点。

(一)前列腺癌一般可分为3个类型

1. 潜伏型:小而无症状,不转移,常见于尸检。

2. 临床型:有局部症状,侵犯明显,而转移较晚。

3. 隐蔽型:原发病灶小,不易被发现,但常有早期广泛转移。

(二)根据前列腺癌细胞核的分化程度和细胞固有特征可分为四级

1. I级:腺体分化良好,大或中等,由稀疏结缔组织分开。细胞相同,大小正常;有核仁但不清,染色质黑且致密。

2. II级:腺体较小或中等大小,有中等量散射和穿插的基质。细胞多型性,核仁显著且小。

3. III级:腺体小,不规则,腺泡形成差,腺体结构逐渐丧失,腺体呈筛状或硬癌样。细胞明显多型性;核通背为束状,核仁大、嗜酸性。

4.Ⅳ级：腺体呈硬块或膨胀的癌细胞团块，或为弥散浸润的小细胞癌块。无腺体形成。细胞大小不等，多型性；核有丝分裂明显。分为隐伏型（充血型）、糜烂型、斑块型和乳头型。其中斑块型最多见，癌细胞分化较好；糜烂型次之，癌细胞分化较差；隐伏型是食管癌最早期的表现，多为原位癌；乳头型病变较晚，但癌细胞分化一般较好。

二、中医病因病机

中医学认为："正气存内，邪不可干。""邪之所凑，其气必虚。"疾病的发生是内外因共同作用的结果。肿瘤的发病原因亦不外内因和外因两个方面，包括六淫外邪的内侵、饮食内伤、精神情志因素、劳逸所伤及脏腑功能失调等诸多因素。前列腺癌的病因病理可主要概括为如下几方面。

（一）毒邪外侵

外界毒邪侵袭机体，集于下焦，局部气血运行不畅，郁积日久而成肿瘤。

（二）正气虚弱

饮食内伤，或房事过度，肾气耗伤，正气不足，组织器官失于温养，内分泌功能失调，免疫功能低下，气郁血滞而生肿块。

（三）饮食内伤

脾胃失于运化，气血化生不足，或痰湿内停，聚集下焦，气机受阻，血运不畅，痰瘀互结而生肿块。

（四）起居失慎

居处外环境影响，或房事过度，损伤肾元，肾虚气化不利，气虚血瘀交结于下焦，发为肿瘤。

第二节　临床表现

一、主要症状

（一）疼痛

疼痛是前列腺癌的主要症状之一，尤其是晚期骨盆、腰椎及神经周围淋巴结转移或受累时尤为突出，约31%患者有此症状，常表现为腰痛和后背痛，若盆神经受累，则会出现持续性疼痛并向会阴、直肠和下肢放射，腰背疼痛也可能是并发肾盂积水或肾感染所致。

（二）排尿障碍

由于前列腺增大引起尿道受压及膀胱出口变窄而出现排尿困难、尿流变细、尿程延长、尿频、有时尿痛。随着肿瘤的增大，症状日益加重，并时常出现急性尿潴留。

（三）血尿

大约10%的病人可以出现尿血，有肉眼血尿或显微镜下血尿两种。严重的出血症状，常是伴有肿瘤转移的征象。

（四）全身性改变

单纯前列腺癌病例临床上一旦出现上述症状，并进行性加剧，多已是晚期，临床上出现背痛，多是转移标志。由于疼痛，排尿障碍影响食欲及睡眠，身体日渐消瘦，尿道梗阻，可并发感染及尿毒症，日久则进行性消瘦、乏力、贫血等，常可转移至骨骼、淋巴结、直肠等组织器官。

二、体征

前列腺直肠指检是诊断前列腺癌的主要方法，在80%病例中可获得初步诊断。如对45岁以上的病人作直肠指检普查可早期发现前列腺癌并可提高根治手术率。若指检在前列腺上发现一硬结时，不论其分布部位，突出于腺体与否，是否规则都应想到前列腺癌的可能。有学者报道直肠指检时前列腺部触及硬结，在50岁以上者50%为癌；如硬结延及精囊，前列腺边缘分界不清者70%为癌。但尚有10%~20%的前列腺癌直肠指检时体征不明显。前列腺癌的指检表现为腺体增大、坚硬结节、高低不平、中央沟消失，腺体固定，有时侵及肠壁。检查时需与前列腺后叶的孤立性结石、非特异性肉芽肿性前列腺炎、局灶性前列腺强核以及良性前列腺增生症相鉴别。

第三节　实验室及其他检查

一、血生化检查

（一）尿液涂片前列腺癌细胞检查

前列腺的分泌物常可混杂在尿液中与尿液同时排出，前列腺癌患者前列腺的分泌物中亦可能有癌细胞存在，因而在尿液的检查中可被发现。但来自精囊的形态异常而且染色较深的细胞，形态相近肿瘤细胞，而可出现假阳性，故涂片检查不能代替前列腺活检，只能作为一种辅助方法。

（二）前列腺液涂片细胞学检查

可采用导管法检查。取前列腺液作为前列腺癌的细胞学诊断，即前列腺液中脱落细胞的检查。此法简单，可发现潜在肿瘤病人，准确率较高。

（三）白细胞黏附抑制试验

白细胞黏附抑制试验方法很多，最常用的有白细胞计数板法、试管法和微量培养板法。这试验被公认为是一种较为简便而敏感的肿瘤抗原检测方法。据报道，前列腺癌病人白细胞黏附抑制试验的阳性率可达77%~89%。

（四）酸性磷酸酶（PAP）测定

此方法诊断前列腺肿瘤中有转移者此值可升高，仅局限于前列腺内者则不升高。放射免疫法对PAP的定量测定，提高了早期癌的诊断率，且这种高精度测定方法，可监测前列腺癌的病情发展，亦可用于鉴别诊断，如在有骨转移的前列腺癌患者中有较高的阳性率（81%）。

（五）骨髓酸性磷酸酶（BMAP）测定

经髂骨抽取骨髓测定其酸性磷酸酶的含量比骨扫描更为敏感，可发现扫描阳性的病变，其结果与临床分期及癌细胞分化程度十分相近。目前常采用对流免疫电泳法、放射免疫法和免疫荧光法来测定，但可出现假阳性。

（六）血清肌酸激酶（CK-BB）测定

正常血清中几乎不含CK-BB，近来有报道，在前列腺增生时，血清CK-BB仅8%阳性，而治疗前的前列腺癌患者可出现89%的阳性。对化疗有效的前列腺癌患者，治疗后血清CK-BB消失。

（七）碱性磷酸酶测定

当前列腺癌发生骨转移时，有90%患者前列腺碱性磷酸酶增高，经内分泌治疗后，可有一过性增高后随即下降。

（八）相对酶指数

对进一步鉴别、诊断前列腺癌、前列腺增生和正常前列腺较有意义。相对酶指数以前列腺增生为最高，正常前列腺次之，前列腺癌为最低。

（九）激素受体测定

用荧光显微镜测定前列腺癌雄激素与雌激素受体。前列腺癌显示异基因肿瘤细胞的受体，间夹着不同程度的荧光细胞和阴性细胞。

（十）免疫蛋白分析

前列腺液中特种蛋白的分析，提供了对本病诊断的可靠依据。这些免疫蛋白有：

免疫球蛋白 IgG、IgA、IgM, 补体 C3、C4 和转铁蛋白。前列腺癌患者的前列腺液体中补体 C3、C4 和转铁蛋白的水平明显升高。

(十一)乳酸脱氢酶同工酶(LDH)检查

正常前列腺液中 LDH1 占主要地位,前列腺癌时 LDH5 占优势。确诊为前列腺恶性肿瘤患者的前列腺液中 LDH5/LDHl 的比值升高 80%。一般认为当 LDH5/LDHl 的比值大于 3 即有诊断价值。

(十二)尿内多胺物质测定

多胺包括腐胺、精脒、精胺等,尿内多胺物质增高可辅助诊断前列腺癌。

(十三)尿液生化羟脯胺酸测定

可诊断前列腺癌有无骨转移,但只能提示转移癌的量,不能提示部位,对观察疗效有价值。

(十四)血浆锌测定和维生素 A/锌的比值

正常男性(20~80 岁)血清锌平均含量为 $15.01 \pm 1.26 \mu mol/L$, 当血清锌水平低于正常时有前列腺癌的可能,而大于 $18.36 \mu mol/L$ 时,即可完全排除前列腺癌。

二、肿瘤标志物检查

(一)前列腺特异抗原(PSA)测定

为特异性高、敏感性强的肿瘤标记物,目前认为其诊断价值较 PAP 更高。可作为前列腺癌的病理分类、治疗前后的监测以及早期诊断等方面的预测指标。

(二)糖浆蛋白(γ-Sm)测定 γ-Sm

是前列腺癌的特异性肿瘤标志物,对早期诊断有较大价值,比 PAP 更加敏感、特异。对于前列腺癌的发生、发展及疗效观察均有重要意义。

(三)癌胚抗原(CEA)测定

对于前列腺癌的诊断,CEA 测定并不优于酸性磷酸酶,但疑有前列腺癌而酸性磷酸酶不增高时,CEA 阳性则有一定参考价值。

三、影像学检查

(一)经直肠超声检查(transrectal ultrasonography, TRUS)

在 TRUS 上典型的前列腺癌的征象是在外周带的低回声结节,而且通过超声可以初步判断肿瘤的体积大小。但 TRUS 对前列腺癌诊断特异性较低,发现一个前列腺低回声病灶要与正常前列腺、BPH、PIN、急性或慢性前列腺炎、前列腺梗死等鉴别。而且很多前列腺肿瘤表现为等回声,超声上不易发现。目前 TRUS 的最主要的作用是引导进行前列腺的系统性穿刺活检。

(二)计算机断层(CT)检查

CT对早期前列腺癌诊断的敏感性低于磁共振(MRI),前列腺癌患者进行CT检查的目的主要是协助临床医师进行肿瘤的临床分期。对于肿瘤邻近组织和器官的侵犯及盆腔内转移性淋巴结肿大,CT的诊断敏感性与MRI相似。

(三)磁共振(MRI/MRS)扫描

MRI检查可以显示前列腺包膜的完整性、是否侵犯前列腺周围组织及器官,MRI还可以显示盆腔淋巴结受侵犯的情况及骨转移的病灶。在临床分期上有较重要的作用。磁共振波谱学检查(magnetic resonance spectroscopy, MRS)是根据前列腺癌组织中枸橼酸盐、胆碱和肌酐的代谢与前列腺增生和正常组织中的差异呈现出不同的波谱线,在前列腺癌诊断中有一定价值。MRI检查在鉴别前列腺癌与伴钙化的前列腺炎、较大的良性前列腺增生、前列腺瘢痕、结核等病变时常无法明确诊断。因此影像学检查TRUS、CT、MRI等在前列腺癌的诊断方面都存在局限性,最终明确诊断还需要前列腺穿刺活检取得组织学诊断。

(四)全身核素骨显像检查(ECT)

前列腺癌的最常见远处转移部位是骨骼。ECT可比常规X线片提前3~6个月发现骨转移灶,敏感性较高但特异性较差。一旦前列腺癌诊断成立,建议进行全身核素骨显像检查(特别是在PSA>20,GS评分>7的病例),有助于判断前列腺癌准确的临床分期。

四、病理学检查

(一)前列腺穿刺活检

前列腺活体组织检查能提供细胞学诊断依据,对早期前列腺癌的诊断具有重要意义。常用方法有:穿刺,抽吸,经尿道和经会阴切开活检等。前列腺活检术、经直肠穿刺已成为最常用的方法,其诊断准确率可达80%~95%。经尿道镜切除活检适用于前叶的癌、伴有前列腺增生的潜伏性癌和临床疑有癌而穿刺或抽吸活检阴性者。

(二)骨髓穿刺

在胸骨或髂骨穿刺,可取得细胞学诊断的依据。多在病变晚期得到阳性结果。对X线摄片、骨扫描及酸性磷酸酶检查正常者有辅助诊断意义。骨髓活检可采用开放法或经皮穿刺法,采取骨髓标本是评价前列腺癌是否已经转移到骨的另一种方法。

(三)病理分级

在前列腺癌的病理分级方面,推荐使用Gleason评分系统。前列腺癌组织分为主要分级区和次要分级区,每区的Gleason分值为1~5,Gleason评分是把主要分级区和次要分级区的 Gleason 分值相加,形成癌组织分级常数。

1.Gleason 1:癌肿极为罕见。其边界很清楚,膨胀型生长,几乎不侵犯基质,癌腺泡很简单,多为圆形,中度大小,紧密排列在一起,其胞质和良性上皮细胞胞质极为相近。

2.Gleason 2:癌肿很少见,多发生在前列腺移行区,癌肿边界不很清楚,癌腺泡被基质分开,呈简单圆形,大小可不同,可不规则,疏松排列在一起。

3.Gleason 3:癌肿最常见,多发生在前列腺外周区,最重要的特征是浸润性生长,癌腺泡大小不一,形状各异,核仁大而红,胞质多呈碱性染色。

4.Gleason 4:癌肿分化差,浸润性生长,癌腺泡不规则融合在一起,形成微小乳头状或筛状,核仁大而红,胞质可为碱性或灰色反应。

5.Gleason 癌肿分化极差,边界可为规则圆形或不规则状,伴有浸润性生长,生长形式为片状单一细胞型或者粉刺状癌型,伴有坏死,癌细胞核大,核仁大而红,胞质染色可有变化。

第四节　诊断与鉴别诊断

一、诊断

(一)西医诊断

1.前列腺癌的早期及隐匿性前列腺癌可无明显临床症状、体征。

2.前列腺癌主要症状表现为疼痛,多表现为腰痛,有时尿痛,若有背痛,即为转移的征象。

3.排尿困难为前列腺癌的另一大症候,表现为尿频、尿流变细、尿程延长等。

4.部分前列腺癌患者伴有血尿,中晚期前列腺癌患者可出现进行性贫血、消瘦、腹股沟淋巴结增大等。

5.借助直肠指检、细胞学检查、活体组织检查、X 线检查、血清磷酸酶测定等可对本病做出诊断。

(二)前列腺癌的分期

前列腺癌分期可以指导选择疗法和评价预后。通过 DRE、CT、MRI、骨扫描以及淋巴结切除来明确分期,PSA 可以协助分期。推荐 2002 年 AJCC 的 TNM 分期系统。见表 15-1。

1.T 分期表示原发肿瘤的局部情况,主要通过 DRE、MRI 和前列腺穿刺阳性活检数目和部位来确定,肿瘤病理分级和 PSA 可协助分期;直肠内 MRI 鉴别包膜外侵犯和精囊侵犯的作用仍在研究中。

2.N 分期表示淋巴结情况,只有通过淋巴结切除才能准确的了解淋巴结转移情况。CT、MRI 和 B 超可协助 N 分期。N 分期对准备采用治愈性疗法的患者是重要的。分期低于 T2、PSA<20ng/ml 和 Gleason 评分≤6 的患者淋巴结转移的机会小于 10%。N 分期的金标准是开放或腹腔镜淋巴结切除术。

3.M 分期主要针对骨骼转移,全身核素骨显像,MRI、X 光检查是主要的检查方法。一旦前列腺癌诊断确立,建议进行全身核素骨显像检查。如果核素骨显像发现可疑病灶又不能明确诊断者,可选择 MRI 等检查明确诊断。

T—原发肿瘤

Tx	原发肿瘤不能评价。
T0	无原发肿瘤证据。
T1	无临床症状,直肠指检未触及肿瘤,影像学检查未见占位性病变。
T1a	偶发肿瘤体积<所切除组织体积的 5%。
T1b	偶发肿瘤体积>所切除组织体积的 5%。
T1c	穿刺活检发现的肿瘤(如由于 PSA 升高)。
T2	局限于前列腺内的肿瘤。
T2a	肿瘤限于单叶的 1/2(≤1/2)。
T2b	肿瘤超过单叶的 1/2 但限于该单叶(1/2~1)。
T2c	肿瘤侵犯两叶。
T3	肿瘤突破前列腺包膜。
T3a	肿瘤侵犯包膜外(单侧或双侧)。
T3b	肿瘤侵犯精囊。
T4	肿瘤固定或侵犯除精囊外的其他临近组织结构,如膀胱颈、尿道外括约肌、直肠、肛提肌和/或盆壁。

N—淋巴结

Nx	区域淋巴结不能评估。
N0	无区域淋巴结转移。
N1	有区域淋巴结转移。

M—远处转移

Mx　　远处转移无法评估。

M0　　无远处转移。

M1　　远处转移。

M1a　　有区域淋巴结以外的淋巴结转移。

M1b　　骨转移。

M1c　　其他器官组织转移。

组织病理学分级

Gx　　病理分级不能评价。

G1　　分化良好(轻度异形)(Gleason 2~4)。

G2　　分化中等(中度异形)(Gleason 5~6)。

G3　　分化差或未分化(重度异形)(Gleason 7~10)。

表 15-1　前列腺癌 TNM 分期(AJCC 2002)

分期	TNM			
I 期	T1a	N0	M0	G1
II 期	T1a	N0	M0	G2,3~4
	T1b	N0	M0	任何 G
	T1c	N0	M0	任何 G
	T1	N0	M0	任何 G
	T2	N0	M0	任何 G
III 期	T	N0	M0	任何 G
IV 期	T4	N0	M0	任何 G
	任何 T	N1	M0	任何 G
	任何 T	任何 N	M1	任何 G

(三)中医症候诊断

1.湿热蕴结

【辨证要点】尿频、尿急、尿痛,阴部潮湿、纳呆口腻。

【主症】尿频、尿急、尿痛,时有尿血,常伴有阴部潮湿、纳呆口腻,舌质红,苔白腻,脉滑数。

2. 气滞血瘀

【辨证要点】会阴部坠胀疼痛,局部肿块能明显扪及,舌质紫暗。

【主症】腰部及会阴部坠胀疼痛,尿痛较明显,尿细如线或点滴而下,尿色淡红,局部肿块能明显扪及,舌质紫黯,脉沉弦。

3. 痰瘀互结

【辨证要点】严重排尿困难,精神萎靡,纳呆,苔厚腻。

【主症】局部肿块明显、阵发性疼痛和严重排尿困难或点滴难下为主症,伴精神萎靡、纳呆、口淡无味,尿色深红或呈絮状,舌质暗红,苔厚腻,脉沉紧。

4. 肾阴虚

【辨证要点】排尿余沥不尽,腰脊隐痛,口干,盗汗。

【主症】排尿余沥不尽、尿细如线,形体消瘦,腰脊隐痛,伴口干心烦,失眠,盗汗,舌质红,苔少,脉沉细数。

5. 肾阳虚

【辨证要点】排尿不尽,畏寒怕冷,下肢浮肿,大便稀溏。

【主症】排尿余沥不尽,尿细如线,形体消瘦、面色苍白,伴畏寒怕冷,下肢浮肿,大便稀溏,舌质淡,苔白滑,脉沉细弱。

二、鉴别诊断

(一)西医鉴别诊断

1. 前列腺结核:本病可出现类似前列腺癌的前列腺硬结,多为局部浸润,质地较软;而前列腺癌结节坚硬且界限不清。前列腺结核年龄较前列腺癌年轻,并伴有生殖系统其他器官如精囊、输精管、附睾结核性病变,或有泌尿系统结核症状,如尿频、尿急、尿痛、血精等,尿液、前列腺液及精液内有红细胞和白细胞,前列腺组织活检可见典型的结核病变。

2. 前列腺增生:临床前列腺癌与前列腺增生症常较难鉴别,部分前列腺癌患者常被误诊为前列腺增生症。前列腺增生症可出现类似前列腺癌之结节和相似的症状,结节位于腺体中间者多为良性病变,多呈对称性,光滑,有弹性无硬结,移动性好,血清碱性磷酸酶和酸性磷酸酶无变化,超声断层检查前列腺体增大,前列腺内光点均匀,前列腺包膜反射连续,与周围组织界限清楚。而前列腺癌绝大多数瘤体硬韧、固定,表现呈结节状或不规状,累及精囊时可在精囊部位触及牛角状硬性肿块。

3. 前列腺结石:前列腺结石有质地坚硬的结节与前列腺癌相类似,两者易于混淆,但临床表现不尽相同,直肠指诊时前列腺质韧,扪及结石质硬有捻发感,主要依据 X 片检查鉴别。前列腺结石见前列腺区结石阴影,若合并前列腺癌,宜做活体组织检查以确诊。

4. 前列腺肉瘤:较为罕见,为前列腺肿瘤之一,与前列腺癌症状相似,发病年龄较轻,其中小儿占 1/3,病情发展快,病程较短,内瘤生长迅速,易于血行转移,直肠指诊前列腺肿大,但质地柔韧,软如囊性,表现较为光滑,多伴有肺、肝、骨骼等处转移的临床症状。

5. 非特异性肉芽肿性前列腺炎:直肠指诊时前列腺有结节,易与前列腺癌相混淆,硬结发展较快,呈山峰样突起,由上外向下内斜行,软硬不一,且有弹性,X 线片和酸性磷酸酶、碱性磷酸酶正常,但嗜酸性粒细胞明显增多,经抗炎治疗前列腺结节变小。比较有效的确诊方法是活体组织检查,前列腺硬结穿刺活检,镜下见丰富的非干酪性肉芽肿,充满仁皮样细胞,周围有淋巴细胞、浆细胞、嗜酸粒细胞,腺管常扩张破裂,充满炎性细胞。

(二)中医鉴别诊断

1. 淋证:淋证以小便频急,滴沥不尽,尿道涩痛,小腹拘急,痛引腰腹为特征。排尿时疼痛,每日小便总量基本正常。

2. 癃闭:癃闭以排尿困难,全日总尿量明显减少,点滴而出,甚则小便闭塞不通,点滴全无为临床特征。每日小便总量远远低于正常,甚至无尿排出。

3. 关格:关格是小便不通和呕吐并见的一种病症。关格还可由水肿、淋证发展而成。

第五节　治　疗

一、中西医结合治疗思路

前列腺癌为危害男性健康的肿瘤之一,临床治疗主要以手术、放化疗、内分泌治疗、中医药治疗为主。祖国医学在前列腺癌治疗上积累了丰富的经验,通过选择准确的中西医结合点,根据手术、放化疗、内分泌治疗并发症的不同特点,应用扶正固本、调整阴阳、清热解毒等一系列方法能明确减轻患者临床症状,减少了手术、放化疗后复发、转移率。

(一)前列腺癌术后的中西医结合治疗

前列腺癌术后,早期可出现血尿及尿路刺激症状,后期可出现疲倦乏力,局部疼痛、出血及腹胀、纳呆等全身虚弱症状,同时手术治疗可视为中医祛邪手段,但祛邪就不免耗气伤血,减弱患者的抵抗力与康复能力,加上此类患者多属年老体弱,术前及术后生活质量都较低,因而在围手术期,尤其是术后采用中医整体辨证与综合治疗的方法,可起到增效减毒作用,在提高病患生活质量、延长生存期方面显示了较好的应用前景。

患者术后初期,下焦湿热症状突出,故可见尿频、尿急及尿道涩痛,手术致使血脉受损,则气滞血瘀,血不循经而出现血尿,瘀血与湿热互结则见低热、口干,虚热烦心则失眠寐差,手术耗伤气血则气虚而纳差,舌质淡,苔黄而干,脉弦数均为血脉受伤、下焦瘀热之证。小蓟饮子、八正散合石韦散加减治疗。患者术后数天以后,因手术耗气伤阴,气虚则神疲气短;脾主四肢,脾气虚则肢乏,气不摄津则自汗、尿频、尿急,气虚无力不能行津则尿无力或余沥不尽,阴虚则腰膝痠软,气虚则水湿运化无力,聚湿生痰,与余毒互结则成痰瘀毒结,阻遏经脉气机,亦可造成水液代谢失常,表现为余沥不尽,舌黯淡,苔少而干,脉细弱为气阴两虚,痰瘀毒结之证。可选用红芪、太子参、白术、茯苓、陈皮、龟板、菟丝子、山茱萸、半枝莲、全蝎、泽兰等药益气养阴、化瘀解毒。患者术后出院恢复期间,虚像仍为常见,多以虚实夹杂为主,或兼见气血两虚、脾胃失调等。气血两虚者,皆为气血受损,气虚则中阳升提无力神疲肢倦、气短,气不摄津则尿频、自汗,血虚不能上荣则头晕而面色苍白,爪甲失于濡润可见色泽不华,舌淡,苔薄白,脉细均为气血双亏之症,方用十全大补汤加减治疗。术后脾胃失调者,脾胃气虚则中焦运化无力,胃脘痞闷,尤以食后胃脘发堵,似胀非胀,脾气虚则食少纳呆,中焦气虚则升举无力,故倦怠乏力,舌质淡或胖,苔薄白,脉细弱均为脾胃失调之症,方用升阳益胃汤加减治疗。

尿失禁为前列腺癌术后常见并发症,中医认为患者年老肾精衰败,术中耗伤气血,五脏六腑功能减弱,水谷精微摄入与转化、运输失调,肾中精气进一步亏虚,肾藏精,主水,肾中精气亏虚,则肾主闭藏功能失调,肾与膀胱相表里,肾功能失调膀胱开合失度,出现小便不禁,故前列腺癌根治术后尿失禁多责之于肾气不固,肾精亏虚,中医治疗多采用桑螵蛸散、缩泉丸、左归饮等加减治疗。

(二)放疗期间中西医结合治疗

放射治疗是前列腺癌患者最重要的治疗方法之一,具有疗效好、适应证广、并发症少等优点,适用于各期前列腺癌患者。放疗的并发症包括尿频、尿急及尿痛等尿路刺激症状,排尿困难和夜尿增多;大便次数增多及里急后重等直肠刺激症状、直肠炎(轻度便血、肠溃疡甚至前列腺直肠瘘)等。中医药在治疗放射性膀胱炎,放射性直肠炎的疗效确切。

前列腺癌放疗并发的尿路刺激症状发病特点和症状分析,其病属于中医学的淋证范畴。放疗也可以看作是一种热毒之邪侵犯人体下焦,故术后患者肾精亏虚,肾失其固摄和司膀胱开阖功能,膀胱气化无权,加之下焦湿热内蕴,下注膀胱,导致小便疾患。使用清热解毒利湿法预防及治疗,常用八正散加半边莲、龙葵清热解毒;白花蛇舌草清热解毒,利湿通淋;败酱草清热解毒,祛瘀止痛;黄柏清热燥湿、泻火解毒;龙胆草清热燥湿,泻肝胆火;土茯苓解毒除湿,泽泻与猪苓利水渗湿;车前子、通草、海金沙、石韦、萹蓄以利尿通淋。

放射性直肠炎的病机总属本虚标实,虚实夹杂,既存在肿瘤正气亏虚之本,同时有癌毒结聚之实,加之外邪放射线"热毒"侵犯,故脾气亏虚,水湿不化,痰瘀互结且肠络灼伤而湿热毒邪结聚,血瘀痰凝,湿热下注,腐肉败血以及大泻导致水液丢失,津气耗伤。治疗上一般分以下几个症型:湿热内蕴型施以葛根芩连汤加减或白秦汤加减,脾胃虚弱型施以参苓白术散,脾肾阳虚型施以真人养脏汤和椿根皮散,肝脾不和型施以痛泻要方加减。也有人认为,本病与感受特殊之毒"射线"有关,毒邪损伤肠胃,蕴结肠中,与气血搏结化为脓血而成。脓血便的治疗,采用清营汤加减。此外,采用健脾祛湿法、清热利湿法、调气活血法、固脾益肠法、白翁芍药桃花煎等治疗放射性直肠炎均取得较好的效果。中药保留灌肠可以提高局部药物浓度,充分发挥药物疗效,采用口服与灌肠并用,可标本兼治,方能取得较好的治疗效果。

(三)化疗期间中西结合治疗

中药对化疗的减毒增效作用,临床报道极多,其疗效确切肯定。临床常以健脾和胃、理气降逆法为主治疗因化疗引起的胃肠道症状如呕吐等。若食后胃脘不舒,恶心呕吐,嗳气,呃逆纳呆,面色萎黄,倦怠乏力,大便稀溏或便秘,舌淡苔薄,脉弱,脾胃气虚为主,代表方剂香砂六君子汤,常用药物:党参、白术、茯苓、甘草、生姜、半夏、陈皮、砂仁、木香、旋覆花、生赭石、大枣,胃脘痞满甚者加枳实、厚朴;饮食积滞加焦三仙、鸡内金;呕吐重加灶心黄土60g;阳虚重加肉桂、炮姜。若以不思饮食,口干唇燥,大便燥结,甚则干呕,呃逆,面色潮红,舌干,苔少或无苔,脉细数,胃阴不足者,代表方剂养胃汤,常用药物:北沙参、麦门冬、玉竹、石斛、丹参、木香、草豆蔻、焦三仙、鸡内金、炒莱菔子,不思饮食者加白扁豆、山药;干呕,呃逆加刀豆、柿蒂、竹茹扶养胃气,降逆止呃。化疗药物亦能杀伤人体生长旺盛的血液和淋巴组织的细胞,从而产生骨髓抑制,引起白细胞、红细胞、血小板低下,中医认为化疗后患者基本病机特点正气虚损,邪毒蕴结,此时以正气虚损为主要矛盾,治疗上以扶正固本为主,祛邪为辅,辨证以气、血、阴、阳为纲,五脏虚候为目,重在补益脾肾,裴正学教授兰州方采用太子参、党参、北沙参、人参须补益气血,六味地黄汤(生地、山药、山萸肉、茯苓、泽泻、牡丹皮)补肾,其中重用山萸肉30~60g,桂枝汤(桂枝、白芍、大枣、生姜)、甘麦大枣汤

（甘草、浮小麦、大枣）调和营卫,调节植物神经系统,对改善骨髓造血有明显疗效。白细胞低加黄芪、鸡血藤、丹参、苦参、补骨脂;血小板低下加鹿角胶、龟板、鸡血藤、白蒺藜、玉竹、黄精、大枣、生地、连翘、阿胶、龟板胶、土大黄等。

（四）内分泌治疗期间中西医结合治疗

内分泌治疗是目前晚期前列腺癌的主要治疗方法,内分泌治疗（手术去势或药物去势）后,因对抗睾酮,将不可避免地出现一系列雄激素缺乏症状,对全身多个系统产生不利的影响。如果配合中医中药,可能会保护这些功能并增加西药效果,起到减毒增效的作用。后期进入雄激素抵抗阶段后,中药治疗可作为主要治疗手段之一,改善生活质量,延缓、甚或控制病情发展,使患者重新获得有效治疗,延长生存期。内分泌治疗期,正气受损,内分泌药物副作用,出现（肺脾）气阴两虚证,药用黄芪、太子参、麦门冬、浮小麦、白术、半枝莲、泽兰、炙甘草并予以生脉注射液或参麦注射液静脉滴注。雄激素非依赖性前列腺癌,正气进一步受损,毒邪扩散出现（脾肾）阴阳两虚证,药用黄芪、太子参、黄精、巴戟天、龟甲、半枝莲、泽兰、枸杞、炙甘草、陈皮,并予以参芪扶正注射液静脉滴注。激素难治性前列腺癌,病情发展,正虚邪恋,出现脾肾阳气虚证。药用黄芪、党参、白术、茯苓、熟附子、全蝎、菟丝子、白芍、枸杞、半枝莲、炙甘草,并予以参附注射液静脉滴注。

二、西医治疗

（一）手术治疗

根治性前列腺切除术（简称根治术）是治愈局限性前列腺癌最有效的方法之一,近年已尝试治疗进展性前列腺癌。主要术式有传统的开放性经会阴、经耻骨后前列腺根治性切除术及近年发展的腹腔镜前列腺根治术和机器人辅助腹腔镜前列腺根治术。

1.手术适应证:要考虑肿瘤的危险因素等级、患者预期寿命和总体健康状况。尽管手术没有硬性的年龄界限,但应告知患者,70岁以后伴随年龄增长,手术并发症及死亡率将会增加。

（1）危险因素等级:①低危（临床分期 T1-T2a、Gleason 评分 2-6、PSA<10）和中危（临床分期 T2b-T2c 或 Gleason 评分 7 或 PSA10-20）的局限性前列腺癌患者,推荐行根治术;不推荐行短疗程（3个月）新辅助内分泌治疗。②小体积的高危（临床分期 T3a 或 Gleason 评分≥8 或 PSA>20）局限性前列腺癌患者,可有选择地进行根治术;PSA>20 或 Gleason 评分≥8 的患者术后可给予其他辅助治疗。③极高危的前列腺癌患者（临床分期 T3b-T4 或任何 T,N1）,严格筛选后可行根治术并需辅以综合治疗。

（2）预期寿命：预期寿命≥10年。

（3）健康状况：前列腺癌患者多为高龄男性，手术并发症的发生与身体状况密切相关。因此，只有身体状况良好，没有严重心肺疾病的患者适合根治术。

2.手术禁忌证：①患有显著增加手术危险性的疾病，如严重的心血管疾病、肺功能不良等。②患有严重出血倾向或血液凝固性疾病。③已有远处淋巴结转移（术前通过影像学或淋巴活检诊断）或骨转移。④预期寿命不足10年。

3. 手术方法和标准：推荐开放式耻骨后前列腺根治性切除术和腹腔镜前列腺根治性切除术，有条件的可开展机器人辅助前列腺根治性切除术。

（1）耻骨后前列腺根治性切除术：术野开阔，操作简便易行，可经同一入路完成盆腔淋巴结切除和前列腺癌根治术。

①盆腔淋巴结切除术：主要有两种 ①改良式：下腹正中切口，整块切除髂动脉、髂静脉前方、后方及血管之间的纤维脂肪组织，下至腹股沟管，后至闭孔神经后方。可疑淋巴结转移者可进行冷冻切片病理学检查。②扩大式：切除范围扩大至髂总动脉和骶前。适用于淋巴转移风险>7%的中危患者和所有高危患者。

②根治性前列腺切除术：手术切除范围包括完整的前列腺、双侧精囊和双侧输精管壶腹段、膀胱颈部。

术前有勃起功能的低危局限性前列腺癌患者，可行保留神经的手术，其中T2a患者可选择保留单侧神经手术。保留神经的禁忌证：术中发现肿瘤可能侵及神经血管束。

（2）腹腔镜前列腺根治性切除术：腹腔镜前列腺根治性切除术的切除步骤和范围同开放性手术，其疗效与开放性手术类似。优点是损伤小、术野及解剖结构清晰，术中和术后并发症少，缺点是技术操作比较复杂。

（3）机器人辅助腹腔镜根治性前列腺切除术（RALP）：RALP能够明显减少术中出血，降低输血率，缩短手术学习曲线。目前由于缺乏高质量、前瞻性、多中心的对照研究，故尚不能证明RALP在提高尿控率、保留勃起功能和降低切缘阳性率等方面较传统腹腔镜手术存在显著优势。RALP的缺点是缺乏触觉反馈、设备和耗材成本及培训费用较高等。

4.手术时机：一旦确诊为前列腺癌并符合上述根治性手术条件者应采取根治术。有报道认为接受经直肠穿刺活检者应等待6~8周、接受经尿道前列腺切除术者应等待12周再行手术，可能降低手术难度和减少并发症。

5.手术并发症：目前围手术期死亡率为0%~2.1%，主要并发症有术中严重出血、直肠损伤、术后阴茎勃起功能障碍、尿失禁、膀胱尿道吻合口狭窄、尿道狭窄、深部静脉血栓、淋巴囊肿、尿瘘、肺栓塞。腹腔镜前列腺癌根治术还可能出现沿切口种植转移、转行开腹手术、气体栓塞、高碳酸血症、继发出血等并发症。

（二）化学治疗

前列腺癌内分泌治疗失败后可采用化学治疗,可选择单药或联合化疗。

（一）单药

1.雌二醇氮芥 600mg/(m²·d),分 2 次服。服药 3~4 周后如无效,即应停服。

2.CTX 800mg/m²,静注,每 3 周 1 次,用 4 次为 1 疗程。

3.5-FU 600mg/m²,静注,每 3 周 1 次,用 4 周为 1 疗程。

4.PDD 20mg/m² 静滴,每天 1 次,连用 5d,3 周为 1 疗程。

（二）联合化疗方案

1.EEM 方案:VP-16（足叶依苷）50mg/(m²·d)口服,EM（雌二醇氮芥）15mg/(kg·d)口服,第 1~21d,4 周为 1 周期。

2.MP 方案:MIT(米托蒽醌)12mg/m²,静滴,第 1d,PDN5mg、bid 口服,第 1~21d,每 3 周重复。

3.DE 方案:Docetaxel(多西紫杉醇)60mg/m² 静滴,第 2d,EM280mg 口服,第 1~5d,每 3 周重复。

4.DP 方案:Docetaxel 75 mg/m² 静滴,第 1d,PDN5mg,bid 口服,第 1~21d,每 3 周重复。

（三）放射治疗

1.外放射治疗

外放射治疗（External Beam Radiotherapy,EBRT）是前列腺癌患者最重要的治疗方法之一,具有疗效好、适应证广、并发症少等优点,适用于各期前列腺癌患者。外放射治疗根据治疗目的不同可分为三大类:①根治性放射治疗:适用于局限性前列腺癌患者(T1-2N0M0),是其最重要的治疗手段之一;②辅助性放射治疗:主要适用于前列腺癌根治术后病理为 pT3-4、精囊受侵、切缘阳性和术后 PSA 持续升高患者;③姑息性放射治疗:缓解晚期或转移性前列腺癌患者的临床症状,改善患者生活质量。外放射治疗的外照射技术主要包括常规放疗、三维适形放疗和调强适形放疗等。

（1）常规放疗:常规放射治疗可引起直肠、膀胱等周围器官副损伤,照射剂量一般不能超过 70Gy。目前临床上已很少应用常规照射技术治疗前列腺癌患者。

（2）三维适形放疗（3D-CRT）和调强适形放疗（IMRT）：三维适形放疗和调强适形放疗可增加前列腺患者肿瘤局部的照射剂量及靶区的照射总量,提高前列腺癌患者局部控制率和无病生存率, 同时能最大限度地降低对周围正常组织器官如直肠、膀胱等照射剂量,降低并发症。目前,3D-CRT 及 IMRT 是前列腺癌放射治疗的最主流技术,临床已经广泛应用。3D-CRT 和 IMRT 技术的照射剂量可最高达 81~86.4Gy,对直肠及膀胱的副作用无明显增加。

2.近距离照射治疗

近距离照射治疗包括腔内照射、组织间照射等,是将放射源密封后直接放入人体的天然腔内或放入被治疗的组织内进行照射。前列腺癌近距离照射治疗包括短暂插植治疗和永久粒子种植治疗。后者也即放射性粒子的组织间种植治疗,相对比较常用,其目的在于通过三维治疗计划系统的准确定位,将放射性粒子植入前列腺内,提高前列腺的局部剂量,而减少直肠和膀胱的放射剂量。

永久粒子种植治疗常用 125 碘（^{125}I）和 103 钯（103Pd）,半衰期分别为 60d 和 17d。短暂插植治疗常用 192 铱（192Ir）。

（四）内分泌治疗

早在 1941 年,Huggins 和 Hodges 发现了手术去势和雌激素可延缓转移性前列腺癌的进展,并首次证实了前列腺癌对雄激素去除的反应性。前列腺细胞在无雄激素刺激的状况下将会发生凋亡。任何抑制雄激素活性的治疗均可被称为雄激素去除治疗。雄激素去除主要通过以下策略:① 抑制睾酮分泌:手术去势或药物去势（黄体生成素释放激素类似物,LHRH-A）;② 阻断雄激素与受体结合:应用抗雄激素药物竞争性阻断雄激素与前列腺细胞上雄激素受体的结合。两者联合应用可达到最大限度雄激素阻断的目的。其他策略包括抑制肾上腺来源雄激素的合成,以及抑制睾酮转化为双氢睾酮等。

内分泌治疗的目的是降低体内雄激素浓度、抑制肾上腺来源雄激素的合成、抑制睾酮转化为双氢睾酮或阻断雄激素与其受体的结合,以抑制或控制前列腺癌细胞的生长。

内分泌治疗的方法包括去势和抗雄（阻断雄激素与其受体的结合）治疗。内分泌治疗方案:①单纯去势（手术或药物去势）;②最大限度雄激素阻断;③间歇内分泌治疗;④根治性治疗前新辅助内分泌治疗;⑤辅助内分泌治疗等。

1.适应证

（1）转移前列腺癌,包括 N1 和 M1 期。

（2）局限早期前列腺癌或局部进展前列腺癌,无法行根治性前列腺切除术或放射治疗。

（3）根治性前列腺切除术或根治性放疗前的新辅助内分泌治疗。

（4）配合放射治疗的辅助内分泌治疗。

（5）治愈性治疗后局部复发,但无法再行局部治疗。

（6）治愈性治疗后远处转移。

（7）雄激素非依赖期的雄激素持续抑制。

2.去势治疗（castration）

（1）手术去势:手术去势可使睾酮迅速且持续下降至极低水平（去势水平）。主要的不良反应是对患者的心理影响。因为手术去势可能会造成患者心理问题和治疗中无法灵活调节方案等问题,有条件的应该首先考虑药物去势。

（2）药物去势:黄体生成素释放激素类似物（LHRH-a）是人工合成的黄体生成素释放激素,已上市的制品有:亮丙瑞林（leuprorelin）、戈舍瑞林（goserelin）、曲普瑞林（triptorelin）。缓释剂型为1、2、3或6个月注射一次。在注射LHRH-a后,睾酮水平逐渐升高,在1周时达到最高点（睾酮一过性升高）,然后逐渐下降,至3~4周时可达到去势水平,但有10%的LHRH-a治疗患者睾酮不能达到去势水平。LHRH-a已成为雄激素去除的标准治疗方法之一。

（3）雌激素:最常见的雌激素是乙烯雌酚,可以达到与去势相同的效果,但心血管方面的不良反应发生率较高,因此,在应用时应慎重。

3. 单一抗雄激素治疗（AAM）

适合于治疗局部晚期,无远处转移的前列腺癌患者,即T3~4NxM0期。推荐应用非类固醇类抗雄激素药物,如比卡鲁胺150mg口服每日1次。

4. 最大限度雄激素阻断（MAB）

常用的方法为去势加抗雄激素药物。抗雄激素药物主要有两大类:一类是类固醇类药物,其代表为醋酸甲地孕酮;另一类是非类固醇类药物,主要有比卡鲁胺和氟他胺。

5.根治术前新辅助内分泌治疗（NHT）

适合于T2、T3a期,采用LHRH-a联合抗雄激素药物的MAB方法,也可单用LHRH-a或抗雄激素药物,但MAB方法疗效更为可靠。新辅助治疗时间为3~9个月。

6.间歇内分泌治疗（IHT）

（1）IHT 的治疗模式：多采用 MAB 方法，也可用药物去势（LHRH-a），如亮丙瑞林、戈舍瑞林、曲普瑞林，或醋酸环丙孕酮（CPA）。

（2）IHT 的停止治疗标准：各家报道不一，国内推荐停药标准为 PSA≤0.2ng/ml后，持续 3~6 个月。

（3）间歇治疗后重新开始治疗的标准：报道不一，仍未能达成统一标准。不同文献报道的重新开始治疗的标准如下：PSA>4ng/ml 后；PSA 升至 10~20ng/ml 时；PSA>20ng/ml；PSA 升至治疗前水平的 1/2；目前国内推荐当 PSA>4ng/ml 后开始新一轮治疗。

（五）试验性局部治疗

包括前列腺癌的冷冻治疗、高能聚焦超声和组织内肿瘤射频消融等试验性局部治疗。和前列腺根治性切除术和根治性放射治疗相比较，这些试验性局部治疗方式对临床局限性前列腺癌的治疗效果还需要更多的长期临床研究加以评估和提高。

三、中医治疗

（一）辨证论治

1.湿热蕴结

【治法】清热利湿，解毒通淋。

【方药】八正散加萆薢分清饮加减。

木通 9g、瞿麦 10g、扁蓄 10g、车前子 10g、滑石 10g、栀子 10g、大黄 6g、甘草梢6g、萆薢 10g、黄柏 6g、石菖蒲 10g、茯苓 12g、丹参 10g、灯芯草 6g、白茅根 15g、白花蛇舌草 15g。

【方药分析】方中木通、滑石、车前子、萹蓄、瞿麦利水通淋，清热利湿；栀子清泻三焦之火，大黄、黄柏泄热降火；萆薢、石菖蒲利湿化浊；灯芯草导热下行；甘草调和诸药而止茎中作痛；白茅根凉血止血，清热利尿；白花蛇舌草清热解毒。诸药合用，共奏清热泻火，利水通淋。

【加减】尿血者加生地、小蓟、藕节、蒲黄以凉血止血；尿道刺痛者加琥珀、海金沙以通淋止血；神疲乏力者加生黄芪、陈皮、五味子健脾益气；前列腺较大，质地硬韧者加穿山甲、皂角刺、三棱、露蜂房以软坚散结；纳呆加焦三仙、鸡内金、炒莱菔子。

2.气滞血瘀

【治法】活血化瘀，行气止痛，清热解毒。

【方药】血府逐瘀汤合五味消毒饮加减。

桃仁 10g、红花 6g、当归 10g、生地 12g、川芎 6g、赤芍 10g、牛膝 15g、桔梗 10g、柴胡

10g、枳壳 10g、甘草 6g、金银花 15g、连翘 15g、蒲公英 15g、败酱草 15g、紫花地丁 15g。

【方药分析】方中当归、川芎、桃仁、红花活血化瘀；牛膝祛瘀血，通筋脉，引瘀血下行；桔梗开宣肺气，载药上行，使气行则血行，柴胡疏肝解郁；生地凉血清热；金银花、连翘、蒲公英、败酱草、紫花地丁清热解毒；诸药合用瘀去气行。

【加减】局部肿块加三棱、莪术、醋炙鳖甲、生牡蛎以活血，软坚散结；疼痛重加乌药、元胡、川楝子以行气止疼；尿血者加生地、小蓟、藕节、蒲黄以凉血止血；伴尿频急痛者加黄柏、地龙、土茯苓、萆薢、白茅根以清热利尿；伴腰痛乏力者加肉桂、阿胶、枸杞以滋肾阴。

3.痰瘀互结

【治法】活血化瘀，利水散结。

【方药】王叶合剂（裴正学教授经验方）加减。

【药物】王不留行 10g、橘叶 10g、郁金 6g、丹参 10g、皂角刺 12g、土鳖虫 10g、小茴香 10g、菟丝子 10g、车前子 10g、当归 10g、赤芍 10g、蜣螂 10g、山慈菇 15g、琥珀屑 3g、橘核 10g、荔核 10g。

【方药分析】方中王不留行活血，利尿通淋；橘叶疏肝行气，化痰散结；当归、赤芍、丹参以活血化瘀；皂角刺、土鳖虫、山慈菇化痰活血，软坚散结；郁金、橘核、荔核理气散结止疼；蜣螂破瘀通淋；琥珀屑通淋止血。诸药合用加强散结祛瘀之功。

【加减】排尿困难加石韦、萹蓄，冬葵子以利尿通淋；食欲不振加檀香、肉蔻、砂仁以行气温中；局部肿块加三棱、莪术、山慈菇、醋炙鳖甲、生牡蛎以化痰活血，软坚散结；伴血尿加仙鹤草、茜草、三七粉以活血止血。

4.肾阴虚

【治法】滋阴补肾，清热降火。

【方药】知柏地黄丸加减。

【药物】知母 20g、黄柏 6g、生地 12g、山药 10g、山茱萸 6g、牡丹皮 6g、茯苓 12g、泽泻 10 g、枸杞 10g、牛膝 10g、菟丝子 15g、龟板 15g。

【方药分析】方中知母清热泻火，生津润燥；黄柏清热燥湿，泻火除蒸；生地、山药、山萸肉三药相配滋养肝脾肾；牡丹皮，茯苓，泽泻三药渗湿浊，清虚热，共治滋阴补肾；菟丝子，牛膝益肝肾，强筋骨；龟板滋阴潜阳，壮水制火。诸药合用，滋阴精而降相火，以达培本清源之效。

【加减】腰痠痛加杜仲、桑寄生、川续断、骨碎补以补肝肾，强筋骨；疲乏、盗汗加五味子、浮小麦、地骨皮以益气生精，清热凉血；尿不尽加萹蓄、瞿麦清利湿热；便秘者加郁李仁、火麻仁、瓜蒌仁润燥通便;排尿不畅,滴沥明显者加小茴香、覆盆子、车前子益肾利尿。

5. 肾阳虚

【治法】温补肾阳,填精益髓。

【方药】右归饮加减。

【药物】熟地 12g、山药 10g、山茱萸 6g、枸杞 15g、炙甘草 6g、杜仲 10g、肉桂 6g、制附子 6g、菟丝子 15g、当归 10g、鹿角胶 10g、补骨脂 10g。

【方药分析】方中附子、肉桂、鹿角胶培补肾中之元阳,温里祛寒;山药、山萸肉、枸杞、熟地滋阴益肾,养肝补脾,填精补髓,取"阴中求阳"之义;菟丝子、杜仲补肝肾,健腰膝;当归养血活血,与补肾之品相配,以补养精血。诸药合用,肝脾肾阴兼顾,仍以温肾阳为主,妙在阴中求阳,使元阳得以归原。

【加减】便溏加车前子、薏苡仁、泽泻利水渗湿;脾虚加山药、黄精、甘草温补脾阳;尿不尽加萹蓄、瞿麦清利湿热;伴疼痛加乳香、延胡索、蜈蚣活血行气止疼;伴有肿块的加海藻、昆布、皂角刺以软坚散结。

(二)中成药

1.新癀片:清热解毒,活血化瘀,消肿止痛。每次 4 片,每日 3 次,饭后服。适用于前列腺癌湿热壅盛者。

2.知柏地黄丸:滋阴降火。每次 9g,每日 2 次,适用于前列腺肾阴不足,阴虚火旺者。

3.金匮肾气丸:温补肾阳,化气行水。每次 9g,每日 2 次。适用于前列腺癌肾阳虚者。

4.鸦胆子注射液:清热解毒,抗肿瘤。每支 10ml,每次 3 支,加入生理盐水 250ml 中缓慢静脉滴注,每日 1 次。适用于前列腺癌湿热蕴结者。

5.参芪扶正注射液:益气扶正。每瓶 250ml,静脉滴注,每日 1 次。适用于前列腺癌放化疗后正气亏虚者。

6.复方苦参注射液:清热利湿,凉血解毒,散结止痛。每支 5ml,每次 3~4 支,加入生理盐水 200ml 中缓慢静脉滴注,每日 1 次。适用于前列腺癌骨转移疼痛湿热蕴结者。

7.华蟾素注射液:解毒,消肿,止痛。每支 5ml,每次 20ml,静脉注射,每日 1 次,15d 为 1 疗程。

(三)主要并发症的防治

1.尿失禁

【辨证】肾气不固,肾精亏虚。

【治法】补肾益精,收敛固摄。

【推荐方药】桑螵蛸散(《本草衍义》)。

2.膀胱刺激症

【辨证】湿热蕴结。

【治法】清热泻火,利尿通淋。

【推荐方药】八正散(《太平惠民和剂局方》)。

3.放射性直肠炎

(1)湿热内蕴。

【治法】清泄里热,解肌散邪。

【推荐方药】葛根芩连汤(《伤寒论》)。

(2)脾胃虚弱。

【治法】益气健脾,渗湿止泻。

【推荐方药】参苓白术散(《太平惠民和剂局方》)。

(3)脾肾阳虚。

【治法】涩肠止泻,温中补虚。

【推荐方药】真人养脏汤(《太平惠民和剂局方》)。

(4)肝脾不和。

【治法】补脾泻肝,缓痛止泻。

【推荐方药】痛泻要方(《医学正传》)。

4.恶心呕吐

(1)胃气不降。

【治法】降逆化痰,益气和胃。

【推荐方药】旋覆代赭汤(《伤寒论》)。

(2)脾胃不和。

【治法】益气健脾,和胃降逆。

【推荐方药】香砂六君子汤(《古今名医方论》)。

(3)中焦虚寒。

【治法】温胃散寒,降逆止呕。

【推荐方药】理中汤(《伤寒论》)。

5.骨髓抑制

【辨证】正气亏虚。

【治法】健脾益气,扶正固本。

【推荐方药】兰州方(裴正学教授经验方)。

(四)中医适宜技术

1.针刺

(1)湿热下注。

【选取穴位】取膀胱俞、三阴交、中极、阴陵泉、八髎、曲骨,均为双侧,配穴血海。

【针刺方法】进针后,施以泻法,留针 30min,每日针刺 1 次,7d 为 1 疗程。

(2)气滞血瘀。

【选取穴位】中极、气海、血海、膈俞、肝俞、太冲、阴陵泉、三阴交,均取双侧进针。

【针刺方法】进针后,施以泻法,留针 30min,出针后针刺穴位拔罐 5min,每日针刺一次,7d 为 1 疗程。

(3)肾阳不足。

【选取穴位】关元、三阴交、秩边、阴陵泉、命门、肾俞、太溪,均为双侧进针。

【针刺方法】进针后,施以平补平泻手法,留针 30min,拔针后背俞穴拔罐 5min,每日针刺 1 次,7d 为 1 疗程。

2.艾灸

脾胃虚弱以足三里穴温灸,以皮肤稍红为度,隔日 1 次,每次 15min,每月可灸 10 次。神阙隔姜灸,取 0.2cm 厚鲜姜一块,用针穿刺数孔,盖于脐上施灸,每月 10 次,每次灸至脐部温度舒适稍红晕为度。

3.食疗

(1)炒车前子 10g、韭菜子 6g、核桃仁 3 个、薏米 30g。韭菜子炒黄与核桃仁、薏米、炒车前子加水煮成粥,待温饮服。每天 1 次,连服 10~15d。

(2)当归、黄芪各 30g、羊肉 250g、生姜 15g。将羊肉洗净切块,当归、黄芪用布包好,同放砂锅内加水适量炖至烂熟,去药渣调味服食。每天 1 次,连服 4~5d。

(3)黄花鱼鳔适量,党参 9g、北黄芪 15g、紫河车适量。黄花鱼鳔、紫河车用香油炸酥,研成细末,每次 6g,用北黄芪、党参煎汤冲服,每日 3 次,连续服用。

4.刮痧

(1)刮督脉:由至阳穴沿脊柱向下,经命门、腰阳关等穴,刮至腰俞穴外。

(2)刮任脉:由气海穴沿前正中线,经关元、中极等穴,刮至曲骨穴。

(3)由心俞穴处侧向下,经肝俞、脾俞、肾俞、大肠俞、关元俞等穴,刮至次髎穴。

5.气功

主要采用真气运行法,该法主要用于手术,放化疗后的前列腺癌病人,目的是恢复和培养患者机体内的真气,提高患者的免疫功能,防止肿瘤手术,放化疗后复发。

第六节　疗效评价

一、西医疗效评价

根据国际抗癌联盟(UICC)和WHO规定的实体肿瘤疗效评价标准分为:完全缓解(CR);部分缓解(PR);稳定(SD);进展(PD),具体标准见表15-2。

表15-2　西医疗效评价标准

可测量病变	不可测量病变	骨转移
CR: 可见的病变完全消失超过1个月	CR:所有症状、体征完全消失至少4周。	CR:X线及扫描等检查,原有病变完全消失,至少4周。
PR: 肿瘤缩小50%以上,时间不少于4周。测量可采用双径或单径。	PR: 肿瘤大小估计减小≥50%至少4周。	PR: 溶骨性病灶部分缩小、钙化或成骨病变密度减低,至少4周。
SD: 肿块缩小不及50%或增大未超过25%。	SD: 病情无明显变化至少4周,肿瘤大小估计增大不超过25%,减少不足50%。	SD: 病变无明显变化。由于骨病变往往变化缓慢,判定NC至少应在开始治疗的第8周后
PD: 一个或多个病变增大25%以上或出现新的病变	PD: 新病灶出现或原有病变估计增大25%。	PD: 原有病灶扩大及或新病灶出现。

注:肿瘤体积缩小率:缩小率=(A-a)+(B-b)+(C-c)……/A+B+C……×100%(其中A、B、C等为治疗前肿瘤体积,a、b、c为治疗后肿瘤体积)。

二、中医症候评价

1.评价方法

参照《中药新药临床研究指导原则》,自拟症状与体征分级与积分见表15-3。

表 15-3 症候评分表

记分项目	1分	2分	3分	4分	分值
排尿困难	无或消失	轻微排尿困难排尿不畅	明显排尿困难但仍能排出	严重排尿困难需采取其他措施排尿	
尿频	无或消失	轻微尿频	尿频,对生活有影响	尿频,严重影响生活	
尿急	无或消失	轻微尿急	尿急,尚能控制	明显尿急,难以控制	
尿痛	无或消失	轻微疼痛	明显疼痛,可忍受	疼痛难忍	
腰骶及骨盆痛	无或消失	轻微疼痛	明显疼痛,可忍受或药物可缓解	疼痛难忍,药物控制效果不好	
身体其他部位疼痛	无或消失	轻微疼痛	明显疼痛,可忍受或药物可缓解	疼痛难忍,药物控制效果不好	
下肢水肿	无或消失	轻微水肿	明显水肿,能缓解	严重水肿,不易缓解	
食欲不振	无或消失	轻微,偶有	明显影响生活	严重影响生活	
乏力	无或消失	轻微,偶有	明显影响生活	严重影响生活	
舌质淡或紫或黯	无或消失	有			
苔腻、答白	无或消失	有			
脉沉弦或沉细	无或消失	有			

2.中医疗效评价标准:治疗前及第1、2、4周分别进行临床症状症候评分

(1)显著改善:治疗后临床症状症候积分比治疗前减少≥70%;

(2)部分改善:治疗后临床症状症候积分比治疗前减少≥30%;

(3)无改善:积分无明显变化。

第七节　预防调护

一、预防

前列腺癌初期症状并不明显，单纯前列腺癌病例临床上一旦出现上述症状,并进行性加剧,多已是晚期,临床上出现背痛,多是转移标志。由于疼痛,排尿障碍影响食欲及睡眠,身体日渐消瘦,尿道梗阻,可并发感染及尿毒症,日久则进行性消瘦、乏力、贫血等,常可转移至骨骼、淋巴结、直肠等组织器官。因此要做到前列腺癌的早期发现、早期诊断、早期治疗。以下是关于前列腺癌的三级预防措施。

(一)避免危险因素

这方面很难做到,因为明确的危险因素有多种,遗传、年龄等是无法避免的,但

是潜在的环境危险因子如高脂饮食、镉、除草剂及其他未能确定的因子则可能避免。现已知大约 60%的致前列腺癌的因素来自生存环境。来自瑞典研究表明职业因素与前列腺癌有关,有统计学上显著危险性的职业为农业、相关的工业性制皂和香水及皮革工业,所以农民、制革工人和这些行业的管理工作人员均有显著的发病率增加。此外接触化学药品、除草剂、化肥的人员均增加前列腺癌的危险。据新西兰的报道,食物中含有抗氧化物的鱼油能保护并降低前列腺癌的危险。中国台湾报道饮水中的镁含量能预防前列腺癌。另外坚持低脂肪饮食、多食富含植物蛋白的大豆类食物、长期饮用中国绿茶、适当提高饮食中微量元素硒和维生素 E 的含量等措施也可以预防前列腺癌的发生。

（二）第二步"三早"机制

即早发现、早诊断、早治疗。目前普遍接受的有效方法是用直肠指检加血清 PSA 浓度测定。用血清 PSA 水平检测 40~45 岁以上男性公民,并每年随访测定一次。这一普查方法经济有效,如 PSA 超过 4.0ng/ml 再做直肠指检或超声波检查,如果阳性或可疑再做针刺活检。这一方法能十分有效地查出早期局限性前列腺癌。瑞典的一个人群为基点的普查发现从血清 PSA 浓度增加高于 3ng/ml 到临床诊断为前列腺癌的时间跨度为 7 年。因此对人群做 PSA 普查可以早期诊断前列腺癌并早期治疗。

（三）化学预防

根据药物的干涉方式化学预防可分为以下几种主要类别,如肿瘤发生抑制剂、抗肿瘤生长的药物以及肿瘤进展抑制剂等。由于前列腺癌的发生、发展是一个长期的过程,因此我们可以用药对前列腺癌的发生和发展进行化学预防或药物抑制。

二、调护

（一）进行适当体育锻炼

患者可根据自身体质情况,选择散步、游泳、打太极拳、习剑和慢跑等活动项目,运动量以不感到疲劳为度。

（二）防止并发症

由于前列腺癌患者一般体质较弱,往往伴有并发疾病,如上呼吸道感染、糖尿病、肺炎、肠炎和心脑血管疾病等,在康复期要进行积极治疗。

（三）注意饮食调节

前列腺癌患者在康复期要尽量促进食欲,饭菜清口,荤素搭配,粗精搭配,粗精兼食,以易消化吸收为宜。进食时要心情愉快,不要不偏食。每天食用水果和蔬菜 7~9 餐,并限制糖和盐的摄入,既可预防癌症,又可保持心脏的健康。

(四)沟通宣教

对焦虑恐惧、悲观失望的患者,首先与其建立良好的医患、护患关系,让其了解自身病情,通过积极暗示、鼓励支持性语言取得患者的信任,满足其心理需求;同时,向患者讲解情绪与疾病的转归关系,如果长期处于焦虑或抑郁状态,可导致机体免疫功能及抵抗力降低,不利于机体康复,通过交谈,帮助患者树立乐观的生活态度,提高控制自身负性情绪的能力。

(五)支持鼓励

家庭的参与及社会的支持是影响去势手术患者的重要因素,患者亲人的关怀、理解及喜怒哀乐,直接影响患者的情绪。应指导家庭成员充分地考虑患者的思想顾虑和羞愧的心理,不随便谈论患者的病情,引导家属在患者治疗和康复的过程中,不仅要给予生活上的照顾,还要给予精神上的鼓励,尤其对患者的妻子要做好思想工作,争取其积极配合;向患者家属介绍一些前列腺癌的知识,引导其在患者面前保持良好的心态,多体谅、理解患者,帮助患者重建精神和生活信念;加强患者家属及社会支持,帮助患者建立与家人的密切联系,鼓励患者与家人的沟通,让患者如实表达内心需求,从而建立良好的社会支持系统。

参考文献

[1]陈志强.男科专病中医临床诊治[M].北京:人民卫生出版社,2013:72.

[2]刘景源.太平惠民和剂局方[M].北京:人民卫生出版,2011:135-136.

[3]陆琼,戴安伟.放射性肠炎的中医药治疗[J].吉林中医药,2010,9(30):767-768.

[4]王树声,古炽明.中医药治疗前列腺癌的探索与优势[J].中国中西医结合外科,2010,3(16):263-265.

[5] Guidelines on prostate cancer. European Association of Urology, update March 2005 Walsh, PC. Surgery and the reduction of mortality from prostate cancer [J]. New Engl J Med, 2002, 347(11):839-840.

[6] Boccon-Gubid L, Bertaccini Albino AV,et al. Management of locally advanced prostate cancer: a European Consensus. Int J Clin Pract ,2003, 57:187-194.

[7] 中国台湾卫生研究院.前列腺癌诊治共识[Z]. 台北:2003.

[8] Briganti A, Chun FK, Salonia A, et al. Validation of a nomogram predicting the probability of lymph node invasion based on the extent of pelvic lymphadenectomy in patients with clinically localized prostate cancer[J]. BJU Int,2006,98(4):788-793.

[9]Brown JA, Garlitz C, Gomella LG, et al. Perioperative morbidity of laparoscopic radical prostatectomy compared with open radical retropubic prostatectomy. Urol Oncol (United States), 2004, 22(2):102-106.

[10] Parsons JK, Bennett JL. Outcomes of retropubic, laparoscopic, and robotic-assisted prostatectomy[J]. Urology,2008, 72:412-416.

[11] 高江平,徐阿祥,董隽, 等. 机器人辅助腹腔镜下根治性前列腺切除术16例报告[J]. 中华泌尿外科, 2009,30:472-475.

[12] Srongi M. Urinary continence and pathological outcome after bladder neck

preservation during radical retropubic prostatectomy : randomized prospective trial ［J］. J Urol, 2001, 164 : 815.

［13］Steiner MS ,Morton RA ,Walsh PC ,et al . Impact of anatomical radical prostatectomy on urinary continence［J］. J Urol , 1991, 145: 512-514.

［14］吴阶平. 吴阶平泌尿外科学［M］.第 2 版.济南:山东科学技术出版社,2004.

［15］Zelefsky MJ, Fuks Z, Hunt M,et al.High dose intensity modulated radiation therapy for prostate cancer: early toxicity and biochemical outcome in 772 patients［J］. Int J Radiat Oncol Biol Phys,2002,53(5):1111-1116.

第十六章
膀胱癌

膀胱癌是泌尿系统最常见的肿瘤。膀胱癌的发病率占全身肿瘤 1%，占全部恶性肿瘤 3%，男女之比为 3:1，中国膀胱肿瘤发病率男性 4.021/10 万人口，女性 0.929/10 万人口。发病年龄多在 50~70 岁之间。

祖国医学认为，膀胱癌属于中医学"尿血""淋证""癃闭"等范畴。如《医学精要》曰："溺血者，溺下红赤也。"朱丹溪进一步指出"溺而痛者为血淋，不痛者为溺血"。《金匮要略》则有"淋之为病，小便如粟状，小腹弦急，痛引脐中"的描述。《素问·宣明五气篇》记载"膀胱不利为癃"。《素问·标本病传论篇》同时记载"膀胱病，小便闭"，说明该病病发于膀胱。《类证治裁·闭癃遗溺篇》更指出"闭者，小便不通……癃者，小便不利……"并形象地描述："闭者点滴难通"，"癃为滴沥不爽"。《证治要诀》则补充到"小便滴沥涩痛者，谓之淋"。《丹溪心法》认为"血淋一证，须看血色分冷热。色鲜者，心，小肠实热；色瘀者，肾，膀胱虚冷"。《诸病源候论》则概括该病是"由肾虚而膀胱热之故也"，说明本病发病机理是正虚邪实，正虚为本，邪实为标。在治疗方面，除传统的辨证施治外，对于小便不通，《备急千金要方·膀胱腑》记载"以葱叶除尖头，内阴茎孔中深三寸，微用口吹之，胞胀，津液大通，便愈"，这是最早用导尿术来治该病的。

第一节　病因病理

一、西医病因病理

（一）病因

1.芳香族类物质：长期接触芳香族类物质的工种，如染料、皮革、橡胶、油漆工等，可有膀胱肿瘤的高发生率。1954年前有学者统计，在接触苯胺的工人中，发病率较普通人群高出30倍。联苯胺，4-二氨基双联苯，4-氨基双联苯，β-萘胺等均是较肯定的外来化学性致癌物质。

2.吸烟：吸烟也是一种增加膀胱肿瘤发生率的原因。近年研究显示，吸烟者在粪便中致癌物质色氨酸的代谢增加50%，戒烟后，色氨酸水平回复到正常。膀胱癌病人尿的化学成分中有较高的色氨酸水平，其中吸烟者呈高水平，而不吸烟者是低水平。

3.体内色氨酸代谢的异常：色氨酸的异常代谢可产生一些代谢产物，如3-羟-2-氨基苯乙酮，3-羟基-邻-氨基苯甲酸，能直接影响到细胞的RNA和DNA的合成。这些代谢产物经过肝脏作用排泄入膀胱，经葡萄糖醛酸甙酶作用后，具有致癌作用。往往这些致癌物质在膀胱肿瘤病人的尿液中浓度明显增加。

4.膀胱黏膜局部长期遭受刺激：膀胱壁长期慢性的局部刺激，如长期慢性感染、膀胱结石的长期刺激以及尿路梗阻，均可能是诱发癌肿的因素。而腺性膀胱炎，黏膜白斑被认为是癌前期病变，可诱致癌变。

5.药物：近年来对服用药物引起膀胱癌的发生已引起了重视。如大量服用非那西丁类药物，已证实可致膀胱癌。

6.寄生虫病：这主要在严重的埃及血吸虫病人中，膀胱癌的发生率相当高。

（二）病理

在膀胱肿瘤中，以恶性肿瘤占大多数，其中86%以上来源于移行上皮细胞，而未分化癌、鳞状细胞癌及腺癌等则少见。良性肿瘤占0.5%，移行上皮细胞癌占86%，鳞状细胞癌占2.5%，腺癌占3.8%，未分化癌占3.3%，转移性癌占3.1%，肉瘤占0.8%。

除了移行上皮细胞癌外，膀胱其他比较少见的肿瘤类型各自的特点是：膀胱鳞状上皮细胞癌，具有高度恶性、浸润深和转移早的特点，不易治愈。腺癌很少见，常发生在输尿管的残余处。横纹肌肉瘤和平滑肌肉瘤，亦很少见。发生者多见于男性儿童和青年中，表现为浸润广泛，转移早，常是致命的病变。原发性恶性淋巴瘤、癌肉瘤、神经纤维瘤、血管瘤、嗜铬细胞瘤,均少见,其中嗜铬细胞瘤常可伴有高血压,在排空膀胱时会明确发生。皮肤黑色素瘤、胃肿瘤、肺肿瘤和脑肿瘤亦可能转移到膀胱。

二、中医病因病机

正虚邪实,本虚标实是本病发病的两大因素。一般初病为实,久病为虚。本病初期或因七情失调,情志不节,忧思郁怒,抑郁不畅,致肝失疏泄与条达,气机为之不畅,肝郁气滞则津停为痰湿,痰气阻络,血行乃涩,久而成瘀;痰气瘀阻,日久则成积;且肝郁日久势必化火,肝火伤津,血络失润则瘀必加重。肝火上扰,心肺火盛,下移膀胱与痰瘀相结,其病乃成;或因饮食不节,暴饮暴食,恣食膏粱肥甘辛辣厚味之品,酿湿生热,湿热下注于膀胱,阻滞气机,气滞血阻成积;湿热复伤阴津,阴血虚损,津液亏耗,下焦失润,血行艰涩而发为本病;或因外感毒邪,由表入里,邪郁发热,热壅血瘀气滞而得病者。且可由脾胃素虚,复因饮食不节,情志不遂,过劳久病等更伤脾胃,使脾胃虚弱,运化失健,不能腐熟五谷化生精微,以生气血;脾运失职,津停不运,滞而成湿,湿阻气滞血瘀,郁而发热;热耗阴津,致气血阴津不足,痰湿气瘀热结,诸种因素相互搏结而发本病。也可由于素体阳虚,过食生冷,久居寒湿,久病阳衰及年老肾亏而致脾肾之阳不足,膀胱之气化失于温煦致阴寒内生,寒凝气滞血瘀成积。病久则由阳及阴致真阴不足,虚火内生病向危殆。

以上诸型之起因与表现不尽相同,且并非独立出现,临证常有虚实夹杂如肾虚湿热并存,气虚湿阻共见等,但总体不外正虚与邪实。治疗上宜攻补兼施,分清缓急。正如《景岳全书》所言:"治积之要,在知攻补之宜;而攻补之宜,当于孰缓孰急中辨之。"切忌一味攻伐或补益,徒使病情加重。

第二节 临床表现

一、主要症状

(一)血尿

间歇性无痛性肉眼血尿为膀胱癌的典型症状,大多数膀胱癌患者以无痛性肉眼血尿或显微镜下血尿为最常见的起始症状,此症状占 94%。血尿量及持续时间的长短与肿瘤的恶性程度、肿瘤大小、范围和数目有一定关系,但并不一定成正比。

(二)膀胱刺激症状

癌肿本身的浸润、癌组织溃疡、坏死及感染和瘀血块等均可作为刺激因素使膀胱肌肉收缩而产生尿意,临床上尿频、尿急占 8%,尿痛占 5%,可出现持续性尿意感,持续腰胀痛,癌灶侵及括约肌时可出现尿失禁,如出现尿频、尿急等膀胱刺激症状,提示膀胱原位癌的可能性较大。因此,凡是缺乏感染依据的膀胱刺激征患者,应采取积极全面的检查措施,确保早期做出诊断。

（三）排尿困难

少数病人因肿瘤较大,或肿瘤发生在膀胱颈部,或血块形成,或癌组织脱落阻塞膀胱内口处,可造成尿路阻塞、排尿困难甚至出现尿潴留。

（四）上尿路阻塞症状

癌灶浸润输尿管口时,引起肾盂及输尿管口扩张积水,甚至感染,而引起不同程度的腰酸、腰痛、发热等症状。如双侧输尿管口受侵,可发生急性肾衰症状。

（五）全身症状

包括恶心、食欲不振、发热、消瘦、贫血、衰弱、恶病质、类白血病反应等。

（六）转移灶症状

晚期膀胱癌可发生盆底周围浸润或远处转移,常见的远处转移部位为肝、肺、骨等器官。当肿瘤侵犯至膀胱周围组织或转移至盆腔淋巴结时,可见下腹部耻骨上区疼痛,下腰痛或疼痛放射至外阴部或大腿（多处骨骼转移时,则出现相应部位疼痛）。当肿瘤浸润到后尿道、前列腺及直肠时,会出现相应症状;当肿瘤在输尿管口附近浸润深肌层时,可引起梗阻,两侧输尿管下端梗阻可导致无尿而出现尿毒症。

二、体征

（一）下腹部肿块

为起始症状的患者,多数是膀胱顶部腺癌,或其他部位恶性程度高而侵犯至膀胱周围的实体性癌。

（二）直肠指检

直肠指检有时可触及肛门直肠内表面不平的硬块。建议在麻醉下经直肠或阴道的下腹壁双合诊,这对肿瘤的分期估计有一定价值。

（三）转移灶体征

当肿瘤位于一侧输尿管口,引起输尿管口浸润,造成一侧输尿管扩张,肾积水,腰部可扪及肿块;当盆腔淋巴结大部受肿瘤侵犯时,同侧下肢回流受阻而出现水肿。

（四）贫血

因急性大量尿路出血,可出现严重贫血,甚至发生休克。

三、并发症

(一)急性尿潴留

患者可由排尿困难转变为急性尿潴留,并由于充溢性尿失禁而出现不自主滴尿。

(二)肾、输尿管积水

肿瘤浸润到输尿管口附近深肌层时引起梗阻,致肾、输尿管扩张积水。

(三)继发泌尿系感染

可出现寒战、高热等,甚至引起败血症。

第三节　实验室及其他检查

一、尿常规检查

可较早地发现膀胱癌。因尿液离心后可在高倍显微镜下检测出镜下血尿,再经其他检查后而确诊。

二、尿脱落细胞检查

该检查阳性率较高,约85%的膀胱癌病人可呈阳性。

三、肿瘤标志物检查

膀胱癌患者中,血浆和尿中癌胚抗原(Carcinoembryonic Antigen ,CEA)明显上升。值得注意的是,有相当一部分膀胱癌患者血浆和尿中 CEA 仅少量增加或不增加,尿路感染可影响 CEA 而出现假阳性。

四、尿液流式细胞术(FCM)检查

具有准确、客观、快速及重复性强的优点。一般肿瘤细胞核内 DNA、非组蛋白以及胞质内 RNA 含量高于正常细胞,其增高程度与其恶性程度成正比。因此可以准确估计肿瘤恶性程度。

五、定量荧光图像分析检查

其敏感性高于传统的脱落细胞学检查和流式细胞术,尤其对低分级的肿瘤阳性率有很大提高。

六、影像学检查

(一)X 线检查

排泄性尿路造影可了解肾盂、输尿管有无肿瘤。膀胱造影时可见充盈缺损,浸润膀胱壁变硬不整齐。

（二）CT 和 MRI 检查

可发现肿瘤浸润的深度,以及局部转移病灶。

（三）超声检查

可判断膀胱肿瘤的大小、位置、黏膜浸润程度,以及向膀胱腔内或腔外有否侵犯转移至前列腺、盆腔的情况,可对膀胱癌进行分期。但对直径为 1cm 以下的肿瘤诊断准确率较差。

七、膀胱镜检查

是诊断膀胱癌的主要方法,可以确定肿瘤的部位、范围、大小、数目、恶性程度、浸润深度及有无转移,并且可以做活体组织病理检查,以明确肿瘤的性质, 作为治疗的依据。

八、病理学检查

根据组织类型可以分为上皮性肿瘤和非上皮性肿瘤, 上皮性肿瘤占 95% 以上,其中多数为移行细胞乳头状肿瘤,鳞癌和腺癌较少。非上皮性肿瘤罕见,由间质组织发生。

根据肿瘤细胞大小、形态、染色、核改变、分裂程度可分为三级: I 级分化良好,属低度恶性;III 级分化不良属高度恶性;II 级分化居 I、III 级之间,属中度恶性。

根据肿瘤的生长方式可分为原位癌、乳头状癌和浸润性癌。原位癌局限在黏膜内, 无乳头亦无浸润。移行细胞癌多为乳头状, 鳞癌和腺癌常有浸润。不同生长方式可单独或同时存在。

第四节　诊断与鉴别诊断

一、诊断

（一）西医诊断依据

包括体格检查、尿常规检查、超声检查、尿脱落细胞学检查、静脉肾盂造影（ IVU ）检查及胸部 X 线片检查。尿液肿瘤标记物的检测也是临床上可选的手段之一。肿瘤标记物诊断虽然敏感性较高,但是其特异性却普遍低于尿脱落细胞学检查,特别是对于分级低的膀胱癌。采用合理的多种标记物的联合检测方法,可以优势互补提高敏感性和特异性,也许会成为一种非常有效的检测膀胱癌的无创方法,为早期诊断以及术后随访提供有力的依据。以上影像学、细胞学以及病理学等综合性手段的应用,有利于临床的早期诊断,有利于肿瘤的病理分级以及临床分期,为早期治疗提供充分的证据。

（二）膀胱癌的分期

目前膀胱癌的分期采用国际抗癌联盟(UICC)公布的 2003 年膀胱癌国际分期。见表 16-1。

T—原发肿瘤

Tx　　原发肿瘤无法评估。

T0　　无原发肿瘤证据。

Ta　　非浸润性乳头状癌。

Tis　　原位癌(扁平癌)。

T1　　肿瘤侵入上皮下结缔组织。

T2　　肿瘤侵犯肌层。

T2a　　肿瘤侵犯浅肌层（内侧半）。

T2b　　肿瘤侵犯深肌层（外侧半）。

T3　　肿瘤侵犯膀胱周围组织。

T3a　　显微镜下发现肿瘤侵犯膀胱周围组织。

T3b　　肉眼可见肿瘤侵犯膀胱周围组织（膀胱外肿块）。

T4　　肿瘤侵犯以下任一器官或组织,如前列腺、子宫、阴道、盆壁和腹壁。

T4a　　肿瘤侵犯前列腺、子宫或阴道。

T4b　　肿瘤侵犯盆壁或腹壁。

N—淋巴结

Nx　　区域淋巴结无法评估。

N0　　无区域淋巴结转移。

N1　　单个淋巴结转移,最大径≤2cm。

N2　　单个淋巴结转移,最大径>2cm 但< 5cm,或多个淋巴结转移,最大径<5cm。

N3　　淋巴结转移,最大径≥ 5cm。

M—远处转移

Mx　　远处转移不能评估。

M0　　无远处转移。

M1　　有远处转移。

表 16-1　膀胱癌 TNM 分期（UICC 2003）

分期	TNM		
0a	Ta	N0	M0
0is	Tis	N0	M0
I	T1	N0	M0
II	T2a–2b	N0	M0
	T3a	N0	M0
III	T3b	N0	M0
	T4a	N0	M0
	T4b	N0	M0
IV	任何 T	N1,2,3	M0
	任何 T	任何 N	M1

（三）中医症候诊断

1.膀胱湿热

【主症】尿血、尿急、尿频、排尿时灼热疼痛,腰背疫痛、下肢浮肿;伴心烦口渴,夜寐不安,纳呆食少;舌质红,苔黄腻,脉滑数或弦数。

2. 瘀血内阻

【主症】血尿,或尿中夹血块,排尿困难或闭塞不通,小腹坠胀疼痛,并可触及肿块;舌暗红有瘀点或瘀斑,脉沉细。

3.瘀毒蕴结

【主症】血尿,尿中夹血块、腐肉,尿有恶臭味,排尿困难或闭塞不通,小腹坠胀疼痛,并可触及肿块,舌暗红有瘀点或瘀斑,苔黄或黄腻,脉沉细或沉细数。

4.脾肾亏虚

【主症】间歇性无痛性血尿,腰背疫痛,神疲乏力,畏寒肢冷;伴纳呆食少,腹胀,便溏,双下肢浮肿,舌淡红,苔薄白,脉沉细无力或沉缓。

5.肝肾阴虚

【主症】无痛性肉眼血尿,口干、口渴,五心烦热,头晕耳鸣,腰膝疫软,消瘦,舌质红,少苔,脉细数。

6.阴虚火旺

【主症】持续性肉眼血尿,色鲜红量多,口干舌燥、口渴欲饮水,午后潮热,有时高热不退,头晕耳鸣,腰膝疫软,消瘦,大便干,舌质光红,无苔,脉细数。

二、鉴别诊断

(一)西医鉴别诊断

1.肾、输尿管肿瘤

膀胱肿瘤的血尿与肾、输尿管肿瘤相似,均可为间歇性、无痛性血尿,且可同时存在,但膀胱肿瘤90%单独存在,膀胱肿瘤血尿可能伴有尿路刺激症状或影响排尿,血尿开始或终末加重,可能有血块或坏死组织。肾、输尿管肿瘤无膀胱刺激症状,亦不影响排尿,血尿全程均匀,亦可能有条索状或输尿管铸形血块、无坏死组织。一般经过B超、CT扫描、MRI扫描、尿路造影检查不难鉴别。

2.肾结核、膀胱结核

血尿在长期尿频以后出现,终末加重,尿量少,可伴午后潮热、盗汗、消瘦等症状。尿常规检查可能查到结核病菌,膀胱内的结核性肉芽肿有时可能误诊为膀胱肿瘤,但经组织活检可以确诊。

3.非特异性膀胱炎

已婚女性较为多见,血尿突然发生,但血尿发生在尿频、尿急、尿痛等尿路刺激症状之后。

4.腺性膀胱炎

临床表现与膀胱肿瘤相似,需经膀胱镜检查及活组织检查鉴别。

5.尿路结石

主要症状为疼痛性血尿,一般血尿较轻,多数无膀胱刺激症状。

6.放射性膀胱炎

盆腔脏器肿瘤经放射治疗后可能出现放射性膀胱炎,患者均有放疗病史。膀胱炎多在放疗后两年出现,但也有少部分在多年后出现,应用膀胱镜等检查可以鉴别。

(二)中医鉴别诊断

1. 血淋

血淋与尿血均可见血随尿出,以小便时痛与不痛为其鉴别要点,不痛者为尿血,痛(滴沥刺痛)者为血淋。

2. 石淋

两者均有血随尿出。但石淋尿中时有沙石夹杂,小便涩滞不畅,时有小便中断,或伴腰腹绞痛等症,若沙石从小便排出则痛止,此与尿血不同。

第五节　治　疗

一、中西医结合治疗思路

采用中西医结合方法治疗膀胱癌即可提高治愈率、有效率,又可改善全身症状,减少手术、放化疗相关并发症或不良反应,提高生活质量,延长生存期。

(一)中医与化疗合理联合应用

中药对化疗的减毒增效作用,临床报道极多,其疗效确切肯定。临床常以补肾健脾、益气养血法为主治疗因化疗引起的白细胞减少症,以健脾和胃、理气降逆法为主治疗因化疗引起的胃肠道症状如呕吐等。

(二)中医与手术合理联合应用

膀胱癌术后方:

大蓟、小蓟各 30g,白英、薏苡仁、生黄芪、麦芽、谷芽、白花蛇舌草各 20g,太子参、猪苓各 15g,党参、神曲、茯苓、枸杞各 12g,菟丝子、白术、沙参各 10g,甘草 3g。本方具有益气健脾、收敛止血之效,适用于膀胱癌各种手术后尿血明显者。

二、西医治疗

(一)手术治疗

1. 手术

膀胱肿瘤的治疗首选手术,放射治疗、化学药物治疗、免疫治疗和新技术处辅助地位。手术治疗的范围和方法应根据肿瘤的分期、恶性程度、病理类型及肿瘤大小、部位、有无累及邻近器官等因素进行综合分析,来决定最适当的手术方式。

(1)膀胱肿瘤局部切除及电灼术:适于肿瘤只浸润黏膜或黏膜下层,恶性程度较低、基底较细的膀胱乳头状瘤。

(2)部分膀胱切除术:适用于范围较局限的浸润性乳头状癌,位于远离膀胱三角区及颈部区域的肿瘤。

(3)全膀胱切除术:对于肿瘤范围较大,分散的多发性肿瘤,不宜做局部切除者;肿瘤位于膀胱三角区附近;或者位于膀胱颈部的浸润性肿瘤,均应采用全膀胱切除术。

(4)经尿道膀胱肿瘤电切术:经尿道膀胱肿瘤电切术(TURBt)是膀胱表浅非侵润性肿瘤的治疗方法,具有损伤小、恢复快、可以反复进行,手术死亡率极低,并能保留膀胱排尿功能等优点。此法又通常是诊断和治疗相结合的方法,可避免或减少膀胱开放性手术。

2.介入治疗

近年来介入治疗膀胱癌主要是通过腹壁下动脉插管进行化疗,即经过腹壁下动脉插入硅塑管达腹主动脉分叉处,保留导管作联合灌注化疗药物,运用塞替派(TSPA)、丝裂霉素(MMC),5-氟尿嘧啶等进行间隔用药,注药时双下肢股部用止血带暂时阻断血流。该方法治疗膀胱肿瘤效果显著,可使一部分肿瘤缩小、坏死或消失。其优点是盆腔区域药物浓度高,而全身反应少,比膀胱内灌注药物刺激黏膜作用小,并对膀胱黏膜下、肌层及膀胱周围组织及其受累的淋巴结或小静脉均有作用。当然,目前对膀胱肿瘤的治疗仍以手术为主,为了使疗效满意,尽量保存膀胱及其生理功能。在手术前行膀胱肿瘤的介入疗法可以提高膀胱部分切除术成功率,亦可防止术中癌扩散及术后复发,同时也可作为晚期膀胱癌的姑息治疗方法。

3.化学治疗和免疫治疗

手术后应用化疗和免疫治疗可防止复发和转移。另外表浅性多发膀胱癌,可用膀胱灌注化疗药物或免疫制剂的方法治疗,但必须随时监测膀胱内的肿瘤变化,疗效差或无效者必须采用手术治疗。T2、T3 期肿瘤瘤体小、数目少而采用膀胱部分切除术,一般应行根治性膀胱全切除术并术后放疗或化疗。对于晚期膀胱癌则应采用全身化疗和(或)放疗。

(1)膀胱内灌注疗法:是将化学抗癌药物或免疫制剂直接注入膀胱内的化疗和免疫治疗措施。膀胱灌注疗法的适应证:①外科手术后或经尿道肿瘤电切(TURBt)后。②原位癌、表浅膀胱癌。③年龄大、体质情况差不能承受手术者。④用于经激光疗法、微波温热疗法、微波凝固疗法、膀胱内加热疗法以及肿瘤部位药物注射等疗法肿瘤消失后。目前常用的药物是 MMC、TSPA(塞替派)、ADM、BCG、干扰素等。

(2)全身化疗:膀胱癌全身用药的疗效不理想,作为对晚期膀胱癌手术或放疗的辅助疗法。常用药物 PDD、MMC、ADM、CTX、5-FU、VLB,MTX 等,公认最有效的药物是 PDD 及 MTX。

①单药化疗。

PDD:每次 $20mg/m^2$,静滴。每隔 3 周连用 5d,共行 3 个周期。或 $60\sim80mg/m^2$,静滴,每 $3\sim4$ 周 1 次 $150mg/m^2$,静滴,每 2 周 1 次。

ADM:每次 $30\sim50mg/m^2$,静注,连用 2 次,每 3 周重复。

紫杉醇:$175mg/m^2$,静滴。

吉西他滨:1.2mg/m²,静滴,每周1次。

THP-ADM(4-0-四氢吡喃阿霉素):其作用与阿霉素相同,但对心脏毒性小。作髂内动脉给药10mg,每周1~2次,总量90~420mg。

②联合化疗:

M-VAC方案:

MTX 30mg/m²,静滴,第1、15、22d;

VLB 3mg/m²,静注,第2、16、23d(于MTX给药后24h);

ADM 30mg/m²,静注,第2d(于MTX给药后24h);

PDD 70mg/m²,静滴,第2d(于MTX给药后24h)。

每月重复1次。

PMV方案:

MTX 30mg/m²,静滴,第1、8d;

VLB 4mg/m²,静注,第1、8d;

PDD 100mg/m²,静滴,第2d,水化及利尿。

每3~4周重复1次。

三、中医治疗

(一)辨证论治

1.膀胱湿热

【治法】清热利湿。

【方药】八正散(《太平惠民和剂局方》)加减。

车前子10g(包煎)、木通6g、萹蓄10g、滑石15g、瞿麦10g、栀子10g、大黄6g、甘草6g、灯芯草15g。

【方药分析】方中木通、瞿麦、萹蓄、车前子、滑石均为清热除湿、利尿通淋药,为主药;配栀子清利三焦湿热,大黄泄热降火,导热下行,增强了泻火解毒功效,是辅药;灯芯草清心利水,甘草梢调和诸药,缓急止痛,为辅佐药,诸药合用,具有清热泻火,利尿通淋之作用。

【加减】热盛心烦口渴重者,加生地黄、麦门冬、天花粉、蒲公英;尿血者,加白茅根、小蓟;纳呆食少者,可加茯苓、焦三仙等。

2.瘀血内阻

【治法】活血化瘀,兼养血。

【方药】桃红四物汤(《医宗金鉴》)加减。

桃仁 10g、红花 6g、川芎 6g、当归 10g、白芍 10g、熟地 12g。

【方药分析】桃红四物汤以祛瘀为核心,辅以养血、行气。方中以强劲的破血之品桃仁、红花为主,力主活血化瘀;以甘温之熟地、当归滋阴补肝、养血调经;芍药养血和营,以增补血之力;川芎活血行气、调畅气血,以助活血之功。全方配伍得当,使瘀血祛、新血生、气机畅,化瘀生新是该方的显著特点。

【加减】气虚明显者,可加四君子汤;尿混浊者,加萆薢、瞿麦、萹蓄;大便干者,加大黄;腹痛者,可加金铃子散;血尿者,加三七粉、仙鹤草。

3.瘀毒蕴结

【治法】清热解毒,通淋散结。

【方药】海金沙散(《圣济总录》)合白茅根汤(《医学衷中参西录》)加味。

海金沙 15g、灯芯草 15g、白茅根 15g、土茯苓 10g、龙葵 10g、白英 10g、苦参 20g。

【方药分析】方中海金沙利水通淋,白茅根清热利湿,灯芯草辛苦宣上,苦参渗湿利下,土茯苓行气活血,诸药配伍以清热解毒,通淋散结。

【加减】热重者,加大青叶、蒲公英;尿液混浊者,加瞿麦、萆薢、萹蓄;大便干者,加生大黄、芒硝;疼痛重者,加延胡索、泽兰;伴乏力、消瘦、纳呆者,加黄芪、白术、当归。

4.脾肾亏虚

【治法】温补脾肾。

【方药】四君子汤(《太平惠民和剂局方》)合加味肾气丸(《金匮要略》)加减。

党参 10g、白术 10g、茯苓 12g、炙甘草 6g、熟地黄 12g、山茱萸 6g、山药 10g、牡丹皮 6g、泽泻 6g、制附子 3g、肉桂 3g、川牛膝 15g、车前子 10g(包煎)。

【方药分析】方中党参为君,甘温益气,健脾养胃。臣以甘温之白术,健脾燥湿,加强益气助运之力;佐以甘淡茯苓,健脾渗湿,苓术相配,则健脾祛湿之功益著。使以炙甘草,益气和中,调和诸药。四药配伍,共奏益气健脾之功。

【加减】气虚甚者,加黄芪;腰背痠痛明显者,可加杜仲、川续断;尿血者,可加三七粉、仙鹤草、血余炭;便溏者,加补骨脂、炒扁豆。

5.肝肾阴虚

【治法】滋补肝肾。

【方药】六味地黄丸(《小儿药证直诀》)加减。

熟地黄 12g、山茱萸 6g、山药 10g、茯苓 12g、泽泻 10g、牡丹皮 6g。

【方药分析】方中重用熟地黄,滋阴补肾,填精益髓,为君药。山萸肉补养肝肾,并能涩精;山药补益脾阴,亦能固精,共为臣药。三药相配,滋养肝脾肾,称为"三补"。但熟地黄的用量是山萸肉与山药两味之和,故以补肾阴为主,补其不足以治本。配伍泽泻利湿泄浊,并防熟地黄之滋腻恋邪;牡丹皮清泄相火,并制山萸肉之温涩;茯苓淡渗脾湿,并助山药之健运。三药为"三泻",渗湿浊,清虚热,平其偏胜以治标,均为佐药。六味合用,三补三泻,其中补药用量重于"泻药",是以补为主;肝脾肾三阴并补,以补肾阴为主,这是本方的配伍特点。

【加减】阴虚较重者,加女贞子、旱莲草;虚热明显者,加制鳖甲、地骨皮;口干渴明显者,可加麦门冬、沙参;腰膝痠软明显者,可加怀牛膝、续断、杜仲;尿血者,加白茅根、三七粉。

6.阴虚火旺

【治法】滋阴降火。

【方药】知柏地黄汤(《医宗金鉴》)加减。

知母 20g、黄柏 6g、生地 12g、山茱萸 6g、山药 10g、茯苓 12g、牡丹皮 6g、泽泻10g。

【方药分析】方中熟地滋肾填精,为主药;辅以山药补脾固精,山萸肉养肝涩精,称为三补。又用泽泻清泻肾火,并防熟地黄之滋腻;茯苓淡渗脾湿,以助山药之健运,牡丹皮清泄肝火,并制山萸肉之温,共为经使药,谓之三泻。加入知母、黄柏以滋阴降火。

【加减】口干舌燥、高热不退者,可加芙蓉叶、生石膏、麦门冬、沙参;便秘者,加大黄、玄明粉;尿血者,加大小蓟、生侧柏叶、白茅根、三七粉。

(二)中成药

1. 八正合剂(《太平惠民和剂局方》)

主要药物组成为木通、车前草(炒)、灯芯草、萹蓄、瞿麦等。诸药配合,共奏清热利湿、通淋散结之功效。对于辨证为湿热下注证,表现为小便热涩刺痛、尿频、血尿、腰背痠沉、小腹不适、苔黄脉数者较为适宜。本药为口服液,每次 l5~20ml,每日 2~3次,口服。

2. 知柏地黄丸(《医宗金鉴》)

药物组成为熟地、山药、山萸肉、泽泻、知母、黄柏等。全方配伍具有养阴清热之功效。对于膀胱癌,出现小便短赤,口干发渴,五心烦热,舌质红,少苔,脉细数,辨证为阴虚内热者较适宜。剂型为蜜丸,每丸 9g,每次服 1 丸,每日 2 次,温开水送服。

3. 复方苦参注射液

本药由中药苦参之有效成分提取而成。具有燥湿清热、利尿解毒之功效。对于膀胱癌表现为尿血,舌红,苔黄腻,脉滑数者较为适宜。成人每次 0.5~1g,静脉滴注,每日 1 次,连用 1 个月为 1 疗程。

(三)主要并发症的防治

1. 血尿

(1)下焦热盛。

【治法】清热利湿。

【推荐方药】小蓟饮子(《济生方》)。

(2)肾虚火旺。

【治法】滋阴泻火。

【推荐方药】知柏地黄丸(《医宗金鉴》)。

(3)肾气不固。

【治法】补肾固精。

【推荐方药】无比山药丸(《备急千金要方》)。

(4)脾不统血。

【治法】补气摄血。

【推荐方药】归脾汤(《正体类要》)。

2. 感染

【症型】湿热下注。

【治法】清热利湿。

【推荐方药】八正散(《太平惠民和剂局方》)。

3. 肾功能衰竭

【症型】肾阳衰惫,命门火衰。

【治法】温补脾肾,和胃降逆。

【推荐方药】温脾汤合吴茱萸汤(《千金备急方》)。

(四)中医适宜技术

1.针刺

(1)针刺治疗尿频:取中极、中脉、昆仑、膀胱俞、灸关元、三阴交。每次取穴 3~5 个,用平补平泻法,每日 1 次,2 周为 1 疗程。针刺前排空膀胱。

(2)针刺止痛:取中极、关元、三阴交(双)、膀胱俞,产生针感后留针 5~7min,5d 为 1 疗程。耳针可取膀胱、腹、神门、肺等,用耳穴针轻中度刺激,每次 3min,5d 为 1 疗程。

（3）针刺止血法：体针取三阴交、膀胱俞、次髎、小肠俞、三焦俞、阴陵泉、中封、然谷等。灸法取关元、气冲、阴陵泉等。

2. 外敷

（1）血尿敷方：地榆炭 100g，食醋 500ml。用法：地榆炭放至食醋中煎至 300ml 过滤，高压灭菌后膀胱灌注，每次 20~30ml，每日 1 次。适用于膀胱癌尿血明显者。

（2）桃红乳没散：桃仁、红花、生乳香、没药各 30g、血竭 20g、阿魏 10g、冰片 6g。上药共研细末，用酒、醋各半调成稠糊状，敷于痛处，每 24h 换药 1 次，7d 为 1 疗程。可反复应用。适用于膀胱癌疼痛。

3. 食疗

（1）处方组成（香蕉大枣汤）：香蕉、大枣。

【用法】适量常服。

【适应证】膀胱癌患者失血较多，体质较弱，便秘。

（2）处方组成（薏仁赤豆汤）：生薏苡仁 30g、赤小豆 20g。

【用法】上 2 味煮成粥状，作为早餐可以常服。

【适应证】膀胱癌，小便不利等症。

第六节　疗效评价

一、西医疗效评价

根据国际抗癌联盟（UICC）和 WHO 规定的实体肿瘤疗效评价标准分为：完全缓解（CR）：可测量病灶完全消失，持续 4 周以上；部分缓解（PR）：肿瘤病灶最大直径及最大垂直径乘积缩小 50% 以上，其他病灶无增大，无新病灶出现，维持 4 周以上；稳定（SD）：肿瘤病灶两径乘积缩小不足 50%，或增大不超过 25%，无新病灶出现，维持 4 周以上；进展（PD）：肿瘤病灶两径乘积增大 25% 以上或出现新的病灶。

二、中医症候评价

（一）中医疗效评价标准

临床痊愈：中医临床症状、体征完全消失，症候积分减少≥95%。

显效：中医临床症状、体征明显改善，症候积分减少≥70%。

有效：中医临床症状、体征均有好转，症候积分减少≥30%。

无效：中医临床症状、体征均无明显改善，甚或加重，症候积分减少<30%。

（二）评价标准

参照《中药新药临床研究指导原则》，将尿血症候要素进行分类计分，自拟症状与体征分级与积分见表 16-2。

中医症候评价采用尼莫地平法。计算公式：[（治疗前积分−治疗后积分)/治疗前积分]×100%。

表 16-2　尿血症候评分表

| 症状 | | 分级记分 | | |
	无(0)	轻度(主症2分,次症1分)	中度(主症4分,次症2分)	重度(主症6分,次症3分)
主要症状 尿血	无症状	3~6d	1~2周	2周以上
小便黄赤	无症状	赤黄或深黄色	淡红色	鲜红或茶褐色
小便灼热	无症状	稍有热感	有灼热感	灼热感重
尿道刺痛	无症状	稍有感觉	明显,能忍受	显著,不能忍受
次要症状 心烦	无症状	偶尔心烦,不影响休息	心烦较甚,难以入睡	心烦甚,彻夜不眠
口渴	无症状	口渴不需喝水	口渴喜饮	口大渴喜冷饮
小便短赤	无症状	每次>50ml	每次 30-50ml	每次<30ml
腰膝痠软	无症状	腰膝痠楚,时而作痛	痠痛隐隐,须常变换体位	腰痛显著,持续不已,需服药方能缓解

第七节　预防调护

一、预防

（一）病因

针对病因采用预防措施，一些已经肯定的外来致癌因素，如染料、橡胶、皮革等工种能引起膀胱癌的发生；吸烟和服用某些药物，膀胱癌的发病率明显增高。这就要求改善染料、橡胶、皮革等工业的生产条件；提倡禁止吸烟；避免大量、长期服用可致膀胱癌的药物。

（二）原发病

积极治疗泌尿系结石和血吸虫病，预防和治疗膀胱内感染。常服维生素 C，每次 0.5g，每天 3 次口服，可避免结石及碱性尿，并可减少感染机会。

（三）血尿

高度重视血尿病人的密切随访，尤其对 40 岁以上的男性不明原因的肉眼血尿原则上要采取严格的措施，包括膀胱镜检查等手段进行膀胱肿瘤的筛选。

（四）早期检查

开展群众性的普查工作，尤其对高发人群的普查。提高无创伤检查早期发现膀胱肿瘤的准确率和开展防治膀胱肿瘤药物的研究工作。

二、调护

（一）心理

进行心理康复治疗，帮助病人解除畏惧、紧张、恐惧、失望等不良心态，使心情舒畅，更好地配合各种治疗。

（二）护理

术前预防尿路感染是保证手术成功的重要护理工作，术后保持引流管通畅、保持会阴区特别是尿道口的清洁、防止逆向感染。术后康复患者定期复查，每 3 个月复查 1 次，情况良好者每半年到一年复查 1 次，并坚持中西医结合综合治疗。

参考文献

[1]韩苏军,张思维,陈万青.李长岭中国膀胱癌发病现状及流行趋势分析[J].癌症进展,2013,11(1):89-95.

[2]中华医学会泌尿外科学分会.中国泌尿外科疾病诊断治疗指南[M].北京:人民卫生出版社,2014:44-47.

[3]高宇,王晞星.膀胱癌中医病因病机探析[J].吉林中医药杂志,2013,33(10):978-979.

[4]曾蜀雄,宋瑞祥,于晓雯,等.膀胱癌根治术后早期并发症及其危险因素分析[J].临床泌尿外科杂志,2015,30(2):104-106.

[5]郑筱萸.中药新药临床研究指导原则(试行)[M].北京:中国医药科技出版社,2002.

第十七章
肾癌

　　肾癌是指肾细胞癌。其发病率无单独统计,包括肾盂癌在内的肾肿瘤,占全身恶性肿瘤的 0.4%~3%,在中国泌尿外科发病率仅次于膀胱肿瘤。按中医辨证,肾癌乃属于"尿血""溺血""癥积"等范畴。《疡医大全》曰:"石疽生腰胯之间,皮色不变,坚硬如石,进经月不变……若黑陷不起,麻木不痛,呕哕不食,精神昏乱,脉散或代者死。"《景岳全书》指出血淋和溺血的区别:"……涩痛者,为血淋,不痛者,多为溺血。"癥积泛指腹腔内恶性肿块。隋代《诸病源候论》云:"癥者,由寒温失节,致脏腑之气虚弱,而食饮不消,聚结在内,染渐生长块段,盘牢不移者是癥也。言其形状可征验也。若积引岁月,人皆柴瘦,腹转大,随致死。"提出癥为腹腔内逐渐生长的肿块,坚硬而不活动,久致病人腹大消瘦死亡。中医文献中有"肾岩"一词,而是指阴茎癌,并非现代医学之肾癌,不可混淆。肾脏另一常见恶性肿瘤——肾盂癌,就中医辨证而言,如同肾癌,中医临床治疗可参照本章节相关内容。

　　现代医学认为肾癌的病因尚不清楚,吸烟是危险因素之一,亦与激素、黄曲霉毒素、放射线、病毒有关。其诊断可以根据临床症状和体征、影像学诊断、实验室检查、肾穿刺活检病理为依据。常见者为:有间隙性无痛性肉眼血尿,腰痛,腰部或上腹部肿块,发热,消瘦,贫血,肝功能异常,高血压,高血钙等;B 超和 CT 检查可见肾脏内实质性占位病灶,尿路造影显示肿瘤压迫导致肾盂肾盏受压、变形、拉长和扭曲;肾穿刺活检可有病理证实,但因易造成肿瘤扩散,通常慎用或禁用。

　　肾癌须与肾良性肿瘤(肾囊肿、肾腺瘤、肾血管平滑肌脂肪瘤、肾纤维瘤、肾血管瘤等)、肾盂积水、肾结核等相鉴别。

　　肾癌的治疗可有外科治疗、放疗、化疗、内分泌治疗等。手术切除为基本治疗方法。化疗效果较差。放疗效果不肯定,和手术配合可能提高疗效,减少局部复发。对手术不能根治者,可作姑息性放射治疗缓解症状。免疫治疗有一定抑制作用,常用有卡介苗、干扰素、白介素–2。联合应用激素治疗,对晚期肾癌可减轻症状,延长生存期,疗效有待进一步观察。

肾癌在诊断明确时有 20%~30%已有转移,包括局部淋巴结转移,侵犯肾周筋膜或邻近脏器,远处转移,其中肺转移最多见。目前对单个转移灶,多争取切除患肾和转移灶,术后辅助化疗和免疫治疗。对多发性转移,亦应切除患肾后综合治疗。

第一节　病因病理

一、西医病因病理

(一)病因

肾脏肿瘤的病因至今仍不清楚,种族及地理条件不是引起肾脏肿瘤的重要因素。文献报道芳香族碳氢化合物、芳香胺、黄曲霉毒素、激素、放射线和病毒可引起肾癌;某些遗传性疾病如结节性硬化症、多发性神经纤维瘤等可合并肾细胞癌;肾结石合并肾盂癌,可能与局部长期慢性刺激有关。另有报道指出吸烟者比从不吸烟者患肾癌的危险性高 2 倍,重度吸烟比轻度吸烟发病率更高,吸烟时间长短与患病率直接相关,吸烟者尿内各种诱发癌变的活性物质含量增高,烟草中的二甲基亚硝基胺可导致肾癌,虽尚未得到临床证实,但动物实验中已使家兔诱发肾癌。危险因素如酗酒、职业接触等,长期接触镉的人群发病较一般人高。也有报道大量饮用咖啡,可增加女性肾癌的危险性。肾癌的发病有家庭倾向,推测可能与遗传有关。

(二)病理

肾癌又称肾细胞癌,起源于肾小管上皮细胞,可发生于肾实质的任何部位,但以上、下极为多见,少数可侵及全肾;左、右肾发病机会均等。显微镜检查:癌细胞类型主要为透明细胞癌、卵泡细胞癌和未分化癌等,其中以透明细胞癌最为常见。透明细胞体积大,边缘清晰,呈多角形,核小而均匀、染色深;细胞质量多呈透明色,因胞浆中含有大量的糖原和脂质,在切片染色过程中会被溶解的缘故,癌细胞常排列成片状、乳头状或管状。卵泡细胞呈圆形、多边形或不规则形态,暗色,细胞质内充满细小的颗粒,胞质量少,核略深染。卵泡细胞生长活跃,故其恶性程度较透明细胞癌为高。这两种类型的癌细胞可单独存在,也可同时出现同一肿瘤内,若肿瘤大多为透明细胞称为肾透明细胞癌,反之则称为肾卵泡细胞癌。但临床上 60%~70%是由两种癌细胞组成混合型肾癌。还有一种恶性程度更高的肾癌,其细胞呈梭形,核较大或大小不一,有较多的核分裂象,呈肉瘤样结构,称为未分化癌。

二、中医病因病机

（一）肾元亏虚是肾癌发生的主要内因

肾癌多见于中老年人,由于肾为先天之本,肾元为先天之气,故肾元不足,肾脏功能衰退是引起邪客于肾导致发病的基本原因和决定因素。《灵枢·百病始生》曰："壮人无积,虚人则有之。"《温疫论》曰："本气充实,邪不能入。"说明正气的强弱决定疾病的发生,疾病的发生与否主要取决于正气的盛衰。《诸病源候论》云："积聚者,乃阴阳不和,脏腑虚弱,受于风邪,搏于脏之气所为也。"《证治汇补·腰痛》对腰痛治疗指出："唯补肾为先,而后随邪之所见者以施治,标急则治标,本急则治本,初痛宜疏邪滞,理经隧。久痛宜补真元,养血气"。这说明培补肾元是治疗肾癌的基本法则。肾元不足主要体现为肾阳虚,肾阳虚则温煦功能低下致血脉阻滞、运行不畅而成"瘀",且肾阳虚时气化失司,水湿停聚生"痰",痰瘀日久化为热毒,耗伤肾之阴精,痰湿瘀毒缠绵不化,邪毒蕴蓄水道,结于腰府,形成肾癌。肾元亏虚不仅是肾癌发生的内在原因,也是其疾病发展之结果。癌邪一旦入侵,加重病情,加快病程,肾脏元气日渐虚弱,无力制约癌毒,则癌毒愈强,又易耗伤气血,如此反复,则癌毒与日俱增,机体日益虚弱,终致毒猖正损,难以回复之恶境。

（二）肝、脾、肾三脏功能失调是肾癌的重要病机

肾癌病位在肾,但其发生与肝脾功能失职密不可分。"生之本在于肾,养之本在于脾",肾水、脾土相互制约,以维持平衡。"肝肾同源",肝藏血,肾藏精,肝肾互相滋生、依赖和影响,保证了机体生命活动的正常进行。肾癌的发生是由于肝脾两伤,痰凝气结血瘀。肝伤故肝血不足,无血化精,引起肾精亏损;肝伤疏泄失司,肝郁气滞,气不行血,则气血瘀滞于肾经;脾伤失其健运,运化失司,水湿不化,聚结成痰,气痰凝结,则痰瘀蕴结,积聚成矣。《景岳全书》指出："凡脾胃不足及虚弱失调之人,多有积聚之病。""肝肾不足及虚弱失调之人,多有积聚之病。"提出了脾胃虚弱、运化不足以及肝肾亏虚是肾癌的病因。脾胃为后天之本,气血生化之源,若谷反为滞,水反为湿,则易出现虚的一面。根据五行学说,肾水与肝木之间是母子关系。肾藏精,肝藏血,肝之阴血有赖于肾中阴精的滋养;肾之阴精也需不断得到肝血所化生阴精的填育。"肾阴亏损,母病及子",肾水不能涵养肝木,导致肝阴(血)不足。肾阴不足,阴无阳升,津液失布,水液内停,日久血瘀内停。肾阴虚衰,则水不涵木,肝阳上亢,肝木克土,则脾胃虚弱,脾虚生痰,脾虚湿盛,痰湿日久,便生热、瘀、毒。故肾癌与肝、脾、肾三脏关系

密切,且三脏的长期亏损不仅是诱发肾癌的重要病机,也是肾癌恶化、转移的促动因素。

(三)痰瘀毒互结是肾癌发生发展的核心病机

在各种内、外致病因素的作用下,以及在脏腑功能失调的基础上,气血津液的运行失常,使脉络瘀阻,水湿凝聚,导致痰、瘀内生,痰瘀互结于体内,蕴久化热化火,火聚成毒,火热伤气,熏蒸脏腑,是为邪热火毒。火毒与痰、瘀互结又促进了肾癌的发展。湿邪乘虚入侵人体,结聚于体内,阻塞经脉,导致气血运行不畅,瘀血内停,积久化热成形,是谓"六淫伏毒"。内伤七情,情志长期不解,横逆犯脾,导致脾失健运,清阳不升,浊阴不降,滞于体内生湿聚痰,是谓"七情郁毒"。且"七情郁毒"长期内伏,气滞日久,血行不畅,瘀血内停,日久成积。恣食肥甘,脾胃受损,湿浊内生,聚而为痰,蕴久也可化热,是谓"食积蕴毒"。在这些因素长期作用下,影响机体脏腑功能,日久导致脏腑蓄毒不化而致"癌毒内生"。癌毒又是痰、瘀形成的重要因素。癌毒一旦留结,造成脏腑的功能障碍,津液不得正常输布代谢,滞留体内,凝聚而为痰,形成痰毒交结;癌毒内生,阻滞气机,气不行血,血脉凝滞为瘀。同时,痰瘀互结,郁久腐化,久则凝聚成毒,从而形成痰瘀毒相互胶着,更使肾癌的病程顽缠,促进了肾癌病情的发展。

(四)外受湿邪,湿热下注是肾癌发病的决定外因

外感六淫之风寒暑湿燥火为四时不正之气,一旦侵入,即能积久成病。《黄帝内经》曰:"四时八风之客于经络之中,为瘤病者也"。肾者主水,为水之下源。若先天肾气不足,加之后天外受湿邪侵袭,水湿运行不畅内停于肾,水停体内日久化热化火,湿热化毒为患,是为邪热火毒蕴结于肾,日久必发,此即为湿热蕴积成瘤的病理机制,故肾癌患者可见热郁之证。

(五)劳累过度是肾癌发生发展的基本因素

房事不节、体劳过度,导致机体气血失调,阴阳失衡,脾肾受损,脾虚不运,肾虚气化失司均可致水湿内停,酿湿生痰,痰湿郁结,最终气滞血瘀,津枯痰结,肾癌形成。《金匮要略·血痹虚劳病》中记载:"五劳虚极羸瘦,腹满不能饮食,食伤、忧伤、饮伤、房室伤、饥伤、劳伤,经络营卫气伤,内有干血,肌肤甲错,两目黯黑。缓中补虚,大黄䗪虫丸主之",指出五劳七伤导致正虚,日久成瘀,正虚血瘀,结为肿块,故用大黄䗪虫丸破血逐瘀,养血扶正。

总之,肾癌病位在肾,与脾胃、肝相关,总属本虚标实之证,因虚致实,虚实相兼,整体虚与局部实互见。发病之根本为肾脏亏虚,病机之关键为阴阳失调,脾肾阳虚,肝血肾阴不足,最终导致痰瘀毒互结。在治疗上根据病患具体情况及所处阶段常常运用温补脾肾法、滋肾柔肝法、软坚散结法、抗癌解毒法等。疾病早期,一般正气充足,血瘀痰凝,瘤毒轻浅,此时应以祛邪为要务,如有虚象可酌加扶正之品。进一步发展则痰湿结聚,邪毒日盛,脾肾不足,正气渐衰,则祛邪兼顾扶正。晚期常脏腑功能失调,气血衰弱,邪气壅盛,瘤毒走窜,故宜扶正祛邪并重。肾癌转移多为肺转移和会阴转移,辨证其为癌毒走注,下焦湿毒浊瘀互结,肺肾两伤,故以攻为主,扶正佐之为佳。

第二节　临床表现

一、主要症状

(一)血尿

最为常见的症状,可为肉眼血尿或镜下血尿。血尿是因肿瘤侵入肾盂、肾盏而引起,为间歇性发作,不伴有疼痛。

(二)腰痛

因肿瘤长大后肾包膜张力增加或侵犯周围组织而发生,表现为持续性钝痛。当肿瘤已侵入神经或腰椎可造成严重的疼痛。在输尿管内凝固成条索状血块,可随尿液排出,诱发肾绞痛。

(三)血尿、腰痛和肿块三联征

同时出现机会不多,有 10%~15%;但若同时出现,往往是晚期的标志。

(四)发热

为肾癌常见的肾外表现之一,有低热或高热,高热者可高达 39℃~40℃,持续不退。肾癌切除后体温恢复正常。发热与癌组织的致热原有关,与肿瘤的坏死和出血则无直接关系。2%~3%病例的发热是肾癌的唯一表现,因而对中老年患者有原因不明的发热,肾癌应列入可能病因之一。

(五)贫血

可由失血引起,但临床上有些肾癌患者没有血尿病史,却有明显贫血症状,说明患者的贫血除由血尿引起外,可能与肿瘤毒素或大量肾组织破坏抑制造血机制有关。

(六)肝功能失常

约 15%肾癌患者可出现可逆性肝功能失常,且多见于肾透明细胞癌。手术切除后肝功能恢复正常,因此肝功能不全并非是肾癌手术的禁忌证。肝功能异常的指标有血清碱性磷酸酶活性升高、磺溴酞(BSP)排泄延迟、血清蛋白含量降低、凝血酶原时间延长、球蛋白异常和间接胆红素升高等。肾癌切除后肝功能恢复正常提示预后良好,如肝功能持续异常,可能患者体内有残留病灶或有远处转移。

二、体征

肾脏位于腹膜后,被腹腔内脏器和腰背肌肉所包绕,因此肾脏肿瘤往往缺乏早期临床表现,传统所称的由血尿、疼痛和腹部包块构成的"肾癌三联征"均为病变发展到晚期的症状。实际上,大多数患者仅表现三联征中的后一项或两项症状,三项都有者约占10%。

肾癌患者有腹部包块表现者约占20%,瘦长体型者更易出现,位于上腹部肋弓下,可随呼吸运动而上下移动。检查者所触及的可能是肿瘤本身,也可能是被肿瘤推移的肾脏。如果包块固定不动,说明肿瘤已侵犯肾脏周围的脏器结构,这种患者的肿瘤切除困难,预后不佳。

三、并发症

(一)肿块

患者腰部或上腹部可触及肿块者约为10%,有时可成为唯一的临床症状。肿块质硬、表面高低不平或结节状。在消瘦患者或肿瘤位于肾下极时,体格检查可扪到肿物。若肿块固定,表示癌细胞对周围有浸润,预后不佳。

(二)精索静脉曲张

精索静脉曲张常发生在左侧,为肿瘤压迫精索静脉引起,为继发性病变,平卧后曲张静脉不消失,表示静脉内有阻塞(或癌栓)。当下腔静脉受侵,可同时有下肢水肿出现。

(三)高血压

约10%~15%的肾癌病人有高血压。一般认为引起高血压可能的原因有:肿瘤直接侵入肾动脉;肿瘤压迫肾动脉引起肾缺血;肿瘤内动、静脉瘘形成,伴心输出量增加;肿瘤本身产生肾素等。

(四)高钙血症

约3%~16.8%的肾癌患者有高钙血症,大多为晚期病变。目前认为甲状旁腺素多肽为恶性高血钙的因素,肾癌是引起恶性高血钙的典型肿瘤。

(五)胃肠功能紊乱症

有报道肾癌组织能分泌肠高血糖素和血内高糖原分解素样活性物质,导致胃肠道动态及吸收功能发生异常。肾癌病人因肠道功能紊乱而使蛋白质丧失,肿瘤切除后则恢复正常。

（六）促性腺激素增高

少数肾癌并发促性腺激素增高。在男性引起乳腺增大、乳晕色素沉着及性欲减退；女性则引起多毛及闭经等。

（七）红细胞增多症

约 2% 的肾癌患者合并红细胞增多症。红细胞增多症的发生与红细胞生成素活性升高有关，而肾肿瘤的渗出液内含有一些能使红细胞生成素活性增加的物质。当肿瘤灶切除后，即可恢复正常，如肿瘤复发或转移时又会重新出现。

第三节　实验室及其他检查

一、血液生化检查

（一）肝功能

约 15% 肾癌患者可出现可逆性肝功能失常，且多见于肾透明细胞癌，手术切除后肝功能恢复正常。肝功能异常的指标有：血清碱性磷酸酶活性升高；磺溴酞（BSP）排泄延迟；人血白蛋白含量降低；凝血酶原时间延长；球蛋白异常；间接胆红素升高等。

（二）血浆肾素活性测定

癌组织内肾素活性值升高。有人认为肾素值与肿瘤的病期、恶性程度有关。晚期恶性程度高的肾癌，肾素亦随之升高，可作为预后不良的指标。

（三）其他生化检查

血红细胞沉降率、尿乳酸脱氢酶和尿 β-葡萄糖醛酸甙酶等，在肾癌病例中有明显增高，其中血沉增快常为预后不良之兆，但以上检查多为非特异性。

二、尿常规检查

当肿瘤侵入肾盂、肾盏时，尿常规检查有数量不等的红细胞，但是尿常规完全正常，也不能除外肾脏肿瘤。肾癌患者有血尿有 55.6%。尿液细胞学检查，除非肾癌已侵入肾盂，否则一般对肾癌的诊断价值不大。血红细胞沉降率、尿乳酸脱氢酶和尿 β-葡萄糖醛酸甙酶等，在肾癌病例均有明显增高，其中血沉快常为预后不良的预兆。但由于上述各项检查大都是非特异性，目前只能作为一种辅助诊断。

三、肿瘤标志物检查

至今仍缺乏高敏感与特异性的肾癌标记物，目前认为有前途的有以下几种。

（一）γ-烯醇化酶

肾癌患者血清内其含量升高，Ⅲ、Ⅳ期肿瘤阳性率高于Ⅰ、Ⅱ期，肿瘤切除后数值下降，转移或复发者明显升高。

（二）血清铁值

肾癌患者其含量低于正常，可能与血中红细胞生成增加有关。有人认为其可作为肾癌的肿瘤标志物和术后随访指标之一。

（三）DNA 倍体

肾细胞癌的 DNA 倍体是一个较稳定的肿瘤标记。二倍体肿瘤大都是低度恶性肿瘤，几乎所有Ⅲ、Ⅳ期肾细胞癌均为非整倍体。DNA 倍体分析对肾癌预后的推测是一项有用的生物学信息。一般用流式细胞术（FCM）来测定细胞内 DNA 含量。

四、影像学检查

是对肾脏肿瘤非常重要的诊断手段，包括以下几种。

（一）尿路平片

能较好地显示肾脏的轮廓，常见肾脏局部边缘向外凸或整个肾脏外形扩大，部分肾癌的尿路平片可出现钙化影。但须与肾结核、畸胎瘤、包囊虫病或动脉瘤相鉴别。

（二）肾盂造影

静脉肾盂造影或逆行肾盂造影是诊断肾脏肿瘤的最基本方法。肾脏肿瘤在肾盂造影片上常显示肾盂或肾盏受压、变形、拉长、肾盏之间的距离扩大，有时一个或一组肾盏缺如。当肿瘤完全阻塞肾盂时，患肾功能丧失，在静脉肾盂造影片上患肾不显影，此时可作逆行肾盂造影检查。当肿瘤较小，直径在 1~2cm 内，或位置靠近肾边缘时，在肾盂造影片上可不出现异常变化，在这种情况下可作不同体位（如斜位、侧位）的逆行肾盂造影。肾盂肿瘤在肾盂造影片上显示充盈缺损，偶尔有少数肾实质肿瘤在引起肾盂肾盏受压变形之前突向肾盂，在肾盂造影片上酷似肾盂肿瘤，须注意分辨。如输尿管因肿瘤完全梗阻，使肾失去功能，则排泄性肾盂造影对诊断帮助不大。若肿瘤位于输尿管中段以上，逆行性肾盂造影可见输尿管有梗阻充盈缺损，造影剂若能通过肿瘤，则可见输尿管及肾盂扩大。若肿瘤位于下段，则输尿管逆行造影术常难以成功。

（三）肾断层造影

可见断层片上表现光滑整齐边缘，缺乏造影剂的透亮区为肾囊肿。而肾实质肿瘤有不均匀的阴影，其边界不清楚，对鉴别肿瘤和囊肿的准确性较高。

（四）腹主动脉造影和肾动脉造影

是诊断肾脏肿瘤非常重要的方法。大多数肾癌患者的肿瘤区有较多的肿瘤血管，通过造影显示血管迂曲、粗细不匀的血管影，且常常密集成团，少数肾癌的肿瘤内，血管非常稀少或完全缺如。在良性肿瘤内血管很少，囊肿则将正常血管推移至占位性病变周围，在动脉实质相中呈现圆形透亮的无造影剂区。

（五）腹膜后充气造影

能够充分显示肾脏外形，以明确有无占位性病变，对肾脏肿瘤的诊断有一定的帮助。

（六）下腔静脉造影

5%~15%肾癌的静脉内有瘤栓，通过造影可了解下腔静脉、肾静脉内有无瘤栓、下腔静脉有无受到肿瘤压迫和浸润等改变。

（七）电子计算机断层扫描 Computer Tomography（CT）

对确定肾占位性病变及其性质有极大价值，对于囊性肿块和实质性肿块的鉴别，准确性几乎百分之百。肾癌的 CT 图像表现为边缘不规则有浸润现象的软组织肿块。癌肿液化坏死、出血、钙化，其衰减值约与正常肾实质相似。CT 的腹部扫描能了解肾癌邻近器官有无浸润、淋巴结转移和静脉腔内的情况。

（八）磁共振成像 Magnetic Resonance Imaging（MRI）

肾脏的 MRI 检查，常用旋转回波（SE）脉冲序列扫描，当回波时间为 30ms、脉冲重复时间为 500ms 时，可清楚显示肾脏的皮、髓质及其分界。MRI 检查的优点在于：一次扫描可获得肾脏横断面、冠状面和矢状面的图像；没有 CT 图像中存在的伪影；不需注射造影剂。MRI 可十分清晰地显示肾实质肿块，并与肾囊肿作鉴别。典型肾囊肿表现为均一的低密度团块，边界光滑，与肾实质分界清楚，而肾癌密度高低不等、信号强度不均匀和肿块边界不规则。肾细胞癌的 T1 比正常肾实质的 T1 长，而 T2 相同或稍长。MRI 显示肿瘤侵犯的范围优于 CT，可用于肾脏肿瘤的术前分期和术后随访。

（九）超声波检查

B 型超声波对肾脏囊性病变，显示出边界清楚，无内部回声，通透性好的光滑肿块。肾脏实质性肿块表现为相对不规则的边界中有内部回声，并较囊肿的透声性差。其对囊性肿块，实质性肿块鉴别准确性达 90%~95%，并已能分辨 0.5~1.0cm 直径的肾实质性肿块；其效果不低于肾动脉造影。对肾积水、结石有确诊意义。

五、病理学检查

（一）细胞学检查

脱落细胞学检查，可于血尿中检查，阳性率在 20%~50% 之间。也可在 B 超引导下行细针穿刺细胞学检查。

（二）组织学检查

可由手术切除组织、转移灶活检等获得组织。病理型：肾细胞癌（RCC），占成人肾恶性肿瘤的 80%~85%。包括透明细胞癌、颗粒细胞癌和未分化癌。

第四节　诊断与鉴别诊断

一、诊断

（一）肾癌的分期

目前肾癌的分期采用美国癌症联合会（AJCC）公布的 2010 年肾癌国际分期，见表 17-1。

T—原发肿瘤

Tx　　原发肿瘤不能评估。

T0　　无原发肿瘤的证据。

T1　　肿瘤局限于肾脏，最大径≤7cm。

T1a　　肿瘤最大径≤4cm。

T1b　　4cm<肿瘤最大径≤7cm。

T2　　肿瘤局限于肾脏，最大径<7cm。

T2a　　7cm<肿瘤最大径≤10cm。

T2b　　肿瘤局限于肾脏，最大径<10cm。

T3　　肿瘤侵及大静脉或肾周围组织，但未累及同侧肾上腺，也未超过肾周围筋膜

T3a　　肿瘤侵及肾静脉内或肾静脉分支的肾段静脉（含肌层的静脉）或侵犯肾周围脂肪和/或肾窦脂肪（肾盂旁脂肪），但是未超过肾周围筋膜。

T3b　　肿瘤侵及横膈膜下的下腔静脉。

T3c　　肿瘤侵及横膈膜上的下腔静脉或侵及下腔静脉壁。

T4　　肿瘤侵透肾周筋膜，包括侵及邻近肿瘤的同侧肾上腺。

N—淋巴结

Nx	区域淋巴结无法评估。
N0	没有区域淋巴结转移。
N1	区域淋巴结转移。

M—远处转移

Mx	远处转移不能评估。
M0	无远处转移。
M1	有远处转移。

表 17-1　肾癌 TNM 分期（AJCC 2010）

分期	TNM		
I 期	T1	N0	M0
II 期	T2a~2b	N0	M0
III 期	T3a~3c	N0	M0
	T1~3	N1	M0
IV 期	T4	N0~1	M0
	任何 T	任何 N	M1

（二）中医症候诊断

1.肾虚毒聚

【主症】腰瘗痛,神疲乏力,血尿或午后低热,舌淡红,苔薄白,脉沉细。

2.湿热瘀毒

【主症】腰部或上腹部包块,腰瘗痛,血尿,口干苦,渴喜凉饮,纳果,恶心呕吐,低热,舌暗红,苔白或黄腻,脉弦滑。

3.气血双亏

【主症】腰部肿块疼痛,血尿,消瘦,神疲乏力,面色无华,心悸气短,头晕,纳果,口干,低热,舌淡红,苔薄白,脉细弱。

4.阴虚火旺

【主症】腰瘗痛,血尿,消瘦,低热,五心烦热,腰膝瘗软,口干,头晕耳鸣,舌质红,少苔或苔花剥,脉细数。

二、鉴别诊断

（一）西医鉴别诊断

1.多囊肾

40%~60%中年人多发,常为双侧,表面欠光滑,多伴有肾功能不全和血压升高,病程长,有家庭史或其他脏器囊性病史,肾盂造影,B超、CT可确诊。

2.肾盂积水

病程较长,多有原发病史,可见脓尿,巨大肾积水能触及肿块,可时大时小,肾脏外形多能保持,触之囊性感,一般情况较肾癌好,鉴别不难。

3.肾结核

有结核病史,大多有膀胱炎症状,脓尿为主,常见为终末血尿,尿内能查到结核杆菌,肾盂造影可帮助诊断,抗痨治疗有效。

4. 膀胱癌

有肉眼血尿或镜下血尿,排尿不适、尿痛、尿频、尿急或夜尿症状,尿中有血块,排尿困难,肾盂分泌造影可见膀胱有充盈缺损区,膀胱镜检可明确膀胱癌部位及大小。B超、CT有助鉴别诊断。

5. 结肠癌

无血尿,有大便异常和不完全性肠梗阻的症状,钡剂灌肠和肾盂造影、纤维结肠镜可确诊。

6. 腹膜后肿瘤

通常有腹痛、消瘦、发热等一般症状,无血尿或排尿异常,通常有肾和输尿管移位,X线侧位片,腹部B超,腹部肿块,CT有助于诊断。

7. 尿路结石

表现为腰痛、肾绞痛、血尿,于劳动后加剧,部分病人有尿路感染症状,出现膀胱刺激征和排尿困难,绝大多数结石患者年轻力壮,老年少发,X线平片,肾盂分泌造影,B超检查对尿路结石有诊断意义,预后较好。

(二)中医鉴别诊断

1. 血淋

血淋与尿血均可见血随尿出,以小便时痛与不痛为其鉴别要点,不痛者为尿血,痛(滴沥刺痛)者为血淋。

2. 石淋

两者均有血随尿出。但石淋尿中时有沙石夹杂,小便涩滞不畅,时有小便中断,或伴腰腹绞痛等症,若沙石从小便排出则痛止,此与尿血不同。

第五节　治　疗

一、中西医结合治疗思路

肾癌的治疗以手术治疗为主。放射治疗、化疗、免疫治疗效果较不理想,亦不肯定。晚期主要以放疗、化疗为主,如有条件可行姑息性肾切除术。若有远处转移灶也可行放射治疗。复发患者以化疗为主。中医中药可以贯穿于肾癌治疗的全过程,以辨证论治结合。专方专用及其他疗法与手术、化疗、放疗及生物治疗等配合,可起到减毒增效的作用;单纯中医治疗在抑制肿瘤发展、改善生存质量等方面亦具有一定疗效。

(一)中医配合化疗

肾癌化疗方:

黄芪、太子参、炒麦芽、炒谷芽、神曲、鸡血藤、芦根各 30g,半枝莲 20g,女贞子、茯苓、枸杞各 15g,菟丝子、鸡内金、法半夏、白术、竹茹、陈皮各 10g。适用于各种肾癌化疗后治疗。血尿明显者,加小蓟、白茅根各 30g,仙鹤草 20g,茜草根 10g;小便不利兼有灼热者,加猪苓 12g,瞿麦、海金沙各 10g;口干明显者,加石斛 15g,麦门冬 12g。

(二)中医配合放疗

肾癌放疗方:

石韦、鸡血藤、北沙参各 30g,麦门冬、天门冬、天花粉、女贞子、黄芪各 15g,黄精、枸杞、炒麦芽、鸡内金各 10g,五味子、全蝎各 6g。适用于肾癌放疗后治疗。血尿明显者,加大蓟、小蓟、仙鹤草各 30g;湿热较盛者,加萹蓄、瞿麦各 15g。

(三)中医配合手术

1.肾癌术后方

熟地 24g,黄芪、半枝莲、白花蛇舌草各 20g,淮山药、山茱萸各 12g,当归 10g,泽泻、牡丹皮各 9g。伴血尿者,加血余炭、红鸡冠花炭各 30g,阿胶(烊化)10g,白茅根、瞿麦各 9g,灯芯炭 6g,三七粉(冲服)3g;下腹部不适者,加滑石 10g,川楝子、乌药各 9g,木香 6g,琥珀屑(冲服)1.5g;小便不畅者,加甘草梢 15g,木通 10g,竹叶、升麻各 6g。

2.生气通淋汤

生黄芪、半枝莲各 30g,太子参、瞿麦、土茯苓各 20g,海金沙 15g,生地、熟地各 12g,枸杞、补骨脂、白术、茯苓各 10g。适用于肾癌手术后脾肾气虚者。

3.肾癌复生汤

白英、龙葵、蛇莓、半枝莲、土茯苓、大蓟、小蓟、仙鹤草各 30g,瞿麦 20g,黄柏 15g,元胡、竹茹、竹叶各 10g。适用于肾癌,肾盂癌中晚期,或术后复发者。

二、西医治疗

(一)手术治疗

肾癌的主要治疗手段是手术切除。I~Ⅲ期病人应行根治性肾切除及区域淋巴结清扫。手术范围包括病肾、肾周脂肪、肾周围筋膜、同侧肾上腺及腹主动脉旁、下腔静脉周围、腰大肌表面淋巴结。对肿瘤侵犯肾包膜、肾盂、淋巴结有转移病人,应做术后放疗,减少局部复发。淋巴结有转移、血管和(或)淋巴管瘤栓病人,术后化疗和(或)免疫治疗。肾癌转移,若单个转移灶,应争取患肾和转移灶的切除。多发转移,在条件许可的情况下,亦应切除原发灶后行综合治疗。偶有切除原发灶后转移灶自行消失的报道。

1. 根治性肾切除术

是肾癌最基本的治疗方法,手术范围包括切除病肾、肾周脂肪、肾周围筋膜和同侧肾上腺。

2. 区域性淋巴结清扫术

根治性肾癌切除的同时作区域性淋巴结清扫术, 可达到降低局部肿瘤复发率,有助于正确的临床分期,提高生存率。

(二)化学治疗

细胞毒药物是目前治疗晚期肾癌的常用药物,但疗效不够理想。常用的药物有 UFT、BLM、ADM、5-FU、CTX、PDD 等。单一药物治疗除长春碱类有效率为 25% 外,其余药物单一使用时,仅有 10% 的部分疗效;联合用药的疗效略优于单一用药。

1. MVP 方案

VLB   5mg,静注,第 1d;

MTX   500mg,静滴(VLB 静注后用 6h 滴完);

PEP   10mg,静注;

CF   15mg,口服,最初 24h 内,3h,1 次(8 次),然后 6h,1 次,
         共 12 次。

应用此方案过程中要给足够的液体并用碳酸氢钠碱化。

2. MVB 方案

VLB   4mg/m^2,静注,第 1d;

MTX　　500~2000 mg/m²,静滴(VLB 静注后用 4h 滴完);

BLM　　30mg/d,肌注(MTX 用完后),第 1、8d;

CF　　　15mg/次,口服(上述给药结束后 6~29h 内给),共 12 次。

以上用药每两周重复 1 次。此方案为 MTX 大剂量用法,需使用解救剂 CF。

3. AVMB 方案

ADM　　4mg/m²,静注,Qd;

VCR　　2mg,静注,第 1、8、15d;

MPA　　400mg,肌注,每周 1 次;

BCG　　(3~6)×10⁸ 活菌,皮肤划痕,第 8、15d。

每 3 周为 1 周期,第 2 周期后,长春新碱仅第 1d 给药。

(三)放射治疗

放疗对肾细胞癌的治疗作用尚不肯定,目前主要作为手术前、后的辅助治疗,对恶性程度较高,肿瘤较大可先行放疗,使肿瘤缩小,为手术创造有利条件,术后放疗可消灭残余病灶,提高生存率。但对恶性程度较低的肾癌,放疗敏感性差。

(四)介入治疗

1. 肾动脉栓塞术

是指通过经皮穿刺选择性肾动脉插管,注入致栓物质,使动脉闭塞。手术时可根据肿瘤部位和范围栓塞肾动脉主干或其分支。

2. 化学栓塞疗法

是在肾动脉栓塞术的基础上为了提高抗肿瘤效果,可将栓塞剂与抗癌药物结合治疗,有学者提倡丝裂霉素(MMC)微胶囊于肾癌的栓塞治疗。应用丝裂霉素微胶囊经动脉导管行肾动脉内化学栓塞术,具有强烈的抗癌作用,提高疗效。至今已被认为是一种治疗肾癌的重要手段,既有阻断肿瘤的血液供应,又能将高浓度抗癌药聚集在肿瘤局部以杀伤癌细胞,且药物毒副反应轻的双重优点。丝裂霉素微胶囊是用化学性能稳定的非水溶性高分子合成材料乙基纤维素作外壳,它的表面有许多细孔,内含丝裂霉素。该微胶囊与体液接触时,其内的丝裂霉素即发生缓慢而持续的释放,不断地扩散到周围组织,以杀伤肿瘤细胞。其适应证:肾癌手术前栓塞疗法;肾癌并发大出血;作为晚期肾癌不能手术切除的一种化疗手段。此种方法栓塞时间持久,胶囊溶解后逸出的 MMC 进入动脉后,在肾内维持有效浓度长达 6h,全身不良反应少,是一种有抗癌作用的动脉栓塞疗法。

(五)免疫疗法

免疫疗法的作用在于提高宿主对肿瘤的免疫应答能力,能防止因手术、化疗或放疗所致的机体免疫力低下, 在根治性肾癌切除术或单纯性肾癌切除术去除了大量的肿瘤抗原后,应用免疫疗法可以提高宿主的监视肿瘤能力。对于晚期肾癌病人,免疫疗法可调动机体免疫力,对于延长生存期,缓解症状,对稳定病情能起到一定的作用。

1.干扰素

干扰素通过对肿瘤的细胞毒作用,从而抑制了肿瘤细胞的分裂,这种抑制作用随细胞分裂的活跃而增加,还可以增强自然杀伤细胞作用,并能加强淋巴细胞的细胞毒作用。有效率为 26%。其副作用为发热、食欲下降、乏力、白细胞减少、转氨酶升高等症状,停药后可消失,一般无毒性蓄积作用。高纯度制剂副作用较少。

2.卡介苗

是非特异性免疫制剂。它无直接抗肿瘤作用,但可通过提高免疫活性细胞来扩大细胞免疫及抗体免疫反应的效应,增强宿主抗肿瘤能力。

3.转移因子

是从具有免疫能力的机体内淋巴细胞中提取的一种核苷酸复合物。由于将供体的特定的细胞免疫功能特异地传递给受体,使后者具备同种细胞免疫能力,发挥抗肿瘤效应。

(六)激素疗法

肾癌对激素有明显的依赖性,主要是正常肾和肾癌组织中含有雄激素和孕激素受体。但在正常肾中受体浓度要比肾细胞癌中受体的浓度高得多。目前已经证实肿瘤中的受体情况与激素治疗的临床反应之间无明显关系。尽管如此,临床实践证明激素疗法对肾癌晚期者减轻症状,延长生存期有较好的疗效。常用的药物有:甲羟孕酮、羟基孕酮、丙酸睾丸酮等。激素疗法、免疫制剂和化疗药物合并使用可增加疗效。

三、中医治疗

(一)辨证论治

1. 肾虚毒聚

【治法】活血祛瘀,理气消结。

【方药】大黄䗪虫丸(《金匮要略》)加减。

大黄 12g、地鳖虫 6g、水蛭 3g、莪术 15g、桃仁 9g、赤芍 12g、生地 30g、白芍 12g、鳖甲 15g、黄芪 30g。

【方药分析】地鳖虫、水蛭、桃仁、赤芍、生地、白芍活血破瘀,莪术、鳖甲、黄芪祛瘀生新,大黄消癥通络。

【加减】血尿多者,加三七、炒蒲黄、阿胶、侧柏叶、仙鹤草;疼痛剧烈者,加乳香、没药、郁金、延胡索;肿瘤巨大且硬者,加穿山甲、三棱;发热者,加炒柴胡、青蒿。

2. 湿热瘀毒

【治法】清热利湿。

【方药】八正散(《太平惠民和剂局方》)加减。

萹蓄 30g、瞿麦 15g、滑石 15g(包)、甘草梢 6g、车前子 15g(包)、黄柏 10g、半枝莲 30g、白英 30g、马鞭草 30g、土茯苓 30g、生地 15g。

【方药分析】方中木通,瞿麦、扁蓄、车前子、滑石均为清热除湿、利尿通淋药,为主药;配栀子清利三焦湿热,大黄泄热降火,导热下行,增强了泻火解毒功效,是辅药;灯芯清心利水,甘草梢调和诸药,缓急止痛,为辅佐药,诸药合用,具有清热泻火,利尿通淋之作用。

【加减】湿盛困脾,纳呆食少者,加砂仁、香附、党参、白术、茯苓;下焦有热,血尿不止者,加大小蓟、淡竹叶、地榆炭、炒槐花;腹部肿块胀痛者,加川楝子、延胡索、丹参、青皮、白芍。

3. 气血双亏

【治法】补气养血。

【方药】八珍汤(《瑞竹堂经验方》)加减。

人参 15g、黄芪 30g、白术 12g、山药 30g、茯苓 30g、当归 12g、白芍 9g、熟地黄 15g、半枝莲 60g、干蟾 9g、陈皮 9g、大枣 9g、甘草 6g。

【方药分析】方中人参与熟地相配,益气养血,共为君药。白术、茯苓健脾渗湿,助人参益气补脾,当归、白芍养血和营,助熟地滋养心肝,均为臣药。川芎为佐,活血行气,使地、归、芍补而不滞。炙甘草为使,益气和中,调和诸药。

【加减】气血两虚甚者,加太子参、菟丝子、黄精、枸杞;血尿不止者,加白芨、阿胶养血止血;气虚下陷而见腹坠胀者,加升麻、柴胡,配合原方中参、芪、术起到益气升阳作用,亦可用补中益气汤加减。

4. 阴虚火旺

【治法】滋阴补肾。

【方药】六味地黄汤(《小儿药证直诀》)加减。

生地 30g、山茱萸 15g、山药 30g、茯苓 30g、泽泻 15g、牡丹皮 12g、枸杞 12g、鳖甲 15g、半枝莲 30g、白英 30g。

【方药分析】方中重用熟地黄,滋阴补肾,填精益髓,为君药。山萸肉补养肝肾,并能涩精;山药补益脾阴,亦能固精,共为臣药。三药相配,滋养肝脾肾,称为"三补"。但熟地黄的用量是山萸肉与山药两味之和,故以补肾阴为主,补其不足以治本。配伍泽泻利湿泄浊,并防熟地黄之滋腻恋邪;牡丹皮清泄相火,并制山萸肉之温涩;茯苓淡渗脾湿,并助山药之健运。三药为"三泻",渗湿浊,清虚热,平其偏胜以治标,均为佐药。六味合用,三补三泻,其中补药用量重于"泻药",是以补为主;肝脾肾三阴并补,以补肾阴为主,这是本方的配伍特点。

【加减】阴虚阳盛,低热不退者,加银柴胡、地骨皮、青蒿、白薇;腰腿痠痛者,加杜仲、桑寄生、川断、狗脊;肾亏髓海不足,头晕耳鸣者,加制首乌、枸杞、杭菊。

（二）中成药

1. 六味地黄丸(《小儿药证直诀》):由熟地、山茱萸、牡丹皮、泽泻、茯苓、淮山药组成。每次 6g,每日 2 次,适用于肾癌肾阴亏虚者。

2. 金匮肾气丸(《金匮要略》):由山茱萸、牡丹皮、泽泻、熟地、茯苓、淮山药、肉桂、附片组成。每次 6g,每日 2 次。适用于肾癌肾阳虚者。

（三）主要并发症血尿的防治

1.脾虚不摄

【治法】健脾养心。

【推荐方药】归脾汤(《正体类要》)。

2.下焦湿热

【治法】清热利湿。

【推荐方药】小蓟饮子(《剂生方》)。

（四）中医适宜技术

1.针灸

（1）针刺疗法:取穴足三里、三阴交、肾俞,配穴取内关、昆仑,耳穴取肾、输尿管、膀胱、肾上腺、内分泌、皮下等穴,补泻兼施每日 1 次,每次留针 20~30min。适用于各期肾肿瘤,输尿管肿瘤患者。

（2）穴位注射:取穴三阴交、昆仑、足三里,并以复方丹参注射液 2ml 稀释在 5ml 生理盐水之中,每次分别注 1ml,每日或隔日一次,连续 10d 为 1 疗程。休息 5d 再开始另一疗程。适用肾肿瘤疼痛和血尿有条索状血块,排尿困难者。

2.按摩

取穴曲池、合谷、肾俞、三阴交等,采用擦、拿、抹、滚、拍、击等手法,扶正固本,理气活血化瘀,适用于肾脏肿瘤气机不畅之腰痛、尿血等症。

3.外敷

癌痛散:山楂、乳香、没药、姜黄、栀子、白芷、黄芩各 20g,小茴香、木香、赤芍、木香、黄柏各 15g,蓖麻仁 20 粒。上药共为细末,用鸡蛋清调匀外敷肾俞等穴位,6~8h 更换一次。适用于肾脏肿瘤疼痛者。

4.食疗

(1)肾虚蕴毒。

①马兰根兔肉:取马兰根 10g,兔子 1 只。先把兔子去毛、剖腹、弃去内脏,把马兰根用纱布包妥填入兔子之腹腔内,置兔子于锅内,加入足量之清水用文火把兔肉煮熟,弃去腹内之药袋,再置入油、姜、葱、食糖、精盐等,用文火把汁水收干,即可食用。

②牛膝蹄筋:取牛膝 10g,水发猪蹄筋 600g,鸡肉丝 100g,蘑菇片 25g,青椒 1 个。葱、姜、淀粉、味精、食盐各少许。先在切成碎片的牛膝里放 50g 的水,用旺火隔水蒸 20min,取出。将蹄筋倒入 3 成熟的油中,用微火浸泡 2h,放到热油里炸透,再放到开水里煮至发软为止,捞出冲净,切成段。将油烧热,投入姜,放鸡丝、黄酒、蘑菇片、青椒片,再放入发好的蹄筋和蒸好的牛膝,加盐、味精和 200g 鲜汤,炒匀,用旺火焖 1min。出锅前用水淀粉勾芡,浇少许熟油,撒入葱花,炒匀。

(2)湿热瘀毒。

①莲子苡仁猪脬汤:取莲子 30g、薏苡仁 20g、甘草 6g、猪脬 1 个、猪瘦肉 60g。先将莲子(去心)、薏苡仁洗净,水浸 30min;甘草洗净;猪脬用粗盐洗净,入开水中煮 2min,捞出后用清水洗净,切块;猪瘦肉洗净,切片。然后把全部用料放入锅内,加清水适量,武火煮沸后,文火煮 2h,调味即可。随量饮用。

②鸡内金赤小豆粥:取鸡内金 15g(研末)、赤小豆 30g、白米 50g。先将赤小豆及米煮粥,粥将熟再放入鸡内金末,调匀,可作早餐进食之。

(3)气血两虚。

人参黄芪炖生鱼:取生鱼 1 条(约 250g),人参 10g,黄芪 30g,红枣 3 个。先将人参洗净,切片;生鱼去鳞、腮、肠脏,洗净;黄芪、红枣(去核)洗净。把全部用料一齐放入炖盅内,加入开水适量,炖盅加盖,文火隔水炖 2h,去黄芪,捞起鱼,汤调味即可。随量饮汤食肉。

第六节　疗效评价

一、西医疗效评价

根据国际抗癌联盟(UICC)和 WHO 规定的实体肿瘤疗效评价标准分为:完全缓解(CR):可测量病灶完全消失,持续 4 周以上;部分缓解(PR):肿瘤病灶最大直径及最大垂直径乘积缩小 50%以上,其他病灶无增大,无新病灶出现,维持 4 周以上;稳定(SD):肿瘤病灶两径乘积缩小不足 50%,或增大不超过 25%,无新病灶出现,维持 4 周以上;进展(PD):肿瘤病灶两径乘积增大 25%以上或出现新的病灶。

二、中医症候评价

(一)中医疗效评价标准

临床痊愈:中医临床症状、体征完全消失,症候积分减少≥95%。

显效:中医临床症状、体征明显改善,症候积分减少≥70%。

有效:中医临床症状、体征均有好转,症候积分减少≥30%。

无效:中医临床症状、体征均无明显改善,甚或加重,症候积分减少<30%。

(二)评价方法

参照《中药新药临床研究指导原则》,将尿血症候要素进行分类计分,自拟症状与体征分级与积分见表 17-2。

中医症候评价采用尼莫地平法。计算公式:[(治疗前积分-治疗后积分)/治疗前积分]×100%。

表 17-2　尿血症候评分表

症状		分级记分		
	无(0)	轻度(主症 2 分,次症 1 分)	中度(主症 4 分,次症 2 分)	重度(主症 6 分,次症 3 分)
主要症状 尿血	无症状	3-6d	1-2 周	2 周以上
腰痛	无症状	腰痛隐隐,不影响腰部活动,可以忍受	腰痛较重,腰部活动受限,影响生活和工作	腰痛剧烈,腰部活动严重受限,痛苦呻吟,无法正常工作生活
小便黄赤	无症状	赤黄或深黄色	淡红色	鲜红或茶褐色
小便灼热	无症状	稍有热感	有灼热感	灼热感重
尿道刺痛	无症状	稍有感觉	明显,能忍受	显著,不能忍受

续表 17-2

症状		分级记分		
	无(0)	轻度(主症 2 分,次症 1 分)	中度(主症 4 分,次症 2 分)	重度(主症 6 分,次症 3 分)
腰膝痠软	无症状	腰膝痠楚,时而作痛	痠痛隐隐,须常变换体位	腰痛显著,持续不已,需服药方能缓解
头晕	无症状	偶尔发生	经常发生	整日发生,不易缓解
潮热盗汗	无症状	偶有感觉	可以忍受	不能忍受
形寒肢冷	无症状	手足发冷	四肢发冷	全身发冷,得温不减
口渴	无症状	口渴不需喝水	口渴喜饮	口大渴喜冷饮
小便短赤	无症状	每次>50ml	每次 30-50ml	每次<30m

次要症状（第一列标注：次要症状）

第七节　预防调护

一、预防

1.戒烟,避免放射线侵害,慎用激素。加强对铅化合物接触的防护,减少 β-苯胺、联苯胺、4-氨联苯等化学物质的接触,是预防本病而不可忽视的措施。

2.积极开展防癌宣传,普及防癌知识,做到对肾肿瘤的早期诊断,早期治疗,早预防。

3.加强适宜的体育锻炼,提高抗病能力。

二、调护

1.养成良好的卫生习惯,不食用霉变腐熏腌制食品。宜用清淡食品,适当进食鱼、蛋及少量动物肉类。适当控制糖、盐的摄取。

2.保持乐观的人生观,稳定情绪,提高生活质量。

3.密切监测血压。

4.术后康复患者应定期复查,每 1~3 月复查一次,情况良好者每半年到一年复查一次,并坚持中西医结合综合治疗。

参考文献

[1]张频,周际昌.实用肿瘤内科学[M].第2版.北京:人民卫生出版社,2003:656-660.

[2]马成杰,李忠.肾癌的中西医结合诊治[J].中国临床医生,2007,35(5):10-13.

[3]高宇,王晞星.肾癌中医病因病机探析[J].吉林中医药,2013,33(10):978-979.

[4]叶璐,何若苹.中医治疗肾肿瘤[J].浙江中西医结合,2010,20(10):603-604.

[5]郑筱萸.中药新药临床研究指导原则(试行)[M].北京:中国医药科技出版社,2002.

第十八章
肾上腺皮质肿瘤

　　肾上腺皮质癌起源于肾上腺皮质细胞,具有高度侵袭性,临床罕见,人群中的年发病率为 1.0~2.0/100 万人,实际发病率可能略高。占恶性肿瘤的 0.02%,癌症死因的 0.2%。儿童肾上腺皮质癌年发病率为 0.3/100 万, 发病年龄呈双峰分布:<5 岁和 50 岁左右两个高峰,平均年龄 45 岁。女性约占 59%,略多于男性。

　　肾上腺皮质癌恶性程度高,预后差,其预后与发病年龄、肿瘤大小、有无内分泌功能、特异的 TP53 基因的 10 号外显子 R377H 突变、Ki-67 等多种因素相关,大多数肾上腺皮质癌发现时已是晚期,约半数患者以转移症状为其首发的临床表现。手术是目前肾上腺皮质癌治疗最有效的方法,对无法手术或手术不能根治性切除的患者可行药物治疗, 包括米托坦、细胞毒性药物和胰岛素样生长因子 I 受体拮抗剂、mTOR 抑制剂等新兴的靶向治疗药物,放疗、射频热消融等疗法应用较局限。

　　肾上腺皮质癌甚少见,一般为功能性,发现时一般比腺瘤大,重量常超过 100g,呈浸润性生长,正常肾上腺组织破坏或被淹没,向外侵犯周围脂肪组织甚至该侧肾。小的腺癌可有包膜。切面棕黄色,常见出血、坏死及囊性变。镜下分化差者异型性高,瘤细胞大小不等,并可见异形核及多核,核分裂像多见。常转移到腹主动脉淋巴结或血行转移到肺、肝等处。分化高者镜下像腺瘤,如果癌体小又有包膜,很难与腺瘤区别,有人认为直径超过 3cm 者,应多考虑为高分化腺癌。

　　由于肾上腺皮质癌罕见,则可能缺乏对其认识,从而易与其他肿瘤混淆,给临床诊断、治疗研究带来了不少困难。

　　中医虽无肾上腺皮质癌的记载,但据八纲辨证来分析,本病多属里热湿证。喜、怒、忧、思、悲、恐、惊七种情感活动,在正常情况下,是人体精神活动的外在表现,若外界各种情志刺激程度过重或持续时间过长,造成过度兴奋或抑制时,则可导致人体阴阳失调、气血不和、经脉阻塞,脏腑功能紊乱而发病。

第一节　病因病理

一、西医病因病理

(一)病因

肾上腺皮质癌的分子机理未明。可能与抑癌基因的失活(TP53、MEN-1、P57Kip2、H19)、原癌基因(Gas、Ras、ACTH 受体缺失)以及生长因子 IGF-2 的过表达有关。肾上腺皮质癌与多种遗传性肿瘤综合征相关,这些遗传性肿瘤综合征有关的致病基因与肾上腺皮质癌的发生有着密切关系。

Li-Fraumeni 综合征是一种常染色体显性遗传性疾病。Li-Fraumeni 的家族成员患肾上腺皮质癌的概率是普通人群的 100 倍。Li-Fraumeni 综合征的 70% 是由于 TP53 基因突变所致,其次由 17p13.1 位点的杂合性缺失所致,70% 的家族性 Li-Fraumeni 综合征患者有 TP53 基因突变,85% 的恶性肿瘤及 30% 的良性腺瘤具有 17p13.1 的杂合性缺失。

胰岛素样生长因子系统与肾上腺皮质功能的发展及维持有关,多项研究已表明,肾上腺皮质癌中 IGF-2 过表达,大约 90% 肾上腺皮质癌患者有 IGF-2 过表达;肾上腺皮质肿瘤与肾上腺腺瘤或正常肾上腺相比,IGF-2 在肾上腺皮质癌中的表达水平较高。

此外,在肾上腺恶性肿瘤中基因的改变较肾上腺良性病变中常见,常见染色体获得主要在染色体 4、5、12 及 19,染色体丢失主要发生于染色体 1、2、3、4、6、9、11、13、15、17、18、22 以及 X。

(二)病理

95% 的肾上腺皮质癌直径>5cm(平均 10cm),多伴有出血、坏死,肿瘤重量多在 250~1000g。约 40% 在诊断时已远处转移,最常见肺、肝、腹膜后淋巴结和骨,并可经肾静脉和下腔静脉形成癌栓。

肾上腺皮质癌的组织结构与形态和正常肾上腺皮质相像,良、恶性鉴别困难,有时需结合临床表现、大体、镜下组织学形态和免疫组化(Ki-67、Cyclin E)综合判断。2004 年 WHO 推荐采用改良的 Weiss 提出的肾上腺皮质良、恶肿瘤的 9 项组织学鉴别标准:①核异型大小;②核分裂指数≥5/50HP;③不典型核分裂;④透明细胞占全部细胞≤25%;⑤肿瘤细胞呈弥漫性分布;⑥肿瘤坏死;⑦静脉侵犯;⑧窦状样结构浸润;⑨包膜浸润。该系统将9个组织学标准各赋值1分,分数大于3分则被分类为恶性。其中核分裂数目、病理性核分裂象、血管或包膜侵犯以及坏死等是典型的病理组织学恶性指标。预后与肿瘤细胞核分裂指数和浸润的关系最为密切。不常见的肾上腺皮质癌亚型包括:嗜酸细胞性肾上腺皮质癌、黏液样型肾上腺皮质癌、肾上腺癌肉瘤。

二、中医病因病机

中医虽无肾上腺皮质癌的记载,但据八纲辨证来分析,本病多属里热湿证。人体阴阳失调、气血不和、经脉阻塞,脏腑功能紊乱而发病。情志致病,主要引起五脏气机失调的病症。正如《灵枢·寿夭刚柔》曰:"忧思愤怒伤气,气伤脏乃病脏"。肝者将军之官,主疏泄,具有舒畅、开展、调达、宣散、流通之功能。忧思郁怒、愤懑恼怒等精神刺激,均可使肝失条达,气机不畅,以致肝气郁结。清代叶天士《临证指南医案·郁》谓:"郁则气滞,气滞久则化火,而致肝火上炎。"肝属木而脾属土,肝气横逆而致木旺克土,胃为阳脏,喜润恶燥;脾为阴脏,喜燥恶湿。脾胃互相联系,纳运协调,升降相因,燥湿既济,维持着人体对饮食物的消化吸收功能,起着纳化水谷,提取精微,化生气血,滋养全身的作用。湿阻脾胃则见恶心呕吐、胸闷腹胀、胃纳不馨、便溏、口淡、口甜等。湿蒙清阳则见头昏如裹、昏昏欲睡。中焦湿热从阳化燥,则见身热不扬,汗出而热不减,大便干结、肢体困重、面红、皮肤菲薄。肺与大肠相表里,肺主皮毛,故见多毛症。日久则暗耗真阴,肾藏精,精气禀受于父母,是人体生命活动的源泉。火热之邪,蒸腾于内,最易迫津外泄,消烁津液,使阴津耗伤。"水亏其源,则阴虚之病叠出"。肾阴亏损,虚火内生,可见五心烦热,潮热盗汗,男子遗精,女子梦交等症。病情进一步发展,也可导致气虚《难经·八难》说:"气者,人之根本也。"《类经·摄生类》也有"人之有生,全赖此气"之说,气的功能以推动、温煦为主,气虚则见疲乏无力,气短不足以息,动则更甚为其主症;血以营养,滋润为先,而血液之运有赖于气的推动,肺气的敷布、肝气的疏泄,即所谓:"气行则血行","气为血之帅",气虚无力推动血脉运行,则见面色黧黑,形体消瘦等血瘀之症。

第二节 临床表现

一、主要症状

肾上腺皮质癌的临床表现取决于肿瘤的功能状态和体积大小。60%的肾上腺皮质癌为功能性，主要产生皮质醇、醛固酮和性激素等，而功能性肿瘤中以皮质醇增多症最常见，其中混合分泌皮质醇和雄激素的库欣综合征伴男性化最常见，约35%~40%，单纯库欣综合征约30%，单纯男性化（痤疮、多毛、乳房萎缩、月经异常和声音低沉等）20%，女性化（睾丸萎缩、乳房增大等）约10%，分泌醛固酮的肾上腺皮质癌罕见（2%）。临床表现包括高血压、向心性肥胖、皮肤菲薄、紫纹、骨质疏松、糖尿病等。无功能性肾上腺皮质癌患者通常以肿瘤引起的局部症状及全身症状为主，表现为腰胀、腰痛、腹胀、发热、消瘦、乏力、疲劳及腹部肿物等。

儿童肾上腺皮质癌约90%具分泌功能，绝大多数为雄激素，单一（55%）或混合分泌皮质醇（30%），单纯库欣综合征<5%。多为男性化或假性青春期表现。非功能性肾上腺皮质癌起病隐匿，多与肿瘤局部进展有关，常见腹部胀痛、纳差、恶心、低热、消瘦等临床表现。约50%可及腹部肿块，22%~50%则表现为转移症状，肾上腺皮质癌的转移主要为血行转移，最常见转移部位为肺，其次为肝脏，骨转移也较常见，淋巴转移主要为肾上腺周围及大动脉周围淋巴结转移。

二、体征

（一）向心性肥胖

多数为轻至中度肥胖，极少有重度肥胖。有些脸部及躯干偏胖，但体重在正常范围。典型的向心性肥胖指脸部及躯干部胖，但四肢包括臀部不胖。满月脸、水牛背、悬垂腹和锁骨上窝脂肪垫是肾上腺皮质癌的特征性临床表现。少数患者尤其是儿童可表现为均匀性肥胖。向心性肥胖的原因尚不清楚。一般认为，高皮质醇血症可使食欲增加，易使病人肥胖。但皮质醇的作用是促进脂肪分解，因而在对皮质醇敏感的四肢，脂肪分解占优势，皮下脂肪减少，加上肌肉萎缩，使四肢明显细小。高皮质醇血症时胰岛素的分泌增加，胰岛素是促进脂肪合成的，结果在对胰岛素敏感的脸部和躯干，脂肪的合成占优势。肾上腺素分泌异常也参与了脂肪分布的异常。

（二）生长发育障碍

由于过量皮质醇会抑制生长激素的分泌及其作用，抑制性腺发育，因而对生长发育会有严重影响。少年儿童时期发病的肾上腺皮质癌患者,生长停滞,青春期迟延。如再有脊椎压缩性骨折,身材变得更矮。

(三)性腺功能紊乱

高皮质醇血症不仅直接影响性腺,还可对下丘脑-腺垂体的促性腺激素分泌有抑制,因而肾上腺皮质癌患者性腺功能均明显低下。女性表现为月经紊乱,继发闭经,极少有正常排卵。男性表现为性功能低下,阳痿。

肾上腺皮质癌患者还有不同程度的肾上腺弱雄激素,如去氢表雄酮及雄烯二酮的分泌增加。这些激素本身雄性激素作用不强,但可在外周组织转化为睾酮。其结果是肾上腺皮质癌患者常有痤疮,女子多毛,甚至女子男性化的表现,脱发、头皮多油很常见。这些弱雄激素还可抑制下丘脑-垂体-性腺轴,是性腺功能低下的另一原因。

(四)眼部表现

肾上腺皮质癌患者常有结合膜水肿,有的还可能有轻度突眼。

三、并发症

(一)高尿钙和肾结石

皮质醇促进尿钙排出,使尿钙明显增多,久病者可形成肾结石伴尿路结石症候群和异位钙盐沉积等表现。

(二)高血压和低血钾

长期高血压可导致左心衰竭,脑动脉硬化,脑卒中等。

(三)其他

1.少年儿童时期发病的肾上腺皮质癌患者,生长停滞,青春期迟延。

2.有研究报道此病可并发多囊卵巢综合征及心理障碍等疾病。

3.持续性糖皮质醇分泌过多还会引起心脑血管病、血栓栓塞、感染等严重并发症。

第三节　实验室及其他检查

一、内分泌检查

(一)所有可疑肾上腺皮质癌者必须进行内分泌检查评估

1.激素过量分泌可能提示恶性病变:如高浓度的去氢表雄酮、类固醇前体、17β-雌二醇(男性者)等,同时分泌雄激素和皮质醇者高度怀疑皮质癌。

2.自主性分泌皮质醇者术后可能出现肾上腺皮质功能不足。

3.术前必须与嗜铬细胞瘤鉴别。

4.特定激素可能作为肿瘤标志物便于术后随诊。

(二)推荐根据病情选择的实验室检查项目,见表18-1

表18-1　肾上腺皮质癌推荐实验室检查

激素类别	推荐实验室检查
糖皮质激素(至少3项)	24h UFC
	过夜-1mg 地塞米松抑制试验
	血浆 ACTH
	血清皮质醇
性激素	脱氢表雄酮(DHEA)
	雄烯二酮
	睾酮(女性)
	17β-雌二醇(男性或绝经妇女)
	17-羟孕酮
	脱氧皮质酮
盐皮质激素	
排除嗜铬细胞瘤(至少1项)	24h 尿-儿茶酚胺
性激素	脱氢表雄酮(DHEA)
	雄烯二酮
	睾酮(女性)
	17β-雌二醇(男性或绝经妇女)
	17-羟孕酮
	脱氧皮质酮
盐皮质激素	
排除嗜铬细胞瘤(至少1项)	24h 尿-儿茶酚胺
	血浆游离甲氧基肾上腺素或甲氧基去甲肾上腺素
	睾酮(女性)
	17β-雌二醇(男性或绝经妇女)

二、影像学检查

肾上腺皮质癌目前诊断较为困难。随着超声、CT 及 MRI 等影像学检查手段的广泛应用,肾上腺皮质癌的诊断率明显提高。

(一)超声

单侧肾上腺内圆形或卵圆形结节,体积较大,一般>5cm。结节内低回声且不均匀,若伴有出血坏死,则有不规则无回声区出现。可侵犯周围组织。

（二）电子计算机体层扫描（CT）

单侧肾上腺内肿块体积较大,分叶状,边缘不清,可侵犯邻近组织。结节内常见钙化、出血、坏死征象。

（三）核磁共振（MRI）

肾上腺皮质癌的 MRI 检查,肿瘤体积大（>5cm）,T1 低信号,T2 高信号,且信号不均匀,常见坏死、液化信号;碘胆固醇闪烁显像有助于区分原发性功能性肾上腺皮质病变与髓质病变及转移到肾上腺的病变,也有助于转移性肾上腺皮质癌的定位。

（四）PET-CT

PET-CT 扫描也可以帮助定性肾上腺皮质肿瘤和确定远端部位转移。

三、病理学检查

肾上腺皮质癌确诊依赖于组织学和免疫组化,并结合影像学和临床资料。

（一）巨检

肾上腺皮质癌大体通常表现为单侧肾上腺内单个结节、肿瘤结节圆形或卵圆形,体积较大,直径一般>5.0cm,可有包膜,但包膜可见浸润肿瘤,切面桃红或灰黄色,可见坏死、出血、囊性变,并可向邻近组织浸润生长。

（二）镜检

肿瘤细胞与正常肾上腺皮质细胞相似。以下组织学特点提示肾上腺皮质肿瘤为恶性:包膜、血窦或血管浸润;透明细胞稀少或全无;弥漫组织结构;坏死;核分裂数不等,大于 20 个核分裂/高倍视野为核分裂高级别。单纯的细胞核异型及瘤巨细胞不能作为诊断恶性的依据。肾上腺皮质癌有些罕见的亚型,如伴有嗜酸细胞特点的肾上腺皮质癌、肾上腺癌肉瘤,肿瘤细胞既有癌的成分,又有肉瘤的成分。

（三）免疫组化

对肾上腺皮质癌的免疫组化研究中,目前仍尚未发现特异性标志物,研究发现肾上腺皮质癌中 P53 蛋白阳性率为 36%,c-myc 蛋白阳性率 40%,而肾上腺皮质腺瘤及肾上腺皮质增生均无阳性表达;肾上腺皮质癌还可表达很多神经标记,但 CgA 总是阴性。

第四节　诊断与鉴别诊断

一、诊断

（一）肾上腺皮质癌的分期

目前肾上腺皮质癌的分期采用美国癌症联合会（AJCC）公布的 2011 年肾上腺皮质癌国际分期,见表 18-2。

T—原发肿瘤

T1　　肿瘤局限,直径≤5cm。

T2　　肿瘤局限,直径>5cm。

T3　　任何大小肿瘤,局部侵犯,但不累及邻近器官。

T4　　任何大小肿瘤,累及邻近器官。

N—淋巴结

N0　　无区域淋巴结转移。

N1　　区域淋巴结转移。

M—远处转移

M0　　无远处转移。

M1　　有远处转移。

表 18-2　肾上腺皮质癌 TNM 分期（AJCC 2011）

分期	TNM		
Ⅰ 期	T1	N0	M0
Ⅱ 期	T2	N0	M0
Ⅲ 期	T1-2	N1	M0
	T3	N0	M0
Ⅳ 期	T3	N1	M0
	T4	N0	M0
	任何 T	任何 N	M1

（二）中医症候诊断

1.肝火上炎

【主症】头昏头晕,面部多血,面生痤疮,口苦而干,形体肥胖,水牛背,月经失调,妇女带下量多色黄,阴蒂增大,外阴瘙痒,目赤,耳鸣,大便干结,舌红苔黄厚腻,脉弦滑有力。

2. 湿热困脾

【主症】恶心呕吐,胸闷腹胀,口淡口甜,女子嘴角边长出小胡子,早期头发多油脂,晚期脱发,消谷善饥,呕吐嘈杂,倦怠嗜卧,四肢困乏无力,头重如裹,昏昏欲睡,男子阳痿,舌质淡红,苔白或黄厚腻,脉濡。

3. 中焦湿热

【主症】身热不扬,汗出而热不解,大便干结,肢体困重,面色潮红,水牛背,满月脸,皮肤条纹,精神萎靡,多毛症,女子更为明显,嘴边长出小胡子,眉毛、头发及阴毛增多,背及前胸亦多毛,甚则女性男性化,舌苔黄厚,脉沉实或沉涩。

4. 肾阴亏损

【主症】脸圆如满月,红润多脂,常有粉刺,水牛背,皮肤菲薄,呈大理石花纹,而易发生青紫等出血倾向,五心烦热,食欲亢进,口干舌燥,入夜为甚,月经量少,色鲜红,或闭经,或见崩漏,舌质红,苔少而干,脉细数。

5. 气虚血瘀

【主症】形体消瘦,全身皮肤色素沉着,面色黧黑,甚则肌肤甲错,神疲少气,声音低怯,动则气短,低热,以夜间为甚,舌质紫黯,或见紫斑瘀点,脉细涩无力。

二、鉴别诊断

(一)嗜铬细胞瘤

瘤细胞呈巢状或不规则束状排列,细胞大小不一,胞质嗜碱性,嗜铬染色呈阳性,脂肪染色阴性,免疫组化 CgA、Syn 阳性,S-100 阳性。

(二)肾上腺皮质腺瘤

腺瘤患者无特殊功能性临床表现,病程短,肿瘤体积较小,直径一般 2~5cm 大小,质量<50g,标本切面呈黄色或褐色,镜检无异型细胞,瘤细胞比功能性腺瘤细胞小,胞质苍白,呈索状腺泡状排列,肿瘤无包膜及血管浸润。

(三)神经母细胞瘤

发病年龄 < 4 岁,肿瘤内无脂肪成分,囊变区域形态缺乏肾上腺皮质癌的特征性,临床上也无内分泌紊乱的症状。

(四)中医鉴别诊断

积聚:是腹内结块,或痛或胀的病症。积属有形,结块固定不移,痛有定处,病在血分,是为脏病;聚属无形,包块聚散无常,痛无定处,病在气分,是为腑病。积聚的病位主要在于肝脾。基本病机为气机阻滞,瘀血内结。聚证以气滞为主,积证以血瘀为主。积证治疗宜分初、中、末三个阶段：积证初期属邪实，应予消散；中期邪实正虚，予消补兼施；后期以正虚为主，应予养正除积。聚证多实，治疗以行气散结为主。

第五节　治　疗

一、中西医结合治疗思路

肾上腺皮质癌的治疗以手术治疗为主。临床上针对肾上腺皮质癌术后引起的肾上腺皮质功能减退症，大部分是针对皮质功能减退进行对症治疗，方法包括肾上腺危象时的治疗和基本的激素替代治疗，主要是为了纠正患者机体的低血容量和电解质紊乱，改善患者乏力、肌痛等临床表现。对于该症的治疗，中药的口服治疗结合基本激素治疗，可以减少激素治疗引起的不良反应。

肾上腺皮质癌术后皮质功能缺乏在中医属于"虚劳"范畴。病因病机为禀赋薄弱，体质不强，损及五脏，饮食不节，损伤脾胃，大病久病，失于调理。中医辨病施治，以气、血、阴、阳为纲，五脏虚候为目，以补益为基本原则。患者恶寒唇舌青紫，面部紫黑，苔白腻，脉沉为肾阳不足，瘀血内阻的表现。治则当以温补脾肾为主。给予中药右归丸治疗，其功能主治温补肾阳，填精止遗。用于肾阳不足，命门火衰，腰膝痠冷，精神不振等。方用附子、肉桂温补肾阳，杜仲、山茱萸、菟丝子、鹿角胶补益肾气，黄芪、熟地黄、枸杞、当归补益精气血，滋阴以助阳。也可给予四君子汤加减治疗。四君子汤方中黄芪、白术补气健脾药物以扶正；党参补中益气，补脾益肺；山药补肺健脾滋肾、改善血液循环的功能；山茱萸补益肝肾，收敛固涩，固精缩尿止带止崩，止汗，此外还有生津止渴之功效；补骨脂补肾温阳；诸药共奏具有补气，益气健脾，燥湿化痰之功效。充分利用中医药结合的优势，采用中西医结合治疗肾上腺皮质癌术后皮质功能缺乏，不但能减少患者的激素药物的使用剂量，还能减少激素的不良反应，增强并巩固治疗效果，预防免疫力低下引起的并发症，但中西结合的治疗方法不能避免患者的激素不良反应，还需要做好患者的临床用药监测。

二、西医治疗

（一）手术治疗

手术切除肿瘤是目前可能治愈肾上腺皮质腺癌的首选方法，适用于尚未出现广泛转移的肿瘤。手术应完整切除肿瘤瘤体，包括清除周围脂肪组织和可疑受肿瘤侵犯的区域；对于局灶性的复发病灶可再次行手术切除；对于单发的或孤立的远处转移病灶,也应尽量采用手术治疗。对于Ⅰ~Ⅱ期及绝大多数Ⅲ期肾上腺皮质癌患者,均可以行根治性手术切除。但对于手术医师的要求很高,既要避免肿瘤的破溃,又要避免肿瘤的切除不全。如肿瘤已侵犯周围的组织或脏器,则要求将受累脏器一并切除,如肾脏、肝脏、脾脏、胰腺、胃、结肠以及腔静脉。手术径路的选择应以暴露满意、损伤小、有利操作为原则。对于复发性肾上腺皮质癌,如果有根治性手术切除的可能而且与前一次手术间隔时间>1个月,就应该考虑再次手术切除。复发后的生存时间与复发时间有着很大关联:第一次手术24个月后复发与早期复发相比,有着更好的预后。

腹腔镜手术治疗良性肾上腺疾病具有微创、术后并发症少、恢复快等优点。然而,腹腔镜治疗肾上腺皮质癌则存在争议,由于术后造成肿瘤组织残留,有人认为其是腹腔镜手术的禁忌证。随着技术的进展和经验的积累,对原发性肾上腺皮质癌在腹腔镜下能达到有效的根治性切除,但仍无足够证据表明腹腔镜下切除效果与开放手术相当。

无论开腹还是腹腔镜手术,肾上腺皮质癌切除后均易局部复发或转移,而且每次复发,肿瘤更具侵袭性,复发间隔缩短。一般认为,对于局部复发病灶应尽可能再次,甚至多次手术;对于单发的或孤立性的远处转移病灶,也可考虑手术治疗。

(二)药物治疗

对晚期或有全身复发的肾上腺皮质癌以药物治疗为主,密妥坦是目前肾上腺皮质癌治疗中最常用、疗效最高的药物,对不能耐受高剂量密妥坦或肿瘤增长速度很快的患者,需加用细胞毒性药物,但总体治疗效果有限。因而如何提高传统药物的效果以及对于新的化疗方案的研究也是目前的热点之一。

1.密妥坦:国外推荐首选,目前最有效的药物,主要作用于肾上腺皮质束状带和网状带细胞线粒体,诱导其变性坏死。适用于晚期肿瘤或术后有残留病灶的患者(Ⅱ~Ⅳ期)。有效率约35%,多为短暂的部分缓解,但偶有完全缓解长期生存者。治疗可致肾上腺皮质功能不足,需监测皮质醇等。注意事项:开始剂量为2g/d,渐增量至血药浓度14~20 μg/dl(4~6g/d);监测临床症状及ACTH/UFC/电解质;调整皮质激素替代治疗的激素剂量;监测并根据需要纠正甲状腺功能、血浆睾酮及血脂水平;提供强力抑吐药物及其他支持治疗。

2.细胞毒药物:EDP/M方案(顺铂、依托泊苷、多柔比星、密妥坦)和Sz/M方案(链尿霉素、密妥坦)治疗晚期ACC,部分缓解率约50%。

EDP/M作为目前第一线的化疗方案,其治疗效果并不能令人满意,患者总的生存期仅有 14.8 个月,Sz/M 方案效果与其相似。因而如何提高现有的化疗方案效果以及对新的化疗方案的研究显得非常必要。同密妥坦类似,纳米技术的使用和个体化治疗也是提高现有的细胞毒性药物效果可能的方法。

关于新的化疗方案的研究目前也有了一定的进展,例如吉西他滨联合卡培他滨、多西紫杉醇联合顺铂或节律性的细胞毒性药物疗法均是可能的二线或三线化疗方案,应当在更大范围内进一步评估其效果。

(三)放射治疗

目前对于放疗作为术后辅助治疗在减少肿瘤局部复发中的作用仍存在争议,其使用也无统一标准。对于临床 Ⅰ~Ⅱ 期肿瘤未能完全切除(R1 切除)、临床Ⅲ期或有术后复发高危因素如术前原发瘤直径>8cm、显微镜下有临近血管侵犯、Ki-67 指数>10%等患者,应行辅助放疗,且与密妥坦辅助治疗有协同作用。另外若术中操作不当使肿瘤包膜破裂,导致肿瘤细胞溢出或内部坏死囊液流出,也是局部复发高危因素,应考虑行辅助放疗。但对于肿瘤溢出扩散至整个腹部,辅助放疗并不能带来益处。另外,放疗还可用于缓解晚期肾上腺皮质癌转移至骨、脑、腹部等引起的局部症状,特别是骨转移引起的疼痛等。

(四)分子靶向治疗

靶向药物具有高选择性、高效、副作用少等优点,随着对肾上腺皮质癌发生发展的分子机制研究不断深入,已发现了多种在其生长增殖过程中有重要作用的细胞因子或其受体。目前已开发出一些可作用于这些特异信号的位点,抑制或杀灭肿瘤细胞从而治疗肾上腺皮质癌的靶向药物。主要包括:类胰岛素生长因子 1 受体、血管内皮生长因子、肝细胞生长因子、表皮生长因子受体、mTOR、类固醇生成因子 1、MDR-1 等。肾上腺皮质癌靶向治疗的位点还包括成纤维细胞生长因子、β-珠联蛋白和 Wnt 信号通路、过氧化物酶体增殖剂激活受体-γ 等,对靶定于这些位点的药物的研究也在进行中。

对于靶向药物的临床研究应特别考虑可能与密妥坦的相互作用,对可被 CYP3A4 代谢的药物在与密妥坦合用时更应考虑行血液中浓度监测,并根据监测结果及时调整用药剂量。

三、中医治疗

(一)辨证论治

1. 肝火上炎

【治法】清肝胆实火,除下焦湿热。

【方药】龙胆泻肝汤(《医方集解》)加减。

龙胆草 9g、黄芩 6g、焦栀子 9g、泽泻 9g、木通 3g、车前子 9g、当归 15g、柴胡 12g、生地黄 9g、旱莲草 9g、女贞子 12g、桑葚 12g。

【方药分析】方用龙胆草大苦大寒,上泻肝胆实火,下清下焦湿热,为本方泻火除湿两擅其功的君药。黄芩、栀子具有苦寒泻火之功,在本方配伍龙胆草,为臣药。泽泻、木通、车前子清热利湿,使湿热从水道排除。肝主藏血,肝经有热,本易耗伤阴血,加用苦寒燥湿,再耗其阴,故用生地、当归滋阴养血,以使标本兼顾。方用柴胡,是为引诸药入肝胆而设,甘草有调和诸药之效。

【加减】疼痛剧烈者,加乳香、没药、郁金、延胡索;肿瘤巨大且硬者,加穿山甲、三棱;发热者,加炒柴胡、青蒿。

2. 湿热困脾

【治法】燥湿健脾。

【方药】平胃散(《太平惠民和剂局方》)加减。

苍术 9g、厚朴 12g、陈皮 9g、甘草 3g、薏苡仁 30g、白蔻仁 9g、滑石 12g(包煎)、大腹皮 6g、藿香 6g。

【方药分析】苍术燥湿健脾为君药,厚朴除湿散满为臣药,陈皮理气化痰为佐药,甘草、姜、枣调和脾胃为使药。

【加减】纳呆食少者,加砂仁、香附、党参、白术、茯苓;下焦有热,血尿不止者,加大小蓟、淡竹叶、地榆炭、炒槐花;腹部肿块胀痛者,加川楝子、延胡索、丹参、青皮、白芍。

3. 中焦湿热

【治法】荡涤燥结。

【方药】大承气汤(《伤寒论》)加减。

大黄 6g(后下)、芒硝 9g(烊化)、枳实 6g、厚朴 6g、生首乌 18g、黄精 30g、龙胆草 12g。

【方药分析】方中大黄泻热通便,荡涤肠胃,为君药。芒硝助大黄泻热通便,并能软坚润燥,为臣药,二药相须为用,峻下热结之力甚强;积滞内阻,则腑气不通,故以厚朴、枳实行气散结,消痞除满,并助硝、黄推荡积滞以加速热结之排泄,共为佐使。

【加减】若兼气虚者,宜加人参补气,防泻下气脱;兼阴津不足者,加玄参、生地以滋阴润燥。

4. 肾阴亏损

【治法】滋补肾阴。

【方药】六味地黄汤(《小儿药证直诀》)加减。

生地 9g、山萸 9g、山药 9g、茯苓 9g、牡丹皮 9g、泽泻 6g、黄精 30g、地骨皮 12g、龟板 9g、鳖甲 9g。

【方药分析】方中重用熟地黄,滋阴补肾,填精益髓,为君药。山萸肉补养肝肾,并能涩精;山药补益脾阴,亦能固精,共为臣药。三药相配,滋养肝脾肾,称为"三补"。但熟地黄的用量是山萸肉与山药两味之和,故以补肾阴为主,补其不足以治本。配伍泽泻利湿泄浊,并防熟地黄之滋腻恋邪;牡丹皮清泄相火,并制山萸肉之温涩;伏苓淡渗脾湿,并助山药之健运。三药为"三泻",渗湿浊,清虚热,平其偏胜以治标,均为佐药。六味合用,三补三泻,其中补药用量重于"泻药",是以补为主;肝脾肾三阴并补,以补肾阴为主,这是本方的配伍特点。

【加减】阴虚阳盛,低热不退者,加银柴胡、地骨皮、青蒿、白薇;腰腿痠痛者,加杜仲、桑寄生、川断、狗脊;肾亏髓海不足,头晕耳鸣者,加制首乌、枸杞、杭菊。

5.气虚血瘀

【治法】补气活血通络。

【方药】补阳还五汤(《医林改错》)加减。

生黄芪 120g、当归 9g、赤芍 6g、川芎 6g、红花 3g、桃仁 3g、地龙 9g、党参 9g、白术 9g、穿山甲 9g、水蛭 6g。

【方药分析】本方重用生黄芪,补益元气,意在气旺则血行,瘀去络通,为君药。当归尾活血通络而不伤血,用为臣药。赤芍、川芎、桃仁、红花协同当归尾以活血祛瘀;地龙通经活络,力专善走,周行全身,以行药力,亦为佐药。

【加减】多毛者加防风、荆芥、银花、连翘等解表之剂;出血倾向者加血余炭、侧柏叶、牡丹皮、大小蓟;阴虚火旺者加知母、黄柏、旱莲草、女贞子;消谷善饥者加白矾、郁金、玉竹、花粉。

(二)中成药

1.六味地黄丸(《小儿药证直诀》)

由熟地、山茱萸、牡丹皮、泽泻、茯苓、山药组成。每次 6g,每日 2 次,适用于肾上腺皮质癌肾阴亏虚者。

2. 金匮肾气丸(《金匮要略》)

由山茱萸、牡丹皮、泽泻、熟地、茯苓、山药、肉桂、附片组成。每次 6g,每日 2 次。适用于肾上腺皮质癌肾阳虚者。

（三）主要并发症的防治

1. 感染

【症型】湿热下注。

【治法】清热利湿。

【推荐方药】八正散（《太平惠民和剂局方》）。

2. 高血压

（1）肝阳上亢。

【治法】平肝潜阳，清肝泻火。

【推荐方药】龙胆泻肝汤（《医方集解》）。

（2）肝肾阴虚。

【治法】滋养肝肾。

【推荐方药】杞菊地黄汤（《医级宝鉴》）。

（3）阴阳两虚。

【治法】滋阴温肾。

【推荐方药】地黄饮子（《圣济总录》）。

（4）气虚血瘀。

【治法】益气活血。

【推荐方药】桃红四物汤（《医宗金鉴》）。

（四）中医适宜技术

1.针刺

取穴肾上腺、足三里、三阴交、肾俞，配穴取内关、昆仑，耳穴取肾、输尿管、膀胱、内分泌、皮下等穴，补泻兼施每日 1 次，每次留针 20~30min。适用于各期肾上腺肿瘤患者。

2.按摩

取穴曲池、合谷、肾俞、三阴交等，采用擦、拿、抹、滚、拍、击等手法，扶正固本，理气活血化瘀，适用于肾上腺肿瘤气机不畅之腰痛等症。

3.气功

对肾上腺皮质癌术后患者，可加强锻炼，能增强体质，对延缓病情有一定作用。活动困难者，采用卧式或坐式放松功，意念采用良性意念法，呼吸采用自然呼吸或深呼吸法，另外，高位下按式站桩功，行步练功 500m，太极气功、床上或站式十段锦等，可根据患者的具体情况而分别采用。但练功时要注意避免偏差和过度疲劳，宜因人因病而异。

4.食疗

(1)气血两虚。

川芎米酒鸡:取鸡 1 只(约 500g)、枸杞 20 粒、川芎 3g、桂枝 3g、当归 2g、桂心 2g、小茴香 3 粒、米酒 500ml。先将鸡洗净,用刀切成块。把川芎、当归、桂枝、桂心、小茴香、枸杞在温米酒中浸泡 1h。然后把鸡放入深锅内,加入已浸过米酒的中药及米酒。盖好锅盖。用大火加热片刻,改用小火煮 30min,即可食用。

(2)湿热瘀毒。

菱角苡仁汤:取菱角 50g、薏苡仁 50g。用水煎服,每日 1 剂。

鸡内金赤小豆粥:取鸡内金 15g(研末)、赤小豆 30g、白米 50g。先将赤小豆及米煮粥,粥将熟再放入鸡内金末,调匀,可作早餐进食之。

(3)肾虚蕴毒。

百花酿芦笋:取虾仁肉 60g,芦笋(8cm 长)6 条。先将虾肉挑出虾肠后,放入碗中,加入平满水及盐 1 茶匙,浸约 5min。然后把虾肉洗净,用干布抹干水分。虾肉用刀背压烂,剁碎,加入调料(盐 1/2 小茶匙,淀粉 1 小茶匙,蛋清 1/2 汤匙,胡椒粉、麻油各少许)拌匀后放入冰箱中冷藏约 2h。芦笋刮去皮洗净,加入适量清水及滚煨料(姜汁酒 1 汤匙,盐 1 茶匙)滚煨。捞出后分条放入虾胶中蒸熟(约 4min),上碟,勾芡料浇入碟中即成。

狗肉豆豉粥:取狗肉 500g、糯米 100g、食盐 10g、胡椒 5g、味精 15g、豆豉 10g、麻油 25g、料酒 25g、葱末 5g、蒜末 5g、姜末 5g、清水 2kg。先将狗肉冲洗干净下入砂锅,加清水、料酒上火烧开,煮到内烂脱骨时,去骨将肉捣碎。糯米淘洗后放入狗肉锅中,煮成粥时,加入豆豉、食盐、味精、胡椒、葱蒜姜末、麻油,稍煮即成。

第六节 疗效评价

一、西医疗效评价

根据国际抗癌联盟(UICC)和 WHO 规定的实体肿瘤疗效评价标准分为:完全缓解(CR):可测量病灶完全消失,持续 4 周以上;部分缓解(PR):肿瘤病灶最大直径及最大垂直径乘积缩小 50% 以上,其他病灶无增大,无新病灶出现,维持 4 周以上;稳定(SD):肿瘤病灶两径乘积缩小不足 50%,或增大不超过 25%,无新病灶出现,维持

4 周以上;进展(PD):肿瘤病灶两径乘积增大 25%以上或出现新的病灶。

二、中医症候评价

(一)中医疗效评价标准

临床痊愈:中医临床症状、体征完全消失,症候积分减少≥95%。

显效:中医临床症状、体征明显改善,症候积分减少≥70%。

有效:中医临床症状、体征均有好转,症候积分减少≥30%。

无效:中医临床症状、体征均无明显改善,甚或加重,症候积分减少<30%。

(二)评价方法

参照《中药新药临床研究指导原则》,将癥积症候要素进行分类计分,自拟症状与体征分级与积分见表 18-3。

中医症候评价采用尼莫地平法。计算公式:[(治疗前积分-治疗后积分)/治疗前积分]×100%。

表 18-3　癥积症候评分表

	症状	无(0)	分级记分		
			轻度(主症 2 分,次症 1 分)	中度(主症 4 分,次症 2 分)	重度(主症 6 分,次症 3 分)
主要症状	高血压	正常	1 级高血压	2 级高血压	3 级高血压
	向心性肥胖	体重正常	超过正常体重 20%-29%	超过正常体重 30%-50%	超过正常体重 50%以上
	感染	无症状	偶尔发生	经常发生	持续时间长,不易缓解
次要症状	腰膝痠软	无症状	腰膝痠楚,时而作痛	痠痛隐隐,须常变换体位	腰痛显著,持续不已,需服药方能缓解
	腰痛	无症状	偶尔发生	经常发生	整日发生,不易缓解
	腹胀	无症状	偶尔发生	经常发生	整日发生,不易缓解
	发热	无症状	<38℃	38℃~39℃	>39℃
	倦怠乏力	无症状	肢体稍倦,可坚持轻体力工作	四肢乏力,勉强坚持日常生活	全身无力,终日不愿活动

第七节　预防调护

一、预防

1.戒烟,倡导积极健康的生活方式,对于年龄≥50岁的普通人群每年可常规行肾上腺检查,以提高肾上腺皮质癌的早期诊断率,有望早期治疗,改善预后。

2.积极开展防癌宣传,普及防癌知识,做到对肾上腺肿瘤的早期诊断,早期治疗,早预防。

3.加强适宜的体育锻炼,提高抗病能力。

二、调护

1.由于 30%~85% 的肾上腺皮质癌病人诊断时已有远处转移,其中大部分生存时间不超过 1 年。手术切除的 Ⅰ~Ⅲ期者 5 年生存率大约是 30%。对于预后较为有利的因素有:较小的年龄、出现症状半年内确诊、肿瘤重量小于 100g。预后较差的因素有:核分裂指数高、静脉浸润、重量超过 50g、肿瘤直径超过 6.5 cm、Ki-67 /MIB1 阳性指数超过 4%、p53 阳性。

2.保持乐观的人生观,稳定情绪,提高生活质量。

3.坚持中药调理。

4.对于临床分期 Ⅰ~Ⅲ期患者,若完整切除肿瘤,术后 2 年内每 3 月复查,2 年后每半年复查,对于未能完整切除肿瘤的 Ⅰ~Ⅲ期患者以及Ⅳ期患者,前 2 年内应每 2 月复查,2 年后根据肿瘤进展情况决定继续随访时限。随访的检查包括肾上腺超声及 CT,尿液中激素水平的检测等。

参考文献

［1］Chouairy CJ,Abdul-Karim F,Maclennan GT.Adrenocortical Carcinoma［J］.J Urol,
2008,179(1):323.

［2］叶章群.肾上腺疾病［M］.北京:人民卫生出版社,1997:208-212.

［3］Ribeiro RC,Sandrini F,Figueiredo B,et al.An inherited p53 mutation that con-
tributes in a tissue-specific manner to pediatric adrenal cortical carcinoma［J］.Proc Natl
Acad Sci USA, 2001,98(16) : 9330-9335.

［4］郑筱萸.中药新药临床研究指导原则(试行)［M］.北京:中国医药科技出版社,
2002.

第十九章
骨癌

　　骨肿瘤是发生于骨骼或起源于骨各附属组织的原发或继发性肿瘤。原发性骨肿瘤占人类全部肿瘤的 0.2%。其中,恶性骨肿瘤占全部恶性肿瘤的 1%左右。相对于恶性骨肿瘤来说,原发性良性骨肿瘤较多见。继发性骨肿瘤是指肿瘤骨转移,据研究报道, 晚期肿瘤患者发生骨转移的概率约为 20%~95%。本章着重对原发性骨肿瘤中的骨肉瘤加以阐述。

　　骨肉瘤是源于间叶组织的恶性肿瘤,以能产生骨样组织的梭形基质细胞为特征,骨肉瘤多为原发性,但亦可继发于其他骨肿瘤或瘤样病变,骨肉瘤的发病率不高,根据统计资料,每年发病率约为一万人,约占人体全部恶性肿瘤的 1%。最常发生于青壮年人群, 因此是严重影响青壮年身心健康的疾病。本病多发生于骨骼生长发育的旺盛期。发病部位以股骨最常见,其次为胫骨,尤以股骨的下端,胫骨或肱骨的上端,即膝关节的上下方最多见,占骨肉瘤的半数以上。

　　祖国医学对骨肉瘤并没有明确的命名,但从其临床表现及病变演变过程来看,骨肉瘤属于中医 "石疽""骨疽""骨瘤""肉瘤"等范畴。如《灵枢·刺节真邪》曰："有所结,气归之,津液留之,邪气中之,凝结日以易甚,连以聚居,为昔瘤,以手按之坚。有所结,深中骨,气固于骨,骨与气并,日以益大,则为骨疽。"《洞天奥旨》卷十一,称骨瘤为石瘤;骨瘤者肿瘤之发于骨者也。多因肾气不足,寒湿挟痰侵袭骨骼,造成气血凝聚于骨所致。好发于长管骨的干骺端。隋朝巢元方《诸病源候论·石痈》中写道："石痈者,亦是寒气客于肌肉,折于血气,结聚而成。其肿结确实至牢有根,皮核相亲,不甚热微痛,热时自歇,此寒多热少,坚如石,故谓之石痈也。"唐·孙思邈将肿瘤分为八大类,即瘿瘤、骨瘤、脂瘤、石瘤、肉瘤、脓瘤、血瘤和息肉。其中的骨瘤、石瘤就包括现在临床上的良性骨肿瘤和恶性骨肿瘤,其分类方法对后世影响很大。又如《圣济总录·卷第一百二十八》：“石痈论曰：人之气血，得热则淖泽，得寒则凝结，石痈者，寒气凝结，致热气不得散，故其肿毒硬实，如石之状，而谓之石痈，治宜温调营卫，散其寒邪……”《外科正宗·瘿瘤论》曰：“夫人生瘿瘤之症，非阴阳正气结肿，乃五脏瘀血、浊气、痰滞而成。瘿者阳也，色红而高突，或蒂小而下垂；瘤者阴也，色白而漫肿，亦无痒痛，人所不觉……肾主骨，患欲伤肾，肾火郁遏，骨无荣养而为肿曰骨瘤……骨瘤者，形色紫黑，坚硬如石，疙瘩高起，推之不移，昂昂坚贴于骨，治当补肾气，养血行瘀，散肿破坚，利窍调元，肾气丸是也。”《仙传外科集验方》亦云：“所为骨疽，皆起于肾毒，亦以其根于此也……肾实则骨有生气，疽不附骨矣。”《外科枢要·论瘤赘》曰：“若劳伤肾水，不能荣骨而为肿瘤……名为骨瘤……夫瘤者，留也。随气凝滞，皆因脏腑受伤，气血和违。”《六因条辨》曰：“至虚之处，便是容邪之处。”均指出肾虚为骨癌发生的主要原因。《素问·六节藏象论》曰：“肾者，主蛰，封藏之本，精之处也，其华在发，其充在骨。”《内经》曰：“有胃气则生，无胃气则死。”《灵枢·绝气》亦曰：“谷入气满，淖泽注于骨，骨属屈伸，泄泽，补益脑髓”。更进一步指出，脾胃亦是影响骨癌生长的主要脏器，因为脾胃乃气血生化之源，为后天之本。这些记载都形象地描述了骨肉瘤的症状及病程演变特点。

第一节　病因病理

一、西医病因病理

骨肉瘤的确切病因仍不明确，好发于青少年，与青春期骨组织的快速生长发育有关。20世纪初发现长期接触荧光素含同位素磷的夜光表工人，患骨肉瘤多见，后经证实是放射性同位素磷沉积骨内所致。以后的动物实验中发现多种放射性物质在骨骼内的沉积都能诱发骨肉瘤。随着放射治疗的应用，因放射治疗引起骨肉瘤经常见诸文献报道，而这种现象也已经被动物实验所证实。化学致癌剂中可诱发骨肉瘤的有甲基胆碱及亚硝胺。在遗传因素方面，较早的研究发现遗传性视网膜母细胞瘤患者易继发骨肉瘤，随着分子生物学的进展，骨肉瘤组织中，常发现视网膜母细胞瘤基因异常，说明基因的异常与骨肉瘤的发生有关。此外研究较多的还有抑癌基因、原癌基因等的表达失衡，亦认为可能与骨肉瘤的发生发展有关。Bloom综合征和Li-Fraumeni综合征等可增加骨肉瘤的发病率。

（一）WHO 的分类明确了普通型骨肉瘤的三个主要亚型

1.成骨细胞型。

2.成软骨细胞型。

3.成纤维细胞型。

4.此外，WHO 的分类也明确了其他组织类型的骨肉瘤，包括毛细血管型、小细胞型、骨旁和骨膜型以及低分化中央型和高分化表面型，中央型接近于 WHO Ⅲ级高度恶性肿瘤，表面型大多介于Ⅰ级和Ⅱ级之间。

二、中医病因病机

（一）"寒毒化热"是贯穿骨瘤（癌）发生、发展和转移始终的病因和病理产物

"寒热相搏，久留内着"或"饮食淫乱，阴毒内生"是骨癌发生的两大主要病因，"癌毒内生"是骨癌发生的核心变化，"寒热瘀毒"是骨癌发展的核心病机，"毒热未清，脏腑生克制化"是骨肉瘤复发转移的关键病机。

（二）从"阳化气，阴成形"

《素问·阴阳应象大论篇》曰："阳化气，阴成形"。肾虚骨枯则"阳化气"运动过缓，"阴成形"太过，气血津液等基础代谢产物堆积，日久形成肿块结节，破坏骨组织。骨癌在祖国医学中属"骨瘤、石瘤"范畴。中医学对骨肿瘤的认识自《黄帝内经》首次记载本病以后，历代医家从不同的侧面对本病的认识和治法做了进一步地探索和补充，使得对本病的认识逐渐加深，综合诸医家的论述，认为本病的发生总由肾气不足、阴阳失调、脏腑功能紊乱，以致寒毒乘虚而入，寒热相搏，久留内着，气血瘀滞，蕴于骨骼而成。跌扑损伤，血络受损，瘀血停聚，不散成瘤；禀赋不足，或劳力过度，房劳过度，耗伤肾气，肾主骨生髓，肾气亏耗则骨骼病变；多食不节，损伤脾胃，脾失健运，生湿生痰，积聚成瘤；精神刺激，情志不畅，五志过极，以致阴阳失调，气血不和，经络阻塞，致成骨瘤。

第二节　临床表现

一、主要症状

局部疼痛为最早出现的症状。

（一）一般型骨肉瘤

1.患者自觉疼痛伴肿块部位压痛、皮温升高，其质地也根据组织内骨含量的差异

而不同,性质为持续性隐痛,缓慢进行性加剧,劳力后加重,休息时缓解,夜间较白天严重,甚则导致失眠。据临床报道,患者通常于 2 至 4 个月内首次就诊。骨肉瘤细胞病理分型较好,恶性程度低者就诊较晚,约在症状出现至 7 个月内。

2.患处出现包块,其增长迅速通常以月来推算,瘤体因存在部位的深度、软组织薄厚、肿瘤浸润程度的不同而存在明显差异。

3.关节积液及关节活动受限在瘤体明显增大时产生,严重者影响患者肢体功能及生活自理能力。

4.当瘤体增大压迫软组织可见静脉血管怒张,病理性骨折也因肿瘤细胞侵袭骨组织而常发。

5.后期或病程较长的患者常伴恶病质;部分病例早期就诊即可出现肺转移,此病人早期无症状,晚期可引起咳嗽、咯血、胸闷、短气,呼吸困难等呼吸系统症状。

(二)其他类型骨肉瘤的临床表现

1.毛细血管扩张型骨肉瘤

因在显微镜下可见大囊腔中充满新鲜或凝血块而得名。病理过程有别于一般骨肉瘤。通常发生在股骨、肱骨、头骨,易发生在长骨的干骺端。

2.骨皮质旁型骨肉瘤

常见于 20~50 岁的成年人,因其发病年龄相对较晚,故临床可依据年龄进行骨肉瘤类型初步筛查。临床症状及体征与常规骨肉瘤相似,肿块与疼痛为常见表现,此型发病部位几乎都发生在管状骨,股骨、胫骨多见、部分侵及干骺端,中轴骨发病罕见。

3.小细胞型骨肉瘤

类似于尤文氏肉瘤而得。一般在短期内出现疼痛肿胀,发病部位概率由高到低依次为股骨、胫骨、肱骨、髂骨、管状骨的骨或干骺端。预后差,大部分病例在初诊 1 年后死亡。

二、体征

(一)全身体征

任何年龄可发生骨肿瘤,但在一特定年龄内,常有好发某种肿瘤倾向。例如婴儿易患神经母细胞瘤累及骨骼常见,少年多发尤文氏瘤,成人为巨细胞瘤及骨肉瘤,老人则为骨瘤及转移瘤。早期骨肿瘤的全身症状少,后期如有疼痛,可影响食欲、消瘦、贫血。恶变若发生溃烂,可继发感染,导致恶病体。生长迅速者,如尤文氏瘤,可伴发烧,白细胞数增高,似骨髓炎。由于肿瘤本身性质特征亦影响全身症状如骨软骨瘤、髓瘤及转移瘤常为多发;血管瘤、神经纤维瘤多位皮下或表浅;多发性骨纤维异样增生及神经纤维瘤病则有内分泌系病症状。

（二）局部表现

1.皮骨:良性肿瘤多无明显皮肤改变,无粘连。迅速长大后,可压迫皮肤,质发亮,可有色素改变。恶性肿瘤则局部皮肤苍白、变绀、充血、温度可增高,并有粘连。

2.包块:注意肿块部位深浅、大小、硬度、轮廓、表面情况、动度、皮温、有无压痛及转动。不宜用力捏挤,避免促使转移。良性肿瘤一般较硬,边缘清楚,压痛轻,可呈结节状。恶性肿瘤则呈硬橡皮样感,压痛显,边缘不清,可有转动感。

3.畸形:由于生长年龄、部位、肿瘤性质等因素,可引发畸形。如多发性软骨瘤,影响生长,可致肢体弯曲、不等长。内生软骨瘤因膨胀可使手足小骨畸形。肿瘤侵及骺板亦可引起发育异常。

三、副肿瘤综合征

骨癌副肿瘤综合征主要表现为:肿瘤热、恶液质、免疫抑制、重症肌无力、肥大性骨关节病、柯兴综合征、神经肌肉痛、高钙血症、感觉-运动或自主神经元病、Lamber-eaton 肌无力综合征、皮肌炎,多发性肌炎及坏死性肌病等。

第三节　实验室及其他检查

一、实验室检查

（一）一般检查

实验室检查中的化验检查可以作诊断和治疗的参考。常采用血沉、碱性磷酸酶、微量元素分析,铜锌比作为动态观察指标。骨肉瘤患者的化验中可见贫血、白细胞计数升高或正常、血细胞沉降率增快、血清碱性磷酸酶增高。生化检查:在部分患者出现血碱性磷酸酶增高。血液检查:白细胞计数增高或正常,血沉增快。

（二）检测靶标

以骨肉瘤自身抗体作为研究对象和检测靶标,国内外尚未见报道。通过克隆表达若干差异性较好的骨肉瘤相关抗原,并以此为配体,建立以骨肉瘤自身抗体为新的肿瘤标志物的早期检测与诊断评价体系,将为骨肉瘤的早期防控、治疗及预后打下良好基础。

二、影像学检查

（一）X 线

X 线在诊断骨肉瘤中起到举足轻重的作用,早期病变不易在 X 线片显影。因瘤体产生的骨组织量的不同,X 线表现也常多样,溶骨(X 线透亮区)及硬化性骨破坏占多数,两者易同时出现。管状骨中骨破坏表现为位于干骺端、髓腔内分界模糊的病变,溶骨破坏、骨硬化同时出现,二者改变可交错分布。受累部位骨皮质常变薄,X 线片上可见穿凿样改变。肿瘤位于干骺端,可累及骨髓腔及骨皮质,甚至扩展至骨膜外软组织,形成梭形肿块,该处骨外膜被掀起,并伴有大量反应性新生骨形成,堆积在肿瘤处,形成三角形隆起,称 codman 三角。胸部影像学检查对明确有无肺部转移有较重要意义。

（二）CT

在提供全身横断面的影像、明确病灶范围、肿瘤的边界、邻近结构的关系及成骨和溶骨的具体情况上有优势。对骨肉瘤所致骨破坏情况了解更加详细,能确定髓内及软组织病变范围,显示肿瘤内部硬化程度。如进一步准备外科干预则瘤体血运情况及其与瘤体关系必须明确,可在 CT 强化后显示。CT 对定性多无益。图像有助于手术设计,对保肢切瘤更有优势。

（三）MRI

对软组织显像更具优势,对骨肉瘤来说,能够很好地显示肿瘤在髓腔内的范围、反应区、跳跃灶、软组织肿块范围,肿瘤与血管空间关系,核磁共振的影像较 CT 略好。MRI 对肿瘤在髓腔及周围软组织中的范围所显示的图像更清晰,对术前计划的指导具有重要指导作用。然而骨钙化 CT 较 MRI 清晰。

三、病理学检查

（一）肉眼所见

肿瘤发生在髓腔并在髓腔内扩张和破坏或穿破骨皮质进入软组织。肿瘤因发生部位不同而形状不一, 肿瘤切面可因细胞成分不同而色彩及质地各异, 灰白色、质软、鱼肉样;蓝白色、质脆、软骨样;灰白色、质韧、橡皮样和坚如象牙的瘤骨,坏死及出血区为灰黄色和红褐色分布在肿瘤之间。肿瘤偏于某侧被穿破的骨皮质无膨胀,骨膜被掀起可见三角形骨膜反应。

（二）光镜所见

肿瘤细胞梭形、多角形、圆形,细胞间变明显,细胞大小不一,形态各异,细胞核大,核仁明显,常见病理核分裂,在分化较好的地方可以见到肿瘤细胞的直接形成肿瘤性骨及骨样组织,呈粉染均质条索状及小片状,肿瘤越成熟形成的骨及骨样组织越多,有时还可见到破骨细胞型巨细胞及出血和坏死区。以下 3 型往往混合存在,目前称以下 3 型为传统型。

1.骨母细胞型:主要由具有明显异型性的恶性骨母细胞组成,形成较多的肿瘤性骨及骨样组织,细胞的分化程度不一,有的分化比较成熟,异型性不明显,形成瘤骨较多,有的则分化较差,瘤细胞异型性十分明显,核分裂易见,形成肿瘤性骨及骨样组织少。

2.软骨母细胞型:肿瘤组织中除骨母细胞外,半数为软骨肉瘤结构,同时可以见到肿瘤细胞直接形成肿瘤性骨及骨样组织。

3.成纤维细胞型:肿瘤细胞梭形,排列成车辐状,其间可见肿瘤细胞直接形成肿瘤性骨及骨样组织。

(三)电镜观察

由 5 种细胞组成,最基本的是恶性成骨细胞,其次为成软骨细胞、成纤维细胞、肌纤维母细胞及不分化细胞。除 5 种细胞外还有肿瘤性骨样组织。

1.恶性成骨细胞:细胞核是不规则的圆形、卵圆形,核膜锯齿状,核染色质轻度凝集,核仁明显,细胞内充满粗面内质网,线粒体少,内含少量的嵴,高尔基复合体较发达,细胞表面有突起,细胞间无细胞连接器。

2.恶性成软骨细胞:细胞核有明显的间变,表面有不规则的微绒毛,细胞周围有一透明区带,细胞质内有发达的粗面内质网,线粒体卵圆形,有明显的嵴,高尔基复合体发达,细胞质有液泡,偶见溶酶体。

3.恶性成纤维细胞:细胞纺锤形,细胞质不规则,细胞核卵圆形,核膜表面有凹陷,染色质边集,胞质内有丰富的粗面内质网,线粒体中等量。

4.不分化细胞:细胞有相对高的核质比例和稀少的细胞器,是成骨肉瘤主要细胞成分。

5.肌纤维母细胞:大多数成骨肉瘤均可见此细胞,细胞纺锤形,有丰富的胞质微丝,细胞质内有丰富的粗面内质网。肿瘤性骨样组织由胶原纤维和蛋白多糖组成,在肿瘤不同区域内,有不同的表现,成骨区内,骨样基质占优势,成软骨细胞区内,胶原纤维形成,并有大量的蛋白多糖物,在此纤维细胞区内,纤维细胞无明显成骨。

第四节　诊断与鉴别诊断

一、诊断

（一）西医诊断

应当结合患者的临床表现、体格检查、影像学检查、组织病理学等进行骨癌的诊断和鉴别诊断。根据病史、外伤史(诱因)、全身表现、局部体征、X线检查、放射性核素骨扫描、CT、MRI及实验室检查,能够成立诊断。

1.多发于15~25岁青少年,好发于四肢长管骨干骺端。膝关节上下部位最常见。

2.主要症状是局部疼痛,初为间歇性隐痛,迅速转为持续性剧痛,夜间尤甚。

3.局部皮温高,静脉怒张,肿块生长迅速,压痛,可出现震颤和血管杂音,可有病理性骨折,关节功能障碍。

4.全身毒性反应,食欲不振,体重减轻,最后衰竭,出现恶液质。

5.贫血,白细胞增高,血沉块,碱性磷酸酶增高。

6.X线摄片之特征。

7.病理检查可明确诊断。

（二）AAOS2014(美国骨科医师学会)

骨肿瘤TMN分期,治疗方案的制定已常规地按照外科分期。

1.外科分级(grade,G):G分良性(G0)、低度恶性(G1)和高度恶性(G2)。

（1）G0:组织学为良性细胞学表现,分化良好,细胞/基质之比为低度到中度;X线表现肿瘤为边界清楚或穿破囊壁或向软组织侵蚀;临床显示包囊完整,无卫星灶,无跳跃转移,极少远隔端转移。

（2）G1:组织学显示细胞分化中等;X线表现为肿瘤穿越囊壁,骨密质破坏;临床表现为生长较慢,活动性区域可向囊外生长,无跳跃转移,偶有远隔端转移。

（3）G2:组织学显示核分裂多见,分化极差,细胞/基质之比高;X线表现为边缘模糊,肿瘤扩散,波及软组织;临床表现为生长快,症状明显,有跳跃转移现象,常发生局部及远隔端转移。

2.外科区域(territory,T):T是指肿瘤侵袭范围,以肿瘤囊和间室为分界。T0:囊内;T1:间室内;T2:间室外。

3.区域性或远处转移(metastasis,M):M 是转移;M0:无转移;M1:转移。

(三)骨肉瘤肺转移诊断

骨肉瘤肺转移的诊断通常结合患者病史、症状、胸部 CT。病人既往骨肉瘤病史,在随访过程中肺内出现单发或多发结节时,应考虑肺部转移瘤。典型胸部 CT 表现:肺内单发或多发结节状影,呈边缘光滑的球形,直径<3cm。因多数术后病理诊断为肺部转移瘤,故行肺部结节切除术之前的病理诊断一般不需要。

(四)中医症候诊断

参照《中华人民共和国中医药行业标准病证诊断疗效标准 ZYT001》。

1.(初期)寒毒凝聚

【辨证要点】肿、痛、硬、脉涩或弦。

【主症】骨骼肿块,或脏腑癥瘕、积聚,肿块坚硬,痛有定处,或肿瘤的发生与外伤有关,舌有瘀斑,脉弦涩。

2.(中期)热毒炽盛

【辨证要点】灼热疼痛,乏力气短,脉大。

【主症】骨骼肿块,或体表肿瘤破溃,灼热疼痛,脓血腥臭,发热,口渴,尿赤便秘,心烦,舌红苔黄,脉数。

3.(晚期)脾肾虚弱

【辨证要点】肿甚,冷汗,腰膝痠软、步履艰难,舌苔白或青。

【主症】骨骼肿块迅速增大,坚硬高突,面色苍白,动则气短,身体瘦弱,头晕目眩,舌淡,脉沉细无力;或腰膝痠软,肢软无力,步履艰难,舌红少苔,脉细数。

二、鉴别诊断

(一)西医鉴别诊断

在诊断骨肉瘤时,应排除其他肿瘤,如骨母细胞瘤、软骨肉瘤、纤维肉瘤,以及转移性骨肿瘤等。骨干上的骨肉瘤有时会与 Ewing 肉瘤混淆。其他如 Brodie 脓肿、骨髓炎、骨结核,甚至骨痂,有时也会被误诊为骨肉瘤。术前结合临床表现与影像检查和穿刺活检是必要的鉴别诊断手段。在鉴别诊断方面本病首先应与炎症鉴别。鉴别要点主要有以下四方面:

1.全身反应:急性炎症患者体温常升高,白细胞计数增多,良性骨肿瘤病人体温正常,血象正常。某些恶性骨肿瘤如未分化网状细胞肉瘤或生长迅速的恶性肿瘤的病人也有体温升高和白细胞计数增多的表现。急、慢性炎症和骨结核病人血沉多增快,良性骨肿瘤血沉多正常,恶性骨肿瘤病人血沉常增快。

2.发展过程:炎症在发展到一定程度或经过抗炎治疗后多逐渐消退,某些良性骨肿瘤在发展到一定程度后可停止发展,恶性骨肿瘤则继续发展破坏,自行停止或消失者极为罕见。

3.局部触诊:炎症常产生脓肿,一般质软,波动明显。骨肿瘤一般多较坚硬或硬韧,触之有实体感,边境多清楚,其瘤底多与骨粘连而不能移动。但某些血管丰富或有出血的恶性肿瘤也可有波动感。

4.X线所见:良性骨肿瘤的界限多比较清楚,与正常骨质之间常有明确的分界线,一般无骨膜反应,如有反应,骨膜新骨也比较规则、整齐。恶性骨瘤则边界不清楚,与正常骨质之间分界不清,骨膜反应紊乱,甚至形成日光放射状。

5.穿刺:脓肿穿刺多可吸出脓液,脓液培养或涂片染色有时可查出化脓菌。肿瘤穿刺则仅能吸出血液,用粗针头穿刺有时可吸出肿瘤组织碎片。

6.有无转移:良性骨肿瘤一般均不发生转移,原发恶性骨肿瘤则比较容易发生内脏和他骨转移。

(二)中医鉴别诊断

1. 骨癌应与骨疣鉴别:骨疣往往呈不规则状,多发生于长骨的干骺端并波及其下的骨组织,有时在X线片上难与骨癌区别。

2. 颌骨及额骨的骨癌:需与瘿瘤相鉴别,瘿瘤后者的纤维细胞增生较活跃,细胞排列较紧密,形成的骨质也较纤细。

3.骨痨(骨结核):是由结核杆菌侵入骨或关节而引起的化脓破坏性病变。现代医学称为骨、关节结核。中医称为骨痨,因其发病于骨、消耗气血津液,导致形体虚羸,缠绵难愈而得名。成脓之后,其脓腐状若败絮黏痰,且可流窜他处形成寒性脓肿,故又名流痰。

第五节 治 疗

一、中西医结合思路

(一) 中西医结合的基本认识

"证"作为疾病发展过程中的一个独特存在,一方面受病的根本矛盾所制约,另一方面又受患者体质、精神心理状态等因素所影响。

1.中医基本认识

"肾主骨生髓",由于肾气不足，则骨无所养，易为寒毒侵袭，痰浊蕴阻骨骼，积聚日久，以致瘀血凝滞,络道阻塞,聚而成形,发为骨瘤。可见,骨肉瘤乃素体亏虚,寒毒之邪内侵,寒胜则寒凝经脉，不通则痛。化热则肉腐成脓,伤及骨骼，则为骨蚀;蔓延至筋，聚结成块,深达骨髓则为骨疽,如邪留恋不去,脱肉销骨则为肉疽。《内经》以"留而不去"结合病变部位而命名。指出"有所结,深中骨"即命名为"骨疽","有所结，中于肉，无热"即命名为肉疽。《灵枢·百病始生》所言:"积之始生,得寒乃生,厥乃成积。"《灵枢·刺节真邪》亦言:"虚邪之入于身也深,寒与热相搏,久留而内着,寒胜其热,则骨疼肉枯;热胜其寒,则烂肉腐肌为脓,内伤骨为骨蚀。"《内经》已经初步建立了肿瘤的中医观,根据脏腑之间存在的生克乘侮关系,经络络属关系及"传舍"理论,先治"太过"或"不及"之脏固然重要,而安"所不胜"之脏则是预防肿瘤转移的关键。说明骨瘤相关病存在感受外感时邪的致病基础。

2.中西医结合基本治疗

在医学迅猛发展的当代,我们既不能固守古老中医药的观念,也不可以将现代西医学过分夸大,在二者中找到平衡点,将二者优势有机结合起来,并根据每位患者存在的特异性制定出系统完整的中西医结合方案,收益的才是患者本身。中医多以扶正祛邪,标本兼治为治法,初起宜散寒止痛,和营行瘀,解毒化痰;后期则宜补肾散结,行瘀通络;若瘀凝而肾虚,督脉失养者,宜养血益气,温通督脉,补骨生髓。特别是中药对于治疗骨肉瘤及预防化疗副反应领域中也起到举足轻重的作用,化疗过程中,化疗药物针对癌细胞与普通细胞均存在杀伤效应,而这种通杀效应不仅使脏器受到伤害,而且化疗会对人体正常组织器官起到严重损害,既加重了患者的痛苦,影响了化疗的进程,而且对患者康复的信心有极大打击。更有甚者短期即发生过敏反应,对器官实质造成损害,危及生命,给本以虚弱的患者雪上加霜。中西医结合治疗在提高患者生存率,降低化疗药副反应、提高患者对化疗敏感性作用中已取得证实。中医配合西医现代手法,辨证论治,将病理学与症型相结合,是中西医工作者今后努力的方向。因此,需要各界中医人才深入挖掘具有抗肿瘤药物,将祖国瑰宝物尽其用。此外,在社会各个领域及各种人群中特别是青少年中积极做好骨肉瘤相关知识的科普宣传工作,使人们对骨肉瘤有基本的了解,消除恐惧,做到"治未病"具有很重要的现实意义。

(二)中西医结合的创新思路

1.重视病机之"阳化气,阴成形"学说

《素问·阴阳应象大论》曰:"积阳为天,积阴为地。阴静阳躁,阳生阴长,阳杀阴藏。阳化气,阴成形。"气的运动是物质和功能之间的纽带。气的运动分阴阳,运动必然带来变化,变化分两端,"有形"与"无形",且在气的运动下不断转化。气凝后成"有形",气散后成"无形"。正如张介宾注曰:"阳动而散,故化气;阴静而凝,故成形"。凝聚与弥散是气运动的两种状态。若"阳化气"太过,则表现为气的运动过速,功能亢奋,而出现高代谢状态,可见食欲亢进、低热或壮热、形体消瘦、善惊、心悸、不寐等表现。若"阳化气"不足则为气的运动过缓,脏腑功能低下,而出现形体内气血津液等基础物质不能正常输布和代谢,气化缓慢甚至停滞,则可导致基础物质的凝敛成形过度,表现出肿胀、肿块、痰凝、瘀血等。总之,如果"阳化气"过亢,可使"阴成形"相对偏弱,表现为过度消耗基础物质,同样,如果"阴成形"过盛,可使"阳化气"相对偏缓,表现为基础物质的堆积。

2.中西医结合治疗原则及理论依据

在骨肉瘤的治疗方面,中医药的抑癌杀癌、外科干预方面的确无法与西医学的放化疗和手术相比,西医擅长于诊断与诊疗规范的制定,所以中医针对疾病的精确治疗也有待提高,就如同针对癌细胞精确治疗并非中医治疗骨肉瘤的长处,但中医药往往更注重患者整体状况,善于调动患者自身正气以抗邪气。骨癌究其根本原因仍归于"肾主骨生髓"。明代薛己《外科枢要》曰:"若伤肾气,不能荣骨而为肿者,其自骨肿起,按之坚硬,名曰骨瘤。""阳化气,阴成形"理论对理解骨肿瘤的形成有一定的价值,可为防治骨肿瘤提供新的思路。通过服用温热属阳的药物或练习导引术来提升体内阳气,进而增强体内衰弱的"阳化气"功能,抑制亢进的"阴成形"运动,加速气的弥散,预防或消散气的凝聚状态,从而预防或治疗骨肿瘤。据研究报告称:对骨肿瘤治疗有肯定疗效的药物有白花蛇舌草、透骨草、寻骨风、补骨脂、徐长卿、乳香、没药、红花、骨碎补等。所以,今后复方制剂的研究也具有广阔的空间。在骨肿瘤的防治过程中,可运用"阳化气,阴成形"理论,调理机体在"阳化气,阴成形"生理平衡下进行气血津液等基础物质的代谢,从而达到"阴平阳秘"的状态,减少骨肿瘤的发生,获得高质量的生活。

3.基本认识下的治疗思路拓展

骨肉瘤虽然历史久远,早在《黄帝内经》中就已记载,但中医对骨肉瘤系统认识还相当有限,从以往检索经验看,对骨肉瘤的资料报道偏少,且大多为个案报告,缺乏严谨的实验设计与对照观察,其结果可重复性较差。由于个性化治疗的特点,在临床研究很难建立统一的辨证分型和疗效评价的标准。今后针对骨肉瘤诊治规范的确立特别是辨证分型的建立,对于临床具有实际意义。骨肿瘤的临床表现多为局部肿块,坚硬如石,微热,疼痛,间歇性发热,后期可有化脓等等。清代祁坤在《外科大成·石疽》曰:"石疽生颈项间,坚硬如石,皮色不变,由沉寒克于经络,气血凝结而成。""生腰胯之间,肿而无头,皮色不变,坚硬如石,属少阴阳明二经积热所致。""生膝部,肿不变色,漫肿疼痛,坚硬如石,此寒气之肿也。"元代齐德之《外科精义·论附骨疽》曰:"盖缓疽、石疽皆寒气所作,深伏于骨髓之间,有肿与皮肉相似,若疼而坚硬如石,故谓之石疽。"《灵枢·五味》曰:"谷始入于胃,其精微者,先出于胃之两焦,以溉五脏。别出两行,荣卫之道。其大气之搏而不行者,积于胸中,命曰气海。"经曰:"邪之所凑,其气必虚。"世间内伤者多,外感者兼而有之。纵有外邪,亦是乘虚而入,但补其中,益其气,而邪自退,津液自可统也,所谓仁义之顺,无敌于天下也。"肾主骨生髓",由于肾气不足,则骨无所养,胃中阳气自虚下陷阴中而脾不统其血气,有热者是内伤而阳虚自病发热,经曰:"劳之温之,损之温之。"

二、西医治疗

(一)治疗原则

1.多学科联合治疗的理论依据

单独的局部治疗是不充分的,因为有80%~90%的患者看似局部病变,也会出现转移,最常转移至肺,如果没有多学科联合治疗,甚至可导致死亡。早期的一些研究认为,尽管采用了多学科联合治疗,但骨肉瘤的治疗效果仍不显著。目前学者研究认为该疗法,尤其是新辅助化疗的疗效是明显的。Min等应用多学科联合治疗333例晚期骨肉瘤患者,所有患者的平均存活时间为52个月,认为术前化疗是至关重要的。Quaye等多学科联合治疗1例晚期股骨近端骨肉瘤孕期患者,认为该疗法不仅可以减少病理性骨折的风险,而且可以使孕妇得到及时的治疗。目前看似局部病变的患者中约2/3主要采用新辅助化疗,化疗时间通常至少6~8个月。

2.骨肉瘤治疗方法

(1)推荐术前化疗–疗效评估–外科手术–术后辅助化疗的治疗模式。

(2)术后病理证实化疗反应良好,则应继续术前化疗方案,反之则重新制定化疗方案。

(3)老年患者应立即进行手术。

(4)术后化疗可明显提高患者生存率。

(5)新辅助化疗对局限性病变有效。

(6)术前化疗后仍不能切除的肿瘤可行放疗。

(二)新辅助化疗

1.标准模式

在 20 世纪 90 年代已应用于临床,已经证实可提高保肢率和保肢安全性,已经成为骨肉瘤治疗的标准模式。新辅助化疗强调术前化疗 8~12 周后再进行瘤体切除,根据瘤体坏死程度制定术后方案,此后继续化疗 6~12 月。可将 5 年无复发存活率提升至 80%。

2.推荐药物

大剂量甲氨蝶呤(HDMTX-CF)、异环磷酰胺(IFO)、阿霉素(ADM)、顺铂(DDP)通常采用序贯用药或联合用药,每个患者要选用两种以上的化疗药,也可以动静脉双重给药(MTX 及 IFO 不适合动脉给药)。化疗疗程尚未统一,大多数学者推荐 4~6 个疗程,6~8 月为宜。

(三)外科手术

1.外科干预

(1)外科干预已从最初的挽救生命逐渐发展到现在的最大程度保留患肢功能。如果患者决定实行截肢手术,那么截肢前的 MRI 必不可少,临床通常运用核磁共振来确定切除部位,推荐为截骨平面 5cm 处无瘤。

(2)手术的目的在于完整的肿瘤切除。肿瘤切除的范围大小根据 Enneking 标准(表 19-1),不仅切除肿瘤本身,而且切除距瘤体两端 5~7cm 的健康组织。随着影像学技术和生物医学工程的发展以及术前良好的化疗效果,以往的截肢治疗逐渐转变为保肢手术治疗。肿瘤切除后的重建是多方面的,包括瘤段骨切除加关节融合术、自体或异体骨关节移植、瘤段骨灭活再利用、人工关节假体置换术等。另一种治疗膝关节周围骨肉瘤有效的生物重建方法为旋转成形术,在功能上和心理上的治疗效果等于甚至优于人工关节重建,但因术后外观欠佳限制了其发展。

表 19-1　骨肉瘤切除范围的 Enneking 标准

范围	切除范围
囊内切除	病灶切除
边界切除	切除假包膜或反应性组织
广泛切除瘤体组织	假包膜或反应性组织连同周围未被侵犯的正常健康组织完整地整块切除
根治切除	连同瘤体组织在内的整个解剖间隔整块切除

（3）骨盆骨肉瘤的手术治疗仍面临挑战，一方面，因为易出现局部复发，术后并发症多；另一方面，由于患者术后的生存率较低，除手术治疗外（可行半盆切除术或人工假体置换术），目前主要采用化疗。近期的研究显示，胸腰部椎体骨肉瘤可行全椎体整块切除术。所有外科手术医师应该意识到多学科团队合作，制订个体化治疗方案的重要性。

2.手术适应证

（1）化疗特别是新辅助化疗无效的 IIB 期肿瘤；

（2）缺乏保肢后骨或软组织重建条件；

（3）重要血管神经受累；

（4）评估假肢功能优于保肢；

（5）外科分期对患者而言不是截肢手术禁忌证均是截肢适应证。

（四）其他治疗

包括基因治疗，分子靶向治疗即针对 VEGF 通道的靶向治疗、放射治疗、转移性病灶和复发的治疗、支持疗法、综合治疗、免疫治疗等。

1.基因治疗和分子靶向治疗

试验研究证实，反义基因（如 c-myc）的重组腺病毒不仅影响肿瘤细胞的繁殖周期，而且能够增强化疗药物的疗效。分子靶向治疗包括选择性环氧酶 2 抑制剂和抑制胰岛素样生长因子受体 1。也有研究证实，RNA 干扰可有效地抑制骨肉瘤细胞中高迁移率蛋白家族 A1 基因的表达和阻止骨肉瘤细胞的转移。

2.放射疗法

骨肉瘤被认为是抗辐射肿瘤，因此局部放射治疗的应用受到限制。目前各种放射增敏疗法的临床应用提高了放疗的疗效。Ogawa 等应用 KORTUC Ⅰ（照射部位覆盖一层 H_2O_2 纱布）治疗的结果显示，该法可以更安全、有效地缓解无法手术切除患者的临床症状。此外，质子治疗（proton therapy，PT）和重离子治疗也用于骨肉瘤的治疗。Blattmann 等联合应用 PT 和重离子连续治疗的结果显示，该方法对正常组织损伤小，同时可获得较好的预后。

3.转移性病灶和复发的治疗

转移灶的治疗与原发灶的治疗方法基本相同，根据影像学检查结果，当出现肺部转移时，在患者全身状况允许的情况下可行剖胸探查术，必要时可行肺叶切除术。有学者认为，肺转移灶的数量与患者的预后有密切的关系。原发灶或肺内转移灶复发后，再次手术治疗的预后较差，患者的长期存活率<20%。随着病情的发展，所有转

移灶均应彻底的手术切除,否则易导致死亡。相反,二次手术后,有超过1/3的患者可存活5年或5年以上。甚至多次复发的患者行手术治疗,也有可能达到治愈。总体来说,CT扫描在评估肺转移灶数量方面存在不足,在看似单侧肺转移的患者中,甚至无法检测到对侧肺有无转移灶。因此,在开胸探查时,建议行双侧肺触诊,以免遗漏。

4.支持疗法

随着化疗药物的不断更新发展,其相关毒性也不断增加,支持疗法的目的在于减轻这些化疗药物的相关毒性。甲烷磺酸盐(神经激肽1受体拮抗剂)、昂丹司琼、地塞米松等药物的应用可显著地改善大剂量化疗后导致的呕吐症状。其他支持疗法,如阿片类药物可控制癌性疼痛,造血生长因子可改善化疗药物导致的严重粒细胞减少症。此外,粒细胞集落刺激因子可减少化疗药物的用量并增加组织对化疗药物的敏感性,但不能提高患者的生存率。

(1)综合化学治疗:自20世纪60年代开始应用化疗至20世纪80年代新辅助化疗概念的提出,大多数骨肉瘤的治疗都包括术前一段时间的新辅助化疗。目前临床治疗常用化疗药物包括甲氨蝶呤、阿霉素、顺铂及异环磷酰胺,是治疗骨肉瘤的一线化疗药物。除了传统的化疗药物外,也有学者认为咖啡因可增强化疗的疗效。此外,试验研究证实,通过下调核因子κB可扭转肿瘤细胞对化疗药物的耐药性,提高疗效。

(2)免疫调节治疗:试验研究证实,乳头状瘤病毒结合因子具有增强肿瘤细胞免疫原性的作用,可激活体内免疫细胞产生特异性抗肿瘤作用。目前的随机研究结果显示,化疗完成后应该应用干扰素α维持治疗。也有一些研究显示,术后化疗的同时添加免疫调节剂脂质体胞壁酰三肽磷脂酰乙醇胺,在提高患者的生存率方面有统计学意义,但长期随访的结果显示,患者的生存率提高的不明显。由于受试验设计和统计学分析的限制,免疫调节治疗的确切临床疗效还有待进一步的研究证实。

(3)随访和晚期治疗效果:在大多数的研究中建议随访的间隔时间为在第1和第2年,每6周至3个月随访一次,在第3和第4年,每2~4月随访1次,在第5~10年,每6个月随访1次,此后每6~12月随访1次。每次随访的内容包括病史,体格检查,胸部X线平片。由于晚期转移灶可能出现在诊断后10年以上,没有被普遍接受的终止随访时间点。在临床治疗和随访中观察到综合化疗常影响肝、肾功能和造血系统,因此应尽可能地做到定期随访,以便尽早发现这些不良反应,早期诊断,早期治疗。

三、中医治疗

中医从整体观念出发,将骨肉瘤的病因归纳为内因、外因和不内外因,认为其发病机理是肾气亏虚、肾精亏损,劳倦内伤,骨髓空虚,毒邪乘虚而入,尤以寒毒等邪陷肌肤,毒攻于内,伤筋蚀骨,或暴力损伤骨骼,气滞血凝,经络受阻,日久不化,蕴结成毒,耗伤阴液,腐骨蚀髓,聚结成瘤或由于肾气不足,骨无营养,寒毒之邪侵袭,痰浊蕴阻骨骼积聚日久,以致瘀血毒邪凝滞,络道阻塞聚而成形发为骨瘤。所以治疗上宜标本同治,虚实兼顾。现代医学在骨肉瘤分型分期上已有了较统一的认识,但如果要结合中医治疗,则要涉及如何辨证的问题,辨证论治是中医治病的优势,只辨病不辨证,忽视证在疾病过程中的客观存在,采用一方治一病的方法是不可取的。长期临床实践与大量实验研究证明中医药参与防治癌瘤至少有如下四大优势,能延长带瘤病人的生存期,能改善癌症患者的生存质量,能减少放射治疗和化学治疗的副作用,能提高患者的免疫功能。肿瘤的发生是多因素、多阶段的过程,而中药抗肿瘤具有多环节、多靶点作用的特点,中医辨证论治及整体观念使中药对肿瘤细胞生物学行为影响研究独树一帜。针对骨肉瘤的中医治疗主要分为两种思路,一是以中医辨证论治为中心,以抑瘤消肿为目的进行治疗,另一思路是作为西医手术和放化疗的辅助手段,着重于化疗增敏、扶正固本、降低毒副作用方面。

历代医家多认为本病主要是由于气血痰湿郁结,积聚所致,其中又以气血郁结为主,其次则为痰湿积聚。但从疾病发生发展来看,笔者认为"阳化气,阴成形"理论对理解骨肿瘤的形成有一定的价值,可为防治骨肿瘤提供新的思路。通过服用温热属阳的药物或练习导引术来提升体内阳气,进而增强体内衰弱的"阳化气"功能,抑制亢进的"阴成形"运动,加速气的弥散,预防或消散气的凝聚状态,从而预防或治疗骨肿瘤。吴谦《医宗金鉴·外科心法要诀》曰:"瘤者,随气留住,故有是名也。……坚硬如石,疙瘩高起,推之不移,昂口坚贴于骨者,名骨瘤。"在治疗上认为"骨瘤,尤宜补肾散坚,行瘀利窍,调元肾气丸主之",这些记载为后世医家辨证本病提供了宝贵的经验。

(一)中医辨证分型治疗

1.(初期)寒毒凝聚

【辨证】寒毒凝聚,阳失温煦。

【病机分析】《伤寒论·辨少阴病脉症并治》云:"少阴病始得之,反发热,脉沉者,麻黄附子细辛汤主之。"此外感之寒毒,由太阳直透少阴,乃太阳与少阴合病也。肾阳素虚,今因感邪触发。骨骼肿块,或脏腑癥瘕、积聚,肿块坚硬,痛有定处。《医学心悟》

曰:"腰痛有风、有寒、有湿、有瘀血、有气滞、有痰饮,皆标也,肾虚皆本也,分标本而治。"骨癌系寒毒凝滞,阻滞经络,以致气血流通不畅,经络阻塞。素体不足,肾气早伤,阳气虚损,病在少阴,少阴阳虚,不能温煦周身,阳气不振,则形寒肢冷,面色不华;阳气失于输布,寒邪客于经络,则痛且寒。舌质淡,苔薄白,脉沉,故以温散寒毒,振奋阳气,经络自通而愈。肾阳不足,气化无能,则有以上肿、痛、硬、脉沉或涩的病理表现。

【治法】温振阳气,散寒止痛。

【方药】黄芪桂枝汤(《金匮要略》)合麻黄附子细辛汤(《伤寒论》)加味。

党参 10g、黄芪 15g、桂枝 15g、甘草 6g、羌活 10g、防风 10g、白芍 15g、麻黄 10g(去节先煎)、细辛 6g、附子 15g(另煎取汁)、鹿角胶 10g、白芥子 10g。上十二味,以水 500ml,先煮麻黄,去上沫,纳诸药,煮取 300ml,去滓,每温服 150ml。

【方药分析】本方是为骨癌素体阳虚,复感风寒之证而设。阳虚之体,应不发热,今反发热,并见恶寒甚剧,虽厚衣重被,其寒不解,是外受风寒,邪正相争所致;表证脉当浮,今脉反沉,兼见神疲欲寐,是知阳气已虚。此阳虚外感,表里俱寒之证,若纯以辛温发散,则因阳虚而无力作汗,或虽得汗必致阳随液脱,治当助阳与解表并行。方中麻黄辛温,发汗解表,为君药。附子辛热,温肾助阳,为臣药。麻黄行表以开泄皮毛,逐邪于外;附子、鹿角胶温里以振奋阳气,鼓邪达外。方药配合,相辅相成,为助阳解表的常用组合。细辛归肺、肾二经,芳香气浓,性善走窜,通彻表里,既能祛风散寒,助麻黄解表,又可鼓动肾中真阳之气,协附子温里,为佐药。三药并用,补散兼施,使外感风寒之邪得以表散,在里之阳气得以维护,则阳虚外感可愈。桂枝、羌活、防风,更配大补元气之人参、黄芪,敛阴和营之白芍,故助阳解表之中,兼有益气健脾、调和营卫之功,宜于阳虚气弱,骨癌初期者。

【加减】骨疼痛明显者方中加牛膝 30g、天花粉 10g 以加强方中止痛之效。心烦易怒,情绪失调,方中减鹿角胶、羌活,加生地 15g、百合 20g、牡丹皮 15g、栀子 10g 以养肝血润百脉而清热除烦。乏力甚者,加木香 6g、砂仁 6g 以宽中理气和胃,胃和脾运则气得已补。腰痛者,加徐长卿 30g、杜仲 10g 以壮腰健肾。临床结合具体的疾病,可作以下加减。感冒合葛根汤;鼻炎合玉屏风散、桂枝汤;哮喘合小青龙汤;急性腰扭伤合芍药甘草汤;腰椎间盘突出合黄芪桂枝五物汤;闭经合阳和汤、温经汤;嗜睡合葛根汤;遗尿合五苓散。

【适应证及主治】适用于骨癌早期患者以痛为临床特点的手术前及新辅助化疗前后。主治一是以心动过缓为表现的心脏病,如房室传导阻滞、病态窦房结综合征等。临床应用,常配合肉桂、黄芪、甘草、干姜、红枣等。二是治疗性功能低下。三是用于感冒、鼻炎、哮喘、急性腰扭伤、腰椎间盘突出症、闭经、嗜睡、遗尿等。

2.(中期)热毒炽盛

【辨证】毒瘀化热,经脉失营。

【病机分析】《金匮要略·疟病》曰:"温疟者,其脉如平,身无寒但热,骨节疼烦时呕,白虎加桂枝汤主之。"《伤寒论》曰:"伤寒,脉浮滑,此表有热,里有寒,白虎汤主之。"、"伤寒病,若吐若下后,六七日不解,热结在里,表里俱热,时时恶风,大渴,舌上干燥而烦,欲饮水数升者,白虎加人参汤主之。"清代·吴鞠通《温病条辨》曰:"太阴温病,脉浮洪,舌黄,渴甚,大汗,面赤,恶热者,辛凉重剂白虎汤主之。"与初期比较,寒毒入里化热,邪热结而为实者,则无大渴,邪气散漫,熏蒸上焦,故舌上干燥而烦,大渴欲饮水数升是也,所以发热,口渴,尿赤便秘,心烦,舌红苔黄、脉数,这些症状都反映了里热炽盛的基本病机。

【治法】清热泻火,益气生津。

【方药】人参白虎汤(《医宗金鉴》)加减。

党参 15g、石膏 20~60g(碎,绵裹)、知母 10~20g、桂枝 15g、甘草(炙)6g、粳米 30g、天花粉 15g、葛根 15g、白芥子 10g、皂角刺 10g、生牡蛎 15g。上 11 味以水 750ml 煮米熟汤成,去滓。温服 200ml。

【方药分析】在应用白虎汤加味治疗骨肉瘤经验中,即体现了祖国医学治疗危重急症、疑难疾病的丰富经验,也体现了白虎汤方药组成及加味运用的优越性和适应范围的广泛性。方中白虎汤是"辛寒清气,达热出表"之名方,是中医"清法"在临床实践应用中最具代表的方剂之一。人参配石膏化解内热、益气生津,使药力盘旋于上焦,能使深部的邪热息息托出,人参与石膏相得益彰,所用石膏量不必大,而退热之力则大大增强,石膏主要成分为硫酸钙,微溶于水,用粳米同煎,石膏能被更好地吸收利用。粳米不仅可以护胃、养胃,还有促进石膏吸收利用的作用,是白虎汤中不可缺少的一味。知母、桂枝为臣,切中病机,制其生化为笔者心得,所谓"在卫汗之可也,到气方可清气,入营犹可透热转气"。天花粉、葛根为佐清热生津,皂角刺性辛温,善贯穿经络,散结消肿止痛;白芥子性辛温,善除"皮里膜外"之痰,起到化痰,利气通络的作用,生牡蛎性咸微寒,软坚散结,清热消痰亦为臣药。

【加减】咳嗽、咳痰、胸痛、气促,加芦根、桔梗、贝母、杏仁等祛痰止咳的药物。恶心呕吐、头项强痛、神昏,以清气泄热,透表解毒等作为治法,可以酌加金银花、连翘、板蓝根、大青叶等清热解毒的药物。烦躁不宁者加生大黄 15g、黄连 3g、淡竹叶 10g,

减白芥子、皂角刺、牡蛎。以清瘀热,推陈出新。汗出甚者加生龙骨,甘麦大枣汤以收摄心肺之阳气,敛阴止汗。

【适应证及主治】本方适用于一切癌症之中医辨证为毒瘀化热,经脉失营之患者,尤对骨癌中期营血不足之经脉失营之疲乏,倦怠,纳差,头晕者疗效更好。并在内分泌系统疾病,神经系统疾病的治疗方面确有其独特的功效,这也是其他方药所不能比拟或不可取代的。

3.(晚期)脾肾虚弱

【辨证】脾肾阳虚,痰湿上泛。

【病机分析】《素问·脏气法时论》曰:"肾病者,腹大胫肿,喘咳寐汗,憎风。"脾候身之肌肉,胃为水谷之海,脾肾阳虚,脾胃气弱,不能消谷,水液停积故为痰湿。肾阳不足,气化失司,水饮上泛则头晕目眩。肾主骨髓,不能温煦则腰膝痠冷,命门火微则肿冷痛甚,卫外不固则汗出如油,脉沉细数。《素问·生气通天论》曰:"阳气者,若天与日,失其所则折寿而不彰。"故骨癌晚期之人,真阳之气为最,得一分阳气,则护一分生命。

【治法】温养脾胃,调补冲任。

【方药】寄生肾气汤(《张氏医通》)加味。

人参 15g、熟地 18g、山药 30g、山萸肉 10g、党参 10g、白术 10g、黄芪 30g、陈皮 10g、杜仲 10g、桑寄生 15g、川续断 15g、怀牛膝 20g、补骨脂 10g、当归 20g、细辛 6g、制乳香 6g、制没药 6g、三七粉 3g(冲服)。

【方药分析】夫人之始生也,肾则真阳之火居。命门是人之命根,心赖命门之火而神明有主,脾胃得命门之火而能受纳运化,人参补肾汤大补肾中之水,肾精足则化源无尽,方中人参 15g、熟地 18g、山药 30g、山萸肉 10g 为君,臣以党参 10g、白术 10g、黄芪 30g,补元气而壮水。牛膝、杜仲引药入下焦为使。本方怀牛膝甘苦,活血祛瘀以通利筋脉肢节;川续断苦辛微温,善入肾经血分,补益肝肾,强筋健骨,疗伤续折,善行于经络筋骨之间而强筋健骨;桑寄生甘苦,益气血兼祛风湿,同川续断、怀牛膝强筋健骨,三药共为臣药。全方达补益脾肾,强筋健骨之功。

【加减】腰痛甚而下肢浮肿者,前方减细辛 6g、制乳香 6g、制没药 6g、三七粉 3g(冲服),加车前子 10g,肉桂 3g 以引火归元,壮腰健肾,利水消肿。若口渴,心悸,烦躁,有热者,前方减细辛 6g、制乳香 6g、制没药 6g、三七粉 3g(冲服),加知母 10g、黄柏 6g,以壮水之主,以制阳光。若喘息气短,张口抬肩,为肺气不降,金水不生,加麦门冬 15g、五味子 10g,以补肾敛肺而纳气。若四肢浮肿,胸闷气短,头目眩晕者,方中加白术 15g、茯苓 20g、桂枝 15g,为苓桂术甘汤法,以温化痰饮。肿胀甚者加茯苓 10g、桂枝 10g、附片 10g,以温命门之火而养脾土,水中补火,所谓益火之源,以消阴翳。腰困腹胀且泻后不减者,加干姜 6g、炙甘草 6g,方名"理中"。使中焦得辛热而寒湿去,清阳升而浊阴降,运化得健。肌肤甲错,舌质青紫者,加丹参 20g、土鳖虫 10g、川芎 10g,以活血化瘀,行气止痛。

【适应证及主治】本方适应证广泛,可用于多发性骨髓瘤、癌症骨转移等病症。主治骨癌晚期不能放化疗之患者。现代研究认为,本方具有增强免疫功能,改善糖代谢,促进睾丸酮的产生,改善微循环,防治动脉硬化,养生保健,改善肾上腺功能,降低脑组织过氧化水平等作用,是临床十分重要的方剂之一。

(二)术后并发症的中医辨证施治

1. 术后疼痛

【辨证要点】青少年胫骨癌术后疼痛甚,口渴欲饮,虚烦不眠,脉数。

【主症】骨癌术后疼痛甚,口渴引饮,朝食即饥,发热心烦,虚烦不得眠,少寐多梦,少气乏力,气逆欲吐,胸闷口干,鼻干咽燥,唇焦,干咳少痰,舌质红而干,脉数。

【辨证】筋脉瘀阻,热毒伤筋。

【病机分析】身痛逐瘀汤出自清代·王清任之《医林改错》,为五逐瘀汤之一,骨癌术后,热毒熏蒸,火热耗阴,疼痛属于中医"痹证"范畴,经脉瘀阻,"不通则痛"是其病因,故治法为"以通治痛"。身痛逐瘀汤为骨伤科疼痛疾病治疗的首选方。身痛逐瘀汤具有活血化瘀、行气镇痛之功效。气津两伤,津液不得上承则形羸少气,口渴欲饮,饮水自救。热毒滞留,与阳明之热相求,必有气逆欲吐,胸中烦闷,失眠。热能消谷,故食后则饥,但津失传输,脾不能为胃行其津液,故少气羸弱。《伤寒论》曰:"伤寒解后,虚羸少气,气逆欲吐,竹叶石膏汤主之。"

【治法】活血行气、通痹止痛。

【方药】身痛逐瘀汤(《医林改错》)合竹叶石膏汤(《伤寒论》)加味。

当归 20g、川芎 20g、桃仁 10g、大黄 10g、桂枝 10g、芒硝 10g(后下)、甘草 6g、淡竹叶 10g、生石膏 10~30g、党参 10g、天花粉 10g、生甘草 6g、粳米 15g、秦艽 6g、牛膝 9g、金银花 15g、地龙 10g。

【方药分析】方中君药当归 20g、川芎 20g、桃仁 10g、大黄 10g,破瘀活血,逐瘀泄热,瘀热并治。臣药桂枝,通行血脉,助桃仁活血祛瘀;芒硝,泻热软坚通便,助大黄攻逐瘀热。竹叶,甘寒,寒以清热除烦,甘以生津止渴,善解热毒伤津。生石膏,透达里热,从内外泄,并清热泻火除烦生津,配竹叶则清热解毒泻火。天花粉、党参、甘草、粳米,益气和胃生津止渴,金银花清解热毒而平肝火。方中秦艽祛风除湿,地龙疏通经络以利关节。佐药粳米、炙甘草,护胃气,以防寒凉药伤胃调和诸药。使药牛膝引药下行。诸药相合,以达活血行气、通痹止痛,清热解毒,益气生津之效。

【加减】大便干秘结者加生大黄 20g、火麻仁 15g 以泻热润肠通便;大汗出而烦躁者,加大生石膏量,加知母 10g 滋阴火;气逆欲吐,吐无食物者加茯苓 15g 以降水逆。虚烦不眠甚者加黄连 6g,清心除烦。若咽喉肿者可依前有关章节加减。加减法遵甲状腺放、化疗后口腔溃疡之法。

【适应证及主治】近年来,以本方为基本方的加减方除用于瘀血痹阻经络证所致的上述疼痛症外,促使伤处周围组织的炎症水肿吸收,增加血液循环,有效排除化学性疼痛因子的致痛作用。临床应用范围也不断拓宽,尤其是在骨伤科疾病的治疗中效果显著。

2. 术后大便秘结

【主症】骨癌术后便结或一个月不大便,小便不利,少气懒言,腹痛身困,面色苍白,腹胀,舌红少津,脉细弱。

【辨证】肾阴不足,肠道失润。

【病机分析】《素问·金匮真言论》曰:"以肾开窍于二阴,主五液而司开阖。"饮食入胃,津液输入脾,归肺注于膀胱,是为糟粕。转入小肠传送大肠是为大便。其中酝酿氤氲之气,化生精微,以润五脏,营养百骸。盖大肠传送赖肺为之斡旋。肾主津液,赖州都为之藏蓄。久病或术后伤阴,水不制火,火灼阴伤,五液干耗,肺不清肃,气降无权,令开阖失司,传导失职,而大便秘结。

【治法】养阴补肾,润肠通便。

【方药】大便不通方加减(《石室秘录》)。

熟地 15g、玄参 15g、当归 15g、川芎 10g、火麻仁 6g、生大黄 6g、桃仁 10g、红花 3g、党参 15g、黄芪 10g、蜂蜜 20g。每服加 10ml 蜜化服,或可用丸剂。

【方药分析】此方妙在熟地、玄参补肾益阴津。当归以补肾养阴血,少加火麻仁、大黄以润肠下行,缓缓通之。四物汤养血润燥而行阴气,加黄芪、党参健脾益气,桃仁、红花活血祛瘀。方补正气,邪自退舍。

【加减】小便不利者加肉桂 3g、车前子 3g 以温肾利小便。胁腹胀痛,四肢逆冷者,加升麻 6g。且用生大黄 15g、附片 15g,二药另煎汁 50ml 混于此汤中融合。若身有热者,加生地 15g、荆芥 10g、柴胡 10g、半夏 10g,以扶正祛邪而通便。若虚甚者减桃仁、红花,加山药、山萸肉以补肾阴而通便。若术后大便一月不通者,加何首乌 10g、鳖甲

10g,养阴通便。其他加减法遵肾气丸之加减法则。妇人术后者加益母草 30g、荆芥 10g,是妇人与之有异也。

【适应证及主治】本方适用于一切因久病或术后而引起的大便不通者。对习惯性便秘、各种癌症术后之便秘者皆可应用,是临床中应用极广的治疗大便不通方。

（三）中成药

1.口服中成药

（1）骨癌初期:可选用四君子丸,补中益气丸,每次 9g,每日 3 次,黄芪口服液,每次 1 支,每日 3 次;补中益气口服液,每次 1 支,每日 3 次。

（2）骨癌中期:可选用养心阴口服液,每次 1 支,每日 3 次;百合固金口服液,每次 1 支,每日 3 次;洋参雪蛤口服液,每次 1 支,每日 3 次。

（3）骨癌晚期:可选用桂附八味肾丸,每次 9g,每日 3 次。生脉饮,每次 1 支,每日 3 次;全鹿丸,每次 9g,每日 3 次;人参鹿茸丸,每次 9g,每日 3 次;当归补血膏,每次 10ml,每日 3 次;参芪阿胶浆,每次 10ml,每日 3 次;阿胶当归合剂,每次 10ml,每日 3 次。仙灵地黄补肾颗粒,每次 10g,每日 3 次;仙参口服液,每次 1 支,每日 3 次。

2.静脉滴注中成药

（1）骨癌初期:生脉注射液适应证,气阴两虚。静脉滴注,一次 20~60ml,用 5%葡萄糖注射液 250~500ml 稀释后使用,或遵医嘱。

（2）骨癌中期:血必净 60~100 ml,用 5%葡萄糖注射液 250~500ml 稀释后使用,或遵医嘱。

（3）骨癌晚期:参芪扶正注射液。适应证:益气扶正。用于肺脾气虚引起的神疲乏力,少气懒言,自汗眩晕;癌症见上述症候者;静脉滴注,一次 250ml（即 1 瓶）,每日 1 次,疗程 21d;与化疗合用,在化疗前 3d 开始使用,疗程可与化疗同步结束。

（四）中医适宜技术

1.针灸

【选取穴位】曲池,期门,足三里,合谷。

【配穴】阴、阳陵泉,脾胃俞,太冲,三阴交,至阳。

【针灸方法】采用双侧刺法,中等度刺激。每次选穴一阴一阳,配穴二阴二阳,每次留针 15~20min,5d 为一疗程。

2 食疗

当归生姜羊肉汤:

【来源】《金匮要略》曰:"寒疝,腹中痛及胁痛里急者,当归生姜羊肉汤主之。""产后腹中疠痛,当归生姜羊肉汤主之,并治腹中寒疝,虚劳不足。"

【原料】当归 100g、生姜 50g、精羊肉一斤、葱末、食盐少许,花椒 10 粒。

【做法】以羊肉一斤,热水焯取腥味及多余油脂,取用冷水洗干净,放入砂锅中倒入适量水,加当归生姜、花椒煮至肉熟烂,加食盐及葱末,喝汤吃肉。

【注意事项】本汤老少皆宜,无禁忌证,但对胃中积热者不宜多用。

【体会】《素问·阴阳脏象大论》曰:"形不足者,温之以气;精不足者,补之以味。当归生姜羊肉汤中当归养血,生姜散寒,羊肉性温和而补虚养血,尤可补肝血,方为血肉有情之品,缓而补虚,是治本之法,可选而用之。"常人食之能延年益寿。

3.熏蒸

(张太峰主任医师中药足浴方),原料:黄芪、麻黄、川草乌、细辛、海桐皮各 10g;制作方法:共研为末,过筛,制成粉剂,开水冲泡,水温适宜时泡脚。功效:舒经通络,活血化瘀,强身健体。

4.耳针

取肾、内分泌、胃等穴,中度刺激,每日 1 次,每次留针 20~30min,10 次 1 疗程。或用王不留行籽贴压穴位,每次贴 1 侧耳穴,3d 更换 1 次。

5.单验方

(1)王氏:止痛膏二号 (川芎、蟾酥等)合骨痛丸(全蝎 、蜈蛤、地龙、白花蛇、元胡、乳香、甲珠、没药等)内外兼治,治疗骨转移癌痛 8 例,总有 效率为 100%,显效率 62.5% 。

(2)赵氏:以虫蚁搜剔、祛瘀止痛、扶正抗癌之剂(地鳖虫、白花蛇、当归、徐长卿、露蜂房、蜈蚣、党参、黄芪等)。

第六节　疗效评价

一、西医疗效评价

(一)临床疗效性观察

1.疼痛积分的评价:治疗前后各进行一次积分评价。

2.卡氏积分的评价:按 Karnofsky 评分标准评定,与治疗前后各评定一次,进行生存质量的评价。

3.骨转移灶变化情况的评价:与治疗前及治疗结束后分别复查骨扫描和转移灶。

4.X 线检查:进行转移灶疗效评价。

（二）临床疗效评价标准

1.疼痛评分标准:对疼痛程度我们采用 NRS 数字法进行评价,患者疼痛程度用 0 到 10 表示从无痛到最痛。每位患者治疗前后依据个人感受分别标记其中的一个数字。记录于治疗前后的病例观察表并进行评价。参照 WHO 的相关标准可将疼痛分为 4 级。①Ⅲ级(7~10 分):重度疼痛,疼痛程度患者不能忍受,患者的饮食睡眠等日常生活已受到严重干扰,强阿片类药物才能止痛;②Ⅱ级(4~6 分):中度疼痛,饮食睡眠稍受影响, 有些病人仍不能耐受, 但弱阿片类药物即可缓解;③Ⅰ级 (1~3 分):患者可忍受疼痛,能正常生活;④0 级:(NRS 评分为 0 分):无痛。

2.评价标准

显效:经评分,患者疼痛程度减轻 2 个级差及(或)以上,原止痛药可停用;有效:疼痛程度有所减轻,在一个极差及(或)以上,患者服用的止痛药种类或数量有所减少;无效:患者疼痛程度无明显改善甚或有加剧。有效率(%)=(显效+有效)/n×100%

（三）临床生活质量评定

按 Karnofsky 分级评分标准。显效:比用药前评分提高≥20 分;有效:比用药前评分提高≥10 分;稳定:与用药前无明显改善;无效:与用药前相比评分下降。 有效率(%)=(显效+有效)/n×100%。

二、中医疗效评价

（一）评价标准

中医疗效评价标准(本标准只使用于诊断明确的骨癌)。

（1）临床痊愈: 临床症状、体征完全消失及实验室检查正常, 症候积分减少≥95%。

（2）显效:临床症状、体征或实验室检查指标明显改善,症候积分减少≥70%。

（3）有效:临床症状、体征或实验室检查指标有好转,症候积分减少≥30%。

（4）无效:临床症状、体征或实验室检查指标均无明显改善,甚或加重,症候积分减少<30%。

（二）评价方法

参照《中药新药临床研究指导原则》,将骨癌(石瘤)症候要素及实验室检查指标进行分类计分,自拟症状、体征并参照 WHO 骨癌实验室检查指标分级与积分。见表 19-2,本表只使用于诊断明确的骨癌(石瘤)。

中医症候评价采用尼莫地平法。实验室检查指标分级与积分参照 WHO 骨癌国家行业标准。计算公式:[(治疗前积分–治疗后积分)/治疗前积分]×100%。

表 19-2　骨癌(骨、石瘤)症候评分表

症状与实验室指标		无(0)	轻度 (主症 2 分,次症 1 分)	中度 (主症 4 分,次症 2 分)	重度 (主症 6 分,次症 3 分)
主要症状及实验室指标	疼痛	无症状	偶有疼痛,疼痛部位固定,几十 min 内可自行缓解	疼痛部位固定,间断疼痛,按之痛甚,疼痛不超过 2h,一般止痛药可缓解	持续疼痛,疼痛部位固定,拒按,需强效镇痛药物方可缓解
	骨骼破坏	无体征	病灶无明显变化	溶骨性病灶缩小,钙化,至少维持 4 周以上	溶骨性病灶消失,骨扫描恢复正常,至少维持 4 周以上
	消瘦	正常	轻度消瘦,体重下降 5kg	介于轻、重之间	重度消瘦,体重下降 10kg 以上
	血沉	正常	+~++	介于轻、重之间	+++以上
	碱性磷酸酶	正常	+~++	介于轻、重之间	+++以上
次要症状及实验室指标	腰膝痠软	无症状	腰膝痠软,偶有发生	腰膝痠软,常需变换体位,尚可忍受	腰膝痠软,难以忍受
	乏力纳呆	无症状	偶有感觉	可以忍受	不能忍受
	心烦失眠	无症状	偶尔可见	有并伴精神疲乏,勉强坚持日常生活	影响正常生活
	舌苔	正常	舌红或青,苔正常	舌红或青,苔厚腻或黄腻	舌青紫有瘀斑点,苔厚或腻
	脉象	缓和	弦数或弦紧	细或弦大	大或极虚

第七节　预防调护

一、预防

(一)造成医生延迟诊断骨癌入侵的 3 个因素

1.对于间歇性疼痛或无明显肿块体征的患者,都考虑为良性病变,简单地诊断为腱鞘炎、神经痛、滑膜炎等。

2.X 线无明显异常就排除了肿瘤的存在,一些肿瘤如骨盆肿瘤、脊柱肿瘤在 X 片上不易显现。

3.对于诊断为良性病变的患者不进行复诊或复诊间隔时间太长。

（二）注意事项

1.宜多吃具有抗骨髓病、骨肉瘤的食物如海带、紫菜、淡菜、海蛤、裙带菜、杏仁、桃仁。

2.骨痛宜吃龟板、鳖肉、穿山甲、牡蛎、蟹、虾、核桃。

3.脾脏肿大宜吃甲鱼、泥鳅、海鳗、毛蚶。

4.贫血宜吃猪肝、香菇、芝麻、蜂乳、黄鱼、花生、海参、鲩鱼、鲍鱼。

5.忌烟酒及辛辣刺激食物；忌霉变腌制油煎肥腻食物；忌鹅肉、猪头肉等发物。

6.骨癌是一种常见恶性肿瘤疾病，这种疾病的多数患者都是年轻人，有时候甚至会出现在青少年身上，父母如不重视对骨癌的预防，那就会让孩子的未来遭到威胁，危及生命。所以家长们要知道些骨癌的预防知识，才能更好地照顾孩子。下面就来介绍骨癌的预防有哪些具体方法。

（1）家有成长中的青少年的父母应提高警觉，尤其发现关节附近的不明肿块，必须即刻就医治疗。这是骨癌的预防方法之一。

（2）避免外伤特别是青少年发育期的长骨骺部，可防止骨癌的发生概率。这种骨癌的预防方法比较有效。

（3）大多数恶性肿瘤表现为夜间痛，孩子有时会疼醒，这点家长要尤其重视。这也属于骨癌的预防措施。

（4）在青少年骨骼发育时期要减少和避免接触放射性物质，这种骨癌的预防较为常见。

二、调护

（一）辨证施护

疼痛肿胀的辨证施护，平卧时尽量抬高患肢，患肢不宜进行静脉输液及测血压。指导患者做患肢活动，每次 5~10min，每日 2~3 次。遵医嘱中药外敷。遵医嘱中药洗浴熏蒸。

（二）情志及治疗施护

专家提醒，多数护理工作者都较重视西医药物治疗的护理，在中医治疗及手术治疗护理中，明显有经验不足现象，还需同行努力总结中西医及手术治疗的护理经验，以适应根据不同的个体需求采用相应的护理方法，来满足临床需求。

1.心理指导：治疗前做好患者的心理护理，向患者交代清楚治疗的整个过程和注意事项，消除患者的恐惧感。首先让患者转变观念，改变人们"癌症骨转移等于死亡"这一错误的观念,让全社会都真正认识到积极治疗骨癌的意义。

2.同位素治疗时的护理:应用同位素治疗时,操作者穿个人防护用具,按计划分装药量,经活度计测量后,再核对剂量,在静脉注射过程中要严密观察(重视病人主诉),注射剂量必须准确。

3.防止病理性骨折发生:为了预防骨骼脱钙,预防肌肉萎缩和坠积性感染,护士应鼓励并协助患者适当离床活动,患者离床活动时要注意避免强烈震动和冲撞,接触或转移要预先告诉患者,更换体位时应缓慢操作,以免导致疼痛加剧,肌肉痉挛和发生病理性骨折。对有病理性骨折倾向者,要保持正确体位。

4.功能锻炼:晚期癌症多发性骨转移病人常因疼痛或担心骨折而不愿意进行活动,护士应及时指导,帮助病人进行功能锻炼。疼痛缓解后嘱病人卧硬板床休息,保持脊柱的生理弯曲度,以免脊柱受力不均发生病理性骨折;对不能活动病人,应协助肢体被动运动,以促进血液循环,防止肌肉萎缩及肢体功能退化。

参考文献

［1］胡柏梅,王艳芳.我国骨肿瘤的研究进展及护理[J].护理研究,2007,21（1）: 202-203.

［2］Dorfman HD,Czerniak B, Kotz R.WHO lassification of tumours of bone.In: Fletcher CDM,Unni KK,Mertens F.World health organizationclassification of tumours. Pathology and genetics of tumours of soft tissue and bone ［M］.Lyon:IARC Press,2002: 227-232.

［3］孙树椿,孙之镐.临床骨伤科学[M].北京:人民卫生出版社,2006:1072-1083.

［4］谢强.中医骨病学[M].北京:人民卫生出版社,2005:151.

［5］沈宇辉,张伟滨,万荣,等.骨转移性肿瘤的发生机制研究进展[J].实用肿瘤, 2008,23（4）:304-306.

［6］Bielack S,Jürgens H,Jundt G,et al. Osteosarcoma: the COSS experience[J]. Cancer Treat Res,2009,152: 289-308.

［7］李如辉, 黄兆鋆. "阳化气, 阴成形" 诠释及其理论意义 ［J］. 中医药学刊, 2002,20（7）:87.

［8］范先基,李俊,张定进.王三虎治疗多发性骨髓瘤经验[N].中国中医药报, 2009-01-07（4）.

［9］周维顺,谢长生.略论骨肿瘤的诊治原则[J].浙江中医学院学报,1997,21（3）: 10-11.

［10］刘献祥, 汤耿民. 明清以前中医学对骨肿瘤的认识 ［J］. 中国中医骨伤科, 1993,1（3）:47-50.

［11］Ritter J,Bielack SS. Osteosarcoma ［J］.Ann Oncol,2010,21 （Suppl7）:vii320- vii325.

［12］Federman N, Bernthal N, Eilber FC, et al. The multidisciplinarymanagement of osteosarcoma[J].Curr Treat Options Oncol,2009,10(1/2):82-93.

[13] Min D,Lin F,Shen Z,Zheng S,et al. Analysis of prognostic factorsin 333 Chinese patients with high-grade osteosarcoma treated bymultidisciplinary combined therapy[J].Asia Pac J Clin Oncol,2013,9(1):71-79.

[14] Quaye AA,Raskin KA,Ecker JL,et al. Management of a parturientwith high-grade osteosarcoma of the proximal femur: a multidisciplinary approach [J].Int J Obstet Anesth,2010,19(3):340-342.

[15] Bielack S,Jürgens H,Jundt G,et al. Osteosarcoma: the COSS experience[J]. Cancer Treat Res,2009,152:289-308.

[16] 庄燕鸿.《内经》病位辨证探析[J].时珍国医国药,2010,21(5):1205-1206.

[17] 邢玉瑞. 中医辨证思维之病位分析[J].陕西中医学院学报,2010,33(3):1-2.

[18] 冯文林, 伍海涛. 谈《内经》因势利导治则的思想渊源 [J]. 辽宁中医, 2006,33(5):535-536.

[19] 汤钊猷. 现代肿瘤学[M].上海:上海医科大学出版社,1993:100.

[20] 曹世龙.肿瘤学新理论与新技术[M].上海: 上海科学教育出版社,1997:29.

[21] 常中飞, 胡秀敏, 陈培丰. 运用中医理论探讨恶性肿瘤转移新学说——"经络转移学说"[J].中华中医药学刊,2008,26(1):167-169.

[22] 刘宁, 满立波, 张清.黄广林等肾癌患者骨转移病灶的外科治疗[J].北京医学,2008,30(10):638-638.

[23]贾炜莹,李文录,周雷.肾癌合并骨转移的治疗[J].中华外科,2003,41(4):317.

[24]王健,朱立新,曹延林.局部药物缓释系统治疗恶性骨肿瘤研究进展[J].广东医学,2011,32(13):1771-1774.

[25]赵茂初.虫蚁搜剔合扶正治疗肿瘤骨转移疼痛 3 例[J].浙江中医,1988,(8):366.

[26]孙宛峰,杨文刚.辨证治疗癌症骨转移疼痛 21 例报告[J].中医正骨,1993,5(4):23.

[27] 谭晓云, 罗文娟. 身痛逐瘀汤加味治疗骨转移疼痛 28 例 [J]. 陕西中医, 1998,19(11):486.

[28]黄立中,蒋益兰,曾松林,等.阳和汤加味治疗骨转移癌疼痛 63 例[J].湖南中医学院学报, 1997,17(1):20.

[29]刘凤星,郭霞,王书云.止痛膏外敷治疗骨转移癌疼痛 46 例[J].河北中医,

2002,24(3):173.

[30]周凤梧,张灿玾.黄帝内经素问语释[M].济南:山东科学技术出版社,1985:130.

[31]单厚昌,高中祖.中医阴阳五行学说受哲学气论影响而形成[J].现代中西医结合,2005,14(8):982-983.

[32]陈实功.外科正宗[M].北京:人民卫生出版社,1973:210.

[33]王清仟.医林改错[M].北京:中国医药科技出版社,2011:150.

[34]黄帝内经·素问　　　　　　　人民卫生出版社校注本

[35]黄帝内经·灵枢　　　　　　　人民卫生出版社影印本

[36]伤寒论(汉·张仲景)　　　　　上海科学技术出版社校注本

[37]金匮要略(汉·张仲景)　　　　人民卫生出版社排印本

[38]针灸甲乙经(晋·皇甫谧)　　　人民卫生出版社排印本

[39]诸病源候论(隋·巢元方)　　　人民卫生出版社影印本

[40]黄帝内经·太素(隋·杨上善)　　　人民卫生出版社影印本

[41]备急千金要方(唐·孙思邈)　　人民卫生出版社影印本

[42]小儿药证直决(宋·钱乙)　　　人民卫生出版社影印本

[43]太平惠民和剂局方(宋·陈师文等)人民卫生出版社排印本

[44]脾胃论(金·李杲)　　　　　　人民卫生出版社注释本

[45]兰室秘藏(金·李杲)　　　　　人民卫生出版社排印本

[46]证治准绳(明·王肯堂)　　　　上海科学技术出版社影印本

[47]石室秘录(清·陈士铎)　　　　北京科学技术出版社排印本

[48]医学衷中参西录(清·张锡纯)　河北人民出版社修订本

[49]夏小军医学文集(夏小军)　　　甘肃科学技术出版社

第二十章
恶性黑色素瘤

恶性黑色素瘤（Malignant melanoma,MM）是一种恶性程度较高的具有黑色素细胞分化的恶性肿瘤，占所有恶性肿瘤的 1%~2%，大部分发生于皮肤、眼、外阴，其次为直肠、肛门、生殖道、消化道、鼻窦、喉、肺，也可发生于脉络膜及软脑膜等处。皮肤恶性黑色素瘤占皮肤恶性肿瘤的 7%~20%，近年来其发生率呈增高趋势。

恶性黑色素瘤（简称恶黑）亦称黑色素癌，是起源于表皮黑色素细胞或色素痣的恶性肿瘤。世界各地的发病率每年均低于 1~2/10 万人口，但澳大利亚的昆士兰邦年发病率达 16/10 万人口。黑种人和亚洲人很少患此病。中国上海地区有资料统计为0.41/10 万人口。过去认为本病是恶性程度高、转移快的肿瘤，近年来发现其恶性程度并不像过去所认为的那么高，雀斑样痣黑色素瘤 5 年存活率高达 80%~90%。结节型黑色素瘤在转移前接受过治疗的患者，5 年存活率约 50%~60%。好发年龄以 50~59 岁为高峰，60~69 岁次之。好发部位为下肢，其次为上肢，头颈部，躯干等。下肢中以足底，足跟和足趾多见。亦可见于接近于皮肤的黏膜，还可发生于眼脉络膜和软脑膜处。本章着重对原发皮肤恶性黑色素瘤加以阐述。

恶性黑色素瘤现在还并无明确的中医对应病名，但从古代文献中不难看出，本病与中医所述的 "黑疔""厉痈""黑子""脱疽""翻花""恶疮" 等极其类似。《灵枢·痈疽》曰："发于足傍，名曰厉痈。其状不大，初如小指，发，急治之，去其黑者。不消辄益，不治，百日死。发于足趾，名曰脱痈。其状赤黑，死不治; 不赤黑，不死。不衰，急斩之，不则死矣。"明代陈实功著《外科正宗》中记载："发者难生，多生于足，发生筋骨，初生如粟，色似枣形，渐开渐大，筋骨伶仃，乌乌黑黑，痛割伤心，残残败败，污气吞人，延至踝骨，性命将倾……古人有法，截割可生。"又有"其症初起，状如痰核、日渐长大……形气渐衰，肌肉瘦削，愈溃愈硬，色现紫斑，腐烂浸淫，渗流血水，疮口开大,胬肉高突,形状翻花瘤症"。《诸病源候论》云:"翻花疮者,初生如饭粒,其头破则出血,便生恶肉,渐大有根,浓汁出,肉反散如花状。""……凡诸恶疮,久不瘥者,亦恶肉反出,如反花形。"由此可见,中医古籍所载之"厉痈""脱痈"无论是发病之状,还是预后、治疗,都与现代的恶性黑色素瘤在很大程度上符合。《灵枢·痈疽》言:"营卫稽留与经脉之中,则血泣而不行,不行则卫气从之而不通,壅遏而不得行,故热。大热不止,热胜则肉腐,肉腐则脓。"说明其病因为营卫之气运行受阻,壅而化热生毒,热毒壅盛而腐肉成脓。现代研究表明,恶性黑色素瘤多由黑痣病变而来。而此黑痣则是古人所说之"黑子""黑痣"。《外科正宗·黑子》曰:"黑子,痣名也。此肾中浊气混浊于阳,阳气收束,结成黑子,坚而不散。"《诸病源候论·黑痣候》中提到"有黑痣者,风邪搏于血气,变化生也。夫人血气充盛,则皮肤润悦,不生疵痕。若虚损则黑痣变生"。以上论述表明恶性黑色素瘤形成的机理以虚损为前提,阳气束结或外邪搏于血气而致气滞血瘀成乌黑肿块,瘀久化热,溃烂流脓。《医宗金鉴·外科心法要诀》中"七情六欲者,盗人元气之贼也……诸病诸疮,尽皆出于此等之情欲也……"还谈到七情内伤、饮食不节、外感六淫、五脏六腑功能失调等都是恶性黑色素瘤产生的病因。

第一节　病因病理

一、西医病因病理

（一）病因

恶性黑色素瘤是一组发病原因不明的疾病,部分病例可在皮肤组织受损后发生,如穿刺伤,钝器伤,拔甲后,烧伤疤痕,X线引起的炎症等。极少病例发生于成年之前。可能与内分泌因素有关,家族易感倾向有报道过。紫外线中的 UVA(Ultraviolet A)和 UVB(Ultraviolet B)都能诱导黑色素瘤的发生,但 UVB 是对黑色素细胞中某种基因起破坏作用并诱导发病的主要原因。内分泌、化学、物理因素对黑色素瘤的发生是否有影响还不得而知,目前唯一的证据是与过度接受紫外线照射相关。恶黑肉眼形态可从原来呈棕色或黑色的扁平点、扁平斑块,经过一段时期(最长可达数十年后)面积扩展或有隆起,颜色变深或灶性脱色、发炎、溃破。凡足趾、跖面不明原因的溃烂病灶,不能轻易除外恶黑的可能。甲下出现色素也应该警惕。无色素的恶性黑色素瘤伴发炎症溃烂病灶易误认为炎性肉芽肿和甲沟炎。

(二)病理及分型

1.四种主要类型

恶性黑色素瘤(简称恶黑)起源于外胚层,表皮来源的恶黑组织分型,多数分类系统将其分为四种主要类型:雀斑样恶性黑色素瘤、表浅扩散性黑色素瘤、结节性黑色素瘤、肢端雀斑样黑色素瘤。

2.皮肤黑色素瘤的常见病理类型

(1)浅表扩散型黑色素瘤。

(2)结节型黑色素瘤。

(3)恶性雀斑样黑色素瘤。

(4)肢端雀斑样黑色素瘤。

(5)少见类型有上皮样、促纤维增生性、恶性无色素痣、气球样细胞、梭形细胞和巨大色素痣恶性黑色素瘤等。

3.近有叶明福等将皮肤恶黑分为十四类

除上文归纳的上皮样型、梭形细胞型、小痣样细胞型外还有癌肉瘤样型、促结缔组织增生型、血管周细胞样型、假腺样型、浆细胞样型、透明细胞型、横纹肌样型、巨细胞型、印戒细胞型、气球样细胞型及炎性 MFH 样型,以上十四型大致可代表恶黑的主要形态变化。

二、中医病因病机

1. 宿毒内生,痰瘀流注

"宿毒内生,痰瘀流注"是贯穿恶黑发生、发展和转移始终的病因和病理产物。"宿毒内着,寒湿相搏"或"饮伤脾胃,阴毒内生"是恶黑发生的两大主要病因,"宿毒内生"是恶黑发生的核心变化,"痰湿瘀毒"是恶黑发展的核心病机,"脾胃内伤,气化紊乱,痰瘀流注"是恶黑复发转移的关键病机。

2. 恶黑病机应该从中医"肺主皮毛"理论

"阳化气,阴成形"理论、气化理论三个方面加以阐述。"肺主皮毛"不能简单地理解为肺主体表皮肤、黏膜、汗腺、发须等生理功能上的皮毛,而是对抗病邪时与"肌表"相似,是呼吸道和皮肤免疫功能相互影响相互协调的免疫反馈机制。若"阳化气"太过,则表现为气的运动过速,功能亢奋,而出现高代谢状态。若"阳化气"不足则为气的运动过缓,脏腑功能低下,而出现形体内气血津液等基础物质不能正常输布和代谢,气化缓慢甚至停滞,则可导致基础物质的凝敛成形等。

第二节 临床表现

一、主要症状

1.早期皮肤黑色素瘤

进一步发展可出现卫星灶、溃疡、反复不愈、区域淋巴结转移和移行转移。黏膜黑色素瘤,如口腔、会阴部等可参考"ABCDE 法则"。晚期黑色素瘤根据不同的转移部位症状不一,容易转移的部位为肺、肝、骨、脑。眼和直肠来源的黑色素瘤容易发生肝转移。可表现为病灶局部结节状或息肉状肿块,或溃疡性病变伴渗液、出血、刺痛、灼痛等,也可在原发灶周出现卫星结节,伴有区域淋巴结肿大。

2.皮肤黑色素瘤的早期临床症状可总结为"ABCDE 法则"

A:非对称(Asymmetry),色素斑的一半与另一半看起来不对称。

B:边缘不规则(border irregularity),边缘不整或有切迹、锯齿等,不像正常色素痣那样具有光滑的圆形或椭圆形的轮廓。

C:颜色改变(color variation),正常色素痣通常为单色,而黑色素瘤主要表现为污浊的黑色,也可有褐、棕、棕黑、蓝、粉、黑甚至白色等多种不同颜色。

D:直径(Diameter),色素斑直径>5~6mm 或色素斑明显长大时要注意;黑色素瘤通常比普通痣大,要留心直径>5mm 的色素斑;直径大于 1cm 的色素痣最好做活检评估。

E:隆起(Elevation),一些早期的黑色素瘤整个瘤体会有轻微的隆起。

3.特殊类型的黑瘤

(1)肢端雀斑样痣型黑瘤(acromelic freckle-like nevoid melonoma):发病可能与外伤有关。其特点是发病于掌、跖、甲床和甲床周围无毛部位,特别好发于足跖。临床上类似于雀斑样痣型黑瘤,但侵袭性更强。以黑人和东方人较为常见。早期表现为深浅不一的色素沉着斑,边缘不规则,边界不清楚。如病变位于爪甲和甲床,则表现为纵行色素带。

(2)无色素性黑瘤(non-pigmented melanoma):较为少见,在 Giuliano 等(1982)报道的 2881 例黑瘤中约占 1.8%。病变通常呈结节状,缺乏色素,常被延误诊断,预后较差。

(3)恶性蓝痣(malignant blue nevus):更为罕见。由蓝痣细胞恶变而成。常见于女性臀部。其明显的特征是,即使已发生淋巴结转移,患者仍可生存多年。

(4)巨毛痣中的恶性黑瘤(malignant melanoma in giant hairy nevus):30%~40%的儿童黑瘤源于巨毛痣。表现为巨毛痣中出现结节和溃疡,并有颜色改变。因此,对先天性巨毛痣应密切观察或做预防性切除。

(5)纤维增生性黑瘤(fibrous proliferated melanoma):好发于头颈部,呈结节状生长,约 2/3 病例无色素沉着。其特征是,少数黑瘤细胞位于大量的纤维组织之中,预后较差。

(6)原发病灶不明的黑瘤(melanoma with an unknown primary origin):该型黑瘤找不到原发病灶,黑瘤仅在区域淋巴结或其他器官被发现。其预后与原发灶明确并有区域淋巴结转移者无显著差别。

二、副肿瘤综合征

恶黑副肿瘤综合征主要表现为:反复溃疡不愈合、肿瘤热、恶液质、免疫抑制、神经肌肉痛、感觉-运动或自主神经元病、皮肌炎,多发性肌炎及坏死性肌病等。

第三节　实验室及其他检查

一、实验室检查

(一)一般检查

包括血常规、肝肾功能和 LDH,这些指标主要为后续治疗做准备,同时了解预后情况,如 LDH 越高预后越差,有报道 LDH<0.8 倍正常值的患者总生存期明显延长。

(二)黑色素瘤尚无特异的血清肿瘤标志物,不推荐肿瘤标志物检查

二、影像学检查

1.应根据实际需要和患者经济情况决定,必查项目包括区域淋巴结 B 超(颈部、腋窝、腹股沟、腘窝等)、胸部(X 线或 CT)和腹部(B 超、CT 或 MRI),根据临床症状或经济情况可行全身骨扫描及头颅检查(CT 或 MRI)。

2.有条件者,可做 PET-CT 全身扫描。对于原发于下腹部皮肤、下肢或会阴部的黑色素瘤,要注意行盆腔影像学检查(B 超、CT 或 MRI),了解髂血管旁淋巴结情况。经济情况好的患者可以行 PET-CT 检查,特别是对原发灶不明的患者。

三、病理学检查

(一)一般病理学表现

1.浅表扩散型（superficial spreading melanoma）：主要发生在普通皮肤的黑色素瘤亚型，以水平生长期为特点，表现为大的肿瘤性色素细胞在鳞状上皮之间呈铅弹样或派杰样播散。肿瘤呈侧向型生长，发生于垂直浸润期之前，预后相对较好，见于年轻患者，位于间歇性接受日光照射部位的皮肤。白种人最常见，约占 70%。好发于背部和女性的下肢。通常由痣或皮肤的色素斑发展而来，一般外观不规则，颜色各异，可呈棕黑色、粉色、白色、灰色甚至脱色素，边缘可伴瘙痒，直径多>0.5cm。

2.结节型黑色素瘤（nodular melanoma）：常表现为快速生长的色素性结节（偶尔为无色素性结节性黑色素瘤），可以出血或形成溃疡，常位于接受间歇性日光照射的部位；约占 15%，可发生在任何部位和任何年龄，但 60 岁以上的老年人和男性更多见，呈半球形，有的像血性水疱。该类型恶性度高，生长迅速，诊断时一般浸润皮肤厚度较深。它多来源于痣，也可呈跳跃式生长，原发病灶处可以没有可疑的色素痣或损伤。

3.恶性雀斑样黑色素瘤（lentigo maligna melanoma）：表现为非典型性黑色素瘤细胞沿真皮表皮交界处呈线状或巢状增生，下延至毛囊壁和汗腺导管，并伴有严重的日光性损伤，同时有真皮内非典型性黑色素细胞浸润。较前两种少见，约占 10%。通常发生于中老年人，在面部等常暴露于日光下的部位。该类型并不是由痣发展而来的，往往经暴晒后多年发病，早期表现为深色不规则的皮肤斑点，可被误认为"老年斑"或"灼伤斑"。

4.肢端雀斑样黑色素瘤（acral lentiginous melanoma）：白种人发病率低，约占 5%，黏膜黑色素瘤也常归于此类，与紫外线关系不大。黄色人种和黑色人种以该类型最为多见，报道显示亚洲人高达 58%，黑色人种占 60%~70%。它好发于手掌、足跟、指趾、甲床和黏膜（鼻咽、口腔和女性生殖道等），由于发病部位特殊且隐匿，容易被忽视。

(二)组织病理

1.原位恶性黑色素瘤。不典型黑素细胞最先出现在基底细胞层，也可散布在表皮全层。细胞大小不一，有的核呈异形性，有丝状分裂象。真皮浅层有中等密度的淋巴细胞为主的浸润。若瘤细胞大，具有丰富的胞浆，与帕哲细胞相似，则称为帕哲样原位恶性黑素瘤。

2.恶性黑色素瘤。当恶性黑素细胞向下侵入真皮则称为恶性黑素瘤。此时在真皮内可见大小不等的瘤细胞巢,它们可融合成大片状。瘤细胞有明显的非典型性,细胞大小不等,核染色质丰富,有丝状分裂象。瘤体内色素分布不均,在肿瘤基底也常可见到黑素。若无黑素存在,则称为无色素性恶性黑素瘤。

3.根据 Clark 方法,将恶性黑素瘤进行病理分级,判定预后和选择治疗方法。

Ⅰ级:瘤细胞限于表皮内。

Ⅱ级:侵入真皮乳头层。

Ⅲ级:侵入乳头下血管丛。

Ⅳ级:侵入真皮网状层。

Ⅴ级:侵入皮下脂肪层。

第四节　诊断与鉴别诊断

一、诊断

(一)西医诊断

参照 2014CSCO 黑色素瘤临床诊断和鉴别诊断。典型的临床表现和查体体征是黑色素瘤诊断的常用方法。病理学检查是黑色素瘤确定诊断甚至分期的金标准,因而对于诊断、分期、治疗及预后判断中都占有十分重要的地位。免疫组织化学染色是鉴别黑色素瘤的主要辅助手段。S-100、HMB-45 和波形蛋白(Vimentin)是诊断黑色素瘤的较特异指标。另外,HMB-45 在诊断恶性黑色素肿瘤方面比 S-100 更具特异性。有条件者,可检测相关的分子标志物。

(二)临床上有下列色素性皮损者提示早期恶性黑色素瘤

色泽斑驳;边缘不规则,有切迹;表面不光滑,凹凸不平;病灶周围皮肤出现水肿或丧失原有皮肤光泽或变白色、灰色;感觉异常,局部发痒、灼痛或压痛。

(三)黑色素瘤诊治流程等,表 20-1~7

表 20-1　黑色素瘤诊治流程(1)

临床表现	病理报告 b	分期检查	确定临床分期
高度怀疑黑色素瘤	肿瘤厚度	病史和查体	0 期: 原位癌
切除活检或活检 a	是否溃疡	注意局部和区域淋巴结	Ⅰ A 期(无危险因素)d
病理确诊	有丝分裂率	皮肤检查	Ⅰ A 期(有危险因素)
			Ⅰ B~Ⅱ A 期(中危)

续表 20-1

临床表现	病理报告 b	分期检查	确定临床分期
有无脉管浸润	影像学检查 c		
切缘			ⅡB~ⅢA（高危）
有无卫星灶	评估黑色素瘤危险因素		ⅢB~ⅢC 期（极高危）
Clark 分级			
免疫组化			ⅢC 期（极高危）
基因突变情况			Ⅳ期（远处转移）

注：

a.对于临床初步判断无远处转移的黑色素瘤患者,切除活检一般建议完整切除,不主张穿刺活检或局部切除;如病灶面积过大或已有远处转移需要确诊的,可以行局部切除;

b.病理报告中必须包括的内容为肿瘤厚度和是否溃疡,其余指标在有条件的单位尽量提供;

c.区域淋巴结 B 超(颈部、腋窝、腹股沟、腘窝等),胸部 X 线或 CT,腹部 B 超、CT 或 MRI,全身骨扫描及头颅检查(CT 或 MRI),对于原发于下腹部皮肤、下肢或会阴部黑色素瘤,要注意行盆腔影像学检查(B 超、CT 或 MRI);

d.危险因素包括厚度≥0.75mm、有丝分裂率 1/mm^2、脉管浸润和 Clark 分级Ⅳ级。

表 20-2　黑色素瘤诊治流程（2）

临床分期	治疗原则		辅助治疗
0 期	原发灶扩大切除 a		定期查体
Ⅰ A 期	原发灶扩大切除 a	前哨淋巴结阴性	定期查体
	可考虑前哨淋巴结活检 b,c	前哨淋巴结阳性	参照Ⅲ期治疗
Ⅰ B~Ⅱ期	原发灶扩大切除 a±前哨淋巴结活检 c		大剂量 α-2b 干扰素
	前哨淋巴结阴性		1 年或 1 个月（2b）e
	前哨淋巴结阳性		参照 Ⅲ期治疗
ⅢA 期	原发灶扩大切除 a 区域淋巴结清扫 d		大剂量 α- 2b 干扰素 1 年或 1 月(2b) e 或长效干扰素 5 年 （2b）f·淋巴结区放疗参照"辅助放疗原则" g 随访 i
ⅢB ~ Ⅲ C 期	原发灶扩大切除 a 区域淋巴结清扫 d		临床试验大剂量 a-2b 干扰 1 年(2b)或长效干扰素 5 年 (2b) f·淋巴结区放疗参照"辅助放疗原则" g

续表 20-2

临床分期	治疗原则	辅助治疗
ⅢC 期 (移行转移)	原发灶扩大切除 [a] 移行转移灶可以手术切除	临床试验
	移行转移灶不能手术切除	大剂量 α-2b 干扰 (2b) 或长效干扰素 5 年 (2b)·ILI(局部隔离肢体热灌注化疗)(2b)
黏膜黑色素瘤	原发灶手术 辅助放疗参照"辅助放疗原则"[g]	辅助化疗 4~6 周期(3) [h]
Ⅳ期	单个转移灶或转移灶可完全切除的转移灶	临床试验大剂量 α-2b 干扰素(3
	不能手术切除·手术完整切除转移灶 (2a)	临床试验
		Ipilimumab(1)★ 随访 [a]
		Vemurafenib(BRAFV600E 抑制剂)(1)★
		伊马替尼(KIT 抑制剂)(2b)
		DTIC 或 TMZ 单药或联合治疗(2b)
		肝动脉介入化疗为主的全身治疗 (肝转移) (3)
		紫杉醇+铂类(二线) (2b)

注:

a.扩大切除的切缘参照"手术切缘(表 20-3)";

b.有高危因素者可考虑行前哨淋巴结活检;

c.在有条件的单位开展;

d.参照"淋巴结清扫原则(表 20-4)";

e.中国肢端黑色素瘤ⅡB~ⅢA 期可考虑 1 月治疗($15MIU/m^2$,(第 1~5 天)×4 周),1 年治疗可按照国外标准剂量 ($20MIU/m^2$,(第 1~5 天)×4 周,$10MIU/m^2$,tiw×48 周) 或中国患者治疗经验($15MIU/m^2$ (第 1~5 天)×4 周,9MIU,tiw×48 周);

f.缺乏国内临床试验数据;

g.参照"辅助放疗原则(表 20-5)";

h.TMZ/DTIC 为主的全身化疗,鼻腔黑色素瘤还建议行局部放疗;

★国内未上市,供参考,均已获得Ⅲ期临床结果。

表 20-3 黑色素瘤的手术切缘

肿瘤厚度	临床推荐切除边缘
原位	0.5cm
≤1.0mm	1.0cm(1 类)
1.01~2mm	1.0~2.0cm(1 类)
2.01~4mm	2.0cm(1 类)
>4mm	2.0~3.0cm

注:①切除边缘须根据解剖部位及美容需求调整,特殊部位(如脸部、耳部)等位置尽量保证切缘阴性即可;②对于原位恶性黑色素瘤,病理检查边缘阴性非常重要;③切缘按照外科医师在术中测量为准。

表 20-4 黑色素瘤的淋巴结清扫原则

区域淋巴结充分清扫
受累淋巴结基部须完全切除;
通常来说,切除和受检淋巴结个数如下:
腹股沟淋巴结≥10 个;
腋窝淋巴结≥15 个;
颈部淋巴结≥15 个;
在腹股沟区,如临床发现股浅淋巴结转移数≥3 个,选择性行髂窝和闭孔区淋巴结清扫;
如果盆腔影像学提示或 Cloquet(股深)淋巴结阳性需行髂窝和闭孔区淋巴结清扫

表 20-5 黑色素瘤的辅助放疗原则(3 类证据)*

原发灶由于特殊部位无法手术切净
淋巴结囊外侵犯
淋巴结直径≥3cm;
淋巴结受累>3 个
颈部淋巴结转移≥2 个,直径≥2cm
淋巴结清扫后局部再次复发
鼻咽、食管黏膜原发黑色素瘤的辅助放疗

注:＊专家组认为目前缺乏中国循证医学证据,未达成广泛一致意见,故列为 3 类证据

表 20-6　黑色素瘤的姑息放疗原则

骨转移的放疗：姑息止痛、减压或预防病理性骨折

脑转移：首选立体定向治疗，如转移灶>5 个，直径≥3cm，可考虑全脑放疗）

脑转移灶切除后可行全脑放疗

表 20-7　2010 年恶性黑色素瘤 AJCC 第 7 版分期

原发肿瘤(T)

TX　原发灶无法评价

T0　无肿瘤证据

Tis　原位癌

T1a　厚度≤1.0mm，无溃疡，有丝分裂率<1/mm²

T1b　厚度≤1.0mm，有溃疡，有丝分裂率≥1/mm²

T2a　1.01~2.0mm 不伴溃疡

T2b　1.01~2.0mm 伴溃疡

T3a　2.01~4.0mm 不伴溃疡

T3b　2.01~4.0mm 伴溃疡

T4a　>4.0mm 不伴溃疡 T4b、> 4.0mm 伴溃疡

区域淋巴结(N)

Nx　区域淋巴结无法评价

N0　无淋巴结转移

N1　1 个淋巴结转移 N1a 隐性转移（病理诊断）N1b 显性转移（临床诊断）

N2　2~3 个淋巴结转移 N2a 隐性转移（病理诊断）N2b 显性转移（临床诊断）N2c 非簇样移行转移或卫星灶（但无移行转移）

N3≥4 个淋巴结转移，或簇样转移结节/移行转移，或卫星灶合并区域淋巴结转移

Mx 远处转移无法评价

M0　无远处转移

M1a　皮肤、皮下组织，或远处淋巴结转移

M1b　肺转移 M1c 其他内脏转移或任何远处转移伴 LDH 升高

（四）中医症候诊断

参照《中华人民共和国中医药行业标准病证诊断疗效标准 ZYT001》。

1.(初期)宿毒内壅

【辨证要点】肿痛，硬黑，有根，脉涩或弦。

【主症】硬黑肿块，或疼痛或破溃，肿块坚硬，痒有定处，或黑肿处的发生与外伤有关。舌有瘀斑，脉弦涩。

2.(中期)脾胃虚弱

【辨证要点】肿块硬黑疼痛,纳呆乏力,脉细弱。

【主症】硬黑肿块,或体表肿瘤破溃,疼痛不移,或脓血腥臭,不明发热,口渴但不欲饮,二便无力,舌淡苔白或黄、脉细弱。

3.(晚期)瘀毒伤阴

【辨证要点】黑肿甚,口渴喜饮,步履艰难,舌苔红或青紫。

【主症】肿块迅速增人,坚硬高突,面色苍白,动则气短,身体瘦弱,头晕目眩,舌淡,脉沉细无力;或腰脊痿软、肢软无力、步履艰难、舌红少苔、脉细数。

二、鉴别诊断

(一)西医鉴别诊断

本病应注意与良性交界瘤、幼年性黑色素及细胞性蓝痣相鉴别,亦更应注意与基底细胞癌相鉴别。还应注意与硬化性血管瘤、老年痣、脂溢性角化病、甲床下陈旧血肿相鉴别。

1.良性交界痣:镜下所见为良性大痣细胞,并无异性细胞,仅在真皮内生长,其炎性反应不明显。

2.幼年性黑色素瘤:于小孩面部呈生长缓慢的圆形结节。镜下见细胞呈多形性,有核分裂。瘤细胞不向表皮浸润,且瘤体表面亦不形成溃疡。

3.细胞性蓝痣:好发于臀、尾骶、腰部,呈淡蓝色结节,表面光滑而不规则。镜下可见树枝状突而深黑色细胞、大棱形细胞,并集合成细胞岛。有核分裂相或坏死区时,应考虑到有恶变的可能。

4.甲床下血肿:多有相应外伤史。镜下为干枯的血细胞,可有上皮成纤维细胞增生。

5.硬化性血管瘤:表皮过度角化,真皮乳状增殖,扩张的毛细血管常被向下延伸的表皮突围绕,貌似表皮内血肿一样。

6.老年痣:见于老年人体表呈疣状的痣,表皮过度角化,粒层部分增厚或萎缩,棘层肥厚,基层完整,亦可有色素增加。真皮乳头增殖,外观呈乳头瘤样增生。

7.脂溢性角化病:病灶亦呈乳头瘤样增生,表皮下界限清楚,角化不完全,粒层先增厚,后变薄甚或消失,增生的表皮细胞内可有少量或较多的黑色素。

8.基底细胞癌:是上皮细胞的恶性肿瘤。由表皮的基底层向深部浸润,癌巢周围为一层柱状或立方形细胞。癌细胞染色深,无一定排列。癌细胞内可含黑色素。

(二)中医鉴别诊断

恶黑与痰核、流注的鉴别:痰核流注是指因湿痰流聚于皮下,身体各部位发生有大小不等、多少不一之结块。本症不红不热、不硬不痛,如同果核般软滑,推之不移,一般不会化脓溃破。痰核大多生于颈项,下颌部,亦可见于四肢、肩背。

第五节 治 疗

一、中西医结合治疗思路

(一)中西医结合的基本认识

恶黑之"色证"作为疾病发展过程中的一个独特黑肿,一方面受恶黑病的根本矛盾所制约,另一方面又受患者体质、精神心理状态等因素所影响。

1.中医基本认识

《灵枢·痈疽》曰:"发于足傍,名曰厉痈。其状不大,初如小指,发,急治之,去其黑者。不消辄益,不治,百日死。发于足趾,名曰脱痈。其状赤黑,死不治;不赤黑,不死。不衰,急斩之,不则死矣。"《诸病源候论·黑痣候》中提到"有黑痣者,风邪搏于血气,变化生也。夫人血气充盛,则皮肤润悦,不生疵痕。若虚损则黑痣变生。"表明恶性黑色素瘤形成的机理以虚损为前提,阳气束结或外邪搏于血气而致气滞血瘀成乌黑肿块,瘀久化热,溃烂流脓。

2.中西医结合基本治疗

中医学认为,人体一切疾病的发生和发展,都可以从邪正两方面的关系的变化来分析。肿瘤的发病及演变过程就是正邪双方斗争的过程,《素问遗篇·刺法论》云:"正气存内,邪不可干"。体内的正气在防止肿瘤疾病的发生、发展过程中占据主导地位,正气亏损的原因一则由机体本身的正气不足,无力抗邪所致;二则为邪气对机体的侵害,耗伤了正气;其实,早在发病之初,虽然患者虚候未著,但已虚在其中;病至中晚期,则气血皆虚,渐显露恶病质之象。大量临床观察表明肺与皮毛在发病机制和免疫机制上可能有相似之处。有学者总结治疗恶黑最常用的中药有白术、茯苓、甘草、浙贝母和莪术 5 味中药。且治疗多采用以扶正为主的补气方剂,以四君子汤为基础加减使用频次最多。培土生金也称补脾益肺,是治疗初期症候的一种治法。凡是癌瘤形见肿块,伴有疼痛,多因气滞血瘀所致,故参合调理气机、活血化瘀的方法,是治疗癌瘤不可忽略的主要法则之一。古人有痰为百病之母,怪病属痰。怪病属痰的认识,说明痰是肿瘤发生发展过程中必然出现的病理产物。元代朱丹溪明确了痰与肿瘤的关系,《丹溪心法》曰:"凡人身上中下有块者多是痰。"又言"痰加瘀血,遂成窠囊"。由于宿痰凝聚而影响脏腑气血的运行,导致气滞血瘀,久之则形成积聚肿块;瘀也可阻碍水液、津液输布而致痰。痰与瘀互为因果,而化痰与祛瘀可使水津和血液得以正常运行和输布。因此,化痰祛瘀药可用于治疗肿瘤。

(二)中西医结合的创新思路

恶黑临床发病较晚,如果能树立整体观念,遵循中医"治未病"之思想,提倡综合辨证方法,早期发挥中医药调理之长,改变癌毒的特点,减少体内癌毒的残存,提高人体的正气或者抗癌能力,"亚健康状态"治愈不难。甘肃省肿瘤医院张太峰主任医师肿瘤临床工作 30 余年,总结前人经验提出以下观点。

1.重视恶黑之病因病机

"宿毒内生,痰瘀流注""脾胃内伤,气化紊乱"是恶黑的关键病因病机。从中医"肺主皮毛"理论;"阳化气,阴成形"理论;气化理论三个方面加以辨证,有事半功倍之效。《素问·阴阳应象大论》曰:"积阳为天,积阴为地。阴静阳躁,阳生阴长,阳杀阴藏。阳化气,阴成形。"恶黑病位在肺,病因实质为宿毒胎栽,而脾胃聚中焦而主气化升降,是本病的根本病机。肾中阳气的多少是决定发病轻重程度之关键实质所在。

2.中西医结合治疗原则及理论依据

恶黑患者久病气虚,气虚亦可以引起血瘀,使肿瘤包块日见增大;肿瘤患者接受放疗、化疗或者长期予以大剂苦寒攻伐中药都可以造成气虚。此外,中医还有"阳虚必血滞","气寒则血凝"的理论认识,无论是气机的阴滞、阳气的亏虚或是寒邪的侵袭,均能导致瘀血的形成,促使肿瘤的发生或使患者的病情进一步加剧。现代医学表明癌症患者的血液中往往存在着癌细胞或微小癌栓,血液流动时,不易附壁着床生长。当血液黏稠度增加、血液流动缓慢、微循环功能障碍时,癌细胞就易着床生长,还会激活血小板,使血小板凝集,将其包绕起来,避开人体防御系统的搜捕与攻击;血小板还可释放某些物质,促进癌细胞的增殖,表现出肿瘤增大或转移。临床发现恶性黑色素瘤手术方式的正确与否直接影响患者预后,不恰当、不彻底的局部切除,使局部复发率增高,一旦复发,再做非常彻底的广泛切除亦难奏效。对指(趾)端恶性黑色素瘤,越在远侧做截指(趾),既可保留较多功能,又不影响生存和局部控制,但晚期恶黑高位截肢并不能改善预后。在长期中西医结合治疗恶性黑色素瘤临床实践经验中总结认为:恶性黑色素瘤初期宿毒内壅,脾胃内伤,痰瘀流注常见纳差形瘦、黑痣溃烂恶臭。医师若急于求成,采用直接化疗或中医攻毒,常导致病情急剧恶化,病体根本无法接受;中医认为:"有胃气则生,无胃气则死",恶黑的特点是发展神速,如按照肿瘤专科的常态观念进行思考,不取得胃气允许,所施之药根本无法获效。所以应当采用先调理脾胃之升降气化功能,常用的香砂六君子汤以达到开胃醒脾的效果,使病人产生明显的饥饿感,此时体内的免疫细胞、吞噬细胞也处于饥饿备战状态,采用化疗以赢得治疗黑色素瘤的最佳战机。

二、西医治疗

(一)早期手术切除原发灶

1.病理检查确诊为 CMM I 期、II 期和III期者应手术治疗。

2.IV 期者手术切除转移病灶虽不能根治肿瘤,但有助于缓解病痛、提高生活质量。

3.病理确诊为III期、IV期的患者应行治疗性淋巴结清扫(therapeutic lymph nodes dissection,TLND)。

4.复发或转移的高危患者应考虑做选择性淋巴结清扫(elective lymph nodes dissection,ELND),若不做 ELND,密切随访至关重要,当发现有可疑转移时,应尽量做区域淋巴结清扫。

(二)化学治疗

恶黑对化疗不敏感,化疗一般用于中晚期患者的姑息治疗,而作为辅助治疗的疗效尚有待临床进一步证实。

1.目前化疗药中最有效的药物为氮烯咪胺(dacarbazine,DTIC),有效率为 30%。

2.还有一些药物也有一定效果,如顺铂(cisplatin,DDP)、长春新碱(vincristine,VCR)等。

3.替莫唑胺(temozolomide,TMZ)可治疗并预防脑转移病变。

4.许多联合化疗方案有效率稍优于单一药物,可降低毒性反应,常用的联合化疗方案有:DTIC+卡氮芥(carmustine,BCNU),DTIC+BCNU+ VCR。

5.美法兰(melphalan,MEL)+ DDP,MEL+DTIC,DDP+DTIC 等。

6.三苯氧胺用于以往常用药物治疗失败的病例有效。

(三)放射治疗

恶性黑色素瘤是一种具有相对放射抗拒性,放射治愈性较低的恶性肿瘤。近年,运用不同质的射线和采用更加合理的分割放疗方法的临床观察显示,局部性转移灶,如骨、脑组织及其他组织转移灶的临床缓解率可与原发灶的局限性皮肤侵犯的放射疗效一样好。

恶性黑色素瘤最简便的常规治疗方案是每周二次,每次 6Gy,总剂量45Gy 或 3 个半星期的电子线照射,采用的电子线能量可根据肿瘤对皮肤的侵犯厚度而加以调整。而对于骨,内脏的局部转移灶则可用 60 钴更好。

(四)免疫调节治疗

免疫治疗已成为恶性黑素瘤的疗法之一,包括单克隆抗体、细胞因子、肿瘤疫苗等多种方法。

1.细胞因子

IL-2 全身给药可能主要引起 T 细胞到达肿瘤所在部位并由抗原抗体细胞激活发挥杀伤效应,而直接对其增殖、分化的作用微乎其微。重组 IL-2 皮下注射,每周5d,连续治疗 4 周,间歇 2 周,即 6 周为 1 个疗程。

2.干扰素(Interferon,IFN)

通过与细胞表面特异性受体结合而发挥其细胞活性。用低剂量 IFN-α2b,每周3 次,每次皮下注射 3×10^6U,共 18 个月治疗恶黑患者。

3.肿瘤坏死因子

TNF-α 具有杀伤或抑制肿瘤的作用。使用高剂量的 TNF-α 和抗肿瘤药美法兰(melphalan)局部灌注疗法治疗肢端恶黑在临床上收效颇佳 。

4.单克隆抗体

单克隆抗体在人体内具有特异识别某些肿瘤相关抗原和细胞表面特有抗原的能力,从而激活机体免疫系统对抗肿瘤。单抗又可作为载体交联抗癌药物,放射性核素或毒蛋白作为弹头达到杀伤瘤细胞的目的。单抗治疗的毒副作用都很轻,应用单抗的治疗,目前仍面临如何克服其免疫原性和提高抗瘤活性的问题,但还是为 MM的治疗开辟了新的途径。

(五)基因治疗

1.自杀基因疗法

最常用的是单纯疱疹病毒源性的胸腺嘧啶核苷激酶(herpes simplex virus thymidine kinase,HSV-TK)基因,它能把抗病毒药物更昔洛韦(Gan ciclovir,GCV)转化为一种毒性代谢物。

2.抑癌基因的治疗

p53 基因在黑色素瘤细胞中的过度表达不仅导致表达 p53 突变体的肿瘤细胞凋亡,而且也使野生型的细胞凋亡。

3.癌基因信号通路的阻断

RAS/MEK/ERK 途径被激活时会引起一系列自细胞表面至细胞核的连锁反应,最终影响细胞的增殖、凋亡、分化和转化。近年来 RAF 激酶已被确认为治疗肿瘤等过度增殖性疾病的一个潜在的备受关注的靶点，研究重点集中在寻找强效 RAF 激酶抑制剂。

4.抑制血管生成的治疗

肿瘤组织内往往分布着大量的新生血管,血管生成是实体肿瘤生长与转移的基础。目前研究热点集中在将反义核酸技术应用到抗肿瘤血管生成的研究中,并取得了较满意的结果。

（六）靶向治疗

早期临床研究显示,靶向药物单药治疗晚期恶性黑色素瘤疗效不理想，联合化疗后疗效明显提高。索拉菲尼、贝伐单抗、抗 bcl-2 单抗、CTLA-4 单抗等都已进入了临床实践阶段。

三、中医治疗

中医理论认为, 脾与胃同居中焦,经脉互为络属,具有表里关系。脾主运化,主统血,主升清,主肌肉四肢,开窍于口,其华在唇,喜燥恶湿。胃为水谷之海,主受纳、腐熟水谷,以降为顺,喜润恶燥。脾胃运化功能失常,致水谷、津液失运,则气血化源不足,生痰聚湿,以及脾不统血,清阳不升为主要病理变化。恶黑患者久病气虚,气虚亦可以引起血瘀,使肿瘤包块日见增大;中医从整体观念出发,抓住恶黑"宿毒内生,痰瘀流注"、"脾胃内伤,气化紊乱"的关键病因病机。从中医"肺主皮毛"理论;"阳化气,阴成形" 理论;气化理论三个方面加以辨证,有事半功倍之效。笔者认为:恶黑病位在肺,病因实质为宿毒胎栽,而脾胃聚中焦而主气化升降,是本病的根本病机。肾中阳气的多少是决定发病轻重程度之关键实质所在。中医治疗,则要涉及如何辨证的问题,辨证论治是中医治病的优势,只辨病不辨证,忽视证在疾病过程中的客观存在,采用一方治一病的方法是不可取的。

（一）辨证论治

1.(初期)宿毒内壅

【辨证】宿毒内壅,脾失健运。

【病机分析】《伤寒论》仲景十分强调胃气的强弱对人体疾病发生发展过程中的重要作用,认为胃气是人体之根本,指出:"阳明居中,主土也,万物所归,无所复传。"在生理上胃为多气多血之腑，五脏六腑、四肢百骸皆归脾胃化生的水谷之气所养。脾胃之气强健,则人体可健康不病;即或有病,亦不会发生复杂、加重的传变。恶黑初期,宿毒内壅,或由于外伤,脾胃气化受阻,肺不能宣发肃降,皮毛抗邪功能减退,宿毒内发,则出现硬黑肿块,疼痛、破溃,肿块坚硬,痒有定处,气滞则表阳失于温煦,血液运行缓慢而血瘀,故舌有瘀斑,脉弦涩。

【治法】健脾振阳,散寒止痛。

【方药】香砂六君子汤(《古今名医方论》)加味。

党参 10g、黄芪 15g、桂枝 15g、甘草 6g、羌活 10g、防风 10g、白术 10g、茯苓 12g、甘草 6g、陈皮 10g、半夏 10g、砂仁 6g、香附 10g、丹参 10g。上十四味,以水 500ml,煮取 300ml,去滓,每温服 150ml。

【方药分析】本方是为恶黑早期宿毒内伤,复感风寒之证而设。方中黄芪、党参、白术、茯苓、甘草健脾益气;陈皮、半夏燥湿化痰,理气和胃;砂仁、香附、丹参理气和血,羌活、防风、桂枝散寒止痛,诸药合用,共奏健脾益气、理气和血、散寒止痛之功。现代药理研究发现香砂六君汤可通过明显升高血浆胃泌素和血清胃泌素水平,降低生长抑素水平来促进胃排空,抑制小肠过快蠕动,对新斯的明引起小鼠小肠推进运动亢进有明显的抑制作用,并改善脾虚症状,其机制可能与方中党参具有抗乙酰胆碱作用及茯苓使胃肠平滑肌收缩振幅减小,张力下降有关。

【加减】瘀血明显、疼痛较甚者,加延胡索、五灵脂、蒲黄等活血止痛。脘腹疼痛,嘈杂,泛酸,灼热者,加海螵蛸、浙贝母、吴茱萸、黄连等制酸止痛,清解郁热。脘腹疼痛牵连胸背痛,大便干者,加瓜蒌、薤白、桂枝、柴胡等,胸胃同治,又可以通便。腹胀者加枳壳、槟榔、大腹皮等行气除满。胁肋胀者加香附、郁金、佛手、延胡索等以疏肝止痛。口干,舌红,苔少或剥脱者,加百合、石斛、天花粉等养胃益阴。呕吐者加姜半夏、生姜、吴茱萸等以降逆止呕。腹泻者加白扁豆、薏苡仁、炒山药以健脾止泻。纳差,食欲不振者加焦三仙、鸡内金消食和胃。

【适应证及主治】临床广泛用于胃肠道疾病、肿瘤术后放化疗导致的消化道功能障碍。在消化道疾病中用于慢性胃炎、消化性溃疡、消化不良、溃疡性结肠炎、糖尿病胃轻瘫。

2.(中期)脾胃虚弱

【辨证】脾胃虚弱,阳气不足。

【病机分析】《金匮要略·血痹虚劳病》云"虚劳里急,诸不足,黄芪建中汤主之",本证恶黑中期,脾胃中焦失运,清气不升,浊气不降,化源亏乏,阴阳气血俱不足。《灵枢·邪气脏腑病形》指出:"阴阳形气俱不足,勿取以针,而调以甘药也。"《素问·至真要大论》亦曰"劳者温之""损者益之""急者缓之"。黄芪建中汤乃甘温之剂,甘可缓急,温可补虚,正与本证相宜。

【治法】缓急补虚,温养气血。

【方药】黄芪建中汤(《金匮要略》)加味。

黄芪 10g、桂枝 15g、白芍 30g、炙甘草 10g、生姜 10g、胶饴 30g、党参 10g、茯苓 10g、姜半夏 10g、当归 6g、桃仁 10g。水煎取汁,加饴糖溶化。

【方药分析】方中饴糖甘平温中补虚,缓脾之急,建立中气为君。白芍养血和血与胶饴相同,以生化气血,桂枝温阳助脾胃以气化,配芍药温达后天脾胃生化气血之功而为臣。黄芪补脾胃而守中气之立,配桂枝汤以补阴阳气血之不足。炙甘草则配芍药酸甘化阴,缓急止痛,得桂枝则辛甘化阳,温中补虚,姜半夏、茯苓健脾化湿,桃仁、当归活血化瘀,生姜、大枣调和营卫,达表而助卫,入脾而益营阴为使药。全方温阳建中,化生气血,灌溉四旁则胃瘫得动,升降得调。

【加减】腹满者加枳实 6g、厚朴 6g,行气除痞;气短胸满者减芍药为 15g,加生姜至 20g,更加党参 10g、升麻 6g 以补中益气;余加减法遵补中益气汤之(《内外伤辨惑论》)加减。

【适应证及主治】本方适用于治疗消化系统之胃黏膜脱垂、胃大部切除后倾倒综合征、慢性肝炎。对室性早搏、心绞痛、再生障碍性贫血、妇科带症、崩漏、过敏性鼻炎、慢性化脓性中耳炎等病都有疗效。

3.(晚期)瘀毒伤阴

【辨证】真阴受耗,脾胃失调。

【病机分析】盖胃为肾之关,肾水耗,不能上润脾胃,则胃中之火沸腾,涌而上行,火不能藏,则肿块迅速增大,坚硬高突,面色苍白,动则气短,身体瘦弱,头晕目眩,水不能润则食入即吐。但此证时躁时静,一时而欲饮水,及至水到又不欲饮,强饮之又十分宽快,此乃上假热而下真寒也。

【治法】补肾阴,降胃火。

【方药】六味地黄汤(《小儿药证直诀》)加味(丸)。

生熟地各 30g、山药 10g、山萸肉 20g、牡丹皮 15g、茯苓 10g、泽泻 10g。

【方药分析】本证乃真寒假热之症,宜六味地黄汤内加附片 3g,肉桂 3g,煎汤与饮,始合病机。以益火之源以消阴翳。而今只用六味地黄汤者何?盖肾虽寒而胃正热,温肾之药,热性发作,肾不及救,而反助胃之邪火。六味地黄汤虽经胃中,不致相犯胃火,假道灭虢,不平胃而胃自平矣,所谓壮水之主,以制阳光。

【加减】腰痛甚而下肢浮肿者,前方减细辛 6g、制乳香 6g、制没药 6g、三七粉 3g(冲服),加车前子 10g、肉桂 3g 以引火归元,壮腰健肾,利水消肿;若口渴,心悸,烦躁,有热者,前方减细辛 6g、制乳香 6g、制没药 6g、三七粉 3g(冲服)、加知母 10g、黄柏 6g,以壮水之主,以制阳光。若喘息气短,张口抬肩,为肺气不降,金水不生,加麦门冬 15g、五味子 10g,以补肾敛肺而纳气;若四肢浮肿,胸闷气短,头目眩晕者,方中加白术 15g、伏苓 20g、桂枝 15g,为苓桂术甘汤法,以温化痰饮。肿胀甚者加茯苓 10g、桂枝 10g、附片 10g,以温命门之火而养脾土,水中补火,所谓"益火之源,以消阴翳"。腰困腹胀且泻后不减者,加干姜 6g、炙甘草 6g,方名"理中"。使中焦得辛热而寒湿去,清阳升而浊阴降,运化得健。肌肤甲错,舌质青紫者,加丹参 20g、土元 10g、川芎 10g,以活血化瘀,行气止痛。

【适应证及主治】本方适应证广泛,可用于多发性骨髓瘤,癌症骨转移等病症。主治恶黑晚期不能放化疗之患者。现代研究认为,本方具有增强免疫功能,改善糖代谢,促进睾丸酮的产生,改善微循环,防治动脉硬化,养生保健,改善肾上腺功能,降低脑组织过氧化水平等作用,是临床十分重要的方剂之一。

(二)恶黑术后并发症的中医辨证施治

恶黑术后肢体肿胀者:

【辨证要点】肢肿痛胀,脉浮。

【主症】恶黑术后肢体肿胀、痛或不痛或按下凹陷,皮肤发青或白,舌质淡胖大,脉浮数。

【辨证】气虚血瘀,营卫失调。

【病机分析】《素问·五脏生成篇》曰:"卧出而风吹之,血凝于肌肤者为痹也"。又曰:"阴阳形气俱不足,勿取以针,而调以甘药"。本证乃阳气不足,营卫不和,复感风邪,致营血运行不畅,麻痹于肌肤所致,病名"血痹"。《金匮要略·血痹虚劳病》曰:"血痹,阴阳俱微,寸口关上微,尺中小紧,外证身体不仁,如风痹状,黄芪桂枝五物汤主之。"

【治法】调和营卫,畅行气血。

【方药】黄芪桂枝五物汤(《金匮要略》)加味。

黄芪 15~75g、桂枝 20g、白芍 20g、生姜 15~30g、大枣 6 枚、川芎 6g、红花 10g、当归 10g。

【方药分析】本方为桂枝汤之变方,桂枝汤去甘草之壅滞,加黄芪、川芎、红花组成。方中桂枝为君,臣以白芍,调和营卫,佐黄芪目的在于走表益卫。通阳用生姜,配大枣而调气血以达营卫之和,助桂枝汤之君臣为使。川芎、红花血中气药,活血行气,行气通痹之力更强,且生姜、大枣和脾胃以助中焦健运,则营卫调和,邪散而血痹得通。

【加减】肿甚者加防己 10g、白术 10g,湿气所淫,皆为肿满,防己、白术苦辛除风,且风能胜湿。痛甚者加乳香 6g,细辛 3g,寒淫火胜,平以辛热,治以甘热,佐以苦辛,乳香、细辛辛温止痛。咳而有痰者,加陈皮 10g、姜半夏 10g、茯苓 15g,减川芎、当归。以补肺卫而健脾化痰。肿而色青紫者,加香附 20g,茯苓 15g。寒凝经脉,血瘀不畅,香附血中气药,配川芎以行气止痛活血,茯苓除湿,湿去则寒无所依。肿而色红有热者,加大黄 15g,桃仁 10g,寒湿瘀久化热,气血腐肉,有热淫之象。治以咸寒,所谓相火之下,水气承之,以大黄、承气救水,桃仁配红花、当归、川芎活血化瘀而血行则瘀郁开。

【适应证及主治】本方适用于各种癌术后因起居不慎而致的术后肢体肿胀且痛者皆可应用。主治西医之大动脉炎及肩周炎由于素体虚弱且盗汗者,尤对于术后大出血发生周身麻痹不遂者,又见脉象虚弱小紧、面色㿠白之血虚肢体不仁者效果更佳。

(三)恶黑化疗后并发症的中医辨证施治

1.恶黑化疗后恶心呕吐

【主症】恶黑化疗过程中出现恶心、呕吐或呃逆,不思饮食,脉细。

【辨证】气阴两虚,胃失和降。

【病机分析】胃气以降为顺,脾主升清,胃主降浊,恶黑化疗过程中出现恶心、呕吐为气阴两伤,胃气上逆之象;现代医学研究认为化疗所致恶心呕吐反应机制分为肠道性和中枢性,即化疗药物进入体内作用于胃肠黏膜嗜铬细胞,促进其 5-HT 释放增多,由 5-HT 刺激了迷走传入神经细胞膜表面 5-HT 受体,导致传至呕吐中枢的冲动增多,反射性引起呕吐;另一方面,5-HT 可直接作用于催吐化学感受区与其部位上 5-HT 受体结合,进而兴奋呕吐中枢引起呕吐。化疗药进入人体,其毒邪刺激全身脏腑气血,产生不同程度反应,尤以脾胃受损最大,当脾胃失于健运通降之职,则水谷不能化生精微而潴留酿成痰浊,郁结中焦,气机失常,于是出现恶心呕吐、纳呆腹胀、便溏苔腻等症状。

【治法】养阴清热、降逆和胃。

【方药】橘皮竹茹汤(《金匮要略》)加减。

熟地 10g、玄参 10g、陈皮 6g、党参 10g、半夏 15g、旋覆花 10g、竹茹 10g、生姜 10g、大枣 6g。

【方药分析】此方妙在熟地 10g、玄参 10g 以补肾气养阴血,加陈皮、党参健脾益气,半夏、旋覆花、竹茹、生姜、大枣,和胃降逆止呕。方补正气,呕逆自退。

【加减】小便不利者加肉桂 3g、车前子 3g 以温肾利小便。胁腹胀痛,四肢逆冷者,加升麻 6g,且用生大黄 15g、附片 15g,二药另煎汁 50ml 混于此汤中混合。大便一月不通者,加何首乌 10g、鳖甲 10g,养阴通便。其他加减法遵肾气丸之加减法则。

【适应证及主治】本方适用于一切因久病或化疗后而引起的呕吐者。是临床中应用较广泛的治疗胃气上逆方。

2.恶黑化疗后心烦不宁

(1)肝气郁结,心脾两虚。

【辨证要点】精神失常,心烦易怒,大便干,脉弦。或无故悲伤欲哭,欠伸频之,神疲乏力。

【病机分析】《金匮要略·妇人杂病脉症并治》曰"妇女脏躁,喜悲伤欲哭,象如神灵所作,数欠伸,甘麦大枣汤主之"。本方主治脏躁证。本证多始于肝,伤及心脾,累及于肾。以肝气郁结,心脾两虚为基本病机。临床表现有精神失常,无故怒伤欲哭,欠伸频频,精神乏力等。心烦不得卧,急躁易怒是心脾虚而肝气郁的主要症状表现。恶黑化疗后,劳心欲动,耗伤心肝之血,损伤心脾之营,治以甘麦大枣汤补益心脾,和阳养营。

【方药分析】生甘草 12g、浮小麦 30g、大枣 10 枚。方中甘草泻心中邪热而益心气,补脾而安精神,缓急而调神为君;浮小麦补心气而欲神明,使神明内守而除烦为臣。大枣为佐,益脾养阴血。诸药相合,以除心脾不足之脏躁证。《灵枢·五味篇》曰"心病者宜食麦","损其肝者缓其中"之义。本方广泛应用于治疗精神、神经系统之精神分裂症,神经衰弱,循环系统之病毒性心肌炎。心绞痛,心律失常及更年期综合征,癔症等的治疗。

(2)心肺阴虚,百脉受损。

【辨证要点】默默不语,心烦不宁,小便黄赤,脉微数。或欲卧不得卧,欲行不能行,欲食不能食,如寒无寒,如热无热,口苦,心中不知所何求者。

【病机分析】《金匮要略·百合孤惑阴阳毒病脉症》曰:"百合病者,百脉一宗,悉致其病也。意欲食复不能食,常默然,欲卧不得卧,欲行不能行,饮食或有美时,或有不能闻食臭时,如寒无寒,如热无热,口苦,小便赤,诸药不能治,得药则剧吐利,如有神识之疾,而身形如和,其脉微数。"百合病是一种心肺阴虚有热的症候,其临床表现一是阴血不足,神明失养之默默无语,欲卧不名,寒热无状,因心肺失职,百脉受累。二是阴虚内热者见口苦,小便赤。治疗当养心肺,安心神以养阴清热为大法,主用百合地黄汤(《金匮要略》)。

【方药分析】方中百合 30g 滋心肺之阴,清心肺之热,使心肺阴津得复而平虚热为君。生地黄 15~30g 入心凉血以清热,入肺养阴而生津,善清血分之虚热为臣,佐以知母,滋阴以养心肺,生津而退虚热,凉血以清心除烦,伴口渴者加瓜蒌 15g 以生津止渴。全方养阴润燥,清心除烦,可用于治疗神经官能症心动过速,心律失常,植物神经紊乱,高热环境下之脱水症者。若方中入鸡子黄则使全方变纯凉之性而有情,达到怡情养性之功用。

(3)心肾不交,水火失济

【辨证要点】夜寐不安,五心烦热,焦躁不堪。大量安眠药不起作用,头晕目眩,精神恍惚,脉细数。

【病机分析】《素问·金匮真言论》曰"冬不藏精者,春必病温"。又曰:"阳者,天气也,主外;阴者,地气也,主内。故阳道实,阴道虚"。肾者主水,藏精而主闭。心者,君火,为物所感则易动,心动则相火亦动,动则精血内耗而不交于肾,闭藏不固则暗流而疏泄。故《内经》谆谆于资其化源也。所谓人非心不能宁静致远,非肾不能作强生育。心肾不交,水火不济则夜寐不安,五心烦热,焦虑不堪。治以养阴安神,方用生脉饮(《内外伤辨惑论》)加枣仁主治。

【方药分析】人参须 15g、生炒酸枣仁各 30g、麦门冬 10g、五味子 6g。方中重用酸枣仁为君,生则夜行,炒则昼行,养心安神。生脉饮为臣,滋阴补气,寓意阴中求阳,故病人心惊不安,昼夜不能卧睡者,乃肾病也,欲安心当先补肾水,补肾乃补心之本。本方温和,对于乳腺癌久病之人尤为适应,可用于高血压,脑血管病,肾功能不全,甲状腺功能减退,子宫肌瘤及呼吸空难等。可长期用于久病而诸药难以下咽之人。研细末或当茶饮则应用更为方便。

(四)中医适宜技术

1.中药熏蒸:张太峰主任医师中药足浴方,原料:黄芪、麻黄、川草乌、细辛、海桐皮各 10g;制作方法:共研为末,过萝,制成粉剂,开水冲泡,水温适宜时泡脚。功效:舒经通络,活血化瘀,强身健体。

2.单验方

(1)天花粉:天花粉亦名栝蒌根,块根含多量淀粉、多糖、多种氨基酸及皂甙(约1%),并含一种蛋白质名"天花粉蛋白"。天花粉对绒毛膜上皮癌有独特的疗效,选择性的损伤绒毛膜上皮癌和黑色素瘤细胞,明显地降低绒癌细胞分泌并使癌细胞因形态学改变并大量死亡。

(2)吴茱萸:中药吴茱萸为芸香科植物吴茱萸近成熟干燥果实,其主要化学成分为挥发油类及生物碱类,其中吴茱萸碱为主要活性物质。

(3)紫草素:紫草素(hsikonin)是从紫草科植物紫草中提取得到的一个蒽醌类化合物。紫草的抗炎、抗肿瘤作用非常明显。

（4）苦参碱：苦参碱是从传统中药苦参中提取的一种活性成分。有关资料研究显示，苦参碱具有抗恶性肿瘤增殖的活性。

第六节　疗效评价

一、西医疗效评价

1.临床疗效观察

（1）疼痛积分的评价：治疗前后各进行一次积分评价；

（2）卡氏积分的评价：按 Karnofsky 评分标准评定，与治疗前后各评定一次，进行生存质量的评价；

2.临床疗效评价标准

（1）疼痛评分标准：对疼痛程度我们采用 NRS 数字法进行评价，患者疼痛程度用 0 到 10 表示从无痛到最痛。每位患者治疗前后依据个人感受分别标记其中的一个数字。记录于治疗前后的病例观察表并进行评价。参照 WHO 的相关标准可将疼痛分为 4 级。①Ⅲ级（7~10分）：重度疼痛，疼痛程度患者不能忍受，患者的饮食睡眠等日常生活已受到严重干扰，强阿片类药物才能止痛；②Ⅱ级（4~6分）：中度疼痛，饮食睡眠稍受影响，有些病人仍不能耐受，但弱阿片类药物即可缓解；③Ⅰ级（1~3分）：患者可忍受疼痛，能正常生活；④0级：（NRS 评分为 0 分）：无痛。

（2）评价标准：①显效：经评分，患者疼痛程度减轻 2 个级差及（或）以上，原止痛药可停用；②有效：疼痛程度有所减轻，在一个极差及（或）以上，患者服用的止痛药种类或数量有所减少；③无效：患者疼痛程度无明显改善甚或有加剧。④有效率（%）=（显效+有效）/n×100%。

（3）临床生活质量评定：按 Karnofsky 分级评分标准。①显效：比用药前评分提高≥20 分；②有效：比用药前评分提高≥10 分；③稳定：与用药前无明显改善；④无效：与用药前相比评分下降。⑤有效率（%）=（显效+有效）/n×100%。

二、中医疗效评价

（一）评价标准

1.临床痊愈：临床症状、体征完全消失及实验室检查正常，症候积分减少≥95%。

2.显效：临床症状、体征或实验室检查指标明显改善，症候积分减少≥70%。

3.有效：临床症状、体征或实验室检查指标有好转,症候积分减少≥30%。

4.无效：临床症状、体征或实验室检查指标均无明显改善,甚或加重,症候积分减少<30%。

（二）评价方法

参照《中药新药临床研究指导原则》,将恶性黑色素瘤(黑疗)症候要素及实验室检查指标进行分类计分,自拟症状、体征并参照WHO恶黑实验室检查指标分级与积分见表20-8。中医症候评价采用尼莫地平法。实验室检查指标分级与积分参照恶黑国家行业标准。计算公式:[（治疗前积分-治疗后积分)/治疗前积分]×100%。

表 20-8　恶性黑色素瘤(黑疗)症候评分表

症状与实验室指标		无(0)	分级记分		
			轻度（主症2分,次症1分）	中度（主症4分,次症2分）	重度（主症6分,次症3分）
主要症状及实验室指标	疼痛	无症状	偶有疼痛, 疼痛部位固定, 几十min内可自行缓解	疼痛部位固定,间断疼痛,按之痛甚, 疼痛不超过2h,一般止痛药可缓解	持续疼痛,疼痛部位固定、拒按,需强效镇痛药物方可缓解
	破溃	无体征	病灶无明显变化	局部溃疡、出血无脓	局部溃疡、出血有脓恶臭,至少维持4周以上
	消瘦	正常	轻度消瘦,体重下降5kg	介于轻、重之间	重度消瘦,体重下降10kg以上
	淋巴结肿大	正常	+~++	介于轻、重之间	+++以上
	碱性磷酸酶	正常	+~++	介于轻、重之间	+++以上
次要症状及实验室指标	腰膝痠软	无症状	腰膝痠软,偶有发生	腰膝痠软, 常需变换体位,尚可忍受	腰膝痠软,难以忍受
	乏力纳呆	无症状	偶有感觉	可以忍受	不能忍受
	心烦失眠	无症状	偶尔可见	有并伴精神疲乏, 勉强坚持日常生活	影响正常生活
	舌苔	正常	舌红或青,苔正常	舌红或青,苔厚腻或黄腻	舌青紫有瘀斑点,苔厚或腻
	脉象	缓和	弦数或弦紧	细或弦大	大或极虚

第七节　预防调护

一、预防

(一)恶性黑色素瘤应该怎样预防

1.定期进行自我皮肤检查：尽量避免日晒，使用遮阳伞是重要的一级预防措施。特别是对那些高危人群，加强对一般群众和专业人员的教育。提高"三早"：即早发现、早诊断、早治疗更为重要。

2.色素痣：对发生在容易摩擦部位的色素痣，应取活组织病理检查。如儿童大毛痣在腰部，常受腰带的摩擦和挤压，应尽早全部切除。若一次全部切除有困难时，未恶变前可在大毛痣中部尽量切除主要部分，再两侧缝合。待周围皮肤拉松后，再切除其余部分，直到全部切除黑痣为止。为防恶变，每次切除的标本必须送病理检查，若有恶变，应全部切除，然后行植皮术。

3.黑痣：不宜用针挑、腐蚀药物或彻底的冷冻以及激光等方法刺激黑痣，这些方法是有危险性的。因为黑痣常因外伤刺激而发生恶变。据报道，是有人因一次冷冻不彻底而发生恶变的。此外，恶性黑色素瘤还与外界刺激有关。如果因美容的需要，应将痣一次性切除。冷冻结合切除，力求一次完成。切忌分次切除，切除的标本应送病理检查。

(二)警惕的色素痣恶变信号

痣变得不规则，甚至溃烂、出血；痣的边界不清；痣的颜色等发生变化；痣逐渐变大。随着社会经济水平的提高，人们对疾病的认识越来越全面，医疗技术水平也是日新月异，黑色素瘤的防治，我们同样提倡"早发现、早诊断、早治疗"强调的三级预防，相信在广大患者和医务人员的共同努力下，黑色素瘤的诊治水平会开创一个崭新的局面。

二、调护

(一)心理疏导

1.了解黑色素瘤患者的病情及心理状态，就黑色素瘤患者的焦虑问题向医生咨询，让病人了解化疗有关常识，消除恐惧心理，配合治疗。这是属于黑色素瘤病人护理措施之一。

2.患者家属应该知道偏酸性的水果、硬糖及酸泡菜可缓解黑色素瘤患者的恶心，看电视、听音乐、谈论病人感兴趣的话题，甚至下棋，都能有助于分散黑色素瘤患者的注意力，减少恶心呕吐。

3.需避免强烈的阳光、嘈杂的声音以及强烈气味（如香水或其他病人的呕吐物）的刺激，而且黑色素瘤患者的饮食要清淡，温热适中。过分甜腻或脂肪过多的食物以及热食均易引起呕吐。因此，饮食对于黑色素瘤的护理也很重要。

4.少食脂肪，脂肪虽是人体热量的主要来源，但摄入不宜过量。长期高脂肪膳食易导致黑色素瘤。此外，癌症患者在治疗过程中或疾病进展中，常有恶心、呕吐。

(二)手术治疗后的护理

1.手指和足趾关节解脱术后的护理：手指和足趾的关节解脱术会造成了肢体后天缺乏，均有不同程度的心理异常。护理要耐心对患者沟通，解释病情，取得合作，让患者接受治疗。合理使用止痛药和安眠药，防止因伤口疼痛而影响睡眠。及时观察残肢的伤口情况，有疑问及时通知医师。加强功能锻炼。

2.区域淋巴结清扫术后的伤口护理：如腹股沟淋巴结清扫术，经腹股沟中之"S"形切口切开皮肤后。游离皮瓣，随后向下切至深筋膜，外至缝匠肌表面，内至长收肌表面，上至腹股沟韧带上方 3cm，下至股三角尖。因此手术创腔很大愈合较慢，引流管留置时间较长，渗液也较多。血运差，易发生缺血，坏死，尤其是切口边缘，护理不当就易造成伤口感染。密切观察伤口的渗血渗液情况，定时换药，换药时不用对皮肤刺激性较大的液体消毒。注意观察伤口周围的皮肤有无水肿、颜色有无异常，有疑问及时告知医师。注意皮肤保温，包扎伤口时不宜过紧，也不宜过松防止皮下血肿的发生。注意观察引流液的色、质、量，并及时记录。若伤口周围红肿，有少量的脂肪液化，根据医嘱用金黄散，50%乙醇或皮硝进行每日 2 次的外敷后，伤口愈合。

3.术后的伤口护理：会阴部伤口的护理，可用 1:5000 高锰酸钾作冲洗或坐浴，每日 2 次，及时更换敷料。利于减轻或消除会阴及肛门的充血、水肿和疼痛。保持皮肤伤口舒畅，防止伤口感染，促进伤口愈合。②人工肛门的护理。局部皮肤护理，术后 2d~3d 开放结肠造瘘口，先用生理盐水棉球洗净造瘘口周围皮肤，涂上氧化锌软膏以防止排出的大便浸渍皮肤而出现皮炎，造口拆线后每日进行扩肛 1 次，防止造口狭窄，教会患者和家属正确使用人工肛门袋。便袋内容物超过 1/3 时，应予更换。

4.胃肠道反应护理：恶黑化疗后恶心、呕吐是最常见的消化道反应，严重时可引起脱水、电解质紊乱、营养不良，甚至影响化疗的继续进行。所以，要灵活掌握进食时间，化疗前后 1~2h 避免进食，协助其在呕吐间隙期进食，并注意少食多餐，指导家属合理安排饮食,以清淡食物为主,食物品种应多样化。保持环境整洁、空气新鲜,定时开窗通风,避免接触异味,及时清除呕吐物,减少不良的刺激。还可以用拇指压迫病人内关、合谷、足三里穴位 3min~10min,每日 3 次或 4 次,可有效减轻胃肠道反应。

5.骨髓抑制的护理:恶黑化疗会引起骨髓抑制,以白细胞和血小板下降最为明显,病房应定时进行紫外线消毒;穿刺时必须严格无菌操作,拔针后要按压穿刺处 5min~10min 直至不出血;减少陪护、拒绝探视,防止交叉感染;注意个人卫生,根据情况给予口腔护理,加强营养,提高自身抵抗力。

6.功能锻炼:晚期恶黑多发性骨转移病人常因疼痛或担心骨折而不愿意进行活动,护士应及时指导,帮助病人进行功能锻炼。疼痛缓解后嘱病人卧硬板床休息,保持脊柱的生理弯曲度,以免脊柱受力不均发生病理性骨折;对不能活动病人,应协助肢体被动运动,以促进血液循环,防止肌肉萎缩及肢体功能退化。

参考文献

[1]谢明,刘铁牛.肛管直肠恶性黑色素瘤 12 例临床病理分析[J].诊断病理学,2001,8(2):104.

[2]刘芩,孙建国.鼻腔原发性恶性黑色素瘤 25 例临床病理分析[J].实用癌症,2007,7(2): 135-137.

[3] 医学衷中参西录(清·张锡纯).河北人民出版社修订本

[4]纪小龙,徐薪.黏膜黑色素瘤的常见临床病理特点[J].诊断病理学,2002,9(2):108-110.

[5]汤钊猷,朱世能,曹世龙,等.现代肿瘤学[M].上海:上海医科大学出版社,1997.1075.

[6] 黄帝内经太素(隋·杨上善).人民卫生出版社影印本

[7]郭军主译.黑色素瘤的预防、诊断和治疗[M].第 2 版.北京:北京大学医学出版社,2008:51- 55,226.

[8]李如辉,黄兆鋆."阳化气,阴成形"诠释及其理论意义[J].中医药学刊,2002,20(7):87.

[9]庄燕鸿.《内经》病位辨证探析[J].时珍国医国药,2010,21(5):1205-1206.

[10]邢玉瑞.中医辨证思维之病位分析[J].陕西中医学院学报,2010,33(3):1-2.

[11] 冯文林, 伍海涛. 谈《内经》因势利导治则的思想渊源 [J]. 辽宁中医,2006,33(5):535-536.

[12]汤钊猷.现代肿瘤学[M].上海:上海医科大学出版社,1993:100.

[13]周凤梧,张灿玾.黄帝内经素问语释[M].济南:山东科学技术出版社,1985:130.

[14]陈实功.外科正宗[M].北京:人民卫生出版社,1973:210.

[15]王清任.医林改错[M].北京:中国医药科技出版社,2011:150.

[16]叶明福.恶性黑色素瘤的形态变异与误诊[J].诊断病理学,2002,9(5):302-305.

[17]Banerjee S, Harris M. Morphological and immunophenotypicvariations in malignant melanoma[J].Histopathology,2003,36.

[18]夏小军.裴正学教授治疗白血病经验介绍[J].新中医,2006,38(1):21-23.

[19]段桂卿.中医治疗恶性黑色素瘤三例[J].南京中医学院学报,1986,(4):22.

[20]杨柱,陈学习.肿瘤的中医病因病机初探[J].辽宁中医,2002,29(4):197-198.

[21]许济群.方剂学[M].上海:上海科学技术出版社,1997:93.

[22]甘雨良,焦丹,刘文峰.四君子汤加减联合化疗治疗胃肠道恶性肿瘤多药耐药基因阳性病例[J].中国实验方剂学,2010,16(6):253.

[23]覃冠平.黑色素瘤36例临床病理分析[J].吉林医学,2011,32(21):4431.

[24]李海,郑晓娟.恶性黑色素瘤21例临床病理分析[J].现代中西医结合,2012,21(3):272-273.

[25]Ravdel L,Robinson WA,Lewis K,et al. Metastatic melanomain the breast: a report of 27 cases[J].J Surg Oncol,2006,94(2):101-104.

[26]姜延良,严述常,王素芬,等.六味地黄汤防治肿瘤的实验研究[J].中医,2001,42(7):402-405.

[27]杨胜,张永祥,吕晓东,等.六味地黄汤活性部位的免疫调节作用机理研究中国中西结合,2001,21(2):119-123.

[28]姜延良,严述常,王素芬等六味地黄丸防治肿瘤的实验研究[J].中药方剂研究,1983,10(6):71-75.

[29]儒门事亲(金·张子和)上海科学技术出版社校印本

[30]重订严氏济生方(宋·严用和)人民卫生出版社排印本

[31]脾胃论(金·李杲)人民卫生出版社注释本

[32]兰室秘藏(金·李杲)人民卫生出版社排印本

[33]丹溪心法(元·朱震亨)上海科学技术出版社校印本

[34]局方发挥(元·朱震亨)人民卫生出版社排印本

[35]证治准绳(明·王肯堂)上海科学技术出版社影印本

[36]神农本草经疏(明·缪希雍)山西科学技术出版社排印本

[37]景岳全书(明·张介宾)上海科学技术出版社影印本

[38]伤寒论(汉·张仲景)上海科学技术出版社校注本

[39]金匮要略(汉·张仲景)人民卫生出版社排印本

第二十一章
脑瘤

颅内肿瘤是中枢神经系统最常见的疾病,它分为起源于颅内各种组织(脑实质、脑膜、脑神经、垂体、血管及残余胚胎组织等)的原发性肿瘤和由身体其他部位的恶性肿瘤转移或侵入颅内的继发性肿瘤。颅内肿瘤流行病学统计资料在国内外报道较多,且各家统计的结果有较大差异。一般认为颅内肿瘤的发生率在 4~10/10 万,其中半数为恶性肿瘤,约占全身恶性肿瘤的 1.5%,居全身恶性肿瘤的第 11 位,其中胶质细胞瘤(Malignant glioma),占颅内肿瘤的 45%,居脑瘤之首;垂体腺瘤,最新报道发病率为 15%~20%,多数位于垂体前叶;脑膜瘤,占脑瘤的 15% 左右;先天性肿瘤,大约占颅内肿瘤的 10%;神经鞘瘤,占颅内肿瘤的 10%;颅内转移瘤,占颅内肿瘤的 12% 左右,男女发病率相等,儿童发病率较高。近年来,颅内肿瘤的发病率趋势不断上升。因篇幅有限,重点讨论脑胶质细胞瘤(Malignant glioma)。

中国古代医籍中对"脑瘤"无明确记载,但在"头痛""真头痛""头风""癫痫"、"中风"等疾病中有脑瘤类似症状的描述,其临床表现及预后与脑瘤极为相似。《素问·奇病论》云:"帝曰:人有病头痛以数岁不已,此安得之,名为何病? 岐伯曰:当有所犯大寒,内至骨髓,髓者以脑为主,脑逆故令头痛,齿亦痛,病名曰厥逆。"《灵枢·大惑论》曰:"故邪中于项,因逢其身虚,其深入,则随眼系入于脑,入脑则脑转,脑转则引目系急,目系急则目眩以转矣。"《灵枢·厥病》云:"真头痛,头痛甚,脑尽痛,手足寒至节,死不治。" 朱丹溪曰:"痰之为物,随气升降,无处不到,可致多种病证。""百病中多有兼痰者。"《诸病源候论》曰:"隔痰者,谓痰水在于胸隔之上,又犯大寒,使阳气不行,令痰水结聚不散,而阴气逆上,上与风痰相结,上冲于头,即令头痛,或数岁不已,久连脑痛,故云隔痰风厥头痛。" 提出痰浊犯脑,此为痰厥头痛的最早记载。成无己《伤寒明理论》曰:"头痛谓邪气外在经络,上攻于头所致。"阐明了头痛与经络之间的关系;王清任曰:"无气则不能动。""气亏则半身不遂。"提出脑支配人体思维、感官、运动神经,脑气与脏腑气不接而致癫狂,元气一时不能上转入脑髓而致痫证。综上所述,历代中医学家对脑瘤的症状描述细微之至,病机有一定阐发。

第一节 病因病理

一、西医病因病理

（一）脑胶质细胞瘤病因

脑胶质细胞瘤的发病原因不明确,但根据相关病因学调查可将其病因归纳为环境因素和宿主因素两大类。

1.环境因素

环境致病原包括物理因素如电磁场、电离辐射等,但与脑胶质细胞瘤的发生存在争议,电离辐射目前被证实为脑胶质细胞瘤的一个独立性危险致病因素;化学因素包括亚硝胺化合物、多环芳香烃、石油产品、杀虫剂、橡胶等,但很难确定某种化学制剂同人类脑肿瘤发生的量效关系,某些化学性致癌物质无论是向脑组织还是脑室内直接注射,确能诱发易感动物的脑肿瘤,其中以亚硝基脲类烷化物最为明显;感染因素:各种致瘤病毒感染,如人类疱疹病毒 6 型（Human herpesvirus 6, HHV-6）, HHV-6 感染与神经胶质瘤的发生发展存在明确联系,从免疫学角度发现,HHV-6 阳性胶质瘤肿瘤浸润性淋巴细胞中,CD4+T 细胞增殖能力减弱,可能是胶质瘤致病的免疫学机制之一;其他如人类巨细胞病毒（HCMV）、博尔纳病病毒（Borna disease virus, BDV） 等感染在神经胶质瘤的发生发展过程中起了一定作用, 但多为零星报道。

2.宿主因素

包括患病史、个人史、家族史等与脑肿瘤的发生存在相关性的因素,大约有 5% 的脑胶质细胞瘤与遗传因素有关。

（二）脑胶质细胞瘤病理生理学

脑胶质细胞瘤与其他部位肿瘤一样,由于浸润或扩张性生长,可对所在组织、器官产生直接破坏或压迫作用。若肿瘤直接压迫视交叉和视神经,可导致原发性萎缩（即视神经变性）;若肿瘤侵犯大脑皮层功能区,则发生该皮层功能区功能丧失,如失语,偏瘫等;若发生于蝶鞍部,由于肿瘤占位,脑室系统与血管受压、移位和变形,可引起脑脊液循环障碍,造成梗阻而产生脑水肿,最后导致颅内压增高。由于颅内肿瘤的占位、肿瘤对脑室系统、血管的压迫以及周围的水肿反应,导致脑脊液循环梗阻、回流障碍,从而引起颅内压迅速增高和脑体积增大,使得部分脑组织发生移位,并通过一些解剖上的裂隙,被挤入到压力较低的部位中去,即成为脑疝,若发现较晚或治疗不当,常有生命危险,可分为小脑扁桃体疝(即枕骨大孔疝),颞叶钩回疝(即小脑幕切迹疝),小脑蚓疝(即小脑幕切迹上疝),扣带回疝(即大脑镰疝),这几种疝两种或三种同时出现,也可以单独出现。

二、中医病因病机

脑胶质细胞瘤大多为髓海病变,多因髓海空虚,正气不足,感受外感六淫、癌毒之邪,气血阴阳失衡,清阳不升,浊阴不降,痰火瘀毒结于脑内,日久而成。忧思郁怒,肝郁气滞,气机运行失畅,瘀血内停;久郁化火,肝火上炎,灼津成痰;肝阴不足,阳亢风动,痰瘀交阻,风火相煽,蒙蔽清窍而见头痛昏蒙,头痛头胀,如锥如刺,烦躁易怒,呕吐频作,或呈喷射状,面红耳赤;晚期火热灼伤阴液,肝肾不足而见耳鸣眩晕,视物不清;肝风内动而见肢体麻木,抽搐震颤,语言不利。思虑太过或饮食失调,损伤脾气,脾虚清阳之气不得升,聚湿成痰,与瘀血、癌毒相搏上泛于脑;先天不足或房劳过度,肾气亏损,精不生髓,脑失所充,外邪乘虚而入,脑部清阳之气失用。总之脑胶质细胞瘤的病位在脑,与肝肾脾胃关系密切,病机属本虚标实,本虚主要是肾脑两虚(肾精不足,髓海空虚),其次是肝肾阴虚及脾胃运化和升降功能失司;标实是肝火肝阳偏盛和痰热癌毒内阻。正如清代余听鸿《外证医案汇编》所云:"正气虚则成癌。"亦如金代张洁古所言:"壮人无积,惟虚人有之。"

第二节　临床表现

起病一般以缓慢进行性神经功能障碍的形式为主,如视力进行性障碍,各种感觉运动障碍等,也可表现为突发的抽搐或卒中样发作,因脑胶质细胞瘤的类型、发生部位、生长速度的不同,分为颅内压增高症状和局灶性神经功能障碍定位症状两类,另外少数病人还可以出现内分泌失调的症状。

一、颅内压增高

(一)头痛

常为渐进性,逐步加重,晚期则出现持续剧烈性头痛,用一般止痛药物不能缓解。

（二）呕吐

常为喷射状，与进食无关，为颅内压增高压迫呕吐中枢所致。

（三）视觉障碍

眼底提示视乳头水肿或合并继发性视乳头萎缩，老年患者因存在脑萎缩，颅内空间相对增大，故颅内压增高症状相对不明显，应引起高度重视。

此外，颅内压增高还可引起两眼外展神经麻痹、复视、视力减退、意识障碍等。

二、局灶性神经功能障碍定位症状

（一）大脑半球胶质瘤

如锥体束损伤可表现为肿瘤对侧半身或单一肢体肌力弱，并渐瘫痪。病初为一侧腹壁反射减弱或消失，继而病变对侧腱反射亢进、肌张力增高和病理反射阳性；两点辨别觉、图形觉等感觉异常；肿瘤位于优势半球额下回后部和颞枕叶深部引起失语和视野改变；全身性及局限性癫痫发作。

（二）小脑胶质瘤

如病变在小脑半球常表现为患侧肢体共济失调，如指鼻试验、轮替试验缓慢笨拙等；小脑蚓部病变表现为躯干性共济失调，如步行时两足分离过远；小脑脑桥角病变表现为面部麻木、面肌抽搐、面肌麻痹、声音嘶哑、进食呛咳等颅神经损伤之象。

（三）脑干胶质瘤

表现为眼球运动障碍、复视、面瘫、步态不稳，以及交叉性麻痹，病变侧颅神经周围性麻痹、病变对侧肢体中枢性麻痹。

（四）三脑室后部胶质瘤

表现为双眼上视障碍；瞳孔对光反射及调节障碍；听力障碍及小脑蚓部病变表现。

三、内分泌失调

少数病例累及垂体可引起内分泌功能异常，如闭经、溢乳、多毛、肥胖、生长过快或发育停滞等症状。

第三节　实验室及其他检查

一、肿瘤标志物检查

脑瘤（胶质细胞瘤）的实验室检查大多无特异性，颅内转移瘤如来源于肺癌、乳腺癌等可出现相应肿瘤标记物的升高,如癌胚抗原(CEA)、CA153、CA125、NSE 等,垂体瘤可出现内分泌激素异常,如生长激素(GH)及促肾上腺皮质激素(ACTH)等的异常。

二、影像学检查

(一)颅脑 CT 平扫加增强检查

提示脑实质密度不均匀,常见出血、坏死或囊变,瘤周水肿及占位效应均较明显,增强为显著不均匀强化,不规则或环状强化。主要用于发现脑肿瘤及用于颅内疾病的鉴别诊断、术前评估和疗效评价。

(二)MRI 平扫加增强检查

平扫通常为混杂信号病灶,T1WI 为等信号或低信号,T2WI 为不均匀高信号,伴有出血、坏死或囊变,瘤周水肿及占位效应明显,肿瘤常沿白质纤维束扩散,增强时呈结节状或不规则环状强化。主要用于脑瘤(胶质细胞瘤)定位定性诊断,确定病变位置,大小,手术策略的选择,为拟行手术治疗患者必备常规检查。

(三)放射性核素 CET、PET-CT

目前均不作为常规检查,有条件的三级医院,在适应证明确的情况下,开展相关检查项目,PET-CT 较颅脑 CT、MRI 更能发现颅脑微小病灶及脏器远端转移。

三、脑脊液检查

脑瘤患者大多有不同程度的颅内压增高,腰椎穿刺脑脊液检查有促进脑疝的危险,故仅在必要时做,如鉴别颅内感染或颅内出血,脑脊液中偶可检出肿瘤细胞,尤其在髓母细胞瘤、多形性胶质母细胞瘤等恶性程度高的脑癌。

四、病理学检查

术中冰冻病理诊断为手术操作策略的制定和术后尽早治疗提供依据,常规病理是脑胶质瘤诊断的金标准。WHO(2007 版神经系统肿瘤分类)依据神经系统肿瘤的细胞与组织特点, 将脑胶质瘤分为 I-IV 级,I 级为良性肿瘤, 单纯手术治疗可以治愈,如毛细胞型星形细胞瘤、室管膜下瘤、黏液乳头型室管膜瘤、少突胶质细胞瘤、混合性胶质瘤、室管膜瘤;II 级为少枝胶质肿瘤;III 级为恶性肿瘤,如各种间变性神经上皮肿瘤;IV 级为高度恶性肿瘤,如胶质母细胞瘤,大多数胚胎性肿瘤等。具体详见中枢神经系统肿瘤的 WHO 病理分类及恶性程度分级系统(附件 A、B)。为配合胶质瘤病人的治疗、疗效观察及判断预后, 开展选择性的分子生物学标记, 如 GFAP, Olig2, EMA, p53, MGMT, Ki67 和 1p/19q LOH 等。1p/19q 杂合缺失及 MGMT 基因启动子甲基化检测指导恶性胶质瘤患者个体化的治疗,可以获得较好的近期临床疗效。

第四节　诊断与鉴别诊断

一、诊断

(一)西医诊断

1.诊断标准:参照王忠诚主编《神经外科学》第二版关于脑肿瘤诊断标准。

(1)有头痛、呕吐、视神经乳头水肿等颅内压增高的三联症状。

(2)有局灶性神经功能障碍体征,如偏瘫、感觉障碍等。

(3)有上述症状和体征,眼底检查发现有视乳头水肿者,应考虑有颅内肿瘤。

(4)有原发肿瘤病史,如出现上述症状和体征要考虑颅内转移之可能。

(5)选择性地做头颅 MRI 平扫、功能性 MRI 检查、PET-CT 等有关检查,以确定肿瘤的定位、肿瘤的原发、继发,大小或多少等,必要时做脑脊液或立体定向活检术明确诊断,确定脑胶质细胞瘤分级。

2.临床分期:由于颅内缺乏向外的淋巴管道,所以颅内肿瘤颅外转移少见,故临床上一般只采用国际抗癌联盟(UICC.1992)脑瘤国际分期 TM 分期, 对于继发性颅内肿瘤,由于属于原发的肿瘤远处转移,不论瘤体大小(如小于 3cm)或多少(如仅有一个)均属于Ⅳ期。见表 21-1。

T—原发肿瘤

Tx	原发肿瘤不能确定。
T0	未发现原发肿瘤。
	幕上肿瘤。
T1	肿瘤最大径≤5cm,局限在一侧。
T2	肿瘤最大径<5cm,局限在一侧。
T3	肿瘤侵犯或侵占脑室系统。
T4	肿瘤越过脑中线,侵犯对侧半球或侵犯幕下。
	幕下肿瘤。
T1	肿瘤最大径≤3cm,局限在一侧。
T2	肿瘤最大径<3cm,局限在一侧。
T3	肿瘤侵犯或侵占脑室系统。
T4	肿瘤越过脑中线,侵犯对侧半球或侵犯幕下。

M—远处转移

Mx   远处转移不能确定。

M0   无远处转移。

M1   有远处转移。

G—组织病理分级

Gx   分化程度不能确定。

G1   高分化。

G2   中分化。

G3   低分化。

G4   未分化

表 21-1   脑瘤 TNM 分期(UICC.1992)

分期	G	T	M
IA	G1	T1	M0
IB	G1	T1 或 T2	M0
ⅡA	G2	T1	M0
ⅢA	G3	T1	M0
ⅢB	G3	T2 或 T3	M0
	G1	T4	M0
	G2	T4	M0
Ⅳ	G3	T4	M0
	G4	任何 T	M0
	任何 G	任何 T	M1

(二)中医症候诊断

参照朱文锋教授主编《现代中医诊断学》。

1.痰湿凝聚

【辨证要点】头痛昏蒙,恶心呕吐痰涎,舌淡胖,苔白腻,脉滑或弦滑。

【主症】头痛昏蒙,恶心呕吐痰涎,喉中痰鸣,身重肢倦麻木,纳呆食少,舌淡胖,苔白腻,脉滑或弦滑。

2.气血瘀滞

【辨证要点】头痛剧烈,呈持续性或阵发性加剧,舌质紫暗或有瘀点、瘀斑。

【主症】头痛剧烈,呈持续性或阵发性加剧,痛有定处,固定不移,面色晦暗,肢体偏瘫,大便干,舌质紫暗或有瘀点、瘀斑,苔薄白,脉细涩而沉。

3.邪毒郁热

【辨证要点】头痛头胀,如锥如刺,烦躁易怒,面红耳赤,舌红,苔黄或白而干,脉弦数。

【主症】头痛头胀,如锥如刺,烦躁易怒,呕吐频作,或呈喷射状,面红耳赤或口苦尿黄,大便干结,舌红,苔黄或白而干,脉弦数。

4.肝肾阴虚

【辨证要点】头痛隐隐,耳鸣眩晕,视物不清,舌红少苔,脉细数或虚细。

【主症】头痛隐隐,时作时止,耳鸣眩晕,视物不清,倦怠乏力,潮热汗出,便干溲赤,舌红少苔,脉细数或虚细。

5.阴虚风动

【辨证要点】抽搐震颤,语言不利,舌红,脉弦数。

【主症】抽搐震颤,语言不利,头痛头胀,耳鸣目眩,少寐多梦,肢体麻木,舌红,脉弦细数。

二、鉴别诊断

(一)西医鉴别诊断

1.脑血管意外:患者年龄较大,多有高血压、糖尿病病史,常因情绪激动诱发。CT片可见明显的出血病灶而且局部水肿相对较轻。

2.脑寄生虫病:患者多有寄生虫病原体感染接触史,虫卵病原学检查及血清补体结合试验可呈阳性结果。

3.脑脓肿:患者发病前常有高热不退等上呼吸道感染病史,体征多见脑膜刺激症,CT表现为低密影周围呈环形增强。

4.假性脑瘤:病人有颅内压增高症状,但没有局灶性症状及体征,脑脊液检查正常,病程进展缓慢,腰穿放液后常可明显好转,有自发性病情缓解期,但可复发,各种成像检查都未能发现有肿瘤病灶存在。

5.癫痫:脑瘤引起的继发性癫痫为颅内肿瘤的常见症状之一,需与原发性癫痫相鉴别。原发性癫痫起病较早没有年龄限制,没有颅内压增高的症状,没有局灶性体征,病程长反复发作而保持稳定;原发性癫痫脑电图有癫痫波发放与脑瘤病灶诱发的慢波有不同,有不典型病例者应做成像检查来鉴别。

6.其他:还有内耳眩晕症、脑积水、视神经乳头炎等。

(二)中医鉴别诊断

1.中风:部分脑瘤患者可见颅内压增高、偏瘫应注意与中风(脑血管疾病)相鉴别,中风(脑血管疾病)多见于老年人,常有高血压和动脉硬化病史,多突然出现昏迷,可有颅内压增高症状和偏瘫。CT、MRI有助于鉴别。

2.癫狂:脑瘤患者可以有症状性癫痫,常伴有颅内压增高的症状(如头痛、呕吐、视力下降等)和其他局灶性症状(如精神障碍、感觉障碍、运动障碍等)持续存在,癫狂(原发性癫痫)通常缺少局灶性脑症状,发作过后多无明显症状。CT、MRI有助于鉴别。

第五节 治 疗

一、中西医结合治疗思路

脑胶质瘤具有发病率高、复发率高、高死亡率、低治愈率,"三高一低"特点,1年生存率为45%,5年生存率仅为6%,手术切除为主,放化疗、中医药治疗的综合治疗为其根本诊治手段。祖国医学在脑瘤治疗上积累了丰富的经验,在脑瘤的综合治疗中具有独特的疗效,通过选择准确的中西医结合点,根据手术、放化疗并发症的不同特点,应用扶正祛邪、调整阴阳、抑瘤杀瘤等一系列方法能明确减轻患者临床症状,减少了手术、放化疗后复发、转移率。

(一)围手术期的中西医结合治疗

脑瘤(胶质细胞瘤)目前仍以肿瘤根治性全切除为主要手段。围手术期处理包含了有关手术治疗过程的方方面面,包括术前准备、术中管理、术后并发症的预防与处理等,直接决定整个手术的成败。中医学具有十分悠久的历史,有自己本身独特的整体辨证论治体系,具有丰富的内外兼治的传统特色疗法,围手术期中西医结合治疗能够降低病死率,降低和减少并发症的发生,有利于疾病的快速康复。

术前阶段,本着虚则补之的治疗原则,运用中医中药改善患者的营养状态,为手术治疗创造良好条件。脑瘤(胶质细胞瘤)为消耗性疾病,病人表现为有不同程度的贫血或低蛋白血症,患者脾胃气虚者多见,加上慢性消耗,正气愈加不足,若出现面色萎黄、苍白,头晕目眩,四肢倦怠,心悸怔忡,舌淡,苔薄白,脉细弱或虚大无力者,常用气血双补法,常用药物有黄芪、当归、党参、太子参、白术等,代表方剂有八珍汤、十全大补汤;如出现神疲乏力,面色㿠白,气短,舌淡胖,有齿痕,常用益气健脾法,常用药物有党参、白术、茯苓、枸杞、女贞子等,代表方剂有四君子汤、香砂六君子汤、黄芪建中汤、补中益气汤等,若肾气、肾精不足而见头晕目眩,腰膝酸软,加用山茱萸、枸杞、杜仲、地黄、女贞子、褚实子、肉苁蓉、补骨脂等。脑瘤(胶质细胞瘤)术前预防脑水肿尤为重要,甘露醇注射液 125 ml 每日 2~4 次,地塞米松 10 mg,qd,缓解高颅压及肿瘤压迫症状,中医认为脑瘤(胶质细胞瘤)患者脑积水病机关键在于瘀血阻络、脑窍不通、水湿内停,应在活血化瘀基础上加利水药,常用方剂桃红四物汤,通窍活血汤合五苓散、禹功散等;同时围手术期患者常出现的心理问题如焦虑、紧张、恐惧等,应对脑瘤(胶质细胞瘤)围手术期患者采取必要的心理干预,改善患者不良心理状态,提高生存质量。

术后阶段,此为中西医结合最为重要的阶段,此阶段采用中医药重在预防治疗并发症,术后胃肠功能的恢复,肢体功能恢复等。手术治疗切除了肿瘤,缓解了临床症状,同时也引起了一系列的并发症,最常见的并发症为发热,尤其顽固性发热,常分为感染性和非感染性发热,原因复杂,西医抗菌素治疗常疗效不佳,中医认为头为诸阳之会,手足三阳皆循头而过,颅脑手术必然伤及脑络,而致阳气不畅,郁滞经脉而累及三焦,阳气郁闭,蒸于气分而致发热,三焦气化失司,湿浊内生,湿热相搏,弥漫三焦而高热不解,常用药物有生石膏、寒水石、金银花、羚羊角粉等,代表方剂有白虎汤、三石汤、安宫牛黄丸等;脑瘤后遗症,常见不同程度的头痛、头晕、烦躁、恶心、失眠、精神不振、健忘、肢体瘫痪或失语,气虚血瘀是其基本病机,治疗以益气活血为基本法则,配合化痰、平肝潜阳、益肾填精、滋补肝肾之品,代表方剂补阳还五汤,虎潜丸等;昏迷,因术后气血失调,气机逆乱或血气虚弱,驱邪无力,致痰浊、湿阻、瘀血、热邪蕴结成毒,蒙蔽心神,治疗以补虚扶正,解毒祛邪,热毒重先灌服(或鼻饲法)局方至宝丹或安宫牛黄丸以辛凉透窍,并用羚羊角汤清肝熄风,痰浊重,急服苏合香丸灌服(或鼻饲)温开透窍,加用涤痰汤,常用药物麝香、丹参、桃仁、瓜蒌皮、红花、石菖蒲、当归、川芎、红参、生龙牡、生地等,同时应注意扶正固本,佐用白术、茯苓、党参、半夏、天麻健脾化痰;术后常见不同程度的癫痫发作,治以清心豁痰、凉肝熄风,佐予通窍活血法,代表方剂有定痫丸合桃红四物汤;顽固性恶心、呕吐、呃逆(膈肌痉挛)代表方剂有旋覆代赭汤等配合针灸及中医实用技术;辨体质四诊合参采用相应的中医实用技术促进术后肢体功能快速恢复。

(二)放疗期间中西医结合治疗

脑瘤(胶质细胞瘤)由于肿瘤呈浸润性生长的生物学特性,正常脑组织与肿瘤组织界线不明显,故肿瘤根治性全切除十分困难,术后放射治疗成为脑瘤(胶质细胞瘤)重要常规治疗,通过射线密集照射达到杀灭肿瘤目的,但同时不可避免的引起正常脑组织细胞损伤,有文献报告脑瘤(胶质细胞瘤)术后放疗 KPS 评分≥70 分者生存率明显高于<70 分者,中医药联合放疗可以起到增效减毒,改善了患者的生活质量。

　　中医药在整个放疗期间同围手术前期一样，重在扶正固本，改善患者的营养状况，骨髓造血及免疫功能，预防脑水肿的发生，使患者顺利完成放疗任务。中医认为放射线是一种火热毒邪，作用于机体，早期火热之邪引起鼻燥咽干、口唇皱裂、舌上少津、干咳无痰、痰中带血、皮肤干燥、毛发不荣等阴津亏损之象，随着放疗次数的增加，射线剂量逐渐累积，火毒之性尤为明显，火毒灼精耗液，热壅血瘀，肉腐溃破，难以愈合。病理特点为渐进性，初期伤及体表，表现为放射区域的表皮损伤，中期波及照射野相关的内脏，后期则造成内脏器官的损伤。在病理变化上表现为初期阴津亏损，中期火郁化毒、瘀毒内结，后期多造成灼精耗液，气阴血亏。病邪滞留难去，机体持久损伤。

　　术后放射最常见的并发症有顽固性头痛，多因放疗期间脑水肿加重有关，中医认为放射线损伤脑络，阻遏清阳，痰浊、瘀血痹阻经络，实证居多；但久病体虚，肾精不足，肝阳上亢者也不少见。痰瘀阻络兼见头痛经久不愈，刺痛，痛处固定不移，恶心呕吐痰涎，喉中痰鸣，身重肢倦麻木，纳呆食少，代表方剂有清上蠲痛汤合桃红四物汤，常用药物有当归、蔓荆子、菊花、麦门冬、川芎、白芷、细辛、桃仁、红花等，伴心烦多梦加炒枣仁、远志；疲倦乏力加党参、黄芪；头痛甚者加虫类之品如全蝎、蜈蚣、地鳖虫、地龙等，瘀血重加桃仁、红花、赤芍等，痰多加陈皮、半夏、胆南星，佐加引经药如阳明头痛加葛根、知母；少阳头痛加柴胡、黄芩；厥阴头痛加藁本、吴茱萸等。肾精不足兼见腰膝瘘软，耳鸣，神疲乏力，代表方剂有大补元煎，常用药物有熟地、山茱萸、枸杞、杜仲、山药、当归、白芍等。肝阳上亢者兼见头胀，如锥如刺，烦躁易怒，面红耳赤等，代表方剂有天麻钩藤饮，常用药物有龙胆草、黄芩、栀子、天麻、钩藤、生石决明、栀子、桑寄生等。放射性脑损伤，尤其弥漫性放射性脑损伤可引起认知功能障碍，表现为记忆力、计算力、判断力明显减退，表情呆滞，其发生率与患者接受放射治疗时年龄、放射剂量、放射体积、肿瘤大小及部位有关。7岁以下儿童影响较大。虽然发病率不高，西医除大剂量激素外，无特效方法。目前中医无相关文献报道。中医认为先天髓海不足，放射线损伤脑络，痰瘀阻络而致。髓海不足者兼见齿枯发焦，腰瘘骨软，步履艰难，头晕耳鸣，代表方剂有七福饮，常用药物有鹿角胶、龟板胶、阿胶、紫河车、猪骨髓、白术、石菖蒲等；脾肾两虚兼见腰膝瘘软，肌肉萎缩，纳呆，食少，代表方剂还少丹，常用药物有熟地、山茱萸、枸杞等；痰浊蒙窍兼见恶心呕吐痰涎，身重肢倦，代表方剂涤痰汤；瘀血阻络兼见肌肤甲错，双目晦暗，代表方剂桃红四物汤。放射性皮炎表现为局部皮肤变黑、发红甚至破溃，局部采用甘肃省肿瘤医院院内制剂促愈灵搽剂（主要成分沙棘油）外用清热泻火，去腐生肌。放射性口咽炎表现为口鼻咽喉干燥,神疲,口渴,唇舌干燥,皮肤黏膜燥裂或溃疡,小便少,大便燥结,舌质红,少苔,脉数或细数。代表方剂沙参麦门冬汤合五味消毒饮,常用药物有北沙参、玉竹、麦门冬、桑叶、白扁豆、天花粉、金银花、蒲公英等。

（三）化疗期间中西医结合治疗

脑瘤（胶质细胞瘤）以替莫唑胺为主的术后同步化放疗为术后标准治疗方案,但替莫唑胺等化疗药物能杀伤人体生长旺盛的血液和淋巴组织的细胞,从而产生骨髓抑制,引起白细胞、红细胞、血小板低下,诱发感染、出血,破坏机体的免疫系统,造成免疫功能低下,引发肠道菌群紊乱,菌群移位产生腹胀、便秘、呃逆,食欲下降,恶心呕吐等一系列消化系统毒副反应及脱发、肝肾功能损害等,使人体正气更加耗损,精血亏虚。中医认为化疗后患者基本病机特点正气虚损,邪毒蕴结,此时以正气虚损为主要矛盾,治疗上以扶正固本为主,祛邪为辅,辨证以气、血、阴、阳为纲,五脏虚候为目,重在补益脾肾,裴正学教授兰州方采用太子参、党参、北沙参、人参须补益气血,六味地黄汤（生地、山药、山萸肉、茯苓、泽泻、牡丹皮）补肾,其中重用山萸肉 30~60g,桂枝汤（桂枝、白芍、大枣、生姜）、甘麦大枣汤（甘草、浮小麦、大枣）调和营卫,调节植物神经系统,对改善骨髓造血有明显疗效。白细胞低加黄芪、鸡血藤、丹参、苦参、补骨脂;血小板低下加鹿角胶、龟板、鸡血藤、白蒺藜、玉竹、黄精、大枣、生地、连翘、阿胶、龟板胶、土大黄等。调补脾胃重在改善消化道症状,若食后胃脘不舒,恶心呕吐,嗳气,呃逆纳呆,面色萎黄,倦怠乏力,大便稀溏或便秘,舌淡苔薄,脉弱,脾胃气虚为主,代表方剂香砂六君子汤,常用药物:党参、白术、茯苓、甘草、生姜、半夏、陈皮、砂仁、木香、旋覆花、生赭石、大枣,胃脘痞满甚者加枳实、厚朴;饮食积滞加焦三仙、鸡内金;呕吐重加灶心黄土 60g;阳虚重加肉桂、炮姜。若以不思饮食,口干唇燥,大便燥结,甚则干呕,呃逆,面色潮红,舌干,苔少或无苔,脉细数,胃阴不足者,代表方剂养胃汤,常用药物:北沙参、麦门冬、玉竹、石斛、丹参、木香、草豆蔻、焦三仙、鸡内金、炒莱菔子,不思饮食者加白扁豆、山药;干呕,呃逆加丁香、柿蒂、竹茹扶养胃气,降逆止呃。腹胀便秘针刺足三里、上巨虚、气海、内关、天枢,中强震颤法或脉冲电刺激,配合小承气汤,麻子仁丸;恶心、呕吐旋覆代赭汤配合针刺内关、天突、足三里等穴位。

近年来,中医药治疗脑肿瘤（胶质细胞瘤）研究不断深入,中医药联合放疗、化疗、介入等手段在防治术后复发、转移等多项研究领域均取得了一定的进展。回顾相关文献不难看出,临床观察的病例数偏少,缺乏大样本的系统性观察,更缺乏多学科、多中心、大规模的随机、开放的协作,报道大多数仍为老中医经验,缺乏说服力,中医诊治本病尚缺乏统一的诊疗标准,对于临床分型,特别是对"证"的认定没有一个严格的诊断标准,因而使得报道的资料缺乏科学性、可比性和可重复性,但脑肿瘤(胶质细胞瘤)的综合化和个体化治疗是未来的发展趋势,现代医学与传统医学有机结合形成的整合医学也将成为医学发展必然趋势,现代医学重在解决疾病的致病性,重在祛邪,中医在内的传统医学调节了机体的反应性,重在扶正,贯穿于脑肿瘤治疗的全过程。脑肿瘤(胶质细胞瘤)的综合化和个体化治疗与中医的整体观念、天人相应、辨证论治理论不谋而合,相信东西方两种医学的有力融合,脑肿瘤的诊疗效果将得到进一步的提高。

二、西医治疗

(一)手术治疗

1.手术目的:全切除肿瘤;降低肿瘤细胞负荷,为辅助放化疗创造有利条件;明确组织病理学诊断;化疗药物筛选;降低颅内压;缓解神经功能障碍。

2.影响手术的因素:年龄和体能状态;病灶是否侵及双侧半球,是否弥漫浸润性生长,是否累及功能区;通过手术减轻占位效应的可能性;手术可行性(病灶数量和部位,距前次手术的时间);原发或复发;冰冻病理的准确性等。

3.手术策略:脑胶质瘤应当做根治性切除手术。胶质瘤通常呈膨胀性浸润性生长,但局部易受脑沟回的限制,多沿白质纤维束走向扩展。基于胶质瘤的生长方式及血供特点,采用显微神经外科技术,以脑沟、脑回为边界,沿肿瘤边缘白质纤维束走向作解剖性切除,以组织和神经功能最小限度的损伤获得肿瘤最大限度的切除,并明确组织病理学诊断。

(1)非功能区胶质瘤。

对于累及非功能区(如额叶、颞叶、枕叶、小脑半球等)的胶质瘤行根治性脑叶切除手术,将 MRI T1 增强、T2 FLAR 异常信号区域全切除。导航外科新技术有助于实现最大范围安全切除胶质瘤,使用常规神经导航、功能神经导航、术中神经电生理监测技术(例如皮质功能定位和皮质下刺激神经传导束定位)等。

(2)功能区胶质瘤。

对于累及功能区(如脑干、丘脑、鞍区、松果体区、语言区、运动区等)的胶质瘤,行雕刻式肿瘤切除手术,至少将 MRI T1 增强像异常信号区域全切除。

(3)无法行根治性切除的胶质瘤。

行肿瘤部分切除术、开颅活检术或立体定向(或导航下)穿刺活检,在尽可能缩小肿瘤体积,降低肿瘤细胞负荷,并明确组织病理学性质后,实施个体化治疗。

（二）放射治疗

脑瘤（胶质细胞瘤）放疗包括根治性放疗、同步放化疗、姑息性放疗等。

1.适应证：手术未能彻底切除的肿瘤；手术切除但恶性程度较高者；瘤体位置深或位于重要功能区域不适宜手术切除者；不适合手术切除而放疗效果较佳者，如髓母细胞瘤；胶质瘤术后复发不宜再手术者。

2.禁忌证：接受足量照射后短期内复发者，伴有严重颅内压增高，且未采取减压措施者；低级别胶质瘤（WHO 分类 II 及以下者），年龄 ≤40 岁，且不存在 1p/19q 杂合性缺失；心肺功能差合并重要器官严重疾病，III~IV 度骨髓抑制，不能耐受放疗者。

3.方式和方法：术后 2~4 周开始放疗（或联合放化疗），常规分割（1.8~2.0Gy/次，5 次/周）的 X 线外照射。高级别胶质瘤放疗的标准剂量为 60Gy，30~33 次，低级别胶质瘤为 54Gy，30~33 次。

（三）化学药物治疗

脑瘤（胶质细胞瘤）化学药物治疗包括姑息性化疗、新辅助化疗（术前）、同步化放疗。应在外科、放疗科、肿瘤内科多学科联合会诊后确定，在病理尤其是分子病理检查结果的指导下进行个体化化疗。

1.适应证：手术或放疗后的辅助治疗；无法手术的胶质瘤患者或术后短期内复发者；对化疗敏感的某些胶质瘤患者。

2.禁忌证：严重颅内压增高者；心肺功能差合并重要器官严重疾病，III~IV 度骨髓抑制，不能耐受化疗者；估计生存期少于 2 个月内。

3.常用方案：替莫唑胺（temozolomide，TMZ）是目前脑胶质瘤化疗的主要药物，TMZ 同步放疗联合辅助化疗成为新诊断胶质母细胞瘤（glioblas-toma，GBM）的标准治疗方案。

（1）新诊断胶质母细胞瘤（glioblas-toma，GBM）（WHO IV 级）：①TMZ 同步放疗联合辅助化疗方案：放疗的整个疗程应同步化疗，口服替莫唑胺 75mg/m²，疗程 42d；放疗结束后 2~4 周，辅助 TMZ 治疗，150mg/m²，连续用药 5d，28 d 为一个疗程，若耐受良好，则以后化疗疗程中增量至 200mg/m²，辅助 TMZ 化疗 6~12 个疗程。无条件用 TMZ 的 GBM 者，对 GBM 建议 ACNU （或其他烷化类药物 BCNU、CCNU）90mg/m²，VM-26 60mg/m²，第 1~3d，4~6 周为 1 周期，4~6 个疗程。

（2）新诊断间变性胶质瘤（间变性星形细胞瘤（anaplasticastrocytoma AA）、间变性少突胶质细胞瘤（anaplasticoligodendroglioma，AO）、间变性少突-星形细胞瘤（anaplastic oligoastrocytoma，AOA）、（WHO III 级）：同 GBM 相同的 TMZ 同步放疗联

合辅助化疗方案或 PCV 方案洛莫司汀（CCNU）110mg/m²，第 1d、甲基苄肼（PCB）60mg/m²，第 8~21d、长春新碱（VCR）1.4mg/m²（最大剂量为 2mg）第 8d、第 29d，8 周为一个疗程，不超过 6 个疗程。

（3）新诊断的低级别胶质瘤（WHO Ⅱ级）：应当根据危险程度决定术后是否放疗、化疗。年龄≥40 岁；含有星形细胞瘤成分，肿瘤的最大径≥4cm，肿瘤跨越中线生长；肿瘤靠近功能区；术前即有神经功能障碍（KPS 评分≤80 分）等，是预后的不利因素，含有 3 项或以上的病例被确定为高风险，术后应当接受放疗、化疗。

（四）靶向治疗

目前为止还没有成熟的针对脑胶质瘤的分子靶向药物，目前较理想的药物为抗血管生成药物（贝伐单抗），NCCN 指南指出，细胞毒化疗药物与分子靶向药物联合应用可用于复发性胶质瘤的挽救性治疗，如贝伐单抗单用或联合 TMZ 等。

三、中医治疗

（一）辨证论治

脑胶质细胞瘤的病位在脑，与肝肾脾胃关系密切，病机属本虚标实，虚实夹杂，本虚主要是肾脑两虚（肾精不足，髓海空虚），其次是肝肾阴虚及脾胃运化和升降功能失司；标实是肝火肝阳偏盛和痰热癌毒内阻，故临症时首先应辨脑瘤的脏腑病位；辨病邪性质，分清痰结、气滞、血瘀、热毒（癌毒）的不同；辨标本虚实，分清虚实标本的主次，早中期以邪实为主，晚期以正虚为主，以选择适当的治法。

1.痰湿凝聚

【主症】头痛昏蒙，恶心呕吐痰涎，喉中痰鸣，身重肢倦麻木，纳呆食少，舌淡胖，苔白腻，脉滑或弦滑。

【病机分析】思虑太过或饮食失调，损伤脾气，脾虚清阳之气不得升，聚湿成痰，与瘀血、癌毒相搏上泛于脑，脾失健运，痰浊中阻，上蒙清窍，清阳不展，故头痛昏蒙。痰浊上逆，则恶心呕吐痰涎，喉中痰鸣。身重肢倦麻木，纳呆食少，舌淡胖，苔白腻，脉滑或弦滑均为痰浊内停之征。

【治法】化痰软坚散结。

【方药】三甲二地方（裴正学教授经验方）加减。

【药物】生龙骨 15g、生牡蛎 15g、生鳖甲 15g、生地 12g、熟地 12g、麦门冬 10g、麻黄 10g、怀牛膝 15g、补骨脂 15g、苦参 20g、砂仁 6g、海藻 10g、昆布 10g、石菖蒲 10g、夏枯草 15g、半夏 6g、三棱 10g、莪术 10g、白花蛇舌草 15g。

【方药分析】生地、熟地、补骨脂滋肾填精，生龙骨、生牡蛎、生鳖甲滋阴潜阳，三棱、莪术、海藻、昆布软坚散结,半夏、砂仁化痰和胃,白花蛇舌草、苦参、夏枯草等抑制癌毒。

【加减】舌质有瘀斑者加赤芍、川芎、红花;口苦干渴有热象者加黄芩、地骨皮;呕吐者加生姜、旋覆花、代赭石;头痛明显者加蜈蚣、全蝎、地龙等。

2.气血瘀滞

【主症】面色晦暗,肢体偏瘫,大便干,舌质紫暗或有瘀点、瘀斑,苔薄白,脉细涩而沉。

【病机分析】头部癌病,或久病入络,瘀血内停,脉络不畅,故头痛剧烈,呈持续性或阵发性加剧,痛有定处,固定不移,舌质紫暗或有瘀点、瘀斑,苔薄白,脉细涩而沉为瘀血内停之征。

【治法】活血化瘀散结。

【方药】通窍活血汤(《医林改错》)加减。

【药物】赤芍 10g、川芎 10g、桃仁 9g、红枣 10g、红花 9g、老葱 3 根(切碎)、鲜姜 6g、麝香 0.15g、三棱 10g、莪术 10g。

【方药分析】赤芍、川芎、桃仁、红花活血化瘀,老葱、鲜姜、麝香温通脉络,三棱、莪术化瘀散结。

【加减】呕吐者加旋覆花、代赭石;视力不清者加决明子、枸杞;夜寐不安者加夜交藤、茯神、酸枣仁;头痛甚者,可加虫类搜逐之品,如蜈蚣、全蝎、地龙,地鳖虫等;若头痛如雷鸣,头面起核,俗称雷头风,多为湿热夹痰上冲,可用清震汤加味。

3.邪毒郁热

【主症】头痛头胀,如锥如刺,烦躁易怒,呕吐频作,或呈喷射状,面红耳赤或口苦尿黄,大便干结,舌红,苔黄或白而干,脉弦数。

【病机分析】肝阴不足,阳亢风动,痰瘀癌毒交阻,风火、毒热相煽,蒙蔽清窍而见头胀,如锥如刺,烦躁易怒,呕吐频作,或呈喷射状;面红耳赤或口苦尿黄,大便干结,舌红,苔黄或白而干,脉弦数皆为肝火上炎之征。

【治法】清热解毒、散结止痛。

【方药】天麻钩藤饮(《杂病证治新义》)加减。

【药物】龙胆草 10g、黄芩 10g、栀子 10g、天麻 10g、钩藤 10g、生石决明 15g、川牛膝 15g、杜仲 10g、益母草 10g、桑寄生 10g、夜交藤 10g、白花蛇舌草 15g、半枝莲 15g、薏苡仁 20g、生甘草 6g、青黛 6g。

【方药分析】龙胆草、黄芩、栀子清肝火,天麻、钩藤、生石决明平肝潜阳,川牛膝、杜仲、桑寄生补肝肾,夜交藤养心安神,白花蛇舌草、半枝莲抑制癌毒,清热解毒。

【加减】呕吐甚者加旋覆花、代赭石、竹沥、天竺黄;食欲差者加砂仁、佛手、鸡内金、焦三仙;大便干者加大黄、元参、火麻仁;口干明显者加麦门冬、玉竹、天花粉等。

4.肝肾阴虚

【主症】头痛隐隐,时作时止,耳鸣眩晕,视物不清,倦怠乏力,潮热汗出,便干溲赤,舌红少苔,脉细数或虚细。

【病机分析】脑瘤晚期火热癌毒灼伤阴液,肝肾不足而见耳鸣眩晕,视物不清,脑为髓海,肾虚髓不上荣,脑海空虚,故倦怠乏力,潮热汗出,便干溲赤,舌红少苔,脉细数或虚细为肾阴不足,心肾不交之征。

【治法】滋补肝肾。

【方药】杞菊地黄丸(《医级》)或大补元煎(《景岳全书》)加减。

【药物】枸杞 15g、菊花 10g、熟地 12g、山药 10g、山茱萸 6g、牡丹皮 6g、茯苓 12g、泽泻 10g、川芎 10g、白花蛇舌草 15g、半枝莲 15g、龙葵 10g。

【方药分析】熟地、山药、山茱萸、枸杞滋补肝肾之阴,人参、当归气血双补,白花蛇舌草、半枝莲、龙葵抑制癌毒,清热解毒。

【加减】头痛甚者加全蝎、蜈蚣;视物不清或复视者另吞石斛夜光丸;大便干结者加大黄、厚朴、元参、火麻仁。

5.阴虚风动

【主症】抽搐震颤,语言不利,头痛头胀,耳鸣目眩,少寐多梦,肢体麻木,舌红,脉弦细数。

【病机分析】气血两虚,不能营养筋脉,故抽搐震颤,肢体麻木,血虚不能上奉于脑,则耳鸣目眩,少寐多梦;舌红,脉弦细数均为阴血亏虚之象。

【治法】平肝熄风,通络清脑。

【方药】四物汤(《太平惠民和剂局方》)合大定风珠(《温病条辨》)加减。

【药物】龟板 15g、牡蛎 15g、熟地 12g、阿胶 10g、白芍 15g、麦门冬 10g、鳖甲 15g、五味子 6g、川芎 10g、红藤 15 g、当归 10g 。

【方药分析】当归、川芎、熟地、白芍补血调血,充养百脉;大定风珠平肝熄风,养阴止痉;红藤抑制癌毒。

【加减】虚热之象著者加青蒿、白薇;夜寐不安者加夜交藤、茯神、酸枣仁;大便干加大黄、火麻仁、肉苁蓉等。

(二)中成药

由于有血脑屏障的存在,目前上市的除榄香烯注射液外,绝大多数口服及静脉注射中成药均不能进入脑组织及瘤体内,临床上应在辨证、辨体质的基础上,根据患者的个体状况综合使用。

1.回生胶囊:清热解毒,活血化瘀,化痰散结。用于脑瘤(脑胶质瘤)预防及放、化疗后引起的白细胞、血小板减少、免疫功能低下等。每粒装 0.45g,一次 3 粒,一日 2~3 次,小儿酌减。每疗程 30d。

2.华蟾素片:清热解毒,消肿止痛。用于中、晚期脑瘤(脑胶质瘤)引起的头痛,放疗引起的顽固性呃逆等。每次 3~4 粒,每日 2~3 次,小儿酌减。每疗程 15~30d。小儿酌减。

3.紫龙金片:益气养血,清热解毒,理气化瘀。用于气血两虚证脑瘤(脑胶质瘤)化疗者,症见神疲乏力、少气懒言、头昏眼花、食欲不振、气短自汗、咳嗽、疼痛等。每次 4 片,每日 3 次,每疗程 15~30d。小儿酌减。

4.参一胶囊:培元固本,补益气血。与化疗配合用药,有助于提高脑瘤(脑胶质瘤)的疗效,可改善肿瘤患者的气虚症状,提高机体免疫功能。每次 4 片,每日 3 次,每疗程 15~30d。小儿酌减。

5.榄香烯注射液:目前上市唯一一个用于神经胶质瘤、脑转移瘤治疗的中成药。用法用量:于用药前 30~60min 快速静脉点滴甘露醇 250 ml,以暂时开放血脑屏障,并降低颅内压。隔日动脉介入:本品每次 600mg,以 10%葡萄糖注射液稀释一倍(总量 60 ml),加入地塞米松 2 mg 做动脉穿刺给药;本品 400 mg 和地塞米松 2.5 mg 加入 500 ml 10%葡萄糖注射液内静脉滴注。非动脉介入给药日,本品 1000 mg 和地塞米松 5 mg 加入 1000 ml 10%葡萄糖注射液内静脉滴注。

(三)主要并发症的防治

1.围手术期

(1)脑水肿。

①痰瘀阻络。

【病机分析】脾失健运,痰浊中阻;头部癌病,或久病入络,瘀血内停,脉络不畅,痰瘀互结上犯清窍。

【治法】活血化瘀利水。

【方药】桃红四物汤(《医宗金鉴》),通窍活血汤(《医林改错》)合五苓散(《伤寒论》)。

②阳虚水泛。

【病机分析】脾失健运,痰浊中阻,肾虚而水气内盛,水邪上逆,蒙蔽清窍。

【治法】温肾健脾利水。

【方药】真武汤(《伤寒论》)合五苓散(《伤寒论》)。

也可在辨证基础上加用针刺、穴位按摩百会、四神聪、风池、足三里、阳陵泉等俞穴,调理气血运行,促进全身血液循环。或采用古圣 1 号,古圣 2 号(裴正学教授经验方),主要成分硝石、矾石等。

(2)顽固性发热。

①湿热互结。

【病机分析】颅脑手术必然伤及脑络,而致阳气不畅,郁滞经脉而累及三焦,阳气郁闭,蒸于气分而致发热,三焦气化失司,湿浊内生,湿热相搏,弥漫三焦而高热不解。

【治法】清热利湿退热。

【方药】三石汤(《温病条辨》)合安宫牛黄丸(《温病条辨》)。

②热邪入营。

【病机分析】痰浊、湿阻、瘀血蕴结成毒,蒙蔽心神,毒热内陷,燔灼逆厥。

【治法】解毒凉血,清营救逆。

【方药】清营汤(《温病条辨》)。

在以上中医辨证的基础上,还可加用针刺。取穴:发热无汗取曲池、大椎等;发热有汗取曲池、复溜等。曲池祛风解表,清热利湿,调和营血;大椎为手、足三阳、督脉之会,解表通阳、清脑宁神;复溜调肾气、清湿热,中强度刺激 10~15min。或大椎穴刺血拔罐。也可加用刮痧治疗,自肺俞穴沿足太阳膀胱经循行线刮至三焦俞穴,刮 10~30次,使局部皮肤发红或发紫即可。

(3)昏迷。

颅脑手术后昏迷为危急重症,首先应做相应检查明确诊断,中西医结合积极抢救,根据邪正消长的不同,分为闭证和脱证,闭证以邪实内闭为主,急宜祛邪,阳闭兼见面赤身热,气粗口臭,躁扰不宁,苔黄腻,脉弦滑而数;阴闭兼见面白唇暗,静卧不烦,痰涎壅盛,苔白腻,脉沉滑;脱证以阳气欲脱为主,症见目合口张,鼻鼾息微,手撒肢冷,汗多,肢体软瘫,急宜益气回阳,救阴固脱。

①闭证。

阳闭:

【病机分析】肝阳暴张,气血上逆,挟痰热上蒙清窍;风火痰热之邪,内闭经络。

【治法】清肝熄风,辛凉开窍。

【方药】先灌服(或鼻饲法)局方至宝丹或安宫牛黄丸(《温病条辨》)辛凉透窍,并用羚羊角汤(《圣剂总录》)。

阴闭：

【病机分析】痰湿偏盛,风挟痰湿,上蒙清窍,内闭脉络。

【治法】豁痰熄风,辛温开窍。

【方药】苏合香丸(《太平惠民和剂局方》)灌服(或鼻饲)温开透窍,加用涤痰汤(《奇效良方》)。

②脱证。

【病机分析】阳浮于上,阴竭于下,阴阳有离决之势,心神颓败。

【治法】益气回阳,救阴固脱。

【方药】参附汤(《世医得效方》)合生脉散(《医学启源》)。

在以上中医辨证的基础上,还可加用针刺。取百会、四神聪、人中、中冲、涌泉、足三里,中强刺激,持续运针或电针 10~15min。必要时加耳针:肾上腺升压点、皮质下、心、内分泌、神门、交感等穴,或加用艾条灸百会、气海、关元、膻中,不计壮数,以脉回汗止为度。

(4)脑瘤后遗症。

【病机分析】气虚不能运血,气不能行,血不能荣,气血瘀滞,脉络闭阻。

【治法】补气活血,通经活络。

【方药】补阳还五汤(《医林改错》),虎潜丸(《丹溪心法》)。

在以上中医辨证的基础上,还可加用温针。取穴后顶、膈俞配以风池、曲池、足三里、三阴交,通达周身之阳气,调理气机,升清降浊,活血通脉,祛瘀活络,祛风潜阳。也可加用刮痧治疗,以患侧手足阳明经为主,配合督脉风府至身柱,刮至皮肤明显出现红色粒状、片状潮红、紫红色或黯红色瘀斑即可,一般 2d,1 次。

(5)癫痫。

①风痰闭阻。

【病机分析】肝风内动,痰随风动,风痰闭阻,蒙蔽心神。

【治法】涤痰熄风,开窍定痫。

【方药】定痫丸(《医学心悟》)合桃红四物汤(《医宗金鉴》)。

②痰瘀内盛。

【病机分析】肝火偏旺,火动生风,煎熬津液,结而为痰,风动痰升,阻塞心神。

【治法】清肝泻火,豁痰开窍。

【方药】龙胆泻肝汤(《医方集解》)合涤痰汤(《奇效良方》)。

③心肾亏虚。

【病机分析】癫痫反复发作或脑瘤术后,正气虚损,心血不足,肾精亏乏。

【治法】补益心肾,化痰定痫。

【方药】大补元煎(《景岳全书》)。

【裴正学教授验方】白矾、郁金、姜虫、全蝎、蜈蚣、胆南星、半夏配伍,共研为末,炼蜜为丸。

2.放疗期间

(1)顽固性头痛。

①痰瘀阻络。

【病机分析】痰瘀阻络,络脉滞涩,不通则痛。

【治法】活血化瘀,化痰通窍。

【方药】清上蠲痛汤(《寿世保元》)合桃红四物汤(《医宗金鉴》)。

②肾虚头痛。

【病机分析】肾精亏虚,髓海不足,脑窍失荣。

【治法】养阴补肾,填精生髓。

【方药】大补元煎(《景岳全书》)。

③肝阳上亢。

【病机分析】肝失条达,气郁化火,阳亢风动。

【治法】平肝潜阳。

【方药】天麻钩藤饮(《中医内科杂病证治新义》)。

在以上中医辨证的基础上,还可加用针刺。取主穴风池,使针感扩散至颞额部。头顶痛加百会、太冲;颞部痛加太阳透率谷、中渚;前额痛加阳白透攒竹、合谷;枕部痛加天柱、后溪,针刺时先用小幅度捻插,得气后即作捻转持续运针,时间为 5~15min。或蜈冰散(蜈蚣 1 条、冰片 0.5g)研成细粉,过箩,鼻腔吸入,宣通鼻窍,镇痛;或采用白蚤休、浙贝母、黄药子、蒲公英、莪术各 100g,研末,过箩,用布袋装作枕头,另用冰片 50g、麝香 0.5g 研匀,过箩,制成小药袋,一并放入药枕中,令患者枕于头部病变部位,对脑瘤(脑胶质瘤)头部剧烈疼痛有明显的止痛作用。也可加用刮痧治疗,头部刮痧:先刮侧头部,用水牛角刮痧梳子沿前发际头维、悬厘,自前向后刮至侧头下发迹边缘,约至风池、完骨,然后点按百会穴,再从此穴向前刮至前发迹处,向后刮至后发际处;肢体刮痧:用经络刮痧板尖角点按风池穴,并刮至颈根部,再从风府刮至大椎,风门刮至肩胛下角,天宗自内向外刮拭,最后曲池刮至合谷,重点刮拭阳性反应点,如结节、疼痛点等,头部以头皮处有热感为宜,肢体以皮肤出现痧点为度,5~7d,一次。

（2）认知功能障碍。

①髓海不足。

【病机分析】肾精亏虚,髓海失养。

【治法】补肾益髓,填精养神。

【方药】七福饮(《景岳全书》)。

②脾肾两虚。

【病机分析】气血亏虚,肾精不足,髓海失养。

【治法】补肾健脾,益气生精。

【方药】还少丹(《洪氏集验方》)。

③痰瘀蒙窍。

【病机分析】痰浊上蒙,瘀血内停,清窍被阻。

【治法】豁痰开窍,健脾化浊,活血化瘀。

【方药】桃红四物汤(《医宗金鉴》)。

（3）放射性口咽炎。

【病机分析】阴虚肺燥,津液不能濡润上承。

【治法】养阴生津,清热解毒。

【方药】沙参麦冬汤(《温病条辨》)合五味消毒饮(《医宗金鉴》)。

3.化疗期间

（1）恶心呕吐。

①脾胃气虚。

【病机分析】脾胃气虚,纳运无力,胃虚气逆。

【治法】健脾益气,和胃降逆。

【方药】香砂六君子汤(《古今名医方论》)或旋覆代赭汤(《伤寒论》)。

②胃阴不足。

【病机分析】胃阴不足,胃失濡润,和降失司。

【治法】养胃生津。

【方药】养胃汤(《脉症正宗》)。

恶心呕吐重加灶心黄土60g,温胃和中止呕。辨证基础上加用针刺,取穴:内关、天突、足三里、中脘、公孙,中强刺激,留针30min,耳穴应配以胃、肝、交感、皮质下、神门;或香茱萸散(丁香、吴茱萸、生姜、半夏、旋覆花)磨成止呕散,贴敷于神阙、关元、中脘穴;吴茱萸贴敷涌泉穴。

(2)呃逆。

①脾胃虚弱。

【病机分析】脾胃气虚,纳运无力,虚气上逆。

【治法】温补脾胃止呃。

【方药】旋覆代赭汤(《伤寒论》)。

②气滞血瘀。

【病机分析】久病入络,气滞血瘀,胃气上逆。

【治法】理气和胃,活血止呃。

【方药】旋覆代赭汤(《伤寒论》)合桃红四物汤(《医宗金鉴》)。

辨证基础上加用针刺,取穴:膈俞、内关,配合中脘、膻中、足三里、巨阙、行间、关元、气海、天枢,以主穴为主,间歇运针,中强刺激15~30min。实证可配巨阙、天枢、行间、内庭;虚证可选配关元、中脘、气海、足三里。膻中穴虚实均可配用。或香茱萸散(丁香、吴茱萸、生姜、半夏、旋覆花)磨成止呕散,贴敷于神阙、关元、中脘穴;吴茱萸贴敷涌泉穴对呃逆也有明显作用。也可耳穴贴压,取穴:耳中、神门、胃、脾、肝,将丁香切成0.2cm大小,穴位按压。

(3)骨髓抑制。

【病机分析】肾主骨生髓,脾胃为气血生化之源,正气虚损,髓海空虚。

【治法】补肾健脾。

【方药】兰州方(裴正学教授经验方)。

在以上中医辨证的基础上,还可加用温针法或温灸法。主穴:足三里(双)、三阴交(双)、大椎、血海。配穴:肾俞、脾俞、胃俞、膈俞、肾俞、神阙。根据患者临床表现采用温针法或温灸法。温灸法每次取主穴2穴,配穴2穴,温针法每次取主穴2~3穴,配穴2穴,每次留针约30min。也可采用刮痧治疗,先刮督脉,然后刮两旁膀胱经,再刮两胁肋,由脊椎至腋后线、两髂骨自脊椎至腋后线。

(四)中医适用技术

1.气功

脑瘤患者手术、放化疗后常常出现食欲减退、失语、偏瘫、下肢无力、睡眠不佳等症状,气功可以作为中西医结合综合疗法中的辅助治疗。此类病人要在经过训练的有经验的气功师辅导下,针对不同症状结合体质选择加练不同的功法。如真气运行法通过调息凝神,培补元气,调和气血,具有提高肌体免疫功能,控制肿瘤,防止复发的作用;或配合新郭林气功、鹤翔桩、大雁功等功法,减轻压力,改善睡眠;对于出现偏瘫、下肢无力等症状患者,应选用动静结合的功法,如鹤翔庄、八段锦、太极拳等功法,加速瘫痪肢体的自主运动,增加肢体血液循环和肢体肌力。

2.食疗

食疗在脑瘤综合疗法中作为辅助治疗,也具有一定作用。术后宜选用芳香化浊食品:如小米粥、山药粉、杏仁露、小茴香、香蕉、菌类食品等,放疗时选用营养丰富、清凉爽口的食物:如冬瓜、西瓜、白菜、芹菜、柑橘等,化疗时选用高蛋白、高维生素为主的食物:如白菜、芹菜、鸡蛋、牛肉、鲤鱼、花生、菠菜、香蕉等。禁忌:烟、酒、生葱、生蒜、芥末等辛辣走窜之品。

(1)麻油拌菠菜:鲜菠菜250g,麻油15g,将菠菜洗净,放沸水中烫3min取出,用麻油调拌,顿食,连续食用3~5d。用于脑瘤患者手术放疗后出现明显的便秘。

(2)芦根竹茹汤:鲜芦根100g,竹茹30g,蜂蜜适量,将芦根、竹茹加适量水煎煮,佐加蜂蜜,每次100ml左右,每日2次,连用3~5d。用于脑瘤患者手术放疗后出现明显的呃逆,反酸。

(3)加味四物粥:全当归15g、白芍12g、生地10g、川芎9g、蔓荆子12g、粳米150g,红糖适量,将上述中药置砂锅中,加净水适量煎煮,慢火煮沸约30min后,过滤去渣取汁备用,粳米洗净,置锅中,加水适量煮粥,先用武火烧沸,再用文火慢煮,至粥熟后,放入药汁与红糖,再煮一、二沸而得,分2~3次食完,持续服食5~7日。用于气血亏虚之脑瘤。

3.其他治疗

音乐疗法能够明显改善脑瘤(脑胶质瘤)患者化疗期间焦虑、抑郁等负面情绪,有效控制疼痛症状;近年来有文献显示运动想象疗法(motor imagery therapy)(是指在头脑中反复想象规定的动作或情境,现实中却无运动输出的一种治疗方法)配合中低强度常规康复训练能有效地提高患者的运动功能及日常生活活动能力。

第六节 疗效评价

一、西医疗效评价

参照 WHO 实体瘤通用疗效标准分为:完全缓解(CR)、部分缓解(PR)、稳定(SD)、进展(PD)。见表 21-2。

表 21-2 WHO 脑瘤疗效标准表

可测量病变	不可测量病变	骨转移
CR:可见的病变完全消失超过1个月	CR:所有症状、体征完全消失至少4周	CR:X线及扫描等检查,原有病变完全消失,至少4周
PR:肿瘤缩小50%以上,时间不少于4周。测量可采用双径或单径	PR:肿瘤大小估计减小≥50%至少4周	PR:溶骨性病灶部分缩小、钙化或成骨病变密度减低,至少4周
SD:肿块缩小不及50%或增大未超过25%	SD:病情无明显变化至少4周,肿瘤大小估计增大不超过25%,减少不足50%	SD:病变无明显变化。由于骨病变往往变化缓慢,判定NC至少应在开始治疗的第8周后
PD:一个或多个病变增大25%以上或出现新的病变	PD:新病灶出现或原有病变估计增大25%	PD:原有病灶扩大或新病灶出现

注:肿瘤体积缩小率:缩小率=(A-a)+(B-b)+(C-c)……/A+B+C……×100%(其中 A、B、C 等为治疗前肿瘤瘤体积,a、b、c 为治疗后肿瘤体积)。

二、中医症候疗效评估评价

参照中华人民共和国卫生部颁发的《中药新药临床研究指导原则》,将头痛、恶心呕吐、头晕目眩等症状体征进行分类计分,症状体征分级与计分见表 21-3。治疗前及第 1、2、4 周分别进行临床症状症候评分。显著改善:治疗后临床症状症候积分比治疗前减少≥70%;部分改善:治疗后临床症状症候积分比治疗前减少≥30%;无改善:积分无明显变化。

表 21-3　脑瘤中医症候疗效评估评定标准

症状	分值	分级标准
头痛	0分	无
	2分	头痛轻微,时作时止
	4分	头痛可忍,持续不止
	6分	剧烈疼痛,难以忍受
恶心呕吐	0分	无恶心呕吐
	2分	轻度恶心呕吐,无呕吐物或少量呕吐物
	4分	恶心呕吐明显,有大量呕吐物
	6分	严重恶心呕吐,除大量呕吐物外,可见胃液或胆汁
头晕目眩	0分	无
	2分	偶见忘事,尚可忆起
	4分	时见忘事,不易忆起
	6分	转瞬即见遗忘,不能回忆
智力减退	0分	无
	2分	轻度认知障碍
	4分	中度认知障碍
	6分	重度认知障碍
偏瘫(面瘫)	0分	无
	2分	一侧肢体稍有麻木
	4分	一侧肢体麻木感明显
	6分	一侧肢体麻木感严重甚至失去感觉
食少纳呆	0分	无
	2分	食欲欠佳,口味不香,食量减少不超过 1/4
	2分	食欲不振,口味不香,食量减少 1/4-1/2
	6分	食欲甚差,无饥饿感,食量减少 1/2 以上

第七节　预防调护

一、预防

脑肿瘤(脑胶质瘤)大多缓慢发病,出现症状至就诊时间一般为数周至数月不等,少数病例可达数年。发现大多为晚期,丧失了最佳治疗时机,预后不佳。因此要做到早期发现、早期诊断、早期治疗。以下是关于脑肿瘤(脑胶质瘤)三级预防措施。

(一)病因预防

脑肿瘤(脑胶质瘤)病因不明确。国内外流行病学研究资料表明电磁场、电离辐射、手机辐射等环境致病原与其有一定的关联性。应积极开展防癌健康教育,提高人们防癌、抗肿瘤意识,树立肿瘤可防可治的信心。

(二)早期发现

通过防癌健康教育,了解脑瘤的早期症状如头痛、恶心、呕吐、语言功能减退、癫痫、发作性听力下降、行走不稳、饮水呛咳和吞咽困难,及早到专科医院进行进一步检查达到早期诊断早期治疗的目的。处在肿瘤的高发区或长期接触射线的特殊工种的工作人员应定期筛查。

(三)积极治疗

一经诊断明确应采取多学科联合会诊,选择最佳诊疗方案以达到治愈,无法治愈的患者,尽可能延长生存时间和改善生活质量。应定期随访,以 MRI 检查为主,术后、放疗后 2~6 周行 MRI 检查,以后 2~3 年内每 2~4 个月 MRI 检查一次。对复发患者,应该根据复发部位、肿瘤大小、颅内压情况以及患者基本情况综合考虑相应治疗方案。

二、调护

(一)起居有度　饮食有节

养成良好的起居习惯,戒烟限酒,注意清淡饮食,多吃些具有防癌功效的蔬菜,避免食用油炸、腌渍、辛辣刺激性等食物。病情恢复过程中根据自己体力状况配合气功、太极拳、散步等体育锻炼,劳逸结合。

(二)精神调摄　智能训练

医护人员应帮助病人正确认识和看待疾病,解除患者烦躁、恐惧、焦虑等不良思想情绪,树立战胜疾病的信心,心情愉快,精神放松,同时制定详尽的智能训练计划,对长期卧床患者应防止褥疮、感染等。

参考文献

[1]王永炎.中医内科学[M].上海:上海科学技术出版社,2002:138.

[2]陈锐深.现代中医肿瘤学[M].北京:人民卫生出版社,2003:666-680.

[3]樊永平,李艳.中药治疗颅脑手术后并发症近况[J].辽宁中医,2000,4(27):190-192.

[4]张贺,梁新安,张兴博,等.中医药治疗脑瘤的研究进展[J].湖南中医,2014,5(30):170-171.

[5]刘刚,孙忠人,袁立霞,等.中医治疗呃逆的概况及机理探讨[J].中医药信息,2003,1(20):13.

[6]刘鹏熙,林毅,陈前军.乳腺癌围手术期中医药参与治疗的若干问题探讨[J].中西医结合学报,2005,5(3):178-179.

[7]刘浩,黄娟,岑小波,等.升阳益胃汤加减治疗食管癌术后慢性腹泻的临床研究[J].中医药导报,2016,8(22):57.

[8]陈强松,陈奕,张雪,等.中药穴位敷贴防治恶性肿瘤化疗不良反应的研究进展[J].中医临床研究,2016,8(22):131-132.

[9]成兰,徐国英.艾灸疗法防治化疗所致白细胞减少[J].浙江中医,2016,8(51):600.

[10]吴运泉.中药治疗脑肿瘤等概况[J].新中医,2004,8(36):76-77.

[11]屠建莹,韩淑玲,吴海艳,等.运动想象疗法对脑胶质瘤术后放疗患者的影响[J].中国康复理论与实践,2014,6(20):571-573.

第二十二章
口腔癌

广义的口腔癌包括唇癌、口内癌和口咽癌，狭义的口腔癌指口内癌，其范围以唇内侧黏膜为其前界，后界为咽环，即以硬、软腭的分界线为上缘，沿两侧舌腭弓向下，并以舌的轮廓乳头线为下缘所形成的环形入口，其中包含有颊黏膜、上下颌牙龈、舌活动部、口底以及磨牙后区。本文所指的口腔癌为广义口腔癌。据估计，全球口腔癌年新发病例数约 274000 例，约占全身各部位恶性肿瘤的 2.5% 以下，约占头颈部癌的 24% 左右。国内口腔癌的发病情况缺乏大规模的发病情况的资料。据估计，口腔癌从未进入前 10 位常见恶性肿瘤，其中男性发病率约为 4/10 万，女性为 2/10 万，中国为口腔癌发病较低的国家。但是，中国台湾省是口腔癌的高发地区之一，据 1997 年的资料统计，发病率为 8.56/10 万（男女分别为 14.67/10 万、2.11/10 万）。口腔癌有 90% 发生>45 岁，确诊时年龄的中位值在 60 岁左右，可能与人体长期暴露的致癌因素累积作用有关。近年来的资料表明，口腔癌有低龄化的趋势。

中医中并无口腔癌的诊断，根据其临床表现，归属于中医"疮疡""口疮""口糜""口疳""猫眼疮""唇风""茧唇"等范畴，口疮最早见于《黄帝内经》。《素问·气交变大论》曰："岁金不及，炎火乃行……民病口疮。"《素问·五常政大论》曰："少阳司天，火气下临，肺气上从……鼻窒口疮。"从运气的角度提出了口疮的病因病机，但没有对口疮做出解释。巢元方的《诸病源候论》中提出了三种口疮：热病口疮、伤寒口疮和时气口疮。说明了口疮的病因病机有脾热上冲、伤寒化热上冲、时邪毒气熏于上焦。《太平圣惠方·卷第三十六》中有一段对口舌生疮的解释："夫手少阴心之经也，心气通于舌，足太阴脾之经也，脾气通于口，腑有热，乘于心脾，气冲于口与舌，故令口舌生疮也。诊其脉浮，则为阳，阳数者口生疮也。"

第一节　病因病理

一、西医病因病理

(一)病因

口腔癌的确切病因尚未明确,目前普遍认为吸烟、酗酒等不良嗜好和饮食习惯以及长期的局部慢性刺激是口腔癌的主要病因。据估计,至少有 75% 的口腔癌与烟草有关。乙醇可能与饮料中的其他成分或烟草协同致癌,同时大量吸烟的酗酒者口腔癌危险性增加 100 倍。大量饮酒会增加癌症的危险性。此外,大量饮酒者往往同样伴有营养不良和代谢功能异常,这与口腔癌的发病可能有关。槟榔与口腔癌也有密切的关系,在亚洲部分地区有食用槟榔的嗜好,这些地区往往也是口腔癌的高发地区。唇癌与日光照射有密切的关系,唇癌病例约有 1/3 是户外工作者,长期暴露于阳光下是唇癌发病的重要因素,白种人缺乏色素保护,其唇癌发病率是黑人的 10 倍。越来越多的资料表明,人乳头瘤病毒(human papillomavirus,HPV)与上呼吸消化道癌症有关,其中关系最密切的为口咽癌。口腔癌的发病与营养也有关系。据研究,铁、抗氧化剂和针对自由基的维生素(A、C、E)、微量元素(Zn、Se)有一定的防癌作用。慢性贫血、吞咽困难、舌炎、黏膜萎缩(如 Plummer-Vision、Paterson-Kelly 综合征)的中年妇女上消化道癌的发生率有明显增加。口腔中的残根、残冠,不良修复体如长期刺激口腔黏膜,引起创伤性溃疡,可发生癌变。

(二)发病机制

口腔癌的致癌过程是一个复杂的过程,这个过程中有多因素参与,对口腔癌发病分子机制的研究发现,原癌基因激活和抑癌基因的失活、细胞信号转导异常所导致的细胞增殖和凋亡调节的失控是重要的发病机制。

(三)病理

1.大体病理:鳞状上皮癌一般均无包膜,边界不清,与周围和基底组织粘连固定,可分为溃疡型、浸润型和外生型 3 种。溃疡型表现为肿块表面发生溃烂或坏死,周围可呈堤状隆起,底部凹凸不平,深层往往有浸润;浸润型表面黏膜无明显破溃,但深层有浸润块;外生型表现为突出的肿块,常呈菜花状。有时各种类型的表现可同时存在。小涎腺来源的恶性肿瘤早期多表现为黏膜下的肿块,高度恶性肿瘤往往包膜不完整和界限不清,低度恶性者早期与周围组织可有一定的界限甚至完整的包膜,肿瘤发展到后期可出现表面黏膜破溃、周围浸润等表现。

2.组织学类型：口腔黏膜癌以鳞癌为主，占口腔癌的 80%~90%，其次起源于小涎腺的恶性肿瘤，如黏液表皮样癌、腺样囊性癌等。

3.浸润和转移

（1）直接浸润。

口腔溃疡型癌先在黏膜表面出现坏死，并向周围扩展，中央坏死组织脱落后形成凹陷性溃疡，边缘隆起外翻，同时向深层组织浸润。外生型肿瘤组织向表面扩展，浸润不深，而浸润型早期向深层及周围组织侵入，在黏膜下及周围组织形成固定肿块。

口腔癌往往侵犯与其相邻的颌骨，肿瘤侵犯的途径与牙列情况及是否接受放疗有关，由于牙槽嵴部位无完整骨膜，在无放疗史、牙列完整的病例中，肿瘤主要是通过咬合平面，由牙齿间隙直接侵犯下颌骨；在牙列有缺失的病例中，牙齿缺失处常常是肿瘤侵入的部位，肿瘤往往从一个缺失部位侵入，然后侵犯下颌骨其他部位；对于有放疗史的病例，由于骨膜的屏障作用减退，肿瘤可直接通过皮质骨侵犯下颌骨，因此肿瘤往往会从多个部位侵入下颌骨。

（2）淋巴结转移。

区域性颈部淋巴结转移是口腔癌最常见的转移途径，在转移早期，单个或小簇癌细胞循淋巴管进入淋巴结，随着病情的发展，淋巴结内肿瘤细胞增多，一般将癌灶<2~3mm 的淋巴结转移称为微转移（micrometastases），病理检查往往容易遗漏。随后淋巴结开始增大，在完全癌变期，淋巴结全部被肿瘤细胞充满，或可见内部液化坏死，在破溃融合期，包膜破坏，数个淋巴结融合。上述发展过程可互相重叠，如有些微转移淋巴结同时出现包膜外浸润。

与口腔癌转移有关的颈部淋巴结可分为以下 5 个区。

Ⅰ区（Level Ⅰ）：颏下、颌下淋巴结群，分为 IA（颏下三角区淋巴结）和 IB（颌下三角区淋巴结）；

Ⅱ区（Level Ⅱ）：颈深上淋巴结群，Ⅱ区内有副神经穿过，以副神经为界将Ⅱ区分为两个亚区——Ⅱa 和Ⅱb 区，分别为副神经前下方和后上方；

Ⅲ区（Level Ⅲ）：颈深中淋巴结群；

Ⅳ区（Level Ⅳ）：颈深下淋巴结群；

Ⅴ区（Level Ⅴ）：颈后三角淋巴结群。

淋巴结转移主要与肿瘤的部位、原发灶的大小及深度、组织学特征等因素有关。唇癌和腭癌早期发生转移相对较少，而舌癌、口底癌、口咽癌的淋巴结转移率较高。

最早发生的颈部淋巴结称为哨位淋巴结（sentinel lymph node，SLN），唇癌往往首先转移到双侧的 Ⅰ 区，口腔前部的口底、舌、颊黏膜、下牙龈癌为 Ⅰ、Ⅱ 区，口咽癌首先在 Ⅱ 区，体积大或接近中线的口腔癌易出现双侧颈部转移。约 85% 淋巴结转移是按顺序由 Ⅰ 区渐向 Ⅱ、Ⅲ 区发展，淋巴结浸润程度和包膜外浸润发生率也自上而下递减，瘤栓向邻近淋巴结扩散、相邻淋巴结的直接播散而呈多个淋巴结的融合是转移的主要方式。越过 Ⅰ、Ⅱ 区，直接转移到 Ⅲ、Ⅳ 区的跳跃式转移仅占 10% 左右，多水平淋巴结的微转移约 5%。

口腔组织的区域性淋巴引流，对口腔癌的治疗和估计预后有十分重要的意义，对口腔癌患者必须作颈部淋巴结状况的评定。

（3）远处转移。

晚期口腔癌可通过血行途径转移至远处器官。一般认为，与 T 分级相比，远处转移与 N 分级的关系更为密切。远处转移以肺部最为常见，其次为肝和骨。

4.癌前病变：癌前病变（precancerous lesion）指一种仍归属良性（非恶性）的组织形态改变，但该病变具较高恶变的危险性，鳞状细胞癌常在癌前病变基础上发生。与口腔癌有关的癌前病变如下。

（1）白斑。

白斑（leukoplakia）指不能以临床或病理特征诊断为其他病变的一种白色斑块或白斑，其发病与长期的慢性刺激有关。临床上常分为均匀型（平坦、褶皱、皱纹、浮石样）或非均匀型（疣状结节、溃疡、红白斑）。据统计，白斑中有 12.2% 有轻、中度不典型增生，4.6% 重度不典型增生和原位癌，3.1% 为鳞癌，有 3.6%~17.5% 的白斑最终会发生癌变。非均质、组织病理学检查有不典型增生的白斑恶变率更高。因此，对于持续存在的白斑应做活检了解不典型增生的程度及癌变的可能性，并进行长期随访。

（2）红斑。

红斑（erythroplakia）指临床或病理不能归为任何其他已定义的病损的火红斑块，其病因不明，一般认为与口腔癌致病因素相同，可发生于口腔各个部位，以中、老年居多，临床上可分为均质型、间杂型和颗粒型 3 种。红斑患者多无明显自觉症状，少数患者自诉有烧灼感。在红斑中均有不同程度的不典型增生，其中 9% 有轻度至中度不典型增生，40% 有重度不典型增生或原位癌，51% 为浸润癌，所以对红斑均应切除以明确病理性质。

（3）与倒吸烟有关的腭部角化症。

在印度和拉美国家的一些地区，有倒吸烟的习俗，即将香烟或雪茄燃着的一端放入口内。与倒吸烟有关的腭部角化症（palatal keratosis associated with reverse smoking）病损的特征为高起的白色斑块，红色区域，溃疡，可有色素过度沉着。

5.癌前状态：癌前状态（precancerous status）是指与显著增高的癌变危险性相关的一般状态，与癌前病变的定义相比，癌前状态强调的是流行病学的依据，癌前状态的共同特性是上皮萎缩，口腔常见的癌前状态如下。

（1）口腔扁平苔藓。

口腔扁平苔藓（oral lichen planus，LP）为病因不明的皮肤黏膜炎症性疾病。其组织学特征为：过度角化（正角化或不全角化），棘层增生或上皮萎缩，基底细胞液化变性，上皮下无定形嗜酸性带，固有层浅层淋巴细胞浸润界限清楚，上皮钉突消失或呈锯齿状改变，有时可见异常增生。临床上分为6型：丘疹状、网状、斑片状、萎缩型、糜烂型（溃疡型）和大疱型。一些研究表明，约2%的患者可发生恶变，女性患扁平苔藓者较正常人群口腔癌发病率高50倍。对于长期糜烂溃疡不愈要考虑恶变的可能，应及时活检明确。

（2）口腔黏膜下纤维化。

口腔黏膜下纤维化（oral submucous fibrosis，OSF）特征为重度上皮萎缩及下层密集的胶原组织纤维形成，同时可有不同程度的过角化及上皮异常增生，口腔黏膜硬化，呈瘢痕慢性递增现象，常与其他癌前病变或口腔癌并存，与嚼食槟榔关系密切。患者张口受限，严重时最大开口度可能<1~2cm，对辛辣食物极度敏感，口腔内灼热感或刺痛。口腔黏膜干涩、颜色泛白或淡黄，并可能出现小水泡、瘀斑等，口腔黏膜大致平滑，但明显缺乏弹性，严重时可摸到纤维带，尤以颊黏膜、软腭、上下唇黏膜等处为常见部位，悬雍垂亦可能变形萎缩。口腔黏膜下纤维化是一种高度危险的癌前状态，印度对66例口腔黏膜下纤维化随访17年，其中7.6%病例发生口腔癌；中国台湾地区对口腔黏膜下纤维化病例随访10年，恶变率为3.0%。

此外，盘状红斑狼疮、梅毒、缺铁性咽下困难（Paterson-Kelly或Plummer-Vision综合征）、着色性干皮病、大疱性表皮松解症也被认为是口腔癌的癌前状态。

二、中医病因病机

口腔癌属于中医"疮疡""口疮""口糜""口疳""猫眼疮""唇风""茧唇"等范畴。首先，从部位上看，口腔直接与外界相通，易受外感，所受之邪首为六淫邪气及疫疠之毒。如《证治准绳》中"风热传脾，唇肿裂或患茧唇"，而六气过极皆能生火，火性上炎，口腔在人体上部必招致病损，因此，口腔疾病初发大多可能是内外同病，外受时邪之毒，内受火热之毒。如《医宗金鉴》有"猫眼疮……由脾经久郁湿热，复被外寒凝结而成"；其次，口腔为受纳水谷的入口，易受虫毒、食物毒、药毒所侵，若过食炙煿肥甘则易阻碍脾胃气机，致清阳不升，浊阴不降，化生痰湿热毒，随火上行发于口舌。如《外科正宗》有"茧唇乃阳明胃经症也。因食煎炒过餐炙煿，又兼思虑暴急，痰随火行，留注于唇"，及《外科启玄》中："口疳，是湿热在于胃口之上。"再次，五志过极皆为火，情志失调易于化火生热，炎于口舌。如《寿世保元》有："有唇肿重出如茧者……或因七情动火伤血，或因心火传授脾经。"另外口腔的不同部位分属五脏，舌为心苗，口唇及上腭属脾，与肺胃相通，双颊属肝，齿龈属肾，心肝肺胃为生火之脏，肝胃为调气之脏，气有余便是火，脾胃为生痰生湿之脏，郁久皆从热化，故发病于火热之毒兼夹痰湿气郁内侵脏腑。

第二节　临床表现

口腔癌早期表现口腔黏膜溃疡或肿块，可在白斑、红斑等癌前病变或状态的基础上出现，也可表现为小硬块，或在黏膜表面出现裂隙，多不规则，边界不整齐，继而迅速增大，并向周围及深部组织浸润、粘连，基底固定、变硬。溃疡增大后中央坏死形成凹陷，边缘隆起外翻如菜花样，并伴有出血、感染。肿瘤增大后，按其部位可出现相应软组织或骨组织的破坏和功能障碍，如疼痛、口臭、牙齿松动、颌骨病理性骨折、张口困难等，并影响进食、吞咽和语言。肿块可侵犯周围三叉神经、舌下神经等，引起面部麻木、舌活动受限等神经系统症状。

口腔癌主要沿淋巴系统转移到颈部淋巴结，早期多出现于Ⅰ、Ⅱ区，可为单个活动淋巴结，继而出现多个区域的淋巴结肿大或浸润周围组织而固定，晚期可由数个转移淋巴结融合成巨大颈部肿块，累及皮肤则有破溃、感染、出血等症状。极少数口腔癌临床上以颈部淋巴结为首发表现。

第三节　诊断与鉴别诊断

一、诊断

（一）西医诊断

口腔癌的确诊主要根据病理检查。口腔黏膜的溃疡或肿块去除局部刺激因素

(残根、不合适的修复体等)后仍不愈合或消失、拔牙后经久不愈的创口等都应及时做组织病理检查,以明确有无恶变。原有的癌前病变或癌前状态基础上如出现糜烂、溃疡不愈、局部硬节、裂隙也应做活检明确性质。除组织病理学检查外,细针穿刺细胞学检查也是判断病变性质的一种方法,但准确性稍低于组织病理学检查,常用于黏膜完整的肿块和颈部肿大淋巴结。

1.口腔癌 TNM 分期方法

口腔癌的分期目前通用 UICC 和 AJCC 的分期方法(2002 年版)。临床分期对于肿瘤的评估、治疗方案的制订和预测预后有重要的意义(表 22-1~4)。

表 22-1　唇、口腔、口咽癌的 T 分级

T-原发肿瘤	
Tx	原发灶大小无法估计
T0	原发灶无
Tis	原位癌
T1	肿瘤直径≤2cm
T2	肿瘤直径>2cm,但≤4cm
T3	肿瘤直径>4cm
T4	唇癌:肿瘤累及骨皮质、下齿槽神经、口底、面部皮肤
口腔癌	
T4a	(口腔)肿瘤侵透骨皮质、侵及非固有舌肌深层(颏舌肌、舌骨舌肌、腭舌肌、茎突舌骨肌)、上颌窦或面部皮肤
T4b	肿瘤侵及咀嚼肌间隙、翼板,或颅底和(或)颈内动脉
口咽癌	
T4a	肿瘤累及喉、舌外/深肌、翼内肌、硬腭或下颌骨
T4b	肿瘤累及翼外肌、翼板、鼻咽侧壁、颅底或包裹颈动脉

注:中线淋巴结肿大作为同侧转移考虑。

表 22-2　唇、口腔、口咽癌的 N 分级

N-区域淋巴结(颈部)	
Nx	不能评估有无区域性淋巴结转移
N0	无区域性淋巴结转移
N1	同侧单个淋巴结转移,直径≤3cm
N2	同侧单个淋巴结转移,直径>3cm,但≤6cm;或同侧多个淋巴结转移,但其中最大直径<6cm;或双侧或对侧淋巴结转移,其中直径≤6cm

续表 22-2

N-区域淋巴结(颈部)	
N2a	同侧单个淋巴结转移,直径>3cm,但≤6cm
N2b	同侧多个淋巴结转移,其中直径≤6cm
N2c	双侧或对侧淋巴结转移,其中直径≤6cm
N3	转移淋巴结直径>6cm

表 22-3　唇、口腔、口咽癌的 M 分级

M—全身转移				
Mx	不能评估有无远处转移			
M0	无远处转移			
M1	有远处转移(应同时注明转移部位)			
肺 PUL	淋巴结 LYM	皮肤 SKI	骨 OSS	骨髓 MAP
肝 HEP	胸膜 PLE	脑 BRA	腹膜 PER	

表 22-4　唇、口腔、口咽癌的临床分期

0 期	Tis N0 M0
I 期	T1 N0 M0
II 期	T2 N0 M0
III 期	T3 N0 M0　T1~3 N1 M0
IVA 期	T4a N0~1 M0
	T1~3
IV B 期	任何 T N3 M0
	T4b 任何 N M0
IV C 期	任何 T 任何 N M1

2.口腔癌的评估

(1)原发灶的评估。

原发灶的估计主要根据临床检查,但要注意肿块的实际浸润范围往往超过黏膜

表面溃疡的大小,多可根据触诊来估计,对于深部组织的浸润性情况可借助于 CT、MRI 等影像学检查。

上、下颌骨的累及情况,是决定 T 分级的一个重要指标,影像学检查至今仍是诊断颌骨受累的重要检查手段,但是无论是 X 线平片、曲面体层全景片或 CT,均可显示颌骨齿槽的受累情况、骨质增厚及骨松质间隙的破坏等,CT 是比较准确的方法之一,如果采用较高分辨率和较薄的扫描层厚,有条件时可以对图像进行重建。放射性核素 99mTc 骨扫描的敏感度最高,但是特异度不高,有一定的假阳性率。

(2)颈部淋巴结的评估。

临床上对颈部淋巴结最常用的评估方法就是触诊,任何可触及的肿大淋巴结,均考虑为转移的可能,但是触诊的敏感度和特异度较低。

影像学检查(B 超、CT、MRI、PET)也是评估颈部淋巴结的一个重要手段。CT 在颈部转移淋巴结诊断方面有一定的优势。以淋巴结的最小轴径为标准,即 I、II 区淋巴结最小轴径>11mm,其余部位>10mm 诊断为淋巴结转移,其准确率可>90%。此外,肿瘤在淋巴结内坏死所致的影像、淋巴结形态改变、淋巴结聚集成组及淋巴结周边环状增强和脂肪层消失等也是转移淋巴结的诊断依据。

MRI 的转移淋巴结诊断标准与 CT 相似,但 MRI 对软组织的分辨率优于 CT,T2 加权时信号明显增强,表现为点状高信号区;T1 加权时表现为均匀信号减低,T2 加权时出现均匀高信号区,提示淋巴结中心部分坏死。

B 超在评估淋巴结转移也有重要的价值,颈部转移淋巴结肿块特征出现早,甚至不足 1cmf 时,已可呈现为结节状、轮廓不清、结构紊乱的高密度影。但超声检查结果易受仪器、技术及检查者经验等因素的影响,应用 B 超引导下的细针穿刺细胞学检查(ultrasound-guided fine needle aspiration cytology),其敏感度、特异度和准确率更高,但技术要求较复杂,临床应用受限。

PET 是根据局部组织代谢功能情况进行诊断,阳性的判断是以氟脱氧葡萄糖(FDG)代谢水平为参照。其检测转移淋巴结的能力取决于淋巴结内肿瘤细胞的数量,可检测到直径为 4mm 的转移淋巴结,其敏感度、特异度和准确率分别可达 70%、82% 和 5%。但 PET 提供的定位和解剖信息不及其他影像学检查。

此外,对淋巴结评估的金标准一直以手术后病理检查为依据,以往文献关于颈部淋巴结转移的报道以采用单一切片,HE 染色方法进行回顾性研究。结果表明,cN0 的隐匿性淋巴结转移率为 11%~33%。在一些前瞻性的研究中发现,隐匿性淋巴结转移率为 35%~48%,如果采用连续切片技术和免疫组化技术,pN0 的病例中还可能发现额外的 8%~ 10%的转移率,如采用 RT PCR 等基因技术检查 CK 等标记,可增加 19%的微转移。值得注意的是,20%~44%的隐匿转移有包膜外浸润,有些直径<5mm 的转移淋巴结也存在包膜外浸润。因此,可靠的病理检查是准确判断 N 分级的方法, 对患者治疗方案的选择和预后有重要的价值。

(3)远处转移灶的评估。

肺部是口腔癌最常见的远处转移部位,由于胸部 X 线平片检查敏感度不高,因 此,主张常规做肺部 CT 检查,并要注意与第二原发癌相鉴别。其他部位如肝、骨骼可 根据需要做 B 超、放射性核素、CT 等检查。PET 对检查远处转移有一定的优势,但价 格昂贵,不易普及。

(二)中医症候诊断

依据甘肃省肿瘤医院关于口腔癌的中医辨证分型,分为以下四个症型。符合主 症 2 个,并见主舌、主脉者,即可辨为本证。符合主症 2 个,或见证 1 个,任何本证舌、 脉者,即可辨为本证。符合主症 1 个,或见证不少于 2 个,任何本证舌、脉者,即可辨 为本证。

1.胃火炽盛

【主症】溃疡形状不规则,基底色黄平坦,周围充血发红水肿,口渴思冷,大便干 结;口热口臭,牙龈红肿出血,小便短赤。

【主舌】舌质红,苔黄厚而干。

【主脉】脉弦洪或弦数。

2.心脾积热

【主症】溃疡大小不等,圆或椭圆形,可由小米粒到绿豆或黄豆大小,溃疡数目较 多,可融合成片,周围可红肿高起,中央凹陷。局部灼热疼痛,心烦失眠,焦虑不安,便 干尿赤。

【主舌】舌质舌尖偏红而干,苔黄腻。

【主脉】脉弦细数。

3.脾虚湿热

【主症】口疮常见于口唇、舌下及咽部,其滋水淋淋,反复发作;口苦咽痛,腹泻肠 鸣,乏力,纳呆,胃脘堵闷,知饥不食,食则腹胀。

【主舌】舌质红,舌体胖,舌苔黄腻或白腻。

【主脉】脉濡细。

4.阴虚火旺

【主症】溃疡大小不等,多为米粒大小,渗出少,基底平,色淡稍红,周围微红,易反复发作,心烦口渴,不欲多饮,手足心热,盗汗,心悸、失眠,便干;面色潮红,唇红干。

【主舌】舌质偏红,苔薄黄而干。

【主脉】脉沉细。

二、鉴别诊断

(一)西医鉴别诊断

口腔癌被误为其他口腔黏膜病,牙龈癌误为牙周病而行拔牙术等,因而延误早期诊断与治疗。需要鉴别的常见疾病如下。

1.创伤性溃疡:可表现为黏膜表面的溃疡,但无浸润块,往往可找到与溃疡相对应的局部刺激因素,如尖锐的残根、残冠、不合适的修复体等,最重要的是去除这些刺激因素后创伤性溃疡一般能自行愈合,对去除病因后3周以上溃疡不愈,或不能排除恶性的溃疡应做活检明确性质。

2.坏死性涎腺化生:多发于腭部,最初通常为黏膜结节,尔后不久出现表面继发性溃疡。由于缺血或外伤(包括近期手术所致)及自发性溶解引起。病程一般4~10周,有自愈倾向。

3.口腔结核:最初表现为黏膜表面的小结节,破溃后形成浅表、微凹而平坦的溃疡,溃疡表面可有少许脓性渗出,去除后可见暗红色的桑葚样肉芽肿,溃疡边缘微隆,患者可有不同程度的疼痛,典型的病例可伴有结核的全身表现,确诊有待病理检查。

(二)中医鉴别诊断

1.血瘤:常自幼及有,生长缓慢,无肿硬,溃疡。

2.结核性溃疡:病变多在舌背部,一般为表浅溃疡,软、边缘不整齐,表面粗糙,色灰黄污浊,疼痛显著,触之更甚。

3.唇疔:唇疔急性发病,唇部红肿,灼热,疼痛。常伴恶寒、高热、头痛、口渴等热毒内盛的全身症状。

第四节 治 疗

一、中西医结合治疗思路

口腔癌发病为本虚标实,局部癌肿为标,常有全身脾、肝、肾脏的亏虚,以火毒痰浊之邪蕴结,局部气血瘀滞为主要病机。放疗方法的使用可使患者津亏血燥,阴损及阳,气阴两虚;而化疗则多使患者产生脾胃虚弱、瘀血、痰湿。中医治疗中晚期口腔癌应以虚为本,祛邪以治标,扶正以固本,应针对气阴两虚和脾胃虚弱进行处方用药。治疗口腔癌放化疗后患者注重辨证加减,心脾积热者常加生地、茵陈、黄芩、枇杷叶、枳壳;脾胃湿毒者常加黄连、连翘、大黄、芒硝、栀子、竹叶、牡丹皮、当归;肝肾阴虚者常加生地、山药、山茱萸、泽泻、黄柏、知母、茯苓、半枝莲、白花蛇舌草;红肿疼痛明显者可加露蜂房、山豆根、僵蚕、三七;大便秘结者可加大黄、芒硝;颏下淋巴结肿大者可加夏枯草、蒲公英;鼻塞者可加苍耳子、薄荷;不寐者可加酸枣仁、夜交藤、合欢皮;纳差者加鸡内金、焦山楂、炒麦芽、焦神曲;口干不饮者加石斛、天花粉、白茅根。

二、西医治疗

手术和放疗是口腔癌治疗的主要手段,早期的口腔癌多可选择手术或放疗,晚期或预后不佳的病例主张采取手术和放疗的综合治疗。化疗一般用于鳞癌的辅助治疗,对提高疗效有一定的作用。口腔癌的治疗除了考虑肿瘤的治疗外,还应该考虑肿瘤治疗后对患者外形、言语、吞咽、咀嚼等功能的影响。手术方案的选择,要根据肿瘤的组织学类型、部位、分期、患者的状况和意愿选择,具体的治疗方案应由包括头颈肿瘤外科或口腔颌面外科、放疗科、肿瘤内科、病理科、影像诊断科、口腔修复科等多学科团队对患者情况进行评估后,决定个体化的治疗方案。

(一)手术

手术是口腔癌的主要治疗手段。口腔癌的手术治疗,除完全彻底地切除原发病灶外,必要时还应包括颈部淋巴结的处理,并要求尽可能整块切除,这类手术称为根治性手术。近年来,由于口腔癌的生存情况有了明显的改善,手术后患者的生存质量越来越引起人们的重视,功能性外科应运而生。口腔癌的功能性外科包括两个方面,一为保留性功能外科,即在一定条件下尽可能保留无肿瘤累及的结构,如改良性、择区性颈淋巴结清扫术以及保留下颌骨连续性的部分切除;另一类为修复性功能外科,即修复肿瘤切除后的缺损,尽可能恢复原有的外形和功能。

(二)放疗

口腔癌治疗中,放疗无论是单用或与外科手术综合应用均起重要作用。对早期病变采用外照射配合间质插植治疗可获得与手术治疗同样的效果,并使患者保持美容与正常咀嚼、吞咽及发音功能,提高生存质量。对中晚期病变尤其是出现颈淋巴结转移时,单纯放疗疗效较差,理想的治疗方案选择需经放疗科与外科医师互相配合,根据病变的解剖部位、浸润范围、颈淋巴结转移程度以及患者全身情况等制订综合治疗方案。

1.外放疗

外放疗适用于因各种原因不能接受手术治疗或与手术联合治疗者,以及治疗后局部复发或病变广泛行姑息治疗者。放射性骨坏死与受照射容积及总剂量有关,而放疗前口腔牙齿处理也是减少放疗后颌骨骨髓炎或骨坏死的重要措施之一,应在拔除龋齿、牙龈愈合后开始放疗。常规放疗可根据解剖部位,设单侧野或双侧平行野,或根据 CT 定位进行治疗计划的设计,包括原发肿瘤及可能潜在的亚临床病灶区。肿瘤量45Gy,4.5 周后缩野至肿瘤病变区,追加剂量达 65~70Gy,6.5~7.0 周。由于口腔各解剖部位与颌骨邻近,而杀灭肿瘤细胞所需剂量较高,因此单纯外照射易引起下颌骨坏死。采用 $^{60}Co\gamma$ 射线或 4~6MVX 线外照射,深度剂量比普通千伏 X 线治疗有了提高,但颌骨的受量仍为高剂量。20 年来,根据放射生物学概念,许多放疗学家研究了外照射超出每日 1 次的照射方法,即采用每日 1 次以上的分割次数,间隔4~6h,总疗程缩短或不变,而总剂量提高的超分割方式。超分割放疗是根据放疗中细胞再修复、再增殖、再分布和再充氧的概念进行的一种非常规放疗方法,希望正常细胞能最大限度修复和增殖,而肿瘤细胞被最多杀灭,使局部控制率提高,但后期反应与常规放疗相似。较多学者报道采用此法局部控制率提高,而后期组织反应未增加。Bourhis 等报道对 15 个随机研究共 6515 例头颈部癌的 Meta 分析结果提示,中位随访 6 年,非常规分割放疗比常规分割放疗提高 5 年生存率3. 4%(P=0.003),其中超分割放疗获益最大,5 年生存率提高了8%。非常规分割放疗比常规分割放疗 5 年局部控率提高了 6.4% (P<0.0001)。

2.近距离间质插植放疗

镭针组织间插植治疗在 20 世纪前半个世纪广泛应用于临床,并对舌癌、颊黏膜癌、口底癌等的治疗取得了满意的局部控制效果。随着人工放射性核素 ^{192}Ir、^{125}I、^{198}Au、^{137}Cs 等的出现及后装技术的发展,镭针治疗已被 ^{192}Ir 后装间质治疗所代替。后装治疗技术解决了医务人员的防护问题, 同时使用计算机计算放射源周围的等量线,能清楚显示靶区剂量,使放疗计划得到保证。

自 20 世纪 70 年代起,国外应用低剂量率 ^{192}Ir 进行舌癌、颊黏膜癌、口底癌的间质插植治疗,其插植方式大致与镭针插植规则类似,不同的是用 ^{192}Ir 作为放射源行后装放疗。

目前国内所应用的高剂量率 ^{192}Ir 后装机,具有时间短、剂量高,并有计算机绘制等量线分布等优点,已较广泛应用于鼻咽、食管、肺部等肿瘤的腔内治疗,对口腔癌的高剂量间质插植治疗仍在继续探讨中。为防止远期并发症的发生,同时局部控制率与镭针治疗相仿,需研究高剂量率间质插植的分割次数、分割剂量以及与外照射配合的问题。

3.口腔筒照射

口腔筒照射适用于病灶表浅,易于暴露,并能保持照射位置的小病灶,而且癌浸润<0.5 cm。作为外照射前或后的一种加量照射技术,采用千伏 X 线或电子束照射,使颌骨受量减少,肿瘤区剂量提高,减少周围正常组织后期并发症。

(三)化疗

1.系统化疗

系统化疗药物种类繁多,对口腔癌,特别是鳞癌效果较好的药物有顺铂、卡铂、氟尿嘧啶(5-Fu)、甲氨蝶呤(MTX)、紫杉醇类、长春新碱(VCR)、平阳霉素(PYM)等。

近年来一些新的药物,如针对表皮生长因子受体(EGFR)、环氧化酶抑制剂、肿瘤新生血管抑制剂等,其中西妥昔单抗(cetuximab)在口腔癌治疗中的作用已得到了肯定。该药物属于单抗类分子靶向药物,能与 EGFR 竞争结合,阻断肿瘤细胞的信号转导,抑制肿瘤细胞生长,诱导细胞凋亡。在一个转移和复发病例组的研究中,西妥昔单抗与顺铂合用,有效率高于单纯顺铂化疗。研究表明,在放疗同时使用西妥昔单抗,与单纯放疗相比,能改善晚期病例的区域控制。西妥昔单抗的不良反应较小,常见的有痤疮样皮炎,最适合于不能耐受常规化疗病例的治疗。

联合化疗目前应用较多,首选的化疗方案为顺铂、5-Fu(顺铂 100mg/m²、第 1d、5-Fu 1000mg/m²,第 1~5d;每 21d 重复),其缓解率可达 90%以上。近年来,有些含有紫杉醇的化疗方案能获得较高的缓解率,但目前尚无足够的证据证明这些方案优于其他方案。

2.插管化疗

除系统化疗以外,插管化疗在 20 世纪 50~60 年代运用较多,其优点在于局部浓度较高,可增加化疗药物的作用,并减少全身的药物不良反应,对缩小肿瘤原发灶体积、改善功能、缓解疼痛有明显的作用,但因插管部位选择性较差,有可能引起死亡等严重并发症,使用受到限制。近年来影像学和导管技术的发展使插管更为精确,可显著提高疗效并减少不良反应,采用顺铂动脉插管化疗作为无法手术的晚期口腔癌病例的姑息性治疗,有效率为45%(完全缓解10%,部分缓解率35%);采用动脉插管大剂量的顺铂(150mg/m²)诱导化疗,临床总有效率69%,组织病理学完全缓解25%。除药物不良反应外,动脉插管最可能的不良反应是局部肿胀,极少需做气管切开;其缺点是插管操作比较复杂,设备技术要求较高,而且仅针对原发病灶,对颈部转移灶和远处转移无作用,因此,一般均结合手术、放疗和系统化疗。

3.诱导化疗

术前或放疗前的辅助化疗亦称诱导化疗(induction chemotherapy),如果患者系初治病例则又称新辅助化疗,其目的是缩小肿瘤,便于手术操作并降低肿瘤的活性,并期望能提高生存率。术前化疗的近期疗效已经基本确定,但是随机对照临床试验表明,在手术前做诱导化疗并不能改善远期生存率。

尽管有临床甚至组织病理学检查完全缓解的病例,有些研究者也认为诱导化疗能减少下颌骨切除的机会,但另有研究表明,化疗后肿瘤退缩区域内的细胞93%仍为DNA异倍体;增殖指数、G0/G1、G2/M等比值以及细胞凋亡率与残存的肿瘤之间并无明显统计学上差异,提示手术范围仍不宜过于保守。目前多数研究者认为化疗后手术的切除范围仍应根据化疗前的肿瘤范围决定。

4.术后、放疗后辅助化疗

有个别回顾性分析发现,术后做辅助化疗者5年生存率高于非化疗组,而且复发病例的缓解期较非化疗组长,但是这些结论有待进一步证实。有关辅助化疗的疗效尚无随机对照临床试验证实,因此目前尚不主张在手术或放疗后常规进行辅助化疗。

5.同步放化疗

对口腔癌联合应用化疗和放疗能获得较好的效果,放疗可以控制肿瘤的局部病灶,化疗可控制播散转移灶,发挥协同作用。此外,化疗可改变辐射剂量–效应曲线,抑制细胞损伤的修复,干扰细胞动力学,增强放疗效应,缩小肿瘤体积,以加强放疗的效应。

Meta分析表明,对于Ⅲ、Ⅳ期的手术后病例,术后补充放化疗,局部控制率和生存率优于单纯术后放者,且其效果与年龄有关,<60岁者效果最明显,>70岁仅下降3%。但是放化疗有可能增加药物的毒副作用,其远期毒副作用尚待进一步评估。

同步化疗药物的选择中,铂类药物单一化疗与铂类联合用药同样有效,非铂类的化疗效果相对较差,因此以铂类药物作为首选,不能耐受铂类化疗方案的可考虑在放疗同时运用西妥昔单抗。

（四）口腔癌的多学科治疗

除早期口腔癌可做单纯手术或放疗外,对晚期口腔癌或其他预后不佳的高危病例,由于单纯手术或者放疗疗效往往不佳,多主张采用更为积极的手段,包括综合手术、放疗和化疗等方法以提高患者的疗效。这些病例包括:①原发灶较大的肿瘤(T3~4);②紧靠切缘或切缘阳性;③神经、淋巴管或血管浸润;④淋巴结阳性,特别是多个淋巴结阳性或较大的转移淋巴结(N2~3);④Ⅳ或Ⅴ区淋巴结阳性;⑤淋巴结包膜外浸润。从美国的资料发现,近年来口腔癌单纯放疗的病例有下降趋势,而手术结合放疗呈增长趋势。

手术和放疗是最常用的综合治疗手段,这些手段的合理选择和次序安排才能使患者取得最大的疗效,目前常用的综合治疗方法主要有术前放疗、手术和手术、术后放疗两类。术前放疗的目的是控制原发灶或颈淋巴结的亚临床病灶,减少手术时的播散机会,同时使肿瘤体积缩小,使原来不能手术的肿瘤病灶变为可以手术,从而提高手术切除率,减少局部复发率,并使肿瘤血管坏死、闭塞,减少手术造成的远处转移机会。设野方法同单纯外放疗,肿瘤量 45~50Gy,5~5.5 周,放疗结束后 6 周以内手术。术前放疗后肿瘤缩小,原肿瘤确切范围不清楚,因此放疗前必须详细记载肿瘤范围,放疗后手术野仍需包括潜在病变区,以达根治目的。术前放疗的缺点在于一般放射野较大才能放心设置安全缘,增加了不必要的组织损伤;放疗后组织瘢痕增加,层次不清,给手术和重建带来一定的困难;特别是大剂量照射后常使创口延迟愈合,甚至需用其他整复手段方能达到二期愈合。

术后放疗的目的在于控制或减少亚临床灶的复发,降低局部和区域淋巴结复发率,适用于手术后癌残留或病理检查提示切缘有癌组织、切缘离肿瘤组织边缘<0.5cm 或颈部淋巴结有外侵,血管、神经有侵犯的病例。术后伤口愈合即可放疗。如手术为根治性切除,对可能潜在病变区行预防性放疗,剂量为 50~55Gy,5~6 周;如手术为姑息性切除者,对肉眼残余病灶可通过缩野技术给病变区追加剂量,使总剂量达65~70Gy,7~7.5 周。有学者报道,原发性浸润性口腔癌术后放疗的疗效除与病理分期、切缘阳性等有关外,还与治疗总时间（从手术至完成放疗）有关,≤100d 者局部控制率高。其优点是术后病理可提供更多有关预后的信息;无术前放疗后手术创口愈合能力较差所致的立即整复、器官重建等困难;如术中有残留病灶,可采用阻射材料

（如银夹）定位，使术后追加放疗更有目的性；可经受较高剂量，甚至达 60Gy 的放射量。术后放疗的主要缺点是由于手术后局部瘢痕形成，致局部组织乏氧细胞较多，对放疗的敏感度自然会有所降低。

研究表明，对于手术能完全切除（T2~4 N0~2）的口腔癌，与术前放疗相比，术后放疗的局部控制率较高，但总生存率无明显差别。术前和术后放疗的手术与放疗的并发症也相似。目前倾向采用手术、术后放疗的方法，主张先进行手术治疗，如果没有手术并发症或系统性疾病，手术和放疗的总治疗期应尽可能控制在 10~11 周以内，如果能够耐受化疗（特别是<70 岁者），应考虑在放疗的同时进行化疗。

但是，对口腔癌不同的综合治疗方案进行疗效比较的临床随机对照研究不多，特别是缺少以生存率为终点的单一部位肿瘤的研究，目前取得的一些初步结论，循证医学的证据等级不是很高，有待于进一步研究加以明确。

（五）挽救治疗和姑息性治疗

1.挽救治疗

局部复发是治疗失败的最主要原因，对于能够进行挽救治疗的病例可采用手术或放疗，尽可能控制肿瘤。对明确复发病例应进行重新评估，包括 rTNM 和患者的行为状态。治疗方案的选择应由多学科治疗团队进行，应根据复发肿瘤的分期和切除的可能性、初次治疗的方法、挽救治疗的疗效、治疗的不良反应和对患者功能和外形以及生活质量的影响、患者的一般情况和患者及其家属的意愿。

不管初次治疗是手术、放疗，对于能够手术切除的复发病例应可考虑再次手术切除，挽救手术往往需要对手术后的缺损进行重建，术前应有充分准备和计划。放疗失败的口腔癌病例进行挽救手术的 5 年生存率为 43.4%，挽救手术的生存率与复发时的分期有关，手术后的并发症高于初次治疗，对一些病例挽救治疗后仍能恢复手术前的生活质量。

如果患者的初次治疗仅采用手术而未做放疗，可采用放（化）疗进行治疗，特别是肿瘤已无法切除或再次手术切除可造成不可接受的畸形和功能障碍。

如果患者曾接受放疗，可试行再次放疗，对于放疗后较小的复发病灶或早期的重复癌，组织间近距离放疗（60Gy）的 5 年局部控制率为 69%~80%，5 年总生存期率为 30%，大多数死于肿瘤以外原因。对于初次放疗后复发肿瘤无法切除的病例，根治量外照射或同步化疗可能是唯一的治愈机会。一些有选择性的小组病例报道表明，5 年生存率为 9%~20%，局部控制率为 11%~48%。如果再照射剂量>50Gy，则局部控制率会明显提高。但是，再次放疗可引起较严重的放疗反应，有 9%~18%患者会出现远期的严重不良反应。调强适形放疗(IMRT)可能在再放疗方面有一定的优势。

2.姑息性治疗

姑息性治疗仅针对无法通过手术或放疗达到根治的病例,包括晚期或复发病例无法手术或放疗达到根治的病例、患者有手术或放疗的禁忌以及有远处转移的病例。姑息性治疗的方式主要根据患者行为状态决定。

姑息性化疗的方案较多,单一药物化疗中,顺铂的生存率优于 MTX,但毒性作用更大。联合化疗的有效率较高,但毒性作用增加,尚无证据表明能比单一化疗改善生存率。

对于晚期或复发病例的姑息性化疗有效率一般为 10%~35%,某些方案(顺铂+5-Fu+阿糖胞苷)可高达 57%,但是目前不能证明姑息化疗和一般支持治疗在控制症状、改善生活质量和生存率方面的价值。

姑息性放疗对于已失去手术机会或有手术禁忌证及拒绝手术的晚期病例可起到姑息减症的作用,特别是对控制骨转移的疼痛有一定的效果。

姑息性手术的目的在于缓解患者的症状特别是疼痛、出血和呼吸困难,包括气管切开、栓塞和胃造瘘。做肿块的部分切除效果不佳,并发症也较多,可采用冷冻、激光治疗以减少肿瘤的体积。

三、中医治疗

(一)辨证论治

1.胃火炽盛

【主症】溃疡形状不规则,基底色黄平坦,周围充血水肿,口渴思冷,大便干结,口热口臭,牙龈红肿出血,小便短赤。舌质红,苔黄厚而干,脉弦洪或细数。

【治法】清胃降火,通腑泄热。

【方药】清胃散(《脾胃论》)加减。

生地黄 6g、当归 6g、牡丹皮 9g、黄连 6g、升麻 9g。

【方药分析】方用苦寒泻火之黄连为君,直折胃腑之热。臣以甘辛微寒之升麻,一取其清热解毒,以治胃火牙痛;一取其轻清升散透发,可宣达郁遏之伏火,有"火郁发之"之意。黄连得升麻,降中寓升,则泻火而无凉遏之弊;升麻得黄连,则散火而无升焰之虞。胃热盛已侵及血分,进而耗伤阴血,故以生地凉血滋阴;牡丹皮凉血清热,皆为臣药。当归养血活血,以助消肿止痛,为佐药。升麻兼以引经为使。诸药合用,共奏清胃凉血之效,以使上炎之火得降,血分之热得除,于是循经外发诸症,皆可因热毒内彻而解。

2.心脾积热

【主症】溃疡大小不等,圆或椭圆形,可由小米粒到绿豆或黄豆大小,溃疡数目较多,可融合成片,周围可红肿高起,中央凹陷。局部灼热疼痛,心烦失眠,焦虑不安,便干尿赤。舌质舌尖偏红而干,苔黄腻。脉弦细数。

【治法】清心泻脾,导热下行。

【方药】导赤散合泻黄散(《小儿药证直诀》)加减。

藿香叶 15g、栀子 15g、石膏 20g、生地黄 15g、通草 6g、生甘草梢 6g。

【方药分析】方中生地黄、栀子清热凉血,生地黄兼能养阴;石膏清热泻火;木通清心降火,利水通淋;生甘草和胃清热,通淋止痛。诸药相合,既能清热凉血,而又利水通淋。由于利水与益阴并重,所以利水而不伤阴。

3.脾虚湿热

【主症】口疮常见于口唇、舌下及咽部,其滋水淋淋,反复发作;口苦咽痛,腹泻肠鸣,乏力,纳呆,胃脘堵闷,知饥不食,食则腹胀。舌质红,舌体胖,舌苔黄腻或白腻,脉濡细。

【治法】健脾益气,清化湿热。

【方药】甘草泻心汤(《伤寒论》)加减。

生甘草 10g、黄连 10g、黄芩 10g、清半夏 10g、生姜 3 片、土茯苓 15g、白花蛇舌草 20g、苦参 10g、白芷 10g。

【方药分析】方中白花蛇舌草清热解毒、消肿散结;黄芩、黄连清热泻火;土茯苓、苦参清热利湿;白芷消肿排脓;甘草调和诸药、兼以清热解毒。

4.阴虚火旺

【主症】溃疡大小不等,多为米粒大小,渗出少,基底平,色淡稍红,周围微红,易反复发作,心烦口渴,不欲多饮,手足心热,盗汗,心悸、失眠,便干;面色潮红,唇红干。舌质偏红,苔薄黄而干,脉沉细。

【治法】滋阴清热,降火敛疮。

【方药】知柏地黄汤(《医宗金鉴》)加减。

熟地黄 24g、山茱萸 12g、干山药 12g、泽泻 9g、茯苓 9g(去皮)、牡丹皮 9g、知母 24g、黄柏 24g。

【方药分析】方中重用熟地黄滋阴补肾,填精益髓,知母、黄柏滋阴清热为君药。山茱萸补养肝肾,并能涩精,取"肝肾同源"之意;山药补益脾阴,亦能固肾,共为臣药。三药配合,肾肝脾三阴并补,是为"三补",但熟地黄用量是山萸肉与山药之和,故仍以补肾为主。泽泻利湿而泄肾浊,并能减轻熟地黄之滋腻;茯苓淡渗脾湿,并助山药之健运,与泽泻共泻肾浊,助真阴得复其位;牡丹皮清泄虚热,并制山萸肉之温涩。

（二）中药制剂

1.可酌情用锡类散、养阴生肌散、冰硼散、西瓜霜等药外喷溃疡面,每日 2~3 次。

2.黄柏、五倍子、青黛、儿茶、冰片研末涂敷或喷洒患处,每日 2~3 次。

（三）中成药

1.苦参汁射液:用丁口腔癌之脾虚湿热证。功效:清热解毒。用法:静脉滴注,1 日 1 次,1 次 10~30ml,1 个月为 1 个疗程,使用时加生理盐水 250ml,稀释后立即使用。

2.康莱特:用于口腔癌之阴虚火旺。功效:益气养阴,消癥散结。用法:缓慢静脉滴注 200ml,每日 1 次,21d 为 1 疗程,间隔 3~5d 后可进行下一疗程。联合放、化疗时,可酌减剂量。

第五节 疗效评价

一、西医疗效评价

（一）实体瘤的疗效评价标准

1.肿瘤病灶基线的定义:肿瘤病灶基线分为可测量病灶(至少有一个可测量病灶):用常规技术,病灶直径长度≥20mm 或螺旋 CT≥10mm 的可以精确测量的病灶。不可测量病灶: 所有其他病变(包括小病灶即常规技术长径<20mm 或螺旋 CT<10mm)包括骨病灶、脑膜病变、腹水、胸水、心包积液、炎症乳腺癌、皮肤或肺的癌性淋巴管炎、影像学不能确诊和随诊的腹部肿块和囊性病灶。

2.测量方法:基线和随诊应用同样的技术和方法评估病灶。临床表浅病灶如可扪及的淋巴结或皮肤结节可作为可测量病灶,皮肤病灶应用有标尺大小的彩色照片。胸部 X 片:有清晰明确的病灶可作为可测量病灶,但最好用 CT 扫描。CT 和 MRI:对于判断可测量的目标病灶评价疗效,CT 和 MRI 是目前最好的并可重复随诊的方法。对于胸、腹、盆腔,CT 和 MRI 用 10mm 或更薄的层面扫描,螺旋 CT 用 5mm 层面连续扫描,而头颈部及特殊部位要用特殊的方案。超声检查:当研究的终点是客观肿瘤疗效时,超声波不能用于测量肿瘤病灶,仅可用于测量表浅可扪及的淋巴结、皮下结节和甲状腺结节,亦可用于确认临床查体后浅表病灶的完全消失。内窥镜和腹腔镜:作为客观肿瘤疗效评价至今尚未广泛充分的应用,仅在有争议的病灶或有明确验证目的高水平的研究中心中应用。这种方法取得的活检标本可证实病理组织上的 CR。肿瘤标志物:不能单独应用判断疗效。但治疗前肿瘤标志物高于正常水平时,临床评价 CR 时,所有的标志物需恢复正常。疾病进展的要求是肿瘤标志物的增加必须伴有可见病灶进展。细胞学和病理组织学:在少数病例,细胞学和病理组织学可用于鉴别 CR 和 PR,区分治疗后的良性病变还是残存的恶性病变。治疗中出现的任何渗出,需细胞学区别肿瘤的缓解、稳定及进展。

3.肿瘤病灶基线的评价:要确立基线的全部肿瘤负荷,对此在其后的测量中进行比较,可测量的目标病灶至少有一个,如是有限的孤立的病灶需组织病理学证实。可测量的目标病灶:应代表所有累及的器官,每个脏器最多 5 个病灶,全部病灶总数最多 10 个作为目标病灶,并在基线时测量并记录。目标病灶应根据病灶长径大小和可准确重复测量性来选择。所有目标病灶的长度总和,作为有效缓解记录的参考基线。非目标病灶:所有其他病灶应作为非目标病灶并在基线上记录,不需测量的病灶在随诊期间要注意其存在或消失。

4.缓解的标准:目标病灶的评价,CR:所有目标病灶消失。PR:基线病灶长径总和缩小≥30%。PD:基线病灶长径总和增加≥20%或出现新病灶。SD:基线病灶长径总和有缩小但未达 PR 或有增加但未达 PD。非目标病灶的评价,CR:所有非目标病灶消失和肿瘤标志物水平正常。SD:一个或多个非目标病灶和/或肿瘤标志物高于正常持续存在。PD:出现一个或多个新病灶或/和存在非目标病灶进展。

(二)生存期及生化质量标准

1.总生存期(OS,Overall Survival)

是指从随机化开始至因任何原因引起死亡的时间(对于死亡之前就已经失访的受试者,通常将最后一次随访时间计算为死亡时间),是抗肿瘤药物最可靠的疗效评价指标。

2. 疾病无进展生存期(PFS,Progression-Free-Survival)

是指癌症患者接受某种特定治疗后疾病保持稳定、没有进一步发展的时间。

3.中位生存期

又称为半数生存期,即当累积生存率为 0.5 时所对应的生存时间,表示有且只有 50%的个体可以活过这个时间。

4.年生存期

1 年生存率是指某种肿瘤经过各种综合治疗后,生存 1 年以上的比例。

5.生存质量评价

Karnofsky(卡氏评分,KPS):依据病人能否正常活动、病情、生活自理程度。KPS把病人的健康状况视为总分 100 分,10 分一个等级。

100 分　正常,无症状和体征。

90 分　能进行正常活动,有轻微症状和体征。

80 分　勉强可进行正常活动,有一些症状或体征。

70 分　生活可自理,但不能维持正常生活工作。

60 分　生活能大部分自理,但偶尔需要别人帮助。

50 分　常需人照料。

40 分　生活不能自理,需要特别照顾和帮助。

30 分　生活严重不能自理。

20 分　病重,需要住院和积极的支持治疗。

10 分　重危,临近死亡。

0 分　死亡。

得分越高,健康状况越好,越能忍受治疗给身体带来的副作用,因而也就有可能接受彻底的治疗。得分越低,健康状况越差,若低于 60 分,许多有效的抗肿瘤治疗就无法实施。

二、中医疗效评价

(一)总体评价

根据口腔癌常见症状溃疡面积、渗出面积、充血面积、水肿面积、溃疡疼痛、烧灼感、口干口渴、便干便秘等的程度积分评定疗效:中医症状根据临床观察分为 4 级:无症状(0 分)、轻度(1 分)、中度(2 分)、重度(3 分),治疗情况根据症状出现的情况记录并评价。表 22-5。

显效:症状消失,或症状积分减少≥2/3;

有效:症状减轻,1/3 ≤症状积分减少≤2/3;

无效:症状无减轻或症状积分减少 < 1/3。

表 22-5　口腔癌中医症状分级量化评分表

症状	无(0分)	轻(1分)	中(2分)	重(3分)	得分
溃疡面积	无	溃疡直径小于3mm	溃疡直径大于3mm小于5mm	溃疡直径大于5mm	
渗出面积	无	溃疡表面微湿	溃疡表面有少量灰白(黄)渗出	溃疡表面渗出物多且有伪膜	
充血面积	无	微红	深红	紫红	
水肿面积	无	水肿局限于溃疡处	局部色淡白边缘微高起	整个病损明显水肿高起色白	
溃疡疼痛	无	微痛	疼痛稍明显不影响进食	疼痛明显影响进食	
烧灼感	无	微有烧灼感	似热水烫过感	需含冷水	
口干口渴	无	口稍干无渴感	口干思饮	口干饮不解渴	
便干便秘	无	每日有但便干	数日一行,便干	需通便才解	
总分					

(二)溃疡局部评价标准

显效:平均溃疡期缩短,且疼痛指数减小;

有效:平均溃疡期缩短或疼痛指数减小;

无效:平均溃疡期无改变,且疼痛指数无改变。

第六节　预防调护

一、预防

(一)一级预防

口腔癌的一级预防主要在于避免各种致癌因素,如烟草、乙醇以及不良生活习惯和方式,减少口腔癌的危险性,这对于口腔癌患者防止第二原发癌的发生也非常重要。研究发现,口腔癌治疗后继续吸烟者其第二原发癌的发生率高于戒烟者和不吸烟者。因此,口腔癌患者纠正不良生活习惯和方式非常重要。

基于癌症的发生是多步骤和多灶性的,Sporn 最早提出了癌症的化学预防(cancer chemoprevention)的概念,即用化学药物预防肿瘤的发生,或使肿瘤细胞分化逆转,从而达到预防恶性肿瘤的目的。

维 A 酸是最有前途的一类化合物,越来越受到人们的重视。研究表明,维 A 酸通过一系列复杂的机制能够逆转癌变过程。小鼠模型中,维 A 酸能有效逆转癌前病变,采用大剂量 13-顺式维 A 酸治疗白斑,治疗组白斑有好转,优于安慰剂组,口腔癌治疗后患者服用大剂量异维 A 酸后,第二原发灶的发生率明显下降,但是大剂量维 A 酸有明显的不良反应。

也有一些研究未能重复上述结果,有学者认为可能与维 A 酸信号转导系统不完整有关,对维 A 酸信号转导系统的进一步研究并寻找高效、低毒、选择性强的新型维 A 酸类化合物是目前的研究方向。除维 A 酸类外,还有一些药物有可能用于口腔癌的化学预防,如 β-胡萝卜素、环氧化酶-2(COX-2)抑制剂、姜黄色素等,但目前尚在研究之中。

(二)二级预防

口腔癌的早期发现是二级预防的主要内容。口腔癌一般发生于易于发现的部位,但一半以上的患者在确诊时已伴有颈部或远处转移,因此对患者的卫生宣传教育和医务人员的重视与口腔癌的早期诊断有重要意义。大约 85% 的口腔癌是易于发现的,因此对高危患者进行定期筛查是一个简单易行的方法。重点人群包括:①大量吸食烟草制品;②大量饮用乙醇;③病毒感染(人乳头瘤病毒,HPV);④较少食用蔬菜、水果;⑤食用槟榔;⑥>45 岁;⑦男性。印度的一项研究表明,采用视诊筛查口腔癌,能明显提高高危人群的生存率。

目前是否需要对一般人群常规进行口腔癌的筛查还有争议,有建议每年对>40 岁人群进行口腔癌的筛查,对 20~39 岁的人群每 3 年检查 1 次,也有主张在常规的牙科检查时进行口腔癌的筛查。

二、中医调护

注重养生,改变生活方式。《黄帝内经》云:"上工治未病,中工治欲病,下工治已病。"《素问·上古天真论》曰:"虚贼邪风,避之有时,恬淡虚无,真气从之,精神内守,病安从来。"在肿瘤尚未发生之前,针对可能导致肿瘤各种内外因素加以防范,或进行中医药参与,使得脏腑阴阳相协调,从而降低肿瘤的发生率。现代研究表明,口腔癌的发生与个体因素、生活及环境因素密切相关。当代人不健康的生活方式使人们处于亚健康状态,免疫力降低,体内代谢紊乱,即中医所谓"正气不足"。因此,应根据中医"治未病"思想注重养生保健:①顺应自然,协调阴阳;②谨慎起居,形神共养;③和调脏腑,通畅经络;④饮食调养,动静适宜;⑤节欲保精,益气调息;⑥因人、因时、因地制宜。此外,研究证实,很多中药具有阻断或延缓癌变的作用,从而能有效治疗癌前病变。

（一）辨证施膳

1.西红柿炒蛋、西红柿丝瓜汤这两道是比较家常的菜品，做法自是不必多言。西红柿所含有的西红柿红素有助于杀掉不正常的细胞，抑制癌细胞的生长，防止肿瘤的扩散和转移，对口腔癌有很好的防治功效。

2.绿豆汤、萝卜汁、西瓜汁、甘蔗汁这些果汁和汤水能缓解口干舌燥、舌红苔少的症状，可滋阴生津，能减轻放疗的副作用。

3.蘑菇瘦猪肉汤、桂圆红枣莲子汤，此二方能增强免疫功能，益气补血。

4.薏苡仁粥能健脾开胃，保护消化机能，减轻化疗产生的副作用。

除此之外，口腔癌患者还可多吃鲫鱼、赤小豆、鹌鹑、核桃、甲鱼、猕猴桃、话梅、柠檬、山楂、杏仁、蜂蜜、莲藕等食物，都可促进身体恢复。

（二）饮食禁忌

1.忌吃硬的食物。硬的食物有时会刺破肿瘤引起出血，保持口腔卫生，防感染造成出血。

2.忌葱、蒜、姜、桂皮等辛辣刺激性食物。

3.忌烟、酒。

4.忌肥腻、油煎、霉变、腌制食物。

（三）心理干预

1.向患者家属及知晓病情的患者本人宣传口腔癌的发病知识，具体指导实施预防患者病情恶化的措施。

2.进行口腔癌的有关知识教育，讲解口腔癌病情逐渐加重对个人、家庭、社会造成的危害，实施恰当的治疗措施。

3.介绍口腔癌并发症及诱因，应饮食有节，禁忌烟酒，以免伤脾生湿，旧病复发或加重病情。

4.生活起居有常，养成规律的生活习惯，避免劳倦、房事所伤。注意保暖，随天气变化增减衣服，预防正虚邪气侵入，变生他证。

5.注意调节情致，精神开朗，心情舒畅，保持乐观坦荡的情绪，解除顾虑和烦恼，安心调养。

参考文献

[1] Carvalho AL,Nishimoto IN,Califano JA,et al.Trends in incidence and prognosis for head and neck cancer in the United States:a site-specific analysis of the SEER database [J].Int J Cancer,2005,114:806-816.

[2] Lin YS,Jen YM,wang BB,et al.Epidemiology of oral cavity cancer in Taiwan with emphasis on the role of betel nut chewing [J].ORL J Otorhinolayyngol Relat Spec, 2005,67:230-236.

[3] Shiboski CH,Schmidt BL,Jordan RC.tongue and tonsil carcinoma:increasing treads in the U.S. population ages 20-44 years[J].Cancer,2005,103:1843-1849.

[4] Silverman SJR.Demographics and occurrence of oral and pharyngeal cancers. The outcomes,the trends,the challenge[J].J Am Dent Assoc,2001,132:S7-S11.

[5] Poschl G,Seitz HK.Alcohol and cancer[J].Alcohol,2004,39:155-165.

[6] Hsue SS,Wang WC,Chen CH,et al.Malignant transformation in 1458 patients with potentially malignant oral mucosal disorders:a follow-up study based in a Taiwanese hospital[J].J Oral Pathol Med,2007,36:25-29.

[7] Bourhis J,Overgaard J,Audry H.et al.Hyperfractioned or accelerated radiothera-py in head and neck cancer:a meta-analysis[J].Lancet,2006,368:843-854.

[8] 孙燕,石远凯.临床肿瘤内科手册[M]第5版.北京:人民卫生出版社,2008: 149-156.

第二十三章
急性白血病

　　白血病是起源于造血干、祖细胞的造血系统恶性肿瘤。具有增殖和生存优势的白血病细胞在体内无控性增生和积聚，逐渐取代了正常造血，并侵袭其他器官和系统，使患者出现贫血、出血、感染和浸润征象。急性白血病（acute leukemia，AL）起病急，进展快，一般自然病程仅数周或数月。AL 分为急性髓系白血病（acute myelocytic leukemia，AML）和急性淋巴细胞白血病（acute lymphoblastic leukemia，ALL）两大类。1982 年 IARC 根据 14 个国家的白血病类型颁布了白血病各亚型的年发病率：ALL0.6~1.9/10 万，AML0.7~3.1/10 万；美国东部和西部白血病小组统计，ALL0.7~1.4/10 万，AML1.4~4.2/10 万；日本 2001 年全国白血病研究中心报告，ALL0.5~1.5/10 万，AML1.2~2.9/10 万；中国 AML 发病率约为 1.62/10 万，ALL 发病率约为 0.69/10 万。成人以 AML 多见，儿童以 ALL 多见。

　　中医学虽无急性白血病病名，但急性白血病发生发展过程中所出现的兼证或并发病症，与中医学"虚劳""热劳""血证""癥积""瘰疬""痰核"等颇为相似。其中，"虚劳"相当于急性白血病所致的贫血；"热劳"相当于急性白血病所致的高热；"血证"相当于急性白血病所致的出血症状；"癥积"相当于急性白血病所致的肝脾肿大；"瘰疬"、"痰核"相当于急性白血病所致的浅表淋巴结肿大。

　　《圣济总录·虚劳门》曰："急劳之病，其证与热劳相似，而得之差暴也。缘禀受不足，忧思气结，荣卫具虚，心肺壅热，金火相刑，脏气受克，或感外邪，故烦躁体热，颊赤心忪，头痛盗汗，咳嗽咽干，骨节痠痛，久则肌肤消烁，咳涎吐血，皆其候也。"又曰："心神烦躁，面赤头痛，眼涩唇焦，身热壮热，烦渴不止，口舌生疮，食饮无味，肢节痠痛，多卧少起，或时盗汗，日渐羸瘦者也。"鉴于"急劳"病名不仅可较为全面地反映急性白血病之病状特点，又能体现其病情进展凶猛之病势，还可揭示其恶劣之预后，故笔者认为急性白血病冠之以"急劳"中医病名较为妥当。

第一节　病因病理

一、西医病因病理

白血病有明确的诱发因素。大量的流行病学调查和生物学试验已经证明,离子射线、某些化学物质、病毒感染和遗传因素等都与白血病的致病有关。不同病因通过不同机制引起正常造血干/祖细胞发生遗传学累计变异, 最终改变了细胞生物学行为。白血病病因学的研究不仅能为白血病的预防提供重要线索,也对阐明白血病病理机制具有重要的作用。

白血病发生通常有原癌基因的激活,或者抑癌基因的失活。病理表现主要有白血病细胞增生与浸润,主要发生在骨髓,使正常红系、巨核系细胞受到抑制。一般来说,AL 发生主要有两个阶段:①各种病因所致的单个细胞原癌基因决定性的突变,导致克隆性的异常造血细胞生成;②进一步的遗传学改变可能涉及一个或多个癌基因的激活和抑癌基因的失活,从而导致疾病发生。通常理化因素先引起单个细胞突变,而后因机体遗传易感性和免疫力低下,病毒感染、染色体畸变等激活了癌基因(如 ras 家族),并使部分抑癌基因失活(如 p53 突变或失活)及凋亡抑制基因(如 bcl-2)过度表达,导致突变细胞凋亡受阻,恶性增殖。

二、中医病因病机

(一)病因

1.先天之因:先天之因者,或因父母体弱多病,感受邪毒,潜伏体内,遗传下代;或由胎中失养,水谷精气乏源,孕育不足,导致禀赋薄弱而成;亦可因母食毒物或用药不当,邪毒内伏,传于胎儿而发。内伏胎毒既可因虚而发,又可与外来邪毒相合而成急劳。故胎毒内伏,禀赋薄弱是急劳发生的关键因素之一。

2.后天之因:在正常状态下,人体会保持动态平衡,正气充足,则不生病。若因烦劳过度,饮食不节,七情失宜,或疾病失治、误治等皆可造成正气虚弱,气血、阴阳、津液虚少或逆乱,脏腑功能失调,即生本病,或使疾病复发。邪毒之所以能够入侵内伏,必是人体抗病能力的减弱,或者外邪过强,导致正不胜邪,难以抵抗而发病。故急劳的发病与人体正气密切相关。

3.痘疹及病后之因:内禀胎毒,外感时行疫毒是痘、疹发病的主要原因;大病失治、误治,形成久病不复,或由于病后失于调理,食复、劳复则致阴精或阳气受损难复。而胎毒内伏或诸虚不足又可导致急劳,或使疾病复发;某些疾病失治、误治亦可转化为急劳。故痘疹及病后失于调理也是急劳发病的主要原因之一。

4.外感之因:正气亏虚,无以抗邪,急劳之病,或因邪毒太盛,由表入里,侵及五脏,损及精血,造成毒聚脏腑、骨髓,伏酿而发;或外邪引动内伏胎毒而诱发,或外邪引动骨髓余毒而复发。特别在脏腑娇嫩、骨髓精气未充,卫外不固的小儿,更易为邪毒或时邪外感而使急劳病情发作或加重。

5.境遇之因:其意一则情志过激,内伤五脏,机体气血阴阳失调,造血紊乱,则发急劳;二则长期居住有毒环境影响之地,受环境之毒或接触毒物滋扰,邪毒入里,损阴及阳,侵犯五脏,累及骨髓,急劳乃作。

6.医药之因:因医药者,或辨证有误,或选药不当,或过食、误食有毒药物,药毒入体,精气暗耗,直接损伤气血、阴阳,中伤脾胃,累于肾,波及骨髓,而发急劳。

(二)病机

1.病理因素为邪毒:从病因分析可见,急劳的病因主要为邪毒为患,是由于温热邪毒或胎毒内伏伤髓入血,由里外发,波及全身所致。在临床治疗中,邪毒得到控制,则诸症减轻,病情可以得到缓解;邪毒鸱张,难以控制,则诸症俱增,致使病情复发或加重。故邪毒为其基本的病理因素。

2.病变部位在骨髓:急劳的发生与发展虽涉及五脏六腑,四肢百骸,但究其病位,仍以骨髓为主。髓为血源,较血分部位尤深。由于外来和内在的因素,致使髓海空虚,邪毒深伏骨髓,发于血分,故见耗精动血之证。其发病后有从骨髓—血分—营分—气分—卫分的传变倾向,甚则一发病即见髓、血、营、气、卫俱病,迅及全身,危及生命。故其发病部位主要在骨髓。

3.疾病属性虚夹实:急劳症状复杂,其总体病性虽为虚,而在疾病发生与发展过程中可出现邪毒集聚,血瘀阻滞,痰浊凝聚等一系列实证。其虚证主要为气血亏损,累及阴阳,最终导致气血阴阳俱虚。而实证主要是在虚证基础上发生的病理转机,或外感邪毒过盛,正气无力抗邪,或虚证与实证交织,虚、毒、瘀、痰互结,侵及骨髓,阻滞经脉,影响脏腑及阴阳气血。故急劳常表现为一派本虚标实、虚中夹实、虚实夹杂的临床症候。

4.病机演变看正邪:急劳起病急骤,初期多以邪实为主,继之邪毒未祛而正气大伤,转为邪实正虚之证;若正不胜邪,则气血大伤,阴阳衰竭;若经有效治疗,则表现为一派邪去正虚之象。故其病情演变决定于正邪斗争的消长状况。

5.病势发展急而速：急劳起病急，病状重，病程短，进展迅速，特别在脏腑娇嫩、形气未充的小儿表现尤为突出。且多因先天胎毒内伏，机体内在失衡，复感外邪，或药毒所伤，邪毒入髓，耗气伤血所致。若经及时而有效的治疗，可使病情趋于长期缓解，否则危殆立至。

6.病理产物瘀和痰：急劳之人，邪毒内蕴，正气虚弱，或内伏胎毒与外来之毒相合，侵袭机体，流注经络，或离经之血入络，阻碍气血运行，日久导致血液瘀滞。邪毒化热化火，热灼痰凝，加之七情所伤，气滞痰聚，或血液凝滞为痰为毒，故瘀与痰常可互见。瘀与痰既成之后，更能加重气机阻滞，进一步使脏腑气血阴阳紊乱。如是互为因果，促进因瘀滞或痰瘀互结造成的诸虚不足、精髓不复又可进一步加重，致使疾病迁延不愈。故瘀和痰是急劳疾病过程中的主要病理产物，即可单独出现，又可交织互见，且贯穿于疾病始终。

第二节　临床表现

一、主要症状

（一）贫血

常见面色苍白、心慌气短等贫血的一般症状。部分患者因病程较短，可无贫血。半数患者就诊时已有重度贫血，尤其是继发于骨髓增生异常综合征者。

（二）发热

半数患者以发热为早期表现。可低热，亦可高达 39℃~40℃以上，伴有畏寒、出汗等。虽然白血病本身可以发热，但高热往往提示有继发感染。感染可发生在任何部位，以口腔炎、牙龈炎、咽峡炎最常见，可发生溃疡或坏死；肺部感染、肛周炎、肛旁脓肿最为常见，感染严重者可致败血症。最常见的致病菌为革兰阳性杆菌，革兰阳性球菌的发病率有所上升，其他如真菌感染、病毒感染，偶见卡氏肺孢子虫病。

（三）出血

以出血为早期表现者近 40%，出血可发生在全身各个部位，以皮肤瘀点、瘀斑、鼻出血、牙龈出血、月经过多为多见。眼底出血可致视力障碍。急性早幼粒细胞白血病易并发凝血异常而出现全身广泛性出血。颅内出血时会发生头痛、呕吐、瞳孔大小不对称，甚至昏迷死亡。

其他如关节、骨骼疼痛、睾丸无痛性肿大等。

二、体征

急性白血病常见以下体征:胸骨下段压痛;肝、脾、淋巴结肿大;牙龈增生、肿胀;皮肤可出现蓝灰色斑丘疹,局部皮肤隆起、变硬,呈蓝紫色结节。

三、主要并发症

中枢神经系统白血病(CNSL)可发生在疾病各个时期,但常发生在治疗后缓解期,以 ALL 最常见,儿童尤甚。临床轻者表现为头痛、头晕,重者有呕吐、颈项僵直,甚至抽搐、昏迷。

第三节　实验室及其他检查

一、血常规

多数患者白细胞增多,20%的病例超过 10×10^9/L 以上。部分患者白细胞计数可正常,少数患者白细胞<4.0×10^9/L,被称为白细胞不增多性白血病。多数患者血红蛋白、血小板计数低于正常值。

二、外周血涂片

血涂片分类检查可见数量不等的原始和幼稚细胞,但白细胞不增多型病例血片上很难找到原始细胞。患者常有不同程度的正常细胞性贫血,少数患者血片上红细胞大小不等,可找到幼红细胞。

三、骨髓象

骨髓细胞涂片及细胞化学染色是诊断急性白血病(AL)的主要依据和必做检查。多数病例骨髓象有核细胞显著增生,以原始细胞为主。Auer 小体仅见于急性髓细胞白血病(AML),有独立诊断意义。细胞化学染色包括过氧化物酶(POX)、酯酶、糖原染色(PAS)等。见表 23-1,主要用于协助形态鉴别各类白血病。

表 23-1　常见 AL 的细胞化学鉴别

细胞化学染色	急淋白血病	急粒白血病	急单白血病
过氧化物酶(MPO)	(-)	分化差的原始细胞(-)~(+) 分化好的原始细胞(+)~(+++)	(-)~(+)
糖原染色(PAS)	(+)成块或颗粒状	(-)或(+),弥漫性淡红色	(-)或(+),弥漫性淡红色或颗粒状
非特异性酯酶(NEC)	(-)	(-)或(+),NaF 抑制<50%	(+),NaF 抑制≥50%
中性粒细胞碱性磷酸酶	增加	减少或(-)	正常或增加

四、免疫学检查

应用单克隆抗体对急性白血病进行免疫分型,以确定其系列来源。急性白血病分类常用的单克隆抗体如造血祖细胞:CD34、HLA-DR、TdT、CD45;髓细胞系:CD13、CD15、胞浆 MPO、CD117;B 淋巴细胞系:CD19、CD20、胞浆 CD22、CD79a;T 淋巴细胞系:CD2、胞浆 CD3、CD5、CD7;红细胞系:抗血型糖蛋白 A、抗血红蛋白 A;巨核细胞系:CD41、CD61、PⅧ。

五、染色体及分子学检查

白血病常伴有特异的染色体和基因突变,染色体核型分析、融合基因检测和(或)FISH 等检查可辅助诊断、确定急性白血病分型、判断预后、指导治疗,并可用于检测微小残留病变。如 t(8;21)见于 10%~15% 的 AML,主要为 M_2,约 90% 的 M_3 有 t(15;17)、(q22;q21);少部分 B-ALL 患者有 BCR/ABL 融合基因阳性等。基因突变检测包括 NPM1、CEBPA、c-KIT、FLT-ITD 等。

六、脑脊液检查

中枢神经系统白血病时,常有脑脊液压力升高、白细胞计数增加、蛋白质增多,而糖定量减少,可找到白血病细胞。

第四节　诊断与鉴别诊断

一、诊断

(一)西医诊断

1.AML 诊断

(1)诊断要点。

AML 的诊断标准参照世界卫生组织(WHO)造血和淋巴组织肿瘤分类标准,诊断为 AML 的外周血或骨髓原始细胞下限为 20%。当患者被证实有克隆性重现性细胞遗传学异常,t(8;21)(q22;q21)、inv(16)(p13;q22)或 t(16;16)(p13;q22)以及 t(15;17)(q22;q12)时,即使原始细胞<20%,也应诊断为 AML。

AML(含急性早幼粒细胞白血病(APL))的诊断还应满足:2 个髓系免疫表型阳性,且淋系标记<2 个或髓过氧化酶(+)或非特异性酯酶(+)或丁酸盐(+)。

由于许多单位没有条件开展遗传学检查,而且 FAB 分型和 WHO 分类又存在密切关系（WHO 分类中的类型多可以在 FAB 分型中找到对应类型），故在采用 WHO

诊断 AML 的外周血或骨髓原始细胞下限为 20% 的前提下,也可以用 FAB 分型名称描述诊断。

(2)FAB 分型:法美英协作组(FAB 协作组)提出形态学诊断分型标准,分为以下 8 型。①M$_0$(急性髓系白血病微分化型);②M$_1$(急性粒细胞白血病未分化型);③M$_2$(急性粒细胞白血病部分分化型);④M$_3$(急性早幼粒细胞白血病);⑤M$_4$(急性粒单核细胞白血病);⑥M$_5$(急性单核细胞白血病);⑦M$_6$(红白血病);⑧M$_7$(急性巨核细胞白血病)。

(3)AML 的预后和分层因素:不良预后因素①年龄 ≥60 岁;②此前有 MDS 或 MPN 病史;③治疗相关性/继发性 AML;④高白细胞(≥100×10^9/L);⑤合并 CNSL;⑥伴有预后差的染色体核型或分子标志;⑦诱导化疗 2 个疗程未达到完全缓解(CR,再评估指征)。

(4)细胞遗传学/分子遗传学指标危险分度分级:目前国内主要是根据初诊时白血病细胞遗传学和分子遗传学的改变进行 AML 预后危险判定。①年龄 ≥60 岁的 AML 患者:t(15;17)属良好型;累及 ≥3 种染色体的复杂异常核型预后不良;染色体异常<3 种、无论是否具有 5、7、3q 的异常,和正常核型一样,均属中等预后。②年龄<60 岁的 AML 患者,见表 23-2。

表 23-2　年龄<60 岁 AML 患者的预后危险度分级

预后等级	细胞遗传学	分子学异常
预后良好	inv(16)	正常核型伴有孤立的 NPM1 突变
	t(8;21),t(15;17)	
	t(16;16)	
预后中等	正常核型	t(8;21)或 inv(16)伴有 C-KIT 突变
	孤立的+8	
	孤立的 t(9;11)	
	其他异常	
预后不良	复杂核型(≥3 种)	正常核型伴有单独的 FLT3-ITD
	-5	
	-7	
	5q-	
	7q-	
	11q23 异常,除外 t(9;11)	

续表 23-2

预后等级	细胞遗传学	分子学异常
	inv(3)	
	t(3;3)	
	t(6;9)	
	t(9;22)	

2.ALL 诊断

(1)诊断要点：ALL 诊断应采用 MCIM（形态学、免疫学、细胞遗传学和分子生物学）诊断模式，分型采用 WHO2008 标准。同时应参考欧洲白血病免疫分型协作组（EDIL）诊断标准除外混合型急性白血病。最低标准应进行细胞形态学、免疫表型检查，以保证诊断的可靠性。骨髓中原始细胞/幼稚淋巴细胞比例≥20%（参考 NC-CN2012 建议）才可以诊断 ALL。Burkitt 淋巴瘤/白血病归入成熟 B 细胞肿瘤，详见淋巴瘤相关章节。

(2)免疫分型：免疫分型应采用多参数流式细胞术，最低诊断分型建议参考欧洲白血病免疫分型协作组（EGIL）标准，见表 23-3。2008 年《WHO 造血和淋巴组织肿瘤分类》关于前体淋巴细胞肿瘤的分型，见表 23-4。欧洲白血病免疫分型协作组（EGIL），混合表型急性淋巴细胞白血病诊断积分系统，见表 23-5。

表 23-3　欧洲白血病免疫分型协作组（EGIL）急性淋巴细胞白血病的免疫分型（1998）

1.B 系 ALL(CD19、CD79、CD22 至少 2 个阳性)

早期前 B-ALL(B-I)	无其他 B 细胞分化抗原表达
普通型 ALL(B-II)	CD10-
前 B-ALL(B-III)	胞质 IgM-
成熟 B-ALL(B-IV)	胞质或膜 κ 或 λ+

2.T 系 ALL(胞质/膜 CD3+)

早期前 T-ALL(T-I)	CD7-
前 T-ALL(T-II)	CD2-和(或)CD15+和(或)CD8-
皮质 T-ALL(T-III)	CD1a+
成熟 T-ALL(T-IV)	膜 CD3+ ,CD1a+
α/β+T-ALL(A 组)	抗 TCRα/β+

续表 23-3

1.B 系 ALL（CD19、CD79、CD22 至少 2 个阳性）	
γ/δ+T-ALL（B 组）	抗 TCRγ/δ+
3.伴髓系抗原表达的 ALL（My- ALL）	表达 1 或 2 个髓系标志,但未满足混合表型急性白血病的诊断标准

注:α/β+T-ALL、γ/δ+T-ALL:T-ALL 中根据膜表面 T 细胞受体的表达情况进行分组

表 23-4　2008 年《WHO 造血与淋巴组织肿瘤分类》关于前体淋巴细胞肿瘤的分型

1.B 淋巴母细胞白血病/淋巴瘤（NOS,非特指型）

2.伴重现性细胞遗传学异常的 B 淋巴母细胞白血病/淋巴瘤

　　伴 t(9;22)(q34;q11.2);BCR-ABL 的 B 淋巴母细胞白血病/淋巴瘤

　　伴 t(v;q23);MLL 重排的 B 淋巴母细胞白血病/淋巴瘤

　　伴 t(12;21)(p13;q22);TEL-AML(ETV6-RLNX1)的 B 淋巴母细胞白血病/淋巴瘤

　　伴超二倍体 B 淋巴母细胞白血病/淋巴瘤（51-65 条染色体）

　　伴亚二倍体 B 淋巴母细胞白血病/淋巴瘤（<45 条染色体）

　　伴 t(5;4)(q31;q32);IL-3-IGH 的 B 淋巴母细胞白血病/淋巴瘤

　　伴 t(1;9)(q23;p13.3);E2A-PBX1(TCP-PBX1)的 B 淋巴母细胞白血病/淋巴瘤

3.T 淋巴母细胞白血病/淋巴瘤

　　根据抗原表达可以划分为不同阶段:pro-T、pre-T、皮质-T、髓质-T

表 23-5　欧洲白血病免疫分型协作组（EGIL）混合表型急性白血病诊断积分系统（1998）

积分	B 淋巴系统	T 淋巴系统	髓系
2.0	cCD79a	c/mCD3	MPO
	cIgM, cCD22	抗 TCR	
1.0	CD19	CD2	CD117
	CD20	CD5	CD13
	CD10	CD18	CD33
0.5	TdT	TdT	CD14
	CD24	CD7	CD15
		CD1a	CD64

注:每一系列>2 分才可以诊断。

（3）成人 ALL 的预后分组：①标危组：年龄<35 岁，WBC<30×10⁹/L（B-ALL）或<100×10⁹/L（T-ALL），4 周内达 CR；②高危组：年龄≥35 岁，WBC≥30×10⁹/L（B-ALL）或≥100×10⁹/L（T-ALL），免疫分型为 pro-B-ALL、早期或成熟 T-ALL，伴 t(9;22)/BCR-ABL 或 t(4;11)/MLL-AF₄，达 CR 时间超过 4 周。

（二）中医症候诊断

1.（初期）邪毒炽盛，痰瘀互结

【主症】起病多急，壮热烦渴，头痛，唇焦，鼻衄或尿血、便血，皮肤瘀点瘀斑，尿赤，便秘，瘰疬痰核，胁下痞块坚硬胀满，胸闷骨痛，甚则神昏谵语，或口舌生疮，咽喉肿痛，牙龈肿胀，咳嗽黄痰，或肛门肿痛，舌质红绛或有瘀斑，苔黄腻，脉数或涩。

【病机分析】邪毒已炽盛，正气尚未衰，邪正相争，热盛伤津，营血受扰，迫血妄行，甚则邪毒蒙蔽心窍；热毒煎熬津液为痰，壅滞骨髓，瘀阻络脉，气血运行障碍，痰瘀交阻，滞于胁下，或结于颈旁、腋下、胯腹等处。此时最为危急。

2.（中期）邪毒渐退，气阴两虚

【主症】低热不退，午后潮热，五心烦热，头晕耳鸣，汗出乏力，纳呆痞满，或恶心呕吐，腰膝痠软，皮下瘀点瘀斑，鼻齿衄血，口咽干燥，身痛骨痛，胁下痞块缩小或消失，舌质红或淡红，苔少，脉细数或虚数。

【病机分析】邪毒虽渐退，正气已受损，热毒内郁日久，势必耗气伤阴；水不涵木，肝肾阴血俱亏；心气不足，鼓动无力，血不上荣；阴血亏损，虚火滋生，内热熏蒸，湿热内蕴，脾胃受损，运化失常，气逆不降。此时标本同病，病情仍重，容易感受客邪。

3.（晚期）气血不足，阴阳两虚

【主症】面色萎黄或苍白无华，倦怠乏力，心悸气短，动则尤甚，汗出，四肢不温，唇甲色淡，纳呆或虚烦，或有瘀点瘀斑，舌质淡，舌体胖大或有齿痕，苔薄白，脉虚大或见濡细。

【病机分析】邪毒虽去大半，气血随之而虚，脾胃虚弱则气血生化乏源，无以滋养五脏六腑、四肢百骸；久病消耗，肺气更虚；气虚血少，心神失养，鼓动无力；肾气不足，精乏气养，骨髓空虚；肝肾阴虚，精不化血，甚则阴损及阳，精气两伤。此时正气未复，余邪未清，容易复发。

二、鉴别诊断

（一）西医鉴别诊断

1.骨髓增生异常综合征：骨髓增生异常综合征是一种造血干或祖细胞的恶性克隆增殖性疾病，以骨髓造血功能衰竭致外周血细胞减少，一系或多系形态学病态造血(发育异常)为特征。临床主要表现为长期的进行性难治性血细胞减少,高风险的向急性白血病转化等;骨髓原始细胞不超过20%。

2.再生障碍性贫血:再生障碍性贫血以全血细胞减少为特征,应注意与低增生性白血病鉴别。再生障碍性贫血无肝、脾、淋巴结肿大,骨髓穿刺涂片或骨髓活检组织活检显示原始细胞百分比不高,可鉴别。

3.类白血病反应:类白血病反应是某些因素刺激机体的造血组织而引起的某种细胞增多或核左移反应,是似白血病现象。白细胞计数可明显增多,外周血出现原粒和幼稚细胞,粒细胞可见中毒颗粒,中性粒细胞碱性磷酸酶升高。类白血病反应常继发于感染和恶性肿瘤,临床以各种原发疾病症状为主。骨髓穿刺涂片或活检无原始细胞增多现象,骨髓细胞分类基本正常,与外周血象表现不同步。原发病去除后,血象变化可恢复正常。

4.传染性单核细胞增多症:是由EB病毒(EBV)所致的急性自限性传染病,通常是通过唾液、飞沫散播。临床特征为发热,咽喉炎,淋巴结肿大,外周血淋巴细胞显著增多并出现异常淋巴细胞,嗜异性凝集试验阳性,感染后体内出现抗EBV抗体。一般无贫血及血小板减少,骨髓原始细胞和早期幼稚细胞不增高,可资鉴别。

(二)中医鉴别诊断

1.髓劳:是指因先后天不足,精血生化无源,或因有毒药物及理化因素伤正,邪毒瘀阻,新血不生。以出血、血亏、全血细胞减少、易染邪毒为主要表现,一般不伴肝脾淋巴结肿大。本病相当于西医学的再生障碍性贫血。

2.髓毒劳:先天禀赋不足,感受外邪,邪毒伤及骨髓,血液生化乏源,气血阴阳失调,各种变证丛生,以贫血、发热、出血为主要临床症状,可伴脾大、淋巴结肿大、全血细胞减少,骨髓三系均可见病态造血。本病相当于现代医学的骨髓增生异常综合征。

3.恶核:是指因气机郁结,或精气亏虚,温毒内伏,瘀痰凝滞所致。以颈部、腋下、腹股沟等出现无痛性肿块,或胁下肿块,或有发热等为主要表现的疾病。本病相当于现代学医学的恶性淋巴瘤等疾病。

第五节 治 疗

一、中西医结合治疗思路

(一)中医辨证论治与化疗不同阶段有机结合

目前,中医对急性白血病的辨证分型尚未统一。夏小军教授根据急性白血病的临床特点,将急性白血病分为邪毒炽盛、痰瘀互结型;邪毒渐退、气阴两虚型及气血不足、阴阳两虚型三种类型。其中,邪毒炽盛、痰瘀互结型相当于疾病初期,未进行化疗或化疗诱导阶段,病情特点是邪实正盛或正虚不明显,以邪实为主;应祛邪为主,用清热败毒、活血化瘀、化痰散结之法。邪毒渐退、气阴两虚型相当于疾病中期或缓解后的巩固强化治疗阶段,病情特点是正虚邪不盛,应标本同病;治以扶正祛邪,标本同治,用益气养阴、解毒化瘀、健脾和胃之法。气血不足、阴阳两虚型相当于疾病后期或缓解后的维持治疗阶段,病情特点是邪去正衰,以正虚为主;治疗以扶正为主,兼清余邪,用补气养血、益肾填髓、扶正化毒之法。

(二)化疗期间配合中医扶正解毒以防治骨髓抑制与感染

化疗所致的骨髓抑制是白血病患者获得缓解的必然途径, 但由于骨髓严重抑制,使中性粒细胞明显降低,预防能力下降而易于继发感染。化疗期间的感染是由于化疗药物攻伐太过,正气受损,卫外不固,邪气乘虚而入所致,治疗既要培元固本,顾护正气,又要加强解毒散邪。临证根据邪热在卫、气、营、血的不同,可选用银翘散、白虎汤、清瘟败毒饮、五味消毒饮、黄连解毒汤、清营汤等,同时加用益气养血、补肾益精之品,如黄芪、人参、当归、熟地黄、紫河车、菟丝子、枸杞、补骨脂、仙灵脾、鸡血藤、山茱萸、黄精等。对于局部感染者,也可用中医外治法,如菊花、黄芩、蒲公英、败酱草等煎汤含漱防治口腔感染;以金黄散调敷治疗软组织炎症;以苦参、菊花、蒲公英、紫花地丁、牡丹皮等熏洗防止肛周感染等。

(三)化疗期间配合应用有效中药或成分以达到耐药逆转作用

白血病细胞的多药耐药(multidrug resistance,MDR)指白血病细胞在接触一种抗恶性肿瘤药后,产生了对多种结构不同、作用机制各异的其他抗恶性肿瘤药物的耐药性,已成为治愈白血病的最大障碍。目前已证实其耐药逆转作用的中药活性成分数十种,如汉防己甲素、补骨脂素、苦参碱、人参皂苷、斛皮素、丹皮酚、川芎嗪、姜黄素、蝎毒、冬凌草甲素、紫杉醇、贝母甲素等。这些药大多数具有钙通道拮抗作用,主要是通过降低 P-糖蛋白表达而发挥耐药逆转作用。中药逆转 MDR 的另一作用机制是下调抗凋亡基因 Bcl-2 的表达,促进耐药细胞凋亡,从而达到耐药逆转作用。许多中药活性成分被发现有此功效, 如 β-榄香烯及其衍生物 β-榄香烯吗素、雄黄、蝎毒、冬凌草甲素、紫杉醇等。故化疗过程中,在辨证的基础上适时应用以上中草药或与其相关的中药制剂,以期提高疗效。

(四)单独或配合化疗应用中药增效减毒,提高机体免疫力

单独或配合化疗应用中药,可增强其治疗效应,提高机体的抗病能力,减轻化疗药物的毒副作用。回生汤系列基本方中天蓝苜蓿及墓头回均系甘肃陇东特产中草药,体外药敏试验表明二者均具有抗急性白血病细胞的作用。药理研究表明,回生汤组方中龙葵具有抗癌作用;紫河车不仅可调节免疫,增强机体抵抗力,而且能促进凝血和刺激骨髓造血。1996 年完成的"回生丸 I 号治疗急性白血病的实验研究"课题表明,"回生丸 I 号" 可在休内有效抑制 H_{22} 肝癌细胞和 L_{615} 淋巴细胞白血病细胞等肿瘤细胞的生长,并通过增加 T 淋巴细胞亚群的活性而使实验动物的免疫功能得到提高。2014 年"回生胶囊药效学实验" 结果表明,回生胶囊与化疗或放疗药物联合应用有增效和减毒作用,同时能增强机体的免疫功能。以上均表明中药回生汤、回生胶囊参与治疗可起到增效减毒,增强免疫的作用,这对于改善白血病预后可起到积极的作用。

二、西医治疗

根据每个患者具体情况,包括年龄、病情、身体情况、是否有其他系统疾病、经济条件、患者和家属的意愿,制定适合该患者的总体治疗策略和具体的治疗方案。治疗可分为两个方面:一是一般治疗,包括紧急处理高白细胞血症、积极防治感染、成分输血支持、防治高尿酸血症肾病等;二是目标治疗,其模式是先诱导化疗,以期获得完全缓解(CR),缓解后再予以巩固、强化治疗,或择期行干细胞移植治疗。异基因造血干细胞移植是目前最有可能根治白血病的方法。

(一)AML(非 APL)的治疗

1.年龄<60 岁,此前无血液病史的患者

(1)诱导缓解治疗。

①建议采用常规的诱导缓解方案(均可能需 2 个疗程),临床工作中可以参照下列方案、药物剂量,根据患者情况可进行调整。A 蒽环类药物[包括去甲氧柔红霉素(IDA)、柔红霉素(DNR)等]联合标准剂量阿糖胞苷(Ara-C)(即 3+7 方案):标准剂量 Ara-C 100~200mg/(m²·d)×7d,IDA 8~12mg/(m²·d)×3d,DNR45~90mg/(m²·d)×3d;B 高三尖杉酯碱(HHT)联合标准剂量 Ara-C 的方案(HA 方案):标准剂量 HHT 2.0~2.5mg/(m²·d)×7d(或 4mg/(m²·d)×3d)。CHA+蒽环类药物组成的方案:如 HAD(HA+

DNR)、HAA[HA+阿克拉霉素(Acla)]等。

②含大剂量 Ara-C 的诱导治疗方案:A 蒽环类药物(包括 IDA、DNR 等)联合大剂量 Ara-C,蒽环类药物为 3d 用药,剂量同上述;Ara-C 用量为 1.0~2.0g/m²,每 12h1 次,3~5d(第 1、3、5d 或 1~5d)。BHA+蒽环类药物组成方案(如 HAD 方案):HHT、DNR 用法同标准剂量方案;Ara-C 前 4d 为 100mg/(m²·d),第 5、6、7d 为 1~1.5g/m²,每 12h,1 次。

(2)AML 完全缓解后治疗的选择。

按遗传学预后危险度分组治疗;蒽环类药物、Mitox(6~10mg/(m²·d)×3d)的剂量同诱导治疗方案。

①预后良好组:

A.多疗程的大剂量 Ara-C:a 大剂量 Ara-C(3g/m² 每 12h,1 次,至少 6 个剂量),3~4 个疗程,单药应用。其后可以停止化疗,也可以再予以适当的标准剂量化疗巩固。b 大剂量 Ara-C(1~2g/m² 每 12h,1 次,至少 6 个剂量)为基础的方案:可与蒽环/蒽醌类、氟达拉滨等联合应用,2~3 个疗程后行标准剂量化疗,缓解后总的化疗周期为 6 个疗程。

B.2~3 个疗程大剂量 Ara-C 或大剂量 Ara-C 为基础的方案巩固,继而行自体造血干细胞移植。

C.标准剂量化疗(Ara-C 联合蒽环/蒽醌类、HHT、鬼臼类等药物),缓解后总的化疗周期≥6 个疗程或标准剂量化疗巩固 3~4 个疗程后行自体造血干细胞移植。

D.临床研究。

②预后中等组:

A.至少 1~2 个疗程大剂量 Ara-C 或大剂量 Ara-C 为基础的方案(可联合蒽环/蒽醌类、氟达拉滨等药物)或标准剂量化疗巩固,继而行配型相合供体的异基因造血干细胞移植或 2~3 个疗程巩固治疗后行自体造血干细胞移植。

B.多疗程的大剂量 Ara-C:a 大剂量 Ara-C(3g/m² 每 12h,1 次,至少 6 个剂量),3~4 个疗程,单药应用。其后可以停止化疗,也可以再予以适当的标准剂量化疗巩固。b 大剂量 Ara-C(1~2g/m² 每 12h,1 次,6 个剂量)为基础的方案:与蒽环/蒽醌类等药物联合应用,2~3 个疗程后行标准剂量化疗,总的缓解后化疗周期≥6 个疗程。

C.标准剂量化疗(Ara-C 联合蒽环/蒽醌类、HHT、鬼臼类等),总的缓解后化疗周期≥6 个疗程或标准剂量化疗巩固 3~4 个疗程后行自体造血干细胞移植。

D.临床研究。

③预后不良组:

A.异基因造血干细胞移植:寻找供者期间行 1~2 个疗程的大剂量 Ara-C 为基础的化疗或标准剂量化疗。

B.临床研究。

C.2~3 个疗程的大剂量 Ara-C 或大剂量 Ara-C 为基础的化疗,或标准剂量化疗巩固,继而行自体造血干细胞移植。

D.无条件移植者予以标准剂量化疗巩固(6 个疗程)。

④未进行染色体核型等检查、无法进行危险度分组者:

参考预后中等细胞遗传学或分子异常组患者治疗。若诊断时白细胞计数≥100×10⁹/L,则按预后不良组治疗。

2.年龄≥60 岁的 AML 患者

(1)年龄≥60~75 岁患者的诱导缓解治疗。

①临床一般情况较好(PS≤2):治疗前应尽量获得细胞遗传学结果。

A.临床研究。

B.标准剂量 Ara-C(100mg/(m²·d)×7d)联合 IDA(8~10mg/(m²·d)×3d)或 DNR(40~60mg/(m²·d)×3d)或 Mitox(6~8mg/(m²·d)×3d)即 7+3 方案,可能需 2 个疗程。

C.标准剂量 Ara-C(100mg/(m²·d)×7d)联合 HHT(2~2.5mg/(m²·d)×7d)的 HA 方案。

D.小剂量化疗±G-CSF(如小剂量 Ara-C 为基础的方案——CAG、CHG、CMG 等,C:Ara-C,A:Acla,H:HHT,M:Mitox;G-CSF 用量建议:5g/(kg·d),或 300g/d)。

②临床一般情况较差(PS>2):

A.临床研究。

B.小剂量化疗±G-CSF(如小剂量 Ara-C 为基础的方案——CAG、CHG、CMG 等,或口服羟基脲控制白细胞)。

C.支持治疗。

(2)年龄≥75 岁或有严重非血液学并发症患者的治疗。

①支持治疗。

②小剂量化疗±G-CSF(如小剂量 Ara-C 为基础的方案——小剂量 Ara-C、CAG、CHG 等,或口服羟基脲控制白细胞)。

(3)完全缓解(CR)后的治疗选择。

①临床研究。

②标准剂量 Ara-C(75~100mg/(m²·d)×(5~7)d)为基础的方案巩固强化。可与蒽环或蒽醌类(IDA、DNR 或 Mitox 等)、HHT、鬼臼类等药物联合。缓解后总的化疗周期为

4~6 个疗程。

③年龄<70 岁,一般状况良好,肾功能正常(肌酐清除率≥70ml/min),或预后较好核型异常患者可接受 Ara-C1~2g/(m²·d),4~6 个剂量,1~2 个疗程。后改为标准剂量方案治疗,缓解后总的治疗周期为 4~6 个疗程。

④减低预处理剂量的异基因造血干细胞移植。

(4)诱导治疗失败的患者。

①临床研究。

②减低预处理剂量的异基因造血干细胞移植。

③二线方案再诱导治疗:如含 G-CSF 的预激方案(低白细胞计数者)等。

④支持治疗。

(二)APL 的治疗

1.诱导治疗。APL 的诱导治疗方案主要分为以下两类

(1)能耐受以蒽环类为基础化疗的患者,根据诱导前外周血 WBC 进行危险分层治疗。

①低/中危组(诱导前外周血 WBC≤10×10⁹/L)治疗

A 全反式维甲 A(ATRA)+去甲氧柔红霉素(IDA)或柔红霉素(DNR)+三氧化二砷(AT);B ATRA+IDA 或 DNR。

②高危组(诱导前外周血 WBC>10×10⁹/L):A ATRA+ATO+IDA 或 DNR;BATRA+IDA;C ATRA+DNR±阿糖胞苷(Ara-C)。

(2)不能耐受以蒽环类为基础化疗的患者,予 ATRA+ATO 治疗。

①药物使用剂量(根据患者具体情况适当调整):ATRA20mg/(m²·d)口服至血液学完全缓解(CR);ATO 0.16mg/(kg·d)静脉滴注至血液学 CR;IDA8~12mg/(m²·d)静脉注射, 第 2、4、6 或第 8d;DNR45~90mg/(m²·d) 静脉注射, 第 2、4、6 或第 8d;Ara-C150mg/(m²·d)静脉注射,第 1~7d。

②化疗起始时间:低危组患者可于 ATRA 诱导治疗 72h 后开始,高危组患者可考虑与 ATRA 诱导治疗同时进行。

2.初始诱导失败患者的治疗

(1)ATRA+蒽环类药物诱导失败者。

①ATO 再诱导。

②异基因造血干细胞移植。

(2)ATRA+砷剂+蒽环类药物诱导失败者。

①临床研究。

②异基因造血干细胞移植。

（3）不能耐受化疗以及 ATRA+砷剂诱导失败者。

①临床研究。

②异基因造血干细胞移植。

3.完全缓解后的巩固治疗

巩固治疗的目标是获得分子生物学缓解（定性或定量 RT-PCR 检测融合基因转阴）。建议依据危险分层[高危组患者（包括 WBC>10×10⁹/L 或 FLT3-ITD 阳性）、低/中危组患者（WBC≤10×10⁹/L）]进行巩固治疗。

（1）ATRA+蒽环类药物达 CR 者。

①低/中危组：ATRA+IDA8~12mg/(m²·d)或 DNR45~90mg/(m²·d)×3d,共 2 个疗程。

②高危组：A ATRA+IDA8~12mg/(m²·d)或 DNR45~90mg/(m²·d)×3d+Ara-C150mg/(m²·d)×7d,共 2 个疗程；B ATRA+HHT4mg/(m²·d)×3d+Ara-C,1g/m²,每 12h,1 次,共 3d,1 个疗程。

以上每个疗程中 ATRA 用法为 20mg/(m²·d),口服 14d。

（2）不能耐受化疗以 ATRA+砷剂达 CR 者。

ATRA+ATO 巩固治疗 6 个疗程。

巩固治疗结束后采用定性或定量 PCR 方法检测患者骨髓细胞的融合基因（主要是 PML-RARα）,以证实是否达到分子水平缓解。融合基因阴性者进入维持治疗阶段；融合基因转阳性者,4 周内复查,阴性者进入维持治疗阶段,复查阳性者按复发处理。

4.完全缓解后的维持治疗。维持治疗建议依据危险度分层进行。

（1）低/中危组。

ATRA 20mg/(m²·d)×14d, 间歇 14d（第 1 个月）；ATO 0.16mg/(kg·d)×14d, 间歇 14d 后同等剂量×14d(第 2~3 个月）；完成 5 个循环周期。

（2）高危组。

ATRA 20mg/(m²·d)×14d, 间歇 14d（第 1 个月）；ATO 0.16mg/(kg·d)×14d,间歇 14d 后同等剂量×14d(第 2~3 个月）；甲氨蝶呤（MTX）15mg/m²,每周 1 次,共 4 次,或者 6-巯基嘌呤（6-MP）50mg/(m²·d)共 2~4 周(第 3 个月）。完成 5 个循环周期。

2 年内每 3 个月采用 PCR 方法检测患者骨髓细胞的融合基因。融合基因持续阴性者,继续维持治疗；融合基因转阳性者,4 周内复查。复查结果阴性者,继续维持治疗；确实阳性者按复发处理。

5.首次复发 APL 患者的治疗

一般采用砷剂±ATRA 进行再诱导治疗。

(1)达二次缓解(细胞形态学)者进行融合基因检测,融合基因阴性者行自体造血干细胞移植或砷剂巩固治疗(不适合移植者)6 个疗程。融合基因阳性者行异基因造血干细胞移植或进入临床研究。

强烈建议二次缓解的患者行鞘内注射,以预防中枢神经系统的侵犯。

(2)再诱导未缓解者可加人临床研究,或行异基因造血干细胞移植。

(三)ALL 的治疗

1.PL 阴性 ALL(ph⁻-ALL)的治疗

(1)诱导治疗。

至少应予长春新碱(VCR)或长春地辛、蒽环/蒽醌类药物[如柔红霉素(DNR)、去甲氧柔红霉素(IDA)、阿霉素、米托蒽醌等],糖皮质激素(泼尼松、地塞米松等)为基础的治疗方案(VDP)诱导治疗。推荐采用 VDP 联合 CTX 和左旋门冬酰胺酶(L-Asp)组成的 VDCLP 方案,鼓励开展临床研究。诱导治疗中蒽环/蒽醌类药物可以连续应用(连续 2~3d,第 1、3 周或仅第一周用药);也可以每周用药一次。参考计量:DNR30~60mg/(m²·d)、连用 2~3d,IDA8~12mg/(m²·d)、连用 2~3d,米托蒽醌 6~10mg/(m²·d)或 6~8mg/(m²·d),连用 2~3d。单次应用 CTX 剂量超过 1g 可给予美司钠解救。诱导疗程第 14d 复查骨髓,根据骨髓情况调整第 3 周的治疗。诱导治疗第(28±7)d 的判断疗效,未选 CR 的患者进入挽救治疗。

(2)CR 后的巩固强化治疗。

①治疗分层。

达 CR 后应根据患者的危险程度分组情况判断是否需要行 allo-HSCT,需行 allo-HSCT 者积极寻找供体。

②达到 CR 后应尽快进入缓解后(巩固强化)治疗

缓解后强烈的巩固治疗可提高疗效(尤其是高危组患者),最常用的方法包括 6~8 个疗程的治疗:含大剂量 MTX、Ara-C、L-Asp 的方案 2~4 个疗程,再诱导方案 1~2 个疗程,在整个治疗过程中应强调非骨髓抑制性药物(糖皮质激素、VCR、L-Asp 等)的应用。

A.一般应含有 HD-MTX 方案:MTX1~3g/m²(T-ALL 可以用到 5g/m²)。应用 HD-MTX 时应争取进行血清 MTX 浓度监测,注意甲酰四氢叶酸钙的解救,解救至血清 MTX 浓度 0.1μmol/L(至少应低于 0.25μmol/L)可停止解救。

B.可选择 Ara-C(标准剂量或大剂量)为基础的方案。

C.可继续应用含 L-Asp 的方案。

D.缓解后 6 个月左右参考诱导治疗方案再予诱导强化 1 次。

③造血干细胞移植

有合适供体的患者(尤其是高危组患者、微小残留病监测持续阳性的标危组患者)建议行 allo-HSCT 治疗。无合适供体的高危组患者(尤其是细小微残留病持续阴性者),标危组患者可以考虑在充分的巩固强化治疗后进行 auto-HSCT。auto-HSCT 后的患者应继续给予维持治疗。无移植条件的患者,持续属于低危组的患者可继续巩固强化治疗。

(3)维持治疗。

ALL 患者强调维持治疗。维持治疗的基本方案:6-巯基嘌呤(6-MP)60~100mg/(m²·d),MTX15~30mg/m² 每周一次。注意事项:①6-MP 夜间用药效果较好;可以用硫鸟嘌呤(6-TG)替代 6-MP;维持治疗期间根据血常规和肝功能调整用药剂量。②ALL 的维持治疗可以在完成巩固强化治疗之后单独连续应用,也可与巩固强化方案交替序贯进行。③取得 CR 后总的治疗周期至少为 2 年。

2.PL 阳性 ALL(Ph⁺-ALL)的治疗

(1)非老年(<55 岁)Ph⁺-ALL 的治疗。

①诱导治疗。

开始治疗和一般 Ph⁻相同,建议予 VCR 或长春地辛、蒽环/蒽醌类药物、糖皮质激素为基础的方案(VDP)诱导治疗;鼓励进行临床研究。

一旦融合基因或染色体核型/荧光原位杂交(FISH)证实为 Ph/BCR-ABL 阳性 ALL 则进入 Ph⁺-ALL 治疗序列。可以不再应用 L-Asp。自第 8d 或第 15d 开始加用伊马替尼等酪氨酸激酶抑制剂,伊马替尼用药剂量 400~600mg/d,持续应用。若粒细胞缺乏(ANC<0.2×10⁹/L)持续时间超过 1 周,出现感染发热等并发症,可以暂停伊马替尼。

建议于诱导化疗结束第(28±7)d 复查骨髓和细胞遗传学(诊断时有异常者)、BCR-ABL 融合基因以判断疗效。有造血干细胞移植条件者,行 HLA 配型,寻找供体。WBC≥1×10⁹/L、PLT≥50×10⁹/L 者可进行鞘内注射。

②缓解后治疗。

Ph⁺-ALL 的缓解后治疗原则参考一般 ALL,但可以不再使用 L-Asp。伊马替尼应尽量持续应用至维持治疗结束。无条件应用伊马替尼的患者按一般 ALL 的治疗方案进行,维持治疗可以改为干扰素为基础的方案。有供体的患者可以在一定的巩固强化治疗后,尽早行 allo-HSCT,伊马替尼口服至 allo-HSCT。allo-HSCT 后应定期检测

BCR-ABL 融合基因表达,伊马替尼至少应用至 2 次融合基因检测结果为阴性。无供体、无条件或其他原因不能行 allo-HSCT 治疗者,继续接受巩固强化化疗和伊马替尼的联合治疗。分子学阴性的患者可选择 auto-HSCT,auto-HSCT 后的患者可继续予伊马替尼(无条件者用干扰素)维持治疗。无条件应用伊马替尼者按计划化疗,化疗结束后给予干扰素为基础的维持治疗。CNSL 的预防治疗参考一般 ALL 患者。

③维持治疗。

有条件者采用伊马替尼维持治疗至 CR 后 2 年,可以联合 VCR、糖皮质激素。不能坚持伊马替尼治疗者,给予干扰素 300 万单位,隔日 1 次维持治疗,可以联合 VCR、糖皮质激素,缓解后至少治疗 2 年。维持治疗期间每 3~6 个月复查一次,包括血常规、骨髓象、染色体模型和(或)融合基因(BCR-ABL)。

(2)老年(≥55 岁)Ph+-ALL 的治疗

可以在确诊后采用伊马替尼+V(D)P 为基础的治疗,伊马替尼连续应用,V(D)P 方案间断应用;整个治疗周期至缓解后至少两年。

3.微小残留病的监测

ALL 整个治疗期间应强调微小残留病的监测:①早期监测:诱导治疗期间(第 14d)和(或)结束时(第 28d 左右);②缓解后定期监测,应保证缓解后第 16、22 周的残留病监测。残留病水平高的患者具有较高的复发危险,应进行较强的缓解后治疗,以改善长期疗效。微小残留病的监测一般采用流式细胞术,表达特殊的融合基因者(如 BCR、ABL)可结合基因表达来分析。

(四)中枢神经系统白血病(CNSL)的预防和治疗

1.预防

(1)AML(非 PML)。

患者 CNSL 的发生率远低于急性淋巴细胞白血病（ALL），一般不到 3%。参考 NCCN 的意见，在诊断时对无症状的患者不建议行腰椎穿刺检查。但对于治疗前 $WBC \geqslant 100 \times 10^9/L$ 或单核细胞白血病(M_4 和 M_5)、t(8;21)/AML1-ETO、inv(16)白血病患者,建议至少行腰穿鞘注 1 次,以进行 CNSL 筛查。脑脊液正常者治疗 CR 后,每个疗程行 1~2 次腰穿鞘注,Ara-C 每次 40~50mg 和(或)甲氨蝶呤(MTX,每次 5~10mg)+地塞米松（每次 5~10mg）,共 4~6 次（采用大剂量 Ara-C 治疗者可以减少腰穿次数),预防性治疗。

(2)PML。

PML 诊断时为低/中危组患者，应进行 3 次预防性鞘内治疗（用药物及剂量同上）；诊断时为高危组或复发患者，因发生 CNSL 的风险增加，对这些患者应进行 6 次预防性鞘内治疗。

（3）ALL。

任何类型的成人 ALL 均应强调 CNSL 的早期预防。预防措施可以包括鞘内化疗、放射治疗、大剂量全身化疗，以及多种措施联合应用。

A 鞘内化疗：诱导治疗过程中没有中枢神经系统症状者可以在外周血已没有原始细胞，WBC≥1×10⁹/L、PLT≥50×10⁹/L 时行腰穿鞘注。鞘注主要药物包括地塞米松、MTX、Ara-C。用法为 MTX（10~15mg）或 MTX+Ara-C（30~50mg）+地塞米松三联或两联用药。巩固强化治疗中也应进行积极的 CNSL 预防，主要是腰穿鞘注（一般应达 6 次以上、高危组患者可达 12 次以上），鞘注频率一般不超过每周 2 次。

B 预防性头颅放疗：18 岁以上的高危组患者或 35 岁以上的患者可进行预防性头颅放疗，照射部位为单纯头颅，总剂量 1800~2000cGy，分次完成。放疗一般在缓解后的巩固化疗期进行。

2.CNSL 的治疗

已确诊 CNSL 患者，尤其是症状和体征较明显者，建议先进行腰穿、鞘注。MTX（10~15mg）+Ara-C（30~50mg）+地塞米松（5~10mg）三联或两联鞘注，每周 2 次；脑脊液正常后改为每周 1 次、共 4~6 周。ALL 也可以在鞘注化疗药物至脑脊液白细胞数正常，症状体征好转后再行放疗（头颅+脊髓），头颅放疗剂量 2000~2400cGy，脊髓放疗剂量 1800~2000cGy，分次完成。进行过预防性头颅放疗的患者原则上不进行二次放疗。

（五）一般治疗

1.紧急处理高白细胞血症：当循环血液病中白细胞数>100×10⁹/L，可紧急使用血细胞分离机，单采清除过高的白细胞（AML-M₃ 慎用）；也可按白血病分类诊断实施相应化疗前短期预处理：ALL 用地塞米松 10mg/m²，静脉注射；AML 用羟基脲 1.5~2g，6h。待白细胞降至 30×10⁹/L 以下，然后进行联合化疗。

2.积极防治感染：白血病患者常伴有粒细胞减少，特别在化疗、放疗后，必要时可应用促粒细胞集落刺激因子。发热应做细菌培养和药敏试验，迅速进行经验性抗感染治疗。

3.成分输血支持。

4.防治高尿酸血症肾病：由于白血病细胞大量破坏，特别在化疗时更甚，血清和尿中尿酸浓度增高，积聚在肾小管，引起阻塞而发生高尿酸血症肾病。因此应鼓励患者多饮水，并静脉补液。

三、中医治疗

（一）辨证论治

1.邪毒炽盛，痰瘀互结

基本方：天蓝苜蓿 30~60g、墓头回 15~30g、龙葵 10~0g、紫河车粉 1~3g（装空心胶囊冲服）。

【治法】以祛邪为主，用清热败毒，活血化瘀，化痰散结之法。

【方药】回生汤Ⅰ号方（夏小军教授经验方）。

基本方加半枝莲、白花蛇舌草各 20~40g，夏枯草、仙鹤草、白茅根各 15~30g，虎杖、山豆根、赤芍、炙鳖甲（先煎）各 10~20g，青黛 3~6g（冲服）。

【方药分析】方中半枝莲、白花蛇舌草、虎杖、山豆根、青黛清热败毒；仙鹤草、白茅根凉血止血；赤芍凉血活血；夏枯草、炙鳖甲化痰软坚散结。

【加减】若高热不退兼表证者，加金银花、连翘、板蓝根各 15~30g，柴胡 10~15g 以清热解毒；或加服中成药银翘解毒丸 1~2 丸，每日 1~2 次；内热炽盛者，加水牛角 30~60g（先煎），生石膏 20~40g（先煎），知母 10~20g，黄芩 6~10g 以清热泻火、凉血解毒；津伤明显者，加知母、天花粉各 10~20g，生地黄、玄参、麦门冬 10~15g 以养阴生津。也可选用柴胡注射液 2~4ml 肌注，每日 2~3 次；或以清开灵注射液 30~60ml。加入 5%葡萄糖溶液 250ml 中静脉滴注，每日 1~2 次。出血较甚者，加紫草、茜草、大小蓟各 15~30g 以凉血止血；颅内出血者，口服或鼻饲中成药安宫牛黄丸每次 1 丸，每日 1~2 次。胁下癥瘕积聚明显者，加丹参 20~40g，三棱、莪术、红花各 10~15g 以活血消癥；颈项、腋下及跨腹瘰疬痰核明显者，加炙半夏、胆南星、浙贝母各 10~15g 以化痰软坚散结。也可在辨证论治的基础上以丹参注射液 20~40ml，加入 5%葡萄糖溶液 500ml 中静脉滴注，每日 1~2 次。胸骨及全身骨骼疼痛明显者，加薤白、牛膝、鸡血藤各 10~20g 以活血化瘀，行气止痛。

2.邪毒渐退，气阴两虚

【治法】扶正祛邪，标本同治。用解毒化瘀，健脾和胃之法。

【方药】回生汤Ⅱ号方（夏小军教授经验方）。

基本方加太子参、黄芪、女贞子、旱莲草、生地黄、半枝莲、白花蛇舌草各 15~30g，茯苓、白术各 10~20g。

【方药分析】方中黄芪补气生血；太子参益气养阴；女贞子、旱莲草、生地黄滋补肝肾之阴；半枝莲、白花蛇舌草清热解毒；茯苓、白术健脾益气和胃。

【加减】若虚热内盛者，加青蒿、地骨皮、银柴胡各 10~20g 以清虚热；气虚明显者,可以生脉注射液 20~40ml,加入 5%葡萄糖溶液 250ml 中静脉滴注,每日 1~2 次;也可用参芪扶正注射液 100ml 静脉滴注,每日 1~2 次。伴恶心呕吐明显者,加陈皮、半夏各 10~15g,竹茹 5~10g 以和胃止呕。合并口疮者,加黄连、栀子各 10~15g,肉桂 3~6g 以清热泻火、引火归元;或外用六神丸、锡类散、西瓜霜含片;并用复方银菊合剂(院内制剂)含漱,每日 10~20 次。合并肛痛(肛周脓肿)者,用消毒止痛膏(甘肃省肿瘤医院制剂)局部清洁换药,每日 1~2 次。合并脉痹(静脉炎)者,用复方紫草合剂(甘肃省肿瘤医院制剂)擦涂患处,每日 5~10 次。

3.气血不足,阴阳两虚

【治法】以扶正为主,兼清余邪。用补气养血,益肾填髓,扶正化毒之法。

【方药】回生汤 Ⅲ 号方(夏小军教授经验方)。

基本方加黄芪 20~40g,党参、当归、熟地黄各 15~30g,补骨脂、鸡血藤、菟丝子、土茯苓各 10~20g,阿胶 10~15g(烊化)。

【方药分析】方中黄芪、党参补气生血;当归、阿胶滋补阴血;熟地黄、山茱萸填精补髓;补骨脂、菟丝子补肾益髓;鸡血藤补血活血;土茯苓解毒利湿。

【加减】若血虚明显者,加龟板胶 10~15g(烊化兑服)、何首乌、龙眼肉、白芍各 10~20g,大枣 5~10 枚以滋补阴血;阳气虚弱者,加炙附子、肉桂各 5~10g 以温补元阳;阳气暴脱着,可以参附注射液 20~40ml,加入 5%葡萄糖溶液 250ml 中静脉滴注,每日 1~2 次,以回阳固脱。邪伤元神(中枢神经系统白血病)者,用基本方加丹参 20~40g,黄芪、菊花、金银花、连翘各 15~30g,天麻、地龙、赤芍、牡丹皮、川芎各 10~15g 以清热涤痰、活血通络、平肝熄风。病情严重者,口服或鼻饲安宫牛黄丸,每次 1 丸,每日 2~3 次;亦可用清开灵注射液 40~80ml,或醒脑静注射液 30~60ml,加入 5%葡萄糖溶液 250ml 中静脉滴注,每日 1~2 次,以醒脑开窍。

(二)中成药

1.回生胶囊(甘肃省调剂使用专科制剂,夏小军教授经验方):每次 3 粒,温水送服,每日 2 次。适用于合并邪毒、痰瘀等。

2.摄血丸(甘肃省调剂使用专科制剂,夏小军教授经验方):每次 2 丸,温水送服,每日 2 次。适用于合并气阴不足之衄血、紫癜、咳血等证,或合并血小板减少患者。

3.生血丸(甘肃省调剂使用专科制剂,夏小军教授经验方):每次 2 丸,温水送服,每日 2 次。适用于合并气血亏虚证,或白细胞、血红蛋白减低患者。

4.生脉(参麦)注射液:每次 40~60ml,用 5%葡萄糖注射液 250ml 稀释后静脉滴注,每日 1 次;或参芪扶正注射液:每次 100ml 静脉滴注,每日 1~2 次,20d 为 1 疗程。

适用于合并气阴、气血两虚证,或血细胞减少患者。

5.复方银菊合剂(甘肃省调剂使用专科制剂,段赟副主任医师研制):每次 10ml,漱口,每日 6 次。适用于化疗后口腔溃疡的防治。

6.复方紫草合剂(甘肃省调剂使用专科制剂,开金龙主任医师研制):每次适量,血管局部湿敷或涂擦,每日数次,适用于化疗后静脉炎的防治。

7.清开灵注射液:每次 40~80ml,用 5%葡萄糖注射液 500ml 稀释后静脉滴注,每日 1 次。适用于邪毒炽盛或热扰元神(中枢神经系统白血病)证患者。

8.丹参注射液:每次 20~40ml,加入 5%葡萄糖溶液 500ml 中静脉滴注,每日 1~2次。适用于合并瘀血证,如骨痛、痰核、胁下痞块等症者。

(三)中医适宜技术

1.毫米波治疗仪骨髓穿部位,或局部疼痛部位照射:疏通经络,活血化瘀,可减轻局部肿痛症状。7d 为 1 疗程。

2.中药热奄包神阙穴热敷:温中和胃,散寒通络,促进食欲,预防治疗相关胃肠道反应。7d 为 1 疗程。

3.多功能艾灸仪随症选穴艾灸:温中补虚,调和气血,提高机体免疫功能。7d 为 1疗程。

4.蟾蜍酒

【材料】蟾蜍、黄酒。

【制备】125g 左右蟾蜍 15 只,剖腹去内脏洗净,加黄酒 1500ml,放入瓦罐中封闭,然后置于铝锅中加水,用火煮沸 2h,将药液过滤,即得。

【功效】清热解毒。

【用法】成人每次 15~30ml,每天 3 次,饭后服,儿童酌减。

5.鲜汁饮

【组成】鲜生地、鲜小蓟、鲜蒲公英、鲜白茅根、羚羊角粉、玳瑁。

【功效】益气养阴,凉血解毒,恢复阴阳平衡和造血功能。

【用法】前 4 味榨汁与后 2 种粉末剂混 250ml 瓶中,每日 1 瓶,分 3 次服用,用时摇匀。

(四)主要并发症的防治

1.骨髓抑制

(1)气阴两虚。

【治法】益气养阴。

【推荐方药】生脉散加味。

(2)气血两虚。

【治法】补气养血,健运脾胃。

【推荐方药】归脾汤。

(3)脾肾阳虚。

【治法】温补脾肾。

【推荐方药】黄芪建中汤合左归丸。

(4)肝肾不足。

【治法】滋养肝肾。

【推荐方药】六味地黄丸合一贯煎。

2.胃肠道反应

(1)脾胃虚弱。

【治法】健脾益气,和胃降逆。

【推荐方药】香砂六君子汤加减。

(2)痰浊中阻。

【治法】除湿化痰,理气和中。

【推荐方药】二陈汤合小半夏汤加减。

(3)胃热壅盛。

【治法】清热化痰,和胃止呕。

【推荐方药】泻心汤合连朴饮。

3.心肌损害

(1)心血不足。

【治法】补益心血。

【推荐方药】归脾汤加减。

(2)阴虚火旺。

【治法】滋阴降火,养心安神。

【推荐方药】天王补心丹加减。

(3)气阴两虚。

【治法】益气养阴。

【推荐方药】生脉饮加减。

4.周围神经病变

(1)气虚血瘀。

【治法】益气活血、通阳温经。

【推荐方药】黄芪桂枝五物汤。

（2）肝气郁滞。

【治法】和解少阳，解肌祛风。

【推荐方药】柴胡桂枝汤。

（3）寒湿阻滞。

【治法】除湿通络，祛风散寒。

【推荐方药】薏苡仁汤。

第六节　疗效评价

一、西医疗效评价

（一）缓解标准

1.完全缓解（CR）

（1）骨髓象：原粒细胞 I 型+II 型（原单+幼单或原淋+幼淋）小于或等于 5%，红系及巨核系正常。

（2）血象：男性血红蛋白大于或等于 100g/L，女性及儿童血红蛋白大于或等于 90g/L，中性粒细胞绝对值大于或等于 $1.5×10^9$/L，血小板大于或等于 $100×10^9$/L，外周血分类中无白血病细胞。

（3）临床：无白血病浸润所致的症状和体征，生活正常或接近正常。

2.部分缓解（PR）：大于 5% 又小于或等于 20%；或临床、血象 2 项中有一项未达上述标准者。

3.未缓解（NR）：骨髓象、血象及临床 3 项均未达上述标准者。

（二）复发标准

有下列三者之一者称为复发。

1.骨髓原始细胞（原单+幼单、原淋+幼淋）大于 5%且小于 20%，经过抗白血病治疗一个疗程仍未达骨髓完全缓解者。

2.骨髓原始细胞（原单+幼单、原淋+幼淋）大于 20%者。

3.骨髓外白血病细胞浸润者。

（三）持续完全缓解

完全缓解之日起,其间无白血病复发达3~5年者。

（四）长期存活

白血病自确诊之日起,存活时间达5年或5年以上者。

（五）临床治愈

指停止化学治疗5年或无病生存达10年者。

二、中医症候评价

（一）中医疗效评价标准

临床痊愈:中医临床症状、体征完全消失,症候积分减少≥95%。

显效:中医临床症状、体征明显改善,症候积分减少≥70%。

有效:中医临床症状、体征均有好转,症候积分减少≥30%。

无效:中医临床症状、体征均无明显改善,甚或加重,症候积分减少<30%。

（二）评价方法

参照《中药新药临床研究指导原则》,将急性白血病症候要素进行分类计分,自拟症状与体征分级与积分见表23-6。中医症候评价采用尼莫地平法,计算公式:[(治疗前积分-治疗后积分)/治疗前积分]×100%

表 23-6　急性白血病症候评分表

症状		分级记分			
		无	轻度	中度	重度
主要症状和体征	痰核	0分:无体征	2分:局限性,触诊发现	4分:介于轻、重之间	6分:多部位,望诊即见
	骨痛	0分:无体征	2分:触诊时有压痛,程度轻	4分:介于轻、重之间	6分:自发性骨痛、疼痛剧烈
	瘕块	0分:无体征	2分:B超发现	4分:介于轻、重之间	6分:触诊即见
	瘀斑	0分:无体征	2分:少量瘀点、瘀斑	4分:介于轻、重之间	6分:广泛瘀斑、颜色紫暗
次要症状	头晕	0分:无症状	1分:偶有头晕	2分:介于轻、重之间	3分:严重头晕、卧床
	乏力	0分:无症状	1分:轻度乏力	2分:介于轻、重之间	3分:严重乏力、卧床
	纳差	0分:无症状	1分:食量减少1/3	2分:介于轻、重之间	3分:不思饮食或不饮食
	发热	0分:无症状	1分:自觉发热、体温正常	2分:介于轻、重之间	3分:高热、体温高于38.5℃

第七节　预防调护

一、预防

（一）谨防外感

正气不足，感受邪毒是诱发急性白血病的主要原因，故预防应做到冷暖适宜，特别是儿童患者，尽量避免到公共场所，慎避外感。

（二）慎避毒气

避免接触含苯的清洁剂、去渍剂、汽油、油漆以及农药、杀虫剂等，并应避免使用染发剂，戒烟戒酒。

二、调护

（一）调畅情志

急性白血病患者多数病情较重，病情复杂，有的迁延日久，反复发作。因此，病人多数有心理负担，情绪往往焦虑不安，忧郁、悲观、易怒等心态常见。故应充分理解病人内心痛苦，配合心理疏导，不断地进行良性暗示，引导患者摆脱或淡化白血病，分散注意力，帮助其树立信心，战胜疾病。

（二）起居有常

急性白血病患者应养成起居有定时，生活有规律，工作学习有计划，保持劳逸结合、有张有弛的生活习惯。并可在力所能及的前提下进行散步、练气功、打太极拳等活动，但也不能劳累过度，以防劳复。

（三）调其饮食

急性白血病患者饮食应营养丰富而易消化，并应讲究饮食卫生，避免进食硬性食物及熏、烤、腌等类食物，尤其是疾病获得缓解之后更不能骤然暴食，以防食复。同时，还可选择适当的药物制作药膳，以达到营养与治疗的双重效果。

（四）有病早治

急性白血病起病急骤，变化迅速，病情凶险，故应争取及早发现，及早治疗，严密观察病情变化，特别要警惕一些早期症状和体征及并发症，以及医源性疾病和药物的毒副作用，做到提前预防和妥善处理。

（五）审施药治

由于化学药物可引起人类急性白血病的发生已被人们重视，烷化剂、细胞毒药物亦可诱发本病,故对可能诱发本病的药物、化学制剂等应谨慎使用。

(六)持之以恒

由于急性白血病邪毒深伏,遍及全身,不易荡尽,且易复发,实属顽难之症,故应持之以恒,长期坚持治疗,不能半途而废。

参考文献

[1]张之南,郝玉书,赵永强,等.血液病学[M].第 2 版.北京:人民卫生出版社,2011:686-695.

[2]侯丽,田劭丹,李平,等.中西医结合肿瘤学[M].北京:人民卫生出版社,2016:115-122.

[3]夏小军.血病论[M].兰州:甘肃科学技术出版社,2016:485-497.

[4]中华医学会血液病分会.成人急性髓系白血病(非急性早幼粒细胞白血病)中国诊疗指南(2011 年版)[J].中华血液学,2011,11(32):804 -807.

[5]中华医学会血液病分会. 急性早幼粒细胞白血病中国诊疗指南(2011 年版)[J].中华血液学,2011,12(32):885-886.

[6]中华医学会血液病分会. 成人急性淋巴细胞白血病中国诊疗指南(2011 年版)[J].中华血液学,2011,12(32):885-886.

[7]林洪生.恶性肿瘤中医诊疗指南[M].北京:人民卫生出版社,2016:559.

[8]张之南,沈悌.血液病诊断及疗效标准[M].第 3 版.北京:科学出版社,2007,131-132.

第二十四章
慢性髓系白血病

慢性髓系白血病(chronic myelocytic leukemia,CML)是一种源于骨髓多能干细胞的恶性增殖性肿瘤,常以粒细胞过度增生为主,并累及造血干细胞恶性克隆性疾病。90%以上 Ph 染色体阳性,少数为阴性。本病可分为慢性期、加速期与急变期三阶段变化过程。慢性髓性白血病(CML)占成人白血病的 15%,全球年发病率为 1.6~2.0/10万。1986 年至 1988 年在中国 22 个省(市/自治区)46 个调查点进行的全国白血病发病情况调查显示,CML 的年发病率为 0.36/10 万。此后国内几个地区的流行病学调查显示 CML 的年发病率为 0.39~0.55/10 万。中国 CML 患者较西方更为年轻化,国内几个地区的流行病学调查显示 CML 中位发病年龄为 45~50 岁,而西方国家 CML 的中位发病年龄为 67 岁。

CML 的特点为显著的粒细胞过度增生,以乏力、消瘦、发热、肝脾肿大为其主要临床表现,多属中医"虚劳""积聚""癥瘕"等范畴。2008 年 10 月,中国中西医结合学会血液病专业委员会与中华中医药学会内科分会血液病专业组建议将 CML 规范化命名为"慢性白血病"。

第一节　病因病理

一、西医病因病理

CML 的病因包括化学因素、电离辐射、遗传因素等。目前唯一能明确的引起 CML 的化学因素是苯,其他化学药物也可引起 CML。有报道 1945 年日本广岛和长崎两地原子弹爆炸后,受害幸存者中 CML 发病率明显增高,并持续数十年。多数患者伴有特异的细胞遗传学异常,即 Ph 染色体阳性。有研究证明,后天获得性 Ph 染色体阳性与某些致癌物质有密切关系。

CML 患者红系、粒系、巨核系及淋巴细胞均存在 Ph 染色体,提示可能起源于多能干细胞。约90%以上患者的第9位与第22位长臂相互易位,即 t(9;22)(q34;q11)形成 Ph 染色体,并在分子水平上导致 BCR-ABL 融合基因形成。大多数患者,包括约5%的 Ph 染色体阴性患者 PCR 检测 BCR/ABL 融合基因阳性。疾病进展时,常出现Ph 染色体以外的克隆异常,由于 bcr 断裂点的不同,故形成不同的 BCR/ABL 编码蛋白,最常见的为 P210,少数人形成 P190 或 P230 融合蛋白。

二、中医病因病机

(一)病因

CML 的发生多因先天禀赋不足,气血功能失调,邪毒内蕴骨髓;或后天失于调理,脏腑功能紊乱,邪毒入血伤络所致。邪毒为发病的主因,包括先天胎毒、外感六淫化毒、毒药、毒气及饮食所化之毒等;机体气血失调,脏腑功能紊乱,正气虚损为内伤发病的基础,其始发病位在骨髓,涉及气血,常侵犯肝脾二脏,并可累及五脏六腑、四肢百骸。

(二)病机

本病起病隐匿,进展缓慢,为虚实夹杂之证,一般初病多实,久病多虚;正虚、邪毒、瘀血、痰浊相互交织、衍生和转化为其主要病机。

1.先天禀赋不足,邪毒内蕴骨髓

若父母淫欲之火,隐于父精母血,遗于胎儿;或父母患病,传于胎儿;或孕妇恣食辛热甘肥,移热于胎;或孕母忧思郁怒,五志化火,影响胎儿;或孕母调护不周,外感六淫化毒,积伏于胎,皆致邪毒蓄积体内,波及于血,深入骨髓,蕴而待发,及至出生,乃至长大,一旦正气亏虚,或外毒侵袭,致蕴毒泛溢,始发本病。亦如宋代《小儿卫生总微论方·胎中病论》所云:"母食毒物,胎有所感,至生下之后,毒气发而为病。"

2.后天失于调理,邪毒入血伤髓

(1)情志不遂,气滞血瘀。

情志抑郁,肝气不舒,脏腑失和,气机阻滞,脉络受阻,血行不畅,气滞血瘀,日积月累,久积成块,发为本病。积聚日久,均可导致正虚,则致疾病缠绵难愈。亦如清代尤怡《金匮翼·积聚统论》所云:"凡忧思郁怒,久不待解者,多成此疾。"

(2)饮食不节,痰瘀互结。

饮食失调,或过食肥甘,或饮酒过度,或饥饱失宜,均致脾胃损伤,脾失健运,不能输布水谷之精微,湿浊内生,凝聚成痰,痰阻气机,血行不畅,脉络壅塞,痰瘀互结,乃成本病。亦如明代张介宾《景岳全书·痢疾·论积垢》所云:"饮食之滞,留蓄于中,或结聚成块,或胀满硬痛,不化不行,有所阻隔着,乃为之积。"

（3）起居失宜,外邪侵袭。

起居无常,寒温不调,感受外邪,六淫及疫疠之邪过盛,化为邪毒,伤及机体,或积伏待发,或引动内蕴之邪毒泛溢,内外合邪,皆致脏腑功能不利,气血失和,久则经络闭涩,血瘀脏腑,乃发斯病。亦如《灵枢·五变》所云:"寒温不次,邪气稍至,蓄积留止,大聚乃起。"

（4）脏腑失调,邪毒直中。

素体虚弱,调摄失宜,或长期工作及居住在有毒环境影响之地,或长期接触有害毒物,或误用大量有毒药物,或误食过期有毒食物,皆致邪毒伤及气血,直中骨髓,或引动内蕴之邪毒泛溢,阻滞气机,闭涩经脉,而发本病。亦如清代张璐《张氏医通·积聚》所云:"李士材曰,按积之成也,正气不足,而后邪气踞之。"

第二节　临床表现

一、主要症状

绝大多数患者以慢性期起病, 常无症状或经常规体格检查发现左上腹包块,以及血常规检查白细胞增多而得以诊断。

（一）全身症状

患者常有乏力、低热、多汗或盗汗、体重减轻等代谢亢进的症状,由于脾大而自觉左上腹胀满感。少数症状阴茎异常勃起、耳鸣等。

（二）发热

与感染无明显相关性,抗白血病治疗后可降至正常。

（三）出血

慢性期出血少见,有时可见皮下瘀斑。加速期与急变期约30%患者有不同程度出血症状,皮下瘀斑、牙龈渗血、鼻腔出血较多见。血小板重度减少可见脑出血,偶有脾破裂出血的报道。

（四）贫血

慢性期血红蛋白正常或轻度减少,加速期呈明显下降趋势,急变期下降幅度更大,临床表现有面色苍白、乏力等贫血症状。

二、体征

(一)肝、脾肿大

脾大为最重要的临床体征。肿大程度往往与疾病进展和治疗有关。部分患者可见肝脏轻度肿大。

(二)骨痛

约75%患者有胸骨压痛,胫骨和肋骨疼痛也较常见。少数患者可出现关节和肌肉疼痛。

三、并发症

(一)脾周围炎

肿大的脾脏可出现脾栓塞或脾周围炎,可见剧烈疼痛,严重者可有脾脏破裂。

(二)高尿酸血症

由于白细胞大量侵润、破坏致使血中尿酸增高,出现痛风、急性关节炎和尿酸性结石。

(三)高黏血症

部分患者可由于脑血管内血细胞瘀滞导致木僵状态或中风。

第三节　实验室及其他检查

一、外周血象

慢性期血红蛋白和红细胞多正常,或见轻度贫血;加速期及急变期血红蛋白明显降低。白细胞显著增高,常超过 $20×10^9$/L,甚至达 $100×10^9$/L 以上,分类可见各阶段幼稚粒细胞,以中、晚幼粒细胞为主;嗜酸及嗜碱性粒细胞比例增高。加速期白细胞计数可持续增高,原始粒细胞可>10%,嗜碱粒细胞可>20%。慢性期血小板计数可在正常范围内或增高,加速期、急变期明显降低。

二、骨髓象

慢性期骨髓增生明显活跃或极度活跃,以粒系增生为主,粒：红约(10~50):1,嗜碱性粒细胞和嗜酸性粒细胞易见,巨核系正常或增多。加速期原始细胞增高达10%~19%,急变期≥20%,并可有异形变,组织病理学常见继发性不同程度的骨髓纤维化。

三、染色体

95%的 CML 骨髓或外周血染色体核型分析或 FISH 检测 Ph 染色体阳性。Ph 染色体发生 t(9;22)(q34;q11)易位,形成 BCR-ABL 融合基因。

第四节　诊断与鉴别诊断

一、诊断

(一)西医诊断与分期标准(WHO)

1.慢性期(CML-CP)

(1)临床表现:无症状或有低热、乏力、多汗、体重减轻等症状。

(2)血象:白细胞总数升高,主要为中性晚幼和杆状核粒细胞,原粒+早幼粒≤5%~10%,嗜酸和嗜碱粒细胞增多,少量有核红细胞。

(3)骨髓象:增生明显至极度活跃,粒系增生为主,中、晚幼粒和杆状核粒细胞增多,原始细胞≤10%。

(4)染色体:有 Ph 染色体(90%以上)。

(5)融合基因:BCR-ABL 阳性(90%~100%)。

(6)粒-单系祖细胞(CFU-GM)培养:集落或集簇较正常骨髓明显增加。

2.加速期(CML-AP)。具有下列之一或以上者。

(1)外周血白细胞及(或)骨髓中有核细胞中原始细胞占 10%~19%。

(2)外周血嗜碱细胞≥20%。

(3)与治疗无关的持续性血小板减少($<100\times10^9$/L)或治疗无效的持续性血小板数增高($>1000\times10^9$/L)。

(4)治疗无效的进行性白细胞数增加和脾肿大。

(5)细胞遗传学示有克隆演变(出现 Ph 染色体以外的或初诊时没有的新的染色体异常)。

(6)片状或簇状巨核细胞增殖,伴有显著的网银蛋白增多或胶原纤维化,和/或明显的粒细胞发育异常等应考虑 CML-AP,但这些表现尚未经过大规模的临床研究分析,因而尚未明确它们是否为 CML-AP 的独立诊断指标,但它们常与以上表现同时存在。

3 急变期(CML-BP)。具有以下之一或以上者。

（1）外周血白细胞或骨髓有核细胞中原始细胞占≥20%。

（2）髓外原始细胞浸润。

（3）骨髓活检示原始细胞大量聚集或成簇。

（二）预后积分系统

预测伊马替尼（IM）治疗反应具有一定价值。Sokal 评为低危者，完全细胞遗传学反应（CCR）和主要分子学反应（MMR）发生率高，已获得 CCR 的病人随着治疗的继续进一步获得 MMR 的比例也更高。Sokal 评为高危者，12 个月获得 CCR，其预期 54 个月生存期为 90%，中、低危患者分别为 94%、97%。见表 24-1。

表 24-1　初诊时危险因素评估表

临床特征	Sokal	Hasford
年龄	0.0116×(年龄−43.4)	年龄≥50 岁为 0.6666
脾大	0.0345×(脾大−7.51)	0.042×脾大
血小板×10^9/L	0.188×〔(血小板/700)2−0.563〕	≥1500 为 1.0956
原始粒细胞（%）	0.0887(原始细胞−2.10)	0.0584×原始粒细胞
嗜酸性粒细胞（%）		0.0413×嗜酸性粒细胞
嗜碱性粒细胞（%）		≥3 时为 0.2039
相对危险度	积分总和<0.8 为低危	积分总和×1000≤780 为低危
	>1.2 为高危	≥1480 为高危
	0.8~1.2 为中危	780~1480 为中危

（三）中医症候诊断

1.邪毒内蕴，气血暗耗

【主症】偶感神疲乏力，或面色欠华，心悸气短，或胁下癥块小而质软，舌质淡红，或见瘀点瘀斑，苔薄白，脉象有力。

【病机分析】先天禀赋不足，邪毒内蕴骨髓，日久气血暗耗，故偶见神疲乏力，或面色欠华，或心悸气短；邪毒久蕴，气血失和，经络闭涩，则胁下癥块小而质软，舌有瘀点瘀斑。舌质淡红、苔薄白、脉象有力皆为正气尚未大虚之象。此型多见于 CML 早期，患者一般情况尚好，邪气虽实而不甚，但据实验室检查知病已内生。

2.痰瘀互结，气阴两虚

【主症】面色欠华，头晕目眩，神疲乏力，心悸气短，自汗盗汗，手足心热，纳呆腹胀，胁下癥块逐渐增大，或颈项腋下瘰疬痰核，唇甲无华，或兼见出血，舌淡晦黯，苔薄白或少苔，脉细或细数。

【病机分析】邪毒内蕴骨髓日久，气血暗耗，不能充养荣润，则面色欠华，头晕目眩,神疲乏力,心悸气短,唇甲无华;若饮食不节,聚湿成痰;或情志不遂,气滞血瘀,痰阻气机,脉络壅塞,痰瘀互结于胁下、颈旁、腋下、胯腹等处,则见胁下癥块及瘰疬痰核逐渐增大,舌质晦黯,纳呆腹胀;邪毒耗气伤阴,则自汗盗汗,手足心热,舌淡苔少,脉细或细数;气不摄血,则兼见出血。此型常见于 CML 慢性期,正气渐衰而邪气渐盛,正虚邪实,虚实夹杂。

3.毒瘀交阻,阴精亏损

【主症】形体消瘦,面色晦黯,乏力倦怠,心悸气短,失眠健忘,口舌干燥,潮热盗汗,五心烦热,多梦遗精,纳呆腹胀,胁下癥块肿大坚硬,舌质红,苔黄而少,脉细数。

【病机分析】六淫之邪化毒,或毒药、毒气及饮食所化之毒直中骨髓,与内蕴之邪毒内外合邪,更伤气血,则乏力倦怠,心悸气短,失眠健忘;耗伤阴精,则形体消瘦,面色晦黯,口舌干燥,潮热盗汗,五心烦热,多梦遗精;邪毒集结,毒瘀交阻,则面色晦黯,胁下癥块肿大坚硬。舌质红,苔黄而少,脉细数均为阴精亏损之象。此型多见于 CML 加速期,以正虚为主,阴精虽已亏损但尚未虚极,邪实亦较明显。

4.毒瘀炽盛,阴阳两虚

【主症】形体羸瘦,面目虚浮,午后潮热,食欲不振,脘腹胀满,腹大如鼓,胁下癥块肿大明显,质地坚硬,或高热持续不退,或骨骼刺痛,或吐、衄、便血,舌质黯淡,脉象虚极。

【病机分析】邪毒交织,痰瘀互结,正气更虚,气血耗损,阴阳俱伤,则形体羸瘦,午后潮热,面目虚浮;虚、毒、瘀、痰相互搏结、衍生和转化,毒瘀炽盛,滞留不散,则脘腹胀满,腹大如鼓,胁下癥块肿大明显,质地坚硬,或骨骼刺痛;正气虚弱,复感外邪,则高热持续不退;热迫血行或气不摄血,则吐、衄、便血。舌质黯淡,脉象虚极均为阴阳虚损之象。此型多见于 CML 急变期,以虚极为本,正气大虚而邪气实甚,并可见高热、出血等并发症。

二、鉴别诊断

(一)西医鉴别诊断

1.类白血病反应

类白血病反应常并发于严重感染、恶性肿瘤等疾病。脾大不如慢粒显著。血 WBC 可超过 $50×10^9$/L,一般在 $100×10^9$/L 以内,超过 $200×10^9$/L 罕见。但中幼粒细胞比例不高,原粒细胞少见,嗜酸性粒细胞低于正常,中性粒细胞胞质中可见中毒颗粒。红细胞、血小板大多正常。中性粒细胞碱性磷酸酶(NAP)反应增强。Ph 染色体阴性。病因消除后,类白血病反应可消除。

2 其他骨髓增殖性疾病

(1)真性红细胞增多症(PV):以红系增多为主,伴有高黏滞血症;白细胞轻度增高,一般不超过 $50×10^9$/L,血小板也有轻度增加,红细胞容量明显超过正常值。NAP升高,Ph 染色体阴性,95% PV 出现 JAK2V617F 突变,部分存在 JAK2 第 12 外显子突变。

(2)原发性血小板增多症(ET):以血小板增多为主,同时伴有血小板功能异常。白细胞升高,多在 $50×10^9$/L 以下,嗜酸、嗜碱性粒细胞不增多。NAP升高。Ph 染色体阴性,50% 左右患者出现 JAK2V617F 突变,1% 患者发现 MPL W515K/L 突变。

(3)原发性骨髓纤维化(PMF):多有轻、中度贫血,脾多肿大,且肿大程度与白细胞数不成比例。外周血中易见幼稚粒细胞及有核红细胞,原始粒细胞及各阶段幼粒细胞甚至比骨髓中比例还高。成熟红细胞形态显著异常,有泪滴样改变或月牙形及盔甲形等。Ph 染色体阴性,50% 左右患者出现 JAK2V617F 突变,5% 患者发现 MPL W515K/L 突变。

(二)中医鉴别诊断

1.急劳:急劳是指因正气虚弱,邪毒入侵,或胎毒内伏,伤髓入血,由里外发,阻滞经脉,影响脏腑及阴阳气血。以出血,血虚,骨痛、肝脾淋巴结肿大为主要表现,本病相当于现代医学的急性白血病。

2.积聚:是指腹内结块,或痛或胀为主要临床表现的病症。积属有形,结块固定不移,痛有定处,病在血分,属脏病;聚属无形,包块聚散无常,痛无定处,病在气分,属腹病。本病病位在肝、脾两脏,气滞、血瘀、痰结、邪毒是其主要病理因素。常见于现代医学腹部肿瘤、肝脾肿大、不完全性肠梗阻等。

第五节 治 疗

一、中西医结合治疗思路

(一)增效与减毒

慢性髓系细胞白血病确诊后选择何种治疗方法要依据患者具体病情而定,一般认为,中药的补益药,如补气、养血、益阴、温阳中药具有生物反应修饰剂效应,可以增加 PTKI、干扰素的临床疗效。化疗期间选择中医药,特别是清热解毒、活血化瘀类中药本身具有杀伤肿瘤细胞效应,配合化疗药物使用,可增加化疗效果,而且能够明显改善临床症状,降低毒副作用。

（二）稳定病情

按疾病自然发展规律,由慢性期向急性期转化需要一定时间,特别是慢性期白细胞升高不明显的患者其病程相对较长, 此时是中医药干预治疗的最佳切入点,能够稳定病情,延缓疾病进展。其中解毒、扶正、活血三法应贯穿始终。解毒是针对毒邪侵髓犯营血、阳热亢盛的病机而设。扶正的重点在肾,即滋肾阴、填肾精,使之阴阳协调,化生精血。活血化瘀治法,一则消除髓血瘀滞,通畅血脉,有助于解毒、扶正药力的发挥;二则可防瘀毒再结,导致病势发展;三则对本病后期合并骨髓纤维化起到预防作用。此外,中药青黛、雄黄具有解毒化瘀功效,在辨证的基础上加用此类药物,可明显提高临床疗效。青黛的主要成分靛玉红是中药的抗肿瘤有效成分,对于慢性髓系细胞白血病具有明显的抑制作用。研究发现靛玉红对人体广泛存在的细胞周期依赖性蛋白激酶相关的肿瘤细胞生长有抑制作用,但也可能通过靛玉红次级代谢产物起作用。

（三）缩小肝脾

脾大可产生一系列相关并发症,如脾周围炎、脾梗塞等。而配合中医活血化瘀、软坚散结等法,可使肿大的肝、脾有不同程度的缩小。同时,中医药还可预防或治疗由肝脾肿大而引起的相关并发症。

二、西医治疗

CML 的治疗目标是尽快达到完全细胞遗传学反应以及更深的分子学反应CMMR,提高生活质量和功能性治愈。异基因造血干细胞移植(allo-HSCT)是唯一有望治愈 CML 的方法,但以伊马替尼为代表的多种酪氨酸激酶抑制剂(TKI)的出现使移植的一线治疗地位受到挑战。Allo-HSCT 往往受限于供者有无、患者年龄等多种因素,伊马替尼作为一线治疗药物使 CML 患者的 10 年生存率达 85%~90%,因此目前伊马替尼逐步取代干细胞移植成为首选一线方案。在 CML 的治疗中详细、全面评估患者的情况后,向其推荐优势治疗选择,参考患者的治疗意愿,进行下一步的治疗。

（一）慢性期

1.慢性期患者

首选治疗为 TKI,推荐首选伊马替尼 400mg,每日一次。治疗期间应定期监测血液学,细胞及分子遗传学反应,参照符合中国人特点的 CML 患者治疗反应标准(表24-2)进行治疗反应评估,随时调整治疗方案(表 24-3)。早期的分子学反应至关重要,特别是伊马替尼治疗 3 个月的 BCR-ABL 融合基因水平。临床治疗反应包括最佳反应、次佳反应以及治疗失败。治疗反应次佳以及失败的患者在评价治疗依从性、患者的药物耐受性、合并用药的基础上及时行 BCR-ABL 激酶区突变检测,适时更换第二代 TKI,如伊洛替尼或达沙替尼,有合适供者的患者可考虑行 allo-HSCT。频繁、长期的 TKI 治疗中断以及患者依从性差,可能导致不良临床结果,良好的服药依从性教育以及严密监测对于获得最佳临床疗效非常重要。

2.其他治疗

在 CML 的 TKI 治疗时代,曾经的 allo-HSCT 以外的最佳治疗选择——干扰素为基础的治疗方案逐步成为二三线选择。结合中国的实际情况,以下患者可考虑干扰素为基础的方案:①TKI 耐药、不耐受且不适合 allo-HSCT 的 CML 慢性期患者;②各种原因暂时无法应用 TKI 治疗的或无法坚持长期使用 TKI 的慢性患者。

表 24-2　400mg/d 伊马替尼治疗慢性髓性白血病慢性期患者治疗反应评价标准

时间	最佳反应	次佳反应	失败
3 个月	达到 CHR 基础上至少达到 mCyR(Ph⁺细胞≤65%)或 BCR-ABLIS≤10%	达到 CHR 但未达到 mCyR(Ph⁺细胞 66%-95%)或 BCR-ABLIS>10%	无任何 CyR(Ph⁺细胞>95%)
6 个月	至少达到 PCyR(Ph⁺细胞≤35%)或 BCR-ABLIS≤10%	达到 mCyR 但未达到 PCyR(Ph⁺细胞 36%~65%)或 BCR-ABLISD>10%	未达到 mCyR (Ph⁺细胞>65%)
12 个月	达到 CCyR 或 BCR-ABLIS≤1%	BCR-ABLIS>1%	未达到 CCyR(Ph⁺细胞>0)
18 个月	获得 MMR （BCR-ABLIS≤0.1%)	未获得 MMR （BCR-ABLIS>0.1%)	未达到 CCyR
任何时间	稳定达到 MMR	丧失 MMR,无伊马替尼耐药性 BCR-ABL 激酶区突变	丧失 CHR 或 CCyR,出现伊马替尼或其他 TKI 耐药性突变,出现 Ph 染色体基础上其他克隆性染色体异常

注:CHR:完全血液学反应;mCyR:次要细胞遗传学反应;PcyR:部分细胞遗传学反应;CCyR:完全细胞遗传学反应;CrR:细胞遗传学反应;MMR:主要分子学反应;IS:国际标准化;TKI:酪氨酸激酶抑制剂。

表 24-3　400mg/d 伊马替尼治疗慢性髓性白血病慢性期患者治疗调查

治疗反应	评估	治疗方案调整
最佳治疗反应		继续 400mg/d 伊马替尼
次佳治疗反应	评价患者依从性；评价药物相互作用；BCR-ABL 激酶突变分析	更换第二代 TKI；继续 400mg/d 伊马替尼
治疗失败	评价患者依从性；评价药物相互作用；BCR-ABL 激酶突变分析	更换第二代 TKI;SCT 评估；临床试验
不耐受		更换第二代 TKI;SCT 评估；临床试验

注:TKI:酪氨酸激酶抑制剂;SCT:干细胞移植。

（二）加速期治疗

参照患者既往治疗史、基础疾病及 BCR-ABL 激酶突变情况选择适合的 TKI,病情恢复至慢性期者,可继续 TKI 治疗,如果患者有合适的造血干细胞供者来源,可考虑行 allo-HSCT。存在 T315i 突变或第二代 TKI 不敏感突变患者应及早行 allo-HSCT。有条进行新药临床试验的单位可进行新药试验。

（三）急变期治疗

参照患者既往治疗史、基础疾病以及突变情况选择 TKI 单药或联合化疗提高诱导缓解率,缓解后应尽快行 allo-HSCT。有条件进行新药临床试验的单位可行新药试验。

三、中医治疗

（一）辨证论治

1.邪毒内蕴,气血暗耗

【治法】以攻邪为主,用清热解毒、活血化瘀之法。

【方药】慢粒解毒活血汤(夏小军教授经验方)。

墓头回 20g、青黛 3g(冲服)、虎杖 10g、土茯苓 10g、半枝莲 15g、白花蛇舌草 15g、黄芪 20g、当归 15g、鸡血藤 10g、莪术 10g、山楂 10g、丹参 20g、甘草 6g。

【方药分析】方中墓头回、青黛、虎杖、土茯苓、半枝莲、白花蛇舌草清热解毒;黄芪、当归补气生血;鸡血藤补血活血;丹参活血祛瘀;莪术破血祛瘀,行气消积;山楂消食化积,活血散瘀;甘草健脾和中。

【加减】若合并颈项、腋下瘰疬痰核者,加夏枯草、浙贝母、生牡蛎以清热化痰,软坚散结;手足心热,心烦失眠者,加地骨皮、麦门冬、酸枣仁以清热养阴,养心安神。

2.痰瘀互结,气阴两虚

【治法】扶正祛邪,用益气养阴、解毒散结之法。

【方药】慢粒益气养阴散结方（夏小军教授经验方）。

党参 15g、黄芪 30g、山药 15g、当归 15g、生地黄 10g、山茱萸 10g、醋炙鳖甲 10g（先煎）、墓头回 15g、青黛 3g（冲服）、夏枯草 15g、川贝母 10g、鸡血藤 10g、莪术 10g、山楂 10g、甘草 6g。

【方药分析】方中党参、黄芪、山药健脾益气；当归、鸡血藤补血活血；生地黄、山茱萸养阴生津；醋炙鳖甲滋阴清热，软坚散结；墓头回、青黛清热解毒；夏枯草、川贝母化痰软坚；莪术、山楂活血化瘀；甘草解毒和中。

【加减】若气虚甚者，党参易西洋参，加茯苓、白术以健脾益气；阴虚甚者，加女贞子、旱莲草以滋阴益肾；血虚甚者，加阿胶、熟地黄以滋补阴血；胁下癥块肿大明显者，加三棱、丹参以活血消癥；虚热明显者，加地骨皮、青蒿以养阴清热；食少纳呆者，加炒麦芽、白扁豆以健脾消食。

3.毒瘀交阻，阴精亏损

【治法】攻补兼施，以滋养阴精、解毒化瘀之法。

【方药】慢粒滋阴解毒化瘀方（夏小军教授经验方）。

龟板胶 10g（烊化）、阿胶 10g（烊化）、醋炙鳖甲 10g（先煎）、党参 10g、黄芪 20g、当归 15g、熟地黄 15g、山药 15g、山茱萸 10g、墓头回 15g、青黛 3g（冲服）、莪术 10g、丹参 20g、山楂 10g、甘草 6g。

【方药分析】方中龟板胶、醋炙鳖甲滋阴清热，软坚散结；阿胶、熟地黄滋阴养血，补精益髓；党参、黄芪补中益气健脾；当归补血活血；山药、山茱萸补肾益阴；墓头回、青黛清热解毒；莪术、丹参活血化瘀，软坚散结；山楂消食化瘀，使补而不滞；甘草解毒和中。

【加减】若虚热症状明显者，加地骨皮、白薇、青蒿以退虚热；纳呆腹胀甚者，加炒麦芽、白扁豆、大腹皮以健胃消食宽中；毒瘀较甚者，亦可酌加地龙、水蛭等以破血逐瘀。

4.毒瘀炽盛，阴阳两虚

【治法】以扶正为主，用滋阴温阳、解毒化瘀之法。

【方药】慢粒滋阴温阳散结方（夏小军教授经验方）。

龟板胶 10g（烊化）、鹿角胶 10g（烊化）、醋炙鳖甲 10g（先煎）、炙附子 10g（先煎）、肉桂 10g、熟地黄 10g、黄芪 20g、当归 15g、山茱萸 10g、山药 15g、鸡血藤 15g、墓头回 20g、青黛 3g（冲服）、山楂 10g、炙甘草 6g。

【方药分析】方中龟板胶、熟地黄、山茱萸、山药滋补肾阴；鹿角胶、炙附子、肉桂温补肾阳；黄芪、当归补气生血；鸡血藤补血活血；墓头回、青黛清热解毒；山楂散瘀消食;醋炙鳖甲滋阴清热,软坚散结;炙甘草补中缓急。

【加减】若兼见高热持续不退者,加生石膏、知母、水牛角、金银花以清热解毒凉血;兼见吐、衄、便血者,去鹿角胶、炮附子、肉桂,加三七粉、仙鹤草、白茅根、牡丹皮以凉血活血止血;有虚脱征象者,加人参、麦门冬、五味子以益气养阴固脱。

(二)中成药

1.回生胶囊(甘肃省调剂使用专科制剂):解毒化瘀,软坚散结。每次3丸,温水送服,每日2次。适用于合并邪毒、痰瘀等证,或骨髓原始细胞比例增高较多患者。

2.摄血丸(甘肃省调剂使用专科制剂):益气养阴,摄血止血。每次2丸,温水送服,每日2次。适用于合并气阴不足之衄血、紫癜、咳血等证,或血小板减少患者。

3.生血丸(甘肃省调剂使用专科制剂):健脾补肾,益气养血。每次2丸,温水送服,每日2次。适用于合并气血亏虚证,血红蛋白减低患者。

4.复方银菊合剂(甘肃省调剂使用专科制剂):清热解毒、滋阴降火、祛腐生肌。每次10ml,含漱,每日6次。适用于治疗后口腔溃疡的防治。

5.生脉(参麦)注射液:益气养阴。每次40~60ml,用5%葡萄糖注射液250ml稀释后静脉滴注,每日1次,20d为1疗程。适用于合并气阴、气血两虚证,或血红蛋白、血小板减少患者。

(三)中医适宜技术

1.毫米波治疗仪骨髓穿部位局部照射:疏通经络、活血化瘀,促进术后创口恢复,减轻局部肿痛症状。7d为1疗程。

2.中药热奄包神阙穴热敷:温中和胃、散寒通络,促进食欲,预防治疗相关胃肠道反应。7d为1疗程。

3.多功能艾灸仪随症选穴艾灸:温中补虚,调和气血,提高机体免疫功能。7d为1疗程。

(四)主要并发症的防治

1.脾周围炎

(1)瘀阻脉络。

【治法】活血化瘀。

【推荐方药】血府逐瘀汤。

(2)寒湿阻滞。

【治法】除湿通络,祛风散寒。

【推荐方药】薏苡仁汤。

（3）肝气郁滞。

【治法】理气化痰，活血止痛。

【推荐方药】柴胡桂枝汤。

2.高尿酸血症

（1）水热互结。

【治法】滋阴清热利水。

【推荐方药】猪苓汤。

（2）水瘀互结。

【治法】化瘀利水。

【推荐方药】桂枝茯苓丸。

（3）脾虚湿盛。

【治法】健脾利湿。

【推荐方药】苓桂术甘汤和薏苡仁汤。

（4）肝肾阴虚。

【治法】滋阴清热。

【推荐方药】知柏地黄丸。

3.高黏滞血症

（1）痰瘀互结。

【治法】活血化瘀，理气化痰。

【推荐方药】二陈汤合失笑散。

（2）血瘀气滞。

【治法】活血化瘀，行气导滞。

【推荐方药】血府逐瘀汤。

（3）肝阳上亢。

【治法】滋阴降火，平肝潜阳。

【推荐方药】天麻钩藤饮。

4.出血

（1）血热妄行。

【治法】清热凉血。

【推荐方药】犀角地黄汤。

（2）气不摄血。

【治法】益气摄血。

【推荐方药】归脾汤。

第六节　疗效评价

一、西医疗效判定标准

CML 的患者接受 TKL 治疗过程中疾病评价包括血液学、细胞遗传学以及分子生物学分析,及时评价治疗反应以及检测早期复发对于优化 CML 治疗具有重要的意义。以治疗 12 个月内获得 CCyR 作为 CML 治疗目标目前已获得普遍认可, 并在此基础上争取尽早获得更深层次的分子学反应。表 24-4 为 CML 慢性期患者的血液学以及遗传学反应标准,表 24-5 推荐了 TKI 治疗过程中血液学以及遗传学评估方式和频率。细胞遗传学反应采用骨髓标本进行染色体核型分析,要求至少计数 20 个分裂相。荧光原位杂交(FISH)可用于明确是否存在 Ph+克隆。分子学反应监测采用实时定量聚合酶链反应(RQ-PCR)检测静脉血白细胞 BCR-ABL 转录本水平,检测结果采用国际标注化水平报告。BCR-ABL 激酶区突变检测采用聚合酶链反应扩增 BCR-ABL 转录本后测序。

表 24-4　慢性髓性白血病慢性期治疗反应的定义

治疗反应	定义
血液学反应	
完全血液学反应(CHR)	PLT<450×10⁹/L
	WBC < 10×10⁹/L
	外周血中无髓性不成熟细胞,嗜碱粒细胞<0.05
	无疾病时的症状、体征
	可触及的脾肿大已消失
细胞遗传学反应(CyR)	
完全 CyR(CCyR)	Ph+细胞 0
部分 CyR(PCyR)	Ph+细胞 1%~35%
次要 CyR(mCyR)	Ph+细胞 36%~65%
微小 CyR(mmCyR)	Ph+细胞 66%~95%
无 CyR	Ph+细胞>95%
分子学反应	
主要分子学反应(MMR)	BCR-ABL1IS ≤ 0.1%(ABL1 转录本>10 000)

续表 24-4

治疗反应	定义
分子学反应 MR4	BCR-ABL1IS ≤ 0.01%（ABL1 转录本>10 000）
分子学反应 MR4.5	BCR-ABL1IS ≤ 0.0032%（ABL1 转录本>32 000）
分子学反应 MR5	BCR-ABL1IS ≤0.001%（ABL1 转录本>100 000）
分子学无法检测（UMRD）	在可扩增 ABL1 转录本水平下无法检测到 BCR-ABL1 转录本

注:IS,国际标准化。

表 24-5　慢性髓性白血病治疗反应的监测

治疗反应	监测频率	监测方法
血液学反应	每 1~2 周进行 1 次,直至确认达到 CHR 随后每 3 个月进行 1 次,除非有特殊要求	全血细胞计数和外周血分类
细胞遗传学反应	初诊、TKI 治疗 3、6、12 个月进行 1 次，获得 CCyR 后每 12~18 个月监测 1 次;未达到最佳疗效的患者应当加强监测频率	骨髓细胞遗传分析荧光原位杂交
分子学反应	每 3 个月进行 1 次,直至获得稳定 MMR 后可 3~6 个月 1 次	定量聚合酶链反应检测 BCR-ABL 转录本水平(国际标准化)
激酶突变分析	未达到最佳疗效的患者应当加强监测频率	聚合酶链反应扩增 BCR-ABL 转录本后测序
	转录本水平明显升高并丧失 MMR 时应尽早复查	
	进展期患者 TKI 治疗前	
	未达最佳反应或病情进展时	

注:CHR,完全血液学反应;CCyR:完全细胞遗传学反应;MMR 主要分子学反应。

二、中医症候评价

(一)评价方法

参照《中药新药临床研究指导原则》,将髓劳病症候要素进行分类计分。症状和体征积分见表 24-6。计算公式=[(治疗前积分-治疗后积分)/治疗前积分]×100%。

(二)评价标准

痊愈:治疗后症候积分值减少,疗效指数≥95%。

显效:治疗后中医各症状明显减轻,症候积分值减少,75%≤疗效指数<95%。

有效:治疗后中医各症状减轻,症候积分值减少,30%≤疗效指数<75%。

无效:治疗后各症状无明显减轻,疗效指数<30%。

表 24-6　髓劳病症候评分表

症状		轻度(主症 2 分,次症 1 分)	中度(主症 4 分,次症 2 分)	重度(主症 6 分,次症 3 分)
主要症状	面色苍白	淡白	淡白无华	苍白如白纸
	头晕	偶尔发生	经常发生	整日发生,不易缓解
	乏力	精神不振,可坚持日常生活	精神疲乏,勉强坚持日常生活	精神极度疲乏,卧床
	心悸气短	偶尔发生	经常发生	反复发生不易缓解
	手足心热	晚间手足心微热	心烦,手足心灼热	灼热,不欲衣被
次要症状	潮热盗汗	头部汗出为主,偶尔出现	胸、背潮湿,反复出现	周身潮湿如水洗,经常出现
	口渴欲饮	偶有感觉	可以忍受	不能忍受
	尿黄	小便微黄	小便黄	小便黄赤
	形寒肢冷	手足发冷	四肢发冷	全身发冷,得温不减
	食少	食欲差,饭量减少 1/3~2/3	无食欲,饭量减少 2/3 以上	厌食,食量甚少,或不食
	便溏	每日 1 次	每日 2~3 次	每日 3 次以上

第七节　预防调护

一、预防

避免接触有害化学物质、电离辐射等引起白血病的因素;大力开展防治各种感染性疾病,尤其是病毒感染性疾病,做好预防接种;做好优生工作,防止某些先天性疾病,如 21-三体、范可尼贫血等。加强体育锻炼,注意饮食卫生,保持心情舒畅,劳逸结合,增强机体抵抗力。

二、调护

(一)慎避风寒,防止外感

感染是本病的第一位致死原因,故患者应严加保护,积极防治感染,在使用免疫抑制剂或化疗前后当重点注意五官、肛周、泌尿生殖道、皮肤等部位的清洁卫生,防止褥疮。

(二)注意饮食,劳逸结合

饮食以清淡、富营养、易消化为原则,注意勿损胃气。适当休息,劳逸结合,病情、体力允许时,可配合太极拳、八段锦、散步、广播操等体育锻炼,有利康复。

（三）舒畅情志，增强信心

本病患者应保持情绪舒畅，乐观豁达，正确对待疾病，坚持战胜疾病的信心和决心、恒心，避免不良精神刺激。

（四）谨慎用药，远离毒物

由于化学毒物包括不少药品可诱发急性白血病，故本病患者如有感染、发热、痛证等情况时，尤应注意选择用药。退热止痛宜用中药制剂或冰敷降温。西药首选扑热息痛或皮质激素，慎用其他解热镇痛药，以免加重病情。

（五）慎行手术，严防出血

出血是本病的第二位致死原因，故一切可能引起出血的治疗操作、手术等，均应谨慎选择。若患者血小板少于 $30×10^9/L$，出血倾向明显者，禁行手术、拔牙、肌肉注射、针灸、推拿按摩、拔火罐等诊疗操作。

参考文献

［1］张之南，沈悌. 血液病诊断及疗效标准［M］. 第 3 版. 北京: 科学出版社，2007,139-141.

［2］夏小军.血病论[M].兰州:甘肃科学技术出版社,2016:498-501.

［3］中华医学会血液学分会.中国慢性髓性白血病诊断与治疗指南(2013 年版)［J].中华血液学,2016, 34(5):464-471.

［4］中华医学会血液学分会.中国慢性髓性白血病诊断与治疗指南(2016 年版)［J].中华血液学,2016,8(37):634-637.

［5］张之南,郝玉书,赵永强,等.血液病学[M].第 2 版.北京:人民卫生出版社,2011:911-917.

［6］侯丽,田劭丹,李平,等.中西医结合肿瘤学[M].北京:人民卫生出版社,2016:130-136.

第二十五章
骨髓增生异常综合征

骨髓增生异常综合征(myelodysplastic syndrome,MDS)是一组异质性后天性克隆性疾病,其基本病变是克隆性造血干、祖细胞发育异常,导致无效造血以及恶性转化危险性增高。其基本临床特征是骨髓造血细胞发育异常的形态学表现和外周血中三系血细胞减少,以及转变为急性髓白血病的危险性增高。MDS 分为原发性和继发性两种。原发性 MDS 约占 80%;继发性 MDS 常发生在长期化疗或放疗之后,即治疗相关性 MDS,约占 20%。MDS 主要发生于老年人群,男性多于女性,美国 1984~1986 年 MDS 发病率为 2.1/10⁵;日本 1991 年全国 2505 家医院联合统计,MDS 的发病率为 2.7/10⁵;中国天津地区 1986~1988 年 MDS 发病率为 2.3/10⁵。

MDS 以贫血、发热、出血为主要临床症状,临证变化多端。根据其发病特点及临床表现,可归属于"虚劳""热劳""血证"等范畴。2008 年,中国中西医结合学会血液病专业委员会与中华中医药学会内科分会血液病专业组讨论建议创新命名为"髓毒劳",其含义为:"髓"代表病位,"毒"代表病性,"劳"代表病状。

第一节　病因病理

一、西医病因病理

迄今为止,MDS 的病因尚未被阐明。一些 MDS 发病危险因素调查报告显示,MDS 发病相关因素有电离辐射、高压电磁场、烷化剂、苯、氯霉素、石油产品、有机溶剂、重金属、杀虫剂、染发剂、烟尘、吸烟、酗酒等。其中一些因素,如放射治疗、烷化剂、苯、氯霉素、乙双吗啉与继发性或治疗相关 MDS 的发病,关系较为肯定。

关于 MDS 的发病机制,近年来由于研究结果的积累,得到的线索有所增加,但确切机制仍未明确。已获得的资料显示与染色体异常、癌基因与抑癌基因异常、骨髓造血干/祖细胞体外生长分化行为异常、单克隆性造血、造血细胞凋亡增多、免疫学异常等有关。

MDS 主要病理表现在以下三个方面:①病态造血:造血细胞膜、浆、核成分的异常导致细胞发育不良,表现为形态学上的异常。②无效造血:表现为骨髓造血活跃而外周全血细胞减少。同时干或祖细胞培养提示细胞集落形成显著或持续减少,成熟红细胞寿命缩短、粒细胞吞噬功能减低、血小板黏附聚集功能低下等。③细胞周期时相异常:主要表现为 MDS 骨髓单个核细胞存在 G1 期阻滞现象,提示 MDS 造血细胞分化异常。

二、中医病因病机

MDS 之病因,有内因、外因、不内外因三端。《素问·调经论》曰:"夫邪之生也,或生于阴,或生于阳。其生于阳者,得之风雨寒暑。其生于阴者,得之饮食居处,阴阳喜怒。"《金匮要略·脏腑经络先后病脉证》曰:"千般疢难,不越三条:一者,经络受邪,入脏腑,为内所因也;二者,四肢九窍,血脉相传,壅塞不通,为外皮肤所中也;三者,房室金刃,虫兽所伤。以此详之,病由都尽。"内因多由先天禀赋不足,邪毒内蕴骨髓,或后天调养失宜,脏腑气血亏虚;外因为邪毒乘虚侵袭,伤及气血骨髓;不内外因为理化药毒伤体,邪毒直中骨髓。

MDS 因正虚感邪而发病,具有本虚邪实之病机特点。《张氏医通》曰:"人之虚,非气即血,五脏六腑莫能外焉,而血之源头在乎肾,气之源头在乎脾。"《古书医言》曰:"邪气者,毒也。"《伤寒论·伤寒例》曰:"温毒,病之最重者也";又曰:"寒毒藏于肌肤,至春变为温病,至夏变为暑病。"MDS 以脾肾亏虚之正虚为本,毒瘀内阻之邪实为标。正虚与邪实贯穿于疾病的始末,又存在相互消长的关系,病程中不同的阶段其主次偏重有所不同。其发病机理为正气不足,邪毒伤及骨髓,血液生化乏源,脏腑失其滋养,气血阴阳失调,各种变证丛生;或因阴精受损,内热熏蒸,灼伤脉络,迫血妄行,加之病久耗气伤血,血失统摄,形成各种出血;或因正气虚弱,卫外不固,六淫或疫毒之邪外感,营血热炽而见高热持久不退;或因热灼津液,煎熬为痰,病程日久,气血更虚,因虚生瘀,痰瘀互结,脉络瘀阻,形成癥块或瘰疬痰核。

第二节　临床表现

一、主要症状

MDS 发病常呈隐匿性,约半数患者可无明显的临床症状;另半数病例症状轻重取决于贫血、白细胞与血小板减少的程度及其进展情况,主要表现为头晕、衰弱、乏力、体重减轻、恶心、上腹部不适等。

二、体征

体征缺乏特异性。肝、脾肿大:约 10%~60% 有肝大,5%~60% 伴脾大,多为轻度肿大;淋巴结肿大:约 1/3 病例可伴淋巴结肿大,一般程度很轻,无触痛,以颌下和颈部为常见,少数也可触及锁骨上、腋窝及腹股沟淋巴结肿大。但一般无其他髓外浸润现象;胸骨压痛:可有,但程度较轻。

三、并发症

约 20%~60% 病例于病程中可伴出血倾向,多数出血较轻,主要为皮肤瘀点或瘀斑、鼻衄和牙龈出血,重者可见消化道甚至颅内出血;发热常与感染有关,热型以低、中度多见,高热者起病急,病程较短,以呼吸道感染多见,其余为败血症、肛周和会阴部感染等。已转化为急性髓系白血病(AML)的患者中,感染和(或)出血常是主要死因之一。

第三节　实验室及其他检查

一、血象

全血细胞减少,以血红蛋白减少最为突出,同时合并白细胞或血小板减少,末梢血涂片见红细胞异形、大小不均、嗜多染红细胞、巨大红细胞,并可出现有核红细胞、幼稚粒细胞和巨大血小板。偶见淋巴样小巨核。

二、骨髓象

增生活跃、明显活跃或减低,以红系明显,粒红比例倒置。三系均可见病态造血。①红系:红细胞巨幼样变,幼红细胞核浆发育不平衡,可见双核、多核、分叶核及畸形核,胞浆染色不均匀。②粒系:各阶段可出现双核、核浆发育不平衡,核分叶过多或不分叶,出现 P-H 样核异常,胞浆着色不均,颗粒减少、缺乏或增多。③巨核系:出现原始、幼稚及淋巴样小巨核细胞,畸形和巨大血小板。

三、骨髓活检

原始及幼稚细胞在骨髓血窦中央部位呈小簇状分布, 称前体细胞异常定位(ALIP)。①幼红细胞:有核红细胞聚集成堆,形成原红细胞造血岛,红系成熟障碍。②病态巨核细胞:以小巨核细胞增多常见。③网硬蛋白:绝大多数增多。

四、骨髓细胞培养

大多数有 CFU-GM、BFU-E、CFU-E 等集落形成减少,集簇/集落比例增加。

五、骨髓染色体检查

染色体异常多见,大多表现染色体缺失,如 5q-、7q+、7q-、9q-、20q-等。

第四节　诊断与鉴别诊断

一、诊断

(一)西医诊断

1.诊断标准:MDS 诊断需满足两个必要条件和一个确定标准

(1) 必要条件:①持续(≥6 月)一系或多系血细胞减少:红细胞(HGB<110g/L)、中性粒细胞(ANC<1.5×10⁹/L)、血小板(PLT<100×10⁹/L);②排除其他可以导致血细胞减少和发育异常的造血及非造血系统疾患。

(2) 确定标准:①骨髓涂片中红细胞系、粒细胞系、巨核细胞系中任何一系至少 10%有发育异常;②环状铁粒幼红细胞占有核红细胞比例≥15%;③骨髓涂片中原始细胞达 5%~19%;④染色体异常,特殊的 MDS 相关的核型,如 del(5q)、del(20q)、+8 或-7/del(7q)。

(3)辅助标准:①流式细胞术检查结果显示骨髓细胞表型异常,提示红细胞系和(或)髓系存在单克隆细胞群;②遗传学分析提示存在明确的单克隆细胞群;③骨髓和(或)外周血中祖细胞的 CFU(±集簇)形成显著和持久减少。

当患者符合必要条件、未达确定标准(不典型的染色体异常、发育异常细胞<10%、原始细胞比例≤4%等)、存在输血依赖的大细胞性贫血等常见 MDS 临床表现,高度疑似 MDS 时,应进行 MDS 辅助诊断标准的检测。符合者基本为伴有骨髓功能衰竭的克隆性髓系疾病,此类患者诊断为高度疑似 MDS。若辅助检测未能够进行,或

结果呈阴性,则对患者进行随访,或暂时归为意义未明的特发性血细胞减少症(idio-pathic cytopenia of undetermined significance,ICUS)。部分 ICUS 可逐渐发展为典型 MDS,因此应严密监测,随访过程中如患者出现典型的细胞遗传学异常,即使仍然缺乏原始细胞增加及细胞发育异常的表现,应诊断为 MDS。

2.分型

1982 年 FAB 协作组提出以形态学为基础的 MDS 分型体系,主要根据 MDS 患者外周血和骨髓细胞发育异常的特征,特别是原始细胞比例、环形铁粒幼细胞比例、Auer 小体及外周血单核细胞数量,将 MDS 分为 5 型:难治性贫血(refractory anemia,RA)、环形铁粒幼红细胞性难治性贫血(RA with ringed sideroblasts,RAS)、难治性贫血伴原始细胞增多(RA with excess blasts,RAEB)、难治性贫血伴原始细胞增多转化型(RAEB in transformation,RAEB-t)、慢性粒-单核细胞白血病(chronic myelomono-cytic leukemia,CMML)。见表 25-1。

1997 年 WHO 开始修订 MDS 的 FAB 分型方案。2008 年 WHO 推出了修订的 MDS 分型方案(WHO 2008)。目前,WHO 2008 分型已被广泛接受,MDS 患者均应按照 WHO 2008 分型方案进行诊断分类。见表 25-2。

表 25-1　骨髓增生异常综合征的 FAB 分型

FAB 类型	外周血	骨髓
RA	原始细胞<1%	原始细胞<5%
RAS	原始细胞<1%	原始细胞<5%,环形铁粒幼红细胞>有核红细胞的15%
RAEB	原始细胞<5%	原始细胞 5%~20%
RAEB-t	原始细胞≥5%	原始细胞>20%而<30%;或幼稚粒细胞出现 Auer 小体
CMML	原始细胞<5%,单核细胞绝对值>1×10⁹/L	原始细胞 5%~20%

表 25-2　骨髓增生异常综合征(MDS)2008 年 WHO 修订分型

分型	外周血	骨髓
难治性血细胞减少伴单系发育异常(RCUD)	一系或两系血细胞减少 [a]	一系发育异常:发育异常的细胞占该系细胞 10%或以上
难治性贫血(RA)	原始细胞无或少见(<1%)[b]	原始细胞<5%
难治性中性粒细胞减少(RN)		环状铁粒幼红细胞<15%
难治性血小板减少(RT)		

续表 25-2

分型	外周血	骨髓
难治性贫血伴环状铁粒幼红细胞(RARS)	贫血 无原始细胞	环状铁粒幼红细胞≥15% 仅红系发育异常 原始细胞<5%
难治性血细胞减少伴多系发育异常(RCMD)	血细胞减少 原始细胞无或少见(<1%)[b] 无 Auer 小体 单核细胞<1×10⁹/L	≥两系发育异常的细胞≥10% 原始细胞<5% 无 Auer 小体 ±环状铁粒幼红细胞≥15%
难治性贫血伴原始细胞增多-1(RAEB-1)	血细胞减少 原始细胞<5% 无 Auer 小体	一系或多系发育异常 原始细胞 5%~9% 无 Auer 小体
难治性贫血伴原始细胞增多-2(RAEB-2)	血细胞减少 原始细胞 5%~19% 有或无 Auer 小体[c] 单核细胞<1×10⁹/L	一系或多系发育异常 原始细胞 10%~19% 无 Auer 小体
MDS-未分类(MDS-U)	血细胞减少 原始细胞<1%[b]	一系或多系发育异常细胞<10%同时伴细胞遗传学异常 原始细胞<5%
MDS 伴单纯 5q-	贫血 血小板正常或升高 原始细胞无或少见(<1%)	分叶减少的巨核细胞正常或增多 原始细胞<5% 细胞遗传学异常仅见 5q- 无 Auer 小体

注:a:两系血细胞减少偶见,全血细胞减少应诊断为 MDS-U;b:如果骨髓中原始细胞<5%,外周血中 2%~4%,则诊断为 RAEB-1。如 RCUD 和 RCMD 患者外周血原始细胞为 1%,应诊断为 MDS-U;c:伴有 Auer 小体,原始细胞在外周血中<5%,骨髓中<10%,应诊断为 RAEB-2。

3.预后积分系统

国际预后评分系统(IPSS):IPSS 基于 FAB 分型,可评估患者的自然病程。危险度的分级根据以下 3 个因素确定:原始细胞百分比、血细胞减少的程度和骨髓的细胞遗传学特征。见表 25-3。

表 25-3　骨髓增生异常综合征的国际预后积分系统(IPSS)

预后变量	积 分				
	0	0.5	1	1.5	2
骨髓原始细胞(%)	<5%	5%~10%		11%~20%	21%~30%
染色体核型 a	好	中等	差		
血细胞减少系列 b	0~1	2~3			

注:a:预后好核型:正常,-Y,de(l5q),del(20q);预后中等核型:其余异常;预后差核型:复杂(≥3个异常)或 7 号染色体异常。b: 中性粒细胞绝对计数<1.8×10⁹/L,HGB<100 g/L,PLT<100×10⁹/L。IPSS 危险度分类:低危:0分;中危-1:0.5~1 分;中危-2:1.5~2 分;高危:≥2.5 分

（二）中医症候诊断

1.(初期)邪毒内蕴,气血亏虚

此期主要表现为邪毒内蕴,气血亏虚,以虚为主,虚中夹实。病情特点是正虚邪不盛,多见于 FAB 分型 RA、RAS 亚型阶段,或 IPSS 危险度中的低危、中危-1 组。

【主症】以气虚为主者,多见神疲乏力,呼吸气短,语言低微,少气懒言,纳谷少馨,或见面色㿠白,头晕目眩,心悸自汗,舌质淡,边有齿痕,脉虚细无力。以血虚为主者,多见面色无华或萎黄,口唇爪甲色淡,头晕目眩,心悸,失眠,手足发麻,女子月经量少、衍期,甚则经闭,舌质淡,脉沉细无力。兼见以上两种症状者,则为气血两虚。

【病机分析】先天禀赋不足,精血亏虚,元气虚弱,邪毒自内而生,蕴而待发,损伤气机,气虚日久,生血无力,而致气血两虚;后天调养失宜,邪毒乘虚侵袭,或直中骨髓,耗气伤血,波及脏腑,脾胃受损,气血生化乏源,致使气血两虚之证加重而彰显。

2.(中期)邪毒已盛,阴阳亏虚

此期主要表现为邪毒已盛,脏腑阴阳气血亏虚,虚实夹杂。病情特点是正虚邪实,多见于 FAB 分型 RAS、RAEB 亚型阶段,或 IPSS 危险度中的中危-1、中危-2 组。

（1）邪毒已盛,肝肾阴虚。

【主症】面色萎黄或㿠白,唇甲色淡,头晕目眩,心悸气短,倦怠乏力,腰膝痠软,少寐多梦,颧红咽干,五心烦热,低热盗汗,或腹部癥块,或颈旁瘰疬,或伴肌衄、齿衄、鼻衄,舌尖红,苔少,脉细数。

【病机分析】邪毒内蕴骨髓日久,或邪毒外袭或直中,耗伤精血,气血更虚,阴精亏耗,脏腑虚损,肝肾阴虚,内热熏蒸,或虚火上炎,迫血妄行;或久虚则瘀,瘀血阻滞,结于胁下;或痰瘀互结,聚于颈旁,致生斯证。

（2）邪毒已盛,脾肾阳虚。

【主症】面色㿠白无华,形寒肢冷,心悸气短,头晕乏力,腰膝痠软,小便清长,大便溏薄,男子遗精、阳痿,女子月经量少或不调,舌质淡,舌体胖大,边有齿痕,苔薄白,脉沉细无力。

【病机分析】邪毒入体,病程日久,气血更伤,阴病及阳;脾阳虚则不能运化,致使气血更虚;气不足而阳继虚,阳虚生内寒;肾阳虚而上不能蒸煦脾阳,致令脾阳虚而健运失职,终致脾肾阳虚。

3.(末期)邪毒炽盛,脏腑虚衰

此期病情危重,并发症多,一般相当于 FAB 分型 RAEB、RAEB-t 亚型阶段,或 IPSS 危险度中的中危-2 组、高危组。

(1)邪毒炽盛,营血热燔。

【主症】壮热,烦渴,喜冷饮,热不为汗解,头痛头晕,形体憔悴,气短懒言,或兼口舌生疮,咽痛音哑,肛周疼痛,便秘溲赤,脘腹胀满,或有衄血、尿血、便血,甚者神昏谵语,舌质偏红或红绛,苔黄厚腻或无苔,脉虚大或弦滑而数。

【病机分析】病至末期,邪毒炽盛,气血更耗,脏腑虚损,卫外不固,外邪或疫毒之邪入侵,营血热燔,则壮热不退,且不为汗解;热毒内攻,则咽痛音哑,肛周疼痛,便秘溲赤;热迫血行,则出血、神昏等变证丛生。

(2)邪毒炽盛,痰瘀互结。

【主症】面色萎黄,头晕眼花,心悸失眠,乏力气短,消瘦纳差,或颈旁、腋下、胯腹等处瘰疬痰核,或胁下痞块坚硬胀满,或胸闷骨痛如针刺,或伴鼻衄、肌衄,舌质暗淡,或有瘀点瘀斑,苔厚腻,脉细涩。

【病机分析】气血虚弱之体,邪毒内蕴日久,势必化热生火,热灼津液,煎熬为痰;病程日久,毒蕴血瘀,因虚生瘀,痰瘀交阻,或滞于胸部、胁下,或结于颈旁、腋下、胯腹,乃发痞块或瘰疬痰核。

二、鉴别诊断

(一)西医鉴别诊断

MDS 的诊断依赖于骨髓细胞分析中所发现细胞发育异常的形态学表现、原始细胞比例升高和细胞遗传学异常。MDS 的诊断一定程度上仍然是排除性诊断,应首先排除其他可能导致反应性血细胞减少或细胞发育异常的因素或疾病, 常见需要与 MDS 鉴别的因素或疾病包括:

1.维生素 B_{12} 和叶酸缺乏。

2.接受细胞毒性药物、细胞因子治疗或接触有血液毒性的化学制品或生物制剂等。

3.慢性病性贫血(感染、非感染性炎症或肿瘤)、慢性肝病、HIV 感染。

4.自身免疫性血细胞减少、甲状腺功能减退或其他甲状腺疾病。

5.重金属中毒、过度饮酒。

6.其他可累及造血干细胞的疾病,如再生障碍性贫血、原发性骨髓纤维化(尤其需要与伴有纤维化的 MDS 相鉴别)、大颗粒淋巴细胞白血病(LGL)、阵发性睡眠性血红蛋白尿症(PNH)、急性髓系白血病及其他先天性或遗传性血液病(如先天性红细胞生成异常性贫血、遗传性铁粒幼细胞性贫血、先天性角化不良、范可尼贫血、先天性中性粒细胞减少症和先天性纯红细胞再生障碍性贫血等)。

(二)中医鉴别诊断

1.髓劳:髓劳是指因先后天不足,精血生化无源,或因有毒药物及理化因素伤正,邪毒瘀阻,新血不生。以出血、血虚、全血细胞减少、易染邪毒为主要表现,一般不伴肝脾淋巴结肿大。本病相当于现代医学的再生障碍性贫血。

2.急劳:急劳是指因正气虚弱,邪毒入侵,或胎毒内伏,伤髓入血,由里外发,阻滞经脉,影响脏腑及阴阳气血。以出血、血虚、骨痛、肝脾淋巴结肿大为主要表现,本病相当于现代医学的急性白血病。

第五节 治 疗

一、中西医结合治疗思路

依据 MDS 病情特点,选择精准的中西医结合点,采用适宜的中西医结合综合疗法,以改善全身症状,减少血制品输注量,降低转化白血病的发生率,从而提高生活质量,延长生存期。

(一)中医分阶段辨治与现代医学 MDS 亚型、危险分度结合

中医辨证 MDS 分早、中、晚期三个阶段,体现了正气由盛转衰、邪毒由浅入深的病机演变过程,此与现代医学以原始细胞比例为主的 FAB 分型或 IPSS 危险度,存在一定的对应关系。如中医辨证早期阶段邪毒入里轻浅,正气虚损不明显,一般相当于 FAB 分型 RA、RAS 亚型阶段,或 IPSS 危险度中的低危、中危-1 组;辨证以邪毒内蕴、气血亏虚多见;治疗以扶正为主,祛邪为辅。中期邪进正虚,病情相对较重,一般相当于 FAB 分型 RAS、RAEB 亚型阶段,或 IPSS 危险度中的中危-1、中危-2 组;辨

证以邪毒已盛、阴阳亏虚多见;治疗则扶正祛邪并重,标本同治。末期病情危重,并发症多,一般相当于 FAB 分型 RAEB、RAEB-t 亚型阶段,或 IPSS 危险度中的中危-2 组、高危组;辨证以邪毒炽盛、脏腑虚衰多见;治疗以祛邪为主,扶正为辅。

(二)中医辨证论治与现代医学实验室微观指标相结合

鉴于 MDS 本虚标实之病机特点,在治疗上单用补虚扶正,则毒瘀不去,邪热不除,衄血不止;仅用解毒泻实,则易伤正气,加重出血。故治疗时宜权衡标本,注意缓急,根据病变的不同阶段,辨别正虚与邪实主次偏重,灵活施治。又鉴于骨髓原始(或幼稚)细胞、无效造血贯穿于疾病始末之类似细胞学特征,故在辨证论治的基础上,结合现代医学某些实验室微观指标,以指导处方遣药,可进一步提高临床疗效。

如血红蛋白重度低下者,一般合并血虚、气虚证较多,常见乏力倦怠等症。此时单用补血,则取效不显;若合以补气生血之品,则取效明显,且补气宜在补血之先,黄芪用量宜大,以无形而生有形;纯用补益气血,则易助长邪毒,故须在补气养血的基础上少佐清热解毒之品,如大青叶、墓头回、白花蛇舌草、龙葵等,经多年观察,用治邪毒致血虚效显,故多用之。

如血小板计数明显减少者,一般合并阴虚内热、气虚不摄证较多,并有出血倾向。此时若一味滋阴,则易助邪为患;盲目清虚热,则有伤正之虞。故宜祛邪扶正并用,重用山茱萸填精补髓,以滋化源;选用益气养阴见长的生晒参,以补气生血,补而不燥;且清热解毒之品用量宜大,以控病势。若合并广泛出血,或血量大,当以止血为第一要务,应大量使用白芨、棕榈炭、仙鹤草、白茅根以收敛止血,并大剂量使用黄芪、党参,防气随血脱。血止之后或出血减轻后再治其本。

如白细胞计数减低明显者,一般合并阳虚、气虚证者较多,常见乏力、头晕、怕冷等症。此时一味补阳,一则易助火势,恐有出血之虞;二则更耗阴血,易致阴阳两虚,出现危候。故宜酌加滋阴养血之品,以阴中求阳。鸡血藤苦甘性温,既能活血,又能补血,补血而不留瘀,故用量宜大;红力参既补元气,又能固脱,更能防止出血;再加大剂清热解毒之品,以攻补兼施。

如骨髓原始细胞比例较多者,一般合并邪毒炽盛证者较多,常见发热等症状,多缘邪毒伤髓,化热生火;或耗气伤血,卫外不固,时邪外袭,正邪相争所致。此时虽五脏阴阳气血虚衰,但因邪毒鸱张,营血热燔,病势较急,故宜以祛邪为主,急则治其标,待热退身凉之后,再用扶正祛邪。宜用白花蛇舌草、天蓝苜蓿、虎杖以清热解毒;水牛角、生石膏以气营两清。此外,骨髓原始细胞比例较多者,也常合并痰瘀互结证,痰核、骨痛症状较重。此时遣药,醋炙鳖甲、生牡蛎、丹参三药用量宜大,以祛瘀化痰,软坚消癥。由于以疾病末期最为多见,五脏虚衰,故治疗时应标本兼顾,祛邪扶正,而不能一味祛邪,以防更伤气血。

(三)结合现代中药药学理研究辨病与辨证相结合使用中成药及专科制剂

MDS病机特点主要为本虚标实,以脾肾亏虚为本,毒瘀内阻为标。因此健脾补肾、益气养血乃治本,活血化瘀、清热解毒为治标,故临床依据正虚与邪实消长关系,采取治标或治本主次不同的方法。现代研究证明,益气健脾药有调整免疫功能的作用;补肾中药可以刺激骨髓造血,诱导造血细胞分化,并可提高机体免疫功能和应激能力。大量实验研究表明,清热解毒药具有抑制骨髓异常增生,调整机体免疫功能,诱导分化造血干细胞的生长,促进白血病细胞的凋亡,加速骨髓微循环的新陈代谢等作用,从而有利于MDS骨髓的正常造血。活血化瘀药特别是养血活血药具有改善骨髓微循环效应,同时还具有一定的控制溶血效果,破血行血具有防止或对抗骨髓网硬蛋白增殖效应。

生血丸(甘肃省调剂使用专科制剂)具有健脾补肾、益气养血之功效,应用于MDS早期阶段,对于升高血细胞、减少输血量、调整机体免疫功能具有较好的作用。回生胶囊(甘肃省调剂使用专科制剂)具有解毒化瘀、软坚散结之功效,应用于MDS中、晚期阶段,对于降低原始细胞比例、抑制骨髓病态造血作用明显。在辨病与辨证相结合的前提下,合理使用上述中成药辅助治疗,有望进一步提高临床疗效。

(四)中医药治疗"三法"与西医治疗适时结合

中医药治疗可贯穿于MDS治疗过程之中,具体体现在以下三个方面:一是中医药为主,或单纯使用中药治疗,如部分RA、RAS亚型,以及部分低危组MDS,其外周血细胞减少不明显者,则以中药为主,或单纯使用中药治疗。二是中医药加载治疗,如针对疾病采用中医辨证论治、专病专方,配合现代医学规范化治疗,以起到增效减毒的作用。三是中医药防护治疗,如在疾病治疗的某一阶段,某一方面的并发症表现突出,以致影响到后续治疗的顺利进行,甚至危及生命,则暂缓加载措施,采用中医综合疗法等针对并发症经行治疗,待并发症消失后,可中医药为主治疗,或中医药加载治疗。

二、西医治疗

MDS患者自然病程和预后的差异性很大,治疗宜个体化。应根据MDS患者的预后分组,同时结合患者年龄、体能状况、治疗依从性等进行综合分析,选择治疗方案。

(一)支持治疗

支持治疗最主要目标为提升患者生活质量。包括输血、EPO、G-CSF或GM-CSF

和祛铁治疗。

1.成分输血：一般在 HGB<60g/L 或伴有明显贫血症状时可给予红细胞输注。患者为老年，机体代偿能力受限，需氧量增加时，可放宽输注指征。PLT<10×10⁹/L 或有活动性出血时，应给予血小板输注。

2. 造血生长因子：G-CSF/GM-CSF 推荐用于中性粒细胞缺乏且伴有反复或持续性感染的 MDS 患者。输血依赖的相对低危组 MDS 患者可采用 EPO±G-CSF 治疗。

3.祛铁治疗：接受输血治疗、特别是红细胞输注依赖患者，可出现铁超负荷，并导致输血依赖 MDS 患者的生存期缩短。祛铁治疗可有效降低 SF 水平及器官中的铁含量。SF>1000μg/L 的 MDS 患者可接受祛铁治疗。常用的祛铁药物有去铁胺和地拉罗司等。

（二）免疫调节治疗

部分患者接受沙利度胺治疗后可改善红系造血，减轻或脱离输血依赖。常用的免疫调节药物包括沙利度胺（thalidomide）和来那度胺（lenalidomide）等。

（三）去甲基化药物

去甲基化药物可应用于相对高危组 MDS 患者，与支持治疗组相比，去甲基化药物治疗组可降低患者向 AML 进展的风险、改善生存。常用的去甲基化药物包括 5-阿扎-2-脱氧胞苷（decitabine，地西他滨）和 5-阿扎胞苷（azacitidine，AZA）。

（四）化疗

相对高危组尤其是原始细胞比例增高的患者预后较差，化疗是其治疗方式之一，但标准 AML 诱导方案完全缓解率低、缓解时间短，且高龄患者常难以耐受，小剂量阿糖胞苷的缓解率亦仅有 30% 左右。预激方案为小剂量阿糖胞苷（10mg/m²,1/12h,皮下注射,×14d）基础上加用 G-CSF，并联合阿克拉霉素或高三尖杉酯碱或去甲氧柔红霉素。预激方案在国内广泛应用于相对高危组 MDS 患者，治疗相对高危组 MDS 患者的完全缓解率可达 40%~60%，且老年或身体机能较差的患者对预激方案的耐受性优于常规 AML 化疗方案。

（五）allo-HSCT

allo-HSCT 是目前唯一能根治 MDS 的方法，造血干细胞来源包括同胞全相合供者、非血缘供者和单倍型相合血缘供者。allo-HSCT 的适应证：①年龄<65 岁、相对高危组 MDS 患者；②年龄<65 岁、伴有严重血细胞减少、经其他治疗无效的中低危患者。拟行 allo-HSCT 的患者，如骨髓原始细胞≥5%，在等待移植的过程中可应用化疗或联合去甲基化药物桥接 allo-HSCT，但不应该耽误移植的进行。

（六）免疫抑制治疗（IST）

IST 即抗胸腺细胞球蛋白单药或联合环孢素治疗，可考虑用于具备下列条件的患者：≤60 岁的 IPSS 低危或中危-1、骨髓原始细胞比例<5%或骨髓增生低下、正常核型或单纯、存在输血依赖、HLA-DR15 或存在 PNH 克隆。

三、中医治疗

（一）辨证论治

1.（初期）邪毒内蕴，气血亏虚

【治法】以扶正为主，兼清邪毒。用补气养血，清热解毒之法。

【方药】虚劳补血解毒汤（夏小军教授经验方）。

黄芪 30g、党参 15g、当归 15g、熟地黄 15g、白芍 10g、川芎 10g、茯苓 10g、炒白术 10g、阿胶 10g（烊化）、鸡血藤 10g、大青叶 15g、墓头回 15g、白花蛇舌草 15g、龙葵 10g、炙甘草 10g。

【方药分析】方中黄芪补气以生血；当归、熟地黄、白芍、阿胶滋补阴血；鸡血藤、川芎补血活血，生新防瘀；党参、茯苓、炒白术健脾益气；大青叶、墓头回、白花蛇舌草、龙葵清热解毒，凉血止血；炙甘草健脾和中，使补而不滞。诸药合用，祛邪不伤正，扶正不碍邪，补血不留瘀。

【加减】若瘀血征象明显时，则以赤芍易白芍，并可选用当归尾以补血活血，酌加丹参、莪术以加强活血化瘀；兼见出血明显者，去川芎，加仙鹤草、旱莲草、紫草以凉血止血；兼发热咳嗽者，加金银花、连翘、生石膏、竹沥以清热解毒，清泄肺热。

2.（中期）邪毒已盛，阴阳亏虚

（1）邪毒已盛，肝肾阴虚。

【治法】扶正祛邪，标本同治。用滋补肝肾，清热解毒之法。

【方药】虚劳滋阴解毒汤（夏小军教授经验方）。

生晒参 15g（另煎）、山茱萸 30g、当归 10g、熟地黄 15g、醋炙鳖甲 10g（先煎）、枸杞 10g、女贞子 10g、旱莲草 10g、阿胶 10g（烊化）、炒白术 10g、大青叶 20g、墓头回 20g、白花蛇舌草 20g、龙葵 15g、炙甘草 10g。

【方药分析】方中生晒参益气养阴；山茱萸、枸杞、女贞子、旱莲草补益肝肾之阴以养血；醋炙鳖甲滋阴潜阳，软坚散结；熟地黄降相火，益精血；当归、阿胶滋补阴血；大青叶、墓头回、白花蛇舌草、龙葵清热解毒，凉血止血；炒白术、炙甘草健脾益气和中。诸药合用，滋阴而不滋腻，寒凉不伤脾胃。

【加减】若发热甚者，加生石膏、知母、栀子、黄芩以加强清热解毒；出血明显者，加仙鹤草、牡丹皮、赤芍以凉血止血;腹部癥块及颈旁瘰疬明显者,加生牡蛎、莪术、夏枯草以化痰活血,软坚散结。

(2)邪毒已盛,脾肾阳虚。

【治法】扶正祛邪,标本同治。用温肾健脾,清热解毒之法。

【方药】虚劳温阳解毒汤(夏小军教授经验方)。

红力参 10g(另煎)、鸡血藤 30g、当归 10g、熟地黄 15g、鹿角胶 10g(烊化)、炙附子 10g(先煎)、肉桂 10g、菟丝子 15g、肉苁蓉 15g、山茱萸 10g、大青叶 20g、墓头回 20g、白花蛇舌草 20g、龙葵 10g、炙甘草 10g。

【方药分析】方中红力参大补元气,复脉固脱,益气摄血;鸡血藤补血活血;鹿角胶、肉苁蓉温补肾阳,补益精血;炙附子、肉桂补火回阳,引火归元;菟丝子补阳益阴;当归、熟地黄、山茱萸养血滋阴,以阴中求阳;大青叶、墓头回、白花蛇舌草、龙葵清热解毒,凉血止血;炙甘草益气和中。诸药合用,补阳而不燥,苦寒不伤中。

【加减】若邪毒较盛者,加莪术、半枝莲、虎杖、金银花以加强清热解毒;兼见出血者,加仙鹤草、旱莲草、紫草、茜草以凉血止血;胁下痞块者,加醋炙鳖甲、生牡蛎、夏枯草以化痰活血,软坚散结。

3.(末期)邪毒炽盛,脏腑虚衰

(1)邪毒炽盛,营血热燔。

【治法】以祛邪为主,兼用扶正。用清热败毒,凉血养阴之法。

【方药】虚劳败毒清热汤(夏小军教授经验方)。

水牛角 30g(先煎)、生石膏 30g(先煎)、知母 20g、生地黄 20g、牡丹皮 10g、赤芍 10g、连翘 15g、栀子 10g、黄芩 10g、紫草 15g、大青叶 20g、墓头回 20g、白花蛇舌草 20g、龙葵 10g、甘草 10g。

【方解】方中水牛角、生地黄、牡丹皮、赤芍、紫草清营凉血;生石膏、知母清热养阴;连翘、栀子、黄芩泻火解毒;大青叶、墓头回、白花蛇舌草、龙葵清热败毒,凉血止血;甘草解毒和中。

【加减】若出血甚者,另吞服三七粉或中成药云南白药以加强止血;神昏谵语者,可选择应用中成药"凉开三宝",以开窍醒神。

(2)邪毒炽盛,痰瘀互结。

【治法】祛邪扶正,标本同治。用清热败毒,化痰活血之法。

【方药】虚劳败毒消癥汤(夏小军教授经验方)。

醋炙鳖甲 15g(先煎)、生牡蛎 20g(先煎)、丹参 20g、黄芪 20g、当归尾 15g、桃仁

10g、红花 10g、莪术 10g、夏枯草 15g、鸡血藤 10g、大青叶 20g、白花蛇舌草 20g、墓头回 20g、龙葵 15g、甘草 10g。

【方药分析】方中醋炙鳖甲软坚散结;生牡蛎、夏枯草化痰软坚;黄芪益气生血;丹参、当归尾、鸡血藤活血养血;桃红、红花、莪术活血化瘀;大青叶、墓头回、白花蛇舌草、龙葵清热败毒,凉血止血;甘草解毒和中。

【加减】若出血症状明显时,加仙鹤草、旱莲草、紫草以凉血止血;伴发热者,加生石膏、知母、水牛角以养阴清热凉血;亦可加服中成药鳖甲煎丸(《金匮要略》方)。

(3)脏腑虚衰,血不循经。

【治法】以扶正为主,兼用祛邪。用益气养血,凉血止血之法。

【方药】虚劳败毒摄血汤(夏小军教授经验方)。

黄芪 30g、当归 20g、党参 20g、阿胶 10g(烊化)、山茱萸 10g、三七粉 3g(冲服)、仙鹤草 20g、生地黄 15g、鸡血藤 10g、大青叶 20g、墓头回 20g、白花蛇舌草 20g、龙葵 10g、炙甘草 10g。

【方药分析】方中黄芪、党参益气补血;当归、阿胶补血止血;仙鹤草、山茱萸收敛止血;生地黄凉血止血;三七粉活血止血;鸡血藤养血活血止血;大青叶、白花蛇舌草、龙葵清热败毒;墓头回清热解毒,凉血止血;炙甘草益气和中。

【加减】若出血伴发热者,加水牛角、牡丹皮、生石膏以清热泻火,凉血止血;有阴虚火旺见证者,加紫草、旱莲草、龟板胶以滋阴降火止血;瘀血征象明显者,加茜草、赤芍、牡丹皮以化瘀止血。

(二)中成药

1.生血丸(甘肃省调剂使用专科制剂):健脾补肾,益气养血。每次 2 丸,温水送服,每日 2 次。适用于合并气血亏虚证,或白细胞、血红蛋白减低患者。

2.回生胶囊(甘肃省调剂使用专科制剂):解毒化瘀,软坚散结。每次 3 粒,温水送服,每日 2 次。适用于合并邪毒、痰瘀等证,或骨髓原始细胞比例增高较多患者。

3.摄血丸(甘肃省调剂使用专科制剂):益气养阴,摄血止血。每次 2 丸,温水送服,每日 2 次。适用于合并气阴不足之衄血、紫癜、咳血等证,或血小板减少患者。

4.复方银菊合剂(甘肃省调剂使用专科制剂):清热解毒,滋阴降火,祛腐生肌。每次 10ml,含漱,每日 6 次。适用于治疗后口腔溃疡的防治。

5.生脉(参麦)注射液:益气养阴。每次 40~60ml,用 5% 葡萄糖注射液 250ml 稀释后静脉滴注,每日 1 次,20d 为 1 疗程。适用于合并气阴,气血两虚证,或血细胞减少患者。

6.云南白药:化瘀止血。口服,每次0.5g,每日4次。适用于并发出血证者。

(三)中医适宜技术

1.毫米波治疗仪骨髓穿部位局部照射:疏通经络,活血化瘀,促进术后创口恢复,减轻局部肿痛症状。7d为1疗程。

2.中药热奄包神阙穴热敷:温中和胃,散寒通络,促进食欲,预防治疗相关胃肠道反应。7d为1疗程。

3.多功能艾灸仪随症选穴艾灸:温中补虚,调和气血,提高机体免疫功能。7d为1疗程。

(四)主要并发症的防治

1.恶心呕吐

(1)胃气不降。

【治法】降逆化痰,益气和胃。

【推荐方药】旋覆代赭汤。

(2)脾胃不和。

【治法】益气健脾,和胃降逆。

【推荐方药】香砂六君子汤。

(3)症型:中焦虚寒。

【治法】温胃散寒,降逆止呕。

【推荐方药】理中汤。

(4)肝气郁滞。

【治法】疏肝理气,和胃止呕。

【推荐方药】柴平汤。

2.便秘

(1)肠胃积热。

【治法】清热润肠。

【推荐方药】麻子仁丸。

(2)气机郁滞。

【治法】顺气导滞。

【推荐方药】六磨饮子。

(3)脾肺气虚。

【治法】补气润肠。

【推荐方药】补中益气汤。

(4)阴寒积滞。

【治法】温里散寒、通便止痛。

【推荐方药】大黄附子汤。

(5)阴血亏虚。

【治法】补血养阴,润肠通便。

【推荐方药】益血润肠丸。

3.发热

(1)热毒炽盛。

【治法】清热解毒。

【推荐方药】黄连解毒汤。

(2)毒瘀互结。

【治法】清热解毒。

【推荐方药】血府逐瘀汤。

(3)气虚发热。

【治法】补中益气,甘温除热。

【推荐方药】补中益气汤。

(4)肝经郁热。

【治法】疏肝清热。

【推荐方药】小柴胡汤。

4.出血

(1)血热妄行。

【治法】清热凉血。

【推荐方药】犀角地黄汤。

(2)气不摄血。

【治法】益气摄血。

【推荐方药】归脾汤。

第六节　疗效评价

一、西医疗效评价

MDS 国际工作组（International Working Group，IWG）于 2000 年提出国际统一疗效标准，2006 年又进一步修订，使不同临床治疗方案结果间具有可比性。MDS 的治疗反应包括以下四种类型：改变疾病的自然病程、细胞遗传学反应、血液学改善和改善生存质量。见表 25-4。

表 25-4　修订（IWG 的）MDS 治疗反应标准[a]

Ⅰ 改变疾病自然病程

完全缓解（CR）：反应须持续≥4 周[b]

　　BM：bls≤5%[c]，各系细胞成熟正常，可允许继续存在 dysd，但要加以注明

　　PB：HGB>110g/L；ANC≥$1.0×10^9$/L；PLT≥$100×10^9$/L，无 bls，可继续存在 dysd。

部分缓解（PR）：反应须持续≥4 周[b]

　　BM：bls 较治疗前减少≥50%，但仍>5%，不考虑有核细胞增生程度和 dysc

　　PB：同 CR 标准

　　骨髓 CR：bls≤5%，且较治疗前减少≥50%，但 PB 血细胞减少未恢复，如果 PB 达到下述 HI 标准，须加以注明

　　稳定（SD）：未达到 PR 标准，但无下述 PD 证据，≥8 周

　　失败（Failure）：治疗中死亡或疾病进展

CR 或 PR 后复发（Relapse）：有下列≥1 项

　　BM 中 bls 回复到治疗前水平

　　ANC 或 PLT 较缓解/有效时的最高值减少≥50%

　　HGB 减少 15g/L 或依赖输血

进展（PD）：有下列≥1 项

　　BM：bls <5%者，增加≥50%，达到>5%

　　bls 5%~10%者，增加≥50%，达到>10%

　　bls 10%~20%者，增加≥50%，达到>20%

　　bls 20%~30%者，增加≥50%，达到>30%

PB:ANC 或 PLT 较缓解/有效时的最高值减少≥50%,HGB 减少≥20g/L,依赖输血生存时间的计算:

总生存时间(OS):从进入治疗试验到任何原因死亡

无变故生存(EFS):从进入治疗试验到治疗失败或任何原因死亡

无进展生存(PFS):从进入治疗试验到 PD 或因 MDS 死亡

无病生存(DFS):从达到 CR 到复发

特定原因死亡(CSD):MDS 相关死亡

Ⅱ 细胞遗传学反应:须用常规方法分析 20 个中期分裂相

完全反应(CCR):原有的染色体异常消失,且未出现新的异常

部分反应(PCR):原有的染色体异常减少≥50%

Ⅲ 生存质量(QOL) 使用各种问卷或 WHO 体能积分

Ⅳ 血液学进步(HI)e:反应须持续≥8 周

红系反应(HI-E):治疗前 HGB<110g/L 者,治疗后增加≥15g/L

输血减少:(只用于治疗前 HGB≤90g/L 的依赖输血者)与治疗前 8 周相比,治疗后 8 周输注红细胞单位数减少≥4 个

PLT 反应(HI-P):治疗前 PLT<100×10^9/L,PLT>20×10^9/L 者,治疗后净增≥30×10^9/L

治疗前 PLT<20×10^9/L 者,治疗后增至>20×10^9/L,且增幅≥100%

ANC 反应(HI-N):治疗前 ANC<1×10^9/L 者,治疗后增加>0.5×10^9/L

HI 后进展或复发 f: ≥下列 1 项

ANC 或 PLT 从最佳反应水平下降≥50%

HGB 下降≥15g/L

恢复依赖输血

缩写:BM 骨髓;PB 外周血;bls 原始细胞;dys 发育异常;ANC 中性粒细胞绝对值;NC 有核细胞数;NEC 非红系细胞;PLT 血小板计数。

注:a 本表中的血常规测定值是指治疗前或治疗结束≥1月后至少相隔 1 周的两次测定的平均值(无输血影响);b 在某些情况下,化疗规划可能需在 4 周或 8 周的期限之前就开始下一步治疗,这类患者的反应评定可归入开始进一步治疗时所符合的反应类别,在重复化疗疗程中出现的短暂性血细胞减少,随后又恢复到前一个疗程的改善值,这段过程不应影响对其化疗反应持续时间的判定;c 如红系细胞<NC 的 50%,bls 按 NC 计算,如红系细胞>NC 的 50%,bls 按 NEC 计算;d dys 的判断按 WHO 标准;e 在同时有 HI-E 和 HI-P 两类反应时,在报告个别反应外,也将两者作为总体反应加以报告;f 无急性感染,重复化疗疗程,脏器出血,溶血等其他原因。

二、中医症候评价

(一)疗效评价标准

临床痊愈:中医临床症状、体征完全消失,症候积分减少≥95%。

显效:中医临床症状、体征明显改善,症候积分减少≥70%。

有效:中医临床症状、体征均有好转,症候积分减少≥30%。

无效:中医临床症状、体征均无明显改善,甚或加重,症候积分减少<30%。

(二)评价方法

参照《中药新药临床研究指导原则》,将髓毒劳症候要素进行分类计分,自拟症状与体征分级与积分见表25-5。中医症候评价采用尼莫地平法。计算公式:[(治疗前积分−治疗后积分)/治疗前积分]×100%。

表 25-5　髓毒劳病症候评分表

症状		无(0)	轻度 (主症 2 分,次症 1 分)	中度 (主症 4 分,次症 2 分)	重度 (主症 6 分,次症 3 分)
			分级记分		
主要症状	面色苍白	无体征	淡白	淡白无华	苍白如白纸
	乏力	无症状	精神不振,可坚持日常生活	精神疲乏,勉强坚持日常生活	精神极度疲乏,卧床
	瘀斑	无体征	少量瘀斑、瘀点(轻)	介于轻、重之间	广泛量瘀斑、瘀点(重)
	痰核、瘀块	无体征	仅超声检查可发现(轻)	介于轻、重之间	触诊即见(重)
	骨痛	无症状	触诊时有压痛(轻)	介于轻、重之间	自发性骨痛(重)
次要症状	心悸气短	无症状	偶尔发生	经常发生	反复发生不易缓解
	头晕	无症状	偶尔发生	经常发生	整日发生,不易缓解
	潮热盗汗	无症状	偶有感觉	可以忍受	不能忍受
	形寒肢冷	无症状	手足发冷	四肢发冷	全身发冷,得温不减
	食少	无症状	食欲差,饭量减少 1/3~2/3	无食欲,饭量减少 2/3以上	厌食,食量甚少,或不食
	便溏	无症状	每日 1 次	每日 2~3 次	每日 3 次以上

第七节 预防调护

一、预防

(一)谨防外感

正气不足,感受邪毒是诱发急性白血病的主要原因,故预防应做到冷暖适宜,特别是儿童患者,尽量避免到公共场所,慎避外感。

(二)慎避毒气

避免接触含苯的清洁剂、去渍剂、汽油、油漆以及农药、杀虫剂等,并应避免使用染发剂,戒烟戒酒。

二、调护

(一)心理干预

MDS 作为血液系统的一种常见病,其康复及预后与多种因素有关,而心理因素则扮演着极为重要的角色。一旦确诊为 MDS,由于疾病分期程度不一,患者情感反应、心理耐受度、文化层次等不同,会出现或多或少的恐慌、焦虑、抑郁等负面情绪。针对性地进行心理疏导或干预,保持积极健康的心理状态使免疫功能处于最佳状态,有助于逆转 MDS 进程。

(二)沟通宣教

对焦虑恐惧、悲观失望的患者,首先与其建立良好的医患、护患关系,让其了解自身病情,通过积极暗示、鼓励支持性语言取得患者的信任,满足其心理需求;同时,有针对性进行 MDS 治疗、预后等方面的宣教,提高患者对 MDS 的认知,缓解其焦虑恐惧、悲观失望的情绪。

(三)支持鼓励

针对 MDS 患者,需要输血、造血干细胞移植等治疗时,应提前了解患者的性格、习惯、爱好及家庭环境等一般情况,对其心理特点进行初步的评估,并主动与患者和家属进行交流,阐明输血相关知识,如可能出现的输血反应,移植过程中可能出现的各种并发症与应对措施,让患者做好充足的心理准备,消除患者对移植产生的恐惧、担忧和不安心理。同时,要求家属了解病情,理解患者,做到不埋怨、不刺激,使患者感受到家庭、社会的温暖,树立战胜疾病的信心;给患者介绍许多长期存活的实例教育以激励患者,使其能够积极配合治疗,克服治疗所带来的暂时性痛苦。

（四）自我调理

针对部分因疲劳、乏力所致行为改变的 MDS 患者,通过心理教育帮助其认知重建和改变应对肿瘤的方式,使其能借助行为治疗、自我帮助和自我护理等方式加以纠正。

参考文献

[1]张之南,沈悌.血液病诊断及疗效标准[M].第 3 版.北京:科学出版社,2007,157-160.

[2]夏小军.血病论[M].兰州:甘肃科学技术出版社,2016.

[3] 陈信义. 骨髓增生异常综合征中西医结合治疗思路 [J]. 中国中西医结合,2003,23(4):252-253.

[4]夏小军,段赟.中医学对骨髓增生异常综合征的认识及辨治策略[J].新中医,2013,45(12):14.

[5]骨髓增生异常综合征诊断与治疗中国专家共识(2014 年版)[J].中华血液学,2013,35(11):1042-1047.

[6]张之南,郝玉书,赵永强,等.血液病学[M].第 2 版.北京:人民卫生出版社,2011:882-897.

[7]侯丽,田劭丹,李平,等.中西医结合肿瘤学[M].北京:人民卫生出版社,2016:112.

[8]林洪生.恶性肿瘤中医诊疗指南[M].北京:人民卫生出版社,2016:559.

第二十六章
恶性淋巴瘤

  恶性淋巴瘤(malignant lymphoma,ML)是一类淋巴造血系统恶性肿瘤的总称,分为霍奇金（Hodgkin lymphoma,HL）和非霍奇金淋巴瘤（non-Hodgkin lymphoma,NHL）。两类疾病中,HL治疗后的预后相对较好,而NHL的各个类型在临床表现、自然病程、治疗效果和预后等方面差别很大。总体而言,药物治疗在淋巴瘤的综合治疗中起着至关重要的作用。化疗和靶向治疗可以治愈部分淋巴瘤。ML可发生于任何年龄,男女之比为1~2:1。ML在发达国家的发病率高于发展中国家,北美和欧洲发病率>10/10万人,中国和日本约为5/10万人。城市人群的发病率高于农村。中国HL只占ML的10%~15%,而欧美则占40%~45%;40岁左右是中国HL仅有的一个发病年龄高峰,欧美国家则有两个发病高峰,分别在30岁左右和50岁左右以后。

  淋巴瘤属于中医学的"石疽""恶核""失荣""痰核""疵痈"等范畴,其病因古人多有记载,如《诸病源候论》曰:"恶核肿者,肉里忽有核,累累如梅李,小有如豆粒……此风邪挟毒而成""恶核者,是风热毒气,与血气相搏结而成核,生颈边,又遇风寒所折,遂不消不溃。"《外科正宗》说:"失荣者……其患多生肩之以上。初起微肿,皮色不变,日久渐大,坚硬如核,推之不移,按之不动;半载一年,方生阴痛,气血渐衰,形容瘦削,破烂紫斑,渗流血水。或肿泛如莲,秽气熏蒸……"中医学认为恶性淋巴瘤与外邪侵袭、七情内伤、正气内虚有关。

第一节 病因病理

一、西医病因病理

(一)病因

ML 起源于人类免疫系统细胞及前体细胞,其本质是在体内外有害因素作用下,不同阶段的免疫细胞被转化或机体正常调控机制紊乱而发生的异常分化和异常增殖,但其确切病因至今尚未阐明。感染、免疫缺陷、环境致癌物、电离辐射和遗传倾向等均可能是 ML 的病因。

1.感染:幽门螺杆菌感染与胃黏膜相关淋巴瘤的发病密切相关;EBV 与地方性 Burkitt 淋巴瘤、慢性炎症相关性弥漫大 B 淋巴瘤具有相关性;人 T 淋巴细胞 I 型病毒(Human T-cell Lymphotropic Virus Type)和成人 T 淋巴瘤的相关性;人疱疹病毒 8 型(Human Herpes Virus 8,HHV8)与原发渗出性淋巴瘤的相关性。

2.免疫缺陷:先天性免疫缺陷和较长时间应用免疫抑制剂者 ML 的发生率增加。

3.化学和物理因素:放射线、化学药物、苯、除草剂、石棉和砷等均可导致 ML 发病增加。

4.其他:长期服用某些药物,如苯妥英钠、去氧麻黄素等可诱发 ML。

(二)病理

HL 组织病理学特点是在多种正常细胞背景上,见到 R-S 细胞或其变异型。NHL 组织病理学特点为淋巴结正常结构消失,为肿瘤组织所代替,恶性增殖的淋巴细胞形态呈异型性,淋巴结包膜被侵犯。根据组织病理学特点将 NHL 分类、见表 26-1,和 HL 分类、见表 26-2。

表 26-1 非霍奇金淋巴瘤(NHL)

前驱淋巴性肿瘤	成熟 B 细胞淋巴瘤	成熟 T/NK 细胞淋巴瘤
B 淋巴母细胞淋巴瘤	1.B 小淋巴细胞性淋巴瘤	1.T 大颗粒淋巴细胞白血病
T 淋巴母细胞淋巴瘤	2.脾边缘带淋巴瘤	2.慢性 NK 细胞淋巴增殖性疾患
	3.淋巴浆细胞淋巴瘤	3.成人 T 细胞淋巴瘤
	4.浆细胞骨髓瘤	4.结外 NK/T 细胞淋巴瘤,鼻型
	5.结外黏膜相关淋巴组织边缘带 B 细胞淋巴瘤(MALT 淋巴瘤)	5.肠病相关 T 细胞淋巴瘤
	6.原发皮肤滤泡中心淋巴瘤	6.肝脾 T 细胞淋巴瘤

续表 26-1

前驱淋巴性肿瘤	成熟 B 细胞淋巴瘤	成熟 T/NK 细胞淋巴瘤
	7.滤泡性淋巴瘤	7.皮下脂膜炎样 T 细胞淋巴瘤
	8.套细胞淋巴瘤	8.蕈样霉菌病
	9.弥漫大 B 细胞淋巴瘤	9.原发皮肤间变性大细胞淋巴瘤
	10.伯基特淋巴瘤	10.外周 T 细胞淋巴瘤,非特殊类型
		11.血管免疫母细胞 T 细胞淋巴瘤
		12.ALK 阳性间变大细胞淋巴瘤
		13.ALK 阴性间变大细胞

表 26-2　霍奇金淋巴瘤(HL)

结节性淋巴细胞为主型霍奇金淋巴瘤
经典型霍奇金淋巴瘤
1.淋巴细胞为主型(LP)
2.结节硬化型(NS)
3.混合细胞型(MC)
4.淋巴细胞消减型(LD)

二、中医病因病机

ML 的发生多因先天禀赋虚弱,卫外不固,寒邪外袭,湿毒内侵;或先天胎毒未净,蓄于体内,蕴而待发;或后天饮食不节,或七情内伤,或劳欲过度,或病后体弱等,致脏腑、阴阳功能失调,痰浊内生。痰湿凝滞,易阻气血,蕴而酿毒,亦可化火;痰瘀毒结,胶着互害,外发无力,积久成核。其病机特点重在痰、毒、瘀、虚四个方面,而痰、毒为其要害。

(一)寒湿凝聚,痰毒内结

先天禀赋不足,脏腑虚弱,卫外不固,寒邪外袭,湿毒内侵,寒湿凝聚为痰。后天调养失宜,或平素脾虚虚弱,水湿运化失职,湿郁于内,酿成湿毒,湿毒不化,日久凝结为痰,痰毒互结,遂成恶核。

(二)肝气郁滞,气血受阻

忧思恼怒,情志不遂,肝气郁滞,津液不疏,停着酿痰,痰气积聚,郁久化热化火,煎灼阴津,炼液为痰。若与邪毒胶结,滞于经络,阻滞气血,则发恶核。

（三）水不涵木，痰火相结

体质虚弱，肝肾不足；或湿阻气郁，化热伤阴；或过劳成损，久病及肾，肾阴不足，水不涵木，虚火内动，灼津为痰，痰火相结，更伤阴津，阴虚血滞，痰瘀互结，聚积不散，久成恶核。

（四）痰瘀毒结，凝聚成块

情志不遂，精神抑郁，或怒伤肝气，气机阻滞，皆使血行不畅，脉络瘀阻，气滞血瘀；脏腑功能失调，津液不化，湿聚成痰，碍气阻络，痰瘀既成，胶着不分，蕴而酿毒，痰瘀毒结，发为恶核。

（五）久病缠绵，正虚邪恋

久患恶核消耗，或用毒药伤正，正气亏损，托毒无力，病邪久留不去，更伤气血阴津，气虚鼓动无力，血虚滋生血瘀，阴虚则血滞，阳虚则失其温煦，日积月累，痰瘀毒不能速去，致使病无愈期，且易于感寒、受湿、情志不遂，劳倦等诱因，使疾病复发或加重。

第二节　临床表现

一、局部表现

ML好发于淋巴结，绝大多数首先发生在颈部或锁骨上淋巴结，也可首先侵犯结外淋巴组织或器官。90%的HL患者以体表淋巴结肿大为首发症状，其中60%~70%发生于锁骨上、颈部淋巴结，腋窝和腹股沟淋巴结占30%~40%。NHL患者的50%~70%以体表淋巴结肿大为首发症状，约40%~50%原发于结外淋巴组织或器官。

ML肿大的淋巴结多数无痛，表面光滑，质韧饱满，早期大小不等，孤立或散在；后期相互融合，与皮肤粘连，固定或破溃。

二、全身表现

（一）全身症状

有发热、盗汗、体重减轻、皮肤瘙痒、乏力等。

（二）全身非特异性病变

ML可伴有一系列的神经系统和皮肤的非特异性表现。神经系统病变可表现为运动性周围神经病变，多发性肌病，进行性多灶性脑白质病、亚急性坏死性脊髓病等。

（三）免疫、血液系统

ML 诊断时 10%~20%可有贫血，患者可有白细胞或血小板增多、血沉增快、类白血病反应，乳酸脱氢酶增高与肿瘤负荷及不良预后有关。免疫功能异常的患者表现为自身免疫性溶血性贫血、Coombs 试验阳性、血清单克隆免疫球蛋白异常增高、淋巴细胞转化率及巨噬细胞吞噬率降低等。

第三节　实验室及其他检查

一、影像学检查

常用的影像学检查方法为 CT、核磁共振成像（nuclear magnetic resonance imaging，MRI）、正电子发射计算机断层显像（positron emission tomography-computed tomography，PET-CT）、超声和内窥镜等。

（一）CT

目前仍作为淋巴瘤分期、再分期、疗效评价和随诊的最常用影像学检查方法，对于无碘对比剂禁忌证的患者，应尽可能采用增强 CT。

（二）MRI

对于中枢神经系统、骨髓和肌肉部位的病变应首选 MRI 检查；对于肝、脾、肾脏、子宫等实质器官病变可以选择或者首选 MRI 检查，尤其对于不宜行 CT 增强者，或者作为 CT 发现可疑病变后的进一步检查。

（三）PET-CT

除惰性淋巴瘤外，PET-CT 推荐用于有条件者的肿瘤分期与再分期、疗效监测、肿瘤残存及复发时的检查；PET-CT 对于疗效和预后预测好于其他方法，可以选择性使用。

（四）超声

一般不用于淋巴瘤的分期。对于浅表淋巴结和浅表器官（如睾丸、乳腺）病变的诊断和治疗后随诊具有优势，可以常规使用；对于腹部、盆腔淋巴结可以选择性使用；对于肝、脾、肾、子宫等腹盆腔器官的评估，可以作为 CT 和 MRI 的补充，尤其是不能行增强 CT 时。超声可用于引导穿刺活检、胸腹水抽液和引流。

二、病理学检查

病理诊断是淋巴瘤诊断的主要手段。病理诊断的组织样本应首选切除病变或切取部分病变组织。如病变位于浅表淋巴结,应尽量选择颈部、锁骨上和腋窝淋巴结。粗针穿刺仅用于无法有效、安全地获得切除或切取病变组织的患者。初次诊断时,最好是切除或切取病变组织。对于复发患者,可以通过粗针或细针穿刺获取的病变组织来诊断。淋巴瘤的病理诊断需综合应用形态学、免疫组化、遗传学及分子生物学等技术,尚无一种技术可以单独定义为金标准。

(一)HL 的组织病理学检查

HL 的恶性细胞为 Reed-Stern-berg(Reed-Sternberg cell,R-S 细胞)。所以,R-S 细胞是 HL 的诊断性细胞,只有在切取活检的淋巴肿瘤组织存在 R-S 细胞,才能确定 HL 的诊断。在很难确定 R-S 细胞时,免疫组化可以帮助诊断:CD15 和 CD30 只在 R-S 细胞及其变异细胞表达,而不表现在背景细胞。

(二)NHL 细胞组织病理学检查

1.病理特点:病变淋巴结结构有不同程度破坏,但某些类型的淋巴结结构可以完全保存。大多数 NHL 的瘤细胞形态基本上为不同分化阶段的淋巴细胞,往往以一种类型的细胞为主,同一病灶中可出现不同分化程度的肿瘤细胞。免疫组化可确定细胞来源,CD3、CD4、CD8 常用于检测 T 细胞,CD19、CD20、CD22 常用于检测 B 细胞,CD45 用于鉴别淋巴细胞肿瘤和上皮性肿瘤。

2.病理分类:NHL 的分类经历了单纯形态学分类到结合免疫学表型、细胞遗传学和分子遗传学特征、临床表现的几个阶段。1994 年国际淋巴瘤研究组提出了修订的欧美淋巴瘤分类(Revised European-American Lymphoma Classification),简称 RE-AL 分类。这一分类方法认为,每一种病理类型的 NHL 均具有独特的组织形态学、免疫表型、基因特征、临床表现及预后,因此是一个独立的疾病单位,这有助于制定个体化的治疗方案和判断预后。

3.染色体异常:90%ML 有染色体异常,与组织学亚型和免疫表型有关,并在一定程度上与临床诊断、治疗和预后相关。ML 最常见的染色体结构变异发生在第 14 号染色体,染色体断点绝大多数发生在 14q32,多数染色体易位引起某些癌基因扩增或表达失调,导致细胞生长失控,如 Burkitt 淋巴瘤因染色体易位导致 C-myc 过度表达,滤泡淋巴瘤的 Bcl2 过度表达等。

三、实验室检查

应完成的实验室检查包括血常规、肝肾功能、乳酸脱氢酶(Lactate dehydrogenase,LDH)、β_2-微球蛋白、血沉、乙肝和丙肝病毒检测,以及骨髓穿刺细胞学和(或)活检等。对于存在中枢神经系统受侵危险的患者应进行腰穿,予以脑脊液生化、常规和细胞学等检查。对 NK/T 细胞淋巴瘤患者,应进行外周血 EB 病毒 DNA 滴度检测。

第四节　诊断与鉴别诊断

一、诊断

(一)西医诊断

恶性淋巴瘤完整的诊断应包括病理诊断和临床分期。

1.病理诊断:确诊淋巴瘤必须依靠病理诊断,除了根据组织及细胞形态学特点,还要结合免疫组化检查,有条件的还应该进行细胞遗传学检测,目的是尽量明确病理类型,以指导治疗和判断预后。完整的淋巴结活检是确诊和进一步分型的首要方法,进行淋巴结活检时要注意以下几点:

(1)取表浅淋巴结活检,要选择肿大而且又丰满、质韧等具有淋巴瘤特点的淋巴结,最好完整切除,以便观察到淋巴结结构。除非不得已,才做部分淋巴结切除活检。

(2)尽量选择受炎症干扰较小的部位的淋巴结活检,如滑车上淋巴结、腋下淋巴结、锁骨上淋巴结、颏下淋巴结等,而颌下淋巴结肿大多与口腔炎症有关,腹股沟淋巴结肿大则与下肢感染有关,如足癣感染等。

(3)纵隔淋巴结肿大,特别是无浅表淋巴结肿大的病人,也要在全面检查后,用纵隔镜,甚至不惜开胸取活检。

(4)仅有结外部位受侵时也应尽量获取到足够的结外组织标本。例如胃淋巴瘤胃镜取活检时需要深达黏膜下层,多点取材。肺及腹腔等深部肿瘤可采取超声或 CT 引导下的穿刺活检。

针吸活检对于淋巴瘤的诊断价值存在争议。一方面,它具有很多优点:简便、快速,损伤和花费少,对于淋巴瘤的初步诊断准确率可达 70%以上;另一方面,因针吸活检取到的细胞和组织太少,不能获得组织结构的信息,虽勉强可以定性,但也多不能进一步分型。

2.临床分期:恶性淋巴瘤,尤其是 NHL,属于全身性疾病,一旦经病理确诊,应进行全身检查。这些检查可以了解深部病变的侵犯程度和范围,对临床分期、制定治疗计划、判断预后以及观察临床疗效等,均能提供依据,是不可缺少的手段。这些检查包括:①体格检查:全面检查,查清浅表淋巴结受侵范围,评价一般情况;②实验室检查:全血细胞计数、LDH、血沉、β_2-微球蛋白和肝肾功能检查等;③影像学检查:包括颈胸腹盆 CT 等全面评价肿瘤侵犯范围；④骨髓检查；⑤前体淋巴母细胞淋巴瘤，Burkitt 淋巴瘤，病变为Ⅳ期，有骨髓、睾丸、中枢神经系统受侵者需做脑脊液细胞学检查。ML 的临床分期目前采用 Ann Arbor-Cotswolds 分期系统，见表 26-3。

表 26-3　Ann Arbor-Cotswolds 分期系统

分期	侵犯范围
I 期	侵及单个淋巴结区或淋巴样组织(如脾脏、韦氏环、胸腺)或一个结外部位(IE)
II 期	侵及横膈一侧的 2 个或 2 个以上淋巴结区域或局限性的结外器官或部位，并注明受侵淋巴结区数目，如写为 II2
III 期	侵及横膈两侧的淋巴结区或结外淋巴组织
	III1：有或无脾、脾门、腹腔或肝门区淋巴结受侵
	III2：有副主动脉旁、髂窝或肠系膜淋巴结受侵
IV 期	淋巴结以外器官的弥漫性受侵

注：A：无全身症状；B：6 个月内无明显原因发热、盗汗、体重减轻>10%；X：巨块病变：纵隔病变>胸腔横径的 1/3；融合淋巴结最大径超过 10cm；E：局限性孤立的结外病变，肝和骨髓受侵除外（归入 IV 期）；CS：临床分期；PS：病理分期

（二）中医症候诊断

1.寒痰凝滞

【主症】颈项、耳旁、缺盆、腋下、鼠蹊等处肿核，不痛不痒，皮色如常，坚硬如石，兼见面白少华，形寒肢冷，神疲乏力，舌质淡，苔白或腻，脉沉或细。

【病机分析】正气不足，卫外不固，湿邪内侵；脾肾阳虚，津液失布，气化无力，痰湿内生，积久成核，不得外发，循经阻络，故见多处肿核，坚硬如石；痰属阴邪，阴盛则寒，易伤阳气，温煦不足，故见形寒肢冷；气虚失养，则神疲乏力，面白少华。舌质淡，苔白或腻，脉沉或细均为一派寒湿之征；舌淡，脉细为虚寒之象。

2.气郁痰阻

【主症】颈项、耳旁、缺盆、腋下、鼠蹊等处肿核，或胁下痞块，不痛不痒，皮色如常，坚硬如石，兼见烦躁易怒，胸腹满闷，两胁胀满，食欲不振，大便不调，舌质红，苔白腻或黄腻，脉弦或弦数。

【病机分析】情志不遂，肝郁气结，津液不疏，停着酿痰；肝郁化火，煎灼阴津，炼液为痰；肝郁脾虚，运化不及，湿浊内生，蕴而化痰；痰阻经络，积久成核，故发多处肿核，坚硬如石；肝气不舒，则烦躁易怒，胸腹满闷；肝络不和，则两胁胀满；肝胃不和，则食欲不振，大便不调。舌苔白腻，脉弦为气郁痰结之候；舌质红，苔黄腻，脉弦数为肝火有余之象。

3.阴虚痰结

【主症】颈项、耳旁、缺盆、腋下、鼠蹊等处肿核,或胁下痞块,坚硬如石,皮色如常,或伴瘙痒,兼见形体消瘦,消谷善饥,潮热汗出,五心烦热,口干咽燥,腰膝痠软,头晕耳鸣,遗精或崩漏;舌质红少津,或红绛,脉细数。

【病机分析】体质虚弱,肝肾不足;或湿阻气郁,化热伤阴;或久病耗阴,药毒劫阴,阴虚阳亢,虚火灼津,炼液为痰;或阴虚血滞,痰瘀互结,聚积不散,久之成核,故见多处肿核,坚硬如石;肝肾不足,失于濡润,则形体消瘦,腰膝痠软,头晕耳鸣;营阴不足,血燥风热,则皮肤瘙痒;阴虚内热,则潮热汗出,五心烦热,口干咽燥;虚热上扰,胃火偏盛,则消谷善饥。舌质红少津,或红绛,脉细数为一派阴虚或阴虚火旺之象。

4.痰瘀毒蕴

【主症】颈项、耳旁、缺盆、腋下、鼠蹊等处肿核,或胁下痞块,时而疼痛,兼见面色晦暗,形体消瘦,壮热烦渴;或午后潮热,口舌生疮,咽喉肿痛;或腹大如鼓,腹部癥块,皮肤瘀斑,溲赤便结;或有黑便,舌质暗或红绛;或有瘀斑,苔黄腻,脉涩或数。

【病机分析】脏腑阴阳功能失调,津液不化,湿聚成痰,碍气阻络,血行不畅,日久成瘀;痰瘀既成,胶着不分,蕴而酿毒,痰瘀毒结,发为肿核;或外感毒邪,入血伤髓,销铄气血,气虚血滞,毒瘀胶结,扰乱气机,水液不行,停聚为痰,痰瘀毒结,故见多处肿核,坚硬如石;瘀阻脉络,不通则痛,故肿核时而疼痛,夜间尤甚;瘀血不去,新血难生,濡养不足,则面色晦暗,形体消瘦;痰瘀毒蕴而化火,火热熏蒸,则壮热烦渴,咽喉肿痛,溲赤便结;热灼血络,或痰瘀阻络,血不循经,溢于脉外,则黑便,皮肤瘀点、瘀斑;脉络壅阻,隧道不通,水气停聚中焦,则腹大如鼓,或腹部癥块。舌质暗或有瘀斑,苔腻,脉涩均为一派痰瘀互结之征;舌质红绛,苔黄,脉数为毒热炽盛之象。

5.正虚邪恋

【主症】多处肿核已消,或消及大半,质硬不甚,皮色如常,不痛或痒,兼见面色无华,消瘦脱形,语音低微,乏力倦怠,心悸气短,头晕目眩,恶风,自汗或盗汗,虚烦不眠,舌质淡或黯,苔少或滑,脉弱或细。

【病机分析】久病消耗,药毒伤正,正气亏损,托毒无力,余毒未尽,故见多处肿核已消,或消及大半;阳气不足,温煦推动不力,脾胃运化失司,气血生化乏源,四肢百骸失养,故见面色无华,消瘦脱形,语音低微,乏力倦怠,心悸气短,头晕目眩;正虚无力驱邪,邪毒出路无门,进退不能,营卫失和,则见恶风,自汗,或肿核局部不时作痒。舌质淡或暗,苔少或滑,脉弱或细均为一派虚滞之象。

二、鉴别诊断

(一)西医鉴别诊断

1.慢性淋巴结炎：是致病菌从损伤破裂的皮肤或黏膜侵入，或从其他感染性病灶，如疖、足癣等处侵入，经组织的淋巴结间歇进入淋巴管，并进而累及所属淋巴结，导致淋巴结非特异性炎症，致病菌常为金黄色葡萄球菌和溶血性链球菌，所涉及部位包括上肢、乳腺、胸壁、背部和脐以上腹壁的感染引起腋部淋巴结炎；下肢、脐以下腹壁、会阴和臀部的感染，可以发生腹股沟部淋巴结炎；头、面、口腔、颈部和肩部感染，引起颌下及颈部的淋巴结炎。临床表现为局部红、肿、热、痛，慢性淋巴结炎病程长，症状轻，淋巴结较硬，可活动，压痛不明显，最终淋巴结可缩小或消退。根据患者临床表现、体征和辅助检查结果通常可明确诊断，必要时可行淋巴结病理活检检查帮助确诊。治疗通常针对原发病灶及时处理；抗生素输注；局部脓肿切开引流等，慢性淋巴结炎通常无需特殊治疗。

2.淋巴结结核：发病原因通常有两种：一种是结核杆菌通过上呼吸道或随食物在口腔及鼻咽部尤其扁桃体腺引起的原发灶上感染。后沿淋巴管到达颈部浅深层淋巴结。各部位多为单侧性淋巴结。受累咽部。重发病以上吸收后受累淋巴结核仍继续发展形成冷脓肿或溃疡。另一种是原发结核感染后血中结核杆菌随血行进入内侧颈淋巴结，引起颈淋巴结核；还可以从腰腹部淋巴感染，然后涉及深部淋巴结群继发感染，在颈淋巴结结核发病中较为常见。可分型为干酪型结核、增殖型结核、混合型结核、无反应性结核。根据结核病接触史、局部体征，特别是已形成寒性脓肿或已溃破形成经久不愈的窦道或溃疡时多可做出明确诊断；结核菌素试验能帮助诊断。肿大淋巴结多成结节状，无痛，可有低热、盗汗、乏力、消瘦等全身症状，病理活检可明确诊断。治疗以全身治疗为主，口服异烟肼、利福平等1~2年。局部较大淋巴结可考虑手术切除，已形成寒性脓肿尚未穿破者可行前行性穿刺抽脓。

3.结节病：结节病是一种非干酪样坏死性上皮细胞肉芽肿炎症性疾病，病因不明，以侵犯肺实质为主，并累及全身多脏器，如淋巴结、皮肤、关节、肝、肾及心脏等组织，临床经过较隐袭，病人可因完全性房室传导阻滞或充血性心力衰竭而猝死，甚至以猝死为首发症状。可伴有发热、厌食、体重减轻、干咳、呼吸困难、斑点或丘疹样皮疹以及关节痛等。眼部受累表现为葡萄膜炎症。该病诊断需结合临床症状和体征及组织活检，并排除其他肉芽肿性疾病。多数患者可自行缓解，病情稳定、无症状的患者不需治疗。

（二）中医鉴别诊断

1.瘰疬：颈侧颌下肿块圆滑如豆，累累如串珠，不红不痛，溃后脓水清稀，夹有败絮样物质，往往此愈彼溃，形成窦道。多因肺肾阴虚，虚火内灼，炼液成痰，结于颈部；或复感风火时毒，夹痰结于颈部而成。相当于现代医学的淋巴结结核等。

2.流注：以发生在肌肉深部的转移性、多发性脓肿为表现的全身感染性疾病，其特点是漫肿疼痛，皮色正常，好发于四肢、躯干肌肉丰厚之深处，并有此处未愈他处又起的特点。相当于现代医学的肌肉深部脓肿、脓血症等。

第五节　治　疗

一、中西医结合治疗思路

中医药治疗已是恶性淋巴瘤综合治疗的重要组成部分。中医药可以通过扶助正气、调整阴阳、补偏救弊而达到治疗疾病的目的。

（一）防治放、化疗毒副反应

目前，放、化疗为 ML 的主要治疗手段。中医药在防治放、化疗毒副反应方面占有重要地位，尤其对常见的消化系统和造血系统毒副反应治疗效果较好。化疗期间在辨证论治的基础上加用降逆和胃之中药，可以减轻放化疗药物对消化道的不良反应；加用补肾生血类中药能促进骨髓的造血功能恢复，使化疗顺利进行。

（二）调节免疫，稳定病情

ML 存在着严重的免疫功能紊乱，化疗也可导致免疫功能损伤。现代医学认为扶正中药对细胞免疫功能有调节作用，特别是能诱导干扰素产生和去除过量抑制性 T 细胞，并能调整和调动机体的抗肿瘤能力。中医药结合生物修饰剂治疗可促进患者免疫功能恢复，稳定病情，有利于消除残留肿瘤细胞。

（三）逆转肿瘤细胞多药耐药，提高疗效

ML 是最易耐药的恶性肿瘤之一，有相当一部分患者因对化疗药物耐药而治疗失败，且目前尚无理想克服措施。通过大量的试验研究证明，中医药在抗耐药方面已经显示出良好的应用前景。研究证实，有些中药（如汉防己、川芎、浙贝母、绿茶、雄黄等）的有效成分具有逆转肿瘤细胞多药耐药的作用，而不良反应明显低于西药抗耐药剂，有望被开发成新的肿瘤多药耐药逆转剂而应用于临床。

二、西医治疗

HL 主要采用化疗或放疗等,难治和复发的患者可考虑行自体造血干细胞移植。对于 NHL,多数以联合化疗为主。联合化疗的强度应在综合个人条件、病理学特征、疾病分期等因素后决定。不同类型的 NHL,其生物学行为亦不同,临床的转归也不一致,可以将其分为惰性、侵袭性和高度侵袭性三大类。目前,常用的预后指标为淋巴瘤国际预后指数（IPI）。治疗的强度应根据上述三方面条件综合考虑。对于侵袭性 NHL,对化疗敏感的患者,大剂量化疗应注意预防溶瘤综合征的发生,表现为高钾血症和急性肾功能损伤等。胃 MALT 淋巴瘤,幽门螺旋杆菌（HP）感染阳性者先抗 HP 治疗,酌情结合化疗和(或)免疫治疗。

（一）化疗

对 HL 各期患者,均可行 ABVD 方案化疗。在各种不同类型的 NHL 中,所采用的方案及疗程各有不同。常用淋巴瘤化疗方案,见表 26-4。

表 26-4 常用淋巴瘤化疗方案一览表

方案	药物	剂量	用法	用药时间	每周期天数
ABVD	阿霉素	$25mg/m^2$	IV	第 1,15 天	28
	博来霉素	$10mg/m^2$	IV	第 1,15 天	
	长春碱	$6mg/m^2$	IV	第 1,15 天	
	达卡巴嗪	$375mg/m^2$	IV	第 1,15 天	
增加剂量的	博来霉素	$10mg/m^2$	IV	第 8 天	21
BEACOPP	依托泊苷	$200mg/m^2$	IV	第 1~3 天	
	阿霉素	$35mg/m^2$	IV	第 1 天	
	环磷酰胺	$1200mg/m^2$	IV	第 1 天	
	长春新碱	$1.4mg/m^2$(总量≤2mg)	IV	第 8 天	
	甲基苄肼	$100mg/m^2$	PO	第 1~7 天	
	泼尼松	$40mg/m^2$	PO	第 1~14 天	
COP	环磷酰胺	$750mg/m^2$	IV	第 1 天	21
	长春新碱	$1.4mg/m^2$(总量≤2mg)	IV	第 1 天	
	泼尼松	$60mg/m^2$	PO	第 1~5 天	
FC	氟达拉滨	$25 mg/m^2$	IV	第 1~3 天	28
	环磷酰胺	$300mg/m^2$	IV	第 1~3 天	
FCM	氟达拉滨	$25mg/m^2$	IV	第 1~3 天	28
	米托蒽醌	$10mg/m^2$	IV	第 1~3 天	
	地塞米松	20mg	IV 或 PO	第 1~3 天	

续表 26-4

方案	药物	剂量	用法	用药时间	每周期天数
CHOP	环磷酰胺	750mg/m²	IV	第 1 天	21
	阿霉素	50mg/m²	IV	第 1 天	
	长春新碱	1.4mg/m²(总量≤2mg)	IV	第 1 天	
	泼尼松	100mg	PO	第 1~5 天	
CHOP-E	环磷酰胺	750mg/m²	IV	第 1 天	21
	阿霉素	50mg/m²	IV	第 1 天	
	长春新碱	1.4mg/m²(总量≤2mg)	IV	第 1 天	
	泼尼松	100mg/m²	PO	第 1~5 天	
	依托泊苷	100mg	IV	第 1~3 天	
R-CHOP	美罗华	375 mg/m²	IVD	当天	21
	环磷酰胺	750mg/m²	IV	第 1 天	
	阿霉素	50mg/m²	IV	第 1 天	
	长春新碱	1.4mg/m²(总量≤2mg)	IV	第 1 天	
	泼尼松	100mg	PO	第 1~5 天	
MINE	异环磷酰胺	1.33g/m²	IV(Mesna 解救)	第 1~3 天	21
MINE	异环磷酰胺	1.33g/m²	IV(Mesna 解救)	第 1~3 天	21
	米托蒽醌	8mg/m²	IV	第 1 天	
	依托泊苷	65mg/m²	IV	第 1~3 天	
DICE	地塞米松	10mg	IV	第 1~4 天	21
	异环磷酰胺	1g/m²	IV(Mesna 解救)	第 1~4 天	
	顺铂	25mg/m²	IV(1h)	第 1~4 天	
	依托泊苷	60mg/m²	IV(1h)	第 1~4 天	
EPOCH	依托泊苷	50mg/m²	IV(96h 连续输注)	第 1~4 天	
	长春新碱	0.4mg/m²	IV(96h 连续输注)	第 1~4 天	
	阿霉素	10 mg/m²	IV(96h 连续输注)	第 1~4 天	
	环磷酰胺	750mg/m²	IV	第 5 天	
	泼尼松	60mg/m²	PO	第 1~5 天	21-28
Hyper-CAVD	环磷酰胺	300mg/m²	IV(持续 2h)q12h	第 1~3 天	21
	美司钠	600mg/(m²·d)	IV	第 1~3 天	
	长春新碱	2mg	IV	第 4,11 天	
	阿霉素	50mg/m²	IV(持续 2h 以上)	第 1~14 天	
	地塞米松	40mg	IV 或 PO	第 4 天	

(二)免疫治疗

免疫治疗是近些年较为迅速的治疗手段,包括干扰素、细胞因子、多种单克抗体等。其中,利妥昔单抗治疗 B 细胞淋巴瘤取得了明显的疗效。

1.利妥昔单抗(美罗华):复发或耐药的滤泡性中央型淋巴瘤,先前未经治疗的 CD20 阳性 Ⅲ–Ⅳ 期滤泡性非霍奇金淋巴瘤;CD20 阳性弥漫大 B 细胞性非霍奇金淋巴瘤。

2.西达苯胺:既往至少接受过一次全身化疗的复发或难治的外周 T 细胞淋巴瘤(PTCL)患者。

(三)造血干细胞移植

CR 患者以及二线治疗达部分缓解者可进行干细胞动员,自体干细胞移植。

(四)放疗

放疗多用于大瘤块部位化疗后的辅助治疗,以及一些残留病变的辅助治疗。

三、中医治疗

(一)辨证论治

1.寒痰凝滞

【治法】散寒解毒,化痰散结。

【方药】化痰消核汤(夏小军教授经验方)。

猫爪草 15g、夏枯草 15g、生牡蛎 15g(先煎)、瓦楞子 15g(先煎)、昆布 10g、海藻 10g、白僵蚕 10g、浙贝母 10g、白芥子 10g、炙半夏 10g、陈皮 10g、玄参 12g、莪术 10g、山楂 10g。

【方药分析】方中猫爪草化痰散结,解毒消肿;夏枯草解毒散结;生牡蛎、瓦楞子、昆布、海藻消痰化瘀,软坚散结;白僵蚕解毒散结,化痰软坚;浙贝母化痰散结;白芥子温肺祛痰,理气散结;炙半夏、陈皮燥湿化痰,理气调中;玄参解毒散结,并防它药辛温助火;莪术破血祛瘀,行气止痛;山楂活血散瘀,助运脾胃。

【加减】若神疲乏力明显者,加黄芪、当归以补气养血;形寒肢冷明显者,加炙附子、肉桂以温阳散寒;伴关节疼痛重着者,加羌活、独活以祛风胜湿;肿核硬肿疼痛难消者,可加蜈蚣 1g,研末冲服,以解毒散结,通络止痛;伴胁下癥块明显者,加炙鳖甲、丹参以软坚消癥。

2.气郁痰阻

【治法】舒肝解郁,化痰散结。

【方药】解郁消核汤(夏小军教授经验方)。

猫爪草 15g、夏枯草 15g、生牡蛎 15g(先煎)、白僵蚕 10g、柴胡 15g、香附 15g、枳壳 10g、青皮 10g、郁金 15g、炙半夏 10g、陈皮 10g、茯苓 10g、白术 10g、玄参 10g。

【方药分析】方中猫爪草、夏枯草、生牡蛎、白僵蚕解毒散结,化痰软坚;柴胡、香附、枳壳舒肝行气解郁;青皮疏肝破气,散结消滞;郁金活血散瘀;炙半夏、陈皮燥湿化痰,理气和中;茯苓、白术健脾益气,扶土抑木;玄参解毒散结,养阴清热,并防祛痰之剂伤阴助火。

【加减】若两胁胀痛明显者,加延胡索、川楝子以行气活血止痛;伴口苦呕逆者,加黄芩、龙胆草以清泻肝火;伴食滞腹胀者,加山楂、鸡内金以消食导滞;伴大便秘结者,加大黄、厚朴以通腑泻热;伴心烦不寐者,加酸枣仁、栀子以清热除烦,养心安神。

3.阴虚痰结

【治法】滋补肝肾,化痰散结。

【方药】滋阴消核汤(夏小军教授经验方)。

猫爪草 15g、夏枯草 15g、生牡蛎 15g(先煎)、白僵蚕 10g、熟地黄 12g、山茱萸 12g、枸杞 12g、炙鳖甲 12g(先煎)、龟板胶 10g(烊化)、玄参 15g、女贞子 10g、旱莲草 10g、怀牛膝 10g、山楂 10g。

【方药分析】方中猫爪草、夏枯草、生牡蛎、白僵蚕解毒散结,化痰软坚;熟地黄、山茱萸、枸杞滋补肝肾,养阴补血;炙鳖甲、龟板胶滋阴潜阳,软坚散结;玄参养阴清热,解毒散结;女贞子、旱莲草补益肝肾,兼清虚热;怀牛膝补益肝肾,活血祛瘀;山楂活血散瘀,助运脾胃。

【加减】若神疲乏力明显者,加黄芪、当归以补气养血;眩晕、耳鸣明显者,加桑葚、阿胶以滋阴补血;伴大便秘结者,加当归、火麻仁以润肠通便;潮热盗汗明显者,加地骨皮、银柴胡以凉血退蒸;皮肤瘙痒甚者,加赤芍、地肤子以凉血清热,利湿止痒。

4.痰瘀毒蕴

【治法】逐瘀解毒,化痰散结。

【方药】逐瘀消核汤(夏小军教授经验方)。

猫爪草 15g、夏枯草 15g、生牡蛎 15g(先煎)、白僵蚕 10g、丹参 20g、鸡血藤 15g、红花 10g、莪术 10g、赤芍 12g、郁金 15g、川楝子 10g、炙鳖甲 10g(先煎)、玄参 15g、山楂 10g。

【方药分析】方中猫爪草、夏枯草、生牡蛎、白僵蚕解毒散结,化痰软坚,丹参、鸡血藤养血活血;红花、莪术破血祛瘀,行气止痛;赤芍凉血散瘀;郁金、川楝子行气活血;炙鳖甲滋阴潜阳,软坚消癥;玄参凉血养阴,解毒散结;山楂活血散瘀,助运脾胃。

【加减】若伴神疲乏力者,加黄芪、当归以补气养血;核肿疼痛明显者,加延胡索、蜈蚣以活血通络,行气止痛;皮肤瘀点瘀斑明显者,加紫草、茜草以凉血散瘀消斑;伴高热不退者,加生石膏、知母以滋阴清热;口舌生疮者,加栀子、淡竹叶以清胃泻火;咽喉肿痛甚者,加薄荷、牛蒡子以解毒利咽;溲赤便结者,加大黄、白茅根以解毒凉血,通腑泄热;伴见黑便者,加地榆、蒲黄以祛瘀止血。

5.正虚邪恋

【治法】扶正托毒,调和营卫。

【方药】扶正消核汤(夏小军教授经验方)。

猫爪草12g、夏枯草12g、生牡蛎10g(先煎)、白僵蚕6g、黄芪30g、当归15g、党参15g、茯苓10g、白术10g、熟地黄15g、鸡血藤15g、白芍10g、川芎10g、炙甘草6g。

【方药分析】方中猫爪草、夏枯草、生牡蛎、白僵蚕解毒散结,化痰软坚;黄芪、当归补益气血,扶正托毒;党参、茯苓、白术健脾益气,以杜绝生痰之源;熟地黄、白芍养血滋阴,补益精髓;鸡血藤补血活血;川芎活血行气,通达气血;炙甘草补中缓急。

【加减】若阳虚寒盛者,加淫羊藿、炙附子以温肾壮阳;阴虚有热者,加玄参、知母以养阴清热;伴高热不退者,加生石膏、知母以滋阴清热;胁下癥块明显者,加炙鳖甲、莪术以软坚消癥;伴食欲不振者,加山楂、山药以助运脾胃;皮肤瘙痒者,加地肤子、蛇床子以利湿止痒;虚烦不寐者,加酸枣仁、栀子以清热除烦,养心安神。

(二)中成药

1.艾迪注射液:每次50~100ml,用5%葡萄糖注射液450ml稀释后静脉滴注,每日1次,20d为1疗程。适用于合并痰瘀互结证者。

2.复方苦参注射液:每次10~20ml,用生理盐水200ml稀释后静脉滴注,每日1次,20d为1疗程。适用于合并湿热蕴结者。

3.生血丸(甘肃省调剂使用专科制剂):每次2丸,温水送服,每日2次。适用于合并气血亏虚证,或白细胞、血红蛋白减低者。

4.摄血丸(甘肃省调剂使用专科制剂):每次2丸,温水送服,每日2次。适用于合并气阴不足之衄血、紫癜、咳血等证,或血小板减少者。

5.回生胶囊(甘肃省调剂使用专科制剂):每次3粒,温水送服,每日2次。适用于合并邪毒、痰瘀等证,或骨髓浸润。

6.生脉(参麦)注射液:每次40~60ml,用5%葡萄糖注射液250ml稀释后静脉滴注,每日1次,20d为1疗程。适用于合并气阴、气血两虚证,或血细胞减少者。

(三)主要并发症的防治

1.皮肤瘙痒

(1)热毒郁表。

【治法】清热解毒,发汗解表。

【推荐方药】麻黄连翘赤小豆汤。

(2)风热里实。

【治法】疏风解表,泻热通便。

【推荐方药】防风通圣散。

(3)血虚生风。

【治法】养血祛风,清热燥湿。

【推荐方药】消风散。

2.多汗

(1)气虚不固。

【治法】益气固表。

【推荐方药】玉屏风散。

(2)气阴两虚。

【治法】补气养阴。

【推荐方药】生脉饮。

(3)阴虚火旺。

【治法】滋阴降火。

【推荐方药】当归六黄汤。

(4)营卫不调。

【治法】调和营卫。

【推荐方药】桂枝汤。

3.周围神经病变

(1)气虚血瘀。

【治法】益气活血,通阳温经。

【推荐方药】黄芪桂枝五物汤。

(2)肝气瘀滞。

【治法】和解少阳,解肌祛风。

【推荐方药】柴胡桂枝汤。

（3）寒湿阻滞。

【治法】除湿通络，祛风散寒。

【推荐方药】薏苡仁汤。

（四）中医适宜技术

1.复方紫草液局部涂擦：清热解毒、活血化瘀，防治化疗后静脉炎。每日 3 次，7d 为 1 疗程。

2.复方银菊漱口液含漱：清热解毒、祛腐生肌，含漱，10ml/次，每日 6 次，7d 为 1 疗程。

3.中药外敷：川乌、草乌适量研末，蜂蜜调敷肿大之淋巴结，纱布固定，每日换 1 次，2 周为 1 疗程。

4.针灸：三阴交、丰隆、足三里、阴陵泉，颈部恶核可加外关、天井。毫针刺，泻法，或加灸，每日 1 次。

第六节 疗效评价

一、西医疗效判价

ML 的疗效判定，近年来更多采用 Cheson 标准，表 26-5。2007 年发表了修订后 Cheson 标准，纳入了 PET 结果，有条件的可以采用此标准，表 26-6。

表 26-5 恶性淋巴瘤的 Cheson 标准

疗效	体格检查	淋巴结	融合淋巴结	骨髓
CR	正常	正常	正常	正常
CRu	正常	正常	正常	未确定
	正常	正常	缩小≥75%	正常或未确定
PR	正常	正常	正常	受浸
	正常	缩小≥50%	缩小≥50%	无关
	肝/脾缩小	缩小≥50%	缩小≥50%	无关
复发/进展	肝/脾增大	新病灶	新病灶	重新出现
	新病灶	或增大	或增大	受浸

表 26-6 2007 年修订包含 PET 的淋巴瘤疗效标准

定义	结性肿块	肝、脾	骨髓
CR 所有疾病的证据消失	A 治疗前 FDG 摄取热区或 PET 阳性；若 PET 阴性，允许任何大小的肿块 B 可变 FDG 摄取热区或 PET 阴性；CT 显示消退到正常大小	不能触及，结节消失	反复活检提示浸润消失，如果形态学不确定，免疫组化需阴性
PR 测量的病变消退并且无新发病灶	最大 6 个肿块 SPD 值缩小≥50%；其他结节大小无增加(a)治疗前 FDG 摄取热区或 PET 阳性；先前受累部位出现 1 个或多个阳性（b）可变 FDG 摄取热区或 PET 阴性；CT 显示热退	淋巴结 SPD 值（如单一淋巴结为最大横径）缩小≥50%；肝脾的大小未有增加	如治疗前为阳性，结果无相关；细胞类型应明确
SD 未达到 CR/PR 或 PD	(a)治疗 PDG 摄取热区或 PET 阳性；先前病灶阳性并且 CT 或者 PET 阴性；CT 显示先前病灶大小未有改变	NO	PR
复发任何新发病灶或 PD 或病灶较最低水平增长≥50%	出现新发病灶任何径向>1.5cm，多于一个淋巴结的 SPD 增大 50%以上，或先前确定的最长径>1cm 淋巴结的最长径增大 50%以上，如果治疗前 FDG 摄取热区淋巴结或 PET 阳性，病灶 PET 阳性	任何先前病灶 SPD 值较最低水平增长>50%	新发或再发浸润

注：SPD 指 6 个最大淋巴结或结节状肿块的最大垂直径乘积之和。

二、中医症候评价

(一)评价标准

临床痊愈：中医临床症状、体征完全消失，症候积分减少≥95%。

显效：中医临床症状、体征明显改善，症候积分减少≥70%。

有效：中医临床症状、体征均有好转，症候积分减少≥30%。

无效：中医临床症状、体征均无明显改善，甚或加重，症候积分减少<30%。

(二)评价方法

参照《中药新药临床研究指导原则》，将淋巴瘤症候要素进行分类计分，自拟症状与体征分级与积分见表 26-7。中医症候评价采用尼莫地平法，计算公式：[（治疗前积分-治疗后积分)/治疗前积分]×100%。

表 26-7　淋巴瘤症候评分表

| 症状 | | 分级记分 | | |
	无	轻度	中度	重度
主要症状 痰核	0分:无体征	2分:局限性,触诊发现	4分:介于轻、重之间	6分:多部位,望诊即见
瘰块	0分:无体征	2分:B超发现,轻度疼痛	4分:介于轻、重之间	6分:触诊即见,疼痛明显
瘀斑	0分:无体征	2分:少量瘀点、瘀斑	4分:介于轻、重之间	6分:广泛瘀斑、颜色紫暗
面色苍白	0分:无体征	2分:触诊时有压痛,程度轻	4分:介于轻、重之间	6分:自发性骨痛、疼痛剧烈
次要症状 头晕	0分:无症状	1分:偶有头晕	2分:介于轻、重之间	3分:严重头晕、卧床
乏力	0分:无症状	1分:轻度乏力	2分:介于轻、重之间	3分:严重乏力、卧床
盗汗	0分:无症状	1分:偶有盗汗	2分:介于轻、重之间	3分:夜卧汗如雨下,或自汗
发热	0分:无症状	1分:自觉发热、体温正常	2分:介于轻、重之间	3分:高热,体温高于 $385℃$

第七节　预防调护

一、预防

由于 ML 的确切病因尚不明了,采取积极有效地预防其发生的措施有一定困难。临床上可根据目前有关 ML 的病因研究结果,对于高危人群给予适当的预防,可能有助于延缓或阻断该病的发生。

（一）预防感染

预防病毒感染,如 EB 病毒、成人 T 淋巴细胞病毒、艾滋病病毒等。在春秋季节防治感冒,加强自身防护,克服不良生活习惯。

（二）避免毒物

去除环境因素,如避免接触各种射线及一些放射性物质,避免接触有关的毒性物质,如苯类、氯乙烯、橡胶、砷、汽油、有机溶剂涂料等。

（三）增强免疫

防治自身免疫缺陷疾病,如各种器官移植后的免疫功能低下状态,自身免疫缺陷疾病,各种癌症化疗后等。这些情况均能激活各种病毒,后者可以诱导淋巴组织的异常增生,最终导致淋巴瘤发生。

二、调护

(一)均衡饮食

养成良好的饮食习惯,少食辛辣、厚腻食品。有发热、明显浸润症状时应多休息以减少消耗。饮食上给予高热量、高蛋白、丰富维生素、易消化食物,多饮水,以增强机体对化、放疗的承受力,促进毒素排泄。

(二)保持乐观

积极健康的心理状态使免疫功能处于最佳状态,有助于逆转疾病病程。适当参加力所能及的社会活动,保持乐观、自信的健康心态,有助于机体免疫功能的稳定,保持肿瘤免疫监控能力。

(三)注重卫生

淋巴瘤患者由于疾病本身及化疗等药物影响,或多或少都存在不同程度的免疫功能低下,口腔乃至整个消化道的黏膜屏障也常常受损,因此要避免饮食不洁;保持皮肤清洁,用温水擦洗,尤其要保护放疗照射区域皮肤,避免一切刺激因素如日晒、冷热、各种消毒剂、肥皂、胶布等对皮肤的刺激,内衣选用吸水性强的柔软棉织品,宜宽大。

参考文献

[1]石凯远,孙燕.临床肿瘤内科手册[M].北京:人民卫生出版社,2016:268-302.

[2]夏小军.血病论[M].兰州:甘肃科学技术出版社,2016:541-545.

[3]王树叶,王晨.淋巴瘤简明诊疗策略[M].北京:人民卫生出版社,2013:1-23.

[4]石远凯,孙燕,刘彤华.中国恶性淋巴瘤诊疗规范(2015年版)[J].中华肿瘤,2015,2(37):148-149.

[5]林洪生.恶性肿瘤中医诊疗指南[M].北京:人民卫生出版社,2016: 551-559.

[6]侯丽,田劭丹,李平,等.中西医结合肿瘤学[M].北京:人民卫生出版社,2016:112.

第二十七章
多发性骨髓瘤

多发性骨髓瘤（multiple myeloma，MM）也称为浆细胞骨髓瘤（plasma cell myeloma）。是指以累及骨髓为主、多灶性的浆细胞肿瘤，常伴有多发性骨破坏、骨髓造血功能损伤以及血浆和（或）尿中 M 蛋白增多。这些具有免疫球蛋白分泌功能的浆细胞发生恶性转化后形成一类肿瘤，其共同特征为可分泌异常的单克隆免疫球蛋白，被称为 M-蛋白。美国 MM 的发病率为 5.8/10 万，中国的发病率无确切报道。高峰发病年龄为 65~70 岁，90%以上的患者在 50 岁以上，发病率随着年龄的增加而增加。男性略多于女性，一级亲属中患有 MM 的个体,发生 MM 的风险是普通人群的 3.7 倍。

MM 主要以骨痛、病理性骨折、贫血、发热、出血为主要临床症状,临证变化多端。根据其发病特点及临床表现,可归属于 "骨痹" "骨蚀" "骨瘤、"虚劳" "血证" 等范畴。如《灵枢·刺节真邪》所云:"虚邪之中人也,洒淅动形,起毫毛而发腠理,其入深,内搏于骨,则为骨痹。"亦如《外科枢要》曰:"若劳伤肾水,不能荣骨而为肿瘤……名为骨瘤……夫瘤者,留也。随气凝滞,皆因脏腑受伤,气血和违。"MM 临床起病隐袭,多以骨痛、腰痛、溶骨损害为首发症状,为脏腑虚损,气血不足,痰瘀痹阻,邪毒内蕴所致。气血不足,肌肉筋骨失其濡养,痰瘀毒邪乘虚流注于骨,搏结于内,胶结不散,形成骨痛、骨蚀,病位在骨髓。根据其起源于髓,流注于骨,痰瘀邪毒搏结于内的病机特点,国家中医药管理局全国中医血液病重点专科协作组将其命名为"骨髓瘤"。

第一节　病因病理

一、西医病因病理

MM 病因尚未完全明确,可能与暴露于放射线、化学毒物如苯、杀虫剂、病毒感染等有关。也有报道提示 MM 发病具有遗传倾向。

骨髓瘤细胞不是恶变的浆细胞,而是由其前体细胞分化而来。多种致病因素综合影响,某一株浆细胞前体细胞发生恶性变。无休止地恶性增生,并无节制的产生结构均一、数目巨大的免疫球蛋白或其亚单位,称之为单克隆免疫球蛋白,又称 M 成分(monoclonal component),而其他正常免疫球蛋白常减少。骨髓瘤细胞可募集破骨细胞到病灶部位,并增加其骨破坏能力,也能使成骨细胞创造一种微环境以利于骨髓瘤细胞生存,并阻断新骨形成,病骨表现为骨小梁破坏,骨髓腔内为灰白色的瘤细胞组织所充填,骨皮质被侵蚀变薄,骨质软而脆,部分病例病骨可见松质骨骨小梁结构,部分病例则正常松质骨结构完全消失。癌组织穿破骨皮质后,可浸润骨膜及周围组织,在软组织内形成结节状肿块,或发生继发性病变,包括出血及软化等。髓外浸润多见于肝、脾、淋巴结及其他网状内皮组织,亦可见肾、肺、心、甲状腺、睾丸、卵巢、消化道及皮下组织等。

二、中医病因病机

MM 的发病是由于脏腑经络失调,阴阳气血亏损,气机阻滞,痰瘀互结,热毒内蕴所致。肾虚为本,痰、瘀、毒搏结为标。本病多发于老年人,正气不足,肾气亏虚为病之根本,并与肝脾密切相关。肾为先天之本,藏真阴而寓元阳,为脏腑阴阳之根本;脾胃为后天之本,气血生化之源,济养先天;肝藏血,血能生精,精能化血。脾肾两虚致痰湿内生,浊毒内蕴;肝血不足致疏泄失常,气机不畅,气滞血瘀;肝肾亏损易致脏腑瘀毒。三脏亏损导致筋脉、肌肉、骨骼失于充养,痰、瘀、毒内搏于骨而发病。早期以邪实为主,后期以本虚为主。

(一)禀赋薄弱,精气亏虚

先天禀赋薄弱,肾气亏虚,不能化精生髓,而致精气亏虚,易为外邪所伤,或因七情内伤,更耗精气,邪毒侵入骨髓,气血运行不畅,瘀毒内结,发为本病。

(二)后天失调,瘀毒内阻

后天失于调理,或烦劳过度,伤及肝肾;或思虑过度,损伤心脾;或饮食不节,湿热内蕴;或情志怫郁,皆可损及五脏,阴阳失调;邪毒内侵,潜伏经络,阻碍气机运行,致使瘀自内生;瘀毒内阻,深达骨髓,发为本病。

（三）久病体虚,邪毒外袭

素有沉疴痼疾,久病体质虚弱,五脏功能失调,邪毒乘虚而入,内搏于骨,深入骨髓,正邪交争,正虚邪盛,乃发本病。

（四）痰瘀交阻,热毒蕴结

久病属痰,久病多瘀,久虚致瘀,或脾虚失运,痰浊内生,痰瘀化火;或心气不足,推血无力,血行受阻,皆致痰瘀交阻,热毒蕴结,而发本病。

第二节　临床表现

MM起病缓慢,可有数月或数年无症状期,早期易误诊,临床表现为瘤细胞增生、浸润和破坏,以及M蛋白引起的一系列症状和体征。

一、主要症状

（一）骨痛

为本病的主要症状,常为首发,以腰背部、胸、肋骨疼痛常见。骨骼肿瘤表现骨骼局灶性隆起,骨质破坏可发生病理性骨折和高钙血症。

（二）神经症状

由于瘤组织浸润和压迫神经,或胸、腰椎病理性骨折压迫脊髓,患者可出现截瘫、尿潴留、神经痛、肢体麻木及运动障碍等。

（三）高黏滞综合征

大量M蛋白可引起血液黏滞性增高,表现为头晕、眼花、耳鸣,甚则意识障碍、昏迷等。

（四）淀粉样变性

异常球蛋白在组织内沉淀可使得组织器官发生"淀粉样变性",表现为舌肥大、腮腺肿大、心脏扩大、腹泻或便秘、肾功能受损、肝脾肿大及外周神经病变等。

二、体征

（一）贫血

由于骨髓造血系统被破坏及肾功能衰竭、慢性消耗等原因,几乎所有病例都有不同程度的贫血。主要表现为头晕、心慌、乏力、消瘦、面色苍白等。

（二）发热与感染

由于正常免疫球蛋白合成受到抑制，故易并发感染。常见部位为肺部、泌尿系，也可见带状疱疹或败血症等。疾病晚期，感染常为患者死亡的主要原因。

（三）肾脏损害

因轻链损害肾小管，沉淀于肾小球基底膜，高钙血症，肾脏淀粉样变性等多种原因引起，表现为骨髓瘤肾、近曲小管功能异常或肾病综合征。可出现蛋白尿、血尿、管型尿，甚至肾功能不全。尿毒症是晚期病例主要表现。

（四）髓外浸润

以肝、脾、淋巴结及肾脏多见，也可侵犯其他软组织。

第三节　实验室及其他检查

一、血液检查

外周血涂片显示红细胞常呈缗钱状排列，可伴有少数幼粒、幼红细胞。有时可见不典型浆细胞，血细胞数量较低。若外周血幼稚浆细胞>20%，即为浆细胞白血病。

二、骨髓检查

骨髓常增生活跃，异常浆细胞增多，一般在15%以上，且瘤细胞的形态和成熟度和正常浆细胞明显不同。

三、免疫学检查

单克隆球蛋白血症为所发性骨髓瘤的主要特征，白蛋白和球蛋白比例常倒置，血清蛋白电泳分析时，形成一个狭窄的高峰，少数的不分泌型骨髓瘤血清中也无M蛋白和尿免疫固定电泳异常，出现单克隆免疫球蛋白（M蛋白）。

四、染色体检查

染色体、荧光原位杂交技术FISH：骨髓染色体17p13缺失，和（或）t（4；14）和（或）t（14；16）异常，往往提示高危。FISH，特别是用CD138（在大多数骨髓瘤细胞表达阳性）磁珠纯化后的FISH（iFISH）检查，更能提高检验的阳性率。

五、尿液检查

尿常规发现蛋白尿、血尿、管型尿，40%病例尿中出现本周氏蛋白。

六、影像学检查

骨骼X线检查可见多发性溶骨性穿凿样骨质缺损区或骨质疏松、病理性骨折；

MRI 对于确定有无髓外浸润、脊髓压迫的部位和力度敏感性高。影像学手段检查对骨损害病变的敏感性依次为:PET/CT>MRI>CT>X 线。

第四节 诊断与鉴别诊断

一、诊断

(一)西医诊断。

1.国际卫生组织(WHO)诊断标准

(1)主要标准:①骨髓浆细胞增多(>30%);②组织活检证实有浆细胞瘤;③M-成分:血清 IgG>3.5g/dl 或 IgΛ>2.0g/dl,尿本周氏蛋白>1g/24h。

(2)次要标准:①骨髓浆细胞增多(10%~30%);②M-成分存在但水平低于上述水平;③有溶骨性病变;④正常免疫球蛋白减少 50%以上:IgG<600mg/dl,IgA<100mg/dl,IgM<50mg/dl。

2.诊断要求:患者应有与诊断标准相关的疾病进展性症状

(1)具有至少一项主要标准和一项次要标准;

(2)具有至少三项次要标准,而且其中必须包括其中的①、②项。

3.分型

依照异常增殖的免疫球蛋白类型分为:IgG 型、IgA 型、IgD 型、IgM 型、IgE 型、轻链型、双克隆型以及不分泌型。每一种又可以根据轻链类型分为 κ 型和 λ 型。

4.分期标准

Durie-Salmon 分期体系及国际分期体系(ISS),见表 27-1。

(二)中医症候诊断

1.肝肾阴虚

【主症】骨骼疼痛,腰膝痠痛不止,肢体屈伸不利,头晕耳鸣,低热盗汗,骨蒸潮热,五心烦热,口渴咽干,舌质黯红或有瘀斑,苔少,脉弦细数。

【病机分析】素体不足或中老年人,劳欲过度,耗伤阴血,致肝肾阴虚,筋骨失养,则发骨痛,举止无力,腰膝痠痛不已;阴虚生内热,则午后潮热盗汗,骨蒸,五心烦热,口渴咽干;精血亏损,不能上荣,则头晕耳鸣。舌质黯红或有瘀斑,苔少,脉弦细数均为阴虚内热兼有瘀阻之象。

表 27-1　Durie-Salmon 分期体系及国际分期体系(ISS)

分期	Durie-Salmon 标准	国际多发性骨髓瘤分期标准
I 期	具有所有以下条件:	血清 β_2-微球蛋白<3.5mg/L
	血红蛋白>100g/L	血清白蛋白≥35g/L
	血钙正常或≤12mg/dl	
	骨 X 线,骨骼结构正常或孤立性骨浆细胞瘤	
	M-蛋白产生水平低	
	IgG<50g/L	
	IgA<30g/L	
	本周蛋白<4g/24h	
II 期	非 I 期,亦非 III 期	非 I 期,亦非 III 期
III 期	具有一项以上的以下条件:	血清 β_2-微球蛋白≥5.5mg/L
	红蛋白<85g/L	
	钙>12mg/dl	
	严重溶骨性骨破坏	
	M-蛋白水平高	
	IgG>70g/L	
	IgA>50g/L	
	本周蛋白>12g/24h	
亚组	A 肾功能正常(血清肌酐<2mg/dl)	B 肾功能异常(血清肌酐≥2mg/dl)

2.气血两虚

【主症】筋骨疼痛,绵绵不止,遇劳加剧,面色苍白,头晕目眩,神倦乏力,心悸气短,自汗,或皮下瘀点瘀斑,舌质胖,苔薄白或少苔,脉沉细无力。

【病机分析】劳倦内伤,失血过多,或久病体虚,气血暗耗,脾肾亏虚,生化无力,气虚血亏,骨失濡养,则筋骨疼痛,绵绵不止;劳累则更耗气血,故遇劳加剧;血不上荣,则面色苍白;气血不能上奉于脑,清阳不升,故头晕目眩;血少气弱,不能滋养心神血脉,则神倦乏力,心悸气短,汗出;气血虚弱,摄血无力,血溢脉外,则皮下瘀点瘀斑。舌质淡体胖,苔薄白或少苔,脉沉细无力均为气血不足之象。

3.热毒炽盛

【主症】骨痛剧烈不止,烦躁不安,高热神昏,心悸气促,胸胁疼痛,或咳吐黄痰,口渴引冷,或齿鼻衄血,肌肤发斑,舌质深红或绛,苔黄厚腻或无苔,脉虚大而数。

【病机分析】机体正气虚弱,邪毒乘虚而入,郁而化火,热毒炽盛,扰乱神明,轻则烦躁不安,甚则高热神昏;邪毒蕴结,瘀阻经络气血,不通则痛,故骨痛剧烈不止,或胸胁疼痛;热毒聚液为痰,故咳吐黄痰;热盛伤津,则口渴引冷;热盛迫血妄行,故齿鼻衄血,或肌肤发斑。舌质红绛,苔黄厚腻或无苔,脉虚大而数均为热毒炽盛、虚中夹实之象。

4.痰毒瘀阻

【主症】腰背四肢剧痛,固定不移,拒按,或兼头痛,胸胁疼痛,痛处有大小不等的肿块,或胁下癥块,面色苍黄而黯,倦怠乏力,脘腹胀满疼痛,纳食不佳,舌质淡紫或有瘀点瘀斑,苔腻,脉弦滑或沉细涩。

【病机分析】正虚日久,气血津液运行无力,邪毒与之搏结,滋生痰浊,或成败血,痰毒瘀结,阻遏气机,结于腰背胸胁四肢等处,则局部疼痛拒按,痛处有大小不等之肿块,固定不移;痰瘀交阻,结于脘腹,聚于胁下,则脘腹胀满疼痛,纳食不佳,久则胁下形成癥块;中焦受阻,脾失健运,气血生化乏源,加之痰毒瘀阻骨髓,精血生化无力,则致气血更虚,不能充养荣润,故面色苍黄而黯,倦怠乏力。舌质淡紫或有瘀点瘀斑,苔腻,脉弦滑或沉细涩均为痰毒瘀阻,气血衰微之征。

5.脾肾阳虚

【主症】腰膝痠软疼痛,骨痛或有包块,面色苍白无华,形寒肢冷,神疲乏力,小便清长,大便溏薄,四肢浮肿,或心悸气短,气喘不能平卧,舌质淡体胖,苔薄或白滑,脉沉细。

【病机分析】患病日久,脾肾阳气更虚,不能温通血脉,寒凝气滞,瘀血闭阻,则骨痛或有包块;阳不化气,水湿不运,则四肢浮肿;阳虚失于温煦,则面色苍白无华,形寒肢冷,神疲乏力,腰膝痠软,小便清长,大便溏薄;阳虚水泛,上凌于心,则心悸气短,或气喘不能平卧。舌质淡体胖,苔薄或白滑,脉沉细均为脾肾阳虚或兼有水湿之象。

二、鉴别诊断

(一)西医鉴别诊断

1.反应性浆细胞增多症:存在如慢性炎症、伤寒、系统性红斑狼疮、肝硬化、转移癌等原发病;骨髓浆细胞≤30%且无形态异常;反应性浆细胞免疫表型为 CD38+、CD56-,而多发性骨髓瘤则为 CD38+、CD56+;无单克隆免疫球蛋白或其片段;浆细胞酸性磷酸酶及 5-核苷酸酶反应多为阴性或弱阳性,而多发性骨髓瘤患者为阳性;IgH基因克隆性重排阴性。

2.原发性巨球蛋白血症:血中 IgM 型免疫球蛋白呈单克隆性增高,其他免疫球蛋白正常或轻度受抑制;X 线摄片少见骨质疏松,溶骨性骨病罕见;骨髓中以淋巴细胞及浆细胞样淋巴细胞多见；淋巴结、肝、脾活检提示是弥漫性分化好的或浆样淋巴细胞性淋巴瘤；免疫表型多为 IgM+、IgD-、CD19+、CD20+、CD22+、CD5-、CD10-及 CD23+。

3.骨转移性癌：多数患者可查到原发病灶，骨痛以静止或夜间明显；血清碱性磷酸酶常升高；多伴成骨表现，在溶骨缺损周围有骨密度增加；骨髓涂片或活检可见成堆癌细胞。

4.意义未明的单克隆丙种球蛋白病：血中 M 蛋白<30g/L，骨髓克隆性浆细胞<10%，没有其他 B 细胞增生性疾病或轻链相关的淀粉样变性及其他轻链、重链或是免疫球蛋白相关的组织损伤。

5. 孤立性浆细胞瘤：活检证实为单个部位的单克隆性浆细胞瘤，X 线、MRI 和（或）PET-CT 检查证实除原发灶外无阳性结果，血清和（或）尿 M 蛋白水平较低；多部位骨髓穿刺涂片或骨活检浆细胞数正常，标本经流式细胞术或 PCR 检测无克隆性增生证据；无骨髓瘤相关性脏器功能损害等。

（二）中医鉴别诊断

1.痹证：肢体经络为风、寒、湿、热之邪所闭塞，导致气血不通，经络痹阻，引起肌肉、关节、筋骨发生疼痛、痠楚、麻木、重着、灼热、屈伸不利，甚或关节肿大变形为主要临床表现的病症。痹症日久，耗伤气血，可损及脏腑。本病相当于现代医学风湿性关节炎、类风湿关节炎、骨性关节炎等疾病。

2.急劳：急劳是指因正气虚弱，邪毒入侵，或胎毒内伏，伤髓入血，由里外发，阻滞经脉，影响脏腑及阴阳气血。以出血，血亏，骨痛、肝脾淋巴结肿大为主要表现，本病相当于西医学的急性白血病。

第五节 治 疗

一、中西医结合治疗思路

（一）中医药与化疗的不同阶段适时结合

中西医结合治疗多发性骨髓瘤显示有明显的优势。中药不仅能减少化疗毒副作用、增强机体免疫力，还能抑制骨髓瘤细胞、加快骨髓正常造血功能的恢复、逆转骨髓瘤细胞耐药、增加缓解率。

化疗过程中中医药以健脾和胃为主，化疗后以补气生血、止血为主，血象回升后以解毒祛邪为主。对于气血不足、正气衰微的病人主要以扶正为主,气血充足可祛邪外出,适时加用冬凌草、猫爪草等解毒抗癌之品,防扶正留邪之虞。对于脾肾阳虚、痰湿内阻的病人,可加用具有抗癌作用的中药如天南星、白芥子、薏苡仁等。痰瘀痹阻者可配伍胆南星、半夏、山慈菇、全蝎等化痰散结,通络止痛,抗癌。全蝎有毒,应中病即止。痰瘀化热者则可加用清热解毒之品,如热象明显的病人可加用半枝莲、黄药子、白花蛇舌草、山豆根、虎杖、龙葵等清热解毒抗癌之品。

(二)以主要并发症为切入点进行中西医结合治疗

溶骨损害是本病常见并发症,骨痛、骨质疏松为其主要表现,致病之脏责之于肾。肾气虚衰,骨失充养,加之痰瘀毒邪乘虚流注于骨,搏结于内,胶结不散,致骨痛不适。临证先辨清肾阴虚或肾阳虚。偏于肾阳虚者以温肾补阳为主品,偏于肾阴虚者以滋阴补肾为主;再根据夹瘀或痰,配合化瘀或祛痰之法。若发生病理性骨折者,可适当配伍强筋壮骨之品,如牛膝、川断、桑寄生等。

肾损害是多发性骨髓瘤的严重并发症。肾精亏虚是其根本病因,肾虚失固,统摄失常,精微外泄,与肝脾亦密切相关。治疗之法为扶正祛邪,扶正当以补肾为主,兼以健脾益气、养血疏肝;祛邪以祛痰通络、活血化瘀、清热解毒为法。在辨证的基础上,适当加入血化瘀药物可有效地改善肾脏微循环,调节免疫,减少尿蛋白的排泄,改善肾功能;如蛋白尿经久不消,缠绵难愈者,加益母草、泽兰益肾活血,利水消肿。

二、西医治疗

(一)无症状骨髓瘤

暂不推荐治疗,高危无症状骨髓瘤可根据患者意愿进行综合考虑或进入临床试验。

(二)孤立性浆细胞瘤的治疗

骨型浆细胞瘤对受累野进行放疗(45 Gy 或更大剂量)。骨外型浆细胞瘤先对受累野进行放疗(45 Gy 或更大剂量),如有必要则行手术治疗。疾病进展为 MM 者,按MM 治疗。

(三)有症状骨髓瘤的初始治疗

1.诱导治疗:患者的年龄(原则上≤65 岁)、体能及共存疾病状况决定其造血干细胞移植条件的适合性。

移植候选患者诱导治疗不宜长于 4~6 个疗程,以免损伤造血干细胞并影响其动员采集,硼替佐米皮下使用可减少周围神经病变发生率。初始治疗可选下述方案,见表 27-2。

表 27-2　骨髓瘤初始治疗方案选择表

选择类别	具体方案
适合移植患者的治疗方案	硼替佐米+地塞米松（BD）
	来那度胺+地塞米松（Rd）
	硼替佐米+阿霉素+地塞米松（PAD）
	硼替佐米+环磷酰胺+地塞米松（BCD）
	硼替佐米+沙利度胺+地塞米松（BTD）
	沙利度胺+阿霉素+地塞米松（TAD）
	沙利度胺+地塞米松（TD）
	沙利度胺+环磷酰胺+地塞米松（TCD）
	长春新碱+阿霉素+地塞米松（VAD）
不适合移植患者除以上适合移植患者的治疗方案外尚可选用的方案	马法兰+泼尼松+硼替佐米（MPV）
	马法兰+泼尼松+沙利度胺（MPT）
	马法兰+泼尼松+来那度胺（MPR）
	来那度胺+低剂量地塞米松（Rd）
	马法兰+泼尼松（MP）
	长春新碱+卡莫司汀+马法兰+环磷酰胺+泼尼松（M2）

2.干细胞移植：自体造血干细胞移植（ASCT）：肾功能不全及老年并非移植禁忌证。相比于晚期移植，早期移植者无事件生存期更长。对于原发耐药患者，ASCT可作为挽救治疗措施。对于移植候选者，建议采集足够2次移植所需的干细胞量。若首次移植后获得 CR 或 VGPR，则暂不考虑第2次移植；若首次移植后未达 VGPR，可序贯行第2次移植。第2次移植一般在首次移植后6个月内进行。

3.巩固治疗：为进一步提高疗效反应深度，以强化疾病控制，对于诱导治疗或ASCT后获最大疗效的患者，可采用原诱导方案短期巩固治疗2~4个疗程。

4.维持治疗：长期维持治疗（毒副作用轻微）通过延长疗效反应的持续时间与无进展生存期，最终可改善患者总生存。可选用来那度胺或沙利度胺单药、硼替佐米联合沙利度胺或泼尼松。

5.异基因造血干细胞移植：年轻、高危、复发难治患者可考虑异基因造血干细胞移植。

6.原发耐药 MM 的治疗：换用未用过的新方案，如能获得 PR 及以上疗效者，条件合适者应尽快行 ASCT；符合临床试验条件者，进入临床试验。有以下方案可供选择：

（1）来那度胺+地塞米松（Rd）；

（2）来那度胺+硼替佐米+地塞米松（RVD）；

（3）来那度胺+泼尼松+马法兰（MPR）；

（4）来那度胺+环磷酰胺+地塞米松（RCD）；

（5）来那度胺+阿霉素+地塞米松（RAD）；

（6）地塞米松+环磷酰胺+依托泊苷+顺铂±硼替佐米（DCEP±B）；

（7）地塞米松+沙利度胺+顺铂+阿霉素+环磷酰胺+依托泊苷±硼替佐米（DT-PACE±V）；

（8）大剂量环磷酰胺（HD-CTX）；

（9）低剂量环磷酰胺+醋酸泼尼松（CP）；

7.MM 复发患者的治疗：复发患者的异质性较大，需要对复发患者进行个体化评估以决定治疗的时间。对于仅有 M 蛋白升高而没有 SLiM、CRAB 表现的"生化复发"的患者，不需要立即治疗，但需每 2~3 个月随访、复查相关指标。对于伴有 CRAB 表现或快速生化复发的患者，需要立即启动治疗。对于复发的 MM 患者，优先推荐进入临床试验。6 个月以内复发的患者，可换用其他作用机制的药物联合方案；6~12 个月复发的患者，首选换用其他作用机制的药物联合方案，也可使用原药物再治疗；12 个月以上复发的患者，可使用原方案再诱导治疗，也可换用其他作用机制的药物方案。

（1）化疗后复发：缓解后半年以内复发，换用以前未用过的新方案；缓解后半年以上复发，可以试用原诱导缓解的方案或换用以前未用过的新方案（参照原发耐药中的方案）；条件合适者进行自体或异基因干细胞移植；硼替佐米、来那度胺、沙利度胺是治疗复发 MM 的关键药物，常与在功能上具有相加或协调作用的药物（如蒽环类、烷化剂、激素）联合使用。对于复发的 MM 患者，再诱导的疗程数为 6~9 个，尽管某些患者在 1~2 个疗程时就已经获得较深程度的缓解。

（2）移植后复发：如果有冻存的干细胞，且首次 ASCT 后缓解时间超过 2 年，可以考虑行第 2 次 ASCT；使用以前未使用的、含新药的方案；年轻患者有同胞相合供者时可考虑行异基因造血干细胞移植。

8.支持治疗

（1）骨病的治疗：口服或静脉使用双膦酸盐：包括氯屈膦酸、帕米膦酸二钠和唑来膦酸。双膦酸盐适用于所有活动性 MM 患者，无症状性骨髓瘤不建议使用，除非进行临床试验。静脉制剂使用时应严格掌握输注速度。静脉使用双膦酸盐建议 MM 诊断后前 2 年每月 1 次，2 年之后每 3 个月 1 次或医生根据利弊权衡。口服双膦酸盐可以长期使用。若出现了新的骨相关事件,则重新开始至少 2 年的治疗。使用前后注意监测肾功能,并根据肾功能调整药物剂量。唑来膦酸和帕米膦酸二钠有引起颌骨坏死的报道,尤以唑来膦酸为多,双膦酸盐使用前应该进行口腔检查,使用中避免口腔侵袭性操作。如需进行口腔侵袭性操作,需前后停用双磷酸盐 3 个月,并加强抗感染治疗。有长骨病理性骨折、脊柱骨折压迫脊髓或脊柱不稳者可行外科手术治疗;低剂量放疗(10~30Gy)可以作为姑息治疗,用于不能控制的疼痛、即将发生的病理性骨折或即将发生的脊髓压迫;在干细胞采集前,避免全身放疗。

(2)高钙血症:水化、碱化、利尿,如患者尿量正常,则日补液 2000~3000 ml;保持尿量>1500 ml/d;使用双膦酸盐;糖皮质激素和/或降钙素。

(3)肾功能不全:水化、利尿,以避免肾功能不全;减少尿酸形成和促进尿酸排泄;有肾功能衰竭者,应积极透析;避免使用非甾体消炎药(NSAIDs);避免使用静脉造影剂;长期接受双膦酸盐治疗的患者需监测肾功能。

(4)贫血:可考虑使用促红细胞生成素治疗。

(5)感染:如反复发生感染或出现威胁生命的感染,可考虑静脉使用免疫球蛋白;若使用大剂量地塞米松方案,应考虑预防卡氏肺孢子菌肺炎和真菌感染;如果有条件,可以接种肺炎和流感疫苗;使用硼替佐米的患者应该预防性使用抗病毒药物;HBV 携带者应预防性使用抑制病毒复制的药物,并注意监测病毒载量。

(6)凝血+血栓:对接受以沙利度胺或来那度胺为基础的方案的患者,建议预防性抗凝治疗。

(7)高黏滞血症:血浆置换可作为症状性高黏滞血症患者的辅助治疗。

三、中医治疗

(一)辨证论治

1.肝肾阴虚

【治法】滋补肝肾,活络止痛。

【方药】骨痹滋补肝肾汤(夏小军教授经验方)。

熟地黄 15g、山茱萸 15g、女贞子 15g、旱莲草 15g、枸杞 15g、山药 15g、麦门冬 15g、怀牛膝 12g、杜仲 12g、鸡血藤 15g、虎杖 20g、大青叶 15g、黄柏 10g、甘草 6g。

【方药分析】方中熟地黄、山茱萸、女贞子、旱莲草、枸杞滋补肝肾之阴;杜仲补益肝肾,强壮筋骨;麦门冬养阴生津;怀牛膝活血散瘀止痛,兼能清热解毒;鸡血藤养血活血,舒筋止痛;虎杖清热解毒,散瘀定痛;大青叶清热解毒凉血;黄柏清热泻火解毒;山药补肾生津,补脾益胃,以防他药伤中。

【加减】若阴虚症状较甚者,加生晒参以益气养阴;阴虚火旺症状明显者,加龟板胶、知母、生地黄以滋阴清热;伴血虚者,加当归、白芍、龙眼肉以滋补阴血;瘀血征象明显者,加丹参、莪术、红花以活血祛瘀;疼痛症状明显者,加木瓜、川断、桑寄生以强筋壮骨止痛。

2.气血两虚

【治法】益气养血,兼清毒瘀。

【方药】骨痹益气养血汤(夏小军教授经验方)。

黄芪 30g、人参 15g(另煎)、当归 15g、阿胶 10g(烊化)、熟地黄 15g、山茱萸 15g、山药 15g、炒白术 10g、鸡血藤 15g、虎杖 15g、怀牛膝 12g、大青叶 20g、炙甘草 10g。

【方药分析】方中人参大补元气;黄芪补气生血;当归、阿胶、熟地黄、山茱萸滋补阴血,益肾填精;山药、炒白术健脾益气;鸡血藤养血活血,舒筋止痛;怀牛膝补肝肾,强筋骨,活血止痛;虎杖清热解毒,活血通络;大青叶清热解毒,凉血消斑;炙甘草益气和中。

【加减】若兼阴虚者,人参易生晒参,加女贞子、旱莲草以益气养阴,补益肝肾;兼阳虚者,人参易红力参,加炙附子、桂枝、仙灵脾以温肾壮阳;瘀血征象明显者,加丹参、莪术、郁金以活血化瘀,行气止痛;疼痛症状明显者,加木瓜、川断、桑寄生以强筋壮骨止痛;伴发出血者,加仙鹤草、墓头回、茜草以凉血活血止血。

3.热毒炽盛

【治法】清热败毒,凉血散瘀。

【方药】骨痹清热败毒汤(夏小军教授经验方)。

水牛角 30g(先煎)、生石膏 30g(先煎)、知母 20g、生地黄 15g、牡丹皮 15g、黄芩 10g、连翘 15g、大青叶 20g、玄参 15g、虎杖 20g、鸡血藤 15g、怀牛膝 10g、甘草 10g。

【方药分析】方中水牛角、生地黄、牡丹皮、大青叶清热解毒,凉血止血;生石膏、知母、玄参清热养阴;黄芩、连翘清热解毒泻火;虎杖清热解毒活血;鸡血藤养血活血,舒筋止痛;怀牛膝补肾健骨,活血止痛;甘草解毒和中。

【加减】若神昏谵语者,可选择应用中成药"凉开三宝",或用中成药清开灵注射液静脉滴注,以开窍醒神;出血症状明显者,加仙鹤草、三七、墓头回、赤芍以凉血活血止血,或加服中成药云南白药以止血化瘀;骨痛剧烈难忍者,加乳香、没药、延胡索以活血化瘀止痛;阴伤口渴明显者,加麦门冬、天花粉以养阴生津止渴;咳吐黄痰明显者,加鱼腥草、竹沥以清肺止咳化痰。

4.痰毒瘀阻

【治法】涤痰散结,化瘀解毒。

【方药】骨痹涤痰化瘀汤(夏小军教授经验方)。

生牡蛎 30g(先煎)、丹参 20g、炙半夏 15g,、浙贝母 15g、玄参 15g、莪术 15g、枳壳 10g、夏枯草 15g、鸡血藤 15g、虎杖 15g、大青叶 15g、延胡索 12g、山楂 10g、桂枝 6g。

【方药分析】方中生牡蛎、浙贝母、玄参清润化痰,软坚散结;炙半夏燥湿化痰;夏枯草清热解毒,化痰软坚;丹参、鸡血藤活血补血;莪术活血化瘀,软坚散结;枳壳、延胡索行气活血止痛;虎杖清热解毒,通络消癥;大青叶清热解毒,凉血止血;桂枝温阳化血活血;山楂活血消食和中。

【加减】若痰瘀互结,伤及气阴者,加黄芪、党参、沙参、麦门冬以益气养阴;血虚症状明显者,加熟地黄、阿胶以滋补阴血;纳差者,加神曲、炒麦芽以健胃消食;瘰疬痰核明显者,加昆布、海藻、胆南星以化痰消肿,软坚散结;胁下癥块肿大明显者,可加服中成药鳖甲煎丸(《金匮要略》)以活血消癥,消补兼施。

5.脾肾阳虚

【治法】温补脾肾,益气养血。

【方药】骨痹温补脾肾汤(夏小军教授经验方)。

炙附子 10g、桂枝 6g、黄芪 20g、党参 15g、当归 15g、炒白术 10g、菟丝子 15g、仙灵脾 15g、山茱萸 15g、枸杞 15g、鸡血藤 15g、怀牛膝 10g、大青叶 15g、炙甘 10g。

【方药分析】方中炙附子补火助阳,散寒止痛;桂枝温阳化血,活血利水;黄芪、党参、炒白术健脾益气行水;菟丝子、仙灵脾温补肾阳;山茱萸、枸杞滋补肾阴,以阴中求阳;当归补血和血;鸡血藤养血活血;怀牛膝补肾活血,强筋健骨;大青叶清热解毒凉血;炙甘草健脾和中。

【加减】若骨痛症状明显者,加乳香、没药、延胡索以行气活血,舒筋止痛;浮肿明显者,加茯苓、猪苓、泽泻以利水消肿;大便溏稀者,加砂仁、肉豆蔻以温脾止泻;畏寒肢冷明显者,去桂枝,加肉桂、干姜以温阳散寒;兼恶心呕吐者,加大黄、陈皮、竹茹以化浊降逆止呕;气喘不能平卧者,加五味子、蛤蚧、补骨脂以补肾纳气,降逆平喘。

(二)中成药

1.回生胶囊(甘肃省调剂使用专科制剂):每次 3 粒,温水送服,每日 2 次。适用于合并邪毒、痰瘀等证,或浆细胞比例增高较多者。

2.复方苦参注射液:每次 10~20ml,用生理盐水 200ml 稀释后静脉滴注,每日 1 次,20d 为 1 疗程。适用于合并湿热蕴结者。

3.桂参止痛合剂:每次 50ml,口服(用前加热,摇匀,趁热饮下)。每隔 8h1 次,适用于骨髓瘤疼痛属脾肾阳虚或兼气虚血瘀证者。

4.生血丸(甘肃省调剂使用专科制剂):每次 2 丸,温水送服,每日 2 次。适用于合并气血亏虚证,或白细胞、血红蛋白减低者。

5.摄血丸(甘肃省调剂使用专科制剂):每次 2 丸,温水送服,每日 2 次。适用于合并气阴不足之衄血、紫癜、咳血等证,或血小板减少者。

6.生脉(参麦)注射液:每次 40~60ml,用 5%葡萄糖注射液 250ml 稀释后静脉滴注,每日 1 次,20d 为 1 疗程。适用于合并气阴、气血两虚证,或血细胞减少者。

(三)主要并发症的防治

1.疼痛

(1)肝郁气滞。

【治法】行气止痛。

【推荐方药】柴胡疏肝散。

(2)瘀血阻滞。

【治法】祛瘀通络。

【推荐方药】身痛逐瘀汤。

2.病理性骨折

(1)寒湿侵袭。

【治法】祛寒化湿,活血化瘀。

【推荐方药】阳和汤加田三七、木瓜、桑枝、土鳖虫、牛膝、白术、骨碎补、自然铜。

(2)热毒壅结。

【治法】清热解毒,活血化瘀。

【推荐方药】五味消毒饮加穿山甲、土鳖虫、田三七、牡丹皮、自然铜、皂角刺、制乳香、制没药、骨碎补。

(3)脾虚湿盛。

【治法】健脾化湿,活血化瘀。

【推荐方药】香砂六君子汤加黄芪、川芎、土鳖虫、田三七、地龙、自然铜。

(4)肾精亏虚。

【治法】补肾益精,活血行气。

【推荐方药】右归丸加骨碎补、益母草、田三七、土鳖虫、自然铜。

（四）中医适宜技术

1.食疗

牛骨续断杜仲汤（甘肃省肿瘤医院经验方）

【食材】牛骨 500g、续断 50g、杜仲 30g、茯苓 30g。茯苓健脾和胃、利水渗湿；续断补肝肾、续筋骨、调血脉之功；杜仲滋补肝肾、强壮筋骨、益气养血的功效；牛骨含有丰富钙质和胶原蛋白，能促进骨骼生长。

【制备】牛骨洗净，焯掉血水，重新放入骨头，倒开水适量，烧开，放葱、姜、八角，转小火，见牛骨发白时，加入续断、杜仲、茯苓，再煮约 30min，调味后即。

【用法】适量可饮用，每日数次；2 周为 1 疗程。

【适应证】适用合并溶骨改变的脾肾阳虚的患者。

2.中药灌肠（甘肃省肿瘤医院经验方）

【药物组成】大黄 20g、煅牡蛎 30g、生黄芪 40g。热邪明显者加蒲公英、黄柏等；血瘀明显者可加泽兰 15g、丹参 15g、益母草 30g；脾肾阳虚者可加用炮附子 10g，大黄减量应用。

【制备】温水 750ml，浸泡 30min，武火煎煮 10min 改文火再煎 20min，去滓取汁。

【用法】200ml 保留灌肠，每日 2 次；7d 为 1 疗程。

【适应证】适用于合并肾功能不全的患者。有痔疮、肛门疾患、大便失禁的病人不宜应用灌肠，极度虚弱者慎用或禁用。

3.外治膏（甘肃省肿瘤医院经验方）

冰片、松香、乳香、没药、血竭、蟾蜍等，研末，白酒或醋调敷患处。用于多发性骨髓瘤局限性疼痛。

4.针灸

可在疼痛部位周围取穴，配合肾俞，针刺治疗。

第六节 疗效评价

一、西医疗效判定标准

参照 2006 年国际骨髓瘤工作组提出的骨髓瘤国际统一疗效标准（IMWG 标准）。见表 27-3。

表 27-3　多发性骨髓瘤工作组（IMWG 标准）国际统一疗效标准

疗效等级	标准
*CR（严格完全缓解）	符合如下定义的 CR 并加上：
	正常血清游离轻链比
	经免疫组化或免疫荧光证实骨髓内没有克隆性浆细胞
CR（完全缓解）	血、尿免疫固定电泳阴性
	没有任何软组织浆细胞瘤的表现
	骨髓内浆细胞≤5%
VGPR（非常好的部分缓解）	血、尿蛋白电泳阴性，但免疫固定电泳阳性或者血清 M 蛋白的量下降≥90%以及 24h 尿 M 蛋白<0.1g
PR（部分缓解）	血清 M 蛋白量下降≥50%以及 24h 尿 M 蛋白下降≥90%或者<0.2g
	如果血、尿 M 蛋白不可测定时（血 M 蛋白<10g+L;24h 尿 M 蛋白<0.2g）要求血清单克隆游离轻链与非单克隆游离轻链之间的差值缩小≥50%；
	如果血、尿 M 蛋白和血清游离轻链（单克隆游离轻链<100mg+L）都不可测定时，假如骨髓细胞比例≥30%,则要求骨髓内浆细胞数目减少≥50%；
	除了上述标准外，如果存在软组织浆细胞瘤，则要求浆细胞瘤大小缩小≥50%
SD（疾病稳定）	不符合 CR、VGPR、PR 和 PD 标准者
PD（疾病进展）	符合下面任何 1 项或几项;
	血清 M 蛋白增加≥25%或者绝对值增加≥5g+L
	24h 尿 M 蛋白增加≥25%或者绝对值增加≥200mg
	如果血、尿 M 蛋白不可测定时：单克隆和非单克隆 FLC 水平之间的差异增加≥25%,绝对值增加>100mg+L
	骨髓浆细胞百分比绝对值增加≥10%
	明确出现新的骨病或软组织浆细胞瘤或现有骨病和软组织浆细胞瘤大小的明确增加
	出现仅由浆细胞增殖性疾病造成的高钙血症（校正后的血清钙>115g+L 或 2.65mmol+L）
CR 后复发（仅用于当研究终点是 DFS 时）	出现以下任何 1 条：
	免疫固定电泳和蛋白电泳重新出现血清和尿 M 蛋白
	骨髓浆细胞数目≥5%
	出现任何其他进展的迹象（即新的浆细胞瘤、溶骨性病变和高钙血症）

二、中医症候评价标准

(一)评价标准

临床痊愈:中医临床症状、体征完全消失,症候积分减少≥95%。

显效:中医临床症状、体征明显改善,症候积分减少≥70%。

有效:中医临床症状、体征均有好转,症候积分减少≥30%。

无效:中医临床症状、体征均无明显改善,甚或加重,症候积分减少<30%。

(二)评价方法

参照《中药新药临床研究指导原则》,将多发性骨髓瘤症候要素进行分类计分,自拟症状与体征分级与积分见下表。中医症候评价采用尼莫地平法。计算公式:[(治疗前积分−治疗后积分)÷治疗前积分]×100%。见表27-4。

表27-4 多发性骨髓瘤症候评分表

症状		无(0)	轻度(主症2分,次症1分)	中度(主症4分,次症2分)	重度(主症6分,次症3分)
主要症状	骨痛	无体征	淡白	淡白无华	苍白如白纸
	活动受限	无症状	精神不振,可坚持日常生活	精神疲乏,勉强坚持日常生活	精神极度疲乏,卧床
	乏力	无体征	少量瘀斑、瘀点(轻)	介于轻、重之间	广泛量瘀斑、瘀点(重)
	心悸气短	无体征	仅超声检查可发现(轻)	介于轻、重之间	触诊即见(重)
次要症状	手足心热	无症状	偶尔发生	经常发生	反复发生不易缓解
	口渴欲饮	无症状	偶尔发生	经常发生	整日发生,不易缓解
	潮热盗汗	无症状	偶有感觉	可以忍受	不能忍受
	形寒肢冷	无症状	手足发冷	四肢发冷	全身发冷,得温不减
	食少	无症状	食欲差,饭量减少1+3~2+3	无食欲,饭量减少2+3以上	厌食,食量甚少,或不食
	少尿	无症状	日1次	日2~3次	日3次以上
	浮肿	无症状	偶尔发生	经常发生	反复发生不易缓解

第七节　预防调护

一、预防

远离射线,避免电离辐射,对于接触射线的工作应严格遵守劳动保护措施,避免不必要的照射;不接触石棉、苯及有毒有害物质,采用机器喷洒农药,实验室操作员应作好个人的保护。劳逸结合,尤其中老年人,注意不要过度劳累,保持心情舒畅,勿使劳过度。

二、调护

（一）劳逸结合

一般病人可适当活动,但绝不可剧烈活动,应避免负载过重,防止跌、碰伤,视具体情况使用腰围、夹板,但要防止由此引起血液循环不良。如病人因久病消耗,机体免疫功能降低,易发生并发症时,应卧床休息,减少活动。有骨质破坏时,应绝对卧床休息,以防止引起病理性骨折。

（二）心理疏导

多与患者沟通,使其建立对抗疾病的信心,对患者保持热情而真诚的态度,了解和掌握患者的心理状态,有针对性地、耐心细致地做好心理疏导,使患者调整心态,保持乐观情绪,面对现实,提高生存质量。

（三）饮食调摄

肾功能不全的患者,应给予低钠、低蛋白或麦淀粉饮食,以减轻肾脏负担。如有高尿酸血症及高钙血症时,应鼓励病人多饮水,每日尿量保持在 2000ml 以上,以预防或减轻高钙血症和高尿酸血症。

参考文献

[1]石凯远,孙燕.临床肿瘤内科手册[M].北京:人民卫生出版社,2016:268-302.

[2]中国医师协会血液科医师分会,中华医学会血液学分会,中国医师协会多发性骨髓瘤专业委员会.中国多发性骨髓瘤诊治指南(2015年修订)[J].中华内科,2015,54(12):1066-1070.

[3]夏小军.血病论[M].兰州:甘肃科学技术出版社,2016:508-511.

[4]林洪生.恶性肿瘤中医诊疗指南[M].北京:人民卫生出版社,2016: 551-559.

[5]侯丽,田劭丹,李平,等.中西医结合肿瘤学[M].北京:人民卫生出版社,2016:112.

[6]罗秀夏.骨折迟缓愈合的中医辨证论治体会[J].中华中医药,2005:20(10):610-611.

[7]中华中医药学会.多发性骨髓瘤[J].风湿病与关节炎,2012:1(6):72-74.

后　记

　　本册方案从策划、编写到成书历时三年余,其间得到甘肃省卫健委、甘肃省肿瘤医院各级领导及中西医结合科、中西医结合血液科、中西医结合肿瘤消化内一科、中西医结合肿瘤消化内二科、中西医结合呼吸科等相关兄弟科室全体人员的鼎力支持。其中,中西医结合科、中西医结合血液科相关专家们具体分工编写,付出了较大心血。甘肃省肿瘤医院领导在编写过程中多次召开编委会议,从编写体例及内容上提出了专业性的编写意见,多次参与审阅、修订,执笔并精心撰写点评意见,数次修改完善,付出了辛勤劳动。同时,甘肃省肿瘤医院中西医结合科及相关兄弟科室对本册的书写提出了宝贵的经验、意见及建议。在此,谨向他们表示真诚的感谢!

　　全书共 27 章,其中食管癌中西医结合诊疗方案、乳腺癌中西医结合诊疗方案、甲状腺癌中西医结合诊疗方案、骨癌中西医结合诊疗方案、恶性黑色素瘤中西医结合诊疗方案由张太峰主任医师编写,胃癌中西医结合诊疗方案、肝癌中西医结合诊疗方案、肺癌中西医结合诊疗方案、胰腺癌中西医结合诊疗方案由薛文翰主任医师编写,卵巢癌中西医结合诊疗方案、大肠癌中西医结合诊疗方案、宫颈癌中西医结合诊疗方案、鼻咽癌中西医结合诊疗方案由鲁维德副主任医师编写,脑瘤中西医结合诊疗方案由万强主任医师编写,前列腺癌中西医结合诊疗方案、子宫内膜癌中西医结合诊疗方案、纵隔肿瘤中西医结合诊疗方案由张丑丑主治医师编写,胆囊癌中西医结合诊疗方案、肾癌中西医结合诊疗方案、肾上腺皮质肿瘤中西医结合诊疗方案、膀胱癌中西医结合诊疗方案由冯永笑主治医师编写,口腔肿瘤中西医结合诊疗方案由张桂琼主治医师编写,急性白血病中西医结合诊疗方案、慢性髓系白血病中西医结合诊疗方案、多发性骨髓瘤中西医结合诊疗方案、骨髓增生异常综合征中西医结合诊疗方案、恶性淋巴瘤中西医结合诊疗方案由夏小军主任医师、段赟副主任医师、连粉红住院医师、蔺莉副主任医师编写,包晓玲副主任医师进行了统稿,夏小军主任医师最终进行了审定。在本册方案出版之际,谨向他们致以诚挚的谢意。本书编写过程中,编者曾参阅了大量相关专业的书籍、文献,故在此对相关专业作者表示感谢!

由于编者水平有限,加之时间与精力限制,书中疏漏之处在所难免,敬请广大读者批评指正。

编　者

2018 年 4 月

常用方剂

一　画

[1] 一贯煎(《柳州医话》)

沙参　麦门冬　当归　生地黄　枸杞　川楝子

二　画

[2]二陈汤(《和剂局方》)

半夏　陈皮　茯苓　甘草　生姜　乌梅

[3]八珍汤(《正体类要》)

当归　川芎　白芍　熟地黄　人参　白术　茯苓　甘草

[4]二仙汤(《中医方剂临床手册》)

仙茅　仙灵脾　巴戟天　当归　黄柏　知母

[5] 七福饮(《景岳全书》)

熟地　当归　人参　白术　炙甘草　远志　杏仁

三　画

[6]大黄䗪虫丸(《金匮要略》)

大黄　䗪虫　桃仁　虻虫　水蛭　蛴螬　芍药　生地黄　杏仁　黄芩　甘草　干漆

[7]大黄牡丹皮汤(《金匮要略》)

大黄　牡丹皮　桃仁　冬瓜子　芒硝

[8]小柴胡汤(《伤寒论》)

柴胡　黄芩　半夏　人参　甘草　生姜　大枣

[9] 大柴胡汤(《伤寒论》)

柴胡　黄芩　大黄　枳实　半夏　白芍　大枣　生姜

[10 三仁汤(《温病条辨》

杏仁　半夏　飞滑石　生薏苡仁　白通草　白蔻仁　竹叶　厚朴

[11]三子养亲汤(《韩氏医通》)

紫苏子　白芥子　莱菔子

[12]千金苇茎汤(《千金方》)

苇茎　瓜瓣　薏苡仁　桃仁

[13]大菟丝子饮(《太平惠民和剂局方》)

菟丝子　女贞子　桑葚　补骨脂　巴戟天　黄精　何首乌　熟地　山萸肉
旱莲草　枸杞　肉苁蓉

[14]少腹逐瘀汤(《医林改错》)

小茴香　干姜　延胡索　没药　当归　川芎　肉桂　赤芍　蒲黄　五灵脂

[15]三棱散(《证治准绳》)

莪术　益智仁　京三棱　青皮　白茯苓　甘草

[16]小蓟饮子(《济生方》)

生地黄　小蓟　滑石　木通　蒲黄　藕节　淡竹叶　当归　栀子　甘草

[17]大承气汤(《伤寒论》)

大黄　枳实　厚朴　芒硝

[18]大便不通方(《石室秘录》)

熟地　玄参　当归　川芎　火麻仁　生大黄　桃仁　红花　党参　黄芪　蜂蜜

[19]三甲二地方(自拟方)

生龙骨　生牡蛎　生鳖甲　怀牛膝　补骨脂　石菖蒲　夏枯草　海藻　半夏
三棱　莪术　昆布　生地　熟地　麦门冬　麻黄　苦参　砂仁

[20]大补元煎(《景岳全书》)

山药　熟地　人参　杜仲　枸杞　当归　山茱萸　炙甘草

[21]大定风珠(《温病条辨》)

白芍　地黄　麦门冬　鳖甲　龟板　牡蛎　阿胶　甘草　五味子　麻仁　鸡子黄

[22]小半夏汤 (《金匮要略》)

半夏　生姜

[23]大黄附子汤(《金匮要略》)

大黄　附子　细辛

四　画

[24]升阳益胃汤(《脾胃论》)

黄芪　半夏　人参　甘草　白芍　防风　羌活　独活　橘皮　茯苓　泽泻　柴胡　白术　黄连

[25]六君子汤(《医学正传》)

人参　白术　茯苓　甘草　陈皮　半夏　生姜　大枣

[26]乌梅合剂(《甘肃省肿瘤医院经验方》)

乌梅　川椒　干姜　黄连　郁金　牡丹皮　白芍　半夏　厚朴　生薏苡仁　威灵仙　佛手

[27]丹参饮(《时方歌括》)

丹参　檀香　砂仁

[28]乌苓合剂(《裴正学医学笔记》)

乌药　川楝子　元胡　郁金　肉苁蓉　大黄　姜黄　木香　檀香　沉香　当归　黄芪　枳实　厚朴　制乳没

[29]六磨饮子(《医世得效方》)

槟榔　沉香　木香　乌药　大黄　枳壳

[30]六味地黄汤　(《小儿药证直诀》)

熟地　山萸肉　牡丹皮　泽泻　山药　茯苓

[31]五苓散(《伤寒论》)

猪苓　泽泻　白术　茯苓　桂枝

[32]丹栀逍遥散(《内科摘要》)

当归　白芍　茯苓　白术　柴胡　牡丹皮　栀子　甘草

[33]少腹逐瘀汤(《医林改错》)

小茴香　干姜　元胡　没药　当归　川芎　官桂　赤芍　蒲黄　五灵脂

[34]升阳益胃汤(《脾胃论》)

黄芪　半夏　人参　甘草　白芍　防风　羌活　独活　橘皮　茯苓　泽泻　柴胡　白术　黄连

[35]六君子汤(《医学正传》)

人参　白术　茯苓　甘草　陈皮　半夏　生姜　大枣

[36]五味消毒饮(《医宗金鉴》)

金银花　野菊花　蒲公英　紫花地丁　紫背天葵

[37] 无比山药丸(《备急千金要方》)

山茱萸　泽泻　熟地　茯苓　巴戟天　牛膝　赤石脂　山药　杜仲　菟丝子　肉苁蓉

[38] 天麻钩藤饮(《杂病证治新义》)

天麻　钩藤　石决明　栀子　川牛膝　杜仲　益母草　桑寄生　黄芩　夜交藤　茯神

[39] 天王补心丹加减 (《摄生秘剖》)

熟地黄　茯苓　茯神　当归　远志　石菖蒲　玄参　人参　麦门冬　天门冬　酸枣仁　五味子　桔梗　百部　柏子仁　杜仲　甘草　丹参

五 画

[40] 四君子汤(《和剂局方》)

人参 甘草 白术 茯苓

[41] 四逆散(《伤寒论》)

甘草 枳实 柴胡 芍药

[42] 四物汤(《和剂局方》)

当归 熟地黄 白芍 川芎

[43] 归脾汤(《济生方》)

白术　茯苓　黄芪　人参　甘草　木香　当归　远志　龙眼肉　酸枣仁　生姜　大枣

[44] 生脉散(《内外伤辨惑论》)

人参 麦门冬 五味子

[45] 半夏泻心汤(《伤寒论》)

半夏　黄连　黄芩　干姜　甘草　大枣　人参

[46] 失笑散(《太平惠民和剂局方》)

蒲黄 五灵脂

[47] 叶氏养胃汤(《血证论》)

北沙参 麦门冬 玉竹 石斛

[48] 香砂六君子汤(《古今名医方论》)

人参　白术　茯苓　炙甘草　陈皮　半夏　砂仁　木香

[49] 兰州方(《裴正学医学笔记》)

太子参　党参　人参须　北沙参　生地　山药　山萸肉　麦门冬　五味子

桂枝　白芍　浮小麦　甘草　生姜　大枣

[50]龙胆泻肝汤(《医方集解》)

龙胆草　黄芩　栀子　泽泻　木通　车前子　当归　生地黄　柴胡　生甘草

[51]四磨饮子(《普济方》)

沉香　乌药　木香　枳壳

[52]左归丸(《景岳全书》)

熟地黄　菟丝子　牛膝　龟板胶　鹿角胶　山药　山茱萸　枸杞

[53]瓜蒌薤白白酒汤(《金匮要略》)

瓜蒌实　薤白　白酒

[54]瓜蒌瞿麦丸(《金匮要略》)

瓜蒌根　茯苓　怀山药　附子　瞿麦

[55]四妙丸(《成方便读》)

苍术　黄柏　牛膝　薏苡仁

[56]右归丸(《景岳全书》)

熟地　山药　山茱萸　枸杞　菟丝子　鹿角胶　杜仲　肉桂　当归　附子

[57]加味逍遥散(《内科摘要》)

牡丹皮　赤芍　柴胡　当归　白术　茯苓　甘草　煨生姜　薄荷

[58]白茅根汤(《太平圣惠方》)

白茅根　丹参　柴胡　薏苡仁　杏仁　郁金　赤芍　炒枳壳　大黄炭　车前草

[59]平胃散(《简要济众方》)

苍术　厚朴　陈皮　甘草

[60]白虎汤(《伤寒论》)

石膏　知母　甘草　粳米

[61]甘麦大枣汤(《伤寒论》)

生甘草　浮小麦　大枣

[62]甘草泻心汤(《伤寒论》)

甘草　黄芩　干姜　半夏　大枣　黄连

[63]玉屏风散(《究原方》)

防风　黄芪　白术

六 画

[64]当归四逆汤(《伤寒论》

当归 桂枝 芍药 细辛 甘草 通草 大枣

[65]当归芍药散(《金匮要略》)

当归 芍药 茯苓 白术 泽泻 川芎

[66]当归补血汤(《内外伤辨惑论》)

当归 黄芪 熟地黄 山药 山茱萸 泽泻 茯苓 牡丹皮 桂枝 附子

[67]炙甘草汤(《伤寒论》)

炙甘草 人参 桂枝 麦门冬 生地黄 火麻仁 阿胶 生姜 大枣

[68]知柏地黄丸(《医宗金鉴》)

熟地黄 山茱萸 山药 牡丹皮 茯苓 泽泻 知母 黄柏

[69]泻心汤(《金匮要略》)

大黄 黄连 黄芩

[70]参苓白术散《太平惠民和剂局方》

白扁豆 白术 茯苓 甘草 桔梗 莲子 人参 砂仁 山药 薏苡仁

[71]金小合剂(裴正学教授经验方)

元胡 川楝子 郁金 桃仁 红花 五灵脂 蒲黄 当归 川芎 黄芪

[72]血府逐瘀汤(《医林改错》)

桃仁 红花 当归 生地黄 牛膝 川芎 桔梗 赤芍 枳壳 甘草 柴胡

[73]百合固金汤(《医方集解》)

百合麦门冬 生地 熟地 元参 芍药 当归 贝母 桔梗 甘草

[74]地黄饮子(《圣济总录》)

熟地黄 巴戟天 山茱萸 石斛 肉苁蓉 附子 五味子 肉桂 茯苓 麦门冬 石菖蒲 远志

[75]百合地黄汤(《金匮要略》)

生地黄 熟地黄 百合

[76]芍药甘草汤(《伤寒论》)

芍药 甘草

[77]安宫牛黄丸(《温病条辨》)

牛黄 犀角 郁金 黄芩 黄连 麝香 栀子 朱砂 雄黄 冰片 珍珠 金箔

[78]至宝丹(《太平惠民和剂局方》)

生乌犀　生玳瑁　琥珀　朱砂　雄黄　牛黄　龙脑　麝香　安息香　金箔银箔

[79]导赤散(《小儿药证直诀》)

生地黄　木通　生甘　草梢　淡竹叶

[80]防风通圣散(《奇效良方》)

防风　川芎　当归　芍药　大黄　薄荷叶　麻黄　连翘　芒硝　石膏　黄芩
桔梗　滑石　甘草　荆芥　栀子　白术

[81]当归六黄汤(《兰室秘藏》)

当归　生地黄　熟地黄　黄芩　黄柏　黄连　黄芪

[82]阳和汤(《外科全生集》)

熟地　肉桂　白芥子　姜炭　生甘草　麻黄　鹿角胶

七　画

[83]附子理中汤(《三因极—病证方论》)

大附子　人参　干姜　甘草　白术

[84]附子理中汤(《三因极—病证方论》)

人参　白术　干姜　附子

[85]沙参麦冬汤(《温病条辨》)

北沙参　玉竹　麦门冬　天花粉　扁豆　桑叶　生甘草

[86]补中益气汤(《内外伤辨惑论》)

黄芪　白术　陈皮　升麻　柴胡　人参　甘草　当归

[87]苏子降气汤 (《太平惠民和剂局方》)

紫苏子　半夏　当归　甘草　前胡　厚朴　肉桂

[88]沙参麦冬汤(《温病条辨》)

沙参　玉竹　生甘草　冬桑叶　麦门冬　生扁豆　天花粉

[89]身痛逐瘀汤(《医林改错》)

秦艽　川芎　桃仁　红花　甘草　羌活　没药　当归　五灵脂　香附　牛膝
地龙

[90]补阳还五汤(《医林改错》)

黄芪　当归　赤芍　地龙　川芎　桃仁　红花

[91]杞菊地黄丸(《医级》)

枸杞　菊花　熟地　山药　山茱萸　牡丹皮　茯苓　泽泻

[92]还少丹(《医方集解》)

熟地　山茱萸　枸杞　肉苁蓉　巴戟天　小茴香　杜仲　怀牛膝　锗实子　人参　茯苓　山药　菖蒲　远志　五味子

[93]苏合香丸(《太平惠民和剂局方》)

苏合香　安息香　冰片　水牛角　麝香　檀香　沉香　丁香　香附　木香　乳香　荜茇　白术　诃子　朱砂

[94]连朴饮 (《霍乱论》)

厚朴　川黄连　石菖蒲　半夏　豆豉　栀子　芦根

八　画

[95]参苓白术散(《太平惠民和剂局方》)

白扁豆　白术　茯苓　甘草　桔梗　莲子　人参　砂仁　山药　薏苡仁

[96]金匮肾气丸 (《金匮要略》)

地黄　山药　山茱萸（酒炙）　茯苓　牡丹皮　泽泻　桂枝　附子　牛膝　车前子

[97]苓桂术甘汤 (《金匮要略》)

茯苓　桂枝　白术　甘草

[98]知柏地黄汤(《医宗金鉴》)

熟地黄　山茱萸　山药　泽泻　茯苓　牡丹皮　知母　黄柏

[99]固经丸(《嵩崖尊生书》)

黄柏　白芍　黄芩　龟版　樗白皮　香附　阿胶　地榆　黄芪

[100]金匮肾气丸(《小儿药证直诀》)

地黄　茯苓　山药　山茱萸(酒炙)　牡丹皮　泽泻　桂枝　牛膝　车前子　附子

[101]炙甘草汤(《伤寒论》)

炙甘草　人参　桂枝　麦门冬　生地黄　火麻仁　阿胶　生姜　大枣

[102]和荣散坚丸(《医宗金鉴》)

川芎　白芍　当归　茯苓　熟地　陈皮　桔梗　香附　白术　人参　甘草　昆布　贝母　升麻　红花　夏枯草

[103]泻白散(《小儿要证直诀》)

地骨皮　桑白皮　甘草

[104] 虎潜丸(《丹溪心法》)

龟胶　虎胫骨　川牛膝　杜仲　锁阳　当归　黄柏　人参　白芍　熟地　干姜　知母

[105] 定痫丸(《医学心悟》)

天麻　贝母　胆南星　姜半夏

[106] 泻黄散(《小儿药证直诀》)

藿香　栀子　石膏　甘草　防风

[107] 知柏地黄汤(《医宗金鉴》)

熟地黄　山茱萸　山药　泽泻　茯苓　牡丹皮　知母　黄柏

[108] 泻心汤 (《金匮要略》)

大黄　黄连　黄芩

[109] 苓桂术甘汤(《金匮要略》)

茯苓　桂枝　白术　甘草

九 画

[110] 香砂六君子汤(《古今名医方论》)

人参　白术　茯苓　甘草　陈皮　半夏　砂仁　木香　生姜

[111] 厚朴温中汤(《内外伤辨惑论》)

厚朴　陈皮　茯苓　干姜　草豆蔻　木香　甘草

[112] 香砂六君子汤(《古今名医方论》)

人参　白术　茯苓　甘草　陈皮　半夏　砂仁　木香

[113] 胆胰合症方(《裴正学教授经验方》)

柴胡　枳实　白芍　茵陈　郁金　黄芩　生大黄　丹参　黄连　茯苓　木香

[114] 茵陈五苓散(《金匮要略》)

茵陈　白术　茯苓　猪苓　桂枝　泽泻

[115] 茵陈术附汤(《伤寒论》)

茵陈　白术　附子　干姜　甘草　肉桂

[116] 茵陈蒿汤(《伤寒论》)

茵陈　栀子　大黄　木香　砂仁　陈皮　半夏　党参　白术　茯苓　甘草

[117] 拯阳理劳汤 (《医宗必读》)

人参　黄芪　白术　当归　陈皮　五味子　肉桂　炙甘草

[118]复元活血汤(《医学发明》)

柴胡　瓜蒌根　当归　红花　甘草　穿山甲　大黄　桃仁

[119]养胃汤(《万病回春》)

当归　白术　白芍　茯苓　半夏　藿香　砂仁　陈皮　神曲　香附

[120]香砂六君子汤(《古今名医方论》)

人参　白术　茯苓　甘草　陈皮　半夏　砂仁　木香　生姜

[121]厚朴温中汤(《内外伤辨惑论》)

厚朴　陈皮　甘草　茯苓　草豆蔻　木香　干姜

[122]神散汤(《洞天奥旨》又名《外科秘录》)

金银花　当归

[123]济生肾气丸(《严氏济生方》)

熟地黄　山茱萸(制)　牡丹皮　山药　茯苓　泽泻　肉桂　附子(制)　牛膝
车前子

[124]举元煎(《景岳全书》)

人参　炙黄芪　炙甘草　升麻　白术

[125]春泽汤(《奇效良方》)

泽泻　猪苓　茯苓　白术　桂心　人参　柴胡　麦门冬

[126]独参汤(《十药神书》)

人参

[127]柴平汤(《重订通俗伤寒论》)

柴胡　姜半夏　厚朴　炙甘草　黄芩　茯苓　苍术　橘皮　生姜

十 画

[128]透脓散(《外科正宗》)

黄芪　山甲(炒末)　川芎　当归　皂角刺

[129]逍遥散(《太平惠民和剂局方》)

柴胡　芍药　白术　当归　茯苓　炙甘草

[130]柴胡舒肝散(《景岳全书》)

柴胡　芍药　川芎　香附　枳壳　陈皮　炙甘草

[131]凉膈散(《太平惠民和剂局方》)

大黄　芒硝　连翘　栀子　黄芩　薄荷　淡竹叶　甘草

[132] 桂枝汤（《伤寒论》）

桂枝　芍药　甘草　大枣　生姜

[133] 海藻玉壶汤（《外科正宗》）

海藻　贝母　陈皮　昆布　青皮　川芎　当归　连翘　半夏　甘草　独活
海带

[134] 真人养脏汤（《太平惠民和剂局方》）

人参　当归　白术　肉豆蔻　肉桂　甘草　白芍　木香　诃子　罂粟壳

[135] 柴胡清肝汤（《医宗金鉴》）

柴胡　生地　赤芍　牛蒡子　当归　连翘　川芎　黄芩　栀子　天花粉　防
风　甘草

[136] 桃红四物汤（《医宗金鉴》）

桃仁　红花　当归　川芎　芍药　熟地黄

[137] 桂枝麻黄各半汤（《伤寒论》）

桂枝　白芍　杏仁　炙甘草　生姜　大枣　麻黄　党参　人参须

[138] 桂枝加附子汤（《伤寒论》）

桂枝　白芍　杏仁　炙甘草　生姜　大枣　附子　柴胡　白术　当归　白芍
茯苓　薄荷　甘草　煨生姜

[139] 桑螵蛸散（《本草衍义》）

桑螵蛸　远志　菖蒲　龙骨　人参　茯神　当归　龟甲

[140] 桃红四物汤（《医宗金鉴》）

桃仁　红花　川芎　当归　白芍　熟地

[141] 海金沙散（《医学发明》）

海金沙　滑石

[142] 通窍活血汤（《医林改错》）

赤芍　川芎　桃仁　红枣　红花　老葱　鲜姜　麝香

[143] 真武汤（《伤寒论》）

茯苓　芍药　白术　生姜　附子

[144] 益胃汤（《温病条辨》）

沙参　麦门冬　生地黄　玉竹　冰糖

[145] 涤痰汤（《济生方》）

茯苓　人参　甘草　橘红　胆南星　半夏　竹茹　枳实　菖蒲

[146]柴胡桂枝汤（《伤寒论》）

桂枝　黄芩　人参　甘草　半夏　芍药　大枣　生姜　柴胡

[147]桂枝茯苓丸（《金匮要略》）

赤芍　茯苓　桂枝　牡丹皮　桃仁

[148]益血润肠丸（《证治准绳》）

熟地黄　杏仁　麻仁　枳壳　橘红　阿胶　肉苁蓉　紫苏子　荆芥　当归

[149]防风通圣散（《奇效良方》）

防风　川芎　当归　芍药　大黄　薄荷叶　麻黄　连翘　芒硝　石膏　黄芩
桔梗　滑石　甘草　荆芥　栀子　白术

十一画

[150]黄芪建中汤（《金匮要略》）

黄芪　桂枝　甘草　大枣　赤芍　　生姜　　饴糖

[151]旋覆代赭汤（《伤寒论》）

旋覆花　代赭石　人参　甘草　半夏　　生姜　大枣

[152]清肠饮（《辨证录》）

金银花　当归　地榆　麦门冬　元参　生甘草　薏苡仁　黄芩

[153]黄土汤（《金匮要略》）

灶心黄土　白术　附子　生地　阿胶　黄芩　甘草

[154]麻子仁丸（《伤寒论》）

麻子仁　枳实　厚朴　大黄　杏仁　芍药

[155]清气化痰汤（《医方考》）

黄芩　胆南星　陈皮　制半夏　杏仁　枳实　瓜蒌仁　茯苓

[156]旋覆代赭汤（《伤寒论》）

旋覆花　人参　生姜　代赭石　甘草　半夏　大枣

[157]理中汤（《伤寒论》）

人参　干姜　甘草　白术

[158]猪苓汤（《伤寒论》）

猪苓　茯苓　泽泻　阿胶　滑石

[159]萆薢分清饮（《医学心悟》）

草薢　黄柏　石菖蒲　茯苓　白术　莲子　丹参　车前子

[160]黄芪桂枝五物汤(《金匮要略》)

黄芪　桂枝　芍药　生姜　大枣

[161]麻黄附子细辛汤(《伤寒论》)

麻黄　附子　细辛

[162]清上蠲痛汤(《寿世保元》)

当归　川芎　白芷　细辛　羌活　防风　菊花　蔓荆子　苍术　麦门冬　独活　黄芩　甘草

[163]清营汤(《瘟病条辨》)

犀角　生地　银花　连翘　元参　黄连　竹叶心　丹参　麦门冬

[164]旋覆代赭汤(《伤寒论》)

旋覆花　半夏　甘草　人参　代赭石　生姜　大枣

[165]清胃散(《脾胃论》)

生地黄　当归　牡丹皮　黄连　升麻

[166]麻子仁丸(《伤寒论》)

麻子仁　芍药　枳实　大黄　厚朴　杏仁

[167]黄连解毒汤(《外台秘要》)

黄连　黄芩　黄柏　栀子

[168]防风通圣散(《奇效良方》)

防风　川芎　当归　芍药　大黄　薄荷叶　麻黄　连翘　芒硝　石膏　黄芩　桔梗　滑石　甘草　荆芥　栀子　白术

十二画

[169]葛根芩连汤(《伤寒论》)

葛根　黄芩　黄连　甘草。

[170]痛泻要方(《医学正传》)

白术　白芍　陈皮　防风

[171]滋水清肝饮(《医宗己任编》)

熟地　当归身　白芍　酸枣仁　山萸肉　茯苓　山药　柴胡　栀子　牡丹皮　泽泻

[172]温脾汤(《千金备急方》)

附子　大黄　芒硝　当归　干姜　人参　甘草

[173]犀角地黄汤(《小品方》录自《外台秘要》)

犀牛角　生地黄　芍药　牡丹皮

十四画

[174]膈下逐瘀汤(《医林改错》)

五灵脂　当归　川芎　桃仁　牡丹皮　赤芍　乌药　延胡索　甘草　香附
红花　枳壳

[175]酸枣仁汤(《金匮要略》)

酸枣仁　茯苓　川芎　知母　甘草

十六画

[176]橘皮竹茹汤(《金匮要略》)

橘皮　竹茹　大枣　生姜　甘草　人参

[177]薯蓣丸(《金匮要略》)

生山药　生地黄　当归　生白芍　桂枝　生甘草　炙甘草　党参　白术　茯
苓　神曲　麦门冬　桔梗　杏仁　白蔹　防风　干姜　大枣　柴胡　扁豆　阿胶
僵蚕

[178]薏苡仁汤 (《奇效良方》)

薏苡仁　当归　芍药　麻黄　肉桂　甘草　苍术

十九画

[179]鳖甲煎丸(《金匮要略》)

鳖甲　射干　黄芩　柴胡　鼠妇　干姜　大黄　芍药　桂枝　葶苈子　石苇　厚朴
牡丹皮